WHO分類第5版による
白血病・リンパ系腫瘍の病態学

編著 木崎昌弘
埼玉医科大学名誉教授
よみうりランド慶友病院副院長

田丸淳一
埼玉医科大学名誉教授
PCL JAPAN 病理・細胞診センター所長

中外医学社

●執筆者一覧 （執筆順）

木崎昌弘　埼玉医科大学名誉教授　よみうりランド慶友病院副院長

田丸淳一　埼玉医科大学名誉教授　PCL JAPAN病理・細胞診センター所長

加留部謙之輔　名古屋大学大学院医学系研究科臓器病態診断学／附属病院病理部教授／部長

片岡圭亮　慶應義塾大学医学部血液内科，国立がん研究センター研究所分子腫瘍学分野

中島秀明　横浜市立大学医学部血液・免疫・感染症内科学主任教授

後藤明彦　東京医科大学血液内科学分野主任教授

高橋直人　秋田大学医学系研究科血液腎臓膠原病内科学教授

杉本由香　三重大学大学院医学系研究科血液・腫瘍内科学准教授

永春圭規　三重大学大学院医学系研究科血液・腫瘍内科学　Division of Molecular Hematology, Lund Stem Cell Center, Lund University

赤羽大悟　東京医科大学血液内科学分野

森山　充　東京医科大学血液内科学分野

竹中克斗　愛媛大学大学院医学系研究科血液・免疫・感染症内科教授

北澤理子　愛媛大学医学部附属病院病理診断科（病理部）特命教授

長谷川大輔　聖路加国際病院小児科医長

水木満佐央　大阪大学大学院医学系研究科血液・腫瘍内科学准教授

宮﨑泰司　長崎大学原爆後障害医療研究所血液内科学研究分野教授

江口真理子　愛媛大学大学院医学系研究科小児科学教授

石前峰斉　愛媛大学医学部附属病院周産母子センター准教授

市川　幹　NTT東日本関東病院血液内科部長

菊繁吉謙　九州大学病院遺伝子・細胞療法部講師

宮本敏浩　金沢大学医薬保健研究域医学系血液内科学教授

脇田知志　日本医科大学血液内科准教授

山口博樹　日本医科大学血液内科大学院教授

加藤　淳　慶應義塾大学医学部血液内科専任講師

大喜多肇　慶應義塾大学病院病理診断科准教授／部長

松下弘道　慶應義塾大学医学部臨床検査医学教授

森田　剣　東京大学大学院医学系研究科血液・腫瘍病態学講師

黒川峰夫　東京大学大学院医学系研究科血液・腫瘍病態学教授

永沼　謙　埼玉医科大学総合医療センター血液内科

久冨木庸子　宮崎大学医学部内科学講座血液・糖尿病・内分泌内科分野講師

下田和哉　宮崎大学医学部内科学講座血液・糖尿病・内分泌内科分野教授

清井　仁　名古屋大学大学院医学系研究科血液・腫瘍内科学教授

山内高弘　福井大学血液・腫瘍内科教授

高橋恵美子　愛知医科大学病院病理診断科准教授

大島孝一　久留米大学医学部病理学教室

岩淵英人	静岡県立こども病院病理診断科医長
沢田圭佑	埼玉医科大学総合医療センター病理部助教
佐藤康晴	岡山大学学術研究院保健学域分子血液病理学教授
村上裕之	岡山大学病院血液腫瘍内科
直井友亮	岡山大学病院ゲノム医療総合推進センター・血液腫瘍内科医員
遠西大輔	岡山大学病院ゲノム医療総合推進センター・血液腫瘍内科准教授
錦織亜沙美	岡山大学学術研究院保健学域分子血液病理学
西村 碧フィリーズ	岡山大学学術研究院保健学域分子血液病理学講師
中川 諒	東北大学病院血液内科助教
福原規子	東北大学大学院医学系研究科血液内科学准教授
一迫 玲	東北大学病院造血器病理学教授
青木定夫	新潟薬科大学医療技術学部臨床検査学科血液学教授
中峯寛和	日本バプテスト病院中央検査部主任部長
茅野秀一	埼玉医科大学保健医療学部臨床検査学科特任教授
武田麻衣子	奈良県立医科大学病理診断学准教授
稲垣 宏	名古屋市立大学大学院医学研究科臨床病態病理学教授
正木彩子	名古屋市立大学大学院医学研究科臨床病態病理学准教授

今井 裕	三重大学病理診断科准教授
岡崎ななせ	北海道大学病院病理診断科
松野吉宏	国立病院機構北海道がんセンター病理診断科
大石直輝	山梨大学大学院総合研究部医学域人体病理学講座准教授
橋本優子	福島県立医科大学病理病態診断学講座教授
東 守洋	埼玉医科大学総合医療センター病理部教授
百瀬修二	埼玉医科大学総合医療センター病理部教授
山田匠希	福島県立医科大学病理病態診断学講座助教
浅野直子	長野県立信州医療センター遺伝子検査科部長
織田麻琴	東海大学医学部基盤診療学系病理診断学
中村直哉	東海大学医学部基盤診療学系病理診断学教授
伊藤淳史	東海大学医学部基盤診療学系病理診断学助教
生駒 悠	東海大学医学部基盤診療学系病理診断学助教
羽賀博典	京都大学医学部病理診断学教授
新井栄一	埼玉医科大学名誉教授・総合医療センター病理部客員教授
竹内賢吾	がん研究会がん研究所副所長
前島亜希子	国立がん研究センター中央病院病理診断科医員
片野晴隆	国立感染症研究所感染病理部室長

髙田尚良	富山大学学術研究部医学系病態・病理学講座教授	鈴木律朗	島根大学医学部血液・腫瘍内科学教授
飯田 俊	国立感染症研究所感染病理部主任研究官	今本鉄平	久留米大学医学部病理学教室
峰 宗太郎	国立感染症研究所感染病理部	武藤礼治	独立行政法人国立病院機構熊本医療センター病理診断科
佐藤 啓	名古屋大学医学部附属病院病理部准教授	菅谷 誠	国際医療福祉大学医学部皮膚科
髙橋康之	埼玉医科大学総合医療センター血液内科助教	中別府聖一郎	鹿児島大学大学院医歯学総合研究科血液・膠原病内科学分野
菊池 拓	日本赤十字社医療センター血液内科	冨田さくら	東海大学医学部基盤診療学系病理診断学講師
石田禎夫	日本赤十字社医療センター血液内科部長	山下高久	埼玉医科大学総合医療センター病理部
伊藤薫樹	岩手医科大学血液腫瘍内科教授	三好寛明	久留米大学医学部病理学講座主任教授
黒田純也	京都府立医科大学大学院医学研究科血液内科学教授	加藤省一	佐賀大学医学部病因病態科学講座診断病理学分野教授
佐々木裕哉	筑波大学血液内科病院講師	佐藤 孝	岩手医科大学医学部病理診断学講座
坂田（柳元）麻実子	筑波大学血液内科学教授	榊原綾子	名古屋大学医学部附属病院病理部病院准教授
川口佳乃	名古屋大学大学院医学系研究科血液・腫瘍内科学	滝田順子	京都大学大学大学院医学研究科発達小児科教授

序

　WHO 分類の改訂に合わせ，この度 4 冊目となる本書を出版することとなった．造血器腫瘍の分類として広く普及している WHO 分類は造血器腫瘍診断の基本であり，日々の診療に欠かせないものである．ゲノム解析の結果に基づいた病態解明の急速な進展は疾患分類にも大きな影響をもたらすが，今回の WHO 分類の改訂はこれまでとやや異なる様相を呈している．

　WHO 分類第 5 版は，2022 年 Leukemia 誌に掲載され，その後細かい修正を重ね 2024 年 8 月に Blue Books として刊行された*．Part A（骨髄系腫瘍）と Part B（リンパ系腫瘍）の 2 分冊となりボリュームもかなり増え大幅な改訂であったことが示されている．しかも，前回の改訂第 4 版が 2017 年に発表されてからわずか 5 年という，これまでの改訂より短い期間に大きな改訂がなされた．さらに，同時に Blood 誌に International Consensus Classification（ICC）分類が並立する形で発表された．WHO 分類第 5 版と ICC 分類の 2 つの分類が出版された背景には，WHO 分類の出版元である IARC の意向が強く働いた執筆者の人選がなされたようで，WHO 分類第 5 版の執筆には若手を含む新たな人選がなされ，これまでの WHO 分類の主要な執筆者は ICC 分類に移ったようである．両者を比較してみると，WHO 分類第 5 版は臨床病理学的所見を比較的重視しているようだが，ICC 分類はゲノム解析の結果などの知見を積極的に取り入れているような印象がある．

　WHO 分類第 5 版は，骨髄系，リンパ系の系統の中で分化に基づいて疾患カテゴリーが定義され，その中でクラス，タイプ，サブタイプと階層的に疾患分類がなされているのに加え，今回の改訂では遺伝性腫瘍症候群の章が取り上げられた．そのため，分類の階層的な構成がしっかりと示され，疾患分類の明確性と実用性が大きく改善された．さらに，Human Genome Variation Society の表記法を用いて融合遺伝子の表記を関与する遺伝子を二重コロンで区切る（*BCR::ABL* など）ことや，腫瘍の大きさを cm ではなく mm で示すなど，ゲノム命名や長さの単位の標準化が試みられている．また，診断基準として"Essential and desirable diagnostic criteria"が設けられたことも特徴である．Essential criteria はその疾患の診断に必須な項目であり，desirable criteria は診断に高度あるいは高価な検査を要するものである．例えば，MDS においての essential criteria は血球数や骨髄中の芽球割合であり，desirable criteria はクローン性造血の証明やゲノム解析の結果などであり，各疾患においてこうした診断プロセスは分かりやすく重要であり，本書においても「診断基準」の中で「必須項目」，「望ましい項目」としてできるだけ取り上げるよ

うに工夫した.

　WHO 分類第 5 版も ICC 分類も骨格となる概念や基本的考え方に大きな相違はない. 2 つの分類は 2027 年を目処に統一しようとの動きもあると言われている. その点では, 細かい相違にこだわり疾患の捉え方の基本的概念を損なうことのないように注意する必要がある. 今回の改訂では, 多くの日本人研究者が改訂作業に加わった. 本書は, そうした方々も含め, わが国の血液学の第一線で活躍している先生方に執筆をお願いし, 診療や研究の場で役に立つような実践的な書籍を目指した. これまでと同じく, 骨髄系腫瘍は木崎が, リンパ系腫瘍は田丸が担当し全体の統一を図った. 本書執筆時においては, 書籍刊行前のオンラインで発表されている内容を基にしたが, 校正の際になるべく刊行物に基づいた記載に近い内容になるように校正を行ったつもりである. もし, 記載内容に齟齬などがあれば遠慮なくご指摘願いたい. 本書がこれまでと同じく血液学に関係する多くの職種の皆様のお役に立つことを心より願っている.

　最後に, ご多忙の中に執筆いただいたエキスパートの先生方と時々変化する内容に追われながら丁寧な校正と編集作業を行っていただいた中外医学社の担当者の皆様に感謝申し上げる.

　　2024 年 9 月

　　　　　　　　　　　　　　　　　　　　　　　　　　　　　木崎　昌弘

　　　　　　　　　　　　　　　　　　　　　　　　　　　　　田丸　淳一

*

Online version:

　WHO Classification of Tumours Editorial Board. Haematolymphoid tumours [Internet]. Lyon (France): International Agency for Research on Cancer; 2024. (WHO classification of tumours series, 5th ed.; vol. 11). Available from: https://tumourclassification.iarc.who.int/chapters/63.

Print version:

　WHO Classification of Tumours Editorial Board. Haematolymphoid tumours. Lyon (France): International Agency for Research on Cancer; 2024. (WHO classification of tumours series, 5th ed.; vol. 11). https://publications.iarc.who.int/637.

目次

略語表 …………………………………………………………………………………〈xxvii〉

1章　総論 ………………………………………………………………………… 1
- 1節　WHO 分類と ICC 分類 …………………………………〈加留部謙之輔〉 1
- 2節　WHO 分類と ICC 分類における遺伝子異常の位置づけと臨床的意義
………………………………………………………………………〈片岡圭亮〉 5

2章　骨髄系腫瘍 ………………………………………………………………… 8
- 1節　骨髄性前駆病変 …………………………………………………………… 8
  - クローン性造血 ……………………………………………………………… 8
    - クローン性造血 …………………………………………………〈中島秀明〉 8
    - 意義不明のクローン性血球減少症 ……………………………〈中島秀明〉 12
- 2節　骨髄増殖性腫瘍 …………………………………………………………… 15
  - 骨髄増殖性腫瘍 ……………………………………………………………… 15
    - はじめに …………………………………………………………〈後藤明彦〉 15
    - 慢性骨髄性白血病 ………………………………………………〈高橋直人〉 16
    - 慢性好中球性白血病 ………………………………〈杉本由香，永春圭規〉 22
    - 慢性好酸球性白血病 ……………………………………………〈杉本由香〉 25
    - 真性多血症 ………………………………………〈赤羽大悟，後藤明彦〉 30
    - 本態性血小板血症 ………………………………〈森山　充，後藤明彦〉 33
    - 原発性骨髄線維症 ………………………………〈竹中克斗，北澤理子〉 36
    - 若年性骨髄単球性白血病 ……………………………………〈長谷川大輔〉 44
    - 骨髄増殖性腫瘍，非特定型 ……………………〈竹中克斗，北澤理子〉 49
- 3節　肥満細胞症 ………………………………………………………………… 53
  - はじめに …………………………………………………………〈水木満佐央〉 53
  - 皮膚肥満細胞症 …………………………………………………〈水木満佐央〉 54
  - 全身性肥満細胞症 ………………………………………………〈水木満佐央〉 56
  - 肥満細胞肉腫 ……………………………………………………〈水木満佐央〉 60
- 4節　骨髄異形成症候群 ………………………………………………………… 65
  - はじめに …………………………………………………………〈宮﨑泰司〉 65
  - 特定の遺伝子異常を有する骨髄異形成症候群 ……………………………… 69
    - 低芽球比率と5番染色体長腕欠失を伴う骨髄異形成症候群 …………〈宮﨑泰司〉 69
    - 低芽球比率と *SF3B1* 変異を伴う骨髄異形成症候群 ……………〈宮﨑泰司〉 71
    - 両アレルの *TP53* 不活化を伴う骨髄異形成症候群 ……………〈宮﨑泰司〉 73

形態により定義された骨髄異形成症候群 ……………………………………………………… 76

低芽球比率骨髄異形成症候群 …………………………………………… 〈宮﨑泰司〉 76

低形成性骨髄異形成症候群 ……………………………………………… 〈宮﨑泰司〉 79

芽球増加を伴う骨髄異形成症候群 ……………………………………… 〈宮﨑泰司〉 81

小児骨髄異形成症候群 ……………………………………………………………………… 85

はじめに ……………………………………………………… 〈江口真理子, 石前峰斉〉 85

低芽球比率小児骨髄異形成症候群 ………………………… 〈江口真理子, 石前峰斉〉 85

芽球増加を伴う小児骨髄異形成症候群 …………………… 〈江口真理子, 石前峰斉〉 90

5節 骨髄異形成 / 骨髄増殖性腫瘍 ………………………………………………………… 95

はじめに …………………………………………………………………… 〈市川　幹〉 95

慢性骨髄単球性白血病 …………………………………………………… 〈市川　幹〉 95

好中球増加症を伴う骨髄異形成 / 骨髄増殖性腫瘍 …………………… 〈市川　幹〉 103

SF3B1 遺伝子変異と血小板増加症を伴う骨髄異形成 / 骨髄増殖性腫瘍

………………………………………………………………………… 〈市川　幹〉 106

骨髄異形成 / 骨髄増殖性腫瘍，非特定型 ……………………………… 〈市川　幹〉 110

6節 急性骨髄性白血病 ……………………………………………………………………… 113

はじめに …………………………………………………… 〈菊繁吉謙, 宮本敏浩〉 113

特定の遺伝子異常を有する急性骨髄性白血病 …………………………………………… 116

PML::RARA を有する急性前骨髄球性白血病 ………………… 〈脇田知志, 山口博樹〉 116

RUNX1::RUNX1T1 を有する急性骨髄性白血病 ……………… 〈脇田知志, 山口博樹〉 118

CBFB::MYH11 を有する急性骨髄性白血病 …………………… 〈脇田知志, 山口博樹〉 119

DEK::NUP214 を有する急性骨髄性白血病 …………………… 〈脇田知志, 山口博樹〉 121

RBM15::MRTFA を有する急性骨髄性白血病 ………………… 〈脇田知志, 山口博樹〉 122

BCR::ABL1 を有する急性骨髄性白血病 ……………………… 〈脇田知志, 山口博樹〉 123

KMT2A 遺伝子再構成を伴う急性骨髄性白血病 ……………… 〈脇田知志, 山口博樹〉 124

MECOM 遺伝子再構成を伴う急性骨髄性白血病 ……………… 〈脇田知志, 山口博樹〉 126

NUP98 遺伝子再構成を伴う急性骨髄性白血病 ……………… 〈脇田知志, 山口博樹〉 127

NPM1 遺伝子変異を伴う急性骨髄性白血病 …………………… 〈脇田知志, 山口博樹〉 128

CEBPA 遺伝子変異を伴う急性骨髄性白血病 ………………… 〈脇田知志, 山口博樹〉 131

骨髄異形成関連急性骨髄性白血病 ……………………………… 〈脇田知志, 山口博樹〉 133

他の特定された遺伝子変化を伴う急性骨髄性白血病 ………… 〈脇田知志, 山口博樹〉 136

細胞分化により規定された急性骨髄性白血病 …………………………………………… 141

最小分化型急性骨髄性白血病 …………………………………… 〈菊繁吉謙, 宮本敏浩〉 141

未分化型急性骨髄性白血病 ……………………………………… 〈菊繁吉謙, 宮本敏浩〉 143

分化型急性骨髄性白血病 ………………………………………… 〈菊繁吉謙, 宮本敏浩〉 144

急性好塩基球性白血病 …………………………………………… 〈菊繁吉謙, 宮本敏浩〉 146

急性骨髄単球性白血病 …………………………………………… 〈菊繁吉謙, 宮本敏浩〉 148

急性単球性白血病·····························〈菊繁吉謙, 宮本敏浩〉150

急性赤芽球性白血病···························〈菊繁吉謙, 宮本敏浩〉152

急性巨核芽球性白血病·························〈菊繁吉謙, 宮本敏浩〉154

骨髄肉腫··158

　骨髄肉腫····························〈加藤　淳, 大喜多　肇, 松下弘道〉158

7節　2次性骨髄性腫瘍 ···163

先行する事象や胚細胞系列素因を伴う骨髄性腫瘍/増殖症·················163

はじめに······································〈森田　剣, 黒川峰夫〉163

細胞傷害性治療後の骨髄性腫瘍···················〈永沼　謙, 木崎昌弘〉163

胚細胞系列の素因を有する骨髄系腫瘍···············〈森田　剣, 黒川峰夫〉166

ダウン症候群に伴う骨髄増殖症···················〈森田　剣, 黒川峰夫〉170

8節　骨髄性/リンパ性腫瘍 ··174

好酸球増加症とチロシンキナーゼ遺伝子の融合を伴う骨髄性/リンパ性腫瘍········174

はじめに······································〈久冨木庸子, 下田和哉〉174

PDGFRA 遺伝子再構成を伴う骨髄性/リンパ性腫瘍

···〈久冨木庸子, 下田和哉〉174

PDGFRB 遺伝子再構成を伴う骨髄性/リンパ性腫瘍

···〈久冨木庸子, 下田和哉〉177

FGFR1 遺伝子再構成を伴う骨髄性/リンパ性腫瘍 ······〈久冨木庸子, 下田和哉〉179

JAK2 遺伝子再構成を伴う骨髄性/リンパ性腫瘍 ········〈久冨木庸子, 下田和哉〉181

FLT3 遺伝子再構成を伴う骨髄性/リンパ性腫瘍 ········〈久冨木庸子, 下田和哉〉183

*ETV6::ABL*1 融合遺伝子を有する骨髄性/リンパ性腫瘍

···〈久冨木庸子, 下田和哉〉185

他のチロシンキナーゼ遺伝子融合を伴う骨髄性/リンパ性腫瘍

···〈久冨木庸子, 下田和哉〉186

9節　混合性あるいは系統不明な急性白血病 ·························190

はじめに···〈清井　仁〉190

特定の遺伝子異常を伴う系統不明な急性白血病·······················193

*BCR::ABL*1 融合遺伝子を伴う混合表現型急性白血病 ···········〈清井　仁〉193

KMT2A 遺伝子再構成を有する混合表現型急性白血病 ··········〈清井　仁〉194

他の定義された遺伝子変化を伴う系統不明な急性白血病 ··········〈清井　仁〉195

系統不明な白血病, 免疫表現型による定義·························197

はじめに···〈山内高弘〉197

混合表現型急性白血病, B細胞性/骨髄性·················〈山内高弘〉198

混合表現型急性白血病, T細胞性/骨髄性·················〈山内高弘〉199

混合表現型白血病, 稀少型·························〈山内高弘〉201

系統不明な急性白血病, 非特定型·····················〈山内高弘〉203

目　次

急性未分化白血病……………………………………………〈山内高弘〉204

3章　組織球性および樹状細胞腫瘍 …………………………………… 206

はじめに……………………………………………………〈高橋恵美子〉206

1節　形質細胞様樹状細胞腫瘍……………………………………… 210

形質細胞様樹状細胞腫瘍………………………………………………… 210

骨髄性腫瘍を伴う成熟形質細胞様樹状細胞増殖症………………〈田丸淳一〉210

芽球性形質細胞様樹状細胞腫瘍…………………………………〈田丸淳一〉211

2節　ランゲルハンス細胞および他の樹状細胞腫瘍 ………………… 217

ランゲルハンス細胞腫瘍………………………………………………… 217

ランゲルハンス細胞組織球症／ランゲルハンス細胞肉腫…………〈高橋恵美子〉217

他の樹状細胞腫瘍………………………………………………………… 221

不確定型樹状細胞腫瘍……………………………………………〈大島孝一〉221

指状嵌入樹状細胞肉腫……………………………………………〈大島孝一〉223

3節　組織球／マクロファージ腫瘍 ………………………………… 227

組織球性腫瘍……………………………………………………………… 227

若年性黄色肉芽腫…………………………………………………〈岩淵英人〉227

エルドハイム・チェスター病……………………………………〈沢田圭佑〉229

ロサイ・ドルフマン病……………………………………………〈佐藤康晴〉232

ALK陽性組織球症 ………………………………………………〈高橋恵美子〉235

組織球肉腫…………………………………………………………〈高橋恵美子〉238

4章　B細胞性リンパ増殖症およびリンパ腫 ……………………… 241

はじめに……………………………………〈村上裕之，直井友亮，遠西大輔〉241

1節　B細胞優位の腫瘍様病変 ……………………………………… 246

はじめに……………………………………………………………〈佐藤康晴〉246

リンパ腫と類似しうる反応性B細胞豊富型リンパ増殖症 …………〈佐藤康晴〉246

IgG4関連疾患 ……………………………………………〈錦織亜沙美，佐藤康晴〉249

単中心性キャッスルマン病………………………………〈西村 碧 フィリーズ，佐藤康晴〉252

特発性多中心性キャッスルマン病………………………………〈錦織亜沙美，佐藤康晴〉256

KSHV/HHV8関連多中心性キャッスルマン病

………………………………………………〈西村 碧 フィリーズ，佐藤康晴〉259

2節　前駆B細胞腫瘍………………………………………………… 261

B細胞性リンパ芽球性白血病／リンパ腫……………………………………… 261

はじめに……………………………………………〈中川　諒，福原規子，一迫　玲〉261

B細胞性リンパ芽球性白血病／リンパ腫…………〈中川　諒，福原規子，一迫　玲〉261

高度高二倍体を伴う B 細胞性リンパ芽球性白血病 / リンパ腫
　　　　　　　　　　　　　　　　　　　　　　　〈中川　諒，福原規子，一迫　玲〉263

低二倍体を伴う B 細胞性リンパ芽球性白血病 / リンパ腫
　　　　　　　　　　　　　　　　　　　　　　　〈中川　諒，福原規子，一迫　玲〉264

iAMP21 を伴う B 細胞性リンパ芽球性白血病 / リンパ腫
　　　　　　　　　　　　　　　　　　　　　　　〈中川　諒，福原規子，一迫　玲〉265

BCR::ABL1 融合遺伝子を伴う B 細胞性リンパ芽球性白血病 / リンパ腫
　　　　　　　　　　　　　　　　　　　　　　　〈中川　諒，福原規子，一迫　玲〉265

BCR::ABL1 融合遺伝子様特徴を有する B 細胞性リンパ芽球性白血病 / リンパ腫
　　　　　　　　　　　　　　　　　　　　　　　〈中川　諒，福原規子，一迫　玲〉266

KMT2A 再構成を伴う B 細胞性リンパ芽球性白血病 / リンパ腫
　　　　　　　　　　　　　　　　　　　　　　　〈中川　諒，福原規子，一迫　玲〉267

ETV6::RUNX1 融合遺伝子を伴う B 細胞性リンパ芽球性白血病 / リンパ腫
　　　　　　　　　　　　　　　　　　　　　　　〈中川　諒，福原規子，一迫　玲〉268

ETV6::RUNX1 様特徴を有する B 細胞性リンパ芽球性白血病 / リンパ腫
　　　　　　　　　　　　　　　　　　　　　　　〈中川　諒，福原規子，一迫　玲〉269

TCF3::PBX1 融合遺伝子を伴う B 細胞性リンパ芽球性白血病 / リンパ腫
　　　　　　　　　　　　　　　　　　　　　　　〈中川　諒，福原規子，一迫　玲〉269

IGH::*IL3* 融合遺伝子を伴う B 細胞性リンパ芽球性白血病 / リンパ腫
　　　　　　　　　　　　　　　　　　　　　　　〈中川　諒，福原規子，一迫　玲〉270

TCF3::HLF 融合遺伝子を伴う B 細胞性リンパ芽球性白血病 / リンパ腫
　　　　　　　　　　　　　　　　　　　　　　　〈中川　諒，福原規子，一迫　玲〉271

その他の特定の遺伝子変化を伴う B 細胞性リンパ芽球性白血病 / リンパ腫
　　　　　　　　　　　　　　　　　　　　　　　〈中川　諒，福原規子，一迫　玲〉271

B 細胞性リンパ芽球性白血病 / リンパ腫，非特定型
　　　　　　　　　　　　　　　　　　　　　　　〈中川　諒，福原規子，一迫　玲〉272

3 節　成熟 B 細胞腫瘍 274

前駆腫瘍性および腫瘍性小リンパ球増殖症 274

　はじめに 〈青木定夫〉274

　単クローン性 B 細胞リンパ球増加症 〈青木定夫〉275

　慢性リンパ性白血病 / 小リンパ球性リンパ腫 〈青木定夫〉276

脾 B 細胞リンパ腫 / 白血病 286

　はじめに 〈中峯寛和〉286

　有毛細胞白血病 〈茅野秀一〉287

　脾辺縁帯リンパ腫 〈武田麻衣子，中峯寛和〉292

　脾びまん性赤脾髄小型 B 細胞リンパ腫 〈中峯寛和〉297

　顕著な核小体を有する脾 B 細胞リンパ腫 / 白血病 〈中峯寛和〉300

リンパ形質細胞性リンパ腫 ……………………………………………………………… 304
　リンパ形質細胞性リンパ腫 ……………………………………〈稲垣　宏，正木彩子〉304
辺縁帯リンパ腫 ………………………………………………………………………… 309
　はじめに ……………………………………………………〈正木彩子，稲垣　宏〉309
　節外性粘膜関連リンパ組織型辺縁帯リンパ腫 ……………〈正木彩子，稲垣　宏〉310
　皮膚原発辺縁帯リンパ腫 …………………………………〈正木彩子，稲垣　宏〉314
　節性辺縁帯リンパ腫 ………………………………………〈正木彩子，稲垣　宏〉316
　小児節性辺縁帯リンパ腫 ………………………………………………〈岩淵英人〉318
濾胞性リンパ腫 ………………………………………………………………………… 322
　はじめに ……………………………………………………………〈加留部謙之輔〉322
　濾胞限局型 B 細胞腫瘍 …………………………………………〈加留部謙之輔〉322
　濾胞性リンパ腫 ……………………………………………………〈加留部謙之輔〉324
　小児型濾胞性リンパ腫 …………………………………………………〈岩淵英人〉334
　十二指腸型濾胞性リンパ腫 ……………………………………〈加留部謙之輔〉337
皮膚濾胞中心リンパ腫 ………………………………………………………………… 340
　原発性皮膚濾胞中心リンパ腫 …………………………………………〈今井　裕〉340
マントル細胞リンパ腫 ………………………………………………………………… 343
　マントル細胞リンパ腫 ……………………………………〈岡崎ななせ，松野吉宏〉343
　白血病性非節性マントル細胞リンパ腫 …………………〈岡崎ななせ，松野吉宏〉347
　マントル帯限局型マントル細胞腫瘍 ……………………〈岡崎ななせ，松野吉宏〉348
低悪性度 B 細胞リンパ腫の形質転換 ……………………………………………… 351
　低悪性度 B 細胞リンパ腫の形質転換 ………………………………〈大石直輝〉351
大細胞型 B 細胞リンパ腫 …………………………………………………………… 355
　はじめに ……………………………………………………………〈橋本優子〉355
　びまん性大細胞型 B 細胞リンパ腫，非特定型 ………………………〈東　守洋〉357
　T 細胞／組織球豊富型大細胞型 B 細胞リンパ腫 …………………〈東　守洋〉364
　MYC および *BCL2* 再構成を伴うびまん性大細胞型 B 細胞リンパ腫／
　　高悪性度 B 細胞リンパ腫 …………………………………………〈百瀬修二〉367
　ALK 陽性大細胞型 B 細胞リンパ腫 ………………………………〈田丸淳一〉373
　IRF4 再構成を伴う大細胞型 B 細胞リンパ腫 ……………………〈岩淵英人〉376
　11q 異常を伴う高悪性度 B 細胞性リンパ腫 ………………〈橋本優子，山田匠希〉379
　リンパ腫様肉芽腫症 …………………………………………………〈浅野直子〉381
　EBV 陽性びまん性大細胞型 B 細胞リンパ腫 ……………………〈浅野直子〉386
　慢性炎症関連びまん性大細胞型 B 細胞リンパ腫 …………〈織田麻琴，中村直哉〉390
　フィブリン関連大細胞型 B 細胞リンパ腫 …………………〈伊藤淳史，中村直哉〉393
　体液過剰関連大細胞型 B 細胞リンパ腫 ………………………………〈生駒　悠〉395
　形質芽球性リンパ腫 …………………………………………………〈田丸淳一〉398

原発性免疫優位部位大細胞型 B 細胞リンパ腫 ……………………〈羽賀博典〉 401

原発性皮膚びまん性大細胞型 B 細胞リンパ腫，下肢型 …………〈新井栄一〉 404

血管内大細胞型 B 細胞リンパ腫 ……………………………………〈竹内賢吾〉 406

原発性縦隔（胸腺）大細胞型 B 細胞リンパ腫 ……………………〈前島亜希子〉 409

縦隔（胸腺）グレイゾーンリンパ腫……………………………………〈前島亜希子〉 412

高悪性度 B 細胞リンパ腫，非特定型 ……………………〈百瀬修二，沢田圭佑〉 416

バーキットリンパ腫……………………………………………………………… 420

バーキットリンパ腫……………………………………………………〈百瀬修二〉 420

KSHV/HHV-8 関連 B 細胞性リンパ増殖症およびリンパ腫 …………………… 426

はじめに………………………………………………………………〈片野晴隆〉 426

原発性体腔液（滲出性）リンパ腫……………………………〈髙田尚良，一迫 玲〉 427

KSHV/HHV8 陽性びまん性大細胞型 B 細胞リンパ腫 ……〈飯田 俊，片野晴隆〉 430

KSHV/HHV8 陽性胚中心向性リンパ増殖異常症 ………〈峰 宗太郎，片野晴隆〉 432

免疫不全 / 免疫調節障害関連リンパ増殖症およびリンパ腫…………………… 434

はじめに……………………………………………………………………〈佐藤 啓〉 434

免疫不全 / 免疫調節障害に起因する過形成…………………………〈佐藤 啓〉 435

免疫不全 / 免疫調節障害に起因する多型性リンパ増殖症…………〈佐藤 啓〉 437

EBV 陽性粘膜皮膚潰瘍 ………………………………………………〈佐藤 啓〉 439

免疫不全 / 免疫調節障害に起因するリンパ腫………………………〈佐藤 啓〉 442

先天性免疫異常によるリンパ増殖症およびリンパ腫………………〈佐藤 啓〉 445

4 節　ホジキンリンパ腫 …………………………………………………………… 450

はじめに………………………………………………………………〈田丸淳一〉 450

古典的ホジキンリンパ腫……………………………………………〈田丸淳一〉 451

結節性リンパ球優位型ホジキンリンパ腫…………………………〈田丸淳一〉 460

5 節　形質細胞腫瘍および他のパラプロテイン異常症 ……………………… 468

はじめに………………………………………………………………〈木崎昌弘〉 468

単クローン性ガンマグロブリン血症……………………………………………… 470

寒冷凝集素症…………………………………………………〈髙橋康之，木崎昌弘〉 470

意義不明の IgM 型単クローン性ガンマグロブリン血症

……………………………………………………………〈髙橋康之，木崎昌弘〉 473

意義不明の非 IgM 型単クローン性ガンマグロブリン血症

……………………………………………………………〈髙橋康之，木崎昌弘〉 474

腎障害を伴う単クローン性ガンマグロブリン血症…………〈髙橋康之，木崎昌弘〉 476

単クローン性免疫グロブリン沈着症……………………………………………… 479

免疫グロブリン関連アミロイドーシス………………………〈菊池 拓，石田禎夫〉 479

単クローン性免疫グロブリン沈着症………………………〈菊池 拓，石田禎夫〉 483

重鎖病…………………………………………………………………………… 487

はじめに ……………………………………………………………〈伊藤薫樹〉 487

μ重鎖病 ………………………………………………………………〈伊藤薫樹〉 487

γ重鎖病 ………………………………………………………………〈伊藤薫樹〉 489

α重鎖病 ………………………………………………………………〈伊藤薫樹〉 490

形質細胞腫瘍 …………………………………………………………………………… 493

はじめに ……………………………………………………………〈黒田純也〉 493

形質細胞腫 …………………………………………………………〈黒田純也〉 493

形質細胞骨髄腫／多発性骨髄腫 …………………………………〈黒田純也〉 499

関連する傍腫瘍症候群を伴う形質細胞腫瘍 ……………………〈黒田純也〉 509

5章　T細胞性およびNK細胞性リンパ増殖症およびリンパ腫 ………… 513

はじめに ………………………………………〈佐々木裕哉，坂田(柳元)麻実子〉 513

1節　T細胞優位の腫瘍様病変 …………………………………………………… 517

菊池・藤本病 …………………………………………〈川口佳乃，大島孝一〉 517

自己免疫性リンパ増殖症候群 ……………………………………〈佐藤康晴〉 519

低悪性度Tリンパ芽球増殖症 …………………〈中川　諒，福原規子，一迫　玲〉 522

2節　前駆T細胞腫瘍 ……………………………………………………………… 524

Tリンパ芽球性白血病／リンパ腫 ………………………………………………… 524

Tリンパ芽球性白血病／リンパ腫，非特定型

…………………………………………〈中川　諒，福原規子，一迫　玲〉 524

初期T細胞前駆リンパ芽球性白血病／リンパ腫

…………………………………………〈中川　諒，福原規子，一迫　玲〉 526

3節　成熟T細胞およびNK細胞腫瘍 …………………………………………… 529

成熟T細胞およびNK細胞白血病 ………………………………………………… 529

はじめに ……………………………………………………………〈鈴木律朗〉 529

T細胞性前リンパ球性白血病 ……………………………………〈鈴木律朗〉 530

T細胞性顆粒大リンパ球性白血病 ………………………………〈鈴木律朗〉 533

NK細胞性顆粒大リンパ球性白血病 ……………………………〈鈴木律朗〉 536

成人T細胞白血病／リンパ腫 …………………………………〈加留部謙之輔〉 538

セザリー症候群 ………………………………………〈今本鉄平，大島孝一〉 544

アグレッシブNK細胞白血病 ……………………………………〈鈴木律朗〉 548

原発性皮膚T細胞リンパ増殖症およびリンパ腫 ………………………………… 552

はじめに ………………………………………………………………〈今井　裕〉 552

原発性皮膚CD4陽性小型／中型T細胞リンパ増殖異常症 ………〈今井　裕〉 553

原発性皮膚末端性CD8陽性T細胞リンパ増殖異常症 ……………〈今井　裕〉 555

菌状息肉腫 ……………………………………………〈武藤礼治，大島孝一〉 558

原発性皮膚 CD30 陽性 T 細胞リンパ増殖異常症：リンパ腫様丘疹症
……………………………………………………〈菅谷　誠〉564

原発性皮膚 CD30 陽性 T 細胞リンパ増殖異常症：原発性皮膚未分化大細胞型
リンパ腫 ……………………………………………〈菅谷　誠〉566

皮下脂肪織炎様 T 細胞リンパ腫 ………………〈中別府聖一郎，大島孝一〉569

原発性皮膚γδT 細胞リンパ腫 ……………………………〈今井　裕〉573

原発性皮膚 CD8 陽性アグレッシブ表皮向性細胞傷害性 T 細胞リンパ腫
……………………………………………………〈今井　裕〉575

原発性皮膚末梢性 T 細胞リンパ腫，非特定型 …………〈今井　裕〉577

腸 T 細胞および NK 細胞リンパ増殖症およびリンパ腫 ……………………579

はじめに………………………………………〈冨田さくら，中村直哉〉579

低悪性度胃腸管 T 細胞リンパ腫 …………………………〈田丸淳一〉581

低悪性度胃腸管 NK 細胞リンパ増殖症 …………………〈田丸淳一〉583

腸症関連 T 細胞リンパ腫 ……………………〈冨田さくら，中村直哉〉586

単形性上皮向性腸管 T 細胞リンパ腫 ………〈冨田さくら，中村直哉〉589

腸 T 細胞リンパ腫，非特定型 ………………〈冨田さくら，中村直哉〉593

肝脾 T 細胞リンパ腫 ………………………………………………………595

肝脾 T 細胞リンパ腫 …………………………〈冨田さくら，中村直哉〉595

未分化大細胞型リンパ腫………………………………………………………598

はじめに………………………………………………〈竹内賢吾〉598

ALK 陽性未分化大細胞型リンパ腫 ………………………〈竹内賢吾〉598

ALK 陰性未分化大細胞型リンパ腫 ………………………〈山下高久〉602

乳房インプラント関連未分化大細胞リンパ腫………………〈大石直輝〉605

節性 T 濾胞ヘルパー細胞リンパ腫 …………………………………………609

はじめに………………………………………………〈三好寛明〉609

節性 T 濾胞ヘルパー細胞リンパ腫，血管免疫芽球型 ………〈三好寛明〉609

節性 T 濾胞ヘルパー細胞リンパ腫，濾胞型 ………………〈三好寛明〉613

節性 T 濾胞ヘルパー細胞リンパ腫，非特定型 ……………〈三好寛明〉615

他の末梢性 T 細胞リンパ腫 …………………………………………………618

末梢性 T 細胞リンパ腫，非特定型 …………………………〈髙田尚良〉618

EBV 陽性 T 細胞および NK 細胞リンパ腫 …………………………………622

EBV 陽性節性 T 細胞リンパ腫 ……………………………〈加藤省一〉622

節外性 NK/T 細胞リンパ腫 ………………………………〈加藤省一〉624

小児 EBV 陽性 T 細胞および NK 細胞リンパ増殖症およびリンパ腫………627

はじめに………………………………………………〈大島孝一〉627

重症蚊刺アレルギー…………………………………………〈大島孝一〉628

種痘様水疱症様リンパ増殖異常症…………………………〈大島孝一〉631

目　次

全身性慢性活動性 EBV 感染症 ………………………………………〈大島孝一〉634

小児全身性 EBV 陽性 T 細胞リンパ腫 ………………………………〈岩淵英人〉639

6章　リンパ組織の間質由来腫瘍 …………………………………………………… 643

はじめに ………………………………………………………………〈佐藤　孝〉643

1節　間質性樹状細胞腫瘍 ……………………………………………………………… 644

濾胞樹状細胞腫瘍 …………………………………………………………………… 644

濾胞樹状細胞肉腫 ………………………………〈榊原綾子，加留部謙之輔〉644

EBV 陽性炎症性濾胞樹状細胞肉腫 …………〈榊原綾子，加留部謙之輔〉647

線維芽細胞性細網細胞腫瘍 ……………………〈榊原綾子，加留部謙之輔〉649

2節　筋線維芽腫瘍 ……………………………………………………………………… 652

筋線維芽腫瘍 ………………………………………………………………………… 652

節内柵状筋線維芽腫 ……………………………………………〈田丸淳一〉652

3節　脾臓特異的血管間質腫瘍 ………………………………………………………… 654

脾臓血管間質腫瘍 …………………………………………………………………… 654

リットラル細胞血管腫 …………………………………………〈佐藤　孝〉654

脾過誤腫 …………………………………………………………〈佐藤　孝〉656

脾硬化性血管腫様結節性形質転換 ……………………………〈佐藤　孝〉659

7章　遺伝性腫瘍症候群 …………………………………………………………………… 662

はじめに ………………………………………………………………〈滝田順子〉662

ファンコニ貧血 ………………………………………………………〈滝田順子〉663

ブルーム症候群 ………………………………………………………〈滝田順子〉664

毛細血管拡張性運動失調性症候群 …………………………………〈滝田順子〉666

RAS/MAPK 症候群 …………………………………………………〈滝田順子〉668

索引 …………………………………………………………………………………………… 671

xvi

CONTENTS

Chapter 1	**General Introduction**	1
Section 1	WHO classification and ICC	1
Section 2	Relevance of genetic alterations in WHO classification and ICC	5

Chapter 2	**Myeloid proliferations and neoplasms**	8
Section 1	Myeloid precusor lesions	8
	Clonal haematopoiesis	8
	Clonal haematopoiesis	8
	Clonal cytopenias of undetermined significance	12
Section 2	Myeloproliferative neoplasms	15
	Myeloproliferative neoplasms	15
	Introduction	15
	Chronic myeloid leukaemia	16
	Chronic neutrophilic leukaemia	22
	Chronic eosinophilic leukaemia	25
	Polycythaemia vera	30
	Essential thrombocythaemia	33
	Primary myelofibrosis	36
	Juvenile myelomonocytic leukaemia	44
	Myeloproliferative neoplasm, NOS	49
Section 3	Mastocytosis	53
	Introduction	53
	Cutaneous mastocytosis	54
	Systemic mastocytosis	56
	Mast cell sarcoma	60
Section 4	Myelodysplastic neoplasms	65
	Introduction	65
	Myelodysplastic neoplasms with defining genetic abnormalities	69
	Myelodysplastic neoplasm with low blasts and 5q deletion	69
	Myelodysplastic neoplasm with low blasts and *SF3B1* mutation	71
	Myelodysplastic neoplasm with biallelic *TP53* inactivation	73
	Myelodysplastic neoplasms, morphologically defined	76
	Myelodysplastic neoplasm with low blasts	76
	Myelodysplastic neoplasm hypoplastic	79

xvii

Myelodysplastic neoplasm with increased blasts ·· 81

Myelodysplastic neoplasms of childhood ··· 85

    Introduction ··· 85

    Childhood myelodysplastic neoplasm with low blasts ······························· 85

    Childhood myelodysplastic neoplasm with increased blasts ····················· 90

Section 5　Myelodysplastic/myeloproliferative neoplasms ·························· 95

    Introduction ··· 95

    Chronic myelomonocytic leukaemia ·· 95

    Myelodysplastic / myeloproliferative neoplasm with neutrophilia ·············· 103

    Myelodysplastic / myeloproliferative neoplasm with *SF3B1* mutation and
      thrombocytosis ··· 106

    Myelodysplastic / myeloproliferative neoplasm, NOS ······························· 110

Section 6　Acute myeloid leukaemia ··· 113

    Introduction ··· 113

  Acute myeloid leukaemia with defining genetic abnormalities ······················· 116

    Acute promyelocytic leukaemia with *PML::RARA* fusion ························· 116

    Acute myeloid leukaemia with *RUNX1::RUNX1T1* fusion ····················· 118

    Acute myeloid leukaemia with *CBFB::MYH11* fusion ···························· 119

    Acute myeloid leukaemia with *DEK::NUP214* fusion ···························· 121

    Acute myeloid leukaemia with *RBM15::MRTFA* fusion ························· 122

    Acute myeloid leukaemia with *BCR::ABL1* fusion ······························· 123

    Acute myeloid leukaemia with *KMT2A* rearrangement ························· 124

    Acute myeloid leukaemia with *MECOM* rearrangement ························ 126

    Acute myeloid leukaemia with *NUP98* rearrangement ·························· 127

    Acute myeloid leukaemia with *NPM1* mutation ·································· 128

    Acute myeloid leukaemia with *CEBPA* mutation ······························· 131

    Acute myeloid leukaemia, myelodysplasia-related ······························· 133

    Acute myeloid leukaemia with other defined genetic alterations ··············· 136

  Acute myeloid leukaemia, defined by differentiation ································· 141

    Acute myeloid leukaemia with minimal differentiation ·························· 141

    Acute myeloid leukaemia without maturation ····································· 143

    Acute myeloid leukaemia with maturation ··· 144

    Acute basophilic leukaemia ·· 146

    Acute myelomonocytic leukaemia ·· 148

    Acute monocytic leukaemia ·· 150

    Acute erythroid leukaemia ··· 152

    Acute megakaryoblastic leukaemia ·· 154

Myeloid sarcoma 158

    Myeloid sarcoma 158

Section 7   Secondary myeloid neoplasms 163

Myeloid neoplasms and proliferations associated with antecedent or
predisposing conditions 163

    Introduction 163

    Myeloid neoplasm post cytotoxic therapy 163

    Myeloid neoplasms associated with germline predisposition 166

    Myeloid proliferations associated with Down syndrome 170

Section 8   Myeloid/lymphoid neoplasms 174

Myeloid/lymphoid neoplasms with eosinophilia and tyrosine kinase gene fusions   174

    Introduction 174

    Myeloid/lymphoid neoplasm with *PDGFRA* rearrangement 174

    Myeloid/lymphoid neoplasm with *PDGFRB* rearrangement 177

    Myeloid/lymphoid neoplasm with *FGFR1* rearrangement 179

    Myeloid/lymphoid neoplasm with *JAK2* rearrangement 181

    Myeloid/lymphoid neoplasm with *FLT3* rearrangement 183

    Myeloid/lymphoid neoplasm with *ETV6::ABL1* fusion 185

    Myeloid/lymphoid neoplasms with other tyrosine kinase gene fusions 186

Section 9   Acute leukaemias of mixed or ambiguous lineage 190

    Introduction 190

Acute leukaemia of ambiguous lineage with defining genetic abnormalities 193

    Mixed-phenotype acute leukaemia with *BCR::ABL1* fusion 193

    Mixed-phenotype acute leukaemia with *KMT2A* rearrangement 194

    Acute leukaemia of ambiguous lineage with other defined genetic alterations   195

Acute leukaemia of ambiguous lineage, immunophenotypically defined 197

    Introduction 197

    Mixed-phenotype acute leukaemia, B/myeloid 198

    Mixed-phenotype acute leukaemia, T/myeloid 199

    Mixed-phenotype acute leukaemia, rare type 201

    Acute leukaemia of ambiguous lineage, NOS 203

    Acute undifferentiated leukaemia 204

Chapter 3   Histiocytic/dendritic cell neoplasms 206

    Introduction 206

Section 1   Plasmacytoid dendritic cell neoplasms 210

Plasmacytoid dendritic cell neoplasms 210

Mature plasmacytoid dendritic cell proliferation associated with myeloid
neoplasm 210

Blastic plasmacytoid dendritic cell neoplasm 211

Section 2　Langerhans cell and other dendritic cell neoslasms 217

Langerhans cells neoplasms 217

Langerhans cell histiocytosis/Langerhans cell sarcoma 217

Other dendritic cell neoplasms 221

Indeterminate dendritic cell tumour 221

Interdigitaing dendritic cell sarcoma 223

Section 3　Histiocyte/macrophage neoplasms 227

Histiocytic neoplasms 227

Juvenile xanthogranuloma 227

Erdheim-Chester disease 229

Rosai-Dorfman disease 232

ALK-positive histocytosis 235

Histiocytic sarcoma 238

Chapter 4　B-cell lymphoid proliferations and lymphomas 241

Introduction 241

Section 1　Tumour-like lesions with B-cell predominance 246

Introduction 246

Reactive B-cell rich lymphoid proliferations that can mimic lymphoma 246

IgG4-related disease 249

Unicentric Castleman disease 252

Idiopathic multicentric Castleman disease 256

KSHV/HHV8-associated multicentric Castleman disease 259

Section 2　Precursor B-cell neoplasms 261

B-lymphoblastic leukaemias/lymphomas 261

Introduction 261

B-lymphoblastic leukaemia/lymphoma 261

B-lymphoblastic leukaemia/lymphoma with high hyperdiploidy 263

B-lymphoblastic leukaemia/lymphoma with hypodiploidy 264

B-lymphoblastic leukaemia/lymphoma with iAMP21 265

B-lymphoblastic leukaemia/lymphoma with *BCR::ABL1* fusion 265

B-lymphoblastic leukaemia/lymphoma with *BCR::ABL1*-like features 266

B-lymphoblastic leukaemia/lymphoma with *KMT2A* rearrangement 267

B-lymphoblastic leukaemia/lymphoma with *ETV6::RUNX1* fusion 268

B-lymphoblastic leukaemia/lymphoma with *ETV6::RUNX1*-like features 269

B-lymphoblastic leukaemia/lymphoma with *TCF3::PBX1* fusion 269

B-lymphoblastic leukaemia/lymphoma with IGH::*IL3* fusion 270

B-lymphoblastic leukaemia/lymphoma with *TCF3::HLF* fusion 271

B-lymphoblastic leukaemia/lymphoma with other defined genetic alterations 271

B-lymphoblastic leukaemia/lymphoma, NOS 272

Section 3　Mature B-cell neoplasms 274

Preneoplastic and neoplastic small lymphocytic proliferation 274

Introduction 274

Monoclonal B-cell lymphocytosis 275

Chronic lymphocytic leukaemia/small lymphocytic lymphoma 276

Splenic B-cell lymphomas and leukaemias 286

Introduction 286

Hairy cell leukaemia 287

Splenic marginal zone lymphoma 292

Splenic diffuse red pulp small B-cell lymphoma 297

Splenic B-cell lymphoma/leukaemia with prominent nucleoli 300

Lymphoplasmacytic lymphoma 304

Lymphoplasmacytic lymphoma 304

Marginal zone lymphoma 309

Introduction 309

Extranodal marginal zone lymphoma of mucosa-associated lymphoid tissue ... 310

Primary cutaneous marginal zone lymphoma 314

Nodal marginal zone lymphoma 316

Paediatric nodal marginal zone lymphoma 318

Follicular lymphoma 322

Introduction 322

In situ follicular B-cell neoplasm 322

Follicular lymphoma 324

Paediatric type follicular lymphoma 334

Duodenal type follicular lymphoma 337

Cutaneous follicle cantre lymphoma 340

Primary cutaneous follicle centre lymphoma 340

Mantle cell lymphoma 343

Mantle cell lymphoma 343

Leukaemic non-nodal mantle cell lymphoma 347

In situ mantle cell neoplasm 348

Transformations of indolent B-cell lymphomas ⋯⋯⋯⋯⋯⋯⋯⋯⋯⋯⋯⋯⋯ 351

  Transformations of indolent B-cell lymphomas ⋯⋯⋯⋯⋯⋯⋯⋯⋯⋯ 351

Large B-cell lymphoma ⋯⋯⋯⋯⋯⋯⋯⋯⋯⋯⋯⋯⋯⋯⋯⋯⋯⋯⋯⋯⋯⋯⋯ 355

  Introduction ⋯⋯⋯⋯⋯⋯⋯⋯⋯⋯⋯⋯⋯⋯⋯⋯⋯⋯⋯⋯⋯⋯⋯⋯⋯⋯ 355

  Diffuse large B-cell lymphoma, NOS ⋯⋯⋯⋯⋯⋯⋯⋯⋯⋯⋯⋯⋯⋯ 357

  T-cell/histiocyte-rich large B-cell lymphoma ⋯⋯⋯⋯⋯⋯⋯⋯⋯⋯ 364

  Diffuse large B-cell lymphoma / high-grade B-cell lymphoma with
    MYC and *BCL2* rearrangements ⋯⋯⋯⋯⋯⋯⋯⋯⋯⋯⋯⋯⋯⋯⋯ 367

  ALK positive large B-cell lymphoma ⋯⋯⋯⋯⋯⋯⋯⋯⋯⋯⋯⋯⋯⋯ 373

  Large B-cell lymphoma with *IRF4* rearrangement ⋯⋯⋯⋯⋯⋯⋯⋯ 376

  High-grade B-cell lymphoma with 11q aberrations ⋯⋯⋯⋯⋯⋯⋯⋯ 379

  Lymphomatoid granulomatosis ⋯⋯⋯⋯⋯⋯⋯⋯⋯⋯⋯⋯⋯⋯⋯⋯⋯ 381

  EBV-positive diffuse large B-cell lymphoma ⋯⋯⋯⋯⋯⋯⋯⋯⋯⋯⋯ 386

  Diffuse large B-cell lymphoma associated with chronic inflammation ⋯⋯⋯⋯ 390

  Fibrin-associated large B-cell lymphoma ⋯⋯⋯⋯⋯⋯⋯⋯⋯⋯⋯⋯ 393

  Fluid overload-associated large B-cell lymphoma ⋯⋯⋯⋯⋯⋯⋯⋯⋯ 395

  Plasmablastic lymphoma ⋯⋯⋯⋯⋯⋯⋯⋯⋯⋯⋯⋯⋯⋯⋯⋯⋯⋯⋯ 398

  Primary large B-cell lymphoma of immune-privileged sites ⋯⋯⋯⋯⋯ 401

  Primary cutaneous diffuse large B-cell lymphoma, leg type ⋯⋯⋯⋯⋯ 404

  Intravascular large B-cell neoplasma ⋯⋯⋯⋯⋯⋯⋯⋯⋯⋯⋯⋯⋯ 406

  Primary mediastinal large B-cell lymphoma ⋯⋯⋯⋯⋯⋯⋯⋯⋯⋯⋯ 409

  Mediastinal grey zone lymphoma ⋯⋯⋯⋯⋯⋯⋯⋯⋯⋯⋯⋯⋯⋯⋯ 412

  High-grade B-cell lymphoma, NOS ⋯⋯⋯⋯⋯⋯⋯⋯⋯⋯⋯⋯⋯⋯ 416

Burkitt lymphoma ⋯⋯⋯⋯⋯⋯⋯⋯⋯⋯⋯⋯⋯⋯⋯⋯⋯⋯⋯⋯⋯⋯⋯ 420

  Burkitt lymphoma ⋯⋯⋯⋯⋯⋯⋯⋯⋯⋯⋯⋯⋯⋯⋯⋯⋯⋯⋯⋯⋯⋯ 420

KSHV/HHV-8-associated B-cell lymphoid proliferations and lymphomas ⋯⋯⋯⋯ 426

  Introduction ⋯⋯⋯⋯⋯⋯⋯⋯⋯⋯⋯⋯⋯⋯⋯⋯⋯⋯⋯⋯⋯⋯⋯⋯⋯ 426

  Primary effusion lymphoma ⋯⋯⋯⋯⋯⋯⋯⋯⋯⋯⋯⋯⋯⋯⋯⋯⋯⋯ 427

  KSHV/HHV8-positive diffuse large B-cell lymphoma ⋯⋯⋯⋯⋯⋯⋯ 430

  KSHV/HHV8-positive germinotropic lymphoproliferative disorder ⋯⋯⋯⋯ 432

Lymphoid proliferations and lymphomas associated with immune deficiency
and dysregulation ⋯⋯⋯⋯⋯⋯⋯⋯⋯⋯⋯⋯⋯⋯⋯⋯⋯⋯⋯⋯⋯⋯⋯ 434

  Introduction ⋯⋯⋯⋯⋯⋯⋯⋯⋯⋯⋯⋯⋯⋯⋯⋯⋯⋯⋯⋯⋯⋯⋯⋯⋯ 434

  Hyperplasias arising in immune deficiency/dysregulation ⋯⋯⋯⋯⋯⋯ 435

  Polymorphic lymphoproliferative disorders arising in immune deficiency/
    dysregulation ⋯⋯⋯⋯⋯⋯⋯⋯⋯⋯⋯⋯⋯⋯⋯⋯⋯⋯⋯⋯⋯⋯⋯ 437

  EBV-positive mucocutaneous ulcer ⋯⋯⋯⋯⋯⋯⋯⋯⋯⋯⋯⋯⋯⋯⋯ 439

Lymphomas arising in immune deficiency/dysregulation 442

Inborn error of immunity-associated lymphoid proliferations and lymphomas 445

Section 4 Hodgkin lymphoma 450

Introduction 450

Classic Hodgkin lymphoma 451

Nodular lymphocyte predominant Hodgkin lymphoma 460

Section 5 Plasma cell neoplasms and other diseases with paraproteins 468

Introduction 468

Monoclonal gammopathies 470

Cold agglutinin disease 470

IgM monoclonal gammopathy of undetermined significance 473

Non-IgM monoclonal gammopathy of undetermined significance 474

Monoclonal gammopathy of renal significance 476

Diseases with monoclonal immunoglobuin deposition 479

Immunoglobulin-related amyloidosis 479

Monoclonal immunoglobulin deposition disease 483

Heavy chain diseases 487

Introduction 487

Mu heavy chain disease 487

Gamma heavy chain disease 489

Alpha heavy chain disease 490

Plasma cell neoplasms 493

Introduction 493

Plasmacytoma 493

Plasma cell myeloma/multiple myeloma 499

Plasma cell neoplasms with associated paraneoplastic syndrome 509

Chapter 5 T-cell and NK-cell lymphoid proliferations and lymphomas 513

Introduction 513

Section 1 Tumour-like lesions with T-cell predominance 517

Kikuchi-Fujimoto disease 517

Autoimmune lymphoproliferative syndrome 519

Indolent T-lymphoblastic proliferation 522

Section 2 Precursor T-cell neoplasms 524

T-lymphoblastic leukaemia/lymphoma 524

T-lymphoblastic leukaemia/lymphoma, NOS 524

Early T-precursor lymphoblastic leukaemia/lymphoma 526

xxiii

Section 3　Mature T-cell and NK-cell neoplasms ······ 529

Mature T-cell and NK-cell leukaemias ······ 529

Introduction ······ 529

T-prolymphocytic leukaemia ······ 530

T-large granular lymphocytic leukaemia ······ 533

NK-large granular lymphocytic leukaemia ······ 536

Adult T-cell leukaemia/lymphoma ······ 538

Sézary syndrome ······ 544

Aggressive NK-cell leukaemia ······ 548

Primary cutaneous T-cell lymphoid proliferations and lymphomas ······ 552

Introduction ······ 552

Primary cutaneous CD4-positive small or medium T-cell lymphoproliferative
disorder ······ 553

Primary cutaneous acral CD8-positive lymphoproliferative disorder ······ 555

Mycosis fungoides ······ 558

Primary cutaneous CD30-positive T-cell lymphoproliferative disorders:
Lymphomatoid papulosis ······ 564

Primary cutaneous CD30-positive T-cell lymphoproliferative disorder:
Primary cutaneous anaplastic large cell lymphomas ······ 566

Subcutaneous panniculitis-like T-cell lymphoma ······ 569

Primary cutaneous gamma-delta T-cell lymphoma ······ 573

Primary cutaneous CD8-positive aggressive epidermotropic cytotoxic
T-cell lymphoma ······ 575

Primary cutaneous peripheral T-cell lymphoma, NOS ······ 577

Intestinal T-cell and NK-cell lymphoid proliferations and lymphomas ······ 579

Introduction ······ 579

Indolent T-cell lymphoma of the gastrointestinal tract ······ 581

Indolent NK-cell lymphoproliferative disorder of the gastrointestinal tract ··· 583

Enteropathy-associated T-cell lymphoma ······ 586

Monomorphic epitheliotropic intestinal T-cell lymphoma ······ 589

Intestinal T-cell lymphoma, NOS ······ 593

Hepatosplenic T-cell lymphoma ······ 595

Hepatosplenic T-cell lymphoma ······ 595

Anaplastic large cell lymphoma ······ 598

Introduction ······ 598

ALK-positive anaplastic large cell lymphoma ······ 598

ALK-negative anaplastic large cell lymphoma ······ 602

Breast implant-associated anaplastic large cell lymphoma ·························· 605

Nodal T-follicular helper cell lymphoma ·· 609

   Introduction ·· 609

   Nodal T-follicular helper cell lymphoma, angioimmunoblastic type ············· 609

   Nodal T-follicular helper cell lymphoma, follicular type ························· 613

   Nodal T-follicular helper cell lymphoma, NOS ····························· 615

Other peripheral T-cell lymphomas ·· 618

   Peripheral T-cell lymphoma, NOS ·· 618

EBV-positive T-cell and NK-cell lymphomas ··· 622

   EBV-positive nodal T-cell and NK-cell lymphoma ··························· 622

   Extranodal NK/T-cell lymphoma ·· 624

EBV-positive T-cell and NK-cell lymphoid proliferations and lymphomas

of childhood ·· 627

   Introduction ·· 627

   Severe mosquito bite allergy ··· 628

   Hydroa vacciniforme lymphoproliferative disorders ························· 631

   Systemic chronic active EBV disease ·· 634

   Systemic EBV-positive T-cell lymphoma of childhood ······················· 639

Chapter 6　Stroma-derived neoplasms of lymphoid tissues ·················· 643

   Introduction ·· 643

Section 1　Mesenchymal dendritic cell neoplasms ·························· 644

Follicular dendritic cell neoplasms ··· 644

   Follicular dendritic cell sarcoma ·· 644

   EBV-positive inflammatory follicular dendritic cell sarcoma ··················· 647

   Fibroblastic reticular cell tumour ·· 649

Section 2　Myofibroblaastic tumours ··································· 652

Myofibroblastic tumours ··· 652

   Intranodal palisaded myofibroblastoma ···································· 652

Section 3　Spleen-specific vascular-stromal tumours ······················ 654

Splenic vascular-stromal tumours ··· 654

   Littoral cell angioma ·· 654

   Splenic hamartoma ··· 656

   Sclerosing angiomatoid nodular transformation of spleen ···················· 659

Chapter 7　Genetic tumour syndromes associated with haematolymphoid tumours ································ 662

Introduction ·· 662

Fanconi anaemia ·· 663

Bloom syndrome ·· 664

Ataxia-telangiectasia ·································· 666

RASopathies ··· 668

略語表

疾患名

略語	日本語表記	欧文表記
AA	再生不良性貧血	aplastic anemia
ABL	急性好塩基球性白血病	acute basophilic leukaemia
AEL	急性赤芽球性白血病	acute erythroid leukaemia
AESOP症候群		adenopathy and extensive skin patch overlying plasmacytoma
AITL	血管免疫芽球性T細胞リンパ腫	angioimmunoblastic T-cell lymphoma
ALAL	系統不明な急性白血病	acute leukaemias of ambiguous lineage
ALCL	未分化大細胞リンパ腫	anaplastic large cell lymphoma
ALL	急性リンパ芽球性白血病	acute lymphoblastic leukaemia
ALL/LBL	急性リンパ芽球性白血病/リンパ腫	acute lymphoblastic leukaemia/lymphoma
ALPS	自己免疫性リンパ増殖症候群	autoimmune lymphoproliferative syndrome
AMKL	急性巨核芽球性白血病	acute megakaryoblastic leukaemia
AML	急性骨髄性白血病	acute myeloid leukaemia
ANKL	アグレッシブNK細胞白血病	aggressive NK-cell leukaemia
APL	急性前骨髄球性白血病	acute promyelocytic leukaemia
AT	毛細血管拡張性運動失調症	ataxia telangiectasia
ATLL	成人T細胞白血病/リンパ腫	adult T-cell leukaemia/lymphoma
AUL	急性未分化白血病	acute undifferentiated leukaemia
B-ALL/LBL	B細胞性急性リンパ芽球性白血病/リンパ腫	B-cell acute lymphoblastic leukaemia/lymphoma
BL	Burkittリンパ腫	Burkitt lymphoma
BPDCN	芽球形質細胞様樹状細胞腫瘍	blastic plasmacytoid dendritic cell neoplasm
B-PLL	B細胞前リンパ球性白血病	B-cell prolymphocytic leukaemia
CAD	寒冷凝集素症	cold agglutinin diseases
CAEBV	慢性活動性EBV感染症	chronic active Epstein-Barr virus infection
CCUS	意義不明のクローン性血球減少症	clonal cytopenia of undetermined significance
CD	キャッスルマン病	Castleman disease
CD30$^+$LPD	原発性皮膚CD30陽性リンパ増殖性疾患	CD30$^+$lymphoproliferative disease
CEL	慢性好酸球性白血病	chronic eosinophilic leukaemia
CH	クローン性造血	clonal hematopoiesis
CHL	古典的ホジキンリンパ腫	classic Hodgkin lymphoma
CHLLD	古典的ホジキンリンパ腫リンパ球減少型	classic Hodgkin lymphoma lymphocyte depleted
CHLLR	古典的ホジキンリンパ腫リンパ球豊富型	classic Hodgkin lymphoma lymphocyte-rich
CHLMC	古典的ホジキンリンパ腫混合細胞型	classic Hodgkin lymphoma mixed cellularity
CHLNS	古典的ホジキンリンパ腫結節硬化型	classic Hodgkin lymphoma nodular sclerosis
CHIP	未確定の潜在能力をもつクローン性造血	clonal hematopoiesis of indeterminate potential
CLL	慢性リンパ性白血病	chronic lymphocytic leukaemia
CM	皮膚肥満細胞症	cutaneous mastocytosis
CML	慢性骨髄性白血病	chronic myeloid leukaemia
CMML	慢性骨髄単球性白血病	chronic myelomonocytic leukaemia
CNL	慢性好中球性白血病	chronic neutrophilic leukaemia
CSH	結晶蓄積性組織球症	crystal-storing histiocytosis
CTCL	皮膚T細胞リンパ腫	cutaneous T-cell lymphomas
CTL	細胞傷害性Tリンパ球	cytotoxic T lymphocyte
DLBCL	びまん性大細胞型B細胞リンパ腫	diffuse large B-cell lymphoma
DIC	播種性血管内凝固症候群	disseminated intravascular coagulation

略語表

EMZL	節外性粘膜関連リンパ組織型辺縁帯リンパ腫	extranodal marginal zone lymphoma of mucosa-associated lymphoid tissue
ENKTL	節外性NK/T細胞リンパ腫	extranodal NK/T cell lymphoma
ET	本態性血小板血症	essential thrombocythemia
ETP-ALL	早期T前駆体リンパ芽球性白血病/リンパ腫	early T-cell precursor ALL
FA	ファンコニ貧血	Fanconi anemia
FDCS	濾胞樹状細胞肉腫	follicular dendritic cell sarcoma
FL	濾胞性リンパ腫	follicular lymphoma
FLBCL	濾胞性大細胞型B細胞リンパ腫	follicular large B-cell lymphoma
FPD	家族性血小板異常症	familial platelet disorder
FRCT	線維芽細胞性細網細胞腫瘍	fibroblastic reticular cell tumor
GCB	胚中心B細胞	germinal center B-cell
GIST	消化管間質腫瘍	gastrointestinal stromal tumor
HAM	HTLV-1関連脊髄症	HTLV-1 associated myelopathy
HCL	有毛細胞白血病	hairy cell leukaemia
HES	好酸球増加症候群	hypereosinophilic syndrome
HGBL	高悪性度B細胞リンパ腫	high grade B-cell lymphoma
HLH	血球貪食性リンパ組織球症	haemophagocytic lymphohistiocytosis
IBMFS	遺伝性骨髄不全症候群	inherited bone marrow failure syndrome
ICUS	CHを伴わない原因不明の血球減少	idiopathic cytopenia of undetermined significance
IDCS	指状嵌入樹状細胞肉腫	interdigitating dendritic cell sarcoma
IDD	免疫不全/免疫調節障害関連リンパ増殖症およびリンパ腫	lymphoid proliferation and lymphomas associated with immune deficeiency and dysregulation
IEI	先天性免疫異常症	inborn errors of immunity
IPL	特発性形質細胞性リンパ節症	idiopathic plasmacytic lymphadenopathy
IP-LBCL	原発性免疫優位部位大細胞型B細胞リンパ腫	primary large B-cell lymphoma of immune privileged sites
IT-LBP	低悪性度Tリンパ芽球増殖症	indolent T-lymphoblastic proliferation
IVLBCL	血管内大細胞型B細胞リンパ腫	intravascular large B-cell lymphoma
IVNKTCL	血管内NK/T細胞リンパ腫	intravascular NK/T-cell lymhoma
JMML	若年性骨髄単球性白血病	juvenile myelomonocytic leukemia
LBCL	大細胞型B細胞リンパ腫	large B cell lymphoma
LBL	リンパ芽球性リンパ腫	lymphoblastic lymphoma
LCH	ランゲルハンス細胞組織球症	Langerhans cell histiocytosis
LCPT	軽鎖近位尿細管症	light chain proximal tubulopathy
LCS	ランゲルハンス細胞肉腫	Langerhans cell sarcoma
LEL	リンパ上皮性病変	lymphoepithelial lesion
LPD	リンパ増殖性疾患	lymphoproliferative disorders
LPL	リンパ形質細胞性リンパ腫	lymphoplasmacytic lymphoma
LYG	リンパ腫様肉芽腫症	lymphoid granulomatosis
MBL	単クローン性Bリンパ球増加症	monoclonal B-cell lymphocytosis
MCL	マントル細胞リンパ腫	mantle cell lymphoma
MCS	肥満細胞肉腫	mast cell sarcoma
MDS	骨髄異形成症候群	myelodysplastic neoplasms
MDS/MPN	骨髄異形成／増殖性腫瘍	myelodysplastic/myeloproliferative neoplasms
MGRS	腎障害を伴う単クローン性ガンマグロブリン血症	monoclonal gammopathy of renal significance
MGUS	意義不明の単クローン性ガンマグロブリン血症	monoclonal gammopathy of undetermined significance
MGZL	縦隔グレーンゾーンリンパ腫	mediastinal gray zone lymphoma
MIDD	単クローン性免疫グロブリン沈着症	monoclonal immunoglobulin deposition disease
MF	菌状息肉症	mycosis fungoides

ML-DS	ダウン症候群関連骨髄性白血病	myeloid leukaemia of Down syndrome
MM	多発性骨髄腫	multiple myeloma
MOF	多臓器不全	multiple organ failure
MPAL	混合表現型急性白血病	mixed phenotype acute leukaemia
MPAL-T/M	T/骨髄系混合表現型急性白血病	T/myeloid mixed phenotype acute leukaemia
MPN	骨髄増殖性腫瘍	myeloproliferative neoplasms
MPN-NOS	骨髄増殖性腫瘍、非特定型	myeloproliferative neoplasm, not otherwise specified
MS	骨髄肉腫	myeloid sarcoma
MZL	辺縁帯リンパ腫	marginal zone lymphoma
NF1	神経線維腫症Ⅰ型	neurofibromatosis type1
NK-LGLL	NK細胞性顆粒大リンパ球性白血病	NK-large granular lymphocytic leukaemia
NLPHL	結節性リンパ球優位型Hodgkinリンパ腫	nodular lymphocyte predominant Hodgkin lymphoma
NMZL	節性辺縁帯リンパ腫	nodal marginal zone lymphoma
PAL	膿胸関連リンパ腫	pyothorax-associated lymphoma
PCALCL	原発性皮膚未分化大細胞型リンパ腫	primary cutaneous anaplastic large cell lymphoma
PCDLBCL	原発性皮膚びまん性大細胞型B細胞リンパ腫	primary cutaneous diffuse large B-cell lymphoma
PCFCL	原発性皮膚濾胞中心リンパ腫	primary cutaneous follicle center lymphoma
PCM	形質細胞（性）骨髄腫	plasma cell myeloma
PCMZL	原発性皮膚辺縁帯リンパ腫	primary cutaneous marginal zone lymphoma
PCNS-LBCL	中枢神経原発大細胞型B細胞リンパ腫	primary large B-cell lymphoma of the central nervous system
PEL	原発性体腔液リンパ腫（滲出性リンパ腫）	primary effusion lymphoma
PGNMID	単クローン性免疫グロブリン沈着を伴った増殖性腎炎	proliferative glomerulonephritis with monoclonal immunogloblin deposits
PMLBCL	原発性縦隔大細胞型B細胞リンパ腫	primary mediastinal large B-cell lymphoma
PMF	原発性骨髄線維症	primary myelofibrosis
PNH	発作性夜間血色素尿症	paroxysmal nocturnal hematuria
PNMZL	小児節性辺縁帯リンパ腫	pediatric nodal marginal zone lymphoma
PNP	腫瘍随伴性天疱瘡	paraneoplastic pemphigus
PTCL-NOS	末梢性T細胞リンパ腫，非特定型	peripheral T-cell lymphoma, not otherwise specified
PTFL	小児型濾胞性リンパ腫	paediatric-type follicular lymphoma
PT-LBCL	精巣原発大細胞型B細胞リンパ腫	primary testicular large B-cell lymphoma
PTGC	胚中心進展性異形成	progressive transformation of germinal centers
PV	真性多血症	polycythemia vera
PVR-LBCL	硝子体網膜原発大細胞型B細胞リンパ腫	primary vitreoretinal large B-cell lymphoma
SBLL-U	脾B細胞リンパ腫/白血病-分類不能群	splenic B-cell lymphoma/leukaemia, unclassifiable
SBLPN	顕著な核小体をもつ脾B細胞リンパ腫/白血病	splenic B-cell lymphoma/leukaemia with prominent nucleoli
SDRPL	脾びまん性赤脾髄小型B細胞リンパ腫	splenic diffuse red pulp small B-cell lymphoma
SLE	全身性エリテマトーデス	systemic lupus erythematosus
SLL	小リンパ球性リンパ腫	small lymphocytic lymphoma
SM	全身性肥満細胞症	systemic mastocytosis
SMZL	脾辺縁帯リンパ腫	splenic marginal zone lymphoma
SPTCL	皮下脂肪織炎様T細胞リンパ腫	subcutaneous panniculitis-like T-cell lymphoma
TAFRO症候群		thrombocytopenia, anasarca, fever, reticulin fibrosis, organomegaly
T-ALL/LBL	T細胞リンパ芽球性白血病/リンパ腫	T-cell acute lymphoblastic leukaemia/lymphoma
TAM	一過性骨髄増殖症	transient abnormal myelopoiesis

略語表

TEMPI症候群		telangiectasias, elevated erythropoietin and erythrocytosis, monoclonal gammopathy, perinephric fluid collections, intrapulmonary shunting
T-LGLL	T細胞性顆粒大リンパ球性白血病	T-large granular lymphocytic leukaemia
THRLBCL	T細胞/組織球豊富大細胞型B細胞リンパ腫	T-cell/histiocyte rich B-cell lymphoma
TMA	血栓性微小血管障害	thrombotic microangiopathy
TSP	熱帯性痙性対麻痺	tropical spastic paraparesis
T-PLL	T細胞性前リンパ球性白血病	T-prolymphocytic leukaemia
POEMS症候群		polyneuropathy, organomegaly, endocrinopathy, M protein, skin change

その他

略語	日本語表記	欧文表記
ALK	未分化リンパ腫キナーゼ	anaplastic lymphoma kinase
AID	活性化誘導シチジンデアミナーゼ	activation-induced cytidine deaminase
ABC	活性化B細胞	activated B-cell
AYA	思春期・若年成人	adolescent and young adult
BCR	B細胞受容体	B-cell receptor
CAE		naphthol AS-D chloroacetate esterase
CAR-T	キメラ抗原受容体遺伝子改変T細胞	chimeric antigen receptor T-cell
CLA	皮膚リンパ球抗原	cutaneous lymphocyte antigen
CGH	比較ゲノムハイブリダイゼーション	comparative genomic hybridization
COO	細胞起源	cell-of-origin
CSR	クラススイッチ組み換え	class-switch recombination
EBV	エプスタイン・バーウイルス	Epstein-Barr virus
EBER-ISH		EBV-encoded small RNA *in situ* hybridization
EFS	無イベント生存率	event-free survival
FDC	濾胞樹状細胞	follicular dendritic cell
FLC	血清遊離軽鎖	free light chain
FISH	蛍光*in situ*ハイブリダイゼーション	fluorescence *in situ* hybridization
GCB	胚中心B細胞	germinal center B-cell
GEP	遺伝子発現プロファイリング	gene expression profiling
GM-CSF	顆粒球-マクロファージコロニー刺激因子	granulocyte-macrophage colony stimulating factor
GWAS	ゲノムワイド関連解析	genome wide association study
HCV	C型肝炎ウイルス	Hepatitis C virus
HE	ヘマトキシリン・エオジン	Hematoxylin-Eosin
HEV	高内皮細静脈	high endothelial venule
HHV	ヒトヘルペスウイルス	human herpesvirus
HIV	ヒト免疫不全ウイルス	human immunodeficiency virus
HSCT	造血幹細胞移植	hematopoietic stem cell transplantation
HTLV-1	ヒトT細胞白血病ウイルスⅠ型	human T-cell leukaemia virus type 1
ICC		International Consensus Classification
IEI	先天性免疫異常	inborn errors of immunity
IG	免疫グロブリン	immunoglobulin
IGH	免疫グロブリン重鎖	immunoglobulin heavy chain
IGL	免疫グロブリン軽鎖	immunoglobulin light chain
IPI	国際予後指標	International Prognostic Index
KSHV	カポジ肉腫関連ヘルペスウイルス	Kaposi's sarcoma-associated herpesvirus
LDH	乳酸脱水素酵素	lactate dehydrogenase
LGL	顆粒大リンパ球	large granular lymphocyte

KIR	キラー細胞免疫グロブリン様受容体	killer-cell immunoglobulin-like recepteor
MALT	粘膜関連リンパ組織	mucosa-associated lymphoid tissue
M/E比	顆粒球/赤芽球比	myeloid/erythroid ratio
MHC	主要組織適合性遺伝子複合体	major histocompatibility complex
MPO	ミエロペルオキシターゼ	myeloperoxidase
MRD	微小/測定可能残病変	minimal/measurable residual disease
N/C比	核/細胞質比	nucleo-cytoplasmic ratio
NGF	神経成長因子	nerve growth factor
NSE（染色）	非特異的エステラーゼ	non specific esterase
OS	全生存率	overall survival
PAS（染色）	パス（染色）	periodic acid schiff
PET	ポジトロン断層法	positron emission tomography
PFS	無憎悪生存率	progression-free survival
PTHRP	副甲状腺ホルモン関連ペプチド	parathyroid hormone-related peptide
RT-PCR	逆転写ポリメラーゼ連鎖反応	reverse transcription-polymerase chain reaction
SBB（染色）	ズダンブラックB	sudan black B
SHM	体細胞突然変異	somatic hypermutation
SNPs	一塩基多形	single-nucleotide polymorphisms
TCR	T細胞受容体	T-cell receptor
TdT	ターミナルデオキシヌクレオチド転移酵素	terminal deoxynucleotidyl transferase
TFH	T濾胞ヘルパー細胞	T follicular helper cell
TKI	チロシンキナーゼ阻害薬	tyrosine kinase inhibitor
VAF	変異アレル頻度	variant allele frequency
VEGF	血管内皮増殖因子	vascular endothelial growth factor
SEER （データベース）		Surveillance, Epidemiology, and End Results

1章 総論
General Introduction

1節 WHO 分類と ICC 分類
WHO classification and ICC

■旧リンパ腫分類と REAL 分類以降の "疾患リスト型" 新分類

1970 〜 1980年代においては，Rappaport 分類，LSG 分類，Kiel 分類，Working formulation（WF）分類，Lukes & Collins 分類と，数多の分類が提唱され，そのコンセプトに賛同する臨床医・病理医により活用されていた．当時，人類にとってリンパ腫で認識できる情報は臨床症状と形態像のみであり，この少ない情報から疾患を分類するにはある種の哲学が必要であった．今からみると，これらさまざまな分類はどれが正しいということはなく，各提唱者による考え方のぶつかり合いであったと言える．その中で正常対応細胞を重視した Kiel 分類[1]と形態学重視の WF 分類[2]は最も相容れない分類であった．

しかし，近年になり形態像のみならず，新たに免疫染色や染色体異常などの所見が疾患の構成要素として加わってきたことで，これまでのように1つの視点でリンパ腫すべてを分類することが難しくなってきた．そのような時代背景もあってか，WF 分類の米国，Kiel 分類の欧州の若手病理学者が世界で統一したリンパ腫分類を作ろうとしたものが REAL 分類であり，1994年に発表された[3]．これまでの個人の哲学に基づく分類と異なり，REAL 分類は複数の専門家による「コンセンサス」により疾患概念を形成している．これはつまり，診断における共通のゴールドスタンダードがない状況を作り出した．例えば，成人 T 細胞白血病 / リンパ腫（ATLL）の決め手はHTLV-1 の感染であるのに，B 細胞性リンパ腫の多くは形態像が重視されるなど，それぞれの疾患概念において柱となる所見が異なる．この「コンセンサス」による疾患概念の構築は現在でも同様で，分子解析技術の進歩の結果，多数の遺伝子異常，エピゲノム異常が明らかになってきており，リンパ腫を含む悪性腫瘍の多様性は増すばかりである．それにあわせて，分類も単一のコンセプトによらない疾患リストにならざるをえないと考えられる．今回，おそらくは政治的な要素が強い形で WHO 分類第5版（WHO-5）と International Consensus Classification（ICC）の2つの分類が並立することになったが，この「疾患リスト」の意味では両者ともに同じ土俵に立っており，1980年代のコンセプトが異なる分類が乱立している状態とは根本的に異なると言える 図 1-1 ．

■WHO-5，ICC との共通点と相違点

WHO 分類改訂第4版（WHO-4R）と比較して，WHO-5[4]および ICC[5]の両分類ともに共通して疾患概念が改訂された項目は，かなり強いコンセンサスと考えてよいので，今後臨床側も病理側も積極的にとり入れていく必要があるだろう 表 1-1 ．

JCOPY 498-22552

1

1章 ◆ 総論

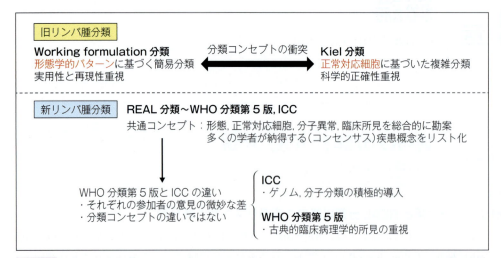

図 1-1 旧リンパ腫分類（WF 分類，Kiel 分類）と現代のリンパ腫分類（REAL 分類以降）の質的な違い

　一方で ICC と WHO-5 で大きく異なる点を 表 1-1 の後半にまとめた．非常に多岐にわたるようにみえるが，それらの傾向を眺めていくと，ICC はゲノム異常などの最新の知見を積極的にとり入れようとしているのに対して，WHO-5 は臨床病理学的所見を重視している傾向にある．代表的なものが骨髄腫の細分類である．形質細胞の腫瘍である骨髄腫におけるゲノム解析が進んだことを背景に，ICC は multiple myeloma with recurrent genetic abnormality として，CCND ファミリー遺伝子転座群，MAF ファミリー遺伝子転座群，*NSD2* 転座群，hyperdiploidy を伴う群の 4 つの概念をとり入れている．一方で，WHO-5 はこれらの分子分類には触れず，臨床症状の有無の観点から，monoclonal gammopathy of undetermined significance（MGUS）の類縁疾患として，monoclonal gammopathy of renal significance（MGRS）や POEMS 症候群に代表される傍腫瘍症候群が臨床症状として問題となる monoclonal gammopathy of clinical significance（MGCS）を規定している．ICC はプレビュー論文[5]で，MGRS に触れてはいるが，"However, these do not represent separate disease entities, but are descriptive terms, which can be added as clinical feature to the underlying diagnosis (e.g. MGUS)" として，分子学的裏づけのないままの疾患概念化を嫌っているのがわかる．

■ WHO-5 の新たな項目：essential criteria と desirable criteria

　WHO 分類などの世界基準は，最新の分子分類も考慮に入れなければならない一方で，世界のどこでも再現できる普遍性も求められる．そこで WHO-5 では essential criteria と desirable criteria の項目（本書では各々「必須項目」「望ましい項目」とした）が追加されている．Essential criteria は高価であったり，高度の技術を要するような検査は省かれており，その疾患の診断に最低限必要な項目である．例えば，ATLL であれば HTLV-1 キャリアに発生した T 細胞性腫瘍であることが essential criteria である．しかし HTLV-1 キャリアに発生した末梢性 T 細胞リンパ腫，非特定型（PTCL-NOS）の報告もあり[6]，essential criteria のみではごく稀な例外を見逃してしまうことは否定できない．一方の desirable criteria はより高度の検査手法により診断を確

表1-1 WHO分類第5版とICCの主な共通点と相違点

WHO分類改訂第4版からの共通した変更点

- Cutaneous marginal zone lymphomaと他臓器のmarginal zone lymphomaとの差別化
- Cold agglutinin disease, Indolent NK cell lymphoproliferative disorder of gastrointestinal tractを腫瘍性疾患概念として導入
- EBV-positive nodal T and NK cell lymphomaの概念の導入
- 非PEL型体腔液関連リンパ腫（Fluid overload-associated large B-cell lymphoma）の概念の導入
- Gray zone lymphomaを縦隔型に限定し，非縦隔型はDLBCL-NOSと考える

変更における相違点	
ICC	**WHO分類第5版**
Myeloma	
骨髄腫のゲノム分類を導入	類縁疾患としてMGR（C）Sの概念を導入
Follicular lymphoma	
Grade3AはBCL2転座，MUM1発現の有無で悪性度を判定	Grade 1〜3Aを低悪性度，Grade 3Bを高悪性度と考える
DLBCL-NOS	
ゲノム分類の紹介	ゲノム分類は時期尚早との考え
反応性病変	
反応性病変は扱わない	菊池病などの腫瘍様病変の導入
免疫特権関連リンパ腫	
脳原発リンパ腫，精巣原発リンパ腫の定義のみ	包括的概念の採用
免疫不全関連リンパ増殖性疾患	
病因での分類を優先する従来の方向性を維持	組織型での分類を優先し，病因は包括的に考える
B-PLL, BCL6/MYC型DHL, testicular FL	
維持	削除
CTCL-NOS, Transformation of low grade B cell lymphoma	
導入しない	導入
CD23-positive diffuse type FL of inguien	
導入	FLの臨床病理パターンの1つとして紹介
Nodular lymphocyte predominant Hodgkin lymphoma	
Nodular lymphocyte predominant B cell lymphomaへ名称変更	Nodular lymphocyte predominant Hodgkin lymphomaの名称の維持
Burkitt lymphoma	
MYC転座陽性B-LBLとの鑑別を強調	EBVの関与の有無を強調

PLL: prolymphocytic leukemia, DHL: double hit lymphoma, FL: follicular lymphoma, PEL: primary effusion lymphoma, MGR（C）S: monoclonal gammopathy of renal（clinical）significance, LBL: acute lymphoblastic lymphoma, CTCL-NOS: cutaneous T-cell lymphoma, not otherwise specified, EBV: Epestein-Barr virus

---

定する検査が紹介される．ATLLであればサザンブロット法によるHTLV-1のmonoclonal integrationの証明，HBZに対する *in situ* hybridizationなどである[7]．これによりほぼ100%に近い診断が可能であるが，これは一部の地域や施設のみで可能であろう．筆者としては，この2段階の所見の記載は分野外の病理医にとってとても使いやすく，またessential criteriaは高度な分子学的技術が不要であるために世界の広い範囲で再現性が期待され，分類が広まるのに役立つ

だろうと思える.

　以上，哲学のぶつかり合いだった REAL 分類以前のリンパ腫分類に比べて，現時点での WHO 分類と ICC はさまざまな角度から病気を眺め，カタログ化する，というコンセプトは両者で共通している．WHO-5，ICC のいずれが今後使われることになるのか，未だ誰にもわからないが，それぞれの使いやすい点を適宜とり入れて，各医療施設における理想の形を病理医と臨床医が一緒に作っていくのがよいと思う．

●文献 --

1) Lennert K, Feller AC. Histopathology of non-Hodgkin's lymphomas（based on the updated Kiel classification). Berlin: Springer-Verlag; 1992.

2) National Cancer Institute sponsored study of classifications of non-Hodgkin's lymphomas: summary and description of a working formulation for clinical usage. The Non-Hodgkin's Lymphoma Pathologic Classification Project. Cancer. 1982; 49: 2112-35.

3) Harris NL, Jaffe ES, Stein H, et al. A revised European-American classification of lymphoid neoplasms: a proposal from the International Lymphoma Study Group. Blood. 1994; 84: 1361-92.

4) WHO Classification of Tumours Editorial Board. Haematolymphoid tumours. Lyon (France): International Agency for Research on Cancer; 2024. (WHO classification of tumours series, 5th ed.; vol. 11).

5) Campo E, Jaffe ES, Cook JR, et al. The international consensus classification of mature lymphoid neoplasms: a report from the Clinical Advisory Committee. Blood. 2022; 140: 1229-53.

6) Ishigaki T, Isobe M, Kobayashi S, et al. Development of peripheral T-cell lymphoma not otherwise specified in an HTLV-1 carrier. Int J Hematol. 2013; 97: 667-72.

7) Takatori M, Sakihama S, Miyara M, et al. A new diagnostic algorithm using biopsy specimens in adult T-cell leukemia/lymphoma: combination of RNA in situ hybridization and quantitative PCR for HTLV-1. Mod Pathol. 2021; 34: 51-8.

〈加留部謙之輔〉

2節 WHO 分類と ICC 分類における遺伝子異常の位置づけと臨床的意義
Relevance of genetic alterations in WHO classification and ICC

はじめに

　造血器腫瘍における遺伝子検査は，従来染色体検査を中心に行われてきたが，近年のシーケンス技術の発達に伴い，遺伝子パネル検査などを用いることで，体細胞変異だけでなく生殖細胞系列変異も容易に検出可能となっている．2008年にWHO分類第4版，2017年にWHO分類改訂第4版が発表されて以降，多くの遺伝子解析研究が行われ，新規の遺伝子異常が多数同定されただけでなく，遺伝子異常を組み込んだ分子分類とそれに基づく診断・予後予測への応用が行われている．実際に，2022年に発表されたWHO分類第5版およびICC分類では，多数の遺伝子異常が記載され，新たな疾患概念の確立，診断基準や亜型分類への組み込み，診断補助・予後予測における有用性の提示がなされている[1-4]．本稿においては，最新版のWHO/ICC分類における遺伝子異常の位置づけとその臨床的意義について概説する．

■診断基準における遺伝子異常の有用性

　最新版のWHO/ICC分類において，最も重要であるのは遺伝子異常に基づく新たな疾患概念の確立である．WHO分類第5版/ICC分類で新しく確立された疾患として，特発性血球減少症（ICUS），クローン性血球減少症（CCUS），クローン性造血（CH）が挙げられる[1,2]．ICUSは，原因不明の持続性の血球減少があるが，クローン性ドライバー変異が存在しない状態である．一方，変異が存在する場合は，CCUSまたは骨髄異形成症候群（MDS）と診断される．ICUSはCCUSと比較してMDSに進展するリスクが低く，両者の鑑別は重要である．また，血液学的異常がない個人においてもドライバー変異が見出される場合があり，CHと呼ばれる．また，さまざまな造血器腫瘍において多くの遺伝子異常が診断基準に組み込まれている．WHO改訂第4版より，骨髄増殖性腫瘍，肥満細胞症，好酸球増多を伴う骨髄性/リンパ性腫瘍，生殖細胞系列異常をもつ骨髄性腫瘍，高悪性度B細胞腫瘍などの一部では，特定の遺伝子異常が診断基準に含まれていた．最新版のWHO/ICC分類では，好酸球増多を伴う骨髄性/リンパ性腫瘍における*FLT3*再構成や*ETV6::ABL1*融合遺伝子，慢性骨髄単球性白血病におけるクローン性マーカー（骨髄系腫瘍に特徴的な変異）などが診断基準に組み込まれている[1,2]．高悪性度B細胞リンパ腫の診断基準に含まれる遺伝子異常から*BCL6*再構成が除外され，*MYC*および*BCL2*再構成に限定されるなど，診断基準に含まれる遺伝子異常の精緻化も行われている[3,4]．WHO分類第5版では，T細胞前リンパ球性白血病における*TCL1A*，*MCTP1*再構成や*IRF4*再構成を伴う大細胞型B細胞リンパ腫における*IRF4*再構成が診断基準として組み込まれ，その位置づけが明確になっている[4]．

■亜型分類における遺伝子異常の有用性

　亜型分類においても新たな疾患分類の提唱や分類基準への組み込みが行われている．急性骨髄性白血病（AML）において，最新版のWHO/ICC分類では，骨髄異形成変化を伴うAML（AML-

MRC）が骨髄異形成に関連した AML（AML-MR）に変更された[1,2]．この変更に伴い，診断基準から骨髄異形成に関連する形態的変化が除外され，代わりに MDS に特徴的な遺伝子変異（*SRSF2, SF3B1, U2AF1, ZRSR2, ASXL1, EZH2, BCOR, STAG2*変異）が診断基準に組み込まれた．MDS においては，del(5q) に加えて *SF3B1*変異と *TP53*両アレル不活化が亜型分類に追加された．*SF3B1*変異を伴う MDS は，従来の環状鉄芽球を伴う MDS（MDS-RS）を置き換えるものであり，本疾患分類において遺伝子異常が診断基準に含まれるという変更がなされた．*TP53*両アレル不活化は MDS の中でも特に予後不良であり，他の亜型と異なる治療方針が必要である．また，AML において *RUNX1*変異の除外，*CEBPA* 変異の bZIP ドメインのインフレーム変異への限定，B 細胞性リンパ芽球性白血病（B-ALL）において *TCF3::HLF* 融合遺伝子の追加などが行われている．このような亜型分類の精緻化においては，WHO 分類第 5 版と ICC 分類の差が大きいところであり，WHO 分類第 5 版では，AML における *NUP98*再構成，B-ALL における *ETV6::RUNX1*-like が追加された一方，ICC 分類では，B-ALL における *UBTF::ATXN7L3* 融合遺伝子などが追加されたなどの違いがある．また，多発性骨髄腫（MM）において，ICC 分類では，*CCND* ファミリー，*MAF* ファミリー，*NSD2*転座および高 2 倍体による亜型分類が提唱されている[3]．

■診断補助における遺伝子異常の有用性

　骨髄系腫瘍・白血病において診断基準や亜型分類には多くの遺伝子異常が組み込まれた一方，成熟リンパ系腫瘍においては遺伝子異常の意義は未だに限られている．しかし，ICC 分類に付随して発表されたゲノム解析に関する報告でも示されているように，成熟リンパ系腫瘍においても，さまざまな状況において遺伝子異常が診断補助に有用であることが示されている[3-5]．具体的には，有毛細胞白血病における *BRAF* および *MAP2K1*変異，リンパ形質細胞性リンパ腫における *MYD88*（L265P）変異，節性濾胞性ヘルパー T 細胞リンパ腫における *RHOA*（G17V），*IDH2*（R172）変異，大型顆粒リンパ球性白血病における *STAT3*変異，皮下脂肪織炎様 T 細胞リンパ腫における *HAVCR2*生殖細胞系列変異などが挙げられる．

■予後予測・治療法選択における遺伝子異常の有用性

　このような遺伝子異常は予後予測にも有用である．特に，AML や ALL，MDS，MM における亜型分類は患者予後と密接に関連することが示されている[1-4]．特に，AML において広く用いられている European LeukemiaNet リスク分類は ICC 分類に一致する形で改訂されている[6]．また，MDS における IPSS-M，PMF における MIPSS70 ＋ Version 2.0 など臨床因子に遺伝子異常により予後予測可能なアルゴリズムが開発されており，移植適応の判断に有用である[7,8]．成熟リンパ性腫瘍においても，びまん性大細胞型 B 細胞リンパ腫（DLBCL）における LymphGen 分類，濾胞性リンパ腫（FL）における m7-FLIPI など遺伝子異常を組み込んだ分子分類・予後予測モデルが提唱されている[5,9]．今後，臨床においても遺伝子異常を含めた予後分類および，それに基づいた治療選択が行われることが予想される．

　さらに，遺伝子異常は治療法選択にも有用である．近年，遺伝子異常が治療標的になりうることや，特定の治療の効果を予測できることを示す臨床的エビデンスが蓄積しつつある．前者の最たる例は，慢性骨髄性白血病（CML）の *BCR::ABL1*融合遺伝子に対する ABL1 阻害薬である．

それ以外にも，AML における *FLT3*変異，*IDH1/2*変異，FL における *EZH2*変異，組織球系腫瘍における *BRAF*変異などは特異的な分子標的薬が開発され，すでに日本や米国で承認が得られている[5, 10]．また，後者の例としては，AML における *IDH1/2*変異による BCL2 阻害薬，*TP53*変異によるメチル化阻害薬の効果予測などが報告されている．さらに，分子標的治療では二次的な遺伝子異常により治療抵抗性が獲得されることも知られている．具体的には，*BCR::ABL1* に対する ABL1 阻害薬に抵抗性を示す *ABL1*（T315I など）変異や BTK 阻害薬に抵抗性を示す *BTK*，*PLCG2*変異などが挙げられる[5, 10]．

●文献

1) Arber DA, Orazi A, Hasserjian RP, et al. International consensus classification of myeloid neoplasms and acute leukemias: integrating morphologic, clinical, and genomic data. Blood. 2022; 140: 1200-28.

2) Khoury JD, Solary E, Abla O, et al. The 5th edition of the World Health Organization classification of haematolymphoid tumours: myeloid and histiocytic/dendritic neoplasms. Leukemia. 2022; 36: 1703-19.

3) Campo E, Jaffe ES, Cook JR, et al. The international consensus classification of mature lymphoid neoplasms: a report from the Clinical Advisory Committee. Blood. 2022; 140: 1229-53.

4) WHO Classification of Tumours Editorial Board. Haematolymphoid tumours. Lyon (France): International Agency for Research on Cancer; 2024. (WHO classification of tumours series, 5th ed.; vol. 11).

5) de Leval L, Alizadeh AA, Bergsagel PL, et al. Genomic profiling for clinical decision making in lymphoid neoplasms. Blood. 2022; 140: 2193-227.

6) Dohner H, Wei AH, Appelbaum FR, et al. Diagnosis and management of AML in adults: 2022 recommendations from an international expert panel on behalf of the ELN. Blood. 2022; 140: 1345-77.

7) Bernard E, Tuechler H, Greenberg PL, et al. Molecular international prognostic scoring system for myelodysplastic syndromes. NEJM Evid. 2022; 1: EVIDoa2200008.

8) Tefferi A, Guglielmelli P, Lasho TL, et al. MIPSS70 + Version 2.0: mutation and karyotype-enhanced international prognostic scoring system for primary myelofibrosis. J Clin Oncol. 2018; 36: 1769-70.

9) Pastore A, Jurinovic V, Kridel R, et al. Integration of gene mutations in risk prognostication for patients receiving first-line immunochemotherapy for follicular lymphoma: a retrospective analysis of a prospective clinical trial and validation in a population-based registry. Lancet Oncol. 2015; 16: 1111-22.

10) Duncavage EJ, Bagg A, Hasserjian RP, et al. Genomic profiling for clinical decision making in myeloid neoplasms and acute leukemia. Blood. 2022; 140: 2228-47.

〈片岡圭亮〉

2章 骨髄系腫瘍
Myeloid proliferations and neoplasms

1節 骨髄性前駆病変
Myeloid precusor lesions

クローン性造血
Clonal haematopoiesis

はじめに

　高齢者において血球のクローン性増殖が認められることは，女性における X 染色体の不活化パターン解析により以前から指摘されていた．近年，次世代シーケンスや染色体モザイク分析などのゲノム解析技術の発展に伴い，遺伝子・染色体レベルでクローン性造血の存在が証明されるに至った[1-5]．クローン性造血（clonal haematopoiesis: CH）とは，明らかな血液疾患を伴わない個体において血球細胞がクローン性に増殖している状態であり，類似の用語として age-related clonal haematopoiesis（ARCH）や clonal haematopoiesis of indeterminate potential（CHIP）がある[6-8]．これらが進展して血球減少をきたすようになった状態を clonal cytopenias of undetermined significance（CCUS）と呼ぶ．CHIP や CCUS は骨髄系腫瘍の前がん状態であるのみならず，心血管病変などの非造血器疾患や全死亡率増加との関連も指摘されており，臨床的重要性は急速に増している[9, 10]．最近では CH を基盤とした自己炎症性疾患である VEXAS（vacuoles, E1 enzyme, X-linked, autoinflammatory, somatic UBA1 mutations）症候群など，炎症性疾患と CH との関連も明らかになってきた[11]．CH に関する科学的知見は急速に深化しており，その概念や定義は頻回のアップデートが必要である．

クローン性造血
Clonal haematopoiesis

■ 定義

　クローン性造血（CH）とは，ゲノム異常によって増殖優位性を獲得した造血幹前駆細胞に由来する血球細胞が血液・骨髄中に存在する状態で，原因不明の血球減少，造血器腫瘍や他のクローン性疾患を伴わないものを指す[6]．ARCH は加齢に伴う CH のことで，特定の遺伝子異常やクローンサイズに関する定義はなく CH とほぼ同義に用いられる[7]．CHIP は，血液疾患や原因不明の血球減少のない健常人において骨髄系腫瘍に関連した体細胞変異 表 2-1 が骨髄や末梢血で

1節 ■ 骨髄性前駆病変

表 2-1 CHIP 関連遺伝子変更

遺伝子	CHIP関連遺伝子変異	リファレンス塩基配列
高頻度ないしは臨床的に意義のある変異		
DNMT3A	Frameshift/nonsense/splice-site; missense in amino acid ranges p.292-350, p.482-614, and p.634-912	NM_022552
TET2	Frameshift/nonsense/splice-site; missense in amino acid ranges p.1104-1481 and p.1843-2002	NM_001127208
ASXL1	Frameshift/nonsense/splice-site in exons 11–12	NM_015338
JAK2	p.V617F; missense/indel in amino acid range: p.536-547	NM_004972
TP53	Frameshift/nonsense/splice-site; missense in amino acid ranges p.72, p.95-288, and p.337	NM_001126112
SF3B1	Missense in terminal HEAT domains (p.529-1201)	NM_012433
PPM1D	Frameshift/nonsense/splice-site in exon 5/6	NM_003620
SRSF2	Missense/in-frame deletion involving p95	NM_003016
IDH1	Missense at p.R132	NM_005896
IDH2	Missense at p.R140 or p.R172	NM_002168
U2AF1	Missense at p.S34/p.R156/p.Q157	NM_006758
KRAS	Missense at p.G12/p.G13/p.Q61/p.A146	NM_033360
NRAS	Missense at p.G12/p.G13/p.Q61	NM_002524
CTCF	Frameshift/nonsense/splice-site, p.R377C, p.R377H, p.P378A, p.P378L	NM_006565
CBL	Missense in linker / RING finger domains (p.345-434)	NM_005188
GNB1	Missense at p.K57/p.G53/p.I81	NM_002074
BRCC3	Frameshift/nonsense/splice-site	NM_024332
PTPN11	Missense in amino acid ranges p.58-76 and p.491-510	NM_002834
GNAS	Missense at p.R201	NM_016592
BCOR	Frameshift/nonsense/splice-site	NM_001123385
BCORL1	Frameshift/nonsense/splice-site	NM_021946
その他		
BRAF	Missense in amino acid range p.590-615; missense at p.G469	NM_004333
CALR	Frameshift in exon 9	NM_004343
CEBPA	Frameshift/nonsense/splice-site	NM_004364
CREBBP	Frameshift/nonsense/splice-site	NM_004380
CSF1R	Missense at p.L301/p.Y969	NM_005211
CSF3R	p.T615A, p.T618I, truncating c.741-791	NM_000760
CUX1	Frameshift/nonsense/splice-site	NM_181552
ETV6	Frameshift/nonsense/splice-site	NM_001987
EZH2	Frameshift/nonsense/splice-site; missense in SET domain (p.617-732)	NM_001203247
GATA2	Frameshift/nonsense/splice-site, p.R293Q, p.N317H, p.A318T, p.A318V, p.A318G, p.G320D, p.L321P, p.L321F, p.L321V, p.Q328P, p.R330Q, p.R361L, p.L359V, p.A372T, p.R384G, p.R384K	NM_001145661
JAK3	p.M511T, p.M511I, p.A572V, p.A572T, p.A573V, p.R657Q, p.V715I, p.V715A	NM_000215
KDM6A	Frameshift/nonsense/splice-site	NM_021140

JCOPY 498-22552

9

2章 ◆ 骨髄系腫瘍

遺伝子	CHIP関連遺伝子変異	リファレンス塩基配列
その他（つづき）		
KIT	ins503, p.V559A, p.V559D, p.V559G, p.V559I, p.V560D, p.V560A, p.V560G, p.V560E, del560, p.E561K, del579, p.P627L, p.P627T, p.R634W, p.K642E, p.K642Q, p.V654A, p.V654E, p.H697Y, p.H697D, p.E761D, p.K807R, p.D816H, p.D816Y, p.D816F, p.D816I, p.D816V, p.D816H, del551-559	NM_000222
KMT2A	Frameshift/nonsense/splice-site	NM_005933
MPL	p.S505G, p.S505N, p.S505C, p.L510P, del513, p.W515A, p.W515R, p.W515K, p.W515S, p.W515L, p.A519T, p.A519V, p.Y591D, p.W515-518KT	NM_005373
MYD88	p.L265P	NM_002468
NOTCH1	Frameshift/nonsense/splice-site/missense in exons 26-34	NM_017617
PHF6	Frameshift/nonsense/splice-site	NM_001015877
PIGA	Frameshift/nonsense/splice-site	NM_002641
PRPF40B	Frameshift/nonsense/splice-site	NM_001031698
PTEN	Frameshift/nonsense/splice-site	NM_000314
RAD21	Frameshift/nonsense/splice-site	NM_006265
RUNX1	Frameshift/nonsense/splice-site, p.S73F, p.H78Q, p.H78L, p.R80C, p.R80P, p.R80H, p.L85Q, p.P86L, p.P86H, p.S114L, p.D133Y, p.L134P, p.R135G,	NM_001001890

検出される状態であり，変異アレル頻度（variant allele frequency: VAF）が 2% 以上（男性の X 染色体遺伝子変異については VAF 4% 以上）と定義されている[8]．

■臨床像

特定の臨床像はない．

■疫学

CH の頻度は加齢とともに増加するが，具体的な割合はシーケンスの深さとデータ解析による変異検出感度に依存する．これに対して骨髄・末梢血中の VAF が 2% 以上と定義されている CHIP は，40 歳以下では稀で，以後年齢とともに増加し 65 歳以上の高齢者では 10 〜 40% の頻度で認められる[2,3,12,13]．

■細胞形態・病理組織所見

CH，CHIP に特徴的な細胞形態・組織所見はない．

■病因

加齢は CH の最も大きなリスク因子である[2,3,12,13]．その他，喫煙，男性，抗がん剤治療歴，放射線治療歴と CH との関連が報告されている．また一部の生殖系列バリアントと CH との関連も示唆されており，ヒスパニック系では CH の頻度が少ないことが知られている．CH の原因となる遺伝子変異の多くは一塩基置換や小さな欠失 / 挿入であるが，欠失・重複・ヘテロ接合性消失などの後天性染色体モザイクも原因として注目を集めている[14]．変異クローンの選択的優位性は，変異を生じた遺伝子そのものや変異の種類によって規定されるほか，他の臨床的状況や変異

獲得のタイミングによっても影響を受ける．CH で高頻度に変異が認められる遺伝子としては *DNMT3A*, *TET2*, *ASXL1* などのエピゲノム制御因子が知られている．*Dnmt3a* や *Tet2* の機能喪失型変異を有するマウスでは造血幹前駆細胞の増幅がみられるが，その詳細なメカニズムは明らかではない．また *PPM1D* や *TP53* の変異は，それらを有する造血幹前駆細胞が DNA 損傷後の細胞周期チェックポイントをすりぬけることができるため，化学療法後の変異クローン拡大につながるとされる．*ASXL1*, *SF3B1*, *SRSF2*, *U2AF1* など他の CH 関連遺伝子の変異については，変異マウスモデルで造血幹細胞分画のクローン拡大は認められず，これらがいかに CH を引き起こすかは不明である．以上の他にも，クローン拡大は既知のドライバー変異がなくても生じることが知られている．これらは未知のドライバー変異や造血幹細胞プールが相対的に枯渇した高齢者にみられる遺伝的浮動（genetic drift）を反映しているものと考えられる．

■分子病理学的診断

CHIP は，末梢血所見正常の健常人において骨髄系腫瘍に関連したドライバー遺伝子変異を有する血球クローンが検出されることで診断される[2, 3, 12, 13]．通常，末梢血全血ないしは純化した細胞分画（顆粒球，単核球など）から抽出した DNA を用いてシーケンスを行い遺伝子変異を検出する．フローサイトメトリー，免疫組織染色を用いた変異クローンの検出法は推奨されていない．FISH（fluorescence *in situ* hybridization）法や染色体検査では，Y 染色体欠失など一部のゲノム異常の検出が可能である．これらの検査が健常人に施行されることは稀だが，何らかの理由で施行され異常が検出された場合には CHIP の存在が示唆される．

■診断基準

CHIP の必須項目:

- 末梢血ないしは骨髄細胞から抽出した DNA を用いて，CHIP 関連遺伝子 表 2-1 における 1 つ以上の体細胞変異が VAF 2% 以上（男性の X 染色体遺伝子変異については VAF 4% 以上）の頻度で検出される
- 原因不明の血球減少を認めない
- 骨髄系腫瘍の診断基準を満たさない

CH，ARCH については，血球細胞のクローン性増殖の証明以外に診断基準はない．

■予後

CHIP を有する症例は有さない症例に比べて造血器腫瘍発生率が約 10 倍であるが，CHIP から造血器腫瘍への移行率は年間 0.5 ～ 1.0% にすぎない[2, 3]．骨髄系腫瘍への進展リスクとしては，大きなクローンサイズや複数の遺伝子変異などがある．*TP53*, *U2AF1*, *SRSF2*, *IDH2*, *IDH1*, *SF3B1*, *ASXL1* 変異による CHIP も骨髄系腫瘍に進展するリスクが高い[15, 16]．染色体モザイククローンの存在も白血病進展の独立したリスク因子である[17]．2% 未満の極めて低い VAF を有する CH は中年以降の健常人のほぼ全例で認められるが，このようなごく小さなクローンが造血器腫瘍発症につながることはほとんどないと考えられている．一方で CHIP を有する症例では CHIP のない症例に比べて全死亡率が 1.4 倍に増加しており，これは造血器腫瘍よりも動脈硬化性心血管疾患や脳卒中の増加と関連している[2, 3]．これ以外にも CHIP は自己免疫性疾患，慢性閉塞性肺疾患，慢性腎臓病，感染症などさまざまな非血液疾患との関連が報告されている．これらの少

なくとも一部は，CHIPによる骨髄系細胞の機能異常によるものと考えられている．

意義不明のクローン性血球減少症
Clonal cytopenias of undetermined significance

■定義

　Clonal cytopenias of undetermined significance（CCUS）とは，他の血液学的あるいは非血液学的病態では説明ができない1系統以上の持続的な血球減少を伴うCHで，骨髄系腫瘍の診断基準を満たさないものを言う[6]．これに対してCHを伴わない原因不明の血球減少は，idiopathic cytopenias of unknown significance（ICUS）と呼ばれる．CH, CHIP, CCUS, ICUS, MDSの関連ならびに相違点を 図2-1 および 表2-2 に示す．

■臨床像

　原因不明の血球減少とは通常4カ月以上持続するものを指す．血球減少の定義は骨髄異形成症候群（MDS）やMDS／骨髄増殖性腫瘍（MPN）と同様，貧血はヘモグロビン値で男性13.0 g/dL未満ないしは女性12.0 g/dL未満，好中球絶対数1,800/μL未満，血小板150,000/μL未満となっている．このようなケースでは血球減少をきたす一般的な原因が除外された場合，MDSや他の骨髄系腫瘍が疑われることが多いが，CCUSでは骨髄系腫瘍関連のドライバー変異が検出されるものの骨髄系腫瘍の診断基準は満たさないのが特徴である[18, 19]．

■疫学

　大規模な疫学研究によると，貧血の有病率は4.2％，血小板減少は1.6％，好中球減少は4.8％と

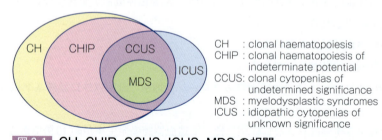

CH　　: clonal haematopoiesis
CHIP　: clonal haematopoiesis of indeterminate potential
CCUS : clonal cytopenias of undetermined significance
MDS　: myelodysplastic syndromes
ICUS　: idiopathic cytopenias of unknown significance

図2-1　CH, CHIP, CCUS, ICUS, MDSの相関

表2-2　CH, CHIP, CCUS, ICUS, MDSの比較

	CH	CHIP	CCUS	ICUS	MDS
血球減少	−	−	＋	＋	＋
異形成	−	−	−	−	＋
クローナリティ	＋	＋	＋	−	＋
CHIP関連遺伝子変異	−	＋	＋	−	＋
VAF 閾値	−	≧2％	≧2％	NA	−
MDS or AMLへの進展	rare	low	＋	rare	++

NA: not applicable.

なっている．貧血と血小板減少の有病率は年齢とともに増加するが，好中球減少の有病率は変化しない．1系統以上の血球減少を有する個体の約30%で，CCUSに合致するドライバー遺伝子の変異や染色体異常が検出される[20]．

■病因

CH同様，CCUSは自然発生的あるいは細胞傷害性抗がん剤への曝露により生じるとされる[20]．

■病理組織所見

骨髄系腫瘍など血球減少の他の原因を除外するため骨髄検査は必須である．骨髄検査では細胞の異形成が認められることがあるがMDSの診断基準は満たさず，芽球増加もみられないのが特徴である．

■分子病理学的診断

CCUSの診断には，骨髄系腫瘍に関連した1つ以上のドライバー遺伝子変異，ないしは他の骨髄系腫瘍とは関連のない染色体異常を有する血球がクローン性に検出されることが必要である．遺伝子変異の検出には，末梢血全血，全骨髄液，純化した細胞分画（好中球，単核球，など）などから抽出したDNAを用いる．クローン性の染色体異常は，染色体核型分析，DNAシーケンス，骨髄系腫瘍検出用のプローブを用いたFISH法などにより検出することが可能である．Single nucleotide polymorphism（SNP）アレイやフローサイトメトリー法，免疫組織染色を単独でCH検出に用いることは推奨されない．

■診断基準

必須項目：

- 末梢血ないしは骨髄細胞から抽出したDNAを用いて，CHIP関連遺伝子 表2-1 における1つ以上の体細胞変異がVAF 2%以上（男性のX染色体遺伝子変異についてはVAF 4%以上）の頻度で検出される，あるいはクローン性染色体異常が骨髄系細胞に検出される
- 1系統以上の原因不明の血球減少が4カ月以上持続する
- 骨髄検査で骨髄系腫瘍が認められない

■予後

CCUSでは，クローンサイズや遺伝子変異の数が大きくなればなるほど骨髄系腫瘍への進展リスクが増加する[17]．また*TP53, PPM1D, JAK2, RUNX1, SF3B1, SRSF2, U2AF1, IDH2, IDH1*遺伝子に変異がある場合も，クローン進展のリスクが高くなる[19]．化学療法の既往のある患者では，血球減少の程度や減少している血球系列数が骨髄系腫瘍発症と関連している可能性がある[21]．*DNMT3A*単独の変異は，MDSや急性骨髄性白血病（AML）発症の大きなリスクとはならない[20]．

●文献

1) Ayachi S, Buscarlet M, Busque L. 60 years of clonal hematopoiesis research: from X-chromosome inactivation studies to the identification of driver mutations. Exp Hematol. 2020; 83: 2-11.

2) Genovese G, Kahler AK, Handsaker RE, et al. Clonal hematopoiesis and blood-cancer risk inferred from blood DNA sequence. N Engl J Med. 2014; 371: 2477-87.

3) Jaiswal S, Fontanillas P, Flannick J, et al. Age-related clonal hematopoiesis associated with adverse outcomes. N Engl J Med. 2014; 371: 2488-98.

4) Loh PR, Genovese G, Handsaker RE, et al. Insights into clonal haematopoiesis from 8,342 mosaic chro-

mosomal alterations. Nature. 2018; 559: 350-5.

5) Terao C, Suzuki A, Momozawa Y, et al. Chromosomal alterations among age-related haematopoietic clones in Japan. Nature. 2020; 584: 130-5.

6) Bejar R. CHIP, ICUS, CCUS and other four-letter words. Leukemia. 2017; 31: 1869-71.

7) Shlush LI. Age-related clonal hematopoiesis. Blood. 2018; 131: 496-504.

8) Steensma DP, Bejar R, Jaiswal S, et al. Clonal hematopoiesis of indeterminate potential and its distinction from myelodysplastic syndromes. Blood. 2015; 126: 9-16.

9) Jaiswal S, Natarajan P, Silver AJ, et al. Clonal hematopoiesis and risk of atherosclerotic cardiovascular disease. N Engl J Med. 2017; 377: 111-21.

10) Kunimoto H, Nakajima H. Clonal hematopoiesis: molecular basis and clinical relevance. Leuk Res. 2020; 98: 106457.

11) Beck DB, Ferrada MA, Sikora KA, et al. Somatic mutations in UBA1 and severe adult-onset autoinflammatory disease. N Engl J Med. 2020; 383: 2628-38.

12) Xie M, Lu C, Wang J, et al. Age-related mutations associated with clonal hematopoietic expansion and malignancies. Nat Med. 2014; 20: 1472-8.

13) McKerrell T, Park N, Moreno T, et al. Leukemia-associated somatic mutations drive distinct patterns of age-related clonal hemopoiesis. Cell Rep. 2015; 10: 1239-45.

14) Laurie CC, Laurie CA, Rice K, et al. Detectable clonal mosaicism from birth to old age and its relationship to cancer. Nat Genet. 2012; 44: 642-50.

15) Abelson S, Collord G, Ng SWK, et al. Prediction of acute myeloid leukaemia risk in healthy individuals. Nature. 2018; 559: 400-4.

16) Desai P, Mencia-Trinchant N, Savenkov O, et al. Somatic mutations precede acute myeloid leukemia years before diagnosis. Nat Med. 2018; 24: 1015-23.

17) Gao T, Ptashkin R, Bolton KL, et al. Interplay between chromosomal alterations and gene mutations shapes the evolutionary trajectory of clonal hematopoiesis. Nat Commun. 2021; 12: 338.

18) Kwok B, Hall JM, Witte JS, et al. MDS-associated somatic mutations and clonal hematopoiesis are common in idiopathic cytopenias of undetermined significance. Blood. 2015; 126: 2355-61.

19) Malcovati L, Galli A, Travaglino E, et al. Clinical significance of somatic mutation in unexplained blood cytopenia. Blood. 2017; 129: 3371-8.

20) Galli A, Todisco G, Catamo E, et al. Relationship between clone metrics and clinical outcome in clonal cytopenia. Blood. 2021; 138: 965-76.

21) Bolton KL, Ptashkin RN, Gao T, et al. Cancer therapy shapes the fitness landscape of clonal hematopoiesis. Nat Genet. 2020; 52: 1219-26.

〈中島秀明〉

2節 骨髄増殖性腫瘍
Myeloproliferative neoplasms

骨髄増殖性腫瘍
Myeloproliferative neoplasms

はじめに

　骨髄増殖性腫瘍（myeloproliferative neoplasms: MPN）は造血幹細胞の異常により末梢血中の細胞成分のいずれかが制御不能に増加する疾患群である．William Dameshek は1951年，慢性骨髄性白血病（CML），本態性血小板血症（ET），原発性骨髄線維症（PMF）と真性多血症（PV）が造血幹細胞レベルの異常で発症し，細胞の分化能を失わず相互に病型移行することから，この4疾患を myeloproliferative diseases として疾患群とする概念を提唱した．WHO 分類でもこの概念は堅持されていたが，その名称は腫瘍性を明確にするため2008年の第4版から MPN に変更された．これら古典的4疾患に加え慢性好中球性白血病（CNL），慢性好酸球性白血病（CEL），肥満細胞症，分類不能型 MPN が加わっていたが，第5版では肥満細胞症が MPN から外れて独立し，慢性若年性骨髄単球性白血病（JMML）が加わった．

　MPN のドライバー変異は病型分類に重要であり，*BCR*::*ABL1*陽性の CML に対して*BCR*::*ABL1*陰性の古典的 MPN（PV, ET, PMF）では共通のドライバー変異として *JAK2* V617Fが認められる．これは JAK2 のキナーゼ活性を抑制している *JAK2*遺伝子の偽キナーゼドメイン（JH2）内の617番目のバリンがフェニールアラニンに変換される点突然変異である．その頻度は疾患によって異なり PV では95%以上，ET と PMF では50〜60%に認める．*JAK2* V617F 陰性の PV ではほとんどに *JAK2*遺伝子のエクソン12に変異が認められる．*JAK2* V617F 陽性 PV では程度の差はあるが，骨髄の panmyelosis と末梢血の汎血球増加がみられるのに対してエクソン12変異では赤血球増加が主としてみられる．

　ET と PMF におけるその他のドライバー変異としてトロンボポエチン受容体，*MPL* 遺伝子の変異が5〜10%程度に（W515L/K が多い），25〜35%に *calreticulin* 遺伝子（*CALR*）の異常がみられる．*CALR* の変異は C 末のフレームシフトを生じさせる欠失（52塩基挿入：タイプ1）や挿入（5塩基挿入：タイプ2）であり，生じた2分子の変異 CALR が小胞体内で2分子の MPL と結合して MPL を二量体化させ，この複合体が細胞膜上に発現すると MPL が恒常的に活性化するという腫瘍化のメカニズムが明らかになっている．

　CNL では *colony stimulating factor 3 receptor*（*CSF3R*）変異がドライバーとなることが知られ（T618I が多い），JMML では約80〜90%の症例で RAS 経路に関与する4種類（*NF1*, *RAS*, *PTPN11*, *CBL*）のいずれか1つの遺伝子変異が認められる．

　近年の網羅的遺伝子解析により，上記ドライバー変異以外の付加的な遺伝子異常のランドスケープも明らかになってきており，中では DNA メチレーションに関与する *TET2*, *ASXL1*,

DMNT3A の頻度が高く，その他，スプライシングレギュレーター（*SRSF2, SF3B1, U2AF1, ZRSR2*），シグナル関連分子（*NRAS, KRAS, CBL*），クロマチン構造に関与する分子やエピジェネティック因子（*EZH2, IDH1, IDH2, STAG2*）や *TP53* など他の骨髄系腫瘍でも認められる遺伝子異常がみられることがある．一部の異常（*EZH2, IDH1, IDH2, SRSF2, U2AF1, ASXL1, TP53* 変異など）は白血病転化を含む古典的 MPN の予後不良因子となることも報告されている．さらに，先天性遺伝子異常の関与や家族性発症 MPN があることも知られている．病理所見に関しては各項に詳しいが，*BCR::ABL1* 陰性 MPN の診断に際してはほとんどの場合，骨髄生検が必須であり，病理診断の占める意義が大きいことを臨床医と病理医は認識すべきである．

〈後藤明彦〉

慢性骨髄性白血病
Chronic myeloid leukaemia

■定義

慢性骨髄性白血病（chronic myeloid leukaemia: CML）は，末梢血と骨髄中の顆粒球の増殖を特徴とする *BCR::ABL1* 融合遺伝子陽性の骨髄増殖性腫瘍（MPN）である．

■浸潤部位

慢性期（chronic phase: CP）では *BCR::ABL1* 融合遺伝子陽性の成熟した顆粒球を含む CML 細胞が末梢血，骨髄，肝臓，脾臓のみに存在する．急性転化期（blast phase: BP）になると芽球はさまざまな髄外組織，特に肝臓，脾臓，リンパ節，皮膚，軟部組織に浸潤する．

■臨床像

ほとんどの患者は CP で診断される．自覚症状なく健診などの白血球数の異常を契機に発見されるが，診断時に聴取すべき症状や症候は脾腫，易疲労感，倦怠感，体重減少，寝汗，貧血である．無治療の場合，多くは診断から約 3 ～ 5 年で CP から BP に移行し，発熱，体重減少，重篤な貧血，血小板減少，白血球数増加，脾臓腫大に伴う症状のため performance status が低下する．チロシンキナーゼ阻害薬（TKI）による治療と注意深い病勢のモニタリングにより BP に移行する頻度は減少し，CML の 10 年全生存率は 80 ～ 90% となった[1]．TKI の導入前の無治療 CML の自然経過では CP，移行期（accelerated phase: AP），BP の 3 相であったが，TKI の時代となり AP の臨床的意義は乏しく，現在は高リスク CP と位置づけられている[2]．WHO 分類第 5 版では，臨床的にも遺伝子発現パターンの検討[3]からも CML を CP と BP の 2 相に区別した．

■疫学

世界の 1 年間の CML 発症率は，1 ～ 2 人 /10 万人であり，やや男性に多い．発症は年齢とともに増加し，小児では 0.1 人未満 /10 万人であるが，高齢者では 2.5 人以上 /10 万人である．人種差や地域差は明らかでないが，途上国において発症年齢中央値が低いことが報告されている．TKI により CML の死亡率は毎年 2 ～ 3% ずつ低下しているが有病率は年々増加しており，今後も同じ傾向であると予想される．

■病因
　原爆被曝者でCML発症率が増加したことから，急激な放射線被曝の関与が示唆されているが，CML発症の素因はほとんどわかっていない．他のMPNと異なり遺伝的素因もごくわずかである．

■細胞起源
　CMLは多能性骨髄造血幹細胞を起源とする．しかし，骨髄性BP芽球細胞の起源が顆粒球-単球系前駆細胞にあることから，病期進行は多能性骨髄造血幹細胞よりも，より前駆細胞側から起こっているかもしれない．リンパ球性BPも同様の起源なのかは明らかでない．最近の研究から静止期のCML幹細胞はその生存において*BCR::ABL1*非依存的であり，TKI治療に抵抗性であることが示されている．

■染色体・遺伝子
　CML診断時，90～95％の症例で特徴的な染色体相互転座であるt(9;22)(q34.1;q11.2)による派生染色体Philadelphia (Ph) 染色体を認める 図2-2 ．この転座により，22番染色体上の*BCR*遺伝子と9番染色体上の*ABL1*遺伝子が融合し，*BCR::ABL1*融合遺伝子が形成される．5～10％の症例では，three-way転座（9番と22番染色体に第3の染色体を巻き込んだ転座）や，cryptic転座（通常の染色体分析法ではわからない転座）といったvariant転座を認める．このような症例でも*BCR::ABL1*融合遺伝子は存在し，蛍光*in situ*ハイブリダイゼーション（FISH）法や，逆転写ポリメラーゼ連鎖反応（RT-PCR）で検出できる．本邦で広く行われている*BCR::ABL1*好中球FISHでは，切断点の違いから認められる融合シグナルパターンで後述するM-BCR（融合シグナル1つ）とm-BCR（融合シグナル2つ）の推定が可能である．また，末梢血の*BCR::ABL1*陽性好中球の証明は，通常末梢血好中球にはPh染色体を認めないPh陽性急性リンパ性白血病

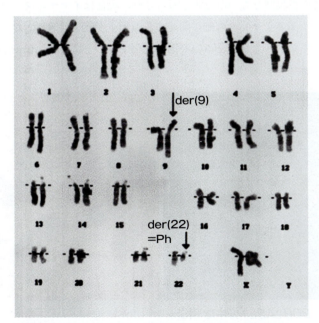

図2-2　Philadelphia染色体とt(9;22)相互転座

(ALL)と進行期で発症した de novo BP-CML の鑑別にも有用である 図2-3 [4]．

　BCR::ABL1転写産物は t(9;22)(q34.1;q11.2)における遺伝子切断点の違いにより複数のアイソフォームがあることが知られている．主なアイソフォームは BCR 遺伝子エクソン13 またはエクソン14 に切断点があり，ABL1 遺伝子エクソン2 の切断点と融合する e13a2 または e14a2 である．BCR 遺伝子におけるこれらの切断点は major break point cluster region（M-BCR）と呼ばれる 5.8 kb の領域に存在し，CML 症例の 98% を占める．M-BCR の多くは e14a2 を発現するが，約 10% の症例では e13a2 と e14a2 の両者を発現する．大規模な研究にて e13a2 が有意に男性に多く高齢者には稀であることが示された．いくつかの研究にて，e13a2 BCR::ABL1 は e14a2 と比べイマチニブ治療に対する細胞遺伝学的または分子遺伝学的反応が乏しいことが報告されているが，その理由は不明である．現在までに全生存期間への影響を示した研究は 1 件のみであり，e13a2 と e14a2 の 2 つの転写産物のレベルの違いは RT-PCR 技術のアーチファクトの可能性がある．CML の 2% の症例では，M-BCR の外側に BCR 遺伝子の切断点があるか，または ABL1 遺伝子エクソン2 の下流に切断点がある atypical BCR::ABL1 転写産物を発現する．BCR 遺伝子エクソン1 またはエクソン19 に切断点があり，ABL1 遺伝子エクソン2 の切断点と融合する e1a2 または e19a2，BCR 遺伝子エクソン13 またはエクソン14 に切断点があり，ABL1 遺伝子エクソン3 の切断点と融合する e13a3，e14a3 が主な atypical BCR::ABL1 転写産物として知られている 図2-4 ．BCR 遺伝子エクソン1 の切断点を minor BCR（m-BCR）と言い，BCR 遺伝子エクソン19 を含む領域の切断点を micro BCR（μ-BCR）と呼び，それぞれ p190 と p230 に翻訳される．Atypical BCR::ABL1 が予後に関係するバイオマーカーになるとは考えられていないが，例外は p190 BCR::ABL1 蛋白を翻訳し，Ph 陽性 ALL の主なアイソフォームであり CML の 1% で認められる e1a2 である．p190 CML は単球の増加を認め，CML と慢性骨髄単球性白血病（CMML）の両者の表現型をもつ白血病と報告され，現在はイマチニブに対して治療反応性が悪く，しばしばエピジェネティック修飾に関連する遺伝子変異を伴うことが知られている．遺伝子切断点によるこれらのアイソフォームは経過中変化することはない．治療前の CML 症例で e13a2

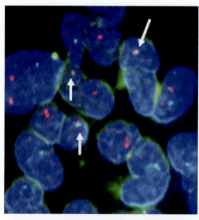
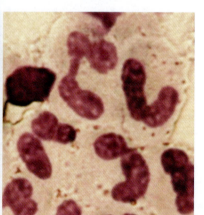

図2-3　BCR::ABL1 好中球 FISH
矢印が BCR::ABL1 融合遺伝子

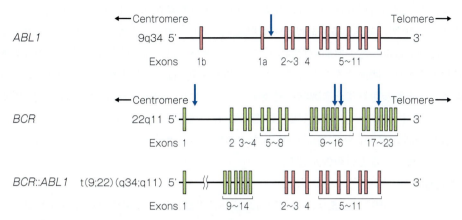

図 2-4　*BCR* 遺伝子と *ABL1* 遺伝子切断点（矢印）と *BCR::ABL1* 融合遺伝子

または e14a2 と同時に alternative splicing による 1/1000 〜 1/100 の低発現量の e1a2 を認めることがあるが臨床的には意義はなく，p210 から p190 へのクローン進化はない．

■診断基準
必須項目：
- 末梢血検査による白血球数増加
- 染色体遺伝子検査（染色体分析，FISH，PCR）による Ph 染色体または *BCR::ABL1* の検出

望ましい項目：
- 病期診断のための骨髄検査
- 非典型的な末梢血像を示す症例や骨髄ドライタップの場合は骨髄生検

■慢性期

　慢性期（CP）の末梢血では，さまざまな成熟段階の顆粒球系細胞，好中球を主体とする白血球の増加を認める（12,000 〜 10 万 /μL，中央値 8 万 /μL）．小児 CML は成人 CML に比べ白血球数が多い傾向がある（中央値 25 万 /μL）．顆粒球系細胞には著しい異形成は認めない．芽球は通常白血球の 2% 未満であるが，Sokal risk score や EUTOS long term survival（ELTS）などの診断時のリスクスコアに使用するため正確に評価しなければならない．好酸球や好塩基球の絶対数は増加する．慢性単球性白血病との鑑別が必要な稀な p190 CML を除き，通常単球は 3% 未満である．血小板数は正常か 100 万 /μL 以上に増加し，慢性期に血小板が減少することは稀である．白血球増加がなく血小板数が著しく増加する本態性血小板血症やその他の骨髄増殖腫瘍と間違えるような臨床像を発症時認める非典型的な症例もある．

　骨髄は過形成で，末梢血と同様にさまざまな成熟段階の顆粒系の増加を認め，著しい異形成は認めず芽球は 5% 未満である．芽球が 20% 以上であれば，急性転化期（BP）に分類される．通常赤芽球系細胞は減少している．巨核球数は正常あるいは減少しているが，40 〜 50% の症例で中程度から著しい巨核球系細胞の増殖を認める．巨核球は，正常よりやや小さく低分葉の核を有し「dwarf（こびと）」巨核球と呼ばれるが，骨髄異形成症候群で認めるような真の微小巨核球ではない．好酸球数や好塩基球数の絶対数も増加している．偽 Gaucher 細胞もよくみられる．骨髄生

検標本にも上記の特徴は反映され，骨梁の周囲に未熟な顆粒球の厚い層（一般的には2〜3個であるが5〜10個）を認める．診断時の骨髄生検の30〜40%に中等度〜高度な線維化を認め，そのような例では巨核球の増加や脾腫を伴うことが多い．TKI前の時代では診断時の骨髄線維化の存在は予後不良に関係するとされていたが，TKI時代では予後に実質的な影響はない．脾腫は，成熟または未熟な顆粒球が赤脾髄に浸潤することで生じ，同様な臓器浸潤は肝類洞と門脈域にも認めうる．CPにおいて，CD34陽性細胞にCD7共発現を認める症例は予後不良であり，正常CD34陽性細胞にCD7やCD56，CD11bなどの異常マーカーを発現していない場合は，TKI治療の反応が良好であるとの報告がある．

■急性転化期

急性転化期（BP）の定義は，①末梢血あるいは骨髄における芽球の割合が20%以上，あるいは，②髄外病変の出現，あるいは③末梢血や骨髄中にたとえ10%未満であっても明らかなリンパ芽球を認めた場合である．芽球増加したBPでは治療反応性低下のみならず，急性白血病の特徴を獲得する．

BP症例の70〜80%は骨髄系急性転化である．骨髄系芽球の細胞系列には好中球系，単球系巨核球系，好塩基球系，好酸球系，または赤芽球系芽球またはこれらの組み合わせが含まれる．一方，BP症例の20〜30%はリンパ芽球系である．通常はB細胞由来であるが，Tリンパ芽球やNK細胞由来の芽球も報告されている．時期を変えて連続的に同一患者にリンパ性急性転化と骨髄性急性転化をきたした症例も報告されている．BPにおいて芽球が骨髄性かリンパ性かは形態学的にも判断できるが，しばしば芽球は未熟で不均一であり，骨髄性とリンパ性の両方の抗原を発現していることも多い．したがって，細胞生化学的な検討や免疫表現型の解析を行うことが推奨される．末梢血や骨髄中にたとえ10%未満であっても明らかなリンパ芽球を認めた場合はBPの診断基準に合致する．

骨髄性BPでは，芽球のミエロペルオキシダーゼ（MPO）染色は，強陽性，弱陽性，陰性とさまざまであるが，1つ以上の顆粒球系，単球系，巨核球系，赤芽球系に関与する抗原〔CD33，CD13，CD14，CD11b，CD11c，KIT（CD117），CD15，CD41，CD61，glycophorin A，glycophorin C〕が発現している．しかしながら，多くの骨髄性BPでは，1つ以上のリンパ球系抗原も発現している．リンパ芽球性BPの多くは前駆性B細胞起源であり，B細胞性抗原（CD19，CD10，CD79a，PAX5，CD20）に加え，末端デオキシヌクレオチド転移酵素（TdT）を発現している．しかし，少数はT細胞性で，T細胞関連抗原（CD3，CD2，CD5，CD4，CD8，CD7）を発現している．B細胞性，T細胞性急性転化のどちらであっても芽球に1つ以上の骨髄性抗原を発現していることはよく観察される．骨髄系，リンパ球系の異なる2つの芽球集団をもつbilineageの症例もある．時期を変えて連続的に同一患者にリンパ性急性転化と骨髄性急性転化をきたした症例も報告されている．TKI治療の導入後，好塩基球系芽球や巨核芽球系芽球といった，特殊な芽球系も報告されているが，一部は免疫表現型の解析技術の発展によるものかもしれない．フローサイトメトリーはmixed phenotypeを解析するための免疫表現型の解析としてよく用いられるが，骨髄吸引により検体が得られない場合や末梢血に十分な芽球数を認めない場合などでは免疫組織染色も有用である．

髄外病変は，骨髄性，リンパ性または mixed-lineage phenotype に関係なく，皮膚，リンパ節，骨，中枢神経系に多いが，すべての部位に起こりうる．骨髄生検で集簇する芽球を一部分でも認めれば，その他が CP に合致する所見でも BP を疑う必要がある．

■治療および予後

　TKI 治療時代における最も重大な予後指標は，血液学的・細胞遺伝学的・分子遺伝学的レベルにおける治療反応性である．治療のマイルストーンは European LeukemiaNet（ELN）により提唱され，治療反応性良好（optimal），治療反応性注意（warning），治療不応（failure）に区分される[5]．診断時の臨床的所見や血液検査データから計算される Sokal や ELTS も有効であり，低リスク群は高リスク群よりも TKI に対する反応がよく，CML 関連死は有意に少ない[6]．イマチニブに対する完全細胞遺伝学的奏効率は 70 〜 90% であり，5 年無増悪生存率と 5 年全生存率は 80 〜 95% である[1]．分子遺伝学的大奏効（major molecular response: MMR，国際標準法で BCR-ABL1 < 0.1%）や，より深い分子遺伝学的奏効（deeper molecular response: DMR 国際標準法でBCR-ABL1 ≦ 0.01%）は，第 2 世代 TKI による治療でより早く多く達成する．DMR を少なくとも 1 年以上継続して TKI 治療を中止する複数の臨床試験において約 50% の症例で治療中止を継続することができた[7]．これを無治療寛解維持（treatment free remission: TFR）と呼び，DMR を早期に達成しうる第 2 世代 TKI のほうがイマチニブより多くの症例で TFR を達成することが予想される[8,9]．第 2 世代 TKI により無増悪生存率はわずかに改善したが，全生存率は初回治療の TKI の種類にかかわらず変わらない．CML のため死亡する人はほとんどおらず，全生存率は白血病でない人と比較しわずかに低いだけである[10]．

●文献

1) Hochhaus A, Larson RA, Guilhot F, et al. Long-term outcomes of imatinib treatment for chronic myeloid leukemia. N Engl J Med. 2017; 376: 917-27.

2) Khoury JD, Solary E, Abla O, et al. The 5th edition of the World Health Organization classification of haematolymphoid tumours: myeloid and histiocytic/dendritic neoplasms. Leukemia. 2022; 36: 1703-19.

3) Radich JP, Dai H, Mao M, et al. Gene expression changes associated with progression and response in chronic myeloid leukemia. Proc Natl Acad Sci USA. 2006; 103: 2794-9.

4) Takahashi N, Miura I, Kobayashi Y, et al. Fluorescence in situ hybridization monitoring of BCR-ABL-positive neutrophils in chronic-phase chronic myeloid leukemia patients during the primary stage of imatinib mesylate therapy. Int J Hematol. 2005; 81: 235-41.

5) Hochhaus A, Baccarani M, Silver RT, et al. European LeukemiaNet 2020 recommendations for treating chronic myeloid leukemia. Leukemia. 2020; 34: 966-84.

6) Kizaki M, Takahashi N, Iriyama N, et al. Efficacy and safety of tyrosine kinase inhibitors for newly diagnosed chronic-phase chronic myeloid leukemia over a 5-year period: results from the Japanese registry obtained by the New TARGET system. Int J Hematol. 2019; 109: 426-39.

7) Takahashi N, Tauchi T, Kitamura K, et al. Deeper molecular response is a predictive factor for treatment-free remission after imatinib discontinuation in patients with chronic phase chronic myeloid leukemia: the JALSG-STIM213 study. Int J Hematol. 2018; 107: 185-93.

8) Mahon FX, Baccarani M, Mauro MJ, et al. Treatment-free remission (TFR) following nilotinib (NIL) in patients (pts) with chronic myeloid leukemia in chronic phase (CML-CP): ENESTfreedom, ENESTop, ENESTgoal, and ENESTpath. J Clin Oncol. 2014; 32: TPS7124.

9) Hochhaus A, Masszi T, Giles FJ, et al. Treatment-free remission following frontline nilotinib in patients with chronic myeloid leukemia in chronic phase: results from the ENESTfreedom study. Leukemia. 2017;

2章 ◆ 骨髄系腫瘍

31: 1525-31.

10) Bower H, Bjorkholm M, Dickman PW, et al. Life expectancy of patients with chronic myeloid leukemia approaches the life expectancy of the general population. J Clin Oncol. 2016; 34: 2851-7.

〈高橋直人〉

慢性好中球性白血病
Chronic neutrophilic leukaemia

■定義

慢性好中球性白血病（chronic neutrophilic leukaemia: CNL）は持続性の末梢血好中球増加，好中球系細胞の増殖による骨髄過形成，肝脾腫が特徴的な *BCR::ABL1* 陰性の骨髄増殖性腫瘍（MPN）である．

■疫学

詳細は不明であるが，米国では 100 万人あたり 0.1 人程度の発症率で，人種や性別による発症率の差はないと言われている[1]．高齢者に多いとされるが，稀に AYA 世代の若年者にも発症することがある．116 例の解析では，発症年齢中央値は 66 歳で男性と女性の比は 1.6：1 と言われている．

■臨床像

好中球増加のみがあることが CNL の特徴であり，顆粒球系細胞全体が増加しがちな他の慢性に経過する骨髄系腫瘍との鑑別点となる．遺伝子異常として *CSF3R* 変異の検出がこれらの症例の鑑別の際に必要である[2]．血液生化学検査では血清ビタミン B_{12} 値や尿酸値の上昇が認められる．身体所見や画像所見で脾腫（しばしば症候性）や肝腫大が認められることがある．他の症候としては，内出血や口腔粘膜からの出血，胃腸出血が 25 〜 30% の症例で報告されている．痛風や掻痒感も起こりうる．

■診断基準および鑑別診断

診断は反応性好中球増加症や骨髄異形成症候群（MDS），他の MPN，MDS/MPN などの骨髄系腫瘍を除外することが必要である[2]．表 2-3 に CNL の診断基準をまとめた．形質細胞腫瘍による類白血病反応としての好中球増加も認められるため[3]，骨髄検査が鑑別のためには必要であり，好中球増加に形質細胞腫瘍が併存している場合は CNL と診断する前に好中球のクローナリティを染色体検査や遺伝子検査で証明すべきである．

■骨髄病理像

骨髄は好中球系の増加を伴い，過形成であり，M/E 比は増加し，20：1 を超えることもある．骨髄球系細胞と成熟好中球が数，比率とも増えているが，骨髄球系前駆細胞は比率では増加していない．また，骨髄球系の分化にも大きな異常はない．赤芽球系，巨核球系の増加も起こることがあるが，レチクリンの増生は稀である[4]．

22

2節 ■ 骨髄増殖性腫瘍

表2-3 慢性好中球性白血病（CNL）の診断基準

1. 末梢血中の白血球数は25,000/μL以上である
   - 分葉核好中球＋桿状核好中球が80%以上の白血球を占める
   - 好中球前駆細胞（前骨髄球，骨髄球，後骨髄球）は白血球の10%未満
   - 骨髄芽球はほとんど認められない
   - 単球は末梢血白血球の10%未満で単球の絶対数もCMMLの基準（1,000/μL）を超えない
   - 顆粒球系の異形成がない
2. 過形成骨髄である
   - 好中性顆粒球は割合も数も増加している
   - 好中球の成熟は正常
   - 骨髄芽球は有核細胞の5%未満
3. BCR::ABL1陽性CML, PV, ET, PMFのWHO分類基準を満たさず，反応性好中球増加症も除外できる
4. PDGFRA, PDGFRB, FGFR1, PCM1::JAK2融合遺伝子などの別の疾患を規定する遺伝子異常をもたない
5. CSF3R T618Iや他のCSF3Rを活性化するような変異がある．または3カ月以上持続する好中球増加や脾腫があり，形質細胞腫瘍など明らかな反応性好中球増加症の原因が存在しない，または形質細胞腫瘍が存在する場合は骨髄球系細胞のクローナリティを染色体検査や遺伝子検査で証明する

■ 末梢血，骨髄液塗抹像 図2-5

　末梢血は好中球増加を示す．好中球は通常分葉しているが，桿状核球も増加する可能性がある．前骨髄球，骨髄球，後骨髄球など好中球系前駆細胞は白血球の5%未満であることが多いが，10%程度までは増えることもある[4]．骨髄芽球は末梢血中には認められない．好中球にはしばしば中毒性顆粒やDöhle小体が認められるが，正常形態のこともある．中毒性顆粒やDöhle小体はCNLより形質細胞腫瘍による類白血病反応に多く認められることに注意が必要である[3]．好中球の異形成はなく，赤血球や血小板の形態も正常である．巨核球系は形態学的には正常であるが，塗抹標本で数は増加していることもある．血液細胞に異形成が認められたらBCR::ABL1陰性非定型慢性骨髄性白血病など，他の疾患を考えるべきである．

■ 染色体・遺伝子

　90%近い症例で染色体異常はないが，8番・9番・21番染色体の増幅やdel(7q)，最も多く認められる染色体異常であるdel(20q), del(11q), del(12p), ヌリソミー17, 複雑核型，非反復性の転座などを含む染色体異常が残りの症例では報告されている[2,5,6]．これらの異常は経過中に明らかになることもある．別の疾患に特異的な融合遺伝子や遺伝子再構成がある場合はCNLの診断が否定できる．

　CNLでは中央値で4つの遺伝子異常が存在すると報告されている[7]．クローン性造血に関連した遺伝子異常が一般的であり，ほとんどの症例でASXL1（70〜80%），TET2（10〜20%），DNMT3A（5〜20%）が認められる．高頻度で変異が認められる他の遺伝子は増殖シグナルに影響を与えるもの（CSF3R, CBL, JAK2, NRAS, PTPN11など），スプライシング経路に関連したもの（SRSF2, U2AF1, U2AF2, SF3B1, ZRSR2），転写に関わる因子（CUX1, GATA2, RUNX1），酵素（ETNK1），エピジェネティック調節に関わる遺伝子（SETBP1, EZH2），クロ

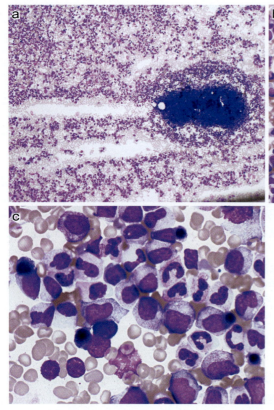

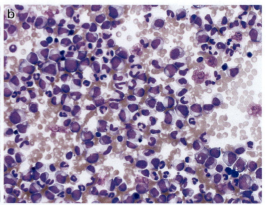

図2-5 **CNLの骨髄像**
a) ×100, b) ×400, c) ×1000. 好中球系細胞の増加があるが, 前駆細胞の比率は増加しておらず, 異形成もない. M/E比は12.2と非常に高値である.
(骨髄塗抹標本像, May-Grünwald-Giemsa染色, 三重大学医学部附属病院検査部 下仮屋雄二氏提供)

マチン分裂調節因子（*STAG2*）などがある. 遺伝子変異プロファイルは, 例えば, CNLでは*CSF3R*変異は60％以上の症例に存在するのに対して, 好中球増加を伴うMDS/MPN（MDS/MPN-N）では20％未満にしか存在しない[8]など, *CSF3R*変異がCNLで他の腫瘍より多いことを除いては慢性骨髄単球性白血病（CMML）やMDS/MPN-N, 分類不能型MDS/MPN（MDS/MPN-NOS）などと極めて類似している. それゆえ, 上記の遺伝子変異はクローナルな腫瘍であることの証明のためには有用かもしれないが, 鑑別診断のためには形態学的な基準が重要となる. t(15;19)(q13;p13.3)をもつ慢性好酸球性白血病（CEL）の患者でイマチニブによる細胞遺伝学的完全寛解が報告されており[9], 未知の融合遺伝子が原因となっている可能性もある.

■ 予後

CNLの予後はさまざまで慢性的に進行するものから急速に進行するものも含む（生存期間は6カ月～20年以上とさまざまである）. 好中球増加は通常進行性で, 貧血と血小板減少がその後に起こることがあり, その場合は予後不良の可能性がある. また, MDS様の病態に進展する場合は急性白血病へ転化する予兆である可能性がある. 白血病化は細胞傷害性治療後に起こることが報告されているが, そうでなくても白血病化することがあり, *ASXL1*変異の存在は予後不良と関連している[10].

● 文献

1) Ruan GJ, Smith CJ, Day C, et al. A population-based study of chronic neutrophilic leukemia in the United

States. Blood Cancer J. 2020; 10: 68.

2)　Szuber N, Elliott M, Tefferi A. Chronic neutrophilic leukemia: 2022 update on diagnosis, genomic landscape, prognosis, and management. Am J Hematol. 2022; 97: 491-505.

3)　Bain BJ, Ahmad S. Chronic neutrophilic leukaemia and plasma cell-related neutrophilic leukaemoid reactions. Br J Haematol. 2015; 171: 400-10.

4)　Böhm J, Schaefer HE. Chronic neutrophilic leukaemia: 14 new cases of an uncommon myeloproliferative disease. J Clin Pathol. 2002; 55: 862-4.

5)　Matano S, Nakamura S, Kobayashi K, et al. Deletion of the long arm of chromosome 20 in a patient with chronic neutrophilic leukemia: cytogenetic findings in chronic neutrophilic leukemia. Am J Hematol. 1997; 54: 72-5.

6)　Reilly JT. Chronic neutrophilic leukaemia: a distinct clinical entity? Br J Haematol. 2002; 116: 10-8.

7)　Zhang H, Wilmot B, Bottomly D, et al. Genomic landscape of neutrophilic leukemias of ambiguous diagnosis. Blood. 2019; 134: 867-79.

8)　Maxson JE, Gotlib J, Pollyea DA, et al. Oncogenic CSF3R mutations in chronic neutrophilic leukemia and atypical CML. N Engl J Med. 2013; 368: 1781-90.

9)　Choi IK, Kim BS, Lee KA, et al. Efficacy of imatinib mesylate（STI571）in chronic neutrophilic leukemia with t(15;19): case report. Am J Hematol. 2004; 77: 366-9.

10)　Elliott MA, Pardanani A, Hanson CA, et al. ASXL1 mutations are frequent and prognostically detrimental in CSF3R-mutated chronic neutrophilic leukemia. Am J Hematol. 2015; 90: 653-6.

〈杉本由香，永春圭規〉

慢性好酸球性白血病
Chronic eosinophilic leukaemia

■定義

慢性好酸球性白血病（chronic eosinophilic leukaemia: CEL）は好酸球の自律的，クローナルな増殖により末梢血，骨髄で持続的好酸球増加が認められる骨髄増殖性腫瘍（MPN）である．

■疫学

CEL は稀であり，クローナルでない好酸球増加症から鑑別するのが難しいため，真の疾患頻度は不明である．CEL は男性に多く，発症中央年齢は 70 歳代と言われている．ある研究では末梢血好酸球増加を示した症例の 1.2% のみが CEL の診断基準を満たしたと報告されている[1]．

■臨床像

好酸球増加は無症状の患者に偶然検出されることもあるが，体重減少，寝汗，発熱，全身倦怠感，咳嗽，血管性浮腫，筋肉痛，瘙痒感，下痢などさまざまな症状をきたすこともある．最も重篤な臨床所見は心内膜炎に関連するものであり，心内膜の線維化や収縮性心筋炎に至ることもある．僧帽弁や三尖弁の瘢痕化から弁逆流や塞栓源になりうる心内血栓形成をきたすこともある．心不全，末梢神経障害，中枢神経障害や肺浸潤に伴う呼吸器症状も起こりうる[2]．

■診断基準

表 2-4 に CEL の診断基準をまとめた．

WHO 分類改訂第 4 版から変更されているところとしては，①致命的な臓器障害の出現により，

2章 ◆ 骨髄系腫瘍

好酸球増加の持続を観察できず，緊急治療を必要とする場合もあるため，診断のための好酸球増加の持続期間が6カ月から4週間に短縮されたこと，②クローナリティと骨髄形態異常（巨核球系や赤芽球系の異形成など）の両方が診断のために必要となったこと，③クローナリティ証明の代替基準としての芽球の増加（末梢血中で2％以上，または骨髄中で5〜19％）が削除されたこと，が挙げられる．今回の診断基準でCELを特発性好酸球増加症や非特定型好酸球増加症からより正確に鑑別できるようになったため，WHO分類第5版では疾患名に'not otherwise specified'は必要ないとされ，削除された[3]．

■ **鑑別診断** 図2-6

CELの診断には細胞形態異常，遺伝子異常，臨床的特徴，血液データのいずれもが必要である．クローナル/腫瘍性の好酸球増加（CELと他の骨髄系腫瘍を含む）と二次性（反応性）好酸球増加，原因不明の好酸球増加を区別することは非常に難しい．臓器障害が好酸球増加による場合，クローナル/腫瘍性の好酸球増加と二次性好酸球増加の診断基準を満たさない症例は好酸球増加症候群（hypereosinophilic syndrome: HES; idiopathic HESとしても知られている）と診断される[2, 4, 5]．

二次性の原因の除外としては寄生虫感染，薬剤性，アレルギー疾患，胃腸障害，非血液性の悪性腫瘍などを考えるべきである．フローサイトメトリーによる解析で異常なT細胞の集団（細胞表面CD3陰性/CD4陽性などが多い）を検出し，Th2プロファイルをもつクローナルなT細胞から放出されるサイトカインが原因で二次性の非クローン性の好酸球増加を引き起こすlymphocytic variant HESを検出できるかもしれない．また，芽球分画に表面形質異常がある場合は腫瘍性の好酸球増加の診断を支持することとなる．クローナル/腫瘍性の好酸球増加は発熱，体重減少，寝汗などの全身症状を示すことが多い．一方，アレルギーや蕁麻疹，浮腫，喘息や好酸球増加に伴う臓器障害などの好酸球活性化に関連した症状は認められにくい．HESに比較して，CELの患者は高齢で，白血球数や好酸球数，好酸球割合は高値である[4]．

好酸球増加と芽球＜20％という基準に加えて，CELは除外診断である．好酸球増加の精査を行った場合，特定のサブタイプの骨髄増殖性腫瘍（MPN），骨髄異形成症候群（MDS），骨髄異形成/増殖性腫瘍（MDS/MPN）や好酸球増加を伴う肥満細胞症などの存在が判明することもあ

表2-4 CELの診断基準

必須項目：
- 少なくとも4週間空けて2回以上の末梢血中の好酸球増加（$1.5×10^9$/L）で定義される好酸球増加症が存在する
- クローナリティが証明されている
  遺伝子異常が存在した場合，CHIPの可能性も考慮し，判断が必要
- 骨髄形態異常が存在する
  過形成骨髄や巨核球の異形成が最もよく認められる所見であり，好酸球以外の細胞の形態異常も認められる
- 他の骨髄球系腫瘍やリンパ球系腫瘍のWHO診断基準を満たさない
  他のMPNやMDS/MPN，MDS，MLN-eo，肥満細胞症，AMLなどの診断基準を満たさない

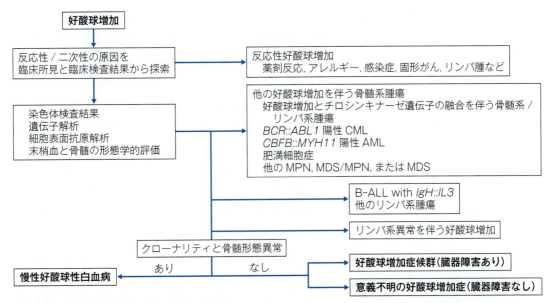

図 2-6 好酸球増加をきたす患者の診断法

る．好酸球割合が高く，好酸球浸潤が臨床的に認められるような場合は，他の骨髄系腫瘍の診断基準を満たしていたとしても，CEL と考えるのがより適切かもしれないが，2つの疾患が共存している可能性も考えるべきである．また，慢性骨髄性白血病（CML），inv(16)/*CBFβ::MYH11* を伴う急性骨髄性白血病（AML），myeloid/lymphoid neoplasms with eosinophilia（MLN-eo）を除外するために染色体検査，遺伝子検査を行うべきである．MLN-eo の除外のためには *FIP1L1::PDGFRA* のみでなく，他の *PDGFRA* 融合遺伝子や *ETV::ABL1*，*PDGFRB*，*FGFR1*，*JAK2*，*FLT3* などの遺伝子異常の検索も行ったほうがよい．好酸球増加はT細胞リンパ腫や古典的 Hodgkin リンパ腫，t(5;14)（q31.1;q32.3）/*IgH::IL3* を伴った B-ALL にも認められる．*KIT* D816V または *JAK2* 変異が検出された場合はそれぞれ肥満細胞症やMPN の可能性を考える．血清トリプターゼ値が非常に高い場合も肥満細胞症の可能性を考慮する．

　染色体検査や遺伝子検査でクローナリティを示すことは必要だが，CEL の診断として十分ではない．一般的に，変異アレル頻度（VAF）が 2% 未満の遺伝子変異が検出されても，CEL の診断においてクローナリティの証明にはならない．また，*DNMT3A*，*TET2*，*ASXL1* の遺伝子異常や加齢に伴う Y 染色体異常が唯一の染色体異常として存在する場合は，それだけでクローナリティありとするかどうかにも注意を要する[6]．他の遺伝子変異がみつかった場合は，特に VAF が高値（＞10% など）であったり，他の遺伝子異常も併存したりする場合は腫瘍である可能性がより高くなるが，意義不明のクローン性造血（CHIP）と骨髄系腫瘍の病因としての遺伝子変異を区別する明らかな基準はない．CEL は染色体異常や遺伝子異常だけではなく，骨髄系腫瘍に矛盾しない異常な骨髄像が認められればより診断しやすい．

■ 末梢血および骨髄液塗抹像 図 2-7

　末梢血塗抹標本は好酸球増加（好酸球数＞1,500/μL）と，たいてい白血球増加（CEL の診断に

必須ではないが）を呈する．好酸球は成熟していることが多いが，顆粒が少ない，顆粒が不均一に存在するなど，異常な顆粒の分布像や，細胞質内の空胞，未分葉，過分葉などの異常な核の分葉，細胞サイズの増大を含む異常な形態を示すことが多い．好酸球のみの形態異常は CEL などの腫瘍だけではなく，反応性の病態でも認められることがあるが，好酸球の形態異常がなければ一般的には反応性好酸球増加を支持する．ほとんどの患者で正球性または大球性貧血を示し，血小板減少も半分近くに存在する．稀に血小板増加も認められる．軽度の単球増加を示す場合もあるが，慢性骨髄単球性白血病（CMML）の診断基準には該当しない程度である．

骨髄塗抹標本は好酸球増加と M/E 比の上昇を示す．好酸球以外の細胞形態異常も存在し，骨髄過形成や巨核球の異形成が最もよく認められる所見である．巨核球は主に低分葉/単核，または分離核を伴い，サイズが小さいという MDS/MPN または MDS 様の変化を示す．顆粒に乏しい，低分葉などの顆粒球系の異形成，環状鉄芽球を含む赤芽球系異形成や MF-2（グレード 2）以上の骨髄線維化が認められることもある．Charcot-Leyden 結晶が認められることもあり，好酸球には末梢血と同様の形態異常が認められる．骨髄生検で好酸球浸潤を伴った過形成骨髄が認められる．他の骨髄系腫瘍の診断基準を満たす場合には，一般的に CEL とは診断されない．例えば，CMML の診断基準を満たす場合には好酸球増加を伴った CMML と分類され，末梢血や骨髄で骨髄芽球が 20％以上となる症例では好酸球増加を伴った AML と考えられる．

WHO 分類第 4 版では骨髄形態異常は CEL の診断に必須ではなく，支持する所見であった．過去の診断基準で CEL と診断されたほとんどの症例が実際に骨髄形態異常を示していたことが判明し，HES と推定された症例の骨髄形態異常は独立した予後不良因子で，クローナルな好酸球増加を強く示唆するものであった．そのため，現在の診断基準では CEL の診断に骨髄形態異常が必須となった．同様に，過去の診断基準で芽球の増加（末梢血で 2％以上，骨髄で 5〜19％）がクローナリティの代用として認められていたが，この基準で CEL と診断される症例は非常に少ないことが判明し，芽球の増加は CEL の診断に必須ではなくなった．

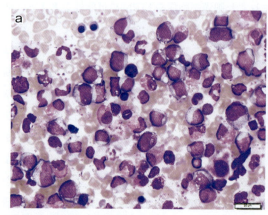 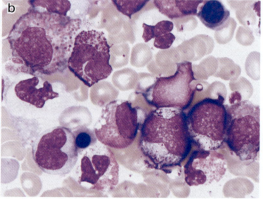

図 2-7 **CEL の骨髄像**
a）× 400，b）× 1000．各成熟段階の好酸球が増加し，顆粒が小型である．不均一に存在するなどの顆粒形態の異常のほか，細胞質に空胞も認める．
（骨髄塗抹標本像，May-Grünwald-Giemsa 染色，定明子氏提供）

2節 ■ 骨髄増殖性腫瘍

■染色体・遺伝子

　染色体検査や FISH 法，RT-PCR 法，遺伝子変異パネルなどさまざまなアプローチを組み合わせて，他の血液腫瘍を除外診断することが重要であり，将来的には RNA シークエンシングによる広範囲な遺伝子変異スクリーニングや全ゲノムシークエンシングが主流のアプローチになると期待されている．CEL においてクローナリティの証明となる遺伝子変異としては *KIT* D816V や *JAK2* V617F，*JAK2* エクソン 13 の挿入欠失変異，*STAT5B* N642H が含まれ，これらは好酸球増加の 1 ～ 4% に認められる[6-9]．他にも，例えば *DNMT3A*，*ASXL1*，*TET2*，*EZH2*，*SRSF2*，*SETBP1*，*CBL* などの体細胞変異がクローナリティの証明となることがある[1,7]．いずれの変異も本当に CEL の原因遺伝子となりうるかどうか，加齢に関連した CHIP の可能性はないかなど，議論が必要なところであるが，多くの症例で遺伝子変異解析は CEL の診断に有用である．

■予後

　CEL の予後は，生存期間中央値約 2 年と一般的に不良である．死因は感染，出血，疾患関連の臓器障害による．AML へ転化する場合もある[1]．*STAT5B* N642H の単一の異常や *SF3B1* 変異とともにこの遺伝子異常をもつ症例は *STAT5B* N642H を他の付加的変異とともにもつ症例と比較して非常に良好な生存期間を示すという報告もある（中央値が 65 カ月 vs 14 カ月）[8]．

　イマチニブに対する反応は稀であるが，*KIT* M541L に関連した好酸球増加などで報告されている[10]．しかし，*KIT* M541L は遺伝子多型として認識されているため，その意義は不明である．同様に *PDGFRA* の点変異が原因不明の好酸球増加で検出され，そのいくつかはイマチニブに感受性があることが示されているが，臨床的に *PDGFRA* 変異をスクリーニングすることは勧められていない．染色体異常や巨核球の異形成，血小板減少，骨髄線維化などが予後不良マーカーとして報告されているが，さらに大規模なコホートでの検証が必要である．

●文献

1) Morsia E, Reichard K, Pardanani A, et al. WHO defined chronic eosinophilic leukemia, not otherwise specified（CEL, NOS）: a contemporary series from the Mayo Clinic. Am J Hematol. 2020; 95: E172-4.

2) Reiter A, Gotlib J. Myeloid neoplasms with eosinophilia. Blood. 2017; 129: 704-14.

3) Khoury JD, Solary E, Abla O, et al. The 5th edition of the World Health Organization classification of haematolymphoid tumours: myeloid and histiocytic/dendritic neoplasms. Leukemia. 2022; 36: 1703-19.

4) Hu Z, Boddu PC, Loghavi S, et al. A multimodality work-up of patients with hypereosinophilia. Am J Hematol. 2018; 93: 1337-46.

5) Groh M, Rohmer J, Etienne N, et al. French guidelines for the etiological workup of eosinophilia and the management of hypereosinophilic syndromes. Orphanet J Rare Dis. 2023; 18: 100.

6) Wang SA, Tam W, Tsai AG, et al. Targeted next-generation sequencing identifies a subset of idiopathic hypereosinophilic syndrome with features similar to chronic eosinophilic leukemia, not otherwise specified. Mod Pathol. 2016; 29: 854-64.

7) Schwaab J, Umbach R, Metzgeroth G, et al. KIT D816V and JAK2 V617F mutations are seen recurrently in hypereosinophilia of unknown significance. Am J Hematol. 2015; 90: 774-7.

8) Cross NCP, Hoade Y, Tapper WJ, et al. Recurrent activating STAT5B N642H mutation in myeloid neoplasms with eosinophilia. Leukemia. 2019; 33: 415-25.

9) Patel AB, Franzini A, Leroy E, et al. JAK2 ex13InDel drives oncogenic transformation and is associated with chronic eosinophilic leukemia and polycythemia vera. Blood. 2019; 134: 2388-98.

10) Iurlo A, Gianelli U, Beghini A, et al. Identification of kit（M541L）somatic mutation in chronic eosinophilic

leukemia, not otherwise specified and its implication in low-dose imatinib response. Oncotarget. 2014; 5: 4665-70.

〈杉本由香〉

真性多血症
Polycythaemia vera

■定義

WHO 分類第 5 版では改訂第 4 版と比較して真性多血症（polycythemia vera: PV）の診断基準に大きな変更はない[1,2]．PV は骨髄増殖性腫瘍（MPN）の 1 つで，赤血球の増加に加えて白血球や血小板の増加を伴うことを特徴とする．血栓症や出血の合併症のリスクがあり，*JAK2* V617F やエクソン 12 の変異により発症する[1,2]．

■疫学

年間 10 万人に対して 1.57 人の発生頻度である．

■臨床像

臨床所見には幅があり，健康診断などの採血結果で赤血球やその他の血球増加として指摘を受ける症例から，PV に伴う全身症状や血栓症，出血のエピソードから診断に至る症例まで存在する．PV は，古典的には慢性の心肺機能異常による低酸素血症のような二次性の赤血球増加の要因のない赤血球増加を示す．PV はもちろん赤血球増加を伴うことが特徴であるが，時に鉄欠乏などの存在によって赤血球増加がマスクされている症例も存在する．また，好中球増加を中心とした白血球増加や血小板増加を伴うことが多い．

PV 症例の約 20% では，偶発的な静脈血栓症（深部静脈血栓症，肺塞栓症，矢状静脈血栓症など）や動脈血栓症（心筋梗塞や脳血管イベントなど）により発症する．門脈循環における血管イベント，特に腸間膜血栓症，門脈血栓症，脾静脈血栓症は，*JAK2* V617F 変異の頻度が高く（40%以上），PV または MPN の診断の契機となりうる[3]．このような血栓症から発症する PV の臨床経過では血球数は診断時に異常所見に乏しくその後の臨床経過において赤血球増加症（および白血球増加症または血小板増加症）が顕在化することがある．

PV 患者は一般的に，倦怠感，瘙痒症（入浴により悪化する傾向がある），寝汗，および頭痛（片頭痛を含む），集中力の低下，稀に骨痛などの血球数の増加によって引き起こされる多様な症状を示す．PV の身体的症状は脾腫（通常，左肋骨下縁から 50 mm 未満），稀に肝腫大などが存在する．PV の診断に最適な数値（Hb または Ht の上昇，または赤血球数の増加などのどの項目を使用するべきか）については，活発な議論があった．

さらに，赤血球増加症の診断基準を下回る *JAK2* 変異をもつ患者に対して，「masked（マスクされた）」PV という概念を導入した[4]．この概念の意義は，個々の患者の臨床所見を綿密に検査することで，MPN-NOS の診断を安易に行うことは好ましくないという考えに基づいている．*JAK2* V617F またはエクソン 12 の変異，および正常以下の血清エリスロポエチン値は近年の

WHO 分類における PV の診断の基本事項となっているが，以前用いられた内因性赤血球コロニー形成は，実臨床での実施が困難であるため，WHO 分類改訂第 4 版以降含まれていない．

■診断基準

PV および後述する多血症後骨髄線維症（post-PV MF）の診断基準は WHO 分類改訂第 4 版から第 5 版において変更がない 表 2-5 表 2-6．*JAK2* V617F は 95% 以上の PV 症例に認められる．*JAK2* V617F 陰性の PV 症例のほとんどにエクソン 12 の変異を認める[5]．

■鑑別診断

PV は二次性赤血球増加症との鑑別が必要である．また他の骨髄増殖性腫瘍（特に本態性血小板血症または前線維化期原発性骨髄線維症）との鑑別も重要である．Post-PV MF は原発性骨髄線維症や線維化を伴う骨髄異形成症候群との鑑別を必要とし，PV から白血化を認める症例においては治療関連骨髄性腫瘍との鑑別にも注意する．

■病理および形態学的所見 図 2-8

形態学的特徴は骨髄の 3 系統の過形成（panmyelosis）を特徴とする．赤芽球島は大きく，増加を認める．巨核球の増殖も顕著であり，過分葉やサイズのばらつきはあるものの顕著な異形成

表 2-5 真性多血症の診断基準

3 つの大基準を満たす，または 2 つの大基準と 1 つの小基準を満たす

大基準
1. ヘモグロビン値が男性で 16.5g/dL，女性で 16.0g/dL を超える，またはヘマトクリット値が男性で 49%，女性で 48% を超える
2. 骨髄生検で年齢に比して過形成であり，巨核球の形態やサイズの多様性を伴う増殖を含む 3 系統の過形成（panmyelosis）を認める
3. *JAK2* V617F またはエクソン 12 の変異を認める

小基準
血清エリスロポエチン値の低値

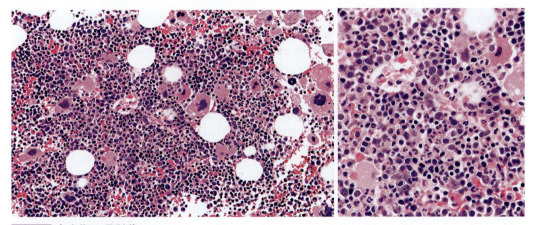

図 2-8 多血期の骨髄像
骨髄は過形成で弱拡大では巨核球の増加が目立つ．強拡大では赤芽球系細胞や顆粒球系の細胞の増生も目立ち，3 系統の造血亢進が特徴である（クロット標本　HE 染色）．

2章 ◆ 骨髄系腫瘍

表 2-6 多血症後骨髄線維症（post-PV MF）の診断基準

必須項目
1. 以前にWHO分類でPVと診断されている
2. 骨髄におけるグレード2～3またはスケール0～3の骨髄線維化を認める

付加的項目（2項目を必要とする）
1. 継続的な瀉血や細胞減少療法を実施していないにもかかわらず存在する貧血
2. 白赤芽球症を認める
3. 脾腫の増大（左肋骨弓下の5cmを超える脾腫，または新たに触知可能になった脾腫）
4. 以下の中から2個以上の症状を認める
   - 6カ月以内に10%以上の体重減少を認める
   - 盗汗
   - 原因を特定できない37.5℃以上の発熱

はない．顆粒球の成熟は正常である．レチクリン染色では多くの症例では過剰なレチクリンは示されないが，少数の症例（＜20%）では，グレード1未満の細網線維の増加が認められる．

約20%の症例がpost-PV MF 表2-6 への移行を認める．MFに移行した場合の骨髄所見は低形成から過形成までさまざまな細胞密度を呈するが，巨核球の増加や異型が特徴でグレード2～3の線維化を認める．

■予後

PVはMPNとしては比較的緩慢な臨床経過をたどるが，同世代の年齢や性別の健常人との比較では短い生存期間であることが知られる．予後因子としては，年齢や血栓症の既往，白血球増加などが知られている．少数の症例では芽球の増加により移行期（芽球比率10～19%）や急性期（芽球比率20%以上）に病勢進行する[6,7]．治療薬としてはヒドロキシウレア，ルキソリチニブに加えてロペグインターフェロンα-2bの使用が国内でも可能になった[8]．

●文献

1) WHO Classification of Tumours Editorial Board. Haematolymphoid tumours [Internet]. Lyon (France): International Agency for Research on Cancer; 2024 [cited 2024 Feb 25]. (WHO classification of tumours series, 5th ed.; vol. 11). Available from: https://tumourclassification.iarc.who.int/chapters/63.
2) Khoury JD, Solary E, Abla O, et al. The 5th edition of the World Health Organization classification of haematolymphoid tumours: myeloid and histiocytic/dendritic neoplasms. Leukemia. 2022; 36: 1703–19.
3) Tefferi A, Rumi E, Finazzi G, et al. Survival and prognosis among 1545 patients with contemporary polycythemia vera: an international study. Leukemia. 2013; 27: 1874-81.
4) Barbui T, Thiele J, Gisslinger H, et al. Masked polycythemia vera (mPV): results of an international study. 2014; 89: 52-4. Erratum in: Am J Hematol. 2018; 93: E133.
5) Vainchenker W, Kralovics R. Genetic basis and molecular pathophysiology of classical myeloproliferative neoplasms. Blood. 2017; 129: 667-79.
6) Edahiro Y, Ito T, Gotoh A, et al. Clinical characteristics of Japanese patients with polycythemia vera: results of the JSH-MPN-R18 study. Int J Hematol. 2022; 116: 696-711.
7) 日本血液学会，編. 造血器腫瘍診療ガイドライン2023年版. 金原出版; 2023.
8) Edahiro Y, Ohishi K, Gotoh A, et al. Efficacy and safety of ropeginterferon alfa-2b in Japanese patients with polycythemia vera: an open-label, single-arm, phase 2 study. Int J Hematol. 2022; 116: 215-27.

〈赤羽大悟，後藤明彦〉

本態性血小板血症
Essential thrombocythaemia

■定義

本態性血小板血症（essential thrombocythaemia: ET）は末梢血での血小板増加症と骨髄の巨核球過形成を特徴とし，血栓症もしくは出血のリスクを伴う骨髄増殖性腫瘍（MPN）の一疾患である．

■疫学

欧米での発症率は10万人あたり1.55人であり女性にやや多いと報告されている[1]．小児での発症は極めて稀である．

■臨床像

ET の臨床症状は多彩で，検査で初めて血小板増加を指摘される無症候性から，頭痛や肢端紅痛症，血栓症や出血傾向を示すものなどさまざまである．*JAK2* V617F 変異陽性の症例では白血球増加を伴うこともあり，赤血球増加や鉄欠乏がある場合は真性多血症（PV）も疑うべきである．病勢進行した ET で，骨髄/末梢中の芽球比率が 10～19% となった場合に移行期（AP），20% 以上となった場合に急性転化期（BP）と判断される．ET 患者の半数は血栓イベントを併発し，深部静脈血栓症や肺塞栓症，心筋梗塞のリスクが高まる．臓器関連イベント（門脈血栓症，腸間膜静脈血栓症，脾静脈血栓症）は ET に限らず MPN には高率に関連しており（40% にも及ぶ），血小板数が著明に増加した場合には二次性に von Willebrand 因子が枯渇し，消化管出血などの出血イベントを起こすことがある．

■診断基準

WHO 分類第5版では改訂第4版と比較し変更点はない 表2-7 [2]．線維化期の原発性骨髄線維症（PMF）への移行リスクが高く予後の悪い前線維化期 PMF を除外し，真の ET を絞り込むことが重要である．

表2-7 **本態性血小板血症の診断基準**

大項目のすべてを満たす，もしくは大項目の1．2．3．と小項目を満たす場合に診断する
大項目
1. 血小板数 ≧45万/μL
2. 骨髄内は巨核球系の増生が主体であり，巨大で深い切れ込みを有する成熟巨核球数の増加がみられる．顆粒球系の左方移動や芽球系の増加は顕著でない．グレード1の細網線維の増加は極めて稀である
3. *BCR::ABL1*陽性慢性骨髄性白血病や真性多血症，原発性骨髄線維症やその他の骨髄腫瘍を否定できる
4. *JAK2*，*CALR*，*MPL*変異が陽性
小項目
　クローナルマーカーが存在する，もしくは反応性血小板増加の所見がない

■ 形態像・病理所見

多くは年齢と一致した正形成骨髄である．巨核球が著明に増加を示すが，散在性であり，粗に集簇することはあるが密に集簇することは稀である．巨核球は豊富な成熟した細胞質をもち，鹿の角様（stag-horn like）に深く過分葉した核をもつ．細胞が巨核球内に迷入したようなemperipolesisがみられることもある．過剰なクロマチンをもつ異形巨核球はみられない．免疫組織学的所見ではCD61もしくはCD42bが増加した巨核球を同定するのに有用である．CD34陽性細胞の増加はみられない．細網線維の増加は稀で，あってもMF-1（グレード1）以下である 図2-9 ．

■ 染色体・遺伝子

特徴的なドライバー遺伝子変異として JAK，calreticulin2（CALR），MPL が知られ，いずれの変異も有さない場合は triple-negative と呼ばれる．エクソン 14 の JAK2 V617F 変異は ET 患者の約半数にみられ，CALR 変異は約 1/4，MPL 変異は約 4％ に発生する[3,4]．CALR 変異はエク

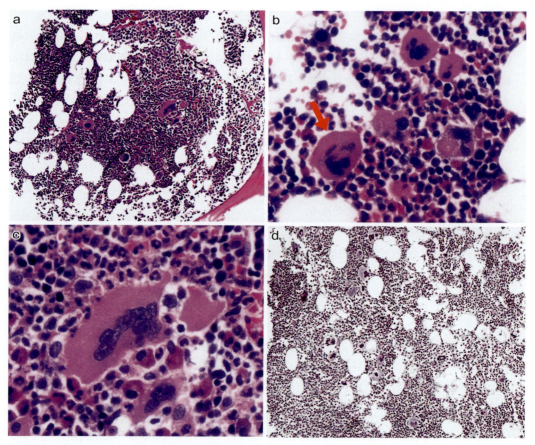

図 2-9 本態性血小板血症の骨髄病理所見

a, b）大型な巨核球が粗に集簇している．a は弱拡大，b は強拡大（生検標本：HE 染色）．b に示す巨核球は鹿の角様（stag-horn like）に核が分葉している（矢印）．c）核は過剰に分葉しているがクロマチンの増加はない（生検標本：HE 染色）．d）細網線維や膠原線維の増加はみられない（生検標本：鍍銀染色）．

2節 ■ 骨髄増殖性腫瘍

| 表 2-8 | 本態性血小板血症後骨髄線維症の診断基準 |

必須項目2つを満たし，少なくとも2つの小項目を満たす
必須項目
　1．以前に本態性血小板血症と診断されている
　2．グレード2以上の線維化
小項目
　1．貧血があり，基準点より2g/dL以上減少した貧血を伴う
　2．白赤芽球症を認める
　3．基準点より5cmを超えて増大した触知可能な脾腫がある，もしくは新たに触知可能となった脾腫がある
　4．LDHの増加
　5．以下のうち2つ以上の症状が持続し増悪している
　　・6カ月間で10%を超える体重減少
　　・盗汗
　　・説明のできない37.5℃を超える発熱

ソン9において52bpが欠損したタイプ1と5bpが挿入されたタイプ2の2つの変異が最も頻度が高い[5]．これらのドライバー変異単独はETの生存に影響を与えないが，他の変異を伴う場合に予後に悪影響を及ぼす可能性が指摘されており，次世代シーケンサーにより約半数のET患者が*JAK2*V617F，*CALR*，*MPL*以外の変異を有していることが明らかになっている．その中でも頻度が高い変異として *TET2, ASXL1, DNMT3A, SF3B1* が知られている[5,6]．他にも *SH2B3, SF3B1, SRSF2, U2AF1, IDH2, EZH2, TP53* やY染色体の喪失を併存する場合に生存期間中央値の低下と関連することが示されている[7,8]．ドライバー変異の中では，*MPL* および *CALR-1* の変異は骨髄線維症（MF）への形質転換のリスク増加と関連しており，また白血病化への進展は極度の血小板増加症を伴う *JAK2* 変異陽性症例，*TP53* 変異，異常核型の症例で確率が高まる[6]．

■予後

　一般集団と比較すると余命は短く約15〜20年程度とされるが，若年症例では30年を超える．変異の如何を問わずPVと比較すると予後はよい．10年間のイベント発生率は，死亡43%，白血化4%，線維化進展13%であった．年齢，好中球絶対数，リンパ球絶対数に基づくAAAリスク分類ではhigh, intermediate-1, intermediate-2, low に区分するとそれぞれ生存期間中央値は8年，14年，21年，47年であった[9]．ET診断後にMFへ移行する本態性血小板血症後骨髄線維症（post-ET MF）は 表 2-8 に挙げる基準を満たした場合に診断される．Post-MFへの移行はETと診断されてから中央値10.3年とされている．Post-ET MFの予後予測として非ドライバー変異も含めたMIPSSv2が知られている[6]．

●文献

1) Meier B, Burton JH. Myeloproliferative disorders. Hematol Oncol Clin North Am. 2017; 31: 1029-44.
2) Khoury JD, Solary E, Abla O, et al. The 5th edition of the World Health Organization classification of haematolymphoid tumours: myeloid and histiocytic/dendritic neoplasms. Leukemia. 2022; 36: 1703–19.
3) Swerdlow SH, Campo E, Harris NL, et al. WHO classification of tumour of haematopoietic and lymphoid tissues revised 4th edition. Lyon , France: IARC; 2017.
4) Hashimoto Y, Ito T, Gotoh A, et al. Clinical characteristics, prognostic factors, and outcomes of patients

2章 ◆ 骨髄系腫瘍

with essential thrombocythemia in Japan: the JSH-MPN-R18 study. Int J Hematol. 2022; 115: 208-21.

5) Klampfl T, Gisslinger H, Harutyunyan AS, et al. Somatic mutations of calreticulin in myeloproliferative neoplasms. N Engl J Med. 2013; 369: 2379-90.

6) Tefferi A, Vannucchi AM, Barbui T. Essential thrombocythemia: 2024 update on diagnosis, risk stratification, and management. Am J Hematol. 2024; 99: 1-22.

7) Barbui T, Thiele J, Ferrari A, et al. The new WHO classification for essential thrombocythemia calls for revision of available evidences. Blood Cancer J. 2020; 10: 22.

8) Gangat N, Jadoon Y, Szuber N, et al. Cytogenetic abnormalities in essential thrombocythemia: clinical and molecular correlates and prognostic relevance in 809 informative cases. Blood Cancer J. 2022; 12: 44.

9) Szuber N, Mudireddy M, Nicolosi M, et al. 3023 Mayo Clinic patients with myeloproliferative neoplasms: risk-stratified comparison of survival and outcomes data among disease subgroups. Mayo Clin Proc. 2019 94: 599-610.

〈森山　充，後藤明彦〉

原発性骨髄線維症
Primary myelofibrosis

■定義

　骨髄増殖性腫瘍（MPN）は，造血幹細胞（hematopoietic stem cell: HSC）に生じた遺伝子異常により，骨髄系，赤芽球系，巨核球系の1系統または複数の系統の血球がクローナルな増殖をきたす疾患群である．このうち，原発性骨髄線維症（primary myelofibrosis: PMF）は，造血幹細胞レベルで生じた *JAK2，CALR，MPL* などの遺伝子変異により，異常クローン由来の巨核球の増加・集簇，骨髄球系細胞の増加が生じる．病初期は，骨髄の過形成を認めるが骨髄の線維化は認めない前線維化期 / 初期（prefibrotic / early stage）と呼ばれる．進行すると，これらの細胞から産生される増殖因子・サイトカインが骨髄間質細胞に作用し，骨髄の広範な線維化，骨硬化が著明となり，線維化期（overt fibrotic stage）となる 図2-10 ．この段階となると，無効造血や，末梢血での涙滴状赤血球（tear drop erythrocyte）の出現，白赤芽球症（leukoerythroblastosis），骨髄芽球の出現，髄外造血による肝脾腫などがみられようになる．前線維化期 / 初期および線維化期の骨髄線維症の診断基準をそれぞれ 表2-9 表2-10 に示す．

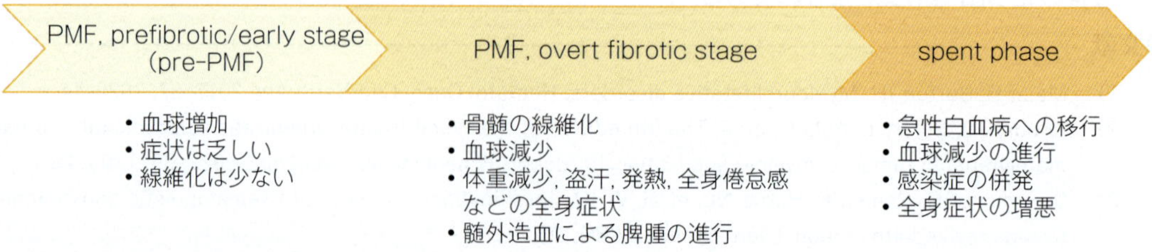

PMF, prefibrotic/early stage (pre-PMF)	PMF, overt fibrotic stage	spent phase
・血球増加 ・症状は乏しい ・線維化は少ない	・骨髄の線維化 ・血球減少 ・体重減少, 盗汗, 発熱, 全身倦怠感などの全身症状 ・髄外造血による脾腫の進行	・急性白血病への移行 ・血球減少の進行 ・感染症の併発 ・全身症状の増悪

図2-10 原発性骨髄線維症の臨床経過

2節 ■ 骨髄増殖性腫瘍

表2-9 原発性骨髄線維症（前線維化期 / 初期）の診断基準

大項目3つすべてと小項目を1つ以上満たす場合に原発性骨髄線維症（前線維化期/初期）と診断する

大項目
1. 巨核球の増殖と異型性を認める．グレード1*を超える細網線維増生はなく，年齢相当より過形成骨髄であり，顆粒球系細胞の増殖と，しばしば赤芽球系造血の抑制を伴う
2. 慢性骨髄性白血病，真性多血症，本態性血小板血症，骨髄異形成症候群，あるいは他の骨髄系腫瘍のWHO診断基準を満たさない
3. *JAK2*，*CALR*，*MPL*いずれかの遺伝子変異を認める．これらの遺伝子変異が存在しない場合は，他の造血細胞のクローン性増殖を示すマーカー**を認めるか，あるいは軽度の反応性の線維化***でないこと

小項目

以下の少なくとも1つの所見が2回連続して確認されること
a. 併存症によらない貧血
b. 白血球数≧11,000/μL
c. 触知可能な脾腫
d. 血清LDHの上昇（施設基準値を超える）

---

*　骨髄線維化のグレード分類（表2-11）を参照．
**　*JAK2*，*CALR*，*MPL*いずれの遺伝子変異も認めない場合には，他の頻度の高い遺伝子変異（*ASXL1*，*EZH2*，*TET2*，*IDH1*/*IDH2*，*SRSF2*，*SF3B1*）の検索がクローン性疾患であることの同定に有用である．
***　反応性（二次性）の軽度細網線維化（グレード1）を生じる病態としては，感染症，自己免疫疾患，慢性炎症性疾患，有毛細胞白血病や他のリンパ系腫瘍，がんの転移，中毒性（慢性）骨髄障害が挙げられる．

■疫学

海外からの報告では，線維化期のPMFの推定年間発症率は10万人年あたり0.5〜1.5例である．前線維化期の骨髄線維症の発生率に関する有効なデータはないが，PMF全体の30〜50%を占めると推定されている．わが国では，厚生労働科学研究費補助金 難治性疾患等政策研究事業 特発性造血障害に関する調査研究班（研究代表者：溝口秀昭，他．以下，研究班）による前向き実態調査によると，発症年齢の中央値は66歳である[1]．男女比は2：1と男性にやや多い．40歳未満でPMFと診断される症例は稀である．

■臨床像

前線維化期 / 初期の臨床所見は，末梢血中の血小板増加以外には特徴的な所見に乏しく，本態性血小板血症と臨床像が類似しており，血栓症や出血性イベントの頻度は高い．この段階では，骨髄の線維化は認めない．したがって，PMFは，線維化期となって診断されることがほとんどである．この段階の基本病態は骨髄の広範な線維化とそれに伴う髄外造血である．研究班による調査では，わが国のPMFの約20%の症例は，臨床症状を欠き偶然の機会に発見されるが，他の症例では，動悸，息切れ，倦怠感などの貧血症を約20%に，脾腫に伴う腹部膨満感，腹痛などの腹部症状を約10%に，体重減少，発熱，盗汗などの全身症状を約10%に認めている[1]．特に全身症状は，予後的に重要であり，症状評価フォーム（MPN-SAFやMPN-10）などの特定のスコアを用いて症状を評価することが推奨されている．典型的には貧血症状，肝脾腫に伴う腹部症状を主訴に医療機関を受診し，末梢血液検査で涙滴状赤血球，白赤芽球症の所見や，腹部触診，エコー

2章 ◆ 骨髄系腫瘍

表2-10 原発性骨髄線維症（線維化期）の診断基準

大項目3つすべてと小項目を1つ以上満たす場合に原発性骨髄線維症（線維化期）と診断する

大項目
1. グレード2または3*の細網線維増生や膠原線維増生を伴う巨核球の増殖と異型性を認める
2. 慢性骨髄性白血病，真性多血症，本態性血小板血症，骨髄異形成症候群，あるいは他の骨髄系腫瘍**のWHO診断基準を満たさない
3. *JAK2*，*CALR*，*MPL*いずれかの遺伝子変異を認める．これらの遺伝子変異が存在しない場合は，他の造血細胞のクローン性増殖を示すマーカー***を認めるか，あるいは軽度の反応性の線維化****でないこと

小項目
以下の少なくとも1つの所見が2回連続して確認されること
a. 併存症によらない貧血
b. 白血球数≧11,000/μL
c. 触知可能な脾腫
d. 血清LDHの上昇（施設基準値を超える）
e. 白赤芽球症

* 骨髄線維化のグレード分類（表2-11）を参照.
** 骨髄増殖性腫瘍では単球増加を伴う場合や，経過中に単球増加を認める場合があり，このような症例では，慢性骨髄単球性白血病（CMML）に類似した病態を呈する．このような症例では，MPNの病歴があればCMMLは除外されるが，骨髄におけるMPNの特徴的所見，および/またはMPN関連遺伝子変異（*JAK2*，*CALR*，*MPL*）を認める場合は，CMMLではなく，単球症を伴うMPNの診断をより示唆する.
*** *JAK2*，*CALR*，*MPL*いずれの遺伝子変異も認めない場合には，他の頻度の高い遺伝子変異（*ASXL1*，*EZH2*，*TET2*，*IDH1/IDH2*，*SRSF2*，*SF3B1*）の検索がクローン性疾患であることの同定に有用である.
**** 反応性（二次性）の軽度細網線維化（グレード1）を生じる病態としては，感染症，自己免疫疾患，慢性炎症性疾患，有毛細胞白血病や他のリンパ系腫瘍，がんの転移，中毒性（慢性）骨髄障害が挙げられる.

検査で脾腫を認めるなどから診断に至る場合が多い．検査所見では，Hb 10g/dL 未満の貧血を約70%に，血小板数10万/μL 未満は約30%にみられるが，15%の症例では50万/μL 以上と上昇が認められる．進行した病期では，しばしば血小板は減少している．末梢血塗抹標本では，赤芽球が約70%に，巨大血小板は約40%に，涙滴状赤血球は約70%に認められる．約60%の症例では末梢血の芽球が1%以上認められる．画像検査では，脾腫を75%に，肝腫大を20%に認める．骨髄穿刺検査では，前線維化期/初期では吸引可能な場合もあるが，進行すると，dry tap であることがほとんどであり，診断には骨髄生検を要する．白血病化は一部の患者にみられ，末梢血または骨髄に20%の芽球が持続的にみられる.

■ 病理所見

PMF の形態学的特徴は，前線維化期/初期と線維化期といった病期によって異なり，その違いは線維化のグレードによって生じる．疾患の進行は，細網線維と膠原線維による線維化と骨硬化の進行と相関することから，骨髄線維化の評価には，再現性のある標準的な基準が必要である．骨髄線維化の半定量的なグレード分類を 表2-11 に示す．骨髄線維症が高度な症例では，トリクローム染色による膠原線維化と骨硬化のグレード分類による評価が推奨される．診断基準を 表2-9 表2-10 に示すが，WHO 分類改訂第4版から大きな変更点はない.

2節 ■ 骨髄増殖性腫瘍

表2-11 骨髄線維化および骨硬化のグレード分類

半定量的骨髄線維化のグレード分類

MF-0	交差を示さない線状の細網線維が散在性にみられる．正常骨髄に相当する
MF-1	多数の交差を示す細網線維の疎なネットワークが特に血管周囲にみられる
MF-2	著しい交差を示す細網線維がびまん性で密な増加がみられる．時に厚い膠原線維束や骨硬化が限局してみられる
MF-3	著しい交差を示す細網線維と，粗くて厚い膠原線維束のびまん性で密な増加がみられる．通常骨硬化を伴う

線維の密度は造血領域でのみ評価する．線維化が不均一な場合，最終的なグレードは骨髄領域の≧30％に存在する最も高いグレードで決定する．MF-2またはMF-3のグレードについては，トリクローム染色の追加が推奨される．

半定量的膠原線維化のグレード分類

0	血管周囲の膠原線維のみ（正常）
1	骨梁周囲や中央に限局した膠原線維の沈着を認める．網目構造の連結は認めない
2	局在性に網目構造の連結した膠原線維の沈着を骨梁周囲や中央に認める，あるいは骨梁周囲に広く膠原線維の沈着を認める
3	骨髄腔の30％以上にびまん性に網目構造が連結された膠原線維の沈着を認める

パターンが不均一な場合，最終的なグレードは骨髄領域の≧30％に存在する最も高いグレードで決定する．

半定量的骨硬化のグレード分類

0	規則正しい骨梁（骨梁の境界が明瞭）
1	新生骨の局所的な出芽，鉤状，棘状，または骨梁への沈着がみられる
2	骨梁の肥厚を伴う新生骨のびまん性骨梁形成，時に局所的な相互結合を伴う
3	骨髄腔の全体的な拡張を伴う新生骨の広範な連結網目構造がみられる

パターンが不均一な場合，最終的なグレードは骨髄領域の≧30％に存在する最も高いグレードで決定する．骨硬化の評価には，皮質骨から直角（90°）に採取され，断片化されていない，十分な長さの骨髄生検標本が必須である．

1．前線維化期 / 初期 表2-9 図2-11

　　前線維化期 / 初期の末梢血では，血小板数増加，白血球数増加，白赤芽症がみられる．骨髄は通常，骨髄球系優位の過形成を示す．大小不同で分葉異常を伴う巨核球の増加がみられる．赤芽球細胞は減少することが多いが，異型はみられない．骨髄芽球の増加もみられない．CD34免疫染色では，CD34陽性細胞の増加はわずかであるが，有意な増加はない．前線維化期 / 初期の特徴的な所見は，巨核球にみられる．巨核球は増加し，集簇傾向を示し，静脈洞や骨梁周囲に多くみられる．巨核球の大きさや分葉にはばらつきがあり，より大きいものが特徴的であるが，小さいものもみられる．成熟障害を反映する核 / 細胞質比の異常，過色素性，球状・雲のような・または風船様の核などと称される核クロマチン凝集パターンの異常，裸核の巨核球などが典型的な所見である．このような巨核球の異型または異形成がPMFの重要な構成要素である．CD42bまたはCD61抗原に対する免疫染色を用いると，巨核球の数とその形態学的特徴が最も強調される．最近の研究では，巨核球の細胞内細胞貫入現象，クラスター化（3個以上），および巨核球周囲の線維化からなる形態学的3徴である巨核球活性化（M-ACT）の存在が，線維化進展の予測因子として特異的であることが示唆された．細網線維や膠原線維の増加は認められず，線維化のグレードは0または1である．ほとんどの前線維化期 / 初期のPMFは，髄外造血を伴う線維化期へと

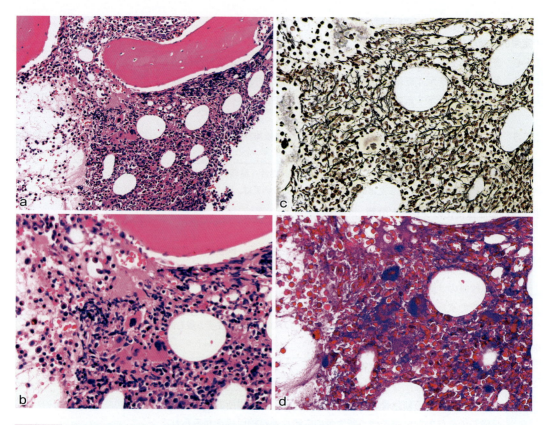

図 2-11 原発性骨髄線維症（前線維化期 / 初期）（骨髄生検）
過形成骨髄で，異型を伴う巨核球が集簇して増加している．骨髄球系も増加し，赤芽球島は減少している．HE 標本の強拡大では，巨核球が集簇したクラスターを形成している（a: HE 染色×200，b: HE 染色×400）．鍍銀染色では細網線維がみられるが（c: ×400），Azan 染色では膠原線維増生は明らかではなく，MF-1（グレード 1）の骨髄線維化と判断した（d: ×400）．

移行する．

2. 線維化期　表 2-10　図 2-12

　線維化期の末梢血では，変形赤血球，涙滴状赤血球，白赤芽症がみられる．骨髄では，細網線維や膠原線維が増加しており，グレード 2 または 3 の線維化がみられる．骨硬化像をしばしば伴っている．線維化のため，初期には年齢に比して過形成であった骨髄の細胞数は，正常か年齢相応に低下する．骨髄は最終的には，疎な結合組織や脂肪組織に置き換わり，ほとんど造血がみられないが，骨髄の一部に，巣状の有効造血が残存する．骨髄の形態学的特徴は，異型性のある巨核球の増加である．巨核球は増加し，しばしば密な集塊を形成し，骨梁周囲，類洞周囲および類洞内に異常な局在を示す．巨核球は成熟不全を示し，核/細胞質比の異常，過色素性，球状・雲のような・または風船様の核などと称される核クロマチン凝集パターンの異常，裸核の巨核球などが認められる．CAL2 免疫組織化学による巨核球の染色は，*CALR* の変異の有無と相関するため，迅速な評価に有用である．著しい交差を示す細網線維の増加と，限局性またはびまん性の膠

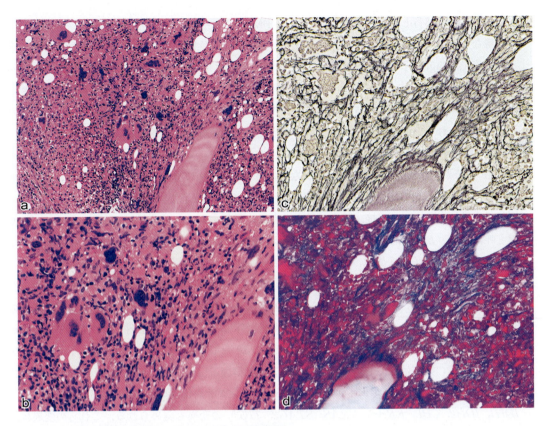

図 2-12 原発性骨髄線維症（線維化期）（骨髄生検）
骨髄は過形成で，巨核球の増加が目立つ．巨核球は，小型の未熟なものから大型の成熟したものまで不均一で異型を伴い，クラスターを形成している（a: HE 染色× 200，b: HE 染色× 400）．鍍銀染色では造血域に繊細な細網線維が増生し（c: × 400），Azan 染色では膠原線維の沈着を認め，MF-2（グレード 2）の骨髄線維化を伴う（d: × 400）．

原線維束の増加がみられる．さらに特徴的な特徴として，静脈洞内造血により拡張した血管の増加を伴う顕著な血管新生が挙げられる．骨硬化の程度はさまざまで，局所的な芽のような付着性の新生骨形成から，骨髄を広範囲に置換し連結する新生骨形成までである．未熟な細胞の集簇がより目立つものの，骨髄芽球は 10% を超えない．芽球の正確な計数のために CD34 および / または CD117 がしばしば有用である．芽球が 20% 以上となると急性転化と診断する．

鑑別診断

前線維化期 / 初期の PMF は血小板数増加を示し，本態性血小板血症との鑑別が問題となるが，そのポイントは，骨髄過形成と，巨核球の異型，分布の異常である．骨髄線維症における巨核球の形態は，通常，他の MPN の病型よりも高度の巨核球異型成を示す．また，異常な大型密集クラスター（ほとんどが 6 個以上の巨核球が厳密に隣接する）の存在がみられる．

骨髄の線維化は，炎症や他の疾患に伴い反応性に生じることがあり，この場合は二次性骨髄線維症と呼ばれる．わが国での二次性骨髄線維症の基礎疾患の頻度は，本態性血小板血症，骨髄異形成症候群，真性多血症，悪性リンパ腫，急性骨髄性白血病などである[2]．本態性血小板血症，

真性多血症から移行した二次性骨髄線維症は，PMF と同等に扱われる場合が多い．その他に，頻度は稀なものの，有毛細胞性白血病，多発性骨髄腫，全身性肥満細胞増加症，好酸球増加症，肉芽腫性疾患，Paget 病，副甲状腺疾患，腎性骨ジストロフィー，ビタミン D 欠乏症，gray platelet 症候群，全身性エリテマトーデス，全身性進行性硬化症，トリウムジオキサイド投与，放射線照射，ベンゼン曝露などによる骨髄線維化の報告がある．骨髄線維症で高頻度にみられるドライバー変異がみられない症例では，より慎重に反応性の骨髄線維化を除外することが重要である．

■染色体・遺伝子

PMF に特異的な染色体・遺伝子異常はなく，同じく MPN に分類される真性多血症，本態性血小板血症にも共通して認められる *JAK2*，*CALR*，*MPL* 遺伝子変異が認められる[3,4]．これらの遺伝子変異は実験的に，直接，腫瘍の発生や進展に関与することが示されており，ドライバー変異と呼ばれる．*JAK2* V617F 変異は，PMF 患者の 50 〜 60% に認められ，大部分でホモ接合体である．*CALR* 遺伝子の変異は，PMF 患者の 25 〜 35% に認められる．*CALR* 変異は多くのタイプが報告されているが，その中でも 1 型変異の頻度が多く，このタイプの変異は，他の変異よりも予後が良好である．トロンボポエチン受容体遺伝子 *MPL* の活性化点突然変異は，PMF 患者の 5 〜 10% に認められる．これらのドライバー変異以外に，半数以上の症例で他の遺伝子の変異が認められる．最も頻度の高い *TET2*（MPN 患者の 10 〜 15%），*ASXL 1*（5 〜 10%），*DNMT3A*（5 〜 10%）や，頻度は低いもののスプライシング制御因子（*SRSF2*，*SF3B1*，*U2AF1*，*ZRSR2*）や，クロマチン構造，エピジェネティック機能，細胞シグナル伝達の制御因子（例えば，*EZH2*，*IDH1*，*IDH2*，*CBL*，*KRAS*，*NRAS*，*STAG2*，*TP53*）の変異も認められる．これらの変異は，前線維化期 / 初期よりも線維化期でより認められる．これらの変異のいくつかは，予後リスクと相関することが知られている（例えば，*EZH2*，*IDH1*，*IDH2*，*SRSF2*，*ASXL1*）．

染色体異常は症例の 30% にみられる．わが国での解析でも，染色体分析が可能であった症例の 40% に染色体の異常がみられている[5]．Philadelphia（Ph）染色体や *BCR::ABL* 融合遺伝子はない．del(13)(q12-22) または der(6)t(1;6)(q21-23;p21.3) の存在は，PMF を強く示唆する（診断には至らない）．最も一般的な染色体異常は del(20q) と部分トリソミー 1q で，9 番と 8 番の染色体異常も報告されている．

■予後

PMF の予後は，数カ月から数十年と症例により大きな差があり，病期のどの段階で診断されたか，リスク因子をいくつ有するかにより異なる．線維化期に診断された場合の生存期間中央値は 3 〜 7 年である．Mayo Clinic の多数例の調査では，生存期間の中央値は 5.9 年である[6]．わが国の特発性造血障害に関する調査研究班による調査では，3 年生存率 60%，生存期間中央値は 4.0 年であった[1]．前線維化期 / 初期の生存期間中央値は 14.7 年であるが，本態性血小板血症の生存期間中央値が 31 年と比較すると，生存期間は短い．予後不良因子は，65 歳以上，持続する臨床症状（10% 以上の体重減少，発熱，盗汗），Hb < 10 g/dL，白血球数 > 25,000/μL，末梢血の芽球 ≧ 1% である．予後不良因子を組み合わせたリスク分類として，IPSS（International Working Group for Myelofibrosis Research and Treatment）の分類が用いられており，IPSS の予後因子をハザード比によって点数を変える DIPSS と，DIPSS に血小板 10 万 /μL 以下，予後不良染色体，輸血

依存を加味した DIPSS-plus は，診断時だけでなく，臨床経過中の予後予測にも有用である 表2-12 [7-9]．海外では，このような臨床所見に加えて，染色体異常や遺伝子異常（*ASXL1*，*EZH2*，*SRSF2*，*IDH1/2* など）をリスク因子として組み込んだ予後予測モデル MIPSS-70 や GIPSS などが提唱されているが，現時点では国内ではこれらの遺伝子変異検査は保険適用外である．

研究班の全国調査によるわが国での主な死因は，感染症，急性白血病への移行，出血，急性白血病への移行以外の原疾患の増悪などであった．線維化期 / 初期および線維化期における急性白血病への移行率は，5年でそれぞれ7%，11%，10年で12%，23% と報告されている．

表2-12 原発性骨髄線維症の代表的な国際予後スコアリングシステム

a) 予後因子とリスク分類

予後因子	IPSS	DIPSS	aaDIPSS	DIPSS-plus[*4]
年齢＞65歳	1	1		✓
持続する症状[*1]	1	1	2	✓
Hb＜10g/dL	1	2	2	✓
WBC＞25,000/μL	1	1	1	✓
末梢血芽球≧1%	1	1	2	✓
血小板＜10万				1
赤血球輸血依存[*2]				1
予後不良染色体[*3]				1

リスク分類	スコア合計			
	IPSS	DIPSS	aaDIPSS	DIPSS-plus
低リスク	0	0	0	0
中間-1リスク	1	1, 2	1, 2	1
中間-2リスク	2	3, 4	3, 4	2, 3
高リスク	≧3	5, 6	≧5	≧4

[*1] 10%以上の体重減少，発熱，盗汗

[*2] 骨髄線維症に関連し，赤血球輸血による加療を要する症候性貧血，またはその既往

[*3] 複雑核型あるいは括弧内の染色体異常を1つあるいは2つ含む ［+8，-7/7q-，i(17q)，-5/5q-，12p-，inv(3)，または11q23 再構成］

[*4] DIPSS-plus: DIPSS 中間-1リスク 1点，中間-2リスク 2点，高リスク 3点として，これに上記の血小板数，赤血球輸血依存，予後不良染色体の点数を加えて，スコア合計を算出する．

b) リスク分類別生存期間中央値（年）

リスク分類	IPSS	DIPSS	DIPSS-plus
低リスク	11.3	Not reached	15.4
中間-1リスク	7.9	14.2	6.5
中間-2リスク	4.0	4	2.9
高リスク	2.3	1.5	1.3

(Cervanes F, et al. Blood. 2009; 113: 2895-901[8]，Passamonti F, et al. Blood. 2010; 115: 1703-8[9]，Gangat N, et al. J Clin Oncol. 2011; 29: 392-7[10] より作成)

●文献 --

1) Takenaka K, Shimoda K, Uchida N, et al. Clinical features and outcomes of patients with primary myelo-

2章 ◆ 骨髄系腫瘍

fibrosis in Japan: report of a 17-year nationwide survey by the Idiopathic Disorders of Hematopoietic Organs Research Committee of Japan. Int J Hematol. 2017; 105: 59-69.

2) Shide K, Takenaka K, Kitanaka A, et al. Nationwide prospective survey of secondary myelofibrosis in Japan: superiority of DIPSS-plus to MYSEC-PM as a survival risk model. Blood Cancer J. 2023; 13: 110.

3) Shammo JM, Stein BL. Mutations in MPNs: prognostic implications, window to biology, and impact on treatment decisions. Hematology Am Soc Hematol Educ Program. 2016; 2016: 552-60.

4) Vainchenker W, Kralovics R. Genetic basis and molecular pathophysiology of classical myeloproliferative neoplasms. Blood. 2017; 129: 667-79.

5) Hidaka T, Shide K, Shimoda H, et al. The impact of cytogenetic abnormalities on the prognosis of primary myelofibrosis: a prospective survey of 202 cases in Japan. Eur J Haematol. 2009; 83: 328-33.

6) Tefferi A, Guglielmelli P, Larson DR, et al. Long-term survival and blast transformation in molecularly annotated essential thrombocythemia, polycythemia vera, and myelofibrosis. Blood. 2014; 124: 2507-13.

7) Dupriez B, Morel P, Demory JL, et al. Prognostic factors in agnogenic myeloid metaplasia: a report on 195 cases with a new scoring system. Blood. 1996; 88: 1013-8.

8) Cervantes F, Dupriez B, Pereira A, et al. New prognostic scoring system for primary myelofibrosis based on a study of the International Working Group for Myelofibrosis Research and Treatment. Blood. 2009; 113: 2895-901.

9) Passamonti F, Cervantes F, Vannucchi AM, et al. A dynamic prognostic model to predict survival in primary myelofibrosis: a study by the IWG-MRT（International Working Group for Myeloproliferative Neoplasms Research and Treatment）. Blood. 2010; 115: 1703-8.

10) Gangat N, Caramazza D, Vaidya R, et al. DIPSS plus: a refined Dynamic International Prognostic Scoring System for primary myelofibrosis that incorporates prognostic information from karyotype, platelet count, and transfusion status. J Clin Oncol. 2011; 29: 392-7.

〈竹中克斗，北澤理子〉

若年性骨髄単球性白血病
Juvenile myelomonocytic leukaemia

■定義

若年性骨髄単球性白血病（juvenile myelomonocytic leukaemia: JMML）は多能性造血幹細胞に由来する骨髄増殖性腫瘍であり，乳幼児期に単球および骨髄球系細胞の異常増殖をきたす[1]．これら異常増殖する細胞によって著明な肝脾腫，リンパ節腫脹や皮疹などを呈する．約90%の症例でRAS経路の恒常的活性化をきたす遺伝子変異が検出され，病態の根幹をなす．

■疫学

JMMLの発症率は0〜14歳の小児100万人あたり年間1.2人と稀な疾患である．日本では年間約20例が発症すると推測される．診断時年齢の中央値は1〜2歳で，約9割の症例は4歳までに診断される[2]．男児の発症頻度は女児の2倍以上である．

■形態学・組織化学

典型例では末梢血の白血球数は1万/μL以上，異形成を呈する単球 図2-13a，b が1,000/μL以上となるが，これらを下回る例も散見されうる．異型単球以外に異形成を呈する好中球（核の分葉異常や偽Pelger核異常など： 図2-13a ）や骨髄球系前駆細胞（前骨髄球，骨髄球，後骨髄

球など：図2-13b），赤芽球系前駆細胞，涙滴状赤血球などが末梢血塗抹標本で観察される．芽球増加は目立たず，末梢血での芽球割合の中央値は2%とされる．血小板は減少している例が大半を占めるが，神経線維腫症I型（NF1）に合併するJMMLでは正常値を呈することが多い[2]．

　骨髄は骨髄球系細胞の過形成を呈するが異型単球の増加は目立たず，末梢血所見に比べて非特異的で，急性白血病などの除外が主な骨髄穿刺の目的となる 図2-14 ．稀に芽球割合が20%以上となる急性転化に至ることもあるが，どのような症例に生じるか予測しうる因子は同定されていない[3]．

　骨髄組織所見は正形成～過形成を呈し，顆粒球系細胞の著明な増加をみる．しばしば赤芽球過形成を認めることがあるが，単球増加は目立たない．巨核球は多くの症例で減少する．芽球割合は20%未満にとどまる．

■ 染色体

　65%は正常核型を呈し，モノソミー7を25%に認める．

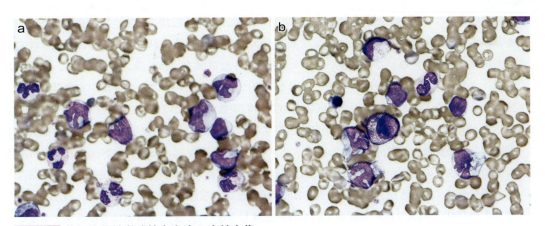

図2-13 **若年性骨髄単球性白血病の末梢血像**
a）核異型を呈する単球を認める．細いフィラメントで2つの核が結合している偽Pelger核異常を有する好中球をみる．
b）核異型を呈する単球と前骨髄球など幼若細胞を認める．

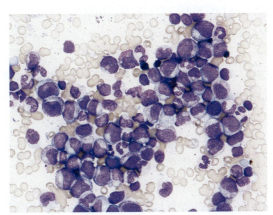

図2-14 **若年性骨髄単球性白血病の骨髄像**
骨髄球系細胞の増加を認める．末梢血と比較すると異形成など特徴的所見に乏しい．

2章 ◆ 骨髄系腫瘍

■病態生理

　JMML の特徴である単球および骨髄球系細胞の異常増殖は，これらの前駆細胞において顆粒球マクロファージコロニー刺激因子（GM-CSF）に対する感受性が亢進していることによる．この GM-CSF 高感受性は GM-CSF 受容体下流に存在する RAS 経路の恒常的活性化によって生じる．JMML の 35 ～ 40% に *PTPN11*，15 ～ 25% に *NRAS*，15 ～ 20% に *KRAS*，12 ～ 15% に *CBL*，5 ～ 10% に *NF1* と，約 90% の症例で RAS 経路に関連する遺伝子の変異が確認され，診断基準に含まれる 表2-13 ．これらの変異は多くの場合，相互排他的で，後述するように臨床像や予後と関連する[1,4]．しばしば RAS 経路関連遺伝子変異の重複や *SETBP1*，*ASXL1* などの付加的遺伝子変異が検出され，予後不良となる[4,5]．*ALK* や *ROS* など RAS 経路関連遺伝子以外の分子生物学的機序を有する例を JMML に含めるかどうかについては結論が得られておらず，ICC 分類では JMML 様腫瘍として扱っている[6]．

　最近では DNA メチル化異常が注目されており，高メチル化プロファイルを呈する一群の予後は不良である[4,7]．

■臨床像

　初発症状として顔色不良や発熱を呈することが多く，咳嗽，皮疹，出血，腹部膨満，下痢なども認めうる．身体所見では脾腫を 90% 以上に認め，診断基準に含まれる 表2-13 ．肝臓も腫大するが脾腫より目立たないことが多い．リンパ節腫大や扁桃腫大，肺浸潤，消化器浸潤，皮疹，黄色腫，カフェオレ斑などを認めることもある．特に 5mm 以上のカフェオレ斑が 6 つ以上あると NF1 に合併した JMML を疑う．Noonan 症候群の約半数で *PTPN11* の生殖細胞系列変異を認め，JMML 様症状を呈することがあるが自然消退する．乳児期早期に発症した JMML 様の症例で眼間開離などの特徴的顔貌，先天性心疾患，リンパ管形成異常を認める場合は Noonan 症候群関連骨髄増殖性疾患の鑑別が必須である[6]．*CBL* も生殖細胞系列に変異が生じ，眼間開離や小頭など特異顔貌を呈することがあり，先天性 CBL 症候群という疾患名が提唱されている．*CBL* 変異を有する JMML の経過は比較的緩徐で時に自然寛解しうる一方，NF1 合併例は予後不良であることから，生殖細胞系列を含む RAS 経路関連遺伝子の解析と，それによる "RASopathies" の鑑別は JMML の診断・治療を行う上で非常に重要である．

　末梢血以外の検査所見としてヘモグロビン F（HbF）の増加を約 60% の症例で認め，予後因子にもなっている[2,4]．以前から JMML の一部症例で高 IgG 血症や自己抗体の出現をみることが知られていたが，*KRAS* の体細胞性変異が原因として示唆されている[8]．

■診断基準

　WHO 分類，ICC 分類ともに RAS 経路関連遺伝子異常を軸に，血液所見および身体所見に基づいた診断基準を提案している 表2-13 ．大部分は一致しているが，JMML 様腫瘍の扱いなど一部に相違[9,10]がみられ，双方の今後の動向が注目される．

　JMML 様の臨床所見を呈する疾患としては，Noonan 症候群関連骨髄増殖性疾患に加えて，感染症や Wiskott-Aldrich 症候群，白血球接着不全症，乳児悪性型大理石病などが挙げられる[11]．

■予後

　造血細胞移植（hematopoietic cell transplantation: HCT）が行われなかった JMML の 10 年生

2節 ■ 骨髄増殖性腫瘍

表 2-13　JMML の診断基準

分類	WHO分類第5版	ICC分類
臨床的・血液学的所見		
末梢血単球数	≧1,000/μL	≧1,000/μL*
芽球割合	末梢血・骨髄ともに＜20%	末梢血・骨髄ともに＜20%（必須）
身体所見	脾腫など臓器浸潤を示唆する所見	脾腫**
除外基準	*BCR::ABL1* *KMT2A*再構成	*BCR::ABL1*（必須）
遺伝学的所見		
遺伝子異常	・RAS経路関連遺伝子5つのうち1つの病的変異を白血病細胞で検出 　　*NF1*の両アリル病的異常 　　*PTPN11*の病的バリアント 　　*NRAS*の病的バリアント 　　*KRAS*の病的バリアント 　　*CBL*の両アリル病的バリアント（時に片アリルのみ） ・RAS経路上流の遺伝子を含む融合遺伝子（*ALK*, *PDGFR*, *FLT3*） ・5遺伝子以外のRAS経路関連遺伝子の病的バリアント（*RRAS*, *RRAS2*）	・*PTPN11*, *KRAS*, *NRAS*, または*RRAS*の体細胞変異*** ・*NF1*の生殖細胞系列変異と*NF1*のヘテロ接合性消失，または神経線維腫症の臨床診断 ・*CBL*の生殖細胞系列変異と*CBL*のヘテロ接合性消失****
その他		
	遺伝学的所見を満たさない場合（特に医療資源が限られる状況下において），臨床的・血液学的所見に加え，以下の2つ以上を満たすこと ・年齢正常値と比較したHbF増加 ・末梢血中への骨髄球系ないし赤芽球系前駆細胞の出現 ・過形成骨髄で巨核球が減少しているもとでの血小板減少 ・コロニーアッセイないしSTAT5リン酸化測定によるGM-CSF高感受性の証明	記載なし

*　7%の症例では末梢血単球数が1,000/μL未満となる.
**　3%の症例では脾腫を欠く.
***　Noonan症候群を含む生殖細胞系列変異を除外する必要がある.
****　時に片アリルのスプライス部位変異.
（Elghetany MT, et al. Leukemia. 2023; 37: 720-2[10]）より改変）

存率は 6% であり長期生存には HCT が必須で，HCT 施行例の生存率は 60 〜 70% とされる[2]. 移植を行わずに長期生存が得られた症例の解析から 2歳以上，血小板 3.3万 /μL 未満，HbF 増加が予後不良因子として抽出された．その後，世界中でさまざまな解析が行われ，*PTPN11*体細胞変異，*NF1*生殖細胞系列変異，*SETBP1* などの付加的遺伝子変異，高メチル化プロファイルなどが予後不良因子とされている[4]. これらの因子は一部相関しており，*PTPN11*体細胞変異例では 2歳以上，HbF 増加，付加的遺伝子変異，高メチル化プロファイルなどが多い[4]. また，*PTPN11*

体細胞変異がなくても，HbF 増加がある 2 歳以上の症例では高メチル化プロファイルを呈する可能性が高いことが示唆されている[12]．

遺伝子変異の種類と臨床経過の関連も明らかになりつつある[1]．*PTPN11*体細胞変異例は病勢が強く，HCT 後も再発のリスクが高い．*NF1*生殖細胞系列変異例は年長児に好発し，血小板が正常であることが多く，予後不良である．*KRAS*体細胞変異例は乳児に好発し，モノソミー 7 を有することが多く，病勢は強いが HCT 後の再発は少ない．*NRAS*体細胞変異例は病勢が強く HCT 後に再発する例から自然寛解に至る例までさまざまである．*CBL*生殖細胞系列変異例は低メチル化プロファイルを呈することが多く，病勢が緩徐で自然寛解しうると知られる一方で，HCT 前に原病死に至る症例も報告されており慎重な観察が必要である[13]．

●文献

1) Niemeyer CM, Flotho C. Juvenile myelomonocytic leukemia: who's the driver at the wheel?. Blood. 2019; 133: 1060-70.
2) Niemeyer CM, Arico M, Basso G, et al. Chronic myelomonocytic leukemia in childhood: a retrospective analysis of 110 cases. European Working Group on Myelodysplastic Syndromes in Childhood (EWOG-MDS). Blood. 1997; 89: 3534-43.
3) Honda Y, Tsuchida M, Zaike Y, et al. Clinical characteristics of 15 children with juvenile myelomonocytic leukaemia who developed blast crisis: MDS Committee of Japanese Society of Paediatric Haematology/Oncology. Br J Haematol. 2014; 165: 682-7.
4) Murakami N, Okuno Y, Yoshida K, et al. Integrated molecular profiling of juvenile myelomonocytic leukemia. Blood. 2018; 131: 1576-86.
5) Sakaguchi H, Okuno Y, Muramatsu H, et al. Exome sequencing identifies secondary mutations of SETBP1 and JAK3 in juvenile myelomonocytic leukemia. Nat Genet. 2013; 45: 937-41.
6) Rudelius M, Weinberg OK, Niemeyer CM, et al. The International Consensus Classification (ICC) of hematologic neoplasms with germline predisposition, pediatric myelodysplastic syndrome, and juvenile myelomonocytic leukemia. Virchows Arch. 2023; 482: 113-30.
7) Schönung M, Meyer J, Nöllke P, et al. International Consensus Definition of DNA Methylation Subgroups in Juvenile Myelomonocytic Leukemia. Clin Cancer Res. 2021; 27: 158-68.
8) Takagi M, Shinoda K, Piao J, et al. Autoimmune lymphoproliferative syndrome-like disease with somatic KRAS mutation. Blood. 2011; 117: 2887-90.
9) Niemeyer CM, Rudelius M, Shimamura A, et al. Classification of rare pediatric myeloid neoplasia-Quo vadis?. Leukemia. 2022; 36: 2947-8.
10) Elghetany MT, Cavé H, De Vito R, et al. Juvenile myelomonocytic leukemia: moving forward. Leukemia. 2023; 37: 720-2.
11) 長谷川大輔．若年性骨髄単球性白血病と鑑別が必要な疾患．日小児血がん会誌．2015; 52: 304-10.
12) Imaizumi T, Meyer J, Wakamatsu M, et al. Clinical parameter-based prediction of DNA methylation classification generates a prediction model of prognosis in patients with juvenile myelomonocytic leukemia. Sci Rep. 2022; 12: 14753.
13) Yoshida T, Muramatsu H, Wakamatsu M, et al. Clinical and molecular features of CBL-mutated juvenile myelomonocytic leukemia. Haematologica. 2023; 108: 3115-9.

〈長谷川大輔〉

2節 ■ 骨髄増殖性腫瘍

骨髄増殖性腫瘍, 非特定型
Myeloproliferative neoplasm, NOS

■定義

骨髄増殖性腫瘍, 非特定型（myeloproliferative neoplasm, NOS: MPN-NOS）は, 臨床像, 検査所見, 形態学的・細胞遺伝学的所見に基づいて MPN と考えられるが, 他の特定の MPN の診断基準を満たさない症例, または 2 つ以上の MPN の病型でオーバーラップする場合に用いられる. 診断基準を 表2-14 に示す. WHO 分類改訂第 4 版では, 骨髄増殖性腫瘍, 分類不能型（MPN, unclassifiable）とされていたが[1], 第 5 版では, 非特定型（not otherwise specified）に変更となっている.

■疫学

MPN-NOS の正確な発生率は明らかではない. 以前は, MPN 全体の 10～15% 程度を占めるとされていたが, WHO 分類改訂第 4 版において, 前線維化期/初期骨髄線維症が定義され, 真性多血症の診断基準においてヘモグロビン（Hb）値が引き下げられたことにより, これらの診断基準を厳密に適用すると, MPN-NOS の頻度は, MPN 全体の 5% 程度になると推定されている[2].

表2-14 骨髄増殖性腫瘍, 非特定型の診断基準

以下の3つの項目をすべて満たす
1. 骨髄増殖性腫瘍（MPN）の特徴を有する*
2. その他の骨髄増殖性腫瘍（MPN）, 骨髄異形成症候群（MDS）, 骨髄異形成/骨髄増殖性腫瘍（MDS/MPN）**, *BCR::ABL1*陽性慢性骨髄性白血病（CML）のWHO基準を満たさず, *PDGFRA*, *PDGFRB*, *FGFR1*, *JAK2*融合遺伝子, *ETV6::ABL1*, その他の*ABL1*遺伝子再構成が陰性
3. *JAK2*, *CALR*, *MPL*変異などのドライバー変異の存在, または他のクローン性増殖を示すマーカーが存在する***

以下の2つの項目に該当しない
1. 正確な評価や診断のための十分な臨床データがない, あるいは骨髄標本が不十分である
2. 最近, 細胞傷害性治療または細胞増殖因子の投与を受けた病歴がある（特に異形成の所見がみられる場合）

* MPNの特徴には, 以下のいずれかが含まれる:
  1. 臨床的: 脾腫, 非典型的血栓症, 白血球増加（著しい単球増加と慢性好酸球性白血病の基準を満たす著しい好酸球増加がない場合）がある.
  2. 骨髄像: 過形成骨髄で異型のある巨核球の増加がみられるが, MDS, MDS/MPNの診断基準を満たす異形成がない.
  3. 臨床的特徴と形態学的特徴が一致しない. 病理報告書において, 形態学的所見が記載され, 特定のMPNの病型分類が困難な理由が記載されている. 除外できる特定の病型と, 追加の分子遺伝学的検査や, 一定の観察期間をおいて末梢血・骨髄検査の再検についての推奨が記載されている.
** 過去の治療, 重篤な併存疾患, 疾患の自然な進行過程における変化の影響は除外しなければならない.
*** *JAK2*, *CALR*, *MPL*いずれの遺伝子変異も認めない場合には, 他の骨髄系腫瘍に関連する遺伝子変異（*ASXL1*, *EZH2*, *TET2*, *IDH1/IDH2*, *SRSF2*, *SF3B1*）の検索がクローン性疾患であることの同定に有用である.

JCOPY 498-22552

49

2章 ◆ 骨髄系腫瘍

■臨床像 図2-15

臨床的特徴は他のMPNと類似しており，脾腫，血栓症，白血球増加，血小板増加がみられる．初期には，臓器腫大はほとんどないが，進行した症例では，肝脾腫がみられ，著明な骨髄線維化や芽球の増加がみられる．血液学検査所見もさまざまで，軽度の白血球増加，中等度〜高度な血小板増加がみられるが，貧血を伴う場合と伴わない場合がある．MPN-NOSと診断される症例には以下のような場合が想定されている[3, 4]．

①典型的なMPNの初期像と判断される場合．これには，Hb値やヘマトクリット値，血小板数などの検査所見が，各病型の診断基準を満たしていない場合で，真性多血症，本態性血小板血症や原発性骨髄線維症の初期像が含まれる．門脈または脾静脈血栓症を呈しMPNと診断されるが，特定の病型の診断基準を満たさない症例も，この群に属すると考えられる．

②典型的なMPNの進行期で，骨髄線維化や骨硬化の進行や，芽球の増加により元来のMPNの診断が困難な場合，MPNに合致するが，併存する腫瘍性疾患または炎症性疾患により，通常の診断に必要な臨床的特徴および/または形態学的特徴の一部が不明瞭な症例が含まれる．

③来院時に2つ以上のMPNの診断基準を満たす症例，あるいは臨床病理学的に不整合があり，典型的なMPNの1つに分類できない症例．

MPN-NOSの診断に際しては，考慮すべき重要な鑑別診断が数多くあり，注意を要する．細胞減少が顕著な場合，または異形成がみられる場合には，骨髄異形成症候群（MDS）や骨髄異形成/骨髄増殖性腫瘍（MDS/MPN）の除外が必要である．形態学的特徴と臨床的特徴が一致しない場合は，門脈・脾静脈血栓症を呈する症例でしばしばみられる．

■病理所見

骨髄生検では，しばしば過形成を示し，巨核球の増殖や，さまざまな程度の顆粒球系・赤血球系細胞の増殖が認められる．進行した症例では，骨髄線維化と骨硬化が認められる．典型的なMPN，MDS，MDS/MPN，*BCR::ABL1*陽性慢性骨髄性白血病（CML）のWHO基準を満たす所見がないことが必須である．高度の骨髄線維化を伴うMDSとの鑑別は，臨床的・形態学的特徴が重複するため，困難な場合がある．このような症例では，脾腫，血球数，末梢血所見，骨髄所見，MPN関連遺伝子変異（*JAK2*，*MPL*，*CALR*）の有無，その他の変異，核型所見などを参考に鑑別を進める．

■鑑別診断

MPN-NOSの診断には，その他のMPN，MDS，MDS/MPN，*BCR::ABL1*陽性CMLの除外や，*PDGFRA*，*PDGFRB*，*FGFR1*，*JAK2*融合遺伝子，*ETV6::ABL1*，その他の*ABL1*遺伝子再構成が陰性であることの確認が必要である．また，*FGFR1*遺伝子再構成を伴う骨髄性・リンパ系腫瘍で，リンパ芽球が少なく，MPN様病態を呈している場合，*ABL1*遺伝子再構成を有する症例，形質細胞性腫瘍で腫瘍随伴類白血病反応によりMPN様病態を呈している場合などは，特に注意が必要である．また，芽球が増加している症例では，*RUNX1-RUNX1T1*を有する急性骨髄性白血病を除外することも重要である．

■染色体・遺伝子

MPN-NOSに特異的な細胞遺伝学的・分子遺伝学的所見はない．*PDGFRA*，*PDGFRB*，

2節 ■ 骨髄増殖性腫瘍

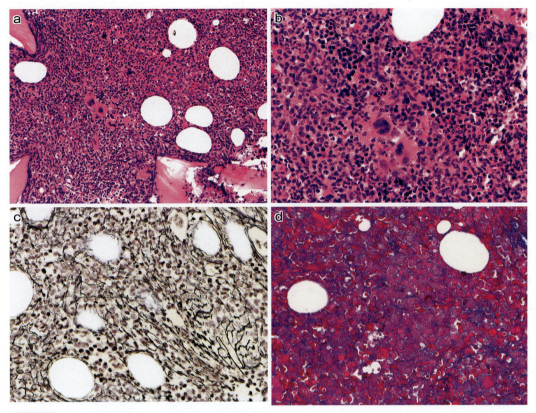

図 2-15 骨髄増殖性腫瘍，非特定型（骨髄生検）

54歳女性：WBC 17,000/μL, Hb 15.3 g/dL, Plt 26.3万/μL, LDH 873 U/L（基準値 124～222 U/L），末梢血塗抹標本 赤芽球 0.2/100 WBCs, JAK2 V617F 変異陽性，脾腫なし．
骨髄は過形成で，異型のある巨核球に加えて，赤芽球島も増加している〔a: HE 染色× 200，b: HE 染色× 400〕．鍍銀染色では細網線維がみられるが〔c: × 400〕，Azan 染色では膠原線維増生は明らかではなく，MF-1（グレード 1）の骨髄線維化が認められる〔d: × 400〕．骨髄球系を含め 3 系統の増殖を認めるが，真性多血症としては，Hb 値が大基準 1 を満たさない．前線維化期 / 初期骨髄線維症では，赤芽球系の増殖を認めている点が合致しない．以上から，骨髄増殖性腫瘍，非特定型と診断したが，本症例は，経過中に，線維化期骨髄線維症に移行したことから，骨髄線維症の初期をみていたものと思われる．

FGFR1 の再配列はなく，*JAK2* または *ABL1* が関与する遺伝子再構成もみられない．*JAK2*, *CALR*, *MPL* の表現型ドライバー遺伝子変異の存在は，MPN の診断を支持する．最も頻度の多いドライバー遺伝子変異は，*JAK2* 変異である．頻度は低いが，一部の症例では *TET2*, *ASXL1*, *SRSF2*, *RUNX1*, *DNMT3A* などの非ドライバー遺伝子に変異がある．

■ 予後

MPN-NOS は，特定の病型の初期像である場合，進行期である場合など，患者背景が多様であり，その予後は症例によって大きく異なる．また，細胞遺伝学的異常，併存疾患などによっても左右される．現時点では，臨床研究による長期予後の情報は十分ではない．また，遺伝子変異や染色体異常などによる予後予測についての情報も不足している．芽球の増加，広範な線維化，髄外造血を伴う進行した病態を呈する患者の予後は不良であると考えられる．現在のところ，長期

2章 ◆ 骨髄系腫瘍

生存につながる唯一の戦略は同種造血細胞移植である.

●文献

1) Arber DA, Orazi A, Hasserjian R, et al. The 2016 revision to the World Health Organization classification of myeloid neoplasms and acute leukemia. Blood. 2016; 127: 2391-405.

2) Thiele J, Kvasnicka HM, Orazi A, et al. The international consensus classification of myeloid neoplasms and acute leukemias: myeloproliferative neoplasms. Am J Hematology. 2023; 98: 166-79.

3) McLornan DP, Hargreaves R, Hernandez-Boluda JC, et al. How I manage myeloproliferative neoplasm-unclassifiable: practical approaches for 2022 and beyond. Br J Haematol. 2022; 197: 407-16.

4) Hargreaves R, Harrison CN, McLornan DP. Diagnostic and management strategies for myeloproliferative neoplasm-unclassifiable (MPN-U) : an international survey of contemporary practice. Curr Res Transl Med. 2022; 70: 103338.

〈竹中克斗, 北澤理子〉

3節 肥満細胞症
Mastocytosis

はじめに

　肥満細胞症（mastocytosis）は，種々の臓器に肥満細胞の異常増殖を示すことを特徴とする多様な疾患群からなっている．肥満細胞症は，皮膚病変に限局し小児に多い皮膚肥満細胞症（cutaneous mastocytosis: CM）と，成人に多く多臓器浸潤をきたす全身性肥満細胞症（systemic mastocytosis: SM），稀な病態の肥満細胞肉腫（mast cell sarcoma: MCS）に大きく分けられている 表2-15．肥満細胞症においては浸潤臓器の障害とともに，異常活性化肥満細胞による肥満細胞メディエーター遊離症候群が問題となる．肥満細胞はレセプター型チロシンキナーゼである KIT の発現により特徴づけられるが，肥満細胞症で増殖している腫瘍性肥満細胞においては KIT の活性化変異が高頻度で認められ，腫瘍化に中心的な役割を果たしている．KIT の活性化変異を標的とした治療開発が進んでいる．

表2-15 肥満細胞症の分類

	WHO分類第5版	ICC分類
皮膚肥満細胞症 Cutaneous mastocytosis (CM)	斑状丘疹状肥満細胞症 Macropapular CM (MPCM) 　単形性 monomorphic 　多形性 polymorphic	斑状丘疹状肥満細胞症 Macropapular CM (MPCM) 　単形性 monomorphic 　多形性 polymorphic
	びまん性皮膚肥満細胞症 Diffuse CM (DCM)	びまん性皮膚肥満細胞症 Diffuse CM (DCM)
	皮膚肥満細胞腫 Cutaneous mastocytoma 　単発性肥満細胞腫 　Isolated mastocytoma 　多発性肥満細胞腫 　Multilocalized mastocytoma	皮膚肥満細胞腫 Mastocytoma of the skin
全身性肥満細胞症 Systemic mastocytosis (SM)	慢性全身性肥満細胞症 Indolent SM	慢性全身性肥満細胞症 Indolent SM
	骨髄肥満細胞症 Bone marrow mastocytosis	亜型：骨髄肥満細胞症 Bone marrow mastocytosis
	くすぶり型全身性肥満細胞症 Smoldering SM	くすぶり型全身性肥満細胞症 Smoldering SM
	進行性全身性肥満細胞症 Aggressive SM	進行性全身性肥満細胞症 Aggressive SM
	造血器腫瘍合併全身性肥満細胞症 SM with an associated hematological neoplasm	骨髄系腫瘍合併全身性肥満細胞症 SM with an associated myeloid neoplasm
	肥満細胞性白血病 Mast cell leukemia	肥満細胞性白血病 Mast cell leukemia
肥満細胞肉腫 Mast cell sarcoma	肥満細胞肉腫 Mast cell sarcoma	肥満細胞肉腫 Mast cell sarcoma

＊上記分類以外にwell-differentiated systemic mastocytosis（WDSM）と称するSMの形態的亜型があり，MCLを含むSMの病型すべてに生じる病型である．WDSMは分化した肥満細胞の形態を示し，KIT変異なく，トリプターゼ値正常で診断困難であるがCD30の発現が特徴的である．

＊Cutaneous mastoctyoma病変を4つ以上認める場合はMPCMの診断となる．

2章 ◆ 骨髄系腫瘍

皮膚肥満細胞症
Cutaneous mastocytosis

■定義

皮膚肥満細胞症（CM）は小児に多い病型であり，皮膚組織のみに肥満細胞の浸潤を認めることで診断される[1]．臨床像より maculopapular cutaneous mastocytosis（MPCM），diffuse cutaneous mastocytosis（DCM），mastocytoma の3病型に分けられる．定義上，全身性肥満細胞症（SM）を認めない．小児の CM と異なり，成人の CM は SM の一症状である場合が多く，骨髄検査による確認が必須である．

■疫学

肥満細胞症全体の米国での頻度は1万人に1人で，年間発症率は100万人に5〜10人と見積もられている[2]．そのうち，65%が小児例で35%が成人例とされている．小児例のほとんどが CM と考えられる．Meni らの1,747例のレビューでは，90%が2歳以前に発症し，頻度は MPCM が75%，mastocytoma が20%，DCM が5%である[3]．

■臨床像 図2-16

3病型ともに，皮疹部を強くこすると膨疹・発赤を生じる Darier sign と称される症候を認め，CM の診断に重要な所見である．肥満細胞メディエーター遊離症候群である，全身発赤，頭痛，下痢，腹痛，アナフィラキシー症状などの全身症状を合併することがあり，特に皮膚病変が広範囲である例，血清トリプターゼ値が高値である例に頻度が高く認められる．

MPCM 図2-16a ：紅色から褐色の数 mm から数 cm の斑，丘疹，結節が体幹部を中心に全身に出現する．小児例では生後6カ月以内の発症が多い．小児に典型的な polymorphic variant と成人例に多く認められる monomorphic variant の2亜型に分類される．Polymorphic variant は，さまざまな大きさ，形の皮疹が非対称的に頭部，頸部，四肢を含む全身に認められる．ほとんどの例は思春期までに軽快する．Monomorphic variant は，小児では少数例に認められ，小型の円形で均一な結節病変を示し，成人例の SM にみられる皮膚病変に類似する．血清トリプターゼ値は高値を示すこともあり，また SM に進展することが多い．

DCM：出生時に発症し，全身皮膚に病変が存在するためグレンレザー（peau chagrine）やオレンジの皮（peau d'orange）様と称される浮腫を伴う紅皮症様病態を示し，高度の皮膚描記症（dermatographism），皮膚瘙痒をきたす．水疱形成や水疱内に出血をきたすことがあり皮膚症状は最も重篤である．他の病型とは異なり血清トリプターゼ値は高値を示す．多くの例は思春期までに軽快するが，一部に合併症での死亡例があることに注意を要する．

Mastocytoma：褐色，赤色，黄色の斑もしくは結節病変で通常1〜10cm の大きさを呈する．一部に複数例があり，3個までを mastocytoma とし，4個以上は MPCM に分類する．経過は良好であり，思春期までに自然軽快する．

■病因

肥満細胞症においては *KIT* 活性化変異が多くの例で認められ，後述するように，成人 SM では

54

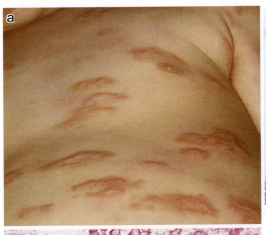
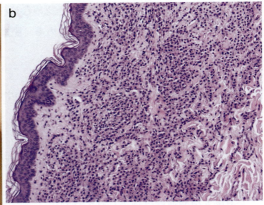
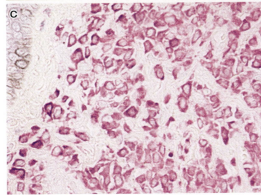

図 2-16 皮膚肥満細胞症（CM，3 歳児）
a）体幹部の MPCM 病変
b）皮膚組織所見．HE 染色（× 100）．真皮乳頭層から網状層に至る肥満細胞の浸潤を認める．
c）トイジンブルー染色（× 100）．メタクロマジーを示す細胞の集族を示す．
（元大阪大学医学部附属病院皮膚科 谷 守先生ご提供）

80％以上の例に KIT の D816V 活性化変異が認められる．一方，小児の CM の皮膚組織では 75％に KIT の変異が認められ，そのうち D816V 変異は 25〜30％で，40％の例は細胞外領域のエクソン 8 のコドン 417〜419，エクソン 9 のコドン 501〜509 の変異であり，変異部位に差がある．一部に家族性の例がある．

■形態学・組織化学的所見

CM においては真皮に肥満細胞（トルイジンブルー染色でメタクロマジーを示す）の浸潤を認める 図 2-16b，c ．数としては正常の 4〜8 倍とされるが，炎症性の浸潤との鑑別が難しい例もある．MPCM ＜ DCM ＜ mastocytoma の順に肥満細胞の浸潤が顕著となる．肥満細胞の同定にはトリプターゼ抗体や KIT（CD117）抗体を用いた免疫染色が有効である．SM の肥満細胞で認められる CD2，CD25 の発現は認められない．CM の病理診断として，major criteria：27 個以上の肥満細胞／高倍率視野，KIT 変異，minor criteria：12 個以上の肥満細胞／高倍率視野，肥満細胞クラスター（3 個以上），肥満細胞の間質浸潤，基底層の色素沈着（Caucasian での所見）が提唱されている[4]．

■診断基準

必須項目：
- 肥満細胞症として典型的な臨床的特徴を有する皮膚病変（典型的皮疹および Darier sign 陽性）

- 骨髄検査で SM に合致する病変を認めない（小児では骨髄検査は必須ではない）
- 皮膚生検にて肥満細胞の増加を認める〔肥満細胞は KIT（CD117）陽性もしくはトリプターゼ陽性で確認される〕

望ましい項目：
- 異所性の肥満細胞抗原発現（CD2$^+$，CD25$^+$，CD30$^+$，ただし CD2，CD25 は陰性例が多い）
- 皮膚病変での *KIT* 変異の検出

■予後

Meni らの報告では 67% が自然に軽快し，27% が安定し，2.7% が悪化，2.9% が致死的な経過となると報告されている[3]．2歳以後の発症例は2歳以前よりも悪化する例が多い．*KIT* の変異部位と予後との関連性は認められていない．

全身性肥満細胞症
Systemic mastocytosis

■定義

全身性肥満細胞症（SM）は，骨髄もしくは皮膚以外の臓器に腫瘍性の肥満細胞が浸潤・増殖している病態である．SM は，WHO 分類第5版（以下，WHO 分類）および ICC 分類で，それぞれ診断基準が定義されている[5]．

■疫学

デンマークにおける15歳以上の肥満細胞症のコホート研究結果からは，年間発症率は10万人あたり 0.89 であり，1997～2010年の14年間の累積発症率は10万人あたり 12.46 とされている[6]．

■診断基準　表2-16　図2-17

Major criteria は骨髄や皮膚以外の臓器に15個以上の肥満細胞の集塊が多巣性に認められることである．組織中の肥満細胞の同定にはトリプターゼもしくは KIT（CD117）の免疫染色が用いられる．Minor criteria として，①浸潤肥満細胞の異型性，② *KIT* 変異の存在，③腫瘍肥満細胞に特徴的な表面抗原の発現，④血清トリプターゼ値の上昇がある．①は，組織中の肥満細胞の25%以上が紡錘形を示す，もしくは骨髄スメアではタイプⅠ（紡錘形形態の成熟肥満細胞），タイプⅡ（核異型を伴う未熟肥満細胞）が25%以上認められることとされる．②は，肥満細胞症に最も高頻度に認められる *KIT* D816V 以外の低頻度の変異も含まれる．③は，CD2，CD25，CD30 がある．④は，血清中トリプターゼ値＞ 20ng/mL で定義される．ただし血清トリプターゼ値は，アナフィラキシー反応が生じている場合は増加しており，肥満細胞メディエーター遊離症候群が収束後 48 時間以上経過後の基礎トリプターゼ（basal serum tryptase: BST）値を評価する．また，急性骨髄性白血病（AML），慢性骨髄性白血病（CML），骨髄異形成症候群（MDS）では BST が増加するため，これらの骨髄系腫瘍が合併している場合は該当しない．さらに，BST 値が先天的に増加する疾患である hereditary alpha-tryptasemia（HαT）は健常人に比して SM 患者で高頻度に認められる（17.2% vs 4.4%）ため，HαT 合併例では，BST 値を補正する必要がある．HαT は，alpha-tryptasemia 遺伝子の増幅によるものであり，BST 値を増幅率で除することで補正と

3節 ■ 肥満細胞症

表2-16 全身性肥満細胞症（SM）の診断基準

	WHO分類第5版	ICC分類
SM診断要件	major criteriaとminor criteria 1項目を満たすか，もしくは，minor criteria 3項目以上満たす	major criteriaを満たすか，もしくはminor criteria 3項目以上満たす
Major criteria	骨髄や皮膚以外の臓器に15個以上の肥満細胞の集塊が多巣性に浸潤	骨髄や皮膚以外の臓器に15個以上の肥満細胞の集塊が多巣性に浸潤
Minor criteria	骨髄スメアの肥満細胞中，>25%が異型細胞（タイプ I およびタイプ II *），骨髄組織や皮膚以外の臓器の組織に浸潤する肥満細胞の>25%が紡錘形を示す	骨髄生検組織もしくは皮膚外臓器において浸潤する肥満細胞の>25%が紡錘形もしくは異型な未熟の形態を示す
	骨髄もしくは皮膚外臓器においてコドン816もしくは他の領域の活性化KIT変異を認める	KITD816V変異もしくは他の活性化KIT変異を骨髄，末梢血，他の皮膚外臓器に認める
	骨髄，末梢血，皮膚外臓器における肥満細胞が下記の表面抗原を1つ以上発現する：CD2，CD25，CD30	骨髄，末梢血，皮膚外臓器における肥満細胞が肥満細胞抗原に加えて，CD25，CD2，CD30のいずれかを発現する
	血清トリプターゼ>20ng/mL(AHNの合併ない場合)．HαT例では，トリプターゼレベルを補正する**	血清トリプターゼ値，持続的に>20ng/mL．SM-AMN例ではトリプターゼ値の上昇はminor criteriaとしない

*: 異型肥満細胞，タイプ I は成熟肥満細胞で紡錘形の形態を示すもの，タイプ II はpromastocyteと称され未熟肥満細胞の形態を示すものを指す．
**: HαT（hereditary alpha-tryptasemia）例では，トリプターゼの遺伝子増幅が生じているので，血清トリプターゼ値を遺伝子の増幅数で割り算を行うことで補正する．

B所見(burden of disease)

WHO分類第5版	ICC分類
肥満細胞高腫瘍量： • 骨髄組織中≧30% MC • 血清トリプターゼ≧200ng/mL • KITD816V変異 VAF≧10%（骨髄もしくは末梢血で）	肥満細胞高腫瘍量： • 骨髄組織中≧30% MC • 血清トリプターゼ>200ng/mL
骨髄過形成もしくは骨髄異形成： • 過形成骨髄 • 骨髄異形成（<10% 好中球，赤血球，巨核球）	血球減少（C所見には合致せず）もしくは血球増加．反応性は除外，また他の造血器腫瘍の診断は満たさず．
臓器腫大： • 肝腫大，ただし，腹水や他の障害の症状なし • 脾腫，ただし脾機能亢進なし，体重減少なし • リンパ節腫大（触知もしくは画像にて確認 >2cm）	臓器腫大： • 肝腫大，ただし肝機能障害なし • 脾腫，ただし脾機能亢進なし，血小板減少もなし • リンパ節腫大（触知もしくは画像にて確認>1cm）

C所見(cytoreduction required)

WHO分類第5版	ICC分類
1系統以上の血球減少： 好中球<1.0x10⁹/L，Hb<10g/dL，PLT<100x10⁹/L	腫瘍性肥満細胞浸潤による骨髄機能不全，1系統以上の血球減少： 好中球<1.0x10⁹/L，Hb<10g/dL，PLT<100x10⁹/L
肝障害：腹水，肝酵素上昇+/−肝腫大，肝硬変+/−門脈圧亢進	触知する肝腫大および肝機能障害，腹水，門脈圧亢進のいずれか
触知する脾腫および脾機能亢進+/−体重減少+/−低アルブミン血症	触知する脾腫および脾機能亢進
栄養障害および低アルブミン血症+/−体重減少	消化管の肥満細胞浸潤に伴う栄養障害および体重減少
広範囲骨融解（≧20mm）+/−病的骨折+/−骨痛	広範囲骨病変を伴う骨格系の浸潤+/−病的骨折

（Rets AV, et al. Am J Clin Pathol. 2024 Apr 29: agae 047[5) より改変）

2章 ◆ 骨髄系腫瘍

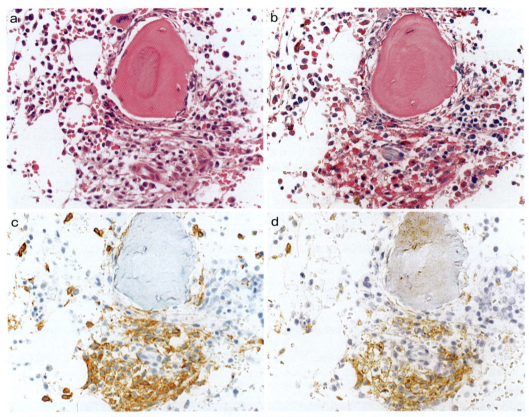

図 2-17 全身性肥満細胞症（ISM，成人例），骨髄生検組織像
a) HE 染色（× 400），b) ASD ギムザ染色（× 400），c) CD117 免疫染色（× 400），d) CD25 免疫染色（× 400）．
ASD ギムザ染色でメタクロマジーを呈する顆粒を有し，CD117 を高発現する肥満細胞の集簇を骨梁周囲に認める．一部の細胞は，紡錘形の形態を呈する．CD25 陽性であり腫瘍性肥満細胞の形質に合致する．

している．本補正については WHO 分類のみで記載されている．
　次に病型分類の指標として，腫瘍量の増加を評価する B 所見，臓器障害の存在を評価する C 所見がある．B 所見は，臓器障害を生じない程度までの肥満細胞量の増加を示す所見であり，骨髄での肥満細胞の増殖と BST の増加，血球の増加や減少，肝脾腫およびリンパ節腫大がある．B 所見が 0 または 1 個か 2 個以上で indolent SM（ISM）と smouldering SM（SSM）が分けられる．C 所見があることで，進行期の SM である，aggressive SM（ASM），mast cell leukemia（MCL），SM with associated hematological neoplasm（SM-AHN）（WHO 分類）/SM with associated myeloid neoplasm（SM-AMN）（ICC 分類）が診断される．SM-AHN/SM-AMN は，SM に他の造血器腫瘍の合併を認める病型である．AHN のほとんどが骨髄増殖性腫瘍（MPN），MDS，慢性骨髄単球性白血病（CMMoL）など骨髄系腫瘍であるが，悪性リンパ腫，多発性骨髄腫，慢性リンパ性白血病などの合併も少数ある．骨髄系腫瘍の合併例は，造血幹細胞の異常として SM と共存していると考えられ，リンパ系腫瘍は偶然の合併例も含まれる．そのため，ICC 分類では病

理発生的意義から骨髄系腫瘍の合併例のみを SM の一病型とし，SM-AMN としている．

病型分類[7-9] 図 2-18

ISM: SM の中で最も高頻度に認められる（Mayo Clinic Study 46%）[10]．年齢中央値は 45 〜 57 歳と進行期の SM と比較して若い．皮膚病変はほとんどの例で認められる．SM の中では最も予後良好で，一般対照群と変わらない生存率を示している．ISM から進行期の SM へ進展する例は＜3% である．

Bone marrow mastocytosis（BMM）: 皮膚病変がなく，腫瘍性肥満細胞が骨髄のみに限局する例である．WHO 分類では 1 病型とされているが，ISS 分類では ISM の 1 亜型とされている．腫瘍量は少なく，血清トリプターゼ値＜125ng/mL と定義されている．B 所見，C 所見は認めない．皮膚病変がないことから診断がつきにくく，アナフィラキシー症状を生じる例や骨粗鬆症による骨折を生じる例での鑑別診断が必要である．特に蜂毒に対するアレルギー・アナフィラキシー症状が高頻度に生じることが知られている．10 年生存率が 95.9% と予後良好な疾患である．

SSM: 肥満細胞の腫瘍量は多く，臓器腫大を通常認める．2 つ以上の B 所見の存在と，C 所見がないことで診断される．より悪性度の高い ASM への進展が 9 〜 15% に生じることがあり，ISM よりも予後不良である．

ASM: 1 つ以上の C 所見を認めることで診断される．皮膚病変は ISM より少なく（〜50%），一方で全身症状（60%），肝脾腫（50%），リンパ節腫大（30%）が高頻度に認められる．骨髄中の肥満細胞の増加を認める．白血病への転化（MCL や AML）が 5 〜 32% に認められる．全生存期間（OS）中央値は 3.4 〜 4.7 年である．

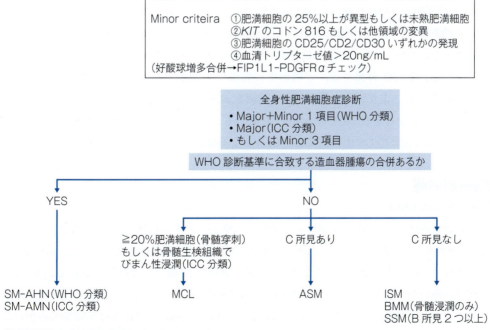

図 2-18 全身性肥満細胞症（SM）の診断アルゴリズム

2章 ◆ 骨髄系腫瘍

表 2-17 Mast cell leukemia（MCL）診断基準と亜型分類

	WHO分類第5版	ICC分類
診断基準	SM診断基準を満たし，骨髄塗抹標本で20%以上の肥満細胞を認める．	SM診断基準を満たし，骨髄塗抹標本で20%以上の異型肥満細胞（promastocyte，metachromatic blast，多核もしくは高度に多型性の肥満細胞）を認める．骨髄塗抹標本が適切でない場合は，骨髄生検組織にて異型肥満細胞の高度のびまん性の浸潤を認めることも可とする．
末梢血での肥満細胞率による亜型分類	• Classic≧10%肥満細胞 • Aleukemic<10%	亜型の定義なし．ただし循環肥満細胞の記述は推奨される
先行する肥満細胞腫瘍の存在による亜型分類	• De novo/primary MCL • Secondary MCL	
C所見の有無による亜型分類	• Acute MCL, C所見あり • Chronic MCL, C所見なし	本亜型の設定なし

　SM-AHN/SM-AMN: 本症は，SM とともに，非肥満細胞の造血器腫瘍の診断基準を満たす疾患の合併例である．SM の中での頻度は ISM に次いで 2 番目に多い（Mayo Clinic study 40%）．骨髄系の疾患が多く，最も頻度が高いのは CMMoL である．リンパ系腫瘍としては多発性骨髄腫や悪性リンパ腫を認めるが稀である．骨髄系腫瘍は SM は同一クローン由来例が多いが，リンパ系腫瘍は異なるクローンによる疾患の偶然の合併が多いことから，ICC 分類では骨髄系腫瘍の合併のみを含めることとして SM AMN が定義されている．SM とともに AHN/AMN が予後に関連し，OS 中央値は 24 ～ 85 カ月である [9]．

　MCL 表 2-17 : 白血化を示す SM であり，SM の中での頻度は< 6%である．骨髄塗抹標本での異型肥満細胞が 20%以上認められることで診断される．ICC 分類では骨髄 dry tap で塗抹標本が適切なものが得られないときには骨髄生検での異型肥満細胞のびまん性浸潤によっても診断可としている．WHO 分類では，末梢血中に腫瘍性肥満細胞を 10%以上認める例を "classic" leukemic 型とし，より頻度の多い 10%未満例を aleukemic 型と定義している．さらに WHO 分類では，C 所見を有する MCL を acute MCL とし，C 所見を有しない MCL を chronic MCL と称している．MCL の OS 中央値は 2 ～ 31 カ月と SM の中で最も予後不良である．

肥満細胞肉腫
Mast cell sarcoma

　肥満細胞肉腫 [11] は，高度異型性を示す肥満細胞からなる局所破壊性の固形腫瘍として進展する，高悪性度の肥満細胞症である．極めて稀な病型であり，肥満細胞症の中で 0.5%未満の頻度と報告されている．男女比はほぼ 1 であり，年齢中央値は 39 歳（1 ～ 77 歳）とされている．De novo 発症例が多いが，23%に先行する他の肥満細胞症の経過が認められる．重症の全身性の肥満細胞メディエーター遊離症候群を示す mast cell activation syndrome(MCAS) が約 30%の例に認められる．病変部位は骨が最も多く（62%），続いて消化管（21%），リンパ節，皮膚，脾臓，肝臓と

なる．23%の例で MCL への進展を示し，治療抵抗性であり生存期間の中央値は 24 カ月と予後不良である．

■**診断基準**

必須項目：

- KIT（CD117）およびトリプターゼを発現する高度異型性の肥満細胞による局所浸潤性病変
- 古典的 MCS 症例においては SM の診断基準は満たさない
- 古典的 MCS とは *de novo* 発症例を称し，先行する肥満細胞腫瘍からの進展は MCS-like 進展と称する

望ましい項目：

- CD2，CD25，CD30 を発現する

鑑別すべき疾患として，皮膚外に発症する mastocytoma がある．皮膚外 mastocytoma は，浸潤性の増殖や異型性を示さない成熟肥満細胞からなり，局在性の良好な経過を示す疾患である．極めて稀で，肺での発症例がほとんどである．

肥満細胞症の遺伝子変異

■ ***KIT* 活性化変異**[7, 12]　図 2-19

　成人 SM の 80%以上の例に *KIT* の D816V 活性化変異が認められる．一方，小児の CM の皮膚組織では 75%に *KIT* の変異が認められ，そのうち D816V 変異は 25 ～ 30%で，40%の例は細胞外領域のエクソン 8 のコドン 417 ～ 419，エクソン 9 のコドン 501 ～ 509 の変異であり，変異部位に差がある．SM の病型毎においても，D816V の変異の頻度，その他の変異に差が認められる．ISM は 100%近く D816V 変異を認める．ASM は 60%以上が D816V 変異で，その他に D820G，V559I などの変異を認める．SM-AHN は 80%以上に D816V を認め，AHN 成分においても疾患によりさまざまな頻度で同じ変異を認めている．特に CMMoL では 89%，AML では 30%に変異を認めているが，リンパ系腫瘍においては *KIT* 変異を認めていない．MCL では D816V 変異は 46%と低値であり，細胞外領域，膜直下領域の変異が認められ，変異の認められない例もある．肥満細胞肉腫では D816V 変異は 21%に認められ，29%はエクソン 17，11，8 の変異がある．以上のように *KIT* 変異は肥満細胞症を特徴づける重要な変異である．

■ ***KIT* 変異以外の変異**

　次世代シークエンスの導入により，SM の網羅的遺伝子解析が行われ，骨髄系腫瘍に一定の頻度で認められる，*TET2, ASXL1, SRSF2, N/KRAS, RUNX1, CBL* の変異が SM においても数 %～ 20%の頻度で認められることが報告されている．患者由来の CFU-GM コロニーを用いた遺伝子異常の解析から，*TET2，SRSF2，ASXL1* の変異が *KIT* 変異よりも先行して存在していることが示されている．最も多数例で，標的遺伝子を絞って解析を行った Pardanani らの報告によれば，検出頻度の多い順に *TET2*（29%），*ASXL1*（17%），*CBL*（11%）が認められ，SM-AHN ＞ ASM ＞ ISM の順に変異の頻度が高いことが示されている[13]．また，付加的遺伝子異常が予後と関連することが報告されている．

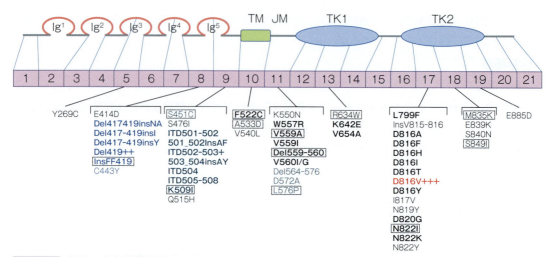

図 2-19 小児，成人肥満細胞症における *KIT* 変異
小児例では，*KIT*D816 変異は〜30％に認められ，細胞外領域変異は〜40％に認められる．成人例では，病型により *KIT*D816 変異は少なくとも 80％に認められる．
Ig：細胞外 immunoglobulin 様ドメイン，TM：細胞膜貫通領域，JM：傍細胞膜領域，TK：チロシンキナーゼ領域，1 〜 21：エクソン番号．
＋：3 〜 7％，＋＋：15 〜 20％（小児例），＋＋＋：＞ 80％（成人例）．他は＜ 3％．
青字は小児 CM 例での報告を示す．赤字は最も高頻度の変異を示す．枠囲みは家族性変異例を示す．太字は活性化変異であることが証明されているものを示す．
(Li JY, et al. Cancers(Basel). 2023; 15: 5626[7] および Valent P, et al. Hemasphere. 2021; 5: e646[12] より改変)

肥満細胞症の予後評価[9, 13]

　SM には予後の異なる複数の病型があり，各病型の中でも予後はさまざまである．予後評価としては，8 つの異なるモデルが提唱されている．主なものを 表 2-18 に示す．年齢，貧血，血小板数減少，白血球数増加，トリプターゼ値，ALP 値，β2m 値，骨髄 *KIT*D816V 変異％，付加的遺伝子異常（*SRSF2*, *ASXL1*, *RUNX1*, *DNMT3A*, *NRAS*）により 3 〜 5 群に予後が分類されている．Global Prognostic Score for Systemic Mastocytosis（GPS）モデルの報告ではこれらの予後予測モデルの比較を行い，GPS-PFS と Spanish Network on Mastocytosis(REMA)-PFS モデルが，特に非進行期 SM の PFS 予測に最も有効であることを示している（REMA-PFS モデルでは，PFS 中央値はスコア 0/1 で未到達，スコア 2 で 6 年，スコア 3 で 2 年に分けられる）．また，OS には，International Prognostic Scoring System for Advanced Systemic Mastocytosis（AdvSM-IPSM）と GPS-OS が最も有効としている（GPS-OS モデルでは，5 年 OS: low 100%, intermediate 94%, high 62%, 10 年 OS: low 100%, intermediate 94%, high 30%）．

肥満細胞症の治療[14, 15]

　小児期の CM においては，肥満細胞メディエーター遊離症候群に伴う症状のコントロールを中心とし H_1 阻害薬，H_2 阻害薬，disodium chromoglycate を用い，皮膚病変についてはステロイドの外用もしくはカルシニューリン阻害薬の外用を用いる．血管虚脱やアナフィラキシー症状の既

表 2-18 全身性肥満細胞症（SM）の予後評価システムの比較

	非進行期SM		進行期SM			
	REMA	IPSM (非進行期SM)	IPSM (進行期SM)	MARS	MAPS	GPS
年齢>60		○	○	○	○	
Hb, g/dL						
<10				○		
<11		○				○
PLT, x10^9/L						
<100			○	○		
<150					○	
WBC>16x10^9/L						
血清レベルの上昇						
tryptase			○ (≧125ng/mL)			○ (≧125ng/mL)
β_2－microglobulin	○					○ (≧2.5μg/mL)
ALP		○ (≧100U/L)			○ (>normal range)	○ (≧140U/L)
遺伝子変異						
BM *KIT* D816V VAF>1%	○					
付加的遺伝子異常	*ASXL1* *RUNX1* *DNMT3A*			*SRSF2* *ASXL1* *RUNX1*	*ASXL1* *RUNX1* *NRAS*	*SRSF2* *ASXL1* *RUNX1* *DNMT3A*

REMA: Red Española de Mastocitosis (Spanish Network on Mastocytosis); IPSM: International Prognostic Scoring System for Non-advanced Mastocytosis (NonAdvSM-IPSM) and Advanced Systemic Mastocytosis (AdvSM-IPSM);
MARS: Mutation-adjusted Risk Score for Advanced Systemic Mastocytosis; MAPS: Mayo Alliance Prognostic System;
GPS: Global Prognostic Score for Mastocytosis

往がある場合はエピペンを携行することが推奨されている．DCM 例など頻回にアナフィラキシー様症状を呈する例で，*KIT*del419 変異例，K509I 変異例に，イマチニブが使用され軽快している経過が報告されている．

　SM では，肥満細胞メディエーター遊離症候群と肥満細胞の浸潤に伴う臓器障害の存在が治療の適応となる．D816変異 KIT 阻害能を有する，新規のチロシンキナーゼ阻害薬 avapritinib と midostaurin が FDA で承認され，NCCN のガイドラインにおいても進行期の SM，有症状 ISM，SSM においての治療選択肢として挙げられている（avapritinib は臨床試験での出血の増加リスクから血小板5万/μL 以上の例で適応）．日本での承認が待たれる．その他のよく使用される薬剤として α-IFN，hydroxyurea，2-CdA，イマチニブ（*KIT* D816変異以外の変異，野生型）がある．肥満細胞症に対する同種移植については，CR（完全寛解）：28%，SD（安定）：21%，3年 OS：57%の報告があり，難治性の肥満細胞症に一定の効果を示す治療であることが明らかとされている．また特に SM-AHN（AMN）の病型で AHN（AMN）が移植適応となる例では，積極的に考慮すべき治療選択肢の１つと考えられる．

2章 ◆ 骨髄系腫瘍

おわりに

*KIT*変異とともにさまざまな付加的な遺伝子異常により肥満細胞症の多様な疾患の成り立ちが明らかとなりつつある．今後，さらなる病態の解明とともに，新規KIT阻害薬の活用，付加的遺伝子異常を標的とした治療開発などによる，この難治性疾患の治療が進むことが望まれる．

●文献

1) Hartmann K, Escribano L, Grattan C, et al. Cutaneous manifestations in patients with mastocytosis: consensus report of the European Competence Network on Mastocytosis; the American Academy of Allergy, Asthma & Immunology; and the European Academy of Allergology and Clinical Immunology. J Allergy Clin Immunol. 2016; 137: 35-45.

2) Brockow K. Epidemiology, prognosis, and risk factors in mastocytosis. Immunol Allergy Clin North Am. 2014; 34: 283-95.

3) Meni C, Bruneau J, Georgin-Lavialle S, et al. Paediatric mastocytosis: a systematic review of 1747 cases. Br J Dermatol. 2015; 172: 642-51.

4) Brockow K, Bent RK, Schneider S, et al. Challenges in the diagnosis of cutaneous mastocytosis. Diagnostics (Basel). 2024; 14: 161.

5) Rets AV, George TI. How I diagnose systemic mastocytosis. Am J Clin Pathol. 2024 Apr 29: agae047.

6) Cohen SS, Skovbo S, Vestergaard H, et al. Epidemiology of systemic mastocytosis in Denmark. Br J Haematol. 2014; 166: 521-8.

7) Li JY, Ryder CB, Zhang H, et al. Review and updates on systemic mastocytosis and related entities. Cancers (Basel). 2023; 15: 5626.

8) Pardanani A. Systemic mastocytosis in adults: 2023 update on diagnosis, risk stratification and management. Am J Hematol. 2023; 98: 1097-116.

9) Lee HJ. Recent advances in diagnosis and therapy in systemic mastocytosis. Blood Res. 2023; 58: 96-108.

10) Lim KH, Tefferi A, Lasho TL, et al. Systemic mastocytosis in 342 consecutive adults: survival studies and prognostic factors. Blood. 2009; 113: 5727-36.

11) Matsumoto NP, Yuan J, Wang J, et al. Mast cell sarcoma: clinicopathologic and molecular analysis of 10 new cases and review of literature. Mod Pathol. 2022; 35: 865-74.

12) Valent P, Akin C, Hartmann K, et al. Updated diagnostic criteria and classification of mast cell disorders: a consensus proposal. Hemasphere. 2021; 5: e646.

13) Munoz-Gonzalez JI, Alvarez-Twose I, Jara-Acevedo M, et al. Proposed global prognostic score for systemic mastocytosis: a retrospective prognostic modelling study. Lancet Haematol. 2021; 8: e194-204.

14) Gotlib J, Gerds AT, Abdelmessieh P, et al. NCCN Guidelines® Insights: Systemic Mastocytosis, Version 3.2024. J Natl Compr Canc Netw. 2024; 22: e240030.

15) Veitch S, Radia DH. Recent advances in the therapeutic management of advanced systemic mastocytosis. Diagnostics (Basel). 2023; 14: 80.

〈水木満佐央〉

4節 骨髄異形成症候群
Myelodysplastic neoplasms

はじめに

　WHO分類第5版[1]では骨髄異形成症候群の名称，分類法に大きな変更がなされた．まず，名称がmyelodysplastic syndromesからmyelodysplastic neoplasmsとなった．腫瘍性疾患であることを明確にするためということで，この日本語訳は「骨髄異形成腫瘍」となるが，本稿では従来からの「骨髄異形成症候群（MDS）」として記載したい．欧州諸国をはじめ米国以外では，WHO分類第5版が出された後も血液専門医の間ではmyelodysplastic syndromesが使われており，myelodysplastic neoplasmsという名称が広く用いられるようになるかは，今後の状況をみる必要がある．一方で，疾患名の略号は"MDN"ではなく，従来からの"MDS"を踏襲することになっている．

　MDSはクローン性造血幹細胞腫瘍の1つであり，血球減少，形態的異形成，進行性の無効造血と急性骨髄性白血病（AML）進展リスクの上昇を特徴としている．原則的には高齢者の疾患であり，診断時年齢の中央値は75歳程度との報告が多い．WHO分類第5版では77歳と記載されており，最近報告された国内の多数例の解析では74歳であった（JALSG CS-11研究）[2]．40歳以下での発症は稀であり，加齢とともに発症率も上昇することから，加齢に伴う造血細胞の変化が重要な発症要因と考えられている．アジアからの報告では発症年齢がやや若いと考えられているが，本邦においては社会の高齢化とともに報告される発症年齢も上昇し，上述のように欧米とほぼ変わらなくなっている．米国のSEER（surveillance, epidemiology, and end results）データではアジア系の年齢調整発症率が人口10万人あたり2.8人に対し，白人では4.2人と多くなっている．日本のがん情報サービス（国立がん研究センター）では，国内で年間に約10,000人が新たにMDSと診断されると推計されている（https://ganjoho.jp/public/cancer/MDS/index.html）．世界的にみて全体の3〜4割が白血病への移行リスクが高い，いわゆる高リスクMDSと考えられている．MDS診断で用いられる血球減少の定義は，臨床的意義の不明なクローン性血球減少症（CCUS），骨髄異形成/骨髄増殖性腫瘍（MDS/MPN）と同じ基準が用いられており，貧血は男性でHb＜13g/dL，女性で＜12g/dL，好中球減少は＜1,800/μL，血小板減少は＜15万/μLが用いられる．少なくとも1系統の血球減少はMDS診断に必須であるが，軽度の血球減少では人種差，性別，検査機器による差なども考慮する必要がある．血球異形成と血球減少があっても，血球増加を伴っている場合（例えば貧血があるが白血球数が増加している，など）は基本的にMDS以外の診断（MDS/MPN，MPNなど）を念頭におく必要がある．ただし，MDSの5qマイナス症候群では血小板数増加（≧45万/μL）は許容される．

　診断では，診断の正確度を高めるために，末梢血，骨髄標本の観察に加えて，染色体検査（G分染，FISHなど），ゲノム変異解析，フローサイトメトリーの実施が望ましく，いずれか1つではMDS診断の複雑さに対応できない．ただ，国内ではゲノム変異解析の実施が一般診療としてはまだ認められておらず，WHO分類第5版はゲノム解析の実施を前提としているため，現時点

2章 ◆ 骨髄系腫瘍

ではWHO分類第5版に完全に基づいたMDSの診断／分類は困難である．形態診断では，1系統以上での血球異形成が特徴で，それぞれの系統において10％以上の細胞に異形成が認められる場合に有意とされるが，血球減少と異形成が同じ系統に認められるとは限らない．また，末梢血／骨髄での芽球増加を伴うことがあるが，芽球割合はそれぞれ20％未満である．芽球割合算定には，骨髄スメア標本では500細胞のカウント，あるいは生検像の検討が必要で，末梢血では200細胞の分類が求められる．芽球割合は骨髄においては赤芽球を含む全有核細胞に対する割合として算定され，末梢血では白血球に対する割合（有核赤芽球は除く）として計算することとなっている．異形成については各系統のまとめを 表2-19 に示す．

異形成の判断などの検査に加えて患者の服薬，既往の情報はMDS診断に必須で，こうした情報のないままにMDS診断をつけてはならず，造血因子投与中のMDS病型見直しは行わない．服薬，感染症や代謝障害，免疫異常の合併では，血球減少と異形成を生ずることがあるため，こうした二次的な変化をもたらすものがないかMDS診断の前に十分に考慮する必要がある．

WHO分類第5版ではMDSを大きく2群に分けている．「特定の遺伝子異常を有するMDS（MDS with defining genetic abnormalities）」と「形態により定義されたMDS（MDS, morphologically defined）」である 表2-20 ．特定の遺伝子異常を有するMDSには，以前の5qマイナス症候群であるMDS-5q（MDS with low blasts and 5q deletion），*SF3B1*変異を伴うMDSとしてMDS-*SF3B1*（MDS with low blasts and *SF3B1* mutation），両アレルの*TP53*変異（不活性化）を伴うMDSとしてMDS-bi*TP53*（MDS with biallelic *TP53* inactivation）が含まれている．*SF3B1*変異，片アレルの*TP53*変異を伴っていてもMDS-5q診断が優先される．これ

表2-19 MDS診断のための異形成

系統	部位	異形成
赤芽球系	核	出芽
		核間架橋
		多核
		巨赤芽球様変化
		核崩壊
	細胞質	環状鉄芽球
		空胞化
		PAS陽性
顆粒球系	核	低分葉好中球（偽Pelger-Huët核異常）
		過分葉好中球
	細胞質	顆粒減少
		偽Chediak-Higashi顆粒
		小型
		Auer小体
巨核球系	核	あらゆるサイズの巨核球の低分葉化
		多核化（広範囲に分離した核）
	細胞質	微小巨核球

4節 ■ 骨髄異形成症候群

表2-20 WHO分類第5版におけるMDS分類の全体像

	芽球比率	染色体所見	遺伝子変異
特定の遺伝子異常を有するMDS			
MDS with low blasts and 5q deletion (MDS-5q)	骨髄5%未満かつ末梢血2%未満	5q欠失単独，または−7/7q⁻以外の1つの異常	*SF3B1*
MDS with low blasts and *SF3B1* mutation (MDS-*SF3B1*)	骨髄5%未満かつ末梢血2%未満	以下を除く：5q欠失単独，−7/，複雑核型	2つ以上の*TP53*変異，または1つの変異とcnLOH*
MDS with biallelic *TP53* inactivation (MDS-bi*TP53*)	骨髄と末梢血で20%未満	通常は複雑核型	
形態により定義されたMDS			
MDS with low blasts（MDS-LB）	骨髄5%未満かつ末梢血2%未満		
Hypoplastic MDS（MDS-h）	骨髄5%未満かつ末梢血2%未満		
MDS with increased blasts（MDS-IB）			
MDS-IB1	骨髄5～9%または末梢血2～4%		
MDS-IB2	骨髄10～19%または末梢血5～19%またはAuer小体		
MDS with fibrosis（MDS-f）	骨髄5～19%または末梢血2～19%		

*cnLOH: コピー数に変化がないヘテロ接合性喪失

らの特徴については，それぞれの項目で解説する．

　形態により定義されたMDSは大きく低芽球比率と芽球増加を伴うMDSに大別される．低芽球比率のMDS（MDS with low blasts: MDS-LB）としては，さらに低形成性MDS（hypoplastic MDS: MDS-h）が病型に組み込まれるとともに，芽球増加を伴うMDS（MDS with increased blasts: MDS-IB）では，亜型として線維化を伴うMDS（MDS with fibrosis: MDS-f）が記載された．MDS-h, MDS-fともに以前より存在は認識されており，これまでのWHO分類にも本文中に記載はされていたが，病型，亜型として掲載されるのは初めてとなる．また，これまで分類の困難なMDSに対してMDS, unclassifiableが作られていたが，それが削除された．本稿の対象ではないが，MDS, AMLをはじめとする骨髄系腫瘍の前段階としてCCUSがWHO分類第5版に組み込まれたことに関連している．

　芽球増加を伴うMDS（骨髄芽球割合が10～19%のMDS-IB2）とAMLとの骨髄芽球比率境界は，芽球割合が10～30%程度の患者に対する新たな治療の開発の観点から考えられてきている．こうした再評価には実際的な課題として，①芽球割合の境界をどのように設定しても恣意的なものであり，骨髄性腫瘍の連続性という本質を十分に捉えられない，②芽球割合の測定は採取検体の状態や採取の成否に左右され，測定も主観的になる，③標準的な芽球測定法が確立されて

おらず，別々の測定法は結果の不一致を生み出しうるし，実際はしばしば異なる結果が得られる．骨髄スメアでの芽球割合カウントとフローサイトメトリーの結果から考えられる芽球割合などは1つの例であろう．

　AMLの診断基準となる芽球割合を低くすると，一部の例ではAML治療が導入されることで過剰治療となる危険性をはらんでいる．WHO分類第5版とほぼ同時に出版されたInternational Consensus Classification（ICC）[3]では芽球10〜19%の場合はMDSではなく，MDS/AMLという新たな診断とすることを提唱している．MDSとAMLの芽球割合の考え方がWHO分類第5版とICCとは異なっているとは言え，WHO分類第5版においても，治療の観点あるいは臨床試験計画の観点から適切と考えられる場合には，MDS-IB2をAMLと同等としてとり扱うことについて問題はないとする立場をとっている．

　小児のMDSについては別途記載されるので，ここでは割愛する．

●文献 --

1) WHO Classification of Tumours Editorial Board. Haematolymphoid tumours [Internet]. Lyon (France): International Agency for Research on Cancer; 2024. (WHO classification of tumours series, 5th ed.; vol. 11). Available from: https://tumourclassification.iarc.who.int/chapters/63.

2) Usuki K, Ohtake S, Honda S, et al. Real-world data of MDS and CMML in Japan: results of JALSG clinical observational study-11(JALSG-CS-11). Int J Hematol. 2024 119: 130-45.

3) Arber DA, Orazi A, Hasserjian RP, et al. International Consensus Classification of Myeloid Neoplasms and Acute Leukemias: integrating morphologic, clinical, and genomic data. Blood. 2022; 140: 1200-28.

〈宮﨑泰司〉

4節 ■ 骨髄異形成症候群

特定の遺伝子異常を有する骨髄異形成症候群
Myelodysplastic neoplasms with defining genetic abnormalities

低芽球比率と 5 番染色体長腕欠失を伴う骨髄異形成症候群
Myelodysplastic neoplasm with low blasts and 5q deletion

■定義

　低芽球比率と 5 番染色体長腕欠失を伴う骨髄異形成症候群（myelodysplastic neoplasm with low blasts and 5q deletion: MDS-5q）は，単独の 5 番染色体長腕欠失，もしくは 5 番染色体長腕欠失ともう 1 つの染色体異常（7 番染色体異常，7 番染色体長腕欠失を除く）を伴い，血球減少を示す骨髄性腫瘍で，芽球割合が骨髄で 5% 未満かつ末梢血で 2% 未満である．特定の遺伝子異常を有する MDS に含まれるこの病型は，これまでも「5q マイナス症候群」として知られてきたが，WHO 分類第 5 版ではこの用語の使用は推奨しないとされている．片アレルの *TP53* 変異，あるいは *SF3B1* 変異があっても MDS-5q の診断が優先されるが，両アレルの *TP53* 不活化がある場合には，MDS with biallelic *TP53* inactivation（MDS-bi*TP53*）の診断となる．

■臨床所見および疫学

　多くは貧血に由来する臨床症状を呈し，大球性貧血で輸血依存になることがしばしばである．一方で，他の MDS 病型とは異なり，血小板数増加を示す例も多く，およそ 1/3 で血小板数が 45 万 /μL を超える．一般に，骨髄性腫瘍で血球増加を伴う場合には MDS ではなく，MPN や，MDS/MPN を考えるが，MDS-5q 診断では例外的に血小板増加が認められる．MDS の中では女性に多い病型で，診断時の年齢中央値も 67 歳と MDS 病型の中では若い．MDS 全体の 2.5% を占め，人口 10 万人あたりの年間発症頻度は 0.1 人程度とされている．

■病因

　特定されたものはないが，過去にベンゼン，化学療法薬，放射線への曝露のあった例が報告されている．病態形成に重要なのは，5 番染色体長腕の共通欠失領域内にある 5q32– q33.1 の領域（およそ 1.5 Mb で D5S413 と *GLRA1* 遺伝子の間）にコードされている遺伝子の半数体不全（haploinsufficiency）と考えられている．特に，赤芽球系の形質は，リボソーム構成因子をコードする *RPS14* 遺伝子のハプロ欠失に伴って生ずるリボソームプール減少によって MDM2-TP53 経路が活性化され，赤血球系の無効造血につながると考えられている．

　さらに，miR-146a，*TIFAB* の半数体不全によって toll-like receptor（TLR）シグナルの仲介因子である TRAF6 の発現増加と TLR4 の活性化が生じ，S100A8/S100A9 複合体の高発現につながって，結果として赤血球系の喪失に至る可能性も指摘されている．

　また，miR-145, miR-146a の半数体不全は，血小板増加と骨髄における自然免疫系の活性化を引き起こしている．*CSNK1A1*（casein kinase 1A1 をコードする遺伝子）の半数体不全は，WNT/β-catenin 経路の脱制御を介してクローン増殖に有利に働いている．

　加えて，この領域に含まれない部分で欠失している遺伝子も病態と関連すると報告されている．

2章 ◆ 骨髄系腫瘍

■末梢血, 骨髄所見

骨髄は正から過形成で, 赤芽球過形成を示す. 通常, 巨核球は増加しており, サイズは小型が多く, 分葉のないまたは低分葉の核をもつ. 赤芽球系, 顆粒球系の異形成はあまり目立たない. 単球増加は稀で, 骨髄線維化はない. 定義上, 芽球割合は骨髄で5%未満かつ末梢血で2%未満である. 骨髄標本においてp53蛋白質の染色は, 予後不良のマーカーとなり, 骨髄細胞の1%以上で強い発現がみられる場合にはAMLへの転化リスクが高く, 生命予後も不良である. 環状鉄芽球(あるいは*SF3B1*変異)がみられる場合もあるが, それらにかかわらずMDS-5q診断が優先される.

■診断的分子病理

5番染色体長腕の中間部欠失が特徴で, 5q31-q33は共通して欠失しているが, 欠失部位や欠失サイズは症例でさまざまである. MDSの多くが複数のドライバー遺伝子変異を有するのと比較して, この病型はdel5qという1つのドライバー遺伝子イベントで成り立っている. del5qに加えてあと1つの染色体変異(7番染色体モノソミー/7番染色体長腕欠失を除く)が存在しても同様の病態と経過を示すことがわかっている.

MDS-5qで*SF3B1*変異を伴う例(およそ20%)もこの病型に多くみられることから*SF3B1*変異は二次的な変化と考えられている. ごく一部の例では5q欠失に加えて*JAK2* V617F変異あるいは*MPL* W515L変異が生じているが, これらは疾患の表現系や予後に影響を与えないとされている. 時に5番染色体長腕欠失と*JAK2*変異は異なるクローンに観察される. これは, *SF3B1*変異と*JAK2*変異(あるいは*MPL*変異)が共存することでMDS/MPN with *SF3B1* mutation and thrombocytosisとなることと大きく違っている.

■診断基準

必須項目:

- 貧血(他の血球減少を伴う場合や, 血小板増加を伴う場合がありうる)
- 巨核球系の異形成(他系統の異形成を伴うことがある)
- 骨髄芽球5%未満, かつ末梢血芽球2%未満
- 染色体では5q欠失を認める. 5q欠失単独, あるいは7番染色体モノソミー, 7q欠失以外の染色体変異を1つ伴うことも許容される.
- AML, 両アレルの*TP53*不活化を伴うMDS(MDS-bi*TP53*), 芽球増加を伴うMDS, MDS/MPNの診断基準を満たさないこと

■予後および予後予測

免疫調節薬であるレナリドミドは, casein kinase 1Aのユビキチン経路を介した破壊を標的としており, MDS-5q患者にとても有効である. およそ2/3の患者で輸血非依存が達成され, これは異常クローンの抑制と関連している.

IPSS-R染色体グループでは, MDS-5qは予後良好に含まれ, 多くの患者はIPSS-Rでlowまたはintermediate-1に含まれる. 男性, 高齢, 輸血依存, 好中球減少, 血小板減少は予後不良と関連している.

*TP53*遺伝子変異は診断時に18%程度までにみられ, レナリドミドへの反応性不良や急性骨髄

性白血病転化リスクと関連している．AML 転化例では *TP53, RUNX1, TET2* の変異が同定される．MDS-5q では *SF3B1* 変異も予後不良と関連する可能性がある．

〈宮﨑泰司〉

低芽球比率と *SF3B1* 変異を伴う骨髄異形成症候群
Myelodysplastic neoplasm with low blasts and *SF3B1* mutation

■定義

　低芽球比率と *SF3B1* 変異を伴う骨髄異形成症候群(myelodysplastic neoplasm with low blasts and *SF3B1* mutation: MDS-*SF3B1*) は，血球減少と血液細胞の異形成を伴う骨髄系腫瘍で，*SF3B1* 遺伝子変異としばしば環状鉄芽球によって特徴づけられる．骨髄芽球割合は 5% 未満でかつ，末梢血芽球割合は 2% 未満である．環状鉄芽球を骨髄赤芽球の 5% 以上に認める例では，90% 以上で *SF3B1* 変異が認められると報告されており，両者の強い関連が考えられている[1]．以前の鉄芽球性貧血は，環状鉄芽球が骨髄赤芽球の 15% 以上に認められるものとされていた．*SF3B1* 変異がなく環状鉄芽球を赤芽球の 15% 以上に認める場合には，低芽球比率と環状鉄芽球を伴う MDS（MDS with low blasts and ring sideroblasts）という用語も許容されている．この用語は，特に遺伝子変異解析が実施できない状況や，*SF3B1* 以外の RNA スプライシング因子変異を伴って環状鉄芽球増加を伴う稀な場合で用いられる．染色体核型では，5番染色体長腕欠失，7番染色体モノソミー，複雑核型がないことが条件となる．

■臨床所見および疫学

　多くの例では貧血（約 60%）を認め，血小板減少は 13%，好中球減少は 8% と報告されている．MDS-*SF3B1* は欧米では MDS 全体の 17% を占めると報告されているが，これまでの検討では，本邦を含むアジア地域では欧米より頻度が低いと報告されている．ただ，*SF3B1* 変異の割合は本邦で特に低いとは考えられておらず，今後，国内の病型について再検討がなされると思われる．*SF3B1* が野生型で環状鉄芽球が骨髄赤芽球の 15% 以上で認められる例は MDS 全体の 3 〜 4% を占める．男女の比較では男性にやや多い．

■病因

　環状鉄芽球では，ミトコンドリアへの鉄沈着やミトコンドリアフェリチンとしての鉄沈着が生じている．*SF3B1* は，RNA スプライシング過程で作用する U2 snRNP スプライソゾームの構成因子をコードしており，RNA スプライシングに欠かせない蛋白質をコードしている．MDS-*SF3B1* では，造血幹細胞に *SF3B1* のハプロ変異が生じており，赤芽球系コロニー形成不全，ミトコンドリアアポトーシス，ミトコンドリアと鉄代謝関連遺伝子発現異常がみられる．*SF3B1* 変異によって鉄硫黄クラスタートランスポーター遺伝子の ABCB7 のアイソフォームが生ずる．また，ERFE を含むミトコンドリア代謝や鉄平衡に関わる遺伝子のアイソフォームも作られる．これらが，赤芽球系の無効造血や環状鉄芽球の生成，輸血開始前からみられる鉄過剰と関連すると考えられている．

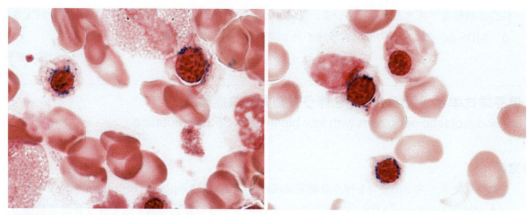

図 2-20　MDS-SF3B1 の鉄染色像
赤芽球の核の周りにミトコンドリア鉄が顆粒状に染色されており，環状鉄芽球と判定できる．

■末梢血，骨髄所見

　末梢血では大球性正色素性，あるいは正球性正色素性貧血があり，多くを占める正色素性赤血球と一部に低色素性赤血球が混在する，いわゆる二相性パターン（dimorphic pattern）を示すこともある．末梢血の芽球はほとんどみられない．ほとんどの例では顆粒球系の異形成は明らかでない．骨髄は一般に過形成で，巨赤芽球性変化，二核，核分葉などの異形成を伴って特に赤芽球系の過形成がみられる．前赤芽球を含めて幼若な赤芽球割合が増えている．骨髄標本の鉄染色では環状鉄芽球を判定できる．環状鉄芽球は，核辺縁に5個以上の鉄顆粒が，核周の1/3周を越えて存在するものとされ，この病型ではその増加が特徴である．マクロファージの増加もよく観察される 図 2-20．

　赤芽球系のみの異形成で，つまり巨核球系，顆粒球系に異形成を示さない（異形成割合10%未満）「単一系統の異形成」例と赤芽球系に加えて異形成がある，多系統の異形成を示す例が存在する．芽球割合は骨髄細胞の5%未満である．

　骨髄生検標本では赤芽球の増加を伴って過形成を示しており，glycophorin A や CD79 に対する抗体を用いた免疫組織染色が有用である．幼若赤芽球分画の増加は E-cadherin や CD117 陽性細胞の増加で示される．幼若骨髄系細胞に陽性となる CD34 陽性細胞の増加は明らかではない．

■分子病態

　MDS-*SF3B1* の診断には片アレルの *SF3B1* 変異が必須であるが，この変異は環状鉄芽球との関連が深く，5%以上の環状鉄芽球が存在すれば90%に *SF3B1* 変異が同定される．変異の集中する部位はコドン700（50%程度）で，その他に666，662，625がある．アレル頻度（variant allele frequency: VAF）は中央値で35～43%と高く，*SF3B1* 変異のVAFが5%未満ではこの診断とはならない．環状鉄芽球が15%以上みられる例では多くがMDS-*SF3B1* にあたると考えられ，ゲノム変異検査ができないときの代替診断となりうる．

　骨髄芽球が5%未満で環状鉄芽球が15%以上でスプライス関連遺伝子変異を有していても，*SF3B1* が野生型の場合はMDS-*SF3B1* とは診断できない．こうした例は稀ではあるが報告されており，MDS-*SF3B1* ではなく MDS with low blasts and ring sideroblasts（低芽球割合で環状鉄

芽球を伴う MDS）という診断名が用いられることになる．

　併存する変異として，*TP53, RUNX1, EZH2, FLT3* がみられる場合には予後不良が言われていたが，最近の多数例での解析より *BCOR, BCORL1, RUNX1, NRAS, SRSF2, STAG2* の併存は *SF3B1* 単独変異よりも有意に予後不良となることが報告された．

　MDS-*SF3B1* のほとんどの例は正常核型または1つの異常をもつ．5q 欠失，7番染色体モノソミー，7q 欠失，複雑核型の症例はこの病型からは除かれる．

■診断基準

必須項目：

- 血球減少（減少は1系統あるいは複数系統だが，血小板増加例がある）
- 赤芽球系異形成あり
- 骨髄芽球 5% 未満，かつ末梢血芽球 2% 未満
- *SF3B1* 変異あり（変異同定ができない場合は赤血球系前駆細胞の 15% 以上が環状鉄芽球であること）
- 染色体では，5q 欠失，7番染色体モノソミー，7q 欠失，複雑核型，の例は除かれる
- AML，MDS-5q, MDS-bi*TP53*，芽球増加を伴う MDS，MDS/MPN の診断基準を満たさないこと

■予後

　MDS の中で最も良好な予後を示し，予後予測スコアではほとんどの例で低リスク群に含まれるとともに，多系統の異形成の存在は予後と関連しない．赤血球輸血依存は予後不良や白血病転化リスクと関連しているが，全般には長期の生存が期待され白血病転化割合も低い．

●文献 --

1) Malcovati L, Stevenson K, Papaemmanuil E, et al. SF3B1-mutant MDS as a distinct disease subtype: a proposal from the International Working Group for the Prognosis of MDS. Blood. 2020; 136: 157-70.

〈宮﨑泰司〉

両アレルの *TP53* 不活化を伴う骨髄異形成症候群
Myelodysplastic neoplasm with biallelic *TP53* inactivation

■定義

　両アレル（あるいは複数）の *TP53* 不活化を伴う MDS（myelodysplastic neoplasm with biallelic TP53 inactivation: MDS-biTP53）は，血球減少，異形成を示し，20% 未満の芽球あるいは 30% 未満の赤芽球で，2つ以上の *TP53* 変異，あるいは1つの *TP53* 変異に加えて対側の *TP53* のコピー数喪失またはヘテロ接合性喪失（loss of heterozygosity: LOH）を伴うものである．

■疫学および臨床所見

　血球減少による所見，すなわち貧血，好中球減少と血小板減少を呈する．MDS の 7 ～ 11% で *TP53* 変異〔塩基配列変異，大きな欠失，コピー数変化を伴わない LOH（CN-LOH）〕が見られ，

これらの中でおよそ 2/3 が *TP53* の両アレルに変異をもっている．こうしたデータに基づくと，MDS-bi*TP53* の発症頻度は人口 10 万人あたり年間に 0.03 人と推定される．

■病因および病態

TP53 はヒトの悪性腫瘍で共通して変異が観察される腫瘍抑制遺伝子である．P53 蛋白質は，ゲノム安定性の維持，細胞周期制御，細胞死，酸化ストレスへの反応など，細胞において多くの機能を有している．P53 蛋白質は異数性細胞が細胞周期において G2 チェックポイントの通過を阻止するために必要であるため，両アレルの *TP53* 変異は，他のがんでもみられるように骨髄性腫瘍においても極端な異数性，ゲノム不安定性や複雑染色体異常を伴う．

片アレルと両アレルの *TP53* 変異は異なる機構によって骨髄性腫瘍を引き起こしている可能性がある．片アレルの *TP53* 変異を伴う MDS と比較して，MDS-bi*TP53* は他のドライバー変異数が有意に少なく，コピー数変化と染色体異常の数が有意に多い．複雑染色体異常は，しばしば以下の変化を伴っている．5 番染色体長腕の欠失，17 番染色体短腕の CN-LOH，7 番染色体モノソミー /7 番染色体長腕の欠失，18 番染色体モノソミー，これに加えて 13 番，3 番長腕，9 番，21 番の変化と 21 番長腕の付加などがみられ，結果としてモノゾーマル核型（monosomal karyotype）となる．多くの *TP53* 変異は，がん種にかかわらず hot spot があるミスセンス変異（missense mutation）であり，dominant-negative（優性阻害）効果を示す．

TP53 変異を伴うクローン性造血は健常人にもみられるが，有意な骨髄性腫瘍による死亡リスク上昇を伴う．こうした状況における 17 番染色体短腕のヘテロ接合性喪失（17pLOH）は，両アレルでの *TP53* 変異をうかがわせるが，17pLOH を伴わない場合と比較して 10 年の死亡リスクが 16% と上昇している．2 番目の *TP53* アレルの不活化は，最初のアレルの不活化から数年，あるいは十年を過ぎてから生ずることがあるが，急速な疾患の進行やゲノム不安定性を伴うクローン増大につながり，しばしば複雑核型の獲得に至る．

■組織病理学的所見

この病型では芽球の増加，骨髄線維化など形態的に高リスクを示唆する．異形成は他の病型と類似している．細胞形質では免疫組織化学において TP53 蛋白質同定が，*TP53* 遺伝子変異をみつける有用な手法であり，変異アレル頻度（VAF）と有意に相関する．核における TP53 蛋白質の強い染色は *TP53* 遺伝子変異と相関し，骨髄線維化例では CD34 染色は骨髄芽球割合の推定に，未分化赤芽球系マーカー（E カドヘリンなど）の染色は赤芽球系細胞の推定に役立つ．

■鑑別診断

MDS-bi*TP53* の診断は他の MDS 病型より優先され，AML と鑑別する必要がある．幼若赤芽球が 30% を超える例では急性赤血球系白血病（以前の純粋赤芽球系白血病）と診断される．一部の例で臨床病理学的所見が MDS-LB と類似することがあるが，両アレルの *TP53* 変異例の多くは MDS-IB に集積している．

■診断的分子病理

両アレルの *TP53* 変異は，複数の変異，あるいは変異に加えてアレル欠失で生ずる．"マルチヒット" の状態は，腫瘍細胞において野生型 p53 蛋白質喪失を意味する．この同定には，シーケンス解析（少なくともエクソン 4 から 11 まで）に加えてコピー数検索が必要で，通常は *TP53* ロー

カスにプローブをセットしたFISHが行われるが，アレイCGH（comparative genomic hybridization）や次世代シーケンスを利用しても検討できる．染色体検査による17p13.1欠失のみではコピー数解析には十分ではない．*TP53*変異のVAFが49%を超えていることは，対側アレルの欠失やCN-LOHを示唆する．2種以上の*TP53*変異が同定される場合は通常，両アレルが侵されており，マルチヒットと考えることができる．

90%以上で複雑核型，ことに4個以上の変異をもつ"very complex"であり，MDSの予後予測スコアリングである改訂国際予後予測スコアリングシステム（revised International Prognostic Scoring System: IPSS-R）において最もスコアの高い予後不良因子となる．

診断基準

必須項目：

- MDSの診断基準を満たす骨髄性腫瘍
- 1つまたは2つ以上の*TP53*変異
- 1つの*TP53*変異の場合には，*TP53*片アレルの喪失またはコピー数が維持されたヘテロ接合性の喪失が認められる

望ましい項目：

- 複雑核型（少なくとも3つ以上）

予後

片アレルの*TP53*変異をもつMDS患者の予後は*TP53*変異のない例と差がないが，両アレルの*TP53*変異をもつ例では芽球が増加しており，白血病転化と死亡に関してIPSS-Rリスク群に関係なく極めて高リスクである[1]．レナリドミド，アザシチジン，同種移植など治療についても反応が悪い．包括的な*TP53*マルチヒットの検索ができない場合，*TP53*変異のVAFが40%以上，複雑核型を有するMDSの予後は*TP53*マルチヒット例と同じく予後不良である．

●文献

1) Bernard E, Nannya Y, Hasserjian RP, et al. Implications of TP53 allelic state for genome stability, clinical presentation and outcomes in myelodysplastic syndromes. Nat Med. 2020; 26: 1549-56.

〈宮﨑泰司〉

2章 ◆ 骨髄系腫瘍

形態により定義された骨髄異形成症候群
Myelodysplastic neoplasms, morphologically defined

低芽球比率骨髄異形成症候群
Myelodysplastic neoplasm with low blasts

■定義

　低芽球比率骨髄異形成症候群（myelodysplastic neoplasm with low blasts: MDS-LB）は血球減少と異形成を伴う骨髄性腫瘍で，MDS病型を規定するゲノム変異をもたず，骨髄芽球割合が5%未満かつ末梢血芽球割合が2%未満のものであり，血液学的検査と形態的に定義されるMDSということになる．

　MDS-LBにはサブタイプとして，MDS with low blasts and single lineage dysplasia（MDS-LB-SLD，単一系統の異形成を伴う低芽球比率骨髄異形成症候群）とMDS with low blasts and multilineage dysplasia（MDS-LB-MLD，多系統の異形成を伴う低芽球比率骨髄異形成症候群）がある．

　また，以下の2つは関連する用語として使用が許容されている．

　　MDS with single lineage dysplasia（単一系統の異形成を伴う骨髄異形成症候群）

　　MDS with multilineage dysplasia（多系統の異形成を伴う骨髄異形成症候群）

　一方でrefractory cytopenia（不応性血球減少）という用語は推奨されていない．

■臨床所見および疫学

　ほとんどの例（＞70%）で貧血があり，欧米の報告では50〜60%が赤血球造血刺激因子（erythropoiesis-stimulating agents: ESA）に反応を示すとされる．国内で実施された低リスクMDSに対するダルベポエチン投与の第2相試験では79例に対する反応性は70.9%と報告されているが，対象症例の約半数（50.6%）で血清エリスロポエチン濃度は100 mIU/L未満であった[1]．貧血と比較すると血小板減少や好中球減少の頻度はやや低い．診断には少なくとも1系統の血球に有意な異形成を同定する必要がある．一般的に血球減少は貧血（男性でHb＜13g/dL，女性＜12g/dL），好中球減少（＜1,800/μL），血小板減少（＜15万/μL）で定義される．軽度の血球減少でも確実な異形成があればMDSと診断されることもあるが，血球減少の判断は施設の検査基準値範囲を含めてよく確認する必要がある．また，血球減少が軽度で芽球増加がない場合は，臨床的に急いで対応をとる必要のないことが多い．そうした例では診断を確定させるまでに一定期間の経過観察を行うこともある．

　多くの例は70歳代以上であり，MDS-LB-SLDはMDSの15〜20%，MDS-LB-MLDは30%程度を占めている．

■病因および病態

　加齢と関連したクローン性造血の拡大とゲノム変異の獲得が腫瘍化の原因と関連していると考えられる．造血幹細胞における体細胞ゲノム変異によって血球の増殖，分化と細胞死のバランス

調節が乱れ，少なくとも1系統において完全な機能をもつ成熟血球産生が不十分となり，無効造血をきたす．

■ **末梢血，骨髄所見**

赤血球は大球性で大小不同変形赤血球であることが多い．顆粒球系の異形成がみられることもあり，低分葉核好中球（Pelger 核異常），過分葉核好中球（hypersegmentation），脱顆粒，偽 Chediak-Higashi 顆粒，小型好中球などがみられる．末梢血で芽球が確認されることはほとんどないが，末梢血での 1% 以下の芽球は，骨髄での 5% 未満の芽球の場合と同様に分類には影響しない．しかし，稀であっても 2 回の独立した検査で末梢血に芽球がみられれば，芽球の増加した MDS の可能性がある．

骨髄は過形成が一般的で，赤芽球系異形成としては核の変化が多い 図 2-21 ．核辺縁不整，核間架橋，核崩壊像，多核などである．巨赤芽球様変化もよくみられるが，これのみでは赤芽球系異形成の判断には不十分である．赤芽球系の前駆細胞には細胞質空胞がみられることもあるが，十分な判別はしづらく，PAS 染色陽性で，銅欠乏やアルコール依存症でみられるくっきりとした空胞とは区別される．巨核球系異形成では微小巨核球，非分葉核，分離多核がみられ，骨髄スメア標本と生検標本の両方で検討する必要がある 図 2-22 ．MDS-LB での骨髄線維化の報告もあるが，現状ではその意義については不明確である．

フローサイトメトリーでは，特に好中球と単球で未分化前駆細胞分画において分化抗原の異常な発現パターンがみられる．注意点としては，芽球割合はフローサイトメトリーではなく，骨髄

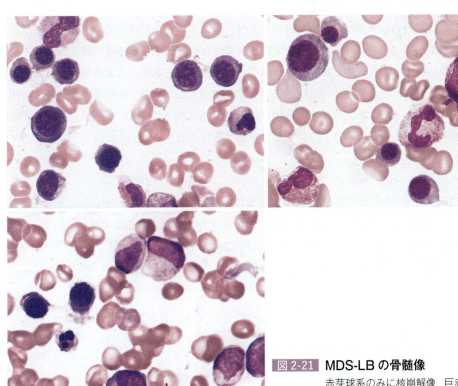

図 2-21 **MDS-LB の骨髄像**
赤芽球系のみに核崩解像，巨赤芽球様変化がみられる．

77

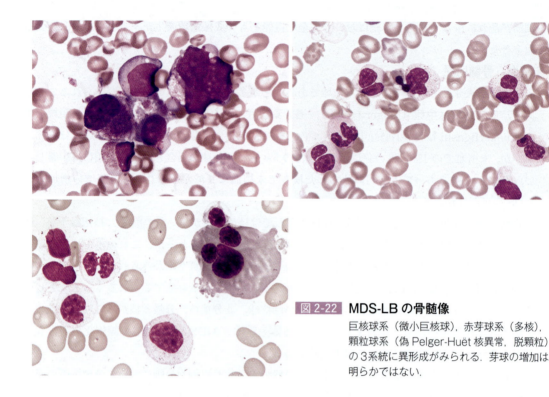

図 2-22　MDS-LB の骨髄像
巨核球系（微小巨核球），赤芽球系（多核），顆粒球系（偽 Pelger-Huët 核異常，脱顆粒）の 3 系統に異形成がみられる．芽球の増加は明らかではない．

穿刺スメア標本で判定されるべきである．
　診断の際には二次的に異形成をきたす病態を十分に鑑別することが大切で，現病歴や既往歴，薬剤内服情報が不明の場合に MDS と診断するべきではない．細胞増殖因子治療中（エリスロポエチンを含む）にも MDS 診断を避けるほうがよい．薬物療法，感染，代謝異常，免疫異常は血球減少や異形成の原因となりうる．MDS-LB 診断の前には，こうした二次的要因を十分に除外しておくことが重要となる．低形成性 MDS（hypoplastic MDS: MDS-h）は年齢と比較して明確な骨髄低形成がある場合に診断される．特定の遺伝子異常を有する MDS に該当しないことを確認後に MDS-LB が診断される．

■分子病態
　多くの MDS-LB 症例は正常核型であるが，染色体の情報は適切なリスク層別化に必要である．診断に際しては分子遺伝学的検討が推奨される．MDS-LB で同定される変異は，*TET2, SRSF2, ASXL1, DNMT3A, U2AF1* 遺伝子にみられ，MDS-LB-MLD 例では *RUNX1, ASXL1, SRSF2* の変異が多い．通常は末梢血検体を用いた検討で十分である．

■診断基準
必須項目：
- 1 系統以上での血球減少
- 1 系統以上で 10% 以上の細胞にみられる異形成
- 骨髄芽球割合＜5%，かつ末梢血芽球割合＜2%
- 葉酸およびビタミン B_{12} 欠乏の除外

4節 ■ 骨髄異形成症候群

- 特定の遺伝子異常を有する MDS，低形成性 MDS の定義に当てはまらないこと

望ましい項目：

- 年齢に対して過形成骨髄
- クローン性の染色体 / ゲノム変異の同定

■予後

　一般に MDS-LB の臨床経過は，血球減少の系統と程度を反映しており，改訂 IPSS（IPSS-R）カテゴリーで予後予測がなされる．造血因子による支持療法や脱メチル化薬治療が必要となる例もみられるが，多くの場合は，芽球増殖や AML 転化までに年単位の時間がかかる．したがって，リスクに応じた経過観察を計画し，染色体検査やゲノム変異検査などによって疾患の経過を観察することが大切である．

●文献

1) Morita Y, Nannya Y, Ichikawa M, et al. ASXL1 mutations with serum EPO levels predict poor response to darbepoetin alfa in lower-risk MDS: W-JHS MDS01 trial. Int J Hematol. 2022; 116: 659-68.

〈宮﨑泰司〉

低形成性骨髄異形成症候群
Myelodysplastic neoplasm hypoplastic

■定義

　低形成性骨髄異形成症候群（myelodysplastic neoplasm hypoplastic: MDS-h）は血球減少と異形成を伴う骨髄性腫瘍で，骨髄細胞が年齢調整したものと比較して有意に減少していると骨髄生検で示されたものである．

■臨床所見および疫学

　低形成性 MDS は有意な骨髄細胞の減少で特徴づけられるが，この点は再生不良性貧血（AA）と共通している．臨床症状は典型的な例では血球減少によるものである．他の MDS 病型と比較して診断時の血球減少の程度は強く，白血球数中央値は 2,400/μL（他病型は 3,700/μL，P ＝ 0.002），好中球実数 1,100/μL（他病型は 1,700/μL，P ＝ 0.01）と言われている．MDS-h は全 MDS の 10 ～ 15％ 程度で，患者は一般に他病型の MDS より若く，しかし再生不良性貧血患者よりは高齢である．

■病因および病態

　明確な原因は不明．MDS-h は体細胞変異をもつクローン性の造血幹細胞 / 前駆細胞が選択的な増殖優位性をもつことで生まれている．骨髄低形成は T 細胞を介した造血幹細胞 / 前駆細胞への免疫学的攻撃と，インターフェロンγ（IFN γ）や腫瘍壊死因子α（TNF α）を高発現するオリゴクローン性の CD8 陽性 T 細胞の拡大によってもたらされている可能性がある．発作性夜間血色素尿症（PNH）や AA と重複する部分が報告されており，*PIGA* 変異が同定される例ではっきりとした MDS の所見がみられない場合には PNH と診断されるべきである．胚細胞系列の

*GATA2*遺伝子や*DDX41*遺伝子変異例，Fanconi貧血，テロメア複合体遺伝子変異では骨髄が低形成でMDSからAMLへ進展しうるが，免疫抑制療法へは反応しない．

■末梢血・骨髄所見

骨髄生検標本において骨髄の細胞成分は有意に減少しており，70歳未満では正常細胞髄の30%を下回り，70歳以上では20%未満を下回っている．低形成はびまん性に生ずるが，まだら状になっていることもある．異形成は1系統以上でみられ，巨核球は骨髄に散在，あるいは軽度集簇していることもあり，小型巨核球，核の低分葉など一般的な異形成がある．微小巨核球を伴うことは稀である．芽球割合はさまざまだが，一部の例では生検標本において芽球の集簇が観察されうる．生検標本においてCD34/CD117の免疫染色は芽球や未分化細胞の同定に，CD61/CD42bは巨核球同定に役立つ．線維化はあまりみられない．

末梢血，骨髄スメア標本では顆粒球系細胞の異形成が同定される．鉄染色は環状鉄芽球同定に用いられる．環状鉄芽球割合が15%を超える場合には低芽球比率と*SF3B1*変異を伴うMDS（MDS-*SF3B1*）を考慮する必要がある．低形成が著しい場合にはAAとの鑑別は，細胞形態的には困難である．末梢血や骨髄に大顆粒リンパ球がみられることもある．

鑑別診断としてはAAがあり，これは典型的には巨核球の著しい減少を伴う．AAでも赤芽球系異形成を伴い，先天性の造血不全でもそうである．そのため，MDS-h診断には骨髄系や巨核球系の異形成を同定することが求められる．

■分子病態

25～40%に染色体異常が存在するが，MDS-hに特異的な染色体異常は同定されていない．他のMDS病型と比較して変異の数は少ないと思われ，低リスクあるいは中間リスクでみられる+8やdel20qが多い．7番染色体のモノソミーあるいは部分欠失はAML転化のリスクと関連している．染色体解析がうまくいかない場合にはFISHがAAとの鑑別に役立つことがある．

遺伝子変異においてもMDS-hに特徴的なものは同定されていない．他の病型と比較して変異（例えば，スプライシング関連遺伝子，*TP53, EZH2, IDH1, IDH2*や*TET2, DNMT3A, ASXL1*を含む共変異など）を有する割合は低い．同定される場合でも変異アレル頻度（VAF）は通常，低い．

PNHと重複するところが大きいため，*PIGA*遺伝子変異例はMDS-hからは除外する．先天性骨髄不全の素因となる*GATA2*変異，*DDX41*変異，Fanconi貧血，テロメア複合体遺伝子変異も，特に若い例では合併症や家族歴に基づいて除外されるべきである．

■診断基準

必須項目：

- 1系統以上での血球減少
- 薬剤/毒物への曝露，関連する栄養欠乏で説明できない低形成骨髄（骨髄生検による評価で，患者年齢相当のもの）
- 骨髄系および/または巨核球系の異形成
- 骨髄芽球割合＜5%，かつ末梢血芽球割合＜2%
- 特定の遺伝子異常を有するMDS，芽球増加を伴うMDSの定義に当てはまらないこと

望ましい項目：

- クローン性の染色体/ゲノム変異の同定

■予後

MDS-h は AA と比較して有意に予後不良だが，他の MDS 病型と比較するとよりよい予後を示す．MDS-h は，特に芽球割合が低い例では免疫抑制療法への反応がよく，他の MDS 病型より輸血非依存達成割合も高い．IPSS の低リスク，中間 1 リスク群では MDS-h は他の病型より予後が良好である一方，中間 2，高リスクになると生存の差はなくなるとされるが，データが不十分な点があり，こうした差はわずかと指摘する研究もある．

〈宮﨑泰司〉

芽球増加を伴う骨髄異形成症候群
Myelodysplastic neoplasm with increased blasts

■定義

芽球増加を伴う骨髄異形成症候群（myelodysplastic neoplasm with increased blasts: MDS-IB）は血球減少と異形成を伴う骨髄性腫瘍で，MDS 病型を規定するゲノム変異をもたず，骨髄芽球割合が 5 〜 19%，かつ / または，末梢血芽球割合が 2 〜 19% 未満のものである．

サブタイプとして以下の 3 型がある．

(1) MDS-IB1: 骨髄で 5 〜 9% の芽球，かつ / または，末梢血で 2 〜 4% の芽球（有意な骨髄線維化なし）

(2) MDS-IB2: 骨髄で 10 〜 19% の芽球，かつ / または，末梢血で 5 〜 19% の芽球（有意な骨髄線維化なし），あるいは芽球に Auer 小体を認める

(3) MDS with increased blasts and fibrosis（MDS-f）: 骨髄で 5 〜 19% の芽球，かつ / または，末梢血で 2 〜 19% の芽球があり，有意な骨髄線維化（グレード 2 または 3）を伴う

他の用語としては，MDS with excess blasts（1 および 2）は許容される．

■臨床所見および疫学

ほとんどの患者は貧血，血小板減少，好中球減少と関連した症状を示す．血球減少はしばしば進行性で急性白血病転化の傾向は低芽球比率例より強い．MDS 全体の 28 〜 39% を占める．

■病因および病態

年齢と関連したクローン性造血が進展してクローンサイズを拡大し，ゲノム変異を蓄積することが発症につながると想定され，細胞増殖，分化，細胞死のバランスをとるような遺伝子に後天的に変異が生じ，1 系統以上の血球において完全に機能を有する成熟した血球産生ができなくなることで発症すると考えられている．

■末梢血，骨髄所見

末梢血塗抹標本ではしばしば赤血球，血小板，好中球の異常がみられる．赤血球は anisopoikilocytosis（大小不同変形赤血球），macrocytosis（大球性変化）を示す．顆粒球系の異形成では，低分葉（偽 Pelger 異常），過分葉，細胞質の顆粒減少，偽 Chediak-Higashi 顆粒，小

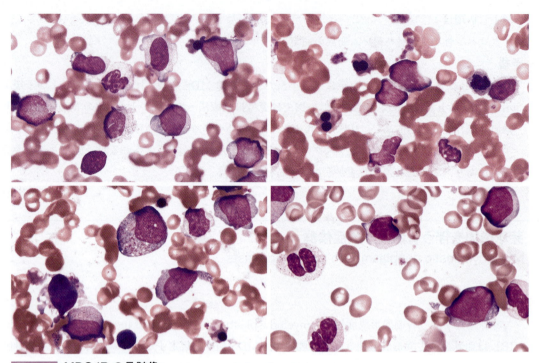

図 2-23 MDS-IB の骨髄像
　　　　赤芽球系，顆粒球系の異形成に加えて芽球が増加している．

型好中球で，血小板では大型血小板や顆粒形成不全血小板がみられ，末梢血で芽球もみられる．
　骨髄生検では，骨髄は過形成でさまざまな異形成がある．赤芽球系細胞や巨核球は高頻度に傍骨小柱領域に存在しているが，この領域は通常，顆粒球系細胞がみられるところである．巨核球系異形成は小型低分葉核，分離多核，微小巨核球で，集簇する傾向がある 図 2-23．芽球も 3 〜 5 個のクラスターや 5 個を超える集簇を形成する傾向がある．これらは骨髄の骨小柱や血管構造から離れて存在していて，組織学的には幼若前駆細胞の異常な局在（abnormal localization of immature precursors: ALIP）と言われるものである．
　赤血球造血は巨赤芽球様変化を伴って増加することがあり，赤芽球系細胞は異常な分葉核や核間橋などの異形成を示す．顆粒球系は増加していることもあるが，低分葉核，過分葉核，細胞質の顆粒減少など異形成がみられる．巨核球数は正常から増加しており，小型巨核球を中心とする異形成が多くの例でみられる．ただ，さまざまな大きさの巨核球は，分離多核巨核球も含めて生じる．こうした巨核球も集合して存在する傾向がある．
　少数例ではあるが，骨髄細胞数が正常または減少している例がある．低形成例では，骨髄生検が芽球増加の判定に役立つ．特に骨髄穿刺が不十分な場合は CD34 免疫組織化学などが芽球判定の助けとなる．

◼ 芽球増加と骨髄線維化を伴う骨髄異形成症候群
（MDS with increased blasts and fibrosis: MDS-f）

　　　　MDS-IB を中心に，MDS の 15% 程度に骨髄において有意な細網線維の増加（WHO 判定基準

でグレード2または3）が認められる．こうした例では骨髄穿刺では十分な検体が得られないことが多い．芽球の増加は生検検体を用いたCD34による免疫組織化学で判定され，特徴として微小巨核球など巨核球の高度の異形成と増加がみられる．診断の際には，種々の反応性の変化による骨髄線維化（感染症，自己免疫疾患，骨髄増殖性腫瘍，他腫瘍の骨髄浸潤，他の腫瘍性疾患など）と鑑別する必要がある．

■免疫形質

フローサイトメトリーではしばしばCD34やCD117陽性細胞の増加を認める．これらはCD38，HLA-DR，骨髄系関連マーカーであるCD13，CD33が通常，陽性である．芽球分画に，顆粒球系の分化マーカーであるCD15，CD11bあるいはCD56の非同期性発現がみられることがあり，芽球は時にCD7，CD56を発現している．

生検標本ではCD34による染色が，増加した芽球分画の同定とクラスター形成判定に役立つ．巨核球での異常なCD34発現もある．CD61，CD42bは巨核球や小型巨核球の同定に役立ち，小型巨核球はしばしば増加している．

■鑑別診断

原則として，服用している薬剤，既往歴が不明の場合にはMDSの診断をつけるべきではなく，エリスロポエチンを含めて造血因子を投与されている場合にはMDSの病型分類は避けるべきである．一部の感染症治療薬や代謝異常に対する薬剤，免疫異常に対する薬剤なども血球減少と異形成を引き起こしうる．このような異形成を引き起こす二次性の病因についてはMDS診断の前に注意深く除外する．両アレルの *TP53* 不活化を伴うMDSもMDS-IBの鑑別診断として重要である．

■診断的な分子病態

50〜70％の患者でクローン性の染色体異常がみられる．7番染色体長腕欠失や7番染色体モノソミー，複雑核型など高リスクの異常が，MDS-LBと比較して有意に多い．

診断に際しては，ゲノム検査が推奨される．90％以上の患者でゲノム変異が同定され，遺伝子変異数の平均はMDS-LBで3.5個，MDS-IBで4.1個である．MDSで高リスクとされる変異（*ASXL1, RUNX1, EZH2, N-/KRAS, TP53*）が多い．*TP53* 変異は有意に複雑核型と関連しており，予後不良グループの中でもさらに予後が悪いことを示唆している．約1/3が片アレルの *TP53* 変異をもっており，こうした例では野生型の *TP53* 例と予後は変わらない．

病勢進行の過程としてクローン進展は高頻度で生じ，80％でみられる．染色体検査やゲノム変異検査を繰り返して行うことでクローン進展を同定できるが，こうした検査の頻度は3カ月おきから年に1度程度まで治療目的や臨床経過により選択する．ゲノム変異検査は末梢血でも実施可能と思われる．

■診断基準

必須項目：

- 1系統以上での血球減少
- 1系統以上で10％以上の細胞に異形成が同定される
- 骨髄芽球割合 ≧ 5％，かつ / または，末梢血芽球割合 ≧ 2％

2章 ◆ 骨髄系腫瘍

• 両アレルの *TP53*変異を伴う MDS，AML の定義に当てはまらないこと

望ましい項目：

• クローン性の染色体 / ゲノム変異の同定

■予後

　予後予測には IPSS-R が有用である．骨髄芽球 5 〜 9% の患者は生存期間中央値 2.3 年で，25% が AML へ進展する（AML 進展までの時間中央値は 2.2 年）．骨髄芽球 10 〜 19% の患者は生存期間中央値 1.3 年で，AML 進展までの時間中央値は 0.98 年とされる．ゲノム変異の種類と数は生存や AML 進展と関連しており，芽球での CD7 発現や骨髄線維化も予後不良と関連している．加齢に関連する臨床的な因子，造血器以外の合併症は生存に影響を与える．治療選択に際しては考慮されるべきである．

〈宮﨑泰司〉

4節 ■ 骨髄異形成症候群

小児骨髄異形成症候群
Myelodysplastic neoplasms of childhood

はじめに

骨髄異形成症候群（myelodysplastic neoplasm: MDS）は遺伝子異常を獲得した造血幹細胞・前駆細胞に由来する腫瘍性クローンにより引き起こされる造血器腫瘍で，無効造血による血球減少と急性骨髄性白血病（AML）への進展をきたす疾患である．MDS は小児期の造血器腫瘍の 5% 程度を占め[1]，年間発生率は小児 100 万人あたり 1 〜 4 人と報告されている[2,3]．小児 MDS の発症年齢の中央値は 6 〜 12 歳であり，0 歳を含む全年齢で発症している[4-6]．小児期の MDS は成人とは異なる生物学的特徴を有しており 表2-21 [2,3]，WHO 分類では第 4 版より childhood myelodysplastic syndrome として独立して分類され，芽球の増加を伴わない小児 MDS は小児不応性血球減少症（refractory cytopenia of childhood: RCC）と定義された[7,8]．第 5 版では，この RCC が低芽球比率小児 MDS（childhood MDS with low blasts: cMDS-LB）として分類された[9]．また，芽球の増加を伴う MDS は小児 MDS の 10 〜 25% を占め，芽球増加を伴う小児 MDS（childhood MDS with increased blasts: cMDS-IB）として分類された[9]．

表2-21 小児および成人骨髄異形成症候群（MDS）の特徴

	小児	成人
発生頻度（対100万人）	1 〜 4例	>40例
低形成MDS	多い	稀
遺伝的素因の関与	>30%	<5%
染色体異常	60%	40%
7番染色体欠失/7番染色体長腕欠失	30 〜 40%	10%
5番染色体欠失/5番染色体長腕欠失	1 〜 2%	20%
遺伝子異常		
胚細胞系列変異	あり（*GATA2*など）	少ない
体細胞変異	少ない	多い

（Hasle H. Hematology. 2016; 2016: 598-604[2] , Locatelli F, et al. Blood. 2018; 131: 1406-14[3] より作成）

低芽球比率小児骨髄異形成症候群
Childhood myelodysplastic neoplasm with low blasts

■定義

低芽球比率小児 MDS（cMDS-LB）は小児および青年期（18 歳未満）に発症する血球減少と異形成を伴う骨髄系腫瘍で，骨髄と末梢血に異常細胞を認めるが，芽球は骨髄で 5% 未満，末梢血で 2% 未満と芽球増加を認めないものと定義される．WHO 分類第 4 版で provisional entity とし

2章 ◆ 骨髄系腫瘍

て記載された小児不応性血球減少症（RCC）に相当する疾患群である[7,8]．cMDS-LB は多くの症例で骨髄が低形成を示すと報告されており[10]，第5版では低形成性（hypocellular）とそれ以外（not otherwise specified: NOS）の2つのサブタイプに分けられている．

■疫学

cMDS-LB は小児 MDS の中で最も頻度が高く，その半数以上を占めるが[10,11]，特に本邦での報告では小児 MDS の 90% 以上が cMDS-LB に相当するとされている[11]．発症率に性差はみられない．

■臨床像

小児 MDS にみられる臨床症状は成人 MDS と類似しており，無効造血を反映した血球減少の症状（貧血，感染症，出血傾向など）が認められる．貧血のみで診断されることも多い成人の MDS とは異なり，血小板減少や好中球減少も高頻度に認められる[2,10]．また後述の遺伝性骨髄不全症候群を背景とした造血不全は cMDS-LB と診断される可能性がある[12-18]．cMDS-LB の診断に際しては何らかの先天奇形の合併や家族集積の有無を確認する必要がある．

■病因

多くは原因不明であるが，一部の症例では *RAS* 関連遺伝子，*SETBP1*，*SAMD9/SAMD9L*，*RUNX1* や *GATA2* などの骨髄性腫瘍の発症に関わる遺伝子の変異を認め，これらの遺伝子変異が発症に関与していると考えられる[14,16]．これらの変異は獲得性の体細胞変異のみではなく，胚細胞系列変異として認められる症例もあり，遺伝性骨髄不全症候群（inherited bone marrow failure syndrome: IBMFS）や遺伝的素因に関連する骨髄性腫瘍と同様の背景を有している可能性がある（2章7節の「胚細胞系列の素因を有する骨髄性腫瘍」の項を参照）[14,16]．また再生不良性貧血（aplastic anemia: AA）と同様に免疫学的機序によって発症している症例も含まれている可能性も否定できない[5,6]．

■病態

IBMFS の背景あるいは AA のような免疫調節の異常に基づき発症する症例も多い．これらの病態では正常な骨髄造血の障害が生じ，ゲノム不安定性の亢進による染色体異常・遺伝子異常の誘発（体細胞変異の獲得）が生じ，結果として増殖優位性を得た造血細胞の選択・生存とクローン性造血により MDS の発症につながる．これらの異常造血細胞クローンは，正常な造血を抑制し血球減少を引き起こすとともに，継続してさらなる体細胞変異を獲得し，最終的に AML の発症へつながっていく[15,18-20]．

■診断基準

cMDS-LB の診断は血球減少と造血細胞の異形成を認め，かつ芽球の増加を認めない場合に考慮される 表2-22 ．血球減少をきたす他の疾患の除外が必要であり，造血細胞のクローン性増殖の存在を示唆する染色体・遺伝子異常の検出が有用である．また芽球増加が認められない骨髄低形成の場合には AA との鑑別が必要で，適切に採取された骨髄生検検体にて診断することが重要である 表2-23 図2-24 [3,21]．

4節 ■ 骨髄異形成症候群

表 2-22 低芽球比率小児骨髄異形成症候群（cMDS-LB）の診断基準

必須項目
　血球減少：1つあるいは複数の細胞系列の血球減少
　異形成：1つあるいは複数の細胞系列の異形成
　　　　　1つの系列で10%以上の細胞に認める
　芽球の増加を認めず：骨髄中で5%未満，末梢血中で2%未満
次の項目のうち少なくとも1つを満たす
　異常クローンの証明：クローン性の染色体および/または遺伝子異常の検出
　他の原因の除外：非腫瘍性疾患，胚細胞系列遺伝子変異による疾患
骨髄が低形成の場合にはMDSの形態学的基準を満たす　（表2-23参照）

表 2-23 骨髄低形成の低芽球比率小児骨髄異形成症候群（cMDS-LB）と重症再生不良性貧血（AA）の形態学的所見の比較

細胞系列	cMDS-LB, 骨髄低形成	重症再生不良性貧血
赤芽球系	・まだらに存在する造血巣 ・未熟細胞（前赤芽球）の増加 ・分裂像の増加	・分化傾向を有する造血巣の欠如・高度の減少
顆粒球系	・造血巣の高度の減少 ・未熟細胞の増加	・分化傾向を有する造血巣の欠如・高度の減少
巨核球系	・巨核球の欠如・高度の減少 ・微小巨核球などの異形成を認める（CD61などによる免疫組織染色にて同定）	・巨核球の欠如・高度の減少 ・微小巨核球などの異形成を認めない

（Locatelli F, et al. Blood. 2018; 131: 1406-14[3]）より作成）

病理所見

　cMDS-LB の約 80% は骨髄が低形成であり[10]，異形成は認めるものの形態学的には重症の AA と類似しており鑑別が重要である[21, 22]．cMDS-LB および AA ともに確定診断には骨髄生検が必要で，骨髄穿刺検体では十分な情報が得られず評価を誤る可能性がある．

　cMDS-LB で認められる造血細胞の異形成は他病型の MDS に認められるものと同様である 図 2-24．cMDS-LB では骨髄は低形成（脂肪髄）であるが赤血球造血のクラスターが散在し，前赤芽球の増加と分裂像を示す赤芽球が散見される．赤芽球系の成熟異常の所見を有意に認めることが MDS の診断のポイントになる[10]．複数の細胞系列での異形成が存在するが 図 2-25，顆粒球系の造血細胞や巨核球系は高度に減少しており，判断できない症例も多い．微小巨核球（micromegakaryocytes）は通常の染色標本では見出すことが難しいことも多く，巨核球マーカー（CD41 や CD61 など）を用いた免疫組織化学染色が有用である[23]．成人の MDS とは異なり，骨髄細網線維の増加は通常認められない．

　フローサイトメトリーによる細胞表面抗原の解析は，骨髄腫瘍に特徴的な異常な分化抗原の発現と他系統の抗原発現（lineage infidelity）の検出に有用であり，MDS の診断においてもその有用性が示されている[24]．異常な発現パターンを示す造血細胞の存在は頻度こそ低いものの AA でもみられるが，CD56，CD7 の異常発現は通常は AA には認められず[25]，他の表現型の異常と組

87

2章 ◆ 骨髄系腫瘍

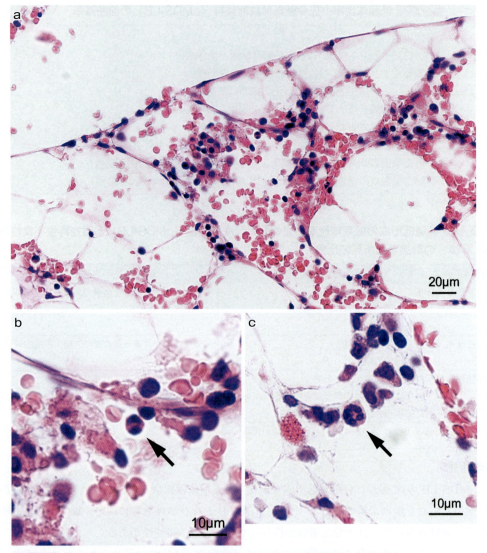

図 2-24 低芽球比率小児骨髄異形成症候群（MDS）の骨髄生検組織所見
　a）骨髄は低形成性で，まばらに赤芽球・顆粒球が分布している（patchy distribution）．巨核球は低形成ないしは認められない（×400）．
　b,c）骨髄球系は偽 Pelger 核異常（b 矢印）や核の過分葉（c 矢印）など 10% 以上に異形成を認める．芽球の増加はみられない（×1000）．
　（愛媛大学医学部解析病理学　倉田美恵氏　提供）．

み合わせることで，cMDS-LB の診断につながる可能性がある[25]．

鑑別診断

　感染症や代謝性疾患など血液疾患以外でも骨髄低形成を示すことがあり，cMDS-LB の診断に際してはこれらの基礎疾患の存在を否定する必要がある．実際には重症の AA および IBMFS との鑑別が重要である．前述のように形態学的な特徴により cMDS-LB と AA の鑑別は可能ではあるが，IBMFS および免疫抑制療法実施後の回復中の小児 AA の骨髄所見は，低形成性の cMDS-

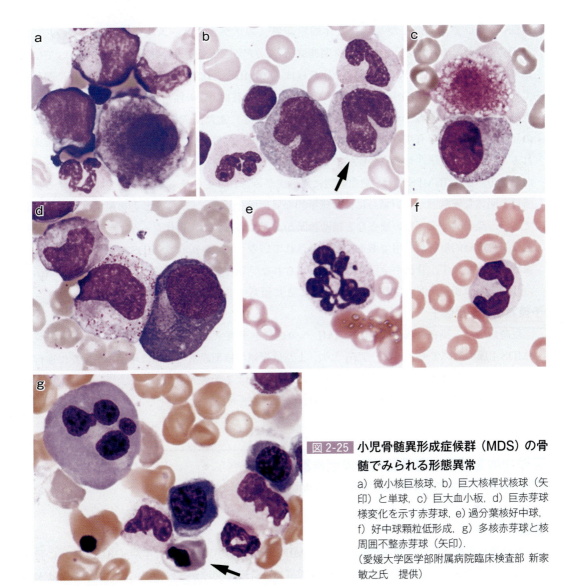

図 2-25 小児骨髄異形成症候群（MDS）の骨髄でみられる形態異常

a) 微小核巨核球，b) 巨大核桿状核球（矢印）と単球，c) 巨大血小板，d) 巨赤芽球様変化を示す赤芽球，e) 過分葉核好中球，f) 好中球顆粒低形成，g) 多核赤芽球と核周囲不整赤芽球（矢印）．
（愛媛大学医学部附属病院臨床検査部 新家敏之氏 提供）

LBとの鑑別が難しいことがある．cMDS-LBの正確な診断には病理所見のみではなく，細胞遺伝学的検査（G分染法など）や遺伝子解析の結果などを参考にする必要がある．

　MDSと関連した染色体異常はcMDS-LB症例の一部で認められる．7番染色体欠失/7番染色体長腕欠失（モノソミー7/7q欠失）はMDSで高頻度に認められる染色体異常であるが，cMDS-LBでは10〜20%に認められるのみであり[10]，成人のMDSで高頻度に認められる5番染色体長腕（5q）欠失は小児期のMDSでは稀である．これらのMDS関連染色体異常が検出されればcMDS-LBと診断する根拠となる．しかしながら，染色体異常の獲得はMDS発症の1st hitではないと考えられており，染色体異常の獲得・進展（複雑化）は腫瘍自体の進展を示していると考えられる[10]．実際にcMDS-LB症例の70〜80%では染色体異常は認められない[4,10]．

　MDSで高頻度に認められる遺伝子異常の検出もcMDS-LBの診断に有用であるが，成人の

2章 ◆ 骨髄系腫瘍

MDS において高頻度に認められる体細胞変異（スプライソソーム複合体遺伝子や *TET2*，*DNMT3A* などのエピジェネティック関連遺伝子，*TP53*遺伝子変異など）は小児の MDS では低頻度である [14, 16, 26]．一方，小児期の MDS は成人の MDS と比較して遺伝的素因が発症に関与している割合が高く，cMDS-LB には IBMFS（Fanconi 貧血，先天性角化異常症，巨核芽球性血小板減少症，橈骨欠損血小板減少症，Seckel 症候群など）または *RUNX1*，*ETV6*，*GATA2* などの胚細胞系列変異を有する遺伝的素因に関連する骨髄性腫瘍の症例が一部含まれていると考えられる [12-18]．逆に遺伝性骨髄不全症候群の症例が MDS と診断されていることも多い．Fanconi 貧血などの一部の IBMFS では，造血細胞に異形成がみられることがあり，IBMFS に合併する身体所見や明確な家族歴がない場合には形態学的な異形成を基準とした MDS との鑑別は非常に困難である．染色体不安定性の検査など補助診断が必要であるが，次世代シーケンサーを用いた変異遺伝子の網羅的解析が有用であることが示されている [27-29]．*de novo* の MDS で先天奇形の合併や家族集積を認めず，骨髄不全以外の症状がみられない場合でも遺伝学的検査により前述の遺伝子の胚細胞系列変異が同定される場合があることに留意すべきである．

■予後および予後因子

現時点では，染色体異常が MDS/AML への進行を予測する最もよい予後指標である．一般に cMDS-LB においてモノソミー7/7q 欠失，または複雑な核型異常の存在は早期に AML に進行することを示す予後不良因子であり，造血幹細胞移植による治療が考慮される [3, 15]．一方，正常核型またはトリソミー8 の症例は早期に AML に進行する可能性は低い [30]．

芽球増加を伴う小児骨髄異形成症候群
Childhood myelodysplastic neoplasm with increased blasts

■定義

芽球増加を伴う小児骨髄異形成症候群（cMDS-IB）は，小児および青年期（18歳未満）に発症する血球減少症および異形成を伴う骨髄性腫瘍で，骨髄で芽球が 5 ～ 19%，および / または末梢血で芽球が 2 ～ 19% 認められる場合を指す．

■疫学

cMDS-IB は小児 MDS の 10 ～ 25% を占め [30, 31]，年間発生率は小児 100 万人あたり 1 ～ 2 人である [32]．cMDS-LB と異なり男性罹患患者が女性よりも多い [33]．

■臨床像

芽球の増加を伴わない cMDS-LB と同様に無効造血による貧血，易感染性，出血傾向などの血球減少に基づく症状が認められる．成人の MDS とは異なり，5 ～ 9% の骨髄芽球および / または 2 ～ 4% の末梢血芽球を有する症例（MDS-IB1）と，10 ～ 19% の骨髄芽球および / または 5 ～ 19% の末梢血芽球を有する症例（MDS-IB2）を区別する意義を支持するデータは得られていない．

4節 ■ 骨髄異形成症候群

■病因

　cMDS-IB でも cMDS-LB と同様に *RAS* 関連遺伝子などの遺伝子変異がみられ，遺伝子変異が発症に関与している[14,16]．後述するように染色体異常や *RAS* 関連遺伝子変異は cMDS-LB と比較して cMDS-IB でより高頻度に認められ，遺伝子変異の蓄積による腫瘍の進展が想定される[14,16,31,34]．

■病態

　cMDS-IB と cMDS-LB の病態および遺伝学的背景は類似しており，ともに成人の MDS とは異なる．cMDS-LB に認められる胚細胞系列および獲得性の染色体・遺伝子異常は同様に cMDS-IB においても認められるが，その頻度は cMDS-IB において高く，モノソミー7/7q 欠失の頻度が高く，複雑な核型異常は cMDS-IB においてより顕著である[4,31]．遺伝子変異の頻度は cMDS-IB では症例あたり平均5個と cMDS-LB と比較して有意に多い[14,16]．しかしながら，成人の MDS と比較すると cMDS-IB においても cMDS-LB と同様に遺伝子変異の数は少なく，その種類も異なる[14,16]．

■病理所見

　芽球の増加がみられること以外は病理所見は，cMDS-LB のそれと同様である 図2-26 ．

■鑑別診断

　cMDS-IB は主に AML との鑑別が必要となる．WHO 分類では AML と MDS を鑑別する芽球の基準を 20% と規定しているが，*RUNX1::RUNX1T1* などの AML に特異的な融合遺伝子が検出される症例は芽球割合に関係なく AML と診断が可能である[9]．モノソミー7は AML より MDS に多くみられるが，モノソミー7に限らず MDS でみられる染色体・遺伝子異常は AML でもみられ，MDS と AML を鑑別できる特定の染色体・遺伝子異常はない．白血球数（芽球数）の推移や臨床症状から総合的に判断するしかなく，経時的に骨髄検査を行って AML を示唆する芽球増加の有無を確認する必要がある[1]．

■診断基準

　芽球の増加を認める以外は概ね cMDS-LB と同様である 表2-24 ．遺伝的素因に関連する骨髄性腫瘍の可能性に留意し，除外する必要がある．

■予後および予後因子

　cMDS-IB では通常造血幹細胞移植が適応となり，全体的な治癒率は 60% である[30,33]．染色体異常の種類によって予後は異なり，複雑核型を有するものは最も予後が悪い[31]．成人 MDS と異なり，芽球の割合は予後と必ずしも関連しない[33,35]．胚細胞系列遺伝子変異の有無や造血幹細胞移植の成否が予後を左右すると考えられる[3,30]．

2章 ◆ 骨髄系腫瘍

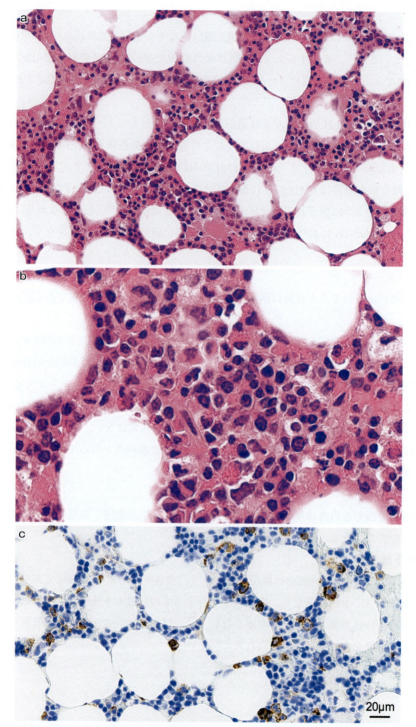

図 2-26 芽球増加を伴う小児骨髄異形成症候群（cMDS-IB）の骨髄生検組織所見
a）骨髄にはびまん性に造血がみられる（× 400）．
b）赤芽球，顆粒球ともに左方移動がみられ，巨核球は減少，小型化し成熟はみられない（× 1000）．
c）CD34陽性細胞芽球は集簇することなく増加している．芽球は 20% を超えない（× 400）
（愛媛大学医学部解析病理学 倉田美恵氏 提供）

4節 ■ 骨髄異形成症候群

表 2-24 芽球増加を伴う小児骨髄異形成症候群（cMDS-IB）の診断基準

必須項目

　血球減少：1つあるいは複数の細胞系列の血球減少

　異形成：1つあるいは複数の細胞系列の異形成

　　　　　　1つの系列で10%以上の細胞に認める

　芽球：骨髄中で5 〜 19%，末梢血中で2 〜 19%

　以下の疾患を除外する：ダウン症候群

　　　　　　　　　　　　　　若年性骨髄単球性白血病（JMML）

　　　　　　　　　　　　　　特定の遺伝子異常を有する急性骨髄性白血病（AML）

望ましい項目

　クローン性造血の証明：クローン性の染色体および/または遺伝子異常の検出

●文献

1) Hasle H, Niemeyer CM, Chessells JM, et al. A pediatric approach to the WHO classification of myelodysplastic and myeloproliferative diseases. Leukemia. 2003; 17: 277-82.

2) Hasle H. Myelodysplastic and myeloproliferative disorders of childhood. Hematology. 2016; 2016: 598-604.

3) Locatelli F, Strahm B. How I treat myelodysplastic syndromes of childhood. Blood. 2018; 131: 1406-14.

4) Kardos G, Baumann I, Passmore SJ, et al. Refractory anemia in childhood: a retrospective analysis of 67 patients with particular reference to monosomy 7. Blood. 2003; 102: 1997-2003.

5) Hasegawa D, Chen X, Hirabayashi S, et al. Clinical characteristics and treatment outcome in 65 cases with refractory cytopenia of childhood defined according to the WHO 2008 classification. Br J Haematol. 2014; 166: 758-66.

6) Hama A, Takahashi Y, Muramatsu H, et al. Comparison of long-term outcomes between children with aplastic anemia and refractory cytopenia of childhood who received immunosuppressive therapy with antithymocyte globulin and cyclosporine. Haematologica. 2015; 100: 1426-33.

7) Baumann I, Niemeyer C, Bennett J. Childhood myelodysplastic syndrome. In: Swerdlow SH, et al. WHO classification of tumours of haematopoietic and lymphoid tissues 4th edition. Lyon: IARC Press; 2008: 116-7.

8) Baumann I, Niemeyer C, Bennett J. Childhood myelodysplastic syndrome. In: Swerdlow SH, et al. WHO classificationof tumours of haematopoietic and lymphoid tissues revised 4th edition. Lyon: IARC Press; 2017: 116-20.

9) WHO Classification of Tumours Editorial Board. Haematolymphoid tumours [Internet]. Lyon (France): International Agency for Research on Cancer; 2024. (WHO classification of tumours series, 5th ed.; vol. 11). Available from: https://tumourclassification.iarc.who.int/chapters/63.

10) Niemeyer CM, Baumann I. Classification of childhood aplastic anemia and myelodysplastic syndrome. Hematology. 2011; 2011: 84-9.

11) Hasegawa D. The current perspective of low-grade myelodysplastic syndrome in children. Int J Hematol. 2016; 103: 360-4.

12) Hasle H, Kerndrup G, Jacobsen BB. Childhood myelodysplastic syndrome in Denmark: incidence and predisposing conditions. Leukemia. 1995; 9: 1569-72.

13) Cada M, Segbefia CI, Klaassen R, et al. The impact of category, cytopathology and cytogenetics on development and progression of clonal and malignant myeloid transformation in inherited bone marrow failure syndromes. Haematologica. 2015; 100: 633-42.

14) Schwartz JR, Ma J, Lamprecht T, et al. The genomic landscape of pediatric myelodysplastic syndromes. Nat Commun. 2017; 8: 1557.

15) Wlodarski MW, Hirabayashi S, Pastor V, et al. Prevalence, clinical characteristics, and prognosis of GATA2-related myelodysplastic syndromes in children and adolescents. Blood. 2016; 127: 1387-97.

16) Pastor V, Hirabayashi S, Karow A, et al. Mutational landscape in children with myelodysplastic syndromes is distinct from adults: specific somatic drivers and novel germline variants. Leukemia. 2017; 31: 759-62.

17) Bluteau O, Sebert M, Leblanc T, et al. A landscape of germ line mutations in a cohort of inherited bone marrow failure patients. Blood. 2018; 131: 717-32.

18) Kanagal-Shamanna R, Loghavi S, DiNardo CD, et al. Bone marrow pathologic abnormalities in familial platelet disorder with propensity for myeloid malignancy and germline RUNX1 mutation. Haematologica. 2017; 102: 1661-70.

19) Churpek JE, Pyrtel K, Kanchi K-L, et al. Genomic analysis of germ line and somatic variants in familial myelodysplasia/acute myeloid leukemia. Blood. 2015; 126: 2484-90.

20) Wong JC, Bryant V, Lamprecht T, et al. Germline SAMD9 and SAMD9L mutations are associated with extensive genetic evolution and diverse hematologic outcomes. JCI Insight. 2018; 3.

21) Baumann I, Führer M, Behrendt S, et al. Morphological differentiation of severe aplastic anaemia from hypocellular refractory cytopenia of childhood: reproducibility of histopathological diagnostic criteria. Histopathology. 2012; 61: 10-7.

22) Yang W, Zhang P, Hama A, et al. Diagnosis of acquired bone marrow failure syndrome during childhood using the 2008 World Health Organization classification system. Int J Hematol. 2012; 96: 34-8.

23) Iwafuchi H. The histopathology of bone marrow failure in children. J Clin Exp Hematop. 2018; 58: 68-86.

24) Westers TM, Ireland R, Kern W, et al. Standardization of flow cytometry in myelodysplastic syndromes: a report from an international consortium and the European LeukemiaNet Working Group. Leukemia. 2012; 26: 1730-41.

25) Aalbers AM, Heuvel-Eibrink MMvd, Baumann I, et al. Bone marrow immunophenotyping by flow cytometry in refractory cytopenia of childhood. Haematologica. 2015; 100: 315-23.

26) Hirabayashi S, Flotho C, Moetter J, et al. Spliceosomal gene aberrations are rare, coexist with oncogenic mutations, and are unlikely to exert a driver effect in childhood MDS and JMML. Blood. 2012; 119: e96-9.

27) Muramatsu H, Okuno Y, Yoshida K, et al. Clinical utility of next-generation sequencing for inherited bone marrow failure syndromes. Genet Med. 2017; 19: 796-802.

28) Shimamura A. Aplastic anemia and clonal evolution: germ line and somatic genetics. Hematology. 2016; 2016: 74-82.

29) Michael YZ, Siobán BK, Tom W, et al. Genomic analysis of bone marrow failure and myelodysplastic syndromes reveals phenotypic and diagnostic complexity. Haematologica. 2014; 100: 42-8.

30) Hasle H, Niemeyer CM. Advances in the prognostication and management of advanced MDS in children. Br J Haematol. 2011; 154: 185-95.

31) Sahoo SS, Pastor VB, Goodings C, et al. Clinical evolution, genetic landscape and trajectories of clonal hematopoiesis in SAMD9/SAMD9L syndromes. Nat Med. 2021; 27: 1806-17.

32) Hasle H, Wadsworth LD, Massing BG, et al. A population-based study of childhood myelodysplastic syndrome in British Columbia, Canada. Br J Haematol. 1999; 106: 1027-32.

33) Strahm B, Nöllke P, Zecca M, et al. Hematopoietic stem cell transplantation for advanced myelodysplastic syndrome in children: results of the EWOG-MDS 98 study. Leukemia. 2011; 25: 455-62.

34) Wlodarski MW, Sahoo SS, Niemeyer CM. Monosomy 7 in Pediatric myelodysplastic syndromes. Hematol Oncol Clin North Am. 2018; 32: 729-43.

35) Kikuchi A, Hasegawa D, Ohtsuka Y, et al. Outcome of children with refractory anaemia with excess of blast（RAEB）and RAEB in Transformation（RAEB-T）in the Japanese MDS99 study. Br J Haematol. 2012; 158: 657-61.

〈江口真理子，石前峰斉〉

5節　骨髄異形成 / 骨髄増殖性腫瘍
Myelodysplastic/myeloproliferative neoplasms

はじめに

　骨髄異形成 / 骨髄増殖性腫瘍（myelodysplastic / myeloproliferative neoplasms: MDS/MPN）は，骨髄異形成症候群（myelodysplastic neoplasms: MDS）と骨髄増殖性腫瘍（myeloproliferative neoplasms: MPN）の双方に重なり合う特徴をもった疾患群として定義される．血球減少と血球増加の双方の特徴がみられ多彩な病像を呈することが多い．

　最も広くみられる MDS/MPN は慢性骨髄単球性白血病（chronic myelomonocytic leukemia: CMML）である．CMML は末梢血の持続的な単球増加を特徴とし，多彩な遺伝子変異を背景として発症する．WHO 分類第 5 版では，必須項目と望ましい項目を含む形に診断基準が改められ，望ましい項目として，単球サブセットの構成比（partitioning）の異常が新しく加えられている．もう 1 つの変更点は骨髄異形成性（myelodysplastic）CMML と骨髄増殖性（myeloproliferative）CMML を独立した疾患の細分類とみなすことであり，またこれに伴って芽球比率に基づく細分類は第 4 版において導入された 3 分類から CMML-1 および CMML-2 の 2 分類に戻されている．

　従来の分類で非定型的慢性骨髄性白血病（atypical CML）と呼ばれていた疾患については，MDS/MPN としての性質を強調し，また慢性骨髄性白血病（CML）との混同を避けるため，好中球増加症を伴う骨髄異形成 / 骨髄増殖性腫瘍（MDS/MPN with neutrophilia）と呼ばれることになった．環状鉄芽球と血小板増加症を伴う骨髄異形成 / 骨髄増殖性腫瘍（MDS/MPN with ring sideroblasts and thrombocytosis）は *SF3B1* 遺伝子変異に基づいて *SF3B1* 遺伝子変異と血小板増加症を伴う骨髄異形成 / 骨髄増殖性腫瘍（MDS/MPN with *SF3B1* mutation and thrombocytosis）と呼び変えられることとなった．また，分類不能型骨髄異形成 / 骨髄増殖性腫瘍（MDS/MPN, unclassifiable）の語は，「分類不能と呼ばれる分類」という矛盾を取り除く一連の修正として，骨髄異形成 / 骨髄増殖性腫瘍，非特定型（MDS/MPN, not otherwise specified）に変更された．

慢性骨髄単球性白血病
Chronic myelomonocytic leukaemia

■定義

　慢性骨髄単球性白血病（chronic myelomonocytic leukaemia: CMML）は，骨髄異形成症候群（MDS）と骨髄増殖性腫瘍（MPN）の双方の性質をもち，末梢血における持続的な単球増加症とエピジェネティック制御・スプライソソーム・シグナル伝達経路に関与する多彩な体細胞変異の組み合わせによって特徴づけられる骨髄系腫瘍である．

■細分類

骨髄異形成性慢性骨髄単球性白血病（myelodysplastic CMML: MD-CMML）

骨髄増殖性慢性骨髄単球性白血病（myeloproliferative CMML: MP-CMML）

■浸潤部位

末梢血および骨髄は常に侵される．髄外病変としては脾臓・皮膚・リンパ節などが知られているが，他の部位にも浸潤が起こりうる．

■診断基準

末梢血単球数の絶対数・比率双方の持続的な増加と他の疾患の除外によって診断する．単球比率≧10%の要件は，白血球数の著明な増加のために単球の絶対数の基準のみ満たす患者を除外し診断の特異度を向上させる目的で設けられている[1]．大部分の患者は単球数≧1,000/μLの基準を満たすが，単球の絶対数が500〜1,000/μLにとどまるにもかかわらず単球比率が≧10%でありCMMLと同様の臨床病理学的特徴がみられる例があることが複数報告されている[2-4]．こうした知見を踏まえ，単球の絶対数が500〜1,000/μLの症例のうち単球比率≧10%であり単球の絶対数以外はCMMLの診断を満たす患者については，CMMLに特徴的な体細胞遺伝子変異が認められる場合にはCMMLと診断できる．

表2-25にCMMLの診断基準を示す．

■疫学

わが国の観察研究においては診断時の年齢の中央値は74歳であり，男女比は2.6：1で男性に多かった[5]．発症率のデータは乏しいが，欧州における10万人あたりの年間発症率は0.2〜0.5人とされている．米国からの報告によれば，アジア人・黒人および太平洋諸島の住民における発症率は白人のそれより低い[6]．

■臨床像

臨床所見は多彩であり，疾患の細分類ごとに異なる症状を呈する．MD-CMMLでは末梢血の血球減少に関連した易疲労感・出血傾向・発熱などの症候を呈する．MP-CMMLで発症，もしくはこの病型に移行した患者においてはより全身症状（体重減少，発熱，盗汗，びまん性の骨痛など）や脾腫の頻度が高い傾向がある．白血球増加症（hyperleukocytosis）は診断時にみられることも，疾患の経過中のクローン進化，もしくは感染症などの関連イベントの発症時に二次性に出現することもある．

多クローン性の高ガンマグロブリン血症はよくみられるほか，約20%の患者は自己免疫性疾患もしくは全身性炎症性症候群をCMMLの診断前後に合併する．

■病因

加齢に伴うクローン性造血の進行がCMMLの発症である可能性が指摘されている．家族性素因に基づく発症があることが知られている．

■発症機序

DNAメチル化（TET2など），ヒストン修飾（ASXL1など），mRNA前駆体のスプライシング（SRSF2, U2AF1など），細胞シグナリング（NRAS, KRAS, CBL, JAK2など）などの遺伝子の体細胞変異が造血幹細胞分画において蓄積することによって発症する．腫瘍細胞の全ゲノム解析で

5節 ■ 骨髄異形成／骨髄増殖性腫瘍

表 2-25 | 慢性骨髄単球性白血病の診断基準

必須項目

1. 末梢血における持続的な単球の絶対数（≧ 500/μL）および単球比率（≧10 %）の増加
2. 末梢血と骨髄における芽球比率＜20%[*1]
3. 慢性骨髄性白血病や他の骨髄増殖性腫瘍の診断基準を満たさない[*2]
4. 好酸球増加症および特定の遺伝子再構成（例: PDGFRA，PDGFRB，FGFR1，JAK2）を伴う骨髄性/リンパ性腫瘍の診断基準を満たさない[*3]

望ましい項目

1. 1系統以上の骨髄球系の異形成[*4]
2. 後天的な細胞遺伝学的，ないしは分子的クローン性異常[*5]
3. 単球サブセットの構成比（partitioning）の異常[*6]

診断の要件

- すべての症例: 必須基準をみたす
- 単球数≧1,000 /μLの場合: 1つ以上の望ましい項目の基準をみたす
- 単球数＜1,000 /μLの場合: 望ましい項目の基準1と2をみたす

細分類の基準（芽球相当細胞の比率に基づく）

CMML-1: 芽球比率　末梢血5%未満，骨髄10%未満
CMML-2: 芽球比率　末梢血6 〜 19%，骨髄10 〜 19%

[*1]　芽球相当細胞として骨髄芽球・単芽球・前単球を含む．
[*2]　MPNは，発症時もしくは疾患の経過中に単球増加を伴うことがあり，CMMLと混同されうる．このような場合，MPNの既往が明らかであればCMMLは除外される．また，骨髄におけるMPNの特徴の存在，MPN関連遺伝子（JAK2，CALR，もしくはMPL）の遺伝子変異量が多い場合にもCMMLよりは単球増加を伴うMPNが考えやすい．
[*3]　好酸球増加症を伴う例においては，特にこの疾患の診断基準を満たす例を具体的に除外する必要がある．
[*4]　形態学的異形成は各血球系統の細胞の10%以上に認められる必要がある．
[*5]　表2-26参照．
[*6]　既知の自己免疫性疾患ないしは全身性炎症性症候群の非存在下において古典的単球分画が増加（>94%）していることに基づく．

は加齢に伴う疾患の特徴がみられ，シングルセル解析において体細胞変異はCD34[+]/CD38[-]/CD90[+]細胞においてほぼ線形に蓄積することが示されている．変異は通常エピジェネティック変異・スプライシング変異・シグナル遺伝子の順に獲得される．骨髄系細胞の増殖と急性骨髄性白血病（AML）への形質転換のリスクはRAS/MAPKシグナル経路を活性化する変異とともに上昇し，この際にNRAS変異の頻度が最も高い．白血病クローンは顆粒球マクロファージコロニー刺激因子（GM-CSF）に過敏に反応して成熟骨髄系細胞に分化するが，増殖優位性のために成熟骨髄系細胞が広く変異遺伝子を有するようになる．MP-CMMLにおいてはRAS変異が初期からみられGM-CSFへの過敏性を示す場合があることも近年示されている．単球サブセット構成比の異常は，遺伝子変異による骨髄系細胞のエピジェネティックなリプログラミングの誘導によって起こる．そのため，メチル化阻害薬での治療に反応する患者は，治療後変異クローンのサイズには有意な減少がみられない場合でも単球サブセットの構成比の回復は認められる．白血病クローン由来の成熟細胞や骨髄ニッチを形成する細胞からの異常なサイトカインやケモカインは炎症を引き起こす一方で，IL-10分泌不全が骨髄単球系細胞の拡大に寄与するとされる．

2章 ◆ 骨髄系腫瘍

■病理組織学的所見

CMML は骨髄異形成性変化と骨髄増殖性変化の双方をもつ骨髄系腫瘍の原型であり，単球増加が特徴である．骨髄異形成と骨髄増殖は各患者の経過の各時点において，遺伝子変異のパターンの変化やクローン進化に基づいてさまざまな程度となる．

単球とその前駆細胞は形態学的に単球・未熟単球・前単球・単芽球の4つの成熟段階に分類される[7]．単球および未熟単球ではクロマチンが凝集し核小体が消失もしくは不明瞭であり，核の分葉・細胞質の好塩基性・細胞の大きさによって分類されるがその差は小さい．前単球と単芽球は繊細でオープンなクロマチン構造を示し，明瞭な核小体がみられる．前単球はクルミ状の，もしくは切れ込みのある不整形の核を，単芽球は円形もしくは楕円形の核をもつ．前単球は末梢血あるいは骨髄の芽球を算定する際に芽球と合計して算定される．

CMML はこれら芽球相当細胞（骨髄芽球・単芽球および前単球）の比率（芽球比率）によって以下の2つのカテゴリに分類される．

CMML-1: 芽球比率　末梢血 5% 未満，骨髄 10% 未満
CMML-2: 芽球比率　末梢血 6～19%，骨髄 10～19%

芽球比率が末梢血で 1% 未満・骨髄で 5% 未満の例は WHO 分類改訂第4版において CMML-0 と分類されていたが，予後との相関が乏しいことが示され，このカテゴリーは廃止された．

■末梢血液像

末梢血塗抹標本における所見，すなわち相対的・絶対的単球増加がこの疾患の特徴である．増加している単球はしばしば未熟な単球を含む．MP-CMML の末梢血では骨髄系幼若細胞である前骨髄球・骨髄球・後骨髄球は有意に増加しており，形態学的に CML と鑑別が困難なことがある．顆粒球系の異形成，大型血小板，有核赤血球もみられる．

■骨髄像

CMML の骨髄像を 図2-27a に示す．大部分の例においては過形成髄を示し，骨髄単球系優位な増殖と相対的な赤芽球系細胞の減少がみられる．骨髄生検では未熟前駆細胞の局在異常がみられることがしばしばある．

顆粒球系の異形成はさまざまな程度にみられ，通常 MD-CMML でより一般的にみられる．末梢血より骨髄においてより顆粒球系異形成が目立つことも多い．核の低分葉や分葉異常，細胞質顆粒の異常が最も特徴的である．Auer 小体の検出は稀であり，認められる場合にはまず分子遺伝学的に AML を除外する必要がある．他の疾患が除外されない場合にはこうした例は従来どおり CMML-2 と診断する．

赤芽球系の異形成としては通常巨赤芽球様変化がみられ，一部の例では環状鉄芽球もみられる．

巨核球の数および形態学的な特徴はさまざまである．一部の症例では巨核球の増加がみられるが，巨核球のクラスターは著明ではない．小型巨核球や巨核球の核の低分葉・分葉異常は広くみられる．

骨髄細網線維（reticulin fibers）の増加がある程度みられることがあり，診断時に中等度～高度の骨髄線維化も約 3% みられる．こうした例は MP-CMML であることが多く，より著明な単球の絶対数の増加，脾腫や高頻度の *JAK2* p.V617F 変異を伴うことが多い．骨髄線維化と *JAK2*

変異をもつ症例は原発性骨髄線維症や単球増加を伴う他の骨髄増殖性腫瘍と鑑別が困難なことがあるが，巨核球の形態や *JAK2* 変異アレル頻度が鑑別に有用なことがある．

■細胞組織化学的所見

α-ナフチルアセテートエステラーゼ染色もしくはα-ナフチルブチレートエステラーゼ染色を単独，もしくはナフトール AS-D クロロアセテートエステラーゼ染色との二重染色として骨髄塗抹標本もしくは捺印標本に対して行い単球系細胞を同定することで，異形成を示す顆粒球系細胞と区別することが有用である 図2-27b ．

■免疫学的表現型

末梢血単球はフローサイトメトリーにより CD14 と CD16 の発現強度から 3 つの分画に分類することができる．すなわち，① $CD14^+/CD16^-$ 古典的単球，② $CD14^+/CD16^+$ 中間単球，③ $CD14^{low}$ 低発現 $/CD16^+$ 非古典的単球である．CMML 患者では古典的単球分画が特徴的に増加しており，この古典的単球サブセットの増加（＞94%）が反応性単球増加や MDS, 他の MDS/MPN を含む他の造血器腫瘍との鑑別に有用であると報告されている[8]．自己免疫性疾患や他の炎症性疾患においては中間単球分画が増加するため，これらを合併する患者では有用性が低下する．

正常の CD34 陽性骨髄系前駆細胞が分化する際には CD64 の発現増加とともに CD34 および CD117 の発現が減少し，HLA-DR の発現は保たれる．CMML の CD34 陽性骨髄系芽球集団においては頻繁に異常な抗原の発現がみられる．例としては CD13, CD34, CD117 や CD123 の発現増加，CD38 発現の低下や他の系列マーカーである CD2, CD5, CD7, CD19, CD56 の発現や，成熟骨髄単球系マーカーである CD15 や CD64 の非同期的な発現などが挙げられる．

成熟単球における免疫学的表現型の異常としては CD56 の過剰発現や CD14, CD15, CD16,

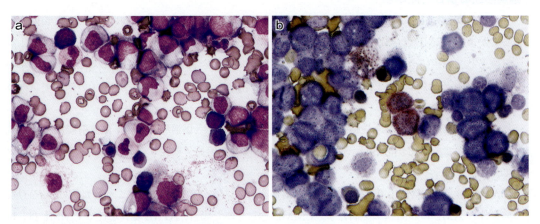

図 2-27 慢性骨髄単球性白血病の骨髄像

a）骨髄塗抹標本 May-Giemsa 染色．顆粒球系と単球系の細胞の増生を認める．骨髄芽球・単芽球・前単球を芽球としてカウントするが，芽球比率は 20% 未満である．赤芽球系に巨赤芽球様変化，顆粒球系に好中球の細胞質顆粒脱失や分葉異常などの形態異常がみられる．標本は CMML-2．

b）骨髄塗抹標本エステラーゼ二重染色．単球系細胞をα-ナフチルブチレートエステラーゼ染色で茶褐色に，顆粒球系細胞をナフトール AS-D クロロアセテートエステラーゼ染色で青色に染色する．時に両方に陽性に染色される骨髄単球系細胞が認められる．

CD36，CD64 の発現低下がよくみられる．その他の異常としては顆粒球系成熟マーカーである CD11b/CD13/CD16 の発現パターンの異常や好中球分画の側方散乱光の低下などがある．

組織標本の免疫染色によっても単球系細胞の増加を証明することが可能だが，その意義はフローサイトメトリーと比較して限られたものとなる．CD14，CD68R（PG-M1），CD163 などが有用であり，CD14 は CMML の同定に特に信頼性が高い．CD34 および CD117 は芽球や幼若骨髄系前駆細胞の同定に有用である．

CMML における成熟形質細胞様樹状細胞の増加

CMML の患者の一部においては成熟形質細胞様樹状細胞（pDC）の結節性の増殖が骨髄や皮膚をはじめとする髄外病変において認められる．こうした増殖は中等量の細胞質とさまざまな程度に不整形の核縁，不鮮明な核小体をもつ．RAS 経路の活性化変異は FLT3 とは独立して幹細胞・前駆細胞の分化の pDC への偏りをもたらすため，こうした変異をもつ CMML では pDC の骨髄での増殖がより多くみられる．pDC 増殖は AML への形質転換のリスク増加と相関すると考えられる．こうした pDC は特徴的な免疫学的表現型を示し，CD123，TCF4，TCL1，CD4，CD43，CD303 が陽性，通常 CD56 が陰性である．

CMML の髄外病変

CMML の髄外病変の組織学的な特徴はさまざまである．脾浸潤による脾腫は赤脾髄への浸潤による．通常 3 系統の細胞浸潤を示すが骨髄単球系細胞が優位である．皮膚浸潤は以下のいずれかのカテゴリに属する．すなわち，骨髄単球系細胞の浸潤，pDC の増殖，芽球形質細胞様樹状細胞腫瘍（blastic plasmacytoid dendritic cell neoplasm: BPDCN），分類不能型樹状細胞腫瘍（indegerminate dendritic cell tumors）である．稀に皮膚浸潤病変が著明な肉芽腫性の特徴を示すことがある．

鑑別診断および特記事項

CML のうち p190 *BCR::ABL1* 融合遺伝子をもつ例は血液学的・形態学的に CMML と類似することがある．CML と CMML の鑑別は重要であり，また通常の G 分染法では t(9;22)(q34.1;q11.2) 転座として検出できない隠れた（cryptic）染色体転座をもつ例が稀に存在することから，通常の染色体分析とともに RT-PCR もしくは FISH 法を用いた *BCR::ABL1* 融合遺伝子の検出を試みることが必須である．

一部の CMML は他の悪性腫瘍に対する細胞傷害性治療（化学療法もしくは放射線療法）に続発して発症することがあるが，こうした例は細胞傷害性治療に続発する骨髄性腫瘍の基準を用いて分類する．

NPM1 変異は CMML 患者の 2 ～ 5% に認められる．本分類においてはこうした例は *NPM1* 変異を伴う AML の診断基準を満たす．CMML としてみた場合，*NPM1* 変異を伴う CMML は，特にその遺伝子変異量が多い場合には急速に AML に進行する傾向を示すため，*NPM1* 変異を満たす AML と診断してよい．

好酸球増加症およびチロシンキナーゼ遺伝子再構成を伴う骨髄性／リンパ性腫瘍の診断基準を満たす例は CMML の特徴を示す場合もその診断基準に従って分類されるべきである．同様に，全身性肥満細胞症を認める CMML も全身性肥満細胞症の基準に従って分類されるべきである．

全身性肥満細胞症の発症はクローン進化と *KIT* 遺伝子変異の獲得の結果である可能性が高い.

初発時に MPN と診断され CMML 様の表現型に疾患が進行した場合，疾患の進行とされるべきであり，CMML に再分類されるべきではない．初発時に MDS と診断され，引き続いて CMML の診断基準を満たすようになった患者は CMML と再分類してよい[9].

■細胞遺伝学的所見

大部分（〜 70%）は通常の G 分染法で正常核型を示す．クローン性の染色体異常は 23 〜 34% に認められるが特異的なものはない．よくみられる染色体異常としてはトリソミー 8, 7 番染色体異常（モノソミーもしくは長腕欠失），Y 染色体欠失，トリソミー 21 があり，複雑核型はより少ない．若年（65 歳以下）の患者においてはトリソミー 8 や Y 染色体欠失の頻度は少ない．Such ら[10] は細胞遺伝学的リスク分類として低リスク（正常核型または Y 染色体欠失の単独異常），高リスク〔トリソミー 8, 7 番染色体異常，複雑核型（3 種類以上の異常）〕，中間リスク（それ以外のすべての異常）の 3 分類に分類することを提唱している．他の研究ではトリソミー 8 の単独異常は他の中間リスク群と同様の予後となることを示している．現在使われている CMML に特化した予後予測システムのいくつかは細胞遺伝学的分類を予後予測にとり入れている．

■分子解析

ゲノム全体像は DNA メチル化（*TET2, DNMT3A*）やヒストン修飾（*ASXL1, EZH2*）を通じたエピジェネティックな転写制御に影響する変異・RNA スプライシング変異（*SRSF2, SF3B1, U2AF1, ZRSR2*），シグナル伝達に関連する変異（*NRAS, KRAS, CBL, PTPN11, JAK2*），転写因子およびヌクレオソーム形成分子の変異（*SETBP1, RUNX1*）などからなる．CMML 患者の 91.8% にこれらの変異が少なくとも 1 つ検出され，メチル化阻害薬治療によって反応がみられても残存する．CMML において変異プロファイルを評価すべき最小限の遺伝子セットを 表 2-26 に示す[11].

■病期

病期分類は定められていない．

■予後および予後予測

予後は一般に不良であり，全生存期間の中央値は 2 〜 3 年であり AML への形質転換のリスクは 15 〜 30% とされる．いくつかの予後予測モデルが提唱され検証されており，以下のような因子が用いられている．血球減少（貧血，他の血球減少），血球増加（白血球増加症，単球増加症），骨髄単球系細胞の左方移動（末梢血芽球，末梢血幼若骨髄系細胞），染色体異常，および体細胞変異（*ASXL1, RUNX1, NRAS, SETBP1*）．体細胞変異の影響は他の状況に依存して変化する可能性があり，例えば，*ASXL1* 変異の予後への影響は *TET2* 変異の状態に依存する．その他，血清乳酸脱水素酵素（LDH）活性上昇，脾腫，髄外病変，β2 ミクログロブリン高濃度，チミジンキナーゼ活性上昇，リンパ球増加症および体細胞変異の検出数などが予後因子として報告されている．血清トリプターゼ測定は全身性肥満細胞症へのクローン進化を監視するのに有用である．

同種造血幹細胞移植（allo-hematopoietic stem cell transplantation: HSCT）は施行可能な場合，治癒の可能性がある唯一の治療である．骨髄芽球比率と併存疾患に加え，*ASXL1* と *NRAS* 変異が allo-HSCT の予後予測因子であるとみられる．メチル化阻害薬の治療反応性を予測する

2章 ◆ 骨髄系腫瘍

表 2-26 慢性骨髄単球性白血病患者の評価で変異プロファイルの解析が推奨される最小限の遺伝子セット

遺伝子パスウェイ	遺伝子名	変異の頻度（%）
エピジェネティック制御	*TET2*	29 ～ 61
	*ASXL1**	32 ～ 44
	DNMT3A	2 ～ 12
	*EZH2**	5 ～ 13
	IDH1	1 ～ 2
	IDH2	6 ～ 7
	*BCOR**	6 ～ 7
スプライソソーム	*SRSF2**	29 ～ 52
	*U2AF1**	4 ～ 10
	*SF3B1**	6 ～ 10
	*ZRSR2**	4 ～ 8
細胞シグナリング	*CBL**	8 ～ 22
	*KRAS**	7 ～ 16
	*NRAS**	4 ～ 22
	NF1	6 ～ 7
	JAK2	1 ～ 10
その他	*RUNX1**	8 ～ 23
	*SETBP1**	4 ～ 18
	NPM1	1 ～ 3
	FLT3	1 ～ 3

＊ 単球の絶対数が500/μL以上1,000/μL未満である場合，表2-25の望ましい項目2を満たすためにはこれらの遺伝子の変異のいずれか1つ以上が必要である.

因子についての知見は一致した見解に乏しい.

●文献 --

1) Arber DA, Orazi A. Update on the pathologic diagnosis of chronic myelomonocytic leukemia. Mod Pathol. 2019; 32: 732–40.

2) Calvo X, Garcia-Gisbert N, Parraga I, et al. Oligomonocytic and overt chronic myelomonocytic leukemia show similar clinical, genomic, and immunophenotypic features. Blood Adv. 2020; 4: 5285–96.

3) Geyer JT, Tam W, Liu YC, et al. Oligomonocytic chronic myelomonocytic leukemia（chronic myelomonocytic leukemia without absolute monocytosis）displays a similar clinicopathologic and mutational profile to classical chronic myelomonocytic leukemia. Mod Pathol. 2017; 30: 1213–22.

4) Montalban-Bravo G, Kanagal-Shamanna R, Guerra V, et al. Clinical outcomes and influence of mutation clonal dominance in oligomonocytic and classical chronic myelomonocytic leukemia. Am J Hematol. 2021; 96: E50–3.

5) Usuki K, Ohtake S, Honda S, et al. Real-world data of MDS and CMML in Japan: results of JALSG clinical observational study-11（JALSG-CS-11）. Int J Hematol. 2024; 119: 130–45.

6) Guru Murthy GS, Dhakal I, Mehta P. Incidence and survival outcomes of chronic myelomonocytic leukemia in the United States. Leuk Lymphoma. 2017; 58: 1648–54.

7) Goasguen JE, Bennett JM, Bain BJ, et al. Morphological evaluation of monocytes and their precursors. Haematologica. 2009; 94: 994–7.

8) Selimoglu-Buet D, Wagner-Ballon O, Saada V, et al. Characteristic repartition of monocyte subsets as a diagnostic signature of chronic myelomonocytic leukemia. Blood. 2015; 125: 3618–26.

9) Selimoglu-Buet D, Badaoui B, Benayoun E, et al. Accumulation of classical monocytes defines a subgroup of MDS that frequently evolves into CMML. Blood. 2017; 130: 832–5.

10) Such E, Cervera J, Costa D, et al. Cytogenetic risk stratification in chronic myelomonocytic leukemia. Haematologica. 2011; 96: 375-83.

11) Itzykson R, Fenaux P, Bowen D, et al. Diagnosis and treatment of chronic myelomonocytic leukemias in adults: recommendations from the European Hematology Association and the European LeukemiaNet. Hemasphere. 2018; 2: e150.

〈市川　幹〉

好中球増加症を伴う骨髄異形成 / 骨髄増殖性腫瘍
Myelodysplastic / myeloproliferative neoplasm with neutrophilia

■定義

好中球増加症を伴う骨髄異形成 / 骨髄増殖性腫瘍（myelodysplastic/myeloproliferative neoplasm with neutrophilia: MDS/MPN-N）は非定型慢性骨髄性白血病（atypical chronic myeloid leukemia: aCML）と以前呼称されていた疾患で，骨髄異形成と骨髄増殖の双方の特徴をもち，末梢血における好中球の持続的増加と好中球の左方移動を特徴とする骨髄系腫瘍である．

■旧称・関連用語

*BCR::ABL1*陰性非定型慢性骨髄性白血病（使用は推奨されない）

■浸潤部位

末梢血と骨髄は常に侵される．脾浸潤・肝浸潤はよくみられる．

■臨床像

骨髄不全，特に貧血と血小板減少症に関連した症状を呈する．肝脾腫に関連した症状もみられる．約40% の患者は急性骨髄性白血病に移行する．

■疫学

MDS/MPN-N は稀な疾患である．患者は60歳代もしくは70歳代で診断されることが多いが，より若年での発症もみられる．男女比の偏りはみられない．

■病因

造血幹・前駆細胞における体細胞変異の逐次的な獲得によって生じるクローン性造血から発症することが近年示唆されている [1]．

■発症機序

ETNK1 および *SETBP1* の変異が鍵となる発症のイベントとして同定されている．*ETNK1*変異はミトコンドリア複合体Ⅱを負に調節する因子であるエタノールアミンリン酸の相対的な枯渇を招き，結果として活性酸素種（reactive oxygenspecies: ROS）の増加と変異原性をきたす．*SETBP1*の変異ではデグロン配列が破壊されることによってSETBP1蛋白質が安定化し，多量体

形成を通じて遺伝子発現とヒストン修飾が変化する．これによって *MECOM* を含む複数の遺伝子の発現が上昇する．クローン構造の解析によれば，*ETNK1* 変異は常に認められるイベントである．一方 *SETBP1* 変異は遅い段階でみられるイベントであり，この間に RAS 経路の変異（*KRAS, NRAS, CBL* 変異など）がみられる．特記すべき事項として，*CBL* 変異は体細胞性の片親ダイソミーを通じたヘテロ接合性の消失と関連している頻度が高い．

■末梢血液像

末梢血塗抹標本の鏡検は好中球の異形成と左方移動の評価に有用である．末梢血の幼若骨髄系細胞（前骨髄球・骨髄球・後骨髄球）が白血球の 10% 以上を占めることが定義上必須である．単球の絶対数の上昇はあってもよいが単球比率は 10% を超えてはならず，超えた場合は慢性骨髄単球性白血病（CMML）の診断が強く考慮される．その他，軽度の好塩基球増加症など MDS/MPN を示唆する徴候がみられることがある．貧血と血小板減少症は頻繁にみられる．

■骨髄像

骨髄は典型的には年齢に比して過形成性であり，骨髄 / 赤芽球比率（M/E 比）は上昇（＞10：1）している．顆粒球系の異形成が特徴的であり，顆粒球の 10% 以上に認められる．異形成像としては細胞質の顆粒減少，核分節異常やクロマチン凝集の異常などがあり，後者には偽 Pelger-Huët 核異常（低分葉），過分葉，異常な核染色質凝集，核突起などが含まれる．巨核球数は正常もしくは増加している．巨核球の異形成は頻繁にみられ，低分葉小型巨核球や微小巨核球などが認められる．赤芽球の異形成もあってよい．骨髄の細網線維化がみられることもあるが通常は軽度である．芽球比率は 20% 未満でなければならず，大きなクラスターやシート状の増殖があってはならない．

MDS/MPN-N に特異的な免疫学的形質はない．フローサイトメトリーにおいて CD34 陽性造血前駆細胞は他の MDS/MPN の型と同様に造血幹細胞腫瘍に矛盾しない表面形質異常を認める．

細胞化学的には特異的な異常は知られていない．好中球はミエロペルオキシダーゼの発現が欠失もしくは低下する異常を示すことがある．非特異的エステラーゼ染色による単球系細胞の染色が CMML の除外診断に有用である．鉄染色で時に環状鉄芽球を同定できる．好中球アルカリホスファターゼ活性は一致した変化を示さず，診断には有用でない．

■細胞遺伝学的所見

染色体核型異常は 30 ～ 40% の例に認められ，8 番染色体および 20 番染色体を含む異常が最も多い．17 番染色体長腕の同腕染色体（i17q）はこの疾患のサブセットにおいて反復してみられる染色体異常である．染色体異常の出現は時に疾患の進行と関与している．MDS/MPN-N の診断には *BCR::ABL1* 融合遺伝子の除外が必要であり，そのため隠れた（cryptic）染色体転座や *BCR::ABL1* の通常とは異なる転写産物の存在を除外する注意深い評価が必要となる．

■分子解析

遺伝子の点突然変異は大部分の症例において認められ，患者ごとの変異数の中央値は 2 ～ 4 個である．*SETBP1* および / または *ETNK1* の変異の存在は MDS/MPN-N の診断を支持する．クローン性造血に関連した変異は広くみられ，通常 *ASXL1*（60 ～ 80%），*TET2*（30 ～ 40%），*DNMT3A*（＜ 10%）が関与している．他に頻度の高い変異は増殖シグナル経路（*CBL, JAK2,*

NF1, *NRAS* など），スプライシング装置（*SRSF2*, *U2AF1*, *SF3B1*, *ZRSR2* など），転写因子（*CUX1*, *GATA2*, *RUNX1*），酵素（*ETNK1*），エピジェネティック制御（*SETBP1*, *EZH2*）や染色体分離制御（*STAG2*）に影響する変異である．

■鑑別診断・診断基準 表2-27

MDS/MPN-N の遺伝子変異プロファイルは総じて慢性好中球性白血病（CNL），CMML，および骨髄異形成 / 骨髄増殖性腫瘍，非特定型（MDS/MPN, NOS）と類似している．*CSF3R* 変異は CNL においてより多くみられ（＞ 60% vs ＜ 20% in MDS/MPN-N），*SETBP1* 変異は MDS/MPN-N（＞ 30%）において最も頻繁に同定される．このことから，これらの鑑別には形態学的な基準が重要である．

■病期

病期分類は定められていない．

■予後および予後予測

MDS/MPN-N 患者の予後は一般に不良であり，生存期間の中央値は 14 ～ 29 カ月である．年齢 65 歳超，女性，白血球数＞ 50,000/μL，血小板減少症，ヘモグロビン濃度＜ 10 g/dL が予後不良因子と報告されている．

造血幹細胞移植を受けた患者においては予後が改善する．遺伝子変異に基づく予後不良因子としては既知の遺伝子の変異数が平均を超える（＞ 4），3遺伝子による変異のシグネチャー，*NRAS*, *GATA2*, *ASXL1*, *SETBP1*, *RUNX1*, *TP53*，もしくは *ASXL1* の変異が報告されている[1-4]．

表2-27 好中球増加症を伴う骨髄異形成 / 骨髄増殖性腫瘍の診断基準

必須項目
- 末梢血好中球数≧13,000 / μL，好中球増加と末梢血に10%以上の未熟骨髄系細胞（前骨髄球・骨髄球・後骨髄球）を認め，好中球の異形成を認める
- 骨髄は過形成で顆粒球系の優位な増加と異形成を認める．巨核球系・赤芽球系には異形成はあってもなくてもよい
- 末梢血および骨髄の芽球比率は20％未満である
- 骨髄増殖性腫瘍（*BCR::ABL1* 融合遺伝子は特に除外すべきである）[*1]，好酸球増加症および特定の遺伝子再構成を伴う骨髄性腫瘍，慢性骨髄単球性白血病，*SF3B1* 変異と血小板増加症を伴う骨髄異形成/骨髄増殖性腫瘍の診断基準を満たさない

望ましい項目
- *SETBP1* および/または *ETNK1* 変異の検出
- *JAK2*, *CALR*, *MPL*, *CSF3R* 変異を欠く[*2]

[*1] MDS/MPN-Nの診断には *BCR::ABL1* 融合遺伝子の除外が必須であり，隠れた染色体転座や通常みられない *BCR::ABL1* 転写産物の存在を可能な手法（染色体分析，*in situ* ハイブリダイゼーション法，PCR法など）を用いて注意深く除外する必要がある．

[*2] これらの遺伝子の変異はMDS/MPN-Nでは稀であり，認められる場合には他の診断を除外するため形態学的な再評価を要する．

2章 ◆ 骨髄系腫瘍

●文献

1) Zhang H, Wilmot B, Bottomly D, et al. Genomic landscape of neutrophilic leukemias of ambiguous diagnosis. Blood. 2019; 134: 867–79.

2) Fontana D, Ramazzotti D, Aroldi A, et al. Integrated genomic, functional, and prognostic characterization of atypical chronic myeloid leukemia. Hemasphere. 2020; 4: e497.

3) Piazza R, Valletta S, Winkelmann N, et al. Recurrent SETBP1 mutations in atypical chronic myeloid leukemia. Nat Genet. 2013; 45: 18–24.

4) Mangaonkar AA, Swoboda DM, Lasho TL, et al. Genomic stratification of myelodysplastic/myeloproliferative neoplasms, unclassifiable: sorting through the unsorted. Leukemia. 2021; 35: 3329–33.

〈市川　幹〉

SF3B1 遺伝子変異と血小板増加症を伴う骨髄異形成 / 骨髄増殖性腫瘍
Myelodysplastic / myeloproliferative neoplasm with *SF3B1* mutation and thrombocytosis

■定義

SF3B1 遺伝子変異と血小板増加症を伴う骨髄異形成 / 骨髄増殖性腫瘍（myelodysplastic / myeloproliferative neoplasm with *SF3B1* mutation and thrombocytosis: MDS/MPN-*SF3B1*-T）は骨髄異形成と骨髄増殖の双方の特徴をもち，*SF3B1* 変異と環状鉄芽球，血小板増加症を特徴とする骨髄系腫瘍である．

■旧称・関連用語

環状鉄芽球と血小板増加症を伴う骨髄異形成 / 骨髄増殖性腫瘍（許容される）
環状鉄芽球と著明な血小板増加症を伴う不応性貧血（使用は推奨されない）

■浸潤部位

末梢血と骨髄は常に侵される．脾腫は約 40% に認められる[1]．

■臨床像

臨床的な特徴は骨髄異形成性腫瘍（MDS）および骨髄増殖性腫瘍（MPN），特に本態性血小板血症（ET）やその他の *BCR::ABL1* 陰性 MPN と重なり合う特徴を示す．血算では MDS と ET の双方と比較して中間程度の異常を示す．血栓症のリスクは ET と比較して高い[2]．

■疫学

診断時の年齢の中央値は 68 〜 75 歳とされ，多くの研究においては女性にやや多い．

■病因

造血幹・前駆細胞における体細胞変異の逐次的な獲得によって生じるクローン性造血から発症することが近年示唆されている[3]．

■発症機序

環状鉄芽球はミトコンドリアに異常な鉄の集積を伴う赤芽球系前駆細胞であり，*SF3B1* の変異と密接に関連している[4]．*SF3B1* は RNA スプライシングに必須である U2 snRNP スプライソソ

ームの主要な構成要素である．*SF3B1*変異体の活性によって，通常使われない3'側のスプライシング部位が用いられ，ミトコンドリアの鉄-硫黄輸送体遺伝子である*ABCB7*，その他*ERFE*をはじめとするミトコンドリア代謝遺伝子や鉄ホメオスタシス制御遺伝子などのスプライシングアイソフォームが産生される．*SF3B1*変異を伴うMDSと対照的に，MDS/MPN-*SF3B1*-Tは細胞シグナル経路の遺伝子に同時に変異がみられることが特徴的である．よくみられる変異としては*JAK2*p.V617F変異（57%）やCBL, MPLの変異などがある．少数の例においては*SF3B1*以外のスプライソソーム関連遺伝子の変異を認める．

■末梢血液像

末梢血では典型的には正色素性・大球性もしくは正球性貧血がみられる．塗抹標本において赤血球は大小不同を認めることがあり，二相性パターンとなることも多い．芽球はみられないか低頻度である．45万/μL以上の血小板増加症は診断を定義づける所見の1つである．血小板においても大小不同が多く認められ，微小な形態の血小板から巨大血小板までが認められる．不整な形態の血小板や無顆粒血小板が認められることもあるが頻度は高くない．白血球数とその分画は通常正常であるが，軽度の白血球増加が認められることもある．

■骨髄像

図2-28に骨髄像を示す．通常過形成性であり，赤血球造血の亢進がみられる．赤芽球系には巨赤芽球様変化などの異形成がみられ，鉄染色において環状鉄芽球を15%以上に認める．一部の症例においては多系統の異形成が同定される．巨核球は増加しており，通常*BCR::ABL1*陰性MPNと類似した形態学的な特徴を示す．一部の症例において骨髄線維化が存在することがある．

■免疫学的表現型

MDS/MPN-*SF3B1*-Tに特異的な免疫学的形質はない．フローサイトメトリーにおいてCD34陽性造血前駆細胞は他のMDS/MPNの型と同様に造血幹細胞腫瘍に矛盾しない表面形質異常を

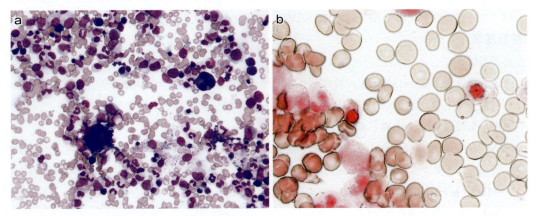

図2-28 MDS/MPN-*SF3B1*-Tの骨髄像
70歳代男性の症例．遺伝子変異解析では*SF3B1*および*DNMT3A*遺伝子に変異を認めた．
a) May-Giemsa染色標本．骨髄は過形成であり，赤芽球系は増加し巨赤芽球様変化のほか，多核赤血球などの形態異常がみられる．好中球の顆粒脱失が目立つ．標本中に巨核球は増加しており血小板増加も認められる．
b) 鉄染色標本．環状鉄芽球を認める．

2章 ◆ 骨髄系腫瘍

認める.

■鑑別診断

環状鉄芽球に関与するクローン性でない状態や反応性血小板増加症の除外が必要である. MDS/MPN-*SF3B1*-T は他の環状鉄芽球をもつ骨髄系腫瘍や血小板増加症を伴う骨髄系腫瘍と区別されるべきである. 特に, 低芽球比率と *SF3B1* 変異を伴う骨髄異形成症候群（MDS-*SF3B1*）や低芽球比率と 5 番染色体欠失を伴う骨髄異形成症候群の除外が重要である. 同様に, CHL や他の *BCR::ABL1* 陰性骨髄増殖性腫瘍の除外も重要である. *MECOM* 再構成を伴う急性骨髄性白血病や好酸球増加症およびチロシンキナーゼ遺伝子再構成を伴う骨髄性 / リンパ性腫瘍は発症時に MDS/MPN-*SF3B1*-T と区別が困難であることがあり, 注意深く除外が必要である. また, 細胞傷害性治療への曝露歴がある例も MDS/MPN-*SF3B1*-T の診断から除外される.

実践的には, *SF3B1* 変異がみられない場合には環状鉄芽球と血小板増加症を伴う骨髄異形成 / 骨髄増殖性腫瘍との診断名を与え, 治療の立場からは MDS/MPN-*SF3B1*-T と同様に扱ってよい. *SF3B1* 変異がみられなくても, 環状鉄芽球を 15% 以上の比率で認める場合には MDS/MPN-*SF3B1*-T との診断名を与えてよい.

■細胞遺伝学的所見

染色体核型異常は 15% に認められる[5].

■分子解析

診断は *SF3B1* 変異の検出に基づくが, 稀に他のスプライソソーム遺伝子の変異を認める例がある. 多くみられる *SF3B1* 変異は p.K700E, p.H662Q, p.K666R である. 遺伝子変異量は環状鉄芽球を伴う他の骨髄系腫瘍にみられるのと同程度である. 同時にみられる遺伝子変異としては *JAK2* p.V617F が約 50%, その他 *TET2*, *ASXL1*, *DNMT3A*, *SETBP1*, *SRSF2*, *U2AF1*, *ZRSR2*, *EZH2*, *IDH2*, *ETV6*, *RUNX1*, *CBL*, *CALR*, *MPL* などに変異がみられる. MDS-*SF3B1* と診断され, *JAK2* p.V617F 変異および同様の変異を獲得し血小板増加症をきたした症例はクローン進化によって MDS/MPN-*SF3B1*-T に進行したと考えてよい.

■診断基準

必須項目：

- 赤芽球系異形成と 15% 以上の環状鉄芽球を伴う貧血を認める. 巨核球系・顆粒球系には異形成はあってもなくてもよい
- 血小板数 $\geq$ 45 万 /μL の持続的な血小板増加
- *SF3B1* 変異と合併する *JAK2* p.V617F 変異. もしくはこれらの変異を欠く場合, 生物学的に同等のスプライソソーム変異と細胞シグナル分子の変異（*MPL*, *CBL* など）を同時に認める
- MDS, MPN, CMML, *MECOM* 変異を伴う AML, 好酸球増加症を伴う骨髄系 / リンパ系腫瘍の診断基準を満たさない.

その他の基準を 表 2-28 に示す.

■病期

病期分類は定められていない.

108

5節 ■ 骨髄異形成／骨髄増殖性腫瘍

表 2-28	**SF3B1遺伝子変異と血小板増加症を伴う骨髄異形成／骨髄増殖性腫瘍の診断基準**

末梢血	貧血（ヘモグロビン濃度正常未満）
	血小板増加症（血小板数＞45万/μL）
	芽球なし，もしくはごく低頻度
骨髄像	異形成，特に環状赤芽球を伴う赤芽球性異形成
末梢血もしくは骨髄の分子解析	*SF3B1*のヘテロ接合性変異
	同時に認められる*JAK2* p.V617F変異，*JAK2* p.V617F変異を欠く場合は他の骨髄増殖に関与する遺伝子変異（*MPL，CALR*など）

分子解析が得られない場合	
末梢血	3カ月以上の持続的血小板増加症をもって*JAK2，MPL，*もしくは*CALR*変異に代える
骨髄像	15％以上の環状鉄芽球をもって*SF3B1*変異に代える

除外すべきもの

- 治療関連骨髄系腫瘍
- 5番染色体長腕欠失を伴う骨髄異形成症候群
- 両アレル*TP53*変異を伴う骨髄系腫瘍
- t(3;3)(q21.3;q26.2) もしくはinv(3)(q21.3q26.2) を伴う骨髄系腫瘍
- *BCR::ABL1*など疾患を定義づける遺伝子変異

特記事項

*SF3B1*変異をもち環状鉄芽球を有する骨髄系腫瘍として発症し，*JAK2，MPL*および*CALR*変異の獲得によって環状鉄芽球と血小板増加を伴うMDS/MPNに進行した例はMDS/MPN-*SF3B1*-Tと分類してよい

■予後および予後予測

　MDS/MPN の各病型のうち，MDS/MPN-*SF3B1*-T の患者の予後は最も良好であり，生存期間の中央値は76～128カ月であると報告されている．ヘモグロビン濃度10 g/dL 以下，染色体異常ありが，全生存期間と関連する独立した予後因子である[5]．MDS/MPN-*SF3B1*-T によくみられる変異のうち，*ASXL1*のフレームシフト変異・ナンセンス変異が予後と関連する可能性がある．環状鉄芽球比率と分子異常の定量は予後を予測しないか，予後因子としての意義は限られている．染色体異常，*ASXL1*と *SETBP1*変異，ヘモグロビン濃度＜10 g/dL による予後予測モデルによって生存期間の中央値を3群に分類する予後予測モデルが提唱されている[2,3]．

●文献 --

1) Szpurka H, Jankowska AM, Makishima H, et al. Spectrum of mutations in RARS-T patients includes TET2 and ASXL1 mutations. Leuk Res. 2010; 34: 969–73.

2) Patnaik MM, Lasho TL, Finke CM, et al. Vascular events and risk factors for thrombosis in refractory anemia with ring sideroblasts and thrombocytosis. Leukemia. 2016; 30: 2273–5.

3) Palomo L, Meggendorfer M, Hutter S, et al. Molecular landscape and clonal architecture of adult myelodysplastic/myeloproliferative neoplasms. Blood. 2020; 136: 1851–62.

4) Cazzola M, Malcovati L. Diagnosis and treatment of sideroblastic anemias: from defective heme synthesis to abnormal RNA splicing. Hematology Am Soc Hematol Educ Program. 2015; 2015: 19–25.

5) Mangaonkar AA, Lasho TL, Ketterling RP, et al. Myelodysplastic/myeloproliferative neoplasms with ring sideroblasts and thrombocytosis（MDS/MPN-RS-T）: Mayo-Moffitt collaborative study of 158 patients. Blood Cancer J. 2022; 12: 26.

〈市川　幹〉

2章 ◆ 骨髄系腫瘍

骨髄異形成 / 骨髄増殖性腫瘍，非特定型
Myelodysplastic / myeloproliferative neoplasm, NOS

■定義
骨髄異形成 / 骨髄増殖性腫瘍，非特定型（myelodysplastic/myeloproliferative neoplasm, NOS: MDS/MPN-NOS）は骨髄異形成と骨髄増殖の双方の特徴をもち，他の基準で定義づけられた MDS/MPN の概念を満たさない骨髄系腫瘍である．

■旧称・関連用語
分類不能型骨髄増殖 / 骨髄異形成症候群（許容される）

慢性骨髄異形成 / 骨髄増殖症候群，分類不能型オーバーラップ症候群（使用は推奨されない）

■浸潤部位
末梢血と骨髄は常に侵される．脾・肝を含めた髄外浸潤がみられることがある．

■臨床像
MDS/MPN-NOS に特異的な臨床的な特徴はないが，骨髄系細胞の異形成と増殖が同時に存在することが必須である．臨床症候としては MPN に類似した体重減少，盗汗，臓器腫大，特に脾腫，血栓性合併症や，MDS に類似した無効造血の症状である易疲労感，呼吸困難，感染症，出血および時に輸血依存性の貧血などが含まれる．

■疫学
MDS/MPN-NOS は稀な疾患概念であることが想定され，MDS の数 % であるとされるが，多様な疾患でありその頻度を評価することが困難である．疾患概念の重なり合いの部分の診断は本質的に困難であるため，予測より頻度が高い可能性もある．MDS/MPN-N および MDS/MPN-SF3B1-T の頻度が稀であることから，MDS/MPN の中では MDS/MPN-NOS は CMML に次いで 2 番目に多い可能性がある．診断時の患者の年齢中央値はおよそ 70 歳であり，男性に多い（> 60%）．

■病因
不明である．

■発症機序
造血幹・前駆細胞における非特異的な体細胞変異の蓄積が疾患の発症とその進行を誘導するようであり，意義不明のクローン性造血（clonal hematopoiesis of indeterminate potential: CHIP）から移行している可能性がある．

■病理組織学的所見
血算においては有意かつ持続的な血球増加症と血球減少症が混在した特徴をすべての患者において認める．白血球増加症はほとんどの患者で，血小板増加症は約 20% の患者で認める．血球減少症は主に貧血，次いで血小板減少症であり，好中球減少症は稀である．乳酸脱水素酵素（LDH）活性の上昇はよくみられる所見であり，有意な骨髄線維化は約 30% の例において認められる．

110

JCOPY 498-22552

5節 ■ 骨髄異形成／骨髄増殖性腫瘍

■細胞遺伝学的所見

染色体核型異常は約 50% の例に認められる．特徴的な染色体異常はなく，トリソミー 8・モノソミー 7 および 7 番染色体長腕欠失，および 20 番染色体長腕欠失，monosomal karyotype および複雑核型がよくみられる異常である．17 番染色体長腕の同腕染色体（i17q）に関与した例をカテゴリとして扱う意義はまだ不明である．これらの例では臨床的・形態学的・分子遺伝学的に特異な特徴を示す証拠が得られつつあり，*SRSF2* や *SETBP1* の変異の合併，予後不良などがその特徴に含まれている．

■分子解析

臨床経過や病理所見に合致して 1 つ以上の遺伝子変異が検出された場合，クローン性を支持する所見となる．*TET2*，*NRAS*，*RUNX1*，*CBL*，*SETBP1*，*ASXL1* の変異が比較的高頻度に認められる．*TP53* の片アレルもしくは両アレルの変異は 10 〜 15% の症例で認められる（なお両アレル変異は除外基準にあたる）．

SF3B1 の変異が認められる場合は MDS/MPN-*SF3B1*-T の注意深い除外が必要である．環状鉄芽球を伴う MDS から進行する稀な例についても除外の必要がある．

MDS/MPN-NOS をさらに分類する分子学的な特徴がいくつか同定されている．他の MDS/MPN を想起させる分子学的な特徴は 60% の症例にみられ，単球増加傾向，好中球増加傾向，血小板増加傾向などの特徴も類似する．また，貧血と高い骨髄芽球比率を示す例に稀に *TP53* 変異がみられる．

5 番染色体長腕欠失を伴う MDS の一部の症例は *JAK2* p.V617F 変異，骨髄増殖と高い血小板数に関与している．こうした特徴をもつ症例の臨床的特徴や予後が *JAK2* 野生型の MDS with isolated del（5q）と異なるかどうかは明らかでない．より詳細なエビデンスが得られるまでの間は，*JAK2* p.V617F 変異と del（5q）をもつ症例は MDS/MPN-NOS の分類ではなく MDS with isolated del（5q）に分類することが推奨される．

■鑑別診断

以下のものは除外されなければならない．① Ph 染色体と *BCR::ABL1* 融合遺伝子，② *PDGFRA*，*PDGFRB*，*JAK2*，もしくは *FGFR1* 遺伝子の再構成，*TP53* の両アレル変異．

骨髄系腫瘍において広くみられるクローン進化とそれによる疾患の表現型の変化は，MDS の症例が増殖性を新たに獲得することで MDS/MPN-NOS に移行することを意味している．骨髄増殖が持続的となり，従来 MDS の診断であったが MDS/MPN-NOS の診断基準を満たすようになった場合は MDS/MPN-NOS と考えるべきである．ただし，この時には注意深い観察によって骨髄系の増殖が反応性ではないことの注意深い評価と，新たに増殖性の遺伝子変異が存在していることを評価することが強く推奨される．例えば患者が増殖因子製剤など末梢血・骨髄に MDS/MPN に類似した変化を与えうる治療を受けた場合には，臨床所見および検査所見を追跡的に評価し，観察された異常が持続的か，もしくは治療の影響であるかを明らかにすることが必須である．

■診断基準

診断基準を 表 2-29 に示す．

2章 ◆ 骨髄系腫瘍

表 2-29 骨髄異形成 / 骨髄増殖性腫瘍，非特定型の診断基準

末梢血	血球減少と骨髄増殖の混在
骨髄像	骨髄異形成と骨髄増殖の混在
末梢血もしくは骨髄の分子解析	骨髄増殖性腫瘍と骨髄異形成性腫瘍にみられる変異の混在

除外すべきもの

- 治療関連骨髄性腫瘍
- *BCR::ABL1*融合遺伝子，*PDGFRA, PDGFRB, JAK2, FGFR1*遺伝子再構成など疾患を特徴づける遺伝子変異
- 他のMDS/MPN: CMML, MDS/MPN-N, MDS/MPN-*SF3B1*-T

特記事項

一部のMDS症例は増殖性を新たに獲得してMDS/MPN-NOSに移行する．増殖性が持続的である場合，こうした症例は MDS/MPN-NOSと考えるべきだが，骨髄増殖が増殖因子やその他の治療や病態による反応性のものでないことを確認 すべきである．新たに増殖性の遺伝子変異を獲得していることを確認することが推奨される

■病期

病期分類は定められていない．

■予後および予後予測

稀な病型であり，情報は限られている．

単施設の後方視的な解析においては，患者の予後は不良であり，全生存期間の中央値は 12 〜 24 カ月であると報告されている．他の MDS/MPN と同様に，MDS/MPN-NOS 患者の治療はそ の症状・血球減少に応じて MDS もしくは MPN に準じて行われている．

〈市川　幹〉

6節 ■ 急性骨髄性白血病

6節 | 急性骨髄性白血病
Acute myeloid leukaemia

はじめに

　急性骨髄性白血病（acute myeloid leukaemia: AML）の分類は，ここ数年の疾患理解，管理におけるブレークスルーを強調するべく変更された．最も重要な変更点は，遺伝子異常により定義されるAMLを従来の細胞分化段階により規定されるAMLより分離した点である．2つ目の大きな変更点は，遺伝子異常により定義されるAMLにおいては，芽球20%以上というカットオフ値を満たさなくても診断可能とした点である（*BCR::ABL1*融合遺伝子を有するAMLと*CEBPA*変異を有するAMLは例外）．将来的には，遺伝子異常により定義されるAMLを診断するための変異アレル頻度（VAF）や融合遺伝子の計測方法の標準化により，カットオフ値を最適化することが期待される．3つ目は将来的に新規AMLカテゴリーとして導入される可能性のある新しい，または珍しいAMLサブタイプのために「他の遺伝子異常により定義されるAML」というセクションを導入した点である．このようにして，新しいAML分類は，臨床的要素，分子遺伝学的要素，病理学的要素を総合的に考慮することの重要性が強調されるものとなっている．

　以下にいくつかのAMLサブタイプにおいて，WHO分類第5版でアップデートされた点をまとめる．

■ 遺伝子異常により定義される AML グループ

　*PML::RARA, RUNX1::RUNX1T1, CBF::MYH11*を有するAMLにおいては，確立された診断基準はそのままである一方，高感度の微小/測定可能残存病変（MRD）計測方法，および実臨床において患者マネジメントや治療方針決定に影響を与える他の遺伝子変異の共存の重要性が示されている．特に*KIT*変異以外の付加的な細胞遺伝学的特徴や，寛解後のMRDステータスなどの予後因子が拡充された．

　*BCR::ABL1*融合遺伝子を有するAMLと*CEBPA*変異を有するAMLは，遺伝子異常により定義されるAMLにおいては例外的に20%以上の芽球が診断に必要とされる．これは，前者においては慢性骨髄性白血病（CML）との重複を避けるためである．

　*KMT2A, MECOM, NUP98*遺伝子を含む特徴的な再構成を有する3タイプのAMLが記載されている．これらの3つの遺伝子に関連する再編成，特に*NUP98*は，従来の核型分析では見落とされることがある点に注意が必要である．

　新分類においては*KMT2A*再構成を伴うAMLは，従来のAML with t(9;11)(p22;q23)；*KMT2A-MLLT3*に置き換わるものである．*KMT2A*融合パートナーとしては，*MLLT3, AFDN, ELL, MLLT10*が最も一般的であるが，80種以上の遺伝子が報告されている．予後予測因子としての重要性および，MRDモニタリングの観点からも融合パートナーの同定は必須ではないが，望ましいとされる．*KMT2A*再構成を伴うAMLは成人においては，しばしば高い芽球数を示し，通常は単球系統への分化傾向を示す．特に小児AMLでは，*KMT2A::MLLT3*および

JCOPY 498-22552

113

2章 ◆ 骨髄系腫瘍

*KMT2A::MLLT10*を伴う AML は巨核芽球性分化を示し，または骨髄吸引塗抹標本において低い芽球数を示すことが知られている．

体細胞変異によって定義される AML には，*NPM1*変異を有する AML と *CEBPA* 変異を有する AML が含まれる．*NPM1*変異を有する AML は，芽球数に関係なく診断可能であるが，これは *NPM1*変異を有する骨髄異形成症候群（MDS）または骨髄異形成 / 増殖性腫瘍（MDS/MPN）症例が，短期間で AML に進行する知見と合致する．同様の知見が *NPM1*変異を獲得したクローン性造血症例の解析からも得られている．*CEBPA* 変異を伴う AML の定義は，両アレル *CEBPA* 変異（biCEBPA）と *CEBPA* 遺伝子の basic leucine zipper（bZIP）ドメインに単一の変異（smbZIP-*CEBPA*）を有するものを両方含むように変更された．smbZIP-*CEBPA* 変異を有する AML の良好な予後は，小児と 70 歳までの成人の両方で示されている．WHO 分類第 4 版において provisional entity とされた *RUNX1*変異を有する AML は，*RUNX1*変異に単独の AML サブタイプを規定するのに十分な特異性がないと判断され，第 5 版において単独の AML サブタイプから除外された．

第 4 版において AML with myelodysplasia-related changes とされた，第 5 版での AML, myelodysplasia-related（AML-MR）にはいくつかの変更点が導入された．この AML のタイプは，芽球が 20% 以上で，MDS と関連する特定の細胞性遺伝学的および分子的異常をもつ腫瘍と定義される．主な変更点は，①形態学的所見のみによる AML-MR の診断を廃止，② AML-MR 診断のための細胞性遺伝学的基準のアップデート，③ *SRSF2*，*SF3B1*，*U2AF1*，*ZRSR2*，*ASXL1*，*EZH2*，*BCOR*，*STAG2* の 8 つの変異に基づく遺伝子変異ベースの AML-MR の定義の導入，となる．

■細胞分化段階により規定される AML グループ

細胞分化段階に規定される AML グループには，特定の遺伝子異常が欠如している症例が含まれる．この分類には，分化マーカーと基準のアップデートされた包括的な枠組みが含まれており，混合表現型急性白血病（MPAL）および早期 T 前駆体リンパ芽球性白血病 / リンパ腫（ETP-ALL）の分類と整合性をもたせることとなっている．実際，T/ 骨髄系混合表現型急性白血病（MPAL-T/M），ETP-ALL，系統不明な急性白血病（ALAL），および最小分化を伴う AML のサブセットでの *BCL11B* 再構成の特定は，これらが生物学的に連続する entity であることを示唆しており，これは将来の分類における重要な意味をもつ可能性がある．

急性赤芽球性リンパ腫（acute erythroid leukemia: AEL）（以前は pure erythroid leukemia と呼ばれ，第 5 版でも関連する用語として受け入れられる）は，成熟停止と高頻度の両アレル *TP53* 遺伝子変異で特徴づけられる赤芽球系細胞の腫瘍性増殖を示す AML サブタイプである．AEL の診断基準には，通常，骨髄成分の 80% 以上が赤芽球系細胞で占められ，そのうち 30% 以上が proerythroblast であることが必要とされる．両アレル *TP53*遺伝子変異がこの AML サブタイプの高悪性度を規定する上で重要な役割を果たしている．

急性巨核芽球性白血病（acute megakaryoblastic leukemia: AMKL）は，ダウン症候群の小児，ダウン症候群でない小児，および成人の 3 つの臨床的グループにおいて発症し，いくつかのドライバー遺伝子異常が AMKL の発生・進展に重要であることが明らかとなってきた．AMKL

の診断には，巨核球系分化マーカーを用いた免疫形質の評価が必要となった．また新規の免疫形質として，「他の遺伝子異常により定義される AML」に該当する *CBFA2T3::GLIS2* 融合遺伝子と関連する "RAM immunophenotype" が追加された．

〈菊繁吉謙，宮本敏浩〉

2章 ◆ 骨髄系腫瘍

特定の遺伝子異常を有する急性骨髄性白血病
Acute myeloid leukaemia with defining genetic abnormalities

PML::RARA を有する急性前骨髄球性白血病
Acute promyelocytic leukaemia with *PML::RARA* fusion

■定義

　PML::RARA を有する急性前骨髄球性白血病（acute promyelocytic leukaemia: APL）は，異常な前骨髄球が増殖し，大多数の症例で t（15;17）（q24.1;q21.2）転座によって，*PML::RARA* 融合遺伝子が認められる急性骨髄性白血病（acute myeloid leukaemia: AML）である．

■疫学

　AML の 5 〜 8％に認められる．高齢者には少ない傾向がある．

■臨床像

　約 65％の症例は白血球数が低値である．播種性血管内凝固（disseminated intravascular coagulation: DIC）を高頻度で合併する．微細顆粒タイプの APL は白血球数が高値のことが多い．

■形態像

　異常な前骨髄球はアズール顆粒が豊富で，Auer 小体を有する細胞も多い．Auer 小体は他の AML より粗大で，細胞によっては多くの Auer 小体を有する Faggot 細胞が認められる 図 2-29 ．腎臓型や二分葉の核を有することもある．ミエロペルオキシダーゼ（MPO）染色では強陽性を示し，非特異的エステラーゼ染色が陽性になることもある．微細顆粒型は，細胞質に肉眼的に観察不可能な微細顆粒を有し二分葉核を示し，急性骨髄単球性白血病や急性単球性白血病と鑑別が難しいことがある．

■免疫表現型

　大多数の症例は CD34 と HLA-DR は陰性で CD33，CD13 が陽性である．CD117，CD64 は陽性，CD11a，CD11b，CD18，CD15，CD65，CD66b，CD66c は陰性のことが多い．約 10％の症例で CD56 が陽性となる．

　微細顆粒型，*PML* 遺伝子の切断部位が bcr3 タイプの *PML::RARA* 融合遺伝子を有する症例では CD2 と CD34 が陽性のことが多い[1]．また *FLT3*-ITD を有する APL では CD2 が陽性のことが多い[2]．

■染色体・遺伝子

　APL は 17q21.2 にコードされる *RARA* と，15q24.1 にコードされる *PML* が転座をすることによって *PML::RARA* 融合遺伝子を形成する．*PML::RARA* 融合遺伝子は *PML* の切断点によって，切断点がイントロン 6 の bcr1 タイプ（long 型），エクソン 6 の bcr2 タイプ（variant 型），イントロン 3 の bcr3 タイプ（short 型）の主に 3 つの型がある．また複雑な染色体核型や *RARA* の微細領域が *PML* に挿入されることにより *PML::RARA* 融合遺伝子が形成されることがある．

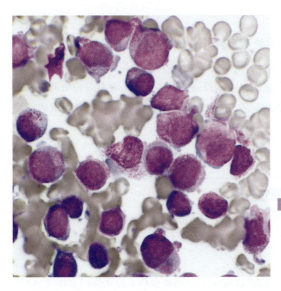

図 2-29 *PML::RARA* を有する急性前骨髄球性白血病の骨髄像
アズール顆粒が豊富で，粗大な Auer 小体を認める異常な前骨髄球を認める．Auer 小体を多数認める Faggot 細胞も認める．

後者は染色体分析で 15 番染色体や 17 番染色体に異常が認められないため cryptic t(15;17)(q24.1;q21.2) または masked t(15;17)(q24.1;q21.2) と呼ばれる[3]．約 40% の症例で付加染色体異常を認める．del7q や +8 の頻度が高い．遺伝子変異に関しては，約 40% の症例で *FLT3* 変異，約 10% の症例で *WT1* や *NRAS* 変異などを認める．*FLT3* 変異を認める症例は白血球数が高値のことが多い[4]．

APL の形態を示す一部の症例の中には，*RARA* が *PML* 以外との転座を形成するものがあり，variant *RARA* 遺伝子転座と呼ばれる．*RARA* の転座する遺伝子としては，11q23 の *ZBTB16*，11q13 の *NUMA1*，5q35 の *NPM1*，17q21 の *STAT5B*，17q24 の *PRKAR1A*，4q12 の *FIP1L1*，Xp11 の *BCOR*，2q23 の *OBFC2A*，3q26 の *TBLR1*，7q11 の *GTF2I*，1q42 の *IRF2BP2*，3q26 の *FNDC3B* がある[3]．*ZBTB16* の転座した APL 細胞は，アズール顆粒が多いが Auer 小体は認めず，偽 Pelger 核異常の好中球を認める．*ZBTB16* と *STAT5B* の転座の症例は全トランス型レチノイン酸（all-*trans* retinoic acid: ATRA）や亜ヒ酸（arsenic trioxide: ATO）への治療抵抗性を示す[5]．

■ 診断基準

必須項目：
- 末梢血および/または骨髄において異型前骨髄球の増加（20% 未満の場合もある）を伴う骨髄系腫瘍である
- 多数の Auer 小体を有する Faggot 細胞を認める
- *PML::RARA* 遺伝子を認める
- 細胞傷害性抗腫瘍薬の治療歴がない

望ましい項目：
- t(15;17)(q24;q21) を認める

■ 予後および予後因子

診断時の白血球数は予後因子となる．白血球数が10,000/μL以上の症例は高リスク群とされる．高リスク群以外の症例に対してはATRAとASOの併用療法が標準治療となる．高リスク群に対してはATRAとASOにアントラサイクリンの併用などが推奨されている．これらの治療によって他のAMLと比較して予後良好である．CD56やFLT3-ITDは予後因子としての意義は明確ではない．

RUNX1::RUNX1T1 を有する急性骨髄性白血病
Acute myeloid leukaemia with RUNX1::RUNX1T1 fusion

■ 定義

t(8;21)(q22;q22.1)によってRUNX1::RUNX1T1融合遺伝子が認められる分化傾向を示すAMLである．

■ 疫学

AMLの1〜5%に認められる．高齢者には少ない傾向がある．日本を含む東アジアに多い傾向がある[6]．

■ 臨床像

骨髄肉腫などの腫瘤形成が認められることがある．

■ 形態像

約90%の症例では，異形を伴う前骨髄球，骨髄球，好中球などの各分化段階の異形細胞を認める．芽球は好塩基性の広い胞体で，アズール顆粒を多く認める．稀に非常に大きな顆粒（偽Chédiak-Higashi顆粒）を認めることがある．多くの細胞に1つのAuer小体を認める 図2-30 ．骨髄系細胞には核分葉異常や細胞質染色異常などの異形成が認められるが，赤芽球や巨核球の異形は認めない．好酸球前駆細胞，好塩基球，肥満細胞が増加していることがある．

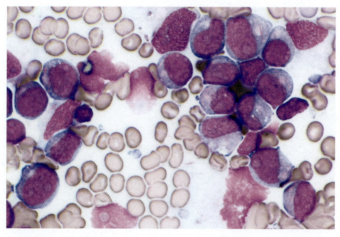

図2-30 RUNX1::RUNX1T1 を有する急性骨髄性白血病の骨髄像
核小体が明瞭な分化傾向のある芽球の中に，Auer小体を含む芽球を認める．

6節 ■ 急性骨髄性白血病

■免疫表現型

芽球は CD34，HLA-DR，CD13，MPO の強発現を認める．CD33 も発現するがこれらに比べると発現が弱いことがある[7]．またリンパ球系の CD19，CD79a，Pax-5 や CD56 の発現を芽球だけでなく好中球に認めることがある．芽球は CD34 と分化マーカーである CD15 が共発現していることもある．

■染色体・遺伝子

Core-binding factor（CBF）は，DNA 結合 CBFαサブユニット（RUNX1，RUNX2，またはRUNX3）と，非 DNA 結合 CBFβサブユニットからなる転写因子複合体である．RUNX1 は，造血の主要な転写調節因子で，CBFβとのヘテロ二量体は，造血幹細胞の分化を調節する．RUNX1T1 は，巨核球系と赤血球系に限定された転写抑制因子であり，造血幹細胞および前駆細胞では発現していない．t(8;21)(q22;q22.1) による *RUNX1::RUNX1T1*融合遺伝子は，骨髄系分化を抑制し白血病発症に強く関与する．付加的染色体異常としては，del(9q)(15%)，性染色体の欠失（女性では X の 37% の欠失，男性では Y の 44% の欠失）が多い．遺伝子変異は，約25% の症例で *KIT* 変異を認め，これ以外にも *RAS*，*DHX15*，*ZBTB7A*，*ASXL1*，コヒーシン複合体遺伝子群の変異を認めることがある[8]．

■診断基準

必須項目：
- 末梢血および / または骨髄において芽球の増加を伴う骨髄系腫瘍（20% 未満の場合もある）
- *RUNX1::RUNX1T1* を認める
- 治療関連骨髄系腫瘍の診断基準を満たさない

望ましい項目：
- t(8;21)(q22;q22.1) を認める

■予後および予後因子

アントラサイクリンとシタラビンによる標準化学療法による寛解導入療法で約80% の寛解率が得られ，寛解後療法で高用量シタラビン療法を行うことで約50% の症例は長期生存が得られることから予後良好とされている．予後不良因子として *KIT* 変異や CD56 の発現などが報告されているが，*RUNX1::RUNX1T1* を標的とした PCR 法による微小残存病変をモニタリングすることでこれらは予後不良因子とならないとの報告もある[9]．

CBFB::MYH11 を有する急性骨髄性白血病
Acute myeloid leukaemia with *CBFB::MYH11* fusion

■定義

inv(16)(p13.1q22) あるいは t(16;16)(p13.1;q22) によって *CBFB::MYH11*融合遺伝子が認められ，骨髄系芽球と単球系芽球を認める AML である．

■疫学
若年 AML の 5〜8% に認められる．高齢者では少ない．白人に多い傾向がある．

■臨床像
骨髄肉腫などの腫瘍形成が認められることがある．

■形態像
骨髄球系の芽球と単球系のやや分化をした芽球を認める．芽球に Auer 小体を認めることがある．また多くの症例で骨髄中に幼若でしばしば異常に大きな未熟顆粒などの形態異常を伴う好酸球の増加を認める 図2-31a．末梢血中に好酸球増加がみられることもあるが，幼若で形態異常のある好酸球を認めることは稀である．芽球の 3% 以上は MPO 染色が陽性で，単球系の芽球は非特異的エステラーゼ染色が陽性である．特異的および非特異的エステラーゼ染色エステラーゼ二重染色は骨髄球系芽球と単球系芽球を見出すのに有用である 図2-31b．

■免疫表現型
CD45-dim の分画には，CD34，CD13，CD117，CD33，MPO などの骨髄球系抗原を発現する．CD45-bright の分画には，CD34 の発現はなく，CD14，CD64，lysozome などの単球性抗原を骨髄球系抗原に加えて発現する．

■染色体・遺伝子
約 95% の症例に inv(16)(p13.1q22.1) を認め，t(16;16)(p13.1;q22.1) は稀である．一部の症例では従来の染色体分析法ではこれらの転座が検出できないことがあるため FISH 法や RT-PCR 法を用いて検索をする．約 40% の症例で +8(10〜20%)，+21(約 5%)，+22(15〜25%)，del(7q)(約 5%) などの付加染色体異常を認める[10]．

CBFβ 遺伝子の切断点はヌクレオチド 399 番か 495 番の 2 カ所しか認められないが，*MYH11* 遺伝子の切断点は 8 カ所認められ，約 85% の症例が A 型トランスクリプトであるが，それ以外の症例は多くのバリアントが認められる[11]．

90% 以上の症例で遺伝子変異が認められ，*NRAS*（30〜50%），*KIT*（30〜40%），*KRAS*（10

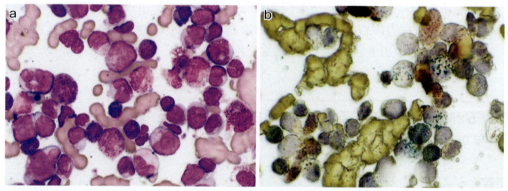

図2-31 *CBFB::MYH11* を有する急性骨髄性白血病の骨髄像
a）異常に大きな未熟顆粒を伴う幼弱な好酸球の増加を伴い，骨髄球系と単球系の芽球を認める．
b）特異的および非特異的エステラーゼ染色エステラーゼ二重染色では，骨髄系芽球が青紺色，単球系芽球が赤銅色に染色される．

～ 15%），*FLT3*（10 ～ 15%）が多い[8]．

■ **診断基準**

必須項目：

- 末梢血および / または骨髄において芽球の増加を伴う骨髄系腫瘍（20% 未満の場合もある）．
- *CBFB::MYH11* を認める
- 治療関連骨髄系腫瘍の診断基準を満たさない

望ましい項目：

- inv(16)(p13.1q22) または t(16;16)(p13.1;q22) を認める

■ **予後および予後因子**

　　アントラサイクリンとシタラビンによる標準化学療法による寛解導入療法で約 80% の寛解率が得られ，寛解後療法で高用量シタラビン療法を行うことで約 50% の症例は長期生存が得られることから予後良好とされている．また再発症例においても化学療法で高率に第二寛解が得られる．+8 や +22 が予後良好因子，*KIT* 変異（特に D816 変異）や *FLT3*-ITD が予後不良因子との報告もあるが，*CBFB::MYH11* を標的とした PCR 法による MRD をモニタリングすることでこれらは予後不良因子とならないとの報告もある[9]．

DEK::NUP214 を有する急性骨髄性白血病
Acute myeloid leukaemia with *DEK::NUP214* fusion

■ **定義**

　　t(6;9)(p23;q34) によって *DEK::NUP214* 融合遺伝子が認められる AML である．

■ **疫学**

　　小児 AML の 0.6 ～ 1.7%，成人 AML の約 1% に認められる．小児 AML における診断年齢中央値は 10 ～ 13 歳，若年成人 AML では 35 ～ 51 歳である．

■ **臨床像**

　　多くの症例は，白血球増加，貧血，血小板減少を呈するが，血球の異形を伴う症例の場合は汎血球減少症を呈することがある．

■ **形態像**

　　骨髄芽球と単球性芽球を認めることが多い．Auer 小体を認めることは稀である．多系統の異形成を認めることが多く，骨髄系細胞の異常な核分裂や低顆粒，微小巨核球，環状鉄芽球などを認める[12]．一部の症例では好塩基球の増加を認める．

■ **免疫表現型**

　　白血病細胞は通常，CD13，CD33，CD34，CD38，CD117，CD123，HLA-DR，および MPO が陽性である．CD7，CD9，CD15，CD64，および TdT が陽性の場合もある．CD34 は陰性となる場合もある．

■ **染色体・遺伝子**

　　DEK::NUP214 融合遺伝子の機能は不明な点が多いが，細胞質内蛋白の核内移行や細胞内局在

を障害することで AML 発症に関与をしているのでないかと考えられている．付加染色体異常を認める症例は少ないが，少数例で複雑核型を認めることがある[13]．50〜88%の症例で *FLT3*-ITD を認める[14]．一方，FLT3-チロシンキナーゼドメイン（TKD）変異を認めることは少ない．

■診断基準

必須項目：

- 末梢血および / または骨髄において芽球の増加を伴う骨髄系腫瘍（20% 未満の場合もある）
- *DEK::NUP214* を認める
- 治療関連骨髄系腫瘍の診断基準を満たさない

望ましい項目：

- t(6;9)(p22.3;q34.1) を認める

■予後および予後因子

DEK::NUP214 を有する AML は，予後不良である[12-14]．*DEK::NUP214* を有する AML と *DEK::NUP214* を有する骨髄異形成症候群（MDS）を比較すると，MDS 症例の 61% が AML に移行し全生存率（OS）に有意差を認めていない[12]．このことは *DEK::NUP214* を有する MDS は芽球数に関係なく AML と定義されるべきかもしれない．また *FLT3*-ITD を高率に認めるが予後因子としての意義は明確になっていない．*DEK::NUP214* を有する AML に対して FLT3 阻害薬の有効性は示されていないが，同種造血幹細胞移植は予後を改善させる可能性がある．

RBM15::MRTFA を有する急性骨髄性白血病
Acute myeloid leukaemia with *RBM15::MRTFA* fusion

■定義

t(1;22)(p13.3;q13.1) によって *RBM15::MRTFA* 融合遺伝子が認められ，巨核球系への分化を示す AML である．

■疫学

AML の 1% 以下，小児急性巨核球性白血病の 10〜12% で認める[15]．3 歳以下の小児に多く特に乳児（生後 6 カ月以内）に多い．

■臨床像

肝脾腫，貧血，血小板減少症を示すことが多い．白血球数の増加はわずかで末梢血に芽球を認めないことも多い．しばしば髄外腫瘤を形成することや，肝臓の線維化を引き起こすことがある．

■形態像

巨核球への分化傾向を示す芽球を認める．巨核芽球は中程度〜大型で，丸みを帯びた不規則または複雑な核はいくつかの核小体と微細な網状染色質を含む．細胞質はしばしば顆粒をもたず，好塩基性であり，細胞膜ブレッブを認めることもある．微小巨核球を認めることもあるが，骨髄球系や赤芽球系の異形は通常認められない．巨核芽球はリンパ芽球様の芽球と混在していることが多い．骨髄は正〜過形成で線維化を伴うことが多い．巨核芽球は SBB・MPO 染色ともに陰性

である.

免疫表現型

巨核芽球は血小板関連糖蛋白である CD41，CD61，CD42b を発現する．細胞質の CD41 や CD61 は，細胞膜上の発現よりも特異性と感度が高い．CD36 は陽性のことが多いが，特異的ではない．巨核芽球は CD13 と CD33 が陽性であり，一方で CD34, CD45, HLA-DR, MPO, TdT, およびリンパ系マーカーは陰性となる.

染色体・遺伝子

診断時に t(1;22)(p13.3;q13.1) 以外の付加染色体異常を認めることは稀である．6 カ月以上の乳児では t(1;22)(p13.3;q13.1) を含む染色体多倍体を認めることがある[16]．*RBM15::MRTFA* 融合遺伝子はクロマチン構造，HOX 誘導性の細胞分化，細胞外シグナル伝達機構を障害して白血病発症に関与をしていると考えられている[17].

診断基準

必須項目：
- 末梢血および／または骨髄において芽球の増加を伴う骨髄系腫瘍（20% 未満の場合もある）
- *RBM15::MRTFA* を認める.

望ましい項目：
- t(1;22)(p13.3;q13.1) を認める
- 巨核球への分化傾向を示す芽球を認める

予後および予後因子

RBM15::MRTFA を有する AML の予後は明確になっていない．小児症例に対しての国際共同研究においては，4 年間の OS が 70%，4 年間の無イベント生存率（EFS）が 62%，再発の 4 年間の累積再発率が 19% と比較的良好な予後が示されている[18]．また染色体多倍体は EFS に対する独立した予後良好因子の可能性がある.

BCR::ABL1 を有する急性骨髄性白血病
Acute myeloid leukaemia with *BCR::ABL1* fusion

定義

t(9;22)(q34.1;q11.2) によって *BCR::ABL1* 融合遺伝子が認められ，慢性骨髄性白血病（CML）の急性転化期とは鑑別することができる AML である.

疫学

BCR::ABL1 を有する AML は稀で，AML 症例の 0.5% 以下である．成人男性に多い.

臨床像

BCR::ABL1 を有する AML は，CML の急性転化期と比較して，芽球数が多く（47% vs 13%），好塩基球が少なく（0% vs 2.5%），脾腫の頻度が低い（25% vs 65%）[19].

2章 ◆ 骨髄系腫瘍

■形態像

CML の急性転化期と比較して，*BCR::ABL1* を有する AML は，骨髄中の骨髄 / 赤血球比率が低く（中央値: 2.0 vs 4.8），好塩基球が少なく（13% vs 53%），小型巨核球も少ない[19]．

■免疫表現型

ほとんどの症例で，CD34，HLA-DR，および骨髄系抗原（CD13，CD33，CD117）の発現を認める．CD7，CD19，TdT の発現を認めることも多い．骨髄系は MPO 陽性，単球系は非特異的エステラーゼ陽性，CD14，CD11c，CD36，CD64 のいずれかが陽性，B 細胞系は CD19 に加えて CD79a，CD22，CD10 などの B 細胞マーカーが陽性，T 細胞系は cytoplasmic CD3 が陽性である場合は混合表現型急性白血病（MPAL）の診断として区別をする．

■染色体・遺伝子

BCR::ABL1 を有する AML の約 70 ～ 80% の症例は p210 タイプの融合転写産物であり，恒常的に活性化されたチロシンキナーゼ活性を有し白血病発症に強く関与をしている．50 ～ 60% の症例では +8 や複雑核型などの付加染色体異常を認める[19]．約 40% の症例で *RUNX1* 変異を認め，10 ～ 15% の症例で *ASXL1*，*BCOR*，*IDH1/2*，および *SRSF2* 変異を認める[20]．

■診断基準

必須項目：

- 末梢血および / または骨髄において 20% 以上の芽球の増加を伴う骨髄系腫瘍
- *BCR::ABL1* を認める
- 慢性骨髄性白血病が除外できる

望ましい項目：

- t(9;22)(q34;q11.2) を認める
- *BCR::ABL1* のサブタイプの検出

■予後および予後因子

標準化学療法やチロシンキナーゼ阻害薬による治療に反応性が悪く予後不良である．同種造血幹細胞移植によって予後の改善が期待されている．

KMT2A 遺伝子再構成を伴う急性骨髄性白血病
Acute myeloid leukaemia with *KMT2A* rearrangement

■定義

染色体 11q23.3 にコードされた *KMT2A* 遺伝子といくつかのパートナー遺伝子との融合が認められる AML である．

■疫学

KMT2A 遺伝子再構成を伴う AML は，あらゆる年齢で認められるが，乳児の AML の約 50%，思春期までの AML の約 20% を占める．成人 AML 症例では 2 ～ 3% を占める．*KMT2A* 遺伝子は多くのパートナー遺伝子と融合するが，頻度の高い *KMT2A* 融合遺伝子を 表 2-30 に示す[21]．

124

6節 ■ 急性骨髄性白血病

表2-30 頻度の高い *KMT2A* 融合遺伝子

パートナー遺伝子	染色体転座	頻度
MLLT3 (*AF9*)	t(9;11)(p21.3;q23.3)	34～43%
MLLT10 (*AF10*)	t(10;11)(p12.31;q23.3)	13～19%
AFDN (*AF6, MLLT4*)	t(6;11)(q27;q23.3)	4.6～14%
ELL	t(11;19)(q23.3;p13.11)	4.5～11%
MLLT1 (*ENL*)	t(11;19)(q23.3;p13.3)	3.3～6.2%
EPS15 (*MLLT5*)	t(1;11)(p32.3;q23.3)	1.5～3%
SEPTIN9 (*SEPT9*)	t(11;17)(q23.3;q25.3)	1.5%
AFF1 (*AF4, MLLT2*)	t(4;11)(q21.3;q23.3)	0.88～1.7%

(Bill M, et al. Proc Natl Acad Sci USA. 2020; 117: 26340-6[21] より作成)

t(9;11)(p21.3;q23.3)による *KMT2A::MLLT3* が約40%の症例に認められ最も多い.

■臨床像

小児では約50%の症例で肝臓や脾臓への浸潤が認められ,約15%の症例で中枢浸潤を認める. 成人では約30%の症例で歯肉や皮膚,中枢などの髄外浸潤を認める. *KMT2A* 遺伝子のパートナー遺伝子によって臨床像の相違は認められない.

■形態像

単球性,または骨髄単球性の形態を示すことが多い. 小児においては急性前骨髄性白血病や赤芽球性白血病以外のすべての AML 形態を示すことがある.

■免疫表現型

白血病細胞の免疫表現型は,細胞系統に基づいて異なる. 単球系の場合は,CD33,CD65,CD4,CD15,HLA-DR,および lysozyme を発現し,CD34 や CD117 の発現は認めないことが多い. 一部の症例で CD13 と CD56 の発現が認められる. また小児症例においては,*KMT2A::MLLT3* および *KMT2A::MLLT10* は急性巨核球性白血病となることがあり,骨髄中の芽球が20%未満のことがある[22]. このような場合は,骨髄切片生検病理における巨核球マーカーである CD41,CD61,CD42b の検出が有用なことがある.

■染色体・遺伝子

KMT2A 遺伝子再構成は,11q23 の欠失,重複,逆位,および転座によって形成される. これらの再構成は,エクソン5～11までの間の約100kb の領域にブレークポイントがあり,*KMT2A* 遺伝子のプロモーターとブレークポイントの5'側のコーディング領域は保存されパートナー遺伝子によってコードされたカルボキシ末端とキメラ遺伝子が作られる. *KMT2A* 遺伝子再構成白血病は,初期造血前駆細胞に似た特異的な遺伝子発現プロファイルをもち,*HOX* 遺伝子の過剰発現が特徴である[23]. また *KMT2A* 遺伝子再構成の白血病は EV1 の過剰発現を認めることが多い. *KMT2A* 遺伝子再構成白血病は,正常核型の AML と比較して遺伝子変異の併存が少ない[24]. その中でも RAS 経路(NRAS,KRAS,PTPN11)をコードする遺伝子の変異を認めることがある. *FLT3*-TKD 変異,および *RUNX1, TET2, PLCG2, ZRSR2* の変異も報告されている[25]. しかしこれらのアレル頻度は低く,サブクローンであることが多い.

2章 ◆ 骨髄系腫瘍

■診断基準

必須項目：

- 末梢血および / または骨髄，顆粒球肉腫において芽球の増加を伴う骨髄系腫瘍（20% 未満の場合もある）
- *KMT2A* 再構成を認める
- 治療関連骨髄系腫瘍の診断基準を満たさない

望ましい項目：

- *KMT2A* 再構成のパートナー遺伝子の同定

■予後および予後因子

KMT2A 遺伝子再構成白血病の予後は融合をするパートナー遺伝子によって異なる．成人症例では，*KMT2A::MLLT3* を有する AML は予後中間であるが，それ以外は予後不良である[25]．小児症例では，*ABI1*，*AFDN*，*AFF1*，*MLLT1*，および *MLLT10* は再発のリスクが高く予後不良であるが，*ELL*，*MLLT3*，*MLLT11*，および *SEPTIN6* は予後中間である[26]．

MECOM 遺伝子再構成を伴う急性骨髄性白血病
Acute myeloid leukaemia with *MECOM* rearrangement

■定義

染色体 3q26 にコードされた myelodysplastic syndrome 1（*MDS1*）と ecotrophic viral integration site 1（*EVI1*）の複合体（*MECOM*）の再構成が認められる AML である．

■疫学

AML の 1 〜 2% に認められる．

■臨床像

好中球減少症を示す症例が多い．一部の症例では白血球増加や血小板増加を示す場合もある．約 30% の症例では末梢血の芽球を認めない．一部の症例では肝脾腫を認める．

■形態像

末梢血では，しばしば好中球の異形成や，巨大および低顆粒血小板などの血小板の異形を認める．骨髄は線維化していることがある．通常は未成熟型，骨髄単球性型，または巨核芽球型の白血病細胞を認める．多系統の異形成を認め，特に巨核球は小型巨核球などの異形成を認めることが多い．骨髄の好酸球，好塩基球，肥満細胞が増加していることもある．

■免疫表現型

白血病細胞は，CD34，CD33，CD13，CD117，CD38 および HLA-DR が陽性である．また CD7 が陽性のことも多い．inv(3) よりも t(3;3) で CD34 発現がより高い．巨核芽球を認める場合は CD41 や CD61 などの巨核球マーカーを発現する．

■染色体・遺伝子

MECOM 複合体再構成によってパートナー遺伝子エンハンサーが EVI1 の過剰発現を引き起こ

126

す．EVI1 はがん原性転写因子で分化誘導，細胞周期調節，および細胞内シグナル伝達を阻害することで白血病発症に強く関与をしている．*MECOM* 複合体再構成を伴う最も頻度の高い染色体異常（約 40%）は，inv(3)(q21.3q26.2) および t(3;3)(q21.3;q26.2) である．これらの染色体転座は，EVI1 の高発現を促すだけでなく，GATA2 エンハンサーを障害することで機能的な GATA2 ハプロ不全を引き起こし白血病発症に強く関与している[27]．これらの染色体転座以外に MECOM 複合体を再構成させるパートナー遺伝子は 30 以上報告されており，2p21/*THADA*，3p24.3, 6q25.3/*ARID1B*，7q21.2/*CDK6*，8q24.21/*MYC*，12p13/*ETV6*，21q11/*NRIP*，21q22/*RUNX1*などがある[28]．MECOM がこれらの遺伝子の発現制御領域に組み込まれることによってこれらの遺伝子発現の異常を介して AML 発症に関与している．

MECOM 複合体再構成に認められる付加染色体異常は -7, del(7q), del(5q)，および複雑核型が多い．約 25% の症例に *NRAS*, *SF3B1*，約 20% の症例に *PTPN11*, *ASXL1*，約 15% の症例に *GATA2*, *SRSF2*, *RUNX1* の変異が認められる[29]．

■ 診断基準

必須項目：

- 末梢血および / または骨髄において芽球の増加を伴う骨髄系腫瘍（20% 未満の場合もある）
- *MECOM* 複合体再構成を認める
- 治療関連骨髄系腫瘍の診断基準を満たさない

望ましい項目：

- inv(3)(q21.3q26.2)，t(3;3)(q21;q26)，t(3;21)(q26.2;q22)，t(3;12)(q26.2;p13) のいずれかの検出

■ 予後および予後因子

MECOM 複合体再構成を伴う AML は予後不良である[29]．inv(3)(q21.3q26.2) および t(3;3)(q21.3;q26.2) と他のパートナー遺伝子との再構成に予後の違いはない．複雑核型，-7, 複雑な染色体構造と追加のモノソミー 7，および 2 つ以上の遺伝子変異を認める症例はさらに予後不良である．

NUP98 遺伝子再構成を伴う急性骨髄性白血病
Acute myeloid leukaemia with *NUP98* rearrangement

■ 定義

染色体 11p15.4 にコードされた *NUP98* の転座が認められる AML である．

■ 疫学

小児 AML の約 3%，成人 AML の約 2% に認められる．

■ 臨床像

典型的な AML の臨床像を示す症例が多い．*NUP98::KDM5A* を認める症例は白血球数が少ない傾向がある．

2章 ◆ 骨髄系腫瘍

■形態像

転座をするパートナー遺伝子によって形態的な違いが認められる．*NUP98::KDM5A* と *NUP98::JARID1A* は巨核芽球性白血病を [30, 31)，*NUP98::RARG* は前骨髄性白血病を [32)，その他は単球性や赤芽球性白血病の形態を示すことが多い [33)．

■免疫表現型

転座をするパートナー遺伝子によって形態的な違いが認められることから，免疫表現型もそれぞれの形態に準じている．

■染色体・遺伝子

40以上の融合パートナーが報告されている．これらの融合パートナーは，*HOX* 遺伝子と非 *HOX* 遺伝子に分類され，そのうちの非 HOX パートナーである *NSD1* が小児症例では最も多い．NUP98 は核膜孔複合体を構成しているが，*NUP98* の融合遺伝子は，*NUP98* の転座による核膜孔複合体の機能不全，パートナー遺伝子の異常な転写やエピジェネティックな調節活性によって *HOXA*，*HOXB*，*MEIS1* などの異常発現を介して白血病発症に関与している [34)．

NUP98 遺伝子が染色体 11p15.4 の末端に位置しているため *NUP98* 再構成を伴う AML は正常核型を示すことが多い．このため，*NUP98* の break apart プローブを用いた蛍光 *in situ* ハイブリダイゼーション，*NUP98::NSD1* の RT-PCR，および RNA シーケンシングによって診断される．付加染色体異常は +8 や 13 番染色体異常を認めることがある [34)．*NUP98::NSD1* 症例の約 80% に *FLT3*-ITD を，約 45% に *WT1* 変異を認める [35)．

■診断基準

必須項目：
- 末梢血および／または骨髄において芽球の増加を伴う骨髄系腫瘍（20% 未満の場合もある）
- *NUP98* 再構成もしくは *NUP98::NSD1* を認める

望ましい項目：
- *NUP98* 再構成のパートナー遺伝子の同定

■予後および予後因子

NUP98 再構成を伴う AML は予後不良である．特に *FLT3*-ITD を認める症例は予後不良である [35)．

NPM1 遺伝子変異を伴う急性骨髄性白血病
Acute myeloid leukaemia with NPM1 mutation

■定義

Nucleophosmin（*NPM1*）遺伝子の体細胞変異を有する AML である．

■疫学

成人 AML の約 1/3 の症例で検出される．典型的には染色体正常核型の成人 AML の発症と強く関わることが知られており，染色体正常核型の成人 AML では 45 〜 64% と極めて高頻度に認

6節 ■ 急性骨髄性白血病

められる．一方で，70歳以上の高齢者AMLでは20%以下，小児AMLでは6～8%に頻度は低下する．

■臨床像

一般的なAMLと同様に貧血と血小板減少を呈する．他の病型のAMLに比較して白血球数と血小板数が高値であることが多い．稀に顆粒球肉腫として発症することがある．

■形態像

*NPM1*変異を伴うAML症例の多くは，白血病細胞の増生を反映した高度な過形成髄を呈する．*NPM1*変異は幅広い範囲のAMLにおいて検出され，さまざまな形態・分化傾向を示す．また，*NPM1*変異を伴うAMLの20～25%では多血球系統の異形成を伴う．しばしばcup-like blastを伴う芽球の増加を認めることがある 図 2-32 [36]．

■免疫表現型

*NPM1*変異がさまざまな分化傾向のAMLに検出されることを反映して，分化系列マーカーの表現型は多彩である．CD33，CD117，CD123の発現が通常認められる．CD34の発現は欠くことも多く（～80%），CD13は通常には低発現である．芽球の性質はCD34やHLA-DRを高発現し未分化骨髄球系表現型を呈するもの，CD34/HLA-DR陰性でMPOを高発現する前骨髄球様表現型を呈するもの，CD14，CD36，CD64陽性の単球系表現型を示すものに大別される．

■染色体・遺伝子

*NPM1*は，シャペロン機能を有する多機能性の核内輸送蛋白をコードする．AMLに検出される*NPM1*変異の多くは，C末端に位置するエクソン12の4塩基挿入によるフレームシフト型変異として観察される [37]．*NPM1*変異を伴うAMLの細胞では，C末端側にある核小体局在化シグナル（nuclealor localization signal: NoLS）が無効化され，核外搬送シグナル（nuclear export signal: NES）が付加された変異型のcytoplasmic NPM1蛋白（NPM1c）が産生され細胞内局在異常が生じることで，アポトーシス，DNA修復，細胞分化の異常が発生してAML発症に関与する 図 2-33 [38, 39]．

*NPM1*変異は，典型的にはヘテロ変異であり，エクソン12の4塩基挿入として観察される [37]．近年，エクソン12以外の*NPM1*変異やその転座を伴うAMLも報告されてきている [40]．染色体は正常核型を示すことが多い（～85%）が，しばしば8番染色体や4番染色体の増幅，9番染色体長腕の欠失異常を含む染色体異常を伴うことがある．

最も頻度の高い共存変異は，*FLT3*やRAS経路（*NRAS, KRAS, PTPN11*）やエピジェネティクス制御因子（*DNMT3, TET2, IDH1/2*），コヘーシン複合体遺伝子（*STAG2*）である [41]．また，高齢者では*TET2*変異や*SRSF2*変異との併存が多くみられる．

■診断基準

必須項目：

• 末梢血および / または骨髄において芽球の増加を伴う骨髄系腫瘍（20%未満の場合もある）

• *NPM1*変異を認める

• 細胞傷害性抗腫瘍薬の治療歴がない

望ましい項目：

2章 ◆ 骨髄系腫瘍

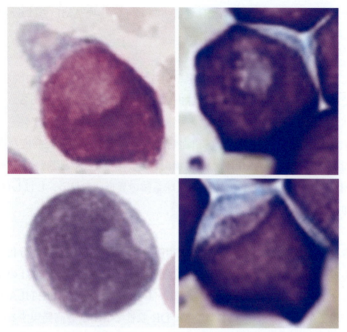

図 2-32　*NPM1* 変異を伴う急性骨髄性白血病の cup like blast

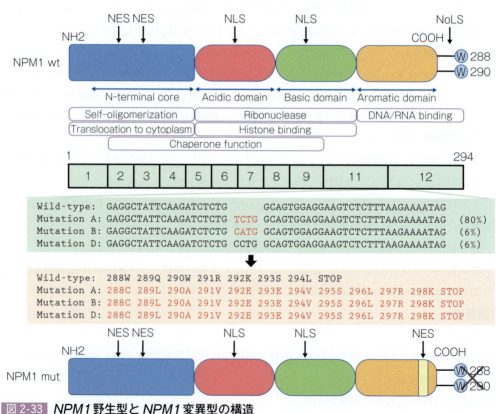

図 2-33　*NPM1* 野生型と *NPM1* 変異型の構造

・免疫組織染色により *NPM1* を認める

■予後および予後因子

従来の標準的な抗がん化学療法に感受性が高く，寛解導入療法において良好な治療反応性を示す．強力な予後不良因子である *FLT3*-ITD と高率に共存して検出されることから，*FLT3*-ITD/*NPM1*変異の genotype を予後因子としてとり扱うことが多い．European LeukemiaNet の 2022 年ガイドラインにおいては *NPM1*変異陽性で *FLT3*-ITD 陰性症例は予後良好，FLT3 に対する選択的チロシンキナーゼ阻害薬の一次治療への適応拡大を受け，*NPM1*変異陽性かつ *FLT3*-ITD 陽性の患者は *FLT3*-ITD のアレル比にかかわらず中間リスク群に分類された[42]．

CEBPA 遺伝子変異を伴う急性骨髄性白血病
Acute myeloid leukaemia with *CEBPA* mutation

■定義

CEBPA 遺伝子変異を伴う急性骨髄性白血病は，*CCAAT/enhancer-binding protein alpha*（*CEBPA*）遺伝子の体細胞変異を有する AML である．

WHO 分類改訂第 4 版では「両アレルに *CEBPA* 変異を伴う AML」にカテゴリーされていたが，その病態が basic leucine zipper（bZIP）領域の変異に強く関連していることが明らかになったことから，「片アレルに *CEBPA*-bZIP 領域の in-flame 型変異を伴う AML」を包含する形で「*CEBPA* 遺伝子変異を伴う急性骨髄性白血病」が新たなカテゴリーとして創設された．なお，WHO 分類第 5 版と同時期に報告された International Consensus Classification（ICC）2022年版においては予後に与える影響を重要視して「*CEBPA*-bZIP 領域の in-flame 型変異を伴う AML」を新たな疾患カテゴリーとしている．

■疫学

小児 AML の約 5%，若年成人 AML の 5 ～ 11% に観察される．高齢者 AML における頻度は低い．

■臨床像

両アレルに *CEBPA* 変異を伴う AML および片アレルに *CEBPA*-bZIP 領域の in-flame 型変異を伴う AML」では，片アレルに *CEBPA*-bZIP 領域外の変異を伴う AML に比較して白血球数が高値の傾向を示す．家族性 *CEBPA* 遺伝子異常の患者では，高い浸透率で AML を合併し多くは若年で発症する[43]．

■形態像

未分化型や分化型の形態を示す頻度が多い．多系統の異形成を伴うことが多く，特に低顆粒好中球など顆粒球系の異形成や巨核球の異形成が高頻度に観察される．

■免疫表現型

通常，芽球は CD7, CD13, CD15, CD33 ならびに CD34 を発現する．CD56 や CD14，CD64 などの単球系マーカーが発現することは稀である．

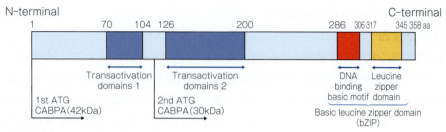

図 2-34 *CEBPA* の機能と構造

■染色体・遺伝子

　CEBPA 遺伝子の mRNA には翻訳開始点が 2 カ所あり full-length 型の p42（42 kDa）と N 末端の trans-activation domain（TAD）1 を欠き転写活性の弱い p30（30 kDa）の 2 つのアイソフォームが存在する．bZIP 領域は C 末端側に位置し，いずれのアイソフォームにも共通して存在する構造で，蛋白質が二量化を形成するのに重要な働きを有し，この部分が DNA 分子の主溝と結合することで DNA binding を可能にしている 図 2-34 [44]．

　de novo AML のうち約 10〜15% に *CEBPA* 遺伝子の変異が観察されるが，このうち 1/3 は対立遺伝子に 1 つの変異が検出される「片アレルに *CEBPA* 変異を伴う AML」，2/3 は対立遺伝子のそれぞれに変異が検出される「両アレルに *CEBPA* 変異を伴う AML」である[45]．この「両アレルに *CEBPA* 変異を伴う AML」ではこの C 末端側の bZIP 領域内の変異と N 末端側の bZIP 領域外の変異のペアが大多数を占めており，2 つのタイプの変異が異なった機能をもち，協調して AML への進展に関与しているものと考えられている．一方で「片アレルに *CEBPA* 変異を伴う AML」では，1/3 が bZIP 領域内の変異，残りの 2/3 は bZIP 領域外の変異である．*CEBPA* 変異を有する AML の大多数は正常核型を示す．

　CEBPA 胚細胞遺伝子異常を有する家族性 AML の家系が同定されている．*CEBPA* 胚細胞遺伝子異常は，一般に N 末端領域の transactivation domain に認められ，セカンドヒットとして生じる体細胞変異は bZIP 領域であることが多い．このため，若年者の両アレル *CEBPA* 変異を伴う AML では家族性 AML についての評価が必要である[43]．

■診断基準

必須項目：
- 血液または骨髄中の芽球が 20% 以上である
- *CEBPA* の両アレル変異が存在すること，または bZIP 領域に 1 つの変異が存在すること
- 他の「特定の遺伝子異常を有する AML」の診断基準に該当しないこと
- 治療関連骨髄系腫瘍の診断基準を満たさない

■予後および予後因子

　CEBPA-bZIP 領域の in-flame 型変異を有する AML は予後良好である[42,45]．

6節 ■ 急性骨髄性白血病

骨髄異形成関連急性骨髄性白血病
Acute myeloid leukaemia, myelodysplasia-related

■定義

骨髄異形成関連 AML (acute myeloid leukaemia, myelodysplasia-related: AML-MR) には 20％以上の末梢血または骨髄中の芽球を有し，骨髄異形成症候群（MDS）に特徴的な染色体異常と分子遺伝子異常を有する症例，MDS または骨髄異形成 / 骨髄増殖性腫瘍（MDS/MPN）の病歴を有する症例が該当する．他の定義された遺伝子異常を伴う AML は含まれない．また，細胞傷害性治療薬や放射線治療の既往がある場合は含まれない 表2-31 ．

WHO 分類における MDS に関連する AML カテゴリーの変遷を 表2-32 に示す．WHO 分類改訂第4版では「骨髄異形成関連変化を伴う AML（AML-MRC）」の定義として「20％以上の末梢血または骨髄中の芽球を有し MDS に特徴的な骨髄異形成を有する症例」が採用されていたが，第5版の本カテゴリーからは除外された．

■疫学

主に高齢者に発症し，小児では稀である．WHO 分類改訂第4版の AML-MRC では AML 全体の約30％に該当した．WHO 分類第5版において，AML-MR からは形態学的な異形成のみの症例が除外されたが，MDS に特徴的な分子遺伝子異常の基準が追加されたことによって該当する症例数は数％増加したものと推定される．

■臨床像

しばしば高度な汎血球減少を示す．急速な病状進行を示す症例もある一方で，MDS からの発症例や小児例で芽球割合が 20 ～ 29％の場合には進行が緩徐のこともある[46]．MDS と AML の予後分類システムが細胞遺伝学的データと分子生物学的データをとり入れて改良されるにつれて，MDS と AML を区別するために骨髄芽球比率のみをカットオフに用いることは困難と考えるようになってきており，臨床像にあわせた治療選択を行うことが推奨されてきている[47]．

表2-31 **骨髄異形成関連 AML（AML-MR）の定義**

骨髄異形成関連AML（AML-MR）の診断には、以下の3つの基準を満たすことが必要である
(1)血液または骨髄中の芽球が20％以上である
(2)以下のうち少なくとも1つが存在すること
- MDSまたはMDS/MPNの既往歴
- MDS関連染色体異常ないしはMDS関連分子遺伝子異常を1つ以上伴う
(3)以下のいずれにも該当しないこと
- 抗がん剤化学療法の既往歴がある
- 慢性MPNの既往歴がある
- 遺伝子異常が定義する他のAML基準に該当する
- 胚細胞遺伝子異常に由来するAMLの基準に該当する

表 2-32 WHO分類におけるMDSに関連するAMLカテゴリーの変遷

	WHO第3版 (2001)	WHO第4版 (2008)	WHO改訂第4版 (2016)	WHO第5版 (2022)
	多系統に異形成を伴うAML (AML-MLD)	骨髄異形成関連変化を伴うAML (AML-MRC)	骨髄異形成関連変化を伴うAML (AML-MRC)	骨髄異形成関連AML (AML-MR)
定義と主な変更点		1) 臨床経過による定義: MDSもしくはMDS/MPNの経過をもつAML 2) 形態学的異常の定義: 前版の"3系統に異形成を伴うAML"から"多系統に異形成を伴うAML"に変更された	1) 臨床経過による定義: 左記と同じ 2) 形態学的異常の定義: 左記と同じ 3) MDS関連染色体異常の定義: del(9q) が除外された (NPM1変異, CEBPA変異と共存することが多いため)	1) 臨床経過による定義: 左記と同じ 2) 形態学的異常の定義: 診断から除外された 3) MDS関連染色体異常の定義: 均衡型転座が除外され内容が更新された 4) MDS関連体細胞変異の定義: 新たに設定された
形態学的異常の定義	2系統以上の骨髄系細胞で50%以上が異形成をもつ	左記と同じ	留意点としてNPM1変異を伴うAML, 両アレルCEBPA変異を伴うAMLに多系統の異形成が高率に観察されることが記述された	形態学的な異常が定義から除外された
MDS関連染色体異常の定義 — 複雑型染色体異常		Complex karyotype (3 or more abnormalities)	Complex karyotype (3 or more abnormalities)	Complex karyotype (3 or more abnormalities)
不均衡型染色体異常		Monosomy 5 or 5q deletion Monosomy 7 or 7q deletion 11q deletion 12p deletion or loss of 12p due to unbalanced translocation Monosomy 13 or 13q deletion idic(X)(q13) Isochromosome 17q Loss of 17p due to unbalanced translocation del (9q)	5q deletion or loss of 5q due to unbalanced translocation Monosomy 7 or 7q deletion 11q deletion 12p deletion or loss of 12p due to unbalanced translocation Monosomy 13 or 13q deletion idic(X)(q13) Isochromosome 17q Loss of 17p due to unbalanced translocation	5q deletion or loss of 5q due to unbalanced translocation Monosomy 7, 7q deletion, or loss of 7q due to unbalanced translocation 11q deletion 12p deletion or loss of 12p due to unbalanced translocation Monosomy 13 or 13q deletion idic (X) (q13) Isochromosome 17q 17p deletion or loss of 17p due to unbalanced translocation
均衡型染色体転座		t(1;3)(p36.3;q21.1) t(2;11)(p21;q23) t(3;21)(q26.2;q22.1) t(3;5)(q25;q34) t(5;10)(q33;q21) t(5;12)(q33;p12) t(5;17)(q33;p13) t(5;7)(q33;q11.2) t(11;16)(q23.3;p13.3)	t(1;3)(p36.3;q21.2) t(2;11)(p21;q23.3) t(3;21)(q26.2;q22.1) t(3;5)(q25.3;q35.1) t(5;10)(q32;q21.2) t(5;12)(q32;p13.2) t(5;17)(q32;p13.2) t(5;7)(q32;q11.2) t(11;16)(q23.3;p13.3)	
遺伝子異常				ASXL1 BCOR EZH2 SF3B1 SRSF2 STAG2 U2AF1 ZRSR2

6節 ■ 急性骨髄性白血病

■ 形態像

　形態学的に多系統血球における異形成の存在をほとんどの症例で認める．この診断には染色状態の良好な末梢血または骨髄塗抹標本が必要である．好中球異形成は，脱顆粒好中球，低分葉成熟好中球（偽 Pelger-Huët 球）や異常な分葉をもつ好中球などで特徴づけられる．巨核球の異形成は微小巨核球や通常 - 大型サイズの単核巨核球，分離多核巨核球で特徴づけられる．赤芽球異形成は巨赤芽球様変化，核融解像，核不整や断片化・多核化によって特徴づけられ，環状鉄芽球や細胞質の空砲形成は診断を補助する所見となる．

　「骨髄異形成関連 AML」では形態学的異形成がその定義から除外された．分子生物学的な解明が進み形態学的異形成の意義が低下したことや，MDS の病歴とは無関係に *NPM1* 変異を伴う AML や *CEBPA* 変異を伴う AML においても多系統の骨髄異形成が観察されることなどがその理由である．

■ 免疫表現型

　免疫表現型は多様である．成熟した好中球や単球，赤芽球に異常な免疫表現型を呈することがある．

■ 染色体・遺伝子

　WHO 分類において，MDS や MDS/MPN より進行した AML を包含すべく定義された疾患カテゴリーは，「3系統に異形成を伴う AML」「多系統に異形成を伴う AML」と変遷し，WHO 分類改訂第4版では形態学的異形成に加えて MDS に特徴的な染色体異常の定義を導入した「骨髄異形成関連変化を伴う AML（AML-MRC）」にまとめられていた．このカテゴリーは今回の WHO 分類第5版においては「骨髄異形成関連 AML（AML-MR）」に再編成されている．第5版での最も大きな変更点は，① AML-MR と診断する前提としての形態学的異形成の削除，② MDS に特徴的な染色体異常の定義の更新，③ MDS に特徴的な遺伝子異常の導入である 表2-32 ．

　MDS に特徴的な染色体異常の定義は大きく変更され，均衡型転座がすべて定義から除外された．11q23.3関連（*KMT2A* 遺伝子）の転座，3q26.2関連（*MECOM* 遺伝子）の AML は新たな疾患カテゴリー「*KMT2A* 関連転座を伴う AML」「*MECOM* 関連転座を伴う AML」に組み込まれている．これまで同様に，複雑核型，－7/del(7q)，del(5q) などは MDS に特徴的な染色体異常として収載されている．

　最近の研究報告から，特定の体細胞突然変異が，MDS を背景に発症する AML と高い関連性があることが示されている[48]．それらの知見を反映して今回の分類から8つの遺伝子（*SRSF2*, *SF3B1*, *U2AF1*, *ZRSR2*, *ASXL1*, *EZH2*, *BCOR*, *STAG2*）の変異が MDS に特徴的な分子遺伝子異常として定義された．この8遺伝子の変異は，その95％以上が MDS または MDS/MPN 後に発症した AML に特異的に検出されることが明らかになっている．また，*TP53* の遺伝子異常が複雑型染色体異常と強く関連して AML-MR に高頻度に検出されることが知られている．この一方で *DNMT3A* 変異，*FLT3* 変異の頻度は低い．

■ 診断基準

必須項目：

- 血液または骨髄中の芽球が20％以上である

2章 ◆ 骨髄系腫瘍

- 以下のうち少なくとも1つが存在すること

　　MDS または MDS/MPN の既往歴

　　MDS 関連染色体異常ないしは MDS 関連分子遺伝子異常を1つ以上伴う

- 以下のいずれにも該当しないこと

　　抗がん剤化学療法の既往歴がある

　　慢性骨髄増殖性腫瘍の既往歴がある

　　遺伝子異常が定義する他の AML 基準に該当する

　　胚細胞遺伝子異常に由来する AML の基準に該当する

予後および予後因子

　一般的に他の AML に比べて寛解導入率が低く予後不良である．このカテゴリーにおいては，遺伝子異常を用いたさらなる予後の層別化が検討されている．特に *TP53*遺伝子の変異は独立した予後因子となることが多く報告されている[49]．MDS 既往のある症例や骨髄芽球数割合が低い症例（20～29%）では，AML よりも MDS に類似した緩徐な臨床経過をとることがあり，2ヵ月以上臨床経過が安定している患者については高リスク MDS として管理することを支持するいくつかの知見がある[47]．

他の特定された遺伝子変化を伴う急性骨髄性白血病
Acute myeloid leukaemia with other defined genetic alterations

定義

　RUNX1T3（*CBFA2T3*）*::GLIS2*，*KAT6A::CREBBP*，*FUS::ERG*，*MNX1::ETV6*，*NPM1::MLF1* を認める AML である．

疫学

　CBFA2T3::GLIS2 を伴う AML は，5歳未満の小児に認められ，ダウン症候群と関連のない急性巨核球性白血病（18～30%）で認められる[49]．*KAT6A::CREBBP* を伴う AML は，小児では新生児期に多い．成人では，中央値年齢60歳で，*de novo* AML よりも治療関連 AML でより多く認められる[50]．*FUS::ERG* を伴う AML は，30歳前後の若年成人でより多く認められる．*MNX1::ETV6* を伴う AML は，小児 AML の1%未満ではあるが，0～2歳の AML では約30%を占める[51]．*NPM1::MLF.1* を伴う AML は，平均発症年齢は34歳で男性に多い[52]．

臨床像

　KAT6A::CREBBP を伴う AML は，皮膚浸潤（約60%）や播種性血管内凝固（約40%）が多い[51]．

形態像

　CBFA2T3::GLIS2 を伴う AML は，約20% の症例で急性巨核球性白血病を示すことがある．*KAT6A::CREBBP*を伴う AML は，急性単球性/好酸性白血病を示すことが多い．また赤血球貪食（70%）を認めることも多い．MPO 染色やエステラーゼ染色に強陽性を示す．*MNX1::ETV6*

を伴う AML は約 10% が巨核球性分化を示す．*NPM1::MLF1* を伴う AML は多系統の異形を認めることが多い．

免疫表現型

CBFA2T3::GLIS2 を伴う AML は，receptor of activated macrophages（RAM）表現型を示し，強い CD56 発現と HLA-DR および CD38 の欠如が認められる．*KAT6A::CREBBP* を伴う AML は，CD4，CD14，CD13，CD33，CD56，および HLA-DR を発現することが多いが，CD34 および CD117 の発現は認めないことが多い．*MNX1::ETV6* を伴う AML は，骨髄細胞マーカーに加えて T 細胞マーカーを発現することがある．

染色体・遺伝子

CBFA2T3::GLIS2 を伴う AML は，inv(16)(p13q24) を認める．*KAT6A::CREBBP* を伴う AML は，t(8;16)(p11.2;p13.3) 転座を認めるが，複雑核型の一部として認められることもある．*FUS::ERG* を伴う AML は，t(16;21)(p11;q22) 転座を認めるが，約 30% の症例は複雑核型を示す．*MNX1::ETV6* を伴う AML は，t(7;12)(q36;p13) によって構成されるが，染色体分析では del(12)(p13) または del(7q) と誤認されることが多く，FISH 解析が必要である．+19 を認めることもある．*NPM1::MLF1* を伴う AML は，t(3;5)(q25;q35) を認める．約 10% の症例で +8 や複雑核型を認める．

診断基準

必須項目：
- 末梢血および / または骨髄において 20% 以上の芽球の増加を伴う骨髄系腫瘍
- *RUNX1T3*（*CBFA2T3*）*::GLIS2*，*KAT6A::CREBBP*，*FUS::ERG*，*MNX1::ETV6*，*NPM1::MLF1* を認める
- 他の AML，骨髄異形成関連 AML，治療関連骨髄系腫瘍，急性混合性白血病の診断基準を満たさない

予後および予後因子

KAT6A::CREBBP を伴う AML は，早期新生児期に診断された症例では自然寛解することがある．それ以外は予後不良であり予後の改善には同種造血幹細胞移植が必要である．

文献

1) Foley R, Soamboonsrup P, Carter RF, et al. CD34-positive acute promyelocytic leukemia is associated with leukocytosis, microgranular/hypogranular morphology, expression of CD2 and bcr3 isoform. Am J Hematol. 2001; 67: 34-41.

2) Paietta E. Expression of cell-surface antigens in acute promyelocytic leukaemia. Best Pract Res Clin Haematol. 2003; 16: 369-85.

3) Melnick A, Licht JD. Deconstructing a disease: RARalpha, its fusion partners, and their roles in the pathogenesis of acute promyelocytic leukemia. Blood. 1999; 93: 3167-215.

4) Madan V, Shyamsunder P, Han L, et al. Comprehensive mutational analysis of primary and relapse acute promyelocytic leukemia. Leukemia. 2016; 30: 1672-81. Erratum in: Leukemia. 2016; 30: 2430.

5) Sanz MA, Fenaux P, Tallman MS, et al. Management of acute promyelocytic leukemia: updated recommendations from an expert panel of the European LeukemiaNet. Blood. 2019; 133: 1630-43.

6) Wei H, Wang Y, Zhou C, et al. Distinct genetic alteration profiles of acute myeloid leukemia between Caucasian and Eastern Asian population. J Hematol Oncol. 2018; 11: 18.

2章 ◆ 骨髄系腫瘍

7) Shang L, Chen X, Liu Y, et al. The immunophenotypic characteristics and flow cytometric scoring system of acute myeloid leukemia with t(8;21) (q22;q22); RUNX1-RUNX1T1. Int J Lab Hematol. 2019; 41: 23-31.

8) Faber ZJ, Chen X, Gedman AL, et al. The genomic landscape of core-binding factor acute myeloid leukemias. Nat Genet. 2016; 48: 1551-6.

9) Rücker FG, Agrawal M, Corbacioglu A, et al. Measurable residual disease monitoring in acute myeloid leukemia with t(8;21)(q22;q22.1): results from the AML Study Group. Blood. 2019; 134: 1608-18.

10) Han SY, Mrózek K, Voutsinas J, et al. Secondary cytogenetic abnormalities in core-binding factor AML harboring inv(16) vs t(8;21). Blood Adv. 2021; 5: 2481-9.

11) Huang BJ, Smith JL, Wang YC, et al. CBFB-MYH11 fusion transcripts distinguish acute myeloid leukemias with distinct molecular landscapes and outcomes. Blood Adv. 2021; 5: 4963-8.

12) Fang H, Yabe M, Zhang X, et al. Myelodysplastic syndrome with t(6;9)(p22;q34.1)/DEK-NUP214 better classified as acute myeloid leukemia? A multicenter study of 107 cases. Mod Pathol. 2021; 34: 1143-52.

13) Slovak ML, Gundacker H, Bloomfield CD, et al. A retrospective study of 69 patients with t(6;9)(p23;q34) AML emphasizes the need for a prospective, multicenter initiative for rare 'poor prognosis' myeloid malignancies. Leukemia. 2006; 20: 1295-7.

14) Tarlock K, Alonzo TA, Moraleda PP, et al. Acute myeloid leukaemia (AML) with t(6;9)(p23;q34) is associated with poor outcome in childhood AML regardless of FLT3-ITD status: a report from the Children's Oncology Group. Br J Haematol. 2014; 166: 254-9.

15) de Rooij JD, Masetti R, van den Heuvel-Eibrink MM, et al. Recurrent abnormalities can be used for risk group stratification in pediatric AMKL: a retrospective intergroup study. Blood. 2016; 127: 3424-30.

16) Carroll A, Civin C, Schneider N, et al. The t(1;22) (p13;q13) is nonrandom and restricted to infants with acute megakaryoblastic leukemia: a Pediatric Oncology Group Study. Blood. 1991; 78: 748-52.

17) Gruber TA, Downing JR. The biology of pediatric acute megakaryoblastic leukemia. Blood. 2015; 126: 943-9.

18) de Rooij JD, Masetti R, van den Heuvel-Eibrink MM, et al. Recurrent abnormalities can be used for risk group stratification in pediatric AMKL: a retrospective intergroup study. Blood. 2016; 127: 3424-30.

19) Soupir CP, Vergilio JA, Dal Cin P, et al. Philadelphia chromosome-positive acute myeloid leukemia: a rare aggressive leukemia with clinicopathologic features distinct from chronic myeloid leukemia in myeloid blast crisis. Am J Clin Pathol. 2007; 127: 642-50.

20) Orsmark-Pietras C, Landberg N, Lorenz F, et al. Clinical and genomic characterization of patients diagnosed with the provisional entity acute myeloid leukemia with BCR-ABL1, a Swedish population-based study. Genes Chromosomes Cancer. 2021; 60: 426-33.

21) Bill M, Mrózek K, Kohlschmidt J, et al. Mutational landscape and clinical outcome of patients with de novo acute myeloid leukemia and rearrangements involving 11q23/KMT2A. Proc Natl Acad Sci USA. 2020; 117: 26340-6.

22) Balgobind BV, Raimondi SC, Harbott J, et al. Novel prognostic subgroups in childhood 11q23/MLL-rearranged acute myeloid leukemia: results of an international retrospective study. Blood. 2009; 114: 2489-96.

23) Armstrong SA, Staunton JE, Silverman LB, et al. MLL translocations specify a distinct gene expression profile that distinguishes a unique leukemia. Nat Genet. 2002; 30: 41-7.

24) Issa GC, Zarka J, Sasaki K, et al. Predictors of outcomes in adults with acute myeloid leukemia and KMT2A rearrangements. Blood Cancer J. 2021; 11: 162.

25) Bill M, Mrózek K, Kohlschmidt J, et al. Mutational landscape and clinical outcome of patients with de novo acute myeloid leukemia and rearrangements involving 11q23/KMT2A. Proc Natl Acad Sci USA. 2020; 117: 26340-6.

26) Balgobind BV, Raimondi SC, Harbott J, et al. Novel prognostic subgroups in childhood 11q23/MLL-rearranged acute myeloid leukemia: results of an international retrospective study. Blood. 2009; 114: 2489-96.

27) Yamazaki H, Suzuki M, Otsuki A, et al. A remote GATA2 hematopoietic enhancer drives leukemogenesis in inv(3)(q21;q26) by activating EVI1 expression. Cancer Cell. 2014; 25: 415-27.

28) Tang Z, Tang G, Hu S, et al. Deciphering the complexities of MECOM rearrangement-driven chromosomal

aberrations. Cancer Genet. 2019; 233-234: 21-31.

29) Lugthart S, Gröschel S, Beverloo HB, et al. Clinical, molecular, and prognostic significance of WHO type inv(3)(q21q26.2)/t(3;3)(q21;q26.2) and various other 3q abnormalities in acute myeloid leukemia. J Clin Oncol. 2010; 28: 3890-8.

30) de Rooij JD, Hollink IH, Arentsen-Peters ST, et al. NUP98/JARID1A is a novel recurrent abnormality in pediatric acute megakaryoblastic leukemia with a distinct HOX gene expression pattern. Leukemia. 2013; 27: 2280-8.

31) Hara Y, Shiba N, Yamato G, et al. Patients aged less than 3 years with acute myeloid leukaemia characterize a molecularly and clinically distinct subgroup. Br J Haematol. 2020; 188: 528-39.

32) Such E, Cervera J, Valencia A, et al. A novel NUP98/RARG gene fusion in acute myeloid leukemia resembling acute promyelocytic leukemia. Blood. 2011; 117: 242-5.

33) Chisholm KM, Heerema-McKenney AE, Choi JK, et al. Acute erythroid leukemia is enriched in NUP98 fusions: a report from the Children's Oncology Group. Blood Adv. 2020; 4: 6000-8.

34) Michmerhuizen NL, Klco JM, Mullighan CG. Mechanistic insights and potential therapeutic approaches for NUP98-rearranged hematologic malignancies. Blood. 2020; 136: 2275-89.

35) Struski S, Lagarde S, Bories P, et al. NUP98 is rearranged in 3.8% of pediatric AML forming a clinical and molecular homogenous group with a poor prognosis. Leukemia. 2017; 31: 565-72.

36) Chen W, Rassidakis GZ, Li J, et al. High frequency of NPM1 gene mutations in acute myeloid leukemia with prominent nuclear invaginations ("cuplike" nuclei). Blood. 2006; 108: 1783-4.

37) Falini B, Mecucci C, Tiacci E, et al. Cytoplasmic nucleophosmin in acute myelogenous leukemia with a normal karyotype. N Engl J Med. 2005; 352: 254-66.

38) Falini B, Bolli N, Liso A, et al. Altered nucleophosmin transport in acute myeloid leukaemia with mutated NPM1: molecular basis and clinical implications. Leukemia. 2009; 23: 1731-43.

39) Brunetti L, Gundry MC, Sorcini D, et al. Mutant NPM1 maintains the leukemic state through HOX expression. Cancer Cell. 2018; 34: 499-512.e9.

40) Martelli MP, Rossi R, Venanzi A, et al. Novel NPM1 exon 5 mutations and gene fusions leading to aberrant cytoplasmic nucleophosmin in AML. Blood. 2021; 138: 2696-701.

41) Papaemmanuil E, Gerstung M, Bullinger L, et al. Genomic classification and prognosis in acute myeloid leukemia. N Engl J Med. 2016; 374: 2209-21.

42) Döhner H, Wei AH, Appelbaum FR, et al. Diagnosis and management of AML in adults: 2022 recommendations from an international expert panel on behalf of the ELN. Blood. 2022; 140: 1345-77.

43) Tawana K, Wang J, Renneville A, et al. Disease evolution and outcomes in familial AML with germline CEBPA mutations. Blood. 2015; 126: 1214-23.

44) Leroy H, Roumier C, Huyghe P, et al. CEBPA point mutations in hematological malignancies. Leukemia. 2005; 19: 329-34.

45) Wakita S, Sakaguchi M, Oh I, et al. Prognostic impact of CEBPA bZIP domain mutation in acute myeloid leukemia. Blood Adv. 2022; 6: 238-47.

46) Hasserjian RP, Campigotto F, Klepeis V, et al. De novo acute myeloid leukemia with 20-29% blasts is less aggressive than acute myeloid leukemia with ≥30% blasts in older adults: a Bone Marrow Pathology Group study. Am J Hematol. 2014; 89: E193-9.

47) Estey E, Hasserjian RP, Döhner H. Distinguishing AML from MDS: a fixed blast percentage may no longer be optimal. Blood. 2022; 139: 323-32.

48) Lindsley RC, Mar BG, Mazzola E, et al. Acute myeloid leukemia ontogeny is defined by distinct somatic mutations. Blood. 2015; 125: 1367-76.

49) Gruber TA, Larson Gedman A, Zhang J, et al. An Inv(16)(p13.3q24.3)-encoded CBFA2T3-GLIS2 fusion protein defines an aggressive subtype of pediatric acute megakaryoblastic leukemia. Cancer Cell. 2012; 22: 683-97.

50) Gervais C, Murati A, Helias C, et al. Acute myeloid leukaemia with 8p11 (MYST3) rearrangement: an integrated cytologic, cytogenetic and molecular study by the groupe francophone de cytogénétique héma-

2章 ◆ 骨髄系腫瘍

tologique. Leukemia. 2008; 22: 1567-75.

51) Noort S, Zimmermann M, Reinhardt D, et al. Prognostic impact of t(16;21)(p11;q22) and t(16;21)(q24;q22) in pediatric AML: a retrospective study by the I-BFM Study Group. Blood. 2018; 132: 1584-92.

52) Lim G, Choi JR, Kim MJ, et al. Detection of t(3;5) and NPM1/MLF1 rearrangement in an elderly patient with acute myeloid leukemia: clinical and laboratory study with review of the literature. Cancer Genet Cytogenet. 2010; 199: 101-9.

〈脇田知志，山口博樹〉

6節 ■ 急性骨髄性白血病

細胞分化により規定された急性骨髄性白血病
Acute myeloid leukaemia, defined by differentiation

最小分化型急性骨髄性白血病
Acute myeloid leukaemia with minimal differentiation

■定義

最小分化型急性骨髄性白血病（acute myeloid leukaemia with minimal differentiation）は，免疫形質からは骨髄系細胞への分化を認めるものの，形態学的または細胞化学染色的には骨髄系細胞への分化を認めず，特定の遺伝子変異により定義される AML に該当しない AML である．

■疫学

AML 症例の 5% 未満の頻度であり，小児例も成人例も存在する．成人例では発症年齢中央値が 50 〜 60 歳であり，やや男性に多い傾向（男女比 1.5：1 程度）がある．

■発症機構

近年の研究からは，14q32 に存在する *BCL11B* 遺伝子再構成が，最小分化型急性骨髄性白血病，T/ 骨髄系混合表現型急性白血病（MPAL-T/M），早期 T 前駆体リンパ芽球性白血病 / リンパ腫（ETP-ALL），急性未分化白血病（AUL）において共通する病因となりうることが報告されている[1,2]．このような *BCL11B* を含む遺伝子再構成は，最小分化型急性骨髄性白血病の 30% に認められる．再構成の結果生じる融合遺伝子として *ZEB2::BCL11B*，*ARID1B::BCL11B*，*CDK6::BCL11B* などが報告されている．*BCL11B* の発現制御異常は，*FLT3*遺伝子変異(-85% が *FLT3*-ITD 変異）やエピジェネティック関連遺伝子変異（*DNMT3A, TET2, WT1*）と高頻度に共存する[1]．

■病理組織像 図 2-35

骨髄は通常，未分化な芽球により著明な過形成を示す．芽球は，通常骨髄系への分化所見を欠如し，クロマチン凝集を伴わず，1 〜 2 個の核小体を有する中型の細胞である．細胞質には顆粒や Auer 小体をもたない．頻度は低いものの小型〜中型のリンパ芽球様の形態を示す場合もある．

■免疫形質

芽球は CD13, CD33, CD117 を含む少なくとも 2 つの骨髄系関連マーカーを発現する．ミエロペルオキシダーゼ（MPO）は陰性である．多くの症例で芽球は，CD34, CD38, CD117, CD123, HLA-DR を発現する．CD7 や TdT は 30% 程度の症例で陽性である[3]．特定の系統を示すマーカー（顆粒球系：CD15, CD65，単球系：CD11c, CD14, CD36, CD64，B 細胞系：CD19）は通常発現しない[3]．

■免疫化学染色

芽球は MPO 陰性（< 3%）であり，スダンブラック B（SBB）染色，naphthol AS-D chloroacetate esterase（CAE）染色陰性である．

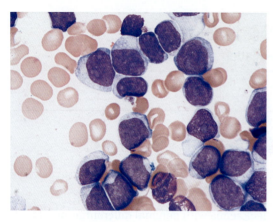

図 2-35 最小分化型急性骨髄性白血病の骨髄像
(麻生範雄. その他の急性骨髄性白血病. In: 木崎昌弘, 田丸淳一, 編著. WHO 分類改訂第 4 版による白血病・リンパ系腫瘍の病態学. 中外医学社；2018. p.166-78 より引用)

■分子病態的特徴

約 40% の症例で染色体異常（トリソミーや他の染色体構造異常）を認める[4]．高頻度に変異が認められる遺伝子は，*RUNX1*（～30%），*ASXL1*（～30%），*DNMT3A*（～20%），*IDH1/2*（～20%），*FLT3*-ITD（～20%），*STAG2*（10%）や *SRSF2* を含むスプライソソーム遺伝子群である[4]．現時点で，最小分化型急性骨髄性白血病における *BCL11B* 遺伝子再構成の臨床的意義は不明である．

■診断基準

必須項目：
- 形態学的，免疫化学的に骨髄系への分化傾向を欠如する芽球を骨髄，末梢血に 20% 以上認める．
- 2 つ以上の骨髄系マーカー陽性（CD13，CD33，CD117）
- 遺伝子異常で定義される AML には該当しない．
- 混合表現型急性白血病の診断基準を満たさない．
- 細胞傷害性治療後骨髄系腫瘍の診断基準を満たさない．

■予後および予後予測

現在の診断基準に基づく最小分化型急性骨髄性白血病症例の予後および予後予測についてのデータは限定的なものしかない．

● 文献
1) Di Giacomo D, La Starza R, Gorello P, et al. 14q32 rearrangements deregulating BCL11B mark a distinct subgroup of T-lymphoid and myeloid immature acute leukemia. Blood. 2021; 138: 773-84.
2) Montefiori LE, Bendig S, Gu Z, et al. Enhancer hijacking drives oncogenic BCL11B expression in lineage-ambiguous stem cell leukemia. Cancer Discov. 2021; 11: 2846-67.
3) Patel KP, Khokhar FA, Muzzafar T, et al. TdT expression in acute myeloid leukemia with minimal differentiation is associated with distinctive clinicopathological features and better overall survival following stem cell transplantation. Mod Pathol. 2013; 26: 195-203.
4) Weinberg OK, Hasserjian RP, Baraban E, et al. Clinical, immunophenotypic, and genomic findings of acute undifferentiated leukemia and comparison to acute myeloid leukemia with minimal differentiation: a study from the bone marrow pathology group. Mod Pathol. 2019; 32: 1373-85.

〈菊繁吉謙，宮本敏浩〉

6節 ■ 急性骨髄性白血病

未分化型急性骨髄性白血病
Acute myeloid leukaemia without maturation

■ **定義**

未分化型急性骨髄性白血病（acute myeloid leukaemia without maturation）は，骨髄系細胞への分化傾向を認めるが成熟傾向を欠き，特定の遺伝子変異により定義される AML に該当しない AML である．

■ **疫学**

現在の定義基準による十分な疫学的情報はない．

■ **発症機構**

不明．

■ **病理組織像** 図 2-36

例外もありうるが骨髄は通常，著明な過形成を示す．芽球は，高い N/C 比，淡い灰青色の細胞質，1〜2個の明瞭な核小体を有する中型〜大型の細胞である．症例によってはアズール顆粒または Auer 小体を有することもあるが，一方でリンパ芽球様の形態を示し，アズール顆粒を欠く症例もある．この AML サブタイプを定義する特徴として，顆粒球系細胞への分化傾向を示すが，そのような細胞の頻度は骨髄細胞の 10% 未満である．

■ **免疫形質および免疫化学染色**

芽球は，細胞質内 MPO 陽性であり，CD13, CD33, CD117 を含む少なくとも 2 つの骨髄系関連マーカーを発現する．芽球は，しばしば CD34 と HLA-DR を発現する．顆粒球系マーカー（CD15, CD65），単球系マーカー（CD11c, CD14, CD36, CD64）は通常，陰性である[1,2]．CD7 または CD56 は 1/3 程度の症例で検出される．CD2，CD5，CD19，細胞質内 CD22 や CD79a の発現は稀である[1,2]．CD3 は陰性である．芽球は定義上，MPO 染色，または SBB 染色に陽性であり，通常は CAE 染色陰性である．

■ **分子病態的特徴**

約 2/3 の症例が正常核型を示す．残り 1/3 の症例が単独のトリソミー（トリソミー 8, 11, 13, 21）か，稀な染色体構造異常を示す．高頻度に変異が認められる遺伝子は，*DNMT3A*（〜 30%），*RUNX1*（〜 30%），*ASXL1*（〜 25%），*IDH2*（〜 25%），*IDH1*（〜 20%）などであり，*TET2*，*STAG2*，*NRAS*，*SRSF2*，*U2AF1*，*SF3B1*，*ZRSR2* の変異頻度は低い．*FLT3*-ITD 変異および *FLT3*-TKD 変異についてはそれぞれ，15% および 10% 程度に認められる[3,4]．前述の遺伝子変異の中には，AML-MR を特徴づける遺伝子変異も含まれることに注意する．

■ **診断基準**

必須項目：

- 形態学的，免疫化学的に骨髄系への分化傾向を有する芽球を骨髄または末梢血に 20% 以上認め，かつ顆粒球系細胞への分化を示す細胞の頻度は骨髄細胞の 10% 未満である．

143

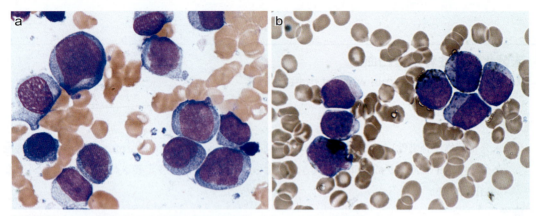

図 2-36 未分化型急性骨髄性白血病の骨髄像（a）と MPO 染色像（b）
（麻生範雄．その他の急性骨髄性白血病．In: 木崎昌弘，田丸淳一，編著．WHO 分類改訂第 4 版による白血病・リンパ系腫瘍の病態学．中外医学社；2018. p. 166-78 より引用）

- 2 つ以上の骨髄系マーカー陽性（MPO, CD13, CD33, CD117）
- 遺伝子異常で定義される AML には該当しない．
- 混合表現型急性白血病の診断基準を満たさない．
- 細胞傷害性治療後骨髄系腫瘍の診断基準を満たさない．

■予後および予後予測

　現在の診断基準に基づく未分化型急性骨髄性白血病症例の予後および予後予測についてのデータは限定的なものしかない。

● 文献

1) Klobusicka M, Kusenda J, Babusikova O. Myeloid enzymes profile related to the immunophenotypic characteristics of blast cells from patients with acute myeloid leukemia (AML) at diagnosis. Neoplasma. 2005; 52: 211-8.
2) Gujral S, Badrinath Y, Kumar A, et al. Immunophenotypic profile of acute leukemia: critical analysis and insights gained at a tertiary care center in India. Cytometry B Clin Cytom. 2009; 76: 199-205.
3) Rose D, Haferlach T, Schnittger S, et al. Subtype-specific patterns of molecular mutations in acute myeloid leukemia. Leukemia. 2017; 31: 11-7.
4) Cheng Z, Dai Y, Pang Y, et al. Clinical and biological implications of mutational spectrum in acute myeloid leukemia of FAB subtypes M0 and M1. Cell Physiol Biochem. 2018; 47: 1853-61.

〈菊繁吉謙，宮本敏浩〉

分化型急性骨髄性白血病
Acute myeloid leukaemia with maturation

■定義

　分化型急性骨髄性白血病（acute myeloid leukaemia with maturation）は，顆粒球系細胞への

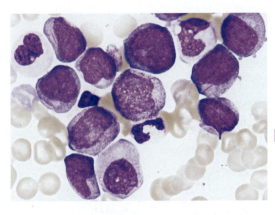

図 2-37 **分化型急性骨髄性白血病の骨髄像**
(麻生範雄. その他の急性骨髄性白血病. In: 木崎昌弘, 田丸淳一, 編著. WHO 分類改訂第 4 版による白血病・リンパ系腫瘍の病態学. 中外医学社；2018. p. 166-78 より引用)

分化傾向を認めるが，特定の遺伝子変異により定義される AML に該当しない AML である．

■疫学
現在の定義基準による十分な疫学的情報はない．

■発症機構
不明．

■病理組織像　図 2-37
骨髄は通常，モノトーナスな芽球浸潤を伴う過形成を示す．芽球はアズール顆粒または Auer 小体を有することもある．顆粒球系細胞への分化を示す細胞として，前骨髄球，骨髄球，成熟好中球が定義上，骨髄の 10% 以上に存在する．さまざまな程度の好中球の異形は，存在してもよい．単球系細胞は定義上，骨髄細胞の 20% 未満である．

■免疫形質
芽球は，通常 MPO 中等度から強陽性であり，CD13, CD33, CD117 を含む少なくとも 2 つの骨髄系関連マーカーを発現する．芽球は，しばしば CD34 と HLA-DR を発現し，顆粒球系分化に関連するマーカー（CD11b, CD15, CD65）を発現する．単球系マーカー（CD11c, CD14, CD36, CD64）は通常，陰性である．CD7 または CD56 の発現はときどき認められる．CD2, CD5, CD19, 細胞質内 CD22 や CD79a の発現は一般的ではない．

■免疫化学染色
芽球は MPO 染色，または SBB 染色に陽性であり，CAE 染色は陰性，もしくは陽性であっても限局的である．

■分子病態的特徴
約 2/3 の症例が正常核型を示す．残り 1/3 の症例が単独のトリソミー（トリソミー 8, 11, 13, 21）か，稀な染色体構造異常を示す[1]．高頻度に変異が認められる遺伝子は，*ASXL1*（〜 40%），*RUNX1*（〜 30%），*STAG2*（〜 30%），*IDH2*（〜 25%），*DNMT3A*（〜 20%）であり，*IDH1*, *TET2*, *NRAS*, *SRSF2*, *U2AF1*, *SF3B1*, *ZRSR2* の変異頻度は低い．*FLT3*-ITD 変異および *FLT3*-TKD 変異についてはそれぞれ 5 〜 10% および 3% 程度に認められる[2]．前述の遺伝子変異の中には，AML-MR を特徴づける遺伝子変異も含まれることに注意する．

2章 ◆ 骨髄系腫瘍

■診断基準

必須項目：

- 形態学的，免疫化学的に骨髄系への分化傾向を有する芽球を骨髄または末梢血に20％以上認め，かつ顆粒球系細胞への分化を示す細胞の頻度は骨髄細胞の10％以上である．
- 2つ以上の骨髄系マーカー陽性（MPO, CD13, CD33, CD117）
- 単球系統への分化傾向を有する細胞が骨髄細胞の20％未満
- 遺伝子異常で定義されるAMLには該当しない．
- 細胞傷害性治療後骨髄系腫瘍の診断基準を満たさない．

■予後および予後予測

現在の診断基準に基づく分化型急性骨髄性白血病症例の予後および予後予測についてのデータは限定的なものしかない。

●文献 --

1) Klaus M, Haferlach T, Schnittger S, et al. Cytogenetic profile in de novo acute myeloid leukemia with FAB subtypes M0, M1, and M2: a study based on 652 cases analyzed with morphology, cytogenetics, and fluorescence in situ hybridization. Cancer Genet Cytogenet. 2004; 155: 47-56.
2) Rose D, Haferlach T, Schnittger S, et al. Subtype-specific patterns of molecular mutations in acute myeloid leukemia. Leukemia. 2017; 31: 11-7.

〈菊繁吉謙，宮本敏浩〉

急性好塩基球性白血病
Acute basophilic leukaemia

■定義

急性好塩基球性白血病（acute basophilic leukaemia: ABL）は，特定の遺伝子異常を有さずに好塩基球系細胞への分化傾向を有するAMLである．

■疫学

非常に稀なサブタイプのAMLであり不明である．

■発症機構

t(X;6)(p11;q23)による*MYB::GATA1*融合遺伝子が男性乳児において報告されている[1]．この融合遺伝子はIL-33およびnerve growth factor（NGF），IL-1 receptor-like 1（IL1RL1）および neutrophic receptor tyrosine kinase 1（NTRK1）の発現を誘導し，好塩基球への分化を誘導する[2]．t(16;21)(p11;q22)による*FUS::ERG*融合遺伝子によるABL症例の報告もある[3]．他に報告のある遺伝子異常として，*U2AF1*変異やモノソミー7がある．孤発例では*TET2, TP53, NPM1*変異も報告されているが，ABL発症に関連する明らかな分子メカニズムは不明である[4]．

■病理組織像

骨髄は芽球のびまん性増殖により過形成を示す．芽球は中型〜大型で高いN/C比を示し，円形

から不整形の核を有し，明瞭な核小体が認められる．細胞質には粗造な好塩基性顆粒が認められる．Auer 小体は認めない．骨髄細胞成分の 20 ～ 80% を幼若な好塩基球が占め，これらは不整形あるいは分様した核を有し，好塩基性顆粒の数はさまざまである[5]．電子顕微鏡では高電子密度の膜に囲まれた好塩基性の θ 顆粒を認める[5]．

免疫形質

フローサイトメトリーでは，好塩基球系細胞への分化を有する細胞集団が検出される．芽球は通常，CD11bm，CD13，CD33，CD34，CD38，CD123，CD203c 陽性である．また，CD9 や低レベルの CD117 を発現する場合もあるが，HLA-DR は通常陰性である．異常肥満細胞における CD117 強陽性所見は，ABL と肥満細胞白血病の鑑別に有用である[5]．

免疫化学染色

芽球と未分化好塩基球はトルイジンブルー染色で異染色性を示す．芽球は MPO 染色，SBB 染色，CAE 染色，非特異的エステラーゼ（NSE）染色に陰性である．CAE 染色陰性は，好塩基球系芽球と肥満細胞との識別に役立つ[5]．

鑑別診断

ABL の鑑別診断として，CML の blast phase や好塩基球増加を伴う他の白血病（*DEK::NUP214*陽性 AML，*BCR::ABL1*陽性 AML，肥満細胞白血病）が挙げられる．同時に存在する好酸球増加は，*FIP1L1::PDGFRA* などのチロシンキナーゼ関連融合遺伝子の存在を示唆するかもしれない．

診断基準

必須項目：
- 骨髄または末梢血に，芽球を 20%以上認め，未分化あるいは分化した好塩基球の増加を伴う．
- 芽球および好塩基球はトルイジンブルー染色で異染色性を示し，MPO 染色，SBB 染色，NSE 染色いずれも陰性である．
- 芽球は 2 つ異常の骨髄系マーカーが陽性である（例：MPO，CD13，CD33，CD117）
- 遺伝子異常で定義される AML には該当しない．
- 治療後 MPN の診断基準を満たさない

望ましい項目：
- 芽球が CD9 あるいは CD203c 陽性で HLA-DR 陰性

予後および予後予測

現在の診断基準に基づく ABL の予後および予後予測についてのデータは限定的なものしかなく，報告されている臨床アウトカムもさまざまであり一定のものはない。

●文献

1) Quelen C, Lippert E, Struski S, et al. Identification of a transforming MYB-GATA1 fusion gene in acute basophilic leukemia: a new entity in male infants. Blood. 2011; 117: 5719-22.
2) Ducassou S, Prouzet-Mauleon V, Deau MC, et al. MYB-GATA1 fusion promotes basophilic leukaemia: involvement of interleukin-33 and nerve growth factor receptors. J Pathol. 2017; 242: 347-57.
3) Toda Y, Nagai Y, Shimomura D, et al. Acute basophilic leukemia associated with the t(16;21)(p11;q22) / FUS-ERG fusion gene. Clin Case Rep. 2017; 5: 1938-44.

4) Shimizu T, Kondo T, Nannya Y, et al. Next-generation sequencing in two cases of de novo acute basophilic leukaemia. J Cell Mol Med. 2021; 25: 7095-9.

5) Valent P, Sotlar K, Blatt K, et al. Proposed diagnostic criteria and classification of basophilic leukemias and related disorders. Leukemia. 2017; 31: 788-97.

〈菊繁吉謙，宮本敏浩〉

急性骨髄単球性白血病
Acute myelomonocytic leukaemia

■定義
　急性骨髄単球性白血病（acute myelomonocytic leukaemia）は，顆粒球系および単球系細胞への分化傾向を認めるが，特定の遺伝子変異により定義される AML に該当しない AML である．

■疫学
　急性骨髄単球性白血病は，全年齢で発症しうる白血病であるが，成人での発病がより一般的である．現在の定義基準による十分な疫学的情報はない．

■発症機構
　不明．

■病理組織像 図2-38
　骨髄生検標本では通常，幼若細胞の浸潤を伴う過形成を示し，時には starry-sky appearance を示す．スメアでは骨髄芽球および，さまざまな程度の骨髄単球系細胞への分化傾向を有する細胞が認められる．芽球は中型〜大型の好塩基性の細胞質を有し，しばしば空胞を伴う．核は繊細なレース様クロマチン構造を示し，1つかそれ以上の明瞭な核小体が認められる．末梢血スメアでは，単球の増加を認め，骨髄よりも分化した単球系細胞であることが多い．単球系細胞のコンポーネントは，骨髄中よりも末梢血中でより明確になることもある．

■免疫形質
　フローサイトメトリーでは，芽球は一般的に骨髄系抗原（CD13, CD15, CD33, CD65, CD117）を発現する．単球系マーカー（CD4, CD11b, CD11c, CD14, CD36, CD64, CD163）は典型的には陽性である．CD7 または CD56 の発現も認められる．

■免疫化学染色
　芽球は MPO 染色陽性（3%以上）である．単芽球，前単球，単球は非特異的エステラーゼ染色陽性であり，MPO 陽性の顆粒を有することもある．

■鑑別診断
　急性骨髄単球性白血病の鑑別診断としては，microgranular acute promyelocytic leukaemia や *NPM1*変異を有する AML が挙げられる．

■分子病態的特徴
　約2/3 の症例が正常核型を示す．残り 1/3 の症例が単独のトリソミー8か，稀な染色体構造異常

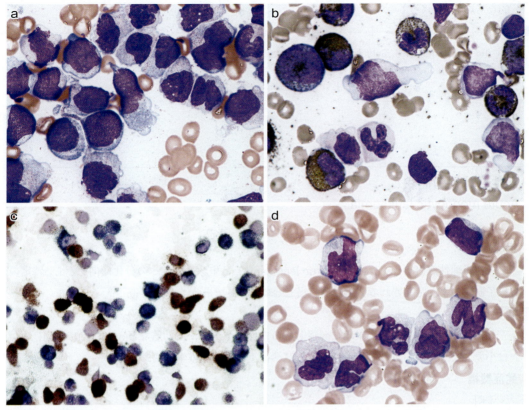

図 2-38 急性骨髄単球性白血病の骨髄像（a），MPO 染色（b），CAE と NSE のエステラーゼ二重染色（c），急性単球性白血病の骨髄像（d）
（麻生範雄．その他の急性骨髄性白血病．In: 木崎昌弘，田丸淳一，編著．WHO 分類改訂第 4 版による白血病・リンパ系腫瘍の病態学．中外医学社；2018．p. 166-78 より引用）

を示す[1]．高頻度に変異が認められる遺伝子は，*TET2, RUNX1, ASXL1* であり，*DNMT3A, STAG2, NRAS, IDH2, SRSF2, U2AF1, ZRSR2* の変異頻度は低い．*FLT3*-ITD 変異および *FLT3*-TKD 変異についてはそれぞれ 25％ および 10％ 程度に認められる[1]．前述の遺伝子変異の中には，AML-MR を特徴づける遺伝子変異も含まれることに注意する．

■診断基準
必須項目：
- 骨髄または末梢血に，芽球と前単球をあわせて 20％ 以上認める．
- 骨髄系マーカー陽性（MPO, CD13, CD33, CD117）
- 顆粒球系成熟細胞が骨髄細胞の 20％ 以上
- 単球系統への分化傾向を有する細胞が骨髄細胞の 20％ 以上
- 遺伝子異常で定義される AML には該当しない
- 細胞傷害性治療後骨髄系腫瘍の診断基準を満たさない

■予後および予後予測
現在の診断基準に基づく急性骨髄単球性白血病の予後および予後予測についてのデータは限定

2章 ◆ 骨髄系腫瘍

的なものしかない.

●文献 --

1) Rose D, Haferlach T, Schnittger S, et al. Subtype-specific patterns of molecular mutations in acute my-eloid leukemia. Leukemia. 2017; 31: 11-7.

〈菊繁吉謙, 宮本敏浩〉

急性単球性白血病
Acute monocytic leukaemia

■定義

急性単球性白血病（acute monocytic leukaemia）は単球系細胞への分化傾向を示し，特定の遺伝子変異により定義される AML に該当しない AML である.

■疫学

急性単球性白血病は，全年齢で発症しうる白血病であるが，幼若な monoblastic AML の頻度は小児でより一般的である. 現在の定義基準による十分な疫学的情報はない.

■発症機構

不明.

■病理組織像

骨髄生検標本では通常，幼若細胞の浸潤による過形成を認める. これらの幼若細胞は，中型〜大型の好酸性の細胞質を有し，不整に分葉した核，繊細なクロマチン構造，1つかそれ以上の明瞭な核小体が認められる.

典型的な単芽球は，中型〜大型の好塩基性の細胞質と円あるいは卵円形の核を有し，繊細なレース様クロマチン構造を示し，1つかそれ以上の明瞭な核小体が認められる. 芽球は，アズール顆粒を有し，細胞質に空胞を有することもある[1]. これまでの acute monoblastic leukaemia の定義には，単球系細胞における単芽球の割合が 80% 以上であることが必要であった. 第5版においては，そのような区別は関連用語として許容されるが，必須ではない.

前単球は，繊細なレース用クロマチン構造を有する複雑な分葉核構造を示し，核小体は不明瞭である. 細胞質は灰青色でさまざまな程度のアズール顆粒を有し，時に空胞を有する. より成熟した単球も核不整，空胞，顆粒などの異常所見を呈する[1]. 単球と前単球の識別は，通常の骨髄スメア標本では困難な場合もあり，免疫染色が識別に有用な場合もある. 末梢血スメアでは，単球の増加を認め，骨髄よりも分化した単球系細胞であることが多い. 単球系細胞のコンポーネントは，骨髄中よりも末梢血中でより明確になることもある.

■免疫化学染色

単芽球，前単球，単球は典型的には NSE 染色陽性である. 染色性は時に減弱，あるいは陰性のこともあるが，必ずしも急性単球性白血病の診断を除外するものではない. MPO 染色は芽球

の一部に陽性でもよい.

■免疫形質

フローサイトメトリーでは,芽球は一般的に骨髄系抗原〔CD13, CD15, CD33（bright）, CD65, CD117〕に陽性である.芽球は CD34 を発現することもあり,通常は HLA-DR を発現する.単球系マーカー〔CD4(dim), CD11b, CD11c, CD14, CD36(bright), CD64(bright), CD163, LILRB1, LILRB4〕は前単球あるいはより単球系に分化した細胞で発現が認められてもよい[2,3].2つかそれ以上の単球系マーカーの発現は,単球系分化の特徴である.CD7 または CD56 のリンパ球系抗原の発現もしばしば認められる.単球系への分化を示す芽球や未分化単球は組織切片において,CD68R(PGM-1) や CD163 を用いた免疫染色により同定することが可能である.Lysozyme や CD68 (KP-1) も同様に陽性になりうるが,単球系分化に特異的ではない.

■免疫化学染色

MPO 染色は一部の芽球で陽性であってもよい.単芽球,前単球,単球は典型的には NSE 染色陽性である.染色性は,時折弱く,認められないことがあるが,急性単球性白血病の診断を除外するものではない.

■鑑別診断

急性単球性白血病の鑑別診断としては,microgranular acute promyelocytic leukaemia や *NPM1* 変異を有する AML, *KMT2A* 再構成を有する AML,慢性骨髄単球性白血病（CMML）が挙げられる.これらの症例は時折,plasmablastic myeloma に類似することもあり,注意が必要である.免疫化学染色に加えて,十分な表面マーカーパネルを用いた細胞免疫表面形質の評価が,急性単球性白血病とその他の疾患を区別する上で非常に重要である.急性単球性白血病の髄外病変は,悪性リンパ腫や軟部組織肉腫との鑑別が困難となる場合もあり,CD45(LCA), CD43, CD68, CD163 を用いた免疫染色,あるいは骨髄系マーカーを用いたフローサイトメトリーによって鑑別することができる.

急性単球性白血病と CMML の鑑別は困難な場合が存在する.前単球の同定と,それらを芽球相当細胞として定義する方法を適切に用いることが急性単球性白血病と CMML の識別に重要であるが,実際には再現性に乏しい点も問題点である.末梢血の評価は,より成熟細胞を多く含んでしまうことから,骨髄での芽球と前単球の計測が重要である[4].フローサイトメトリーを用いた細胞表面免疫形質の評価は,芽球や単球系細胞がどの分化段階に分布するのかその割合を定量するのに有用である.前単球に相当する幼若単球系細胞は,CD14 陰性あるいは弱陽性,CD64 と HLA-DR 強陽性の免疫形質で同定可能である[5].

■分子病態的特徴

大半の症例が正常核型,単独のトリソミー,または,稀な染色体構造異常を示す.特異的な遺伝子変異プロファイルは不明である.

■診断基準

必須項目:

• 骨髄または末梢血に,芽球と前単球をあわせて 20% 以上認める

• 白血病細胞の 80% 以上が,単球およびその前駆細胞（単芽球と前単球）である

2章 ◆ 骨髄系腫瘍

- 顆粒球系成熟細胞が骨髄細胞の 20% 未満
- 遺伝子異常で定義される AML には該当しない
- 細胞傷害性治療後骨髄性腫瘍の診断基準を満たさない

予後および予後予測

現在の診断基準に基づく急性単球性白血病の予後および予後予測についてのデータは限定的なものしかない。

●文献

1) Foucar K, Hsi ED, Wang SA, et al. Concordance among hematopathologists in classifying blasts plus promonocytes: a bone marrow pathology group study. Int J Lab Hematol. 2020; 42: 418-22.
2) Churchill HRO, Fuda FS, Xu J, et al. Leukocyte immunoglobulin-like receptor B1 and B4 (LILRB1 and LILRB4): highly sensitive and specific markers of acute myeloid leukemia with monocytic differentiation. Cytometry B Clin Cytom. 2021; 100: 476-87.
3) Matarraz S, Almeida J, Flores-Montero J, et al. Introduction to the diagnosis and classification of monocytic-lineage leukemias by flow cytometry. Cytometry B Clin Cytom. 2017; 92: 218-27.
4) Valent P, Orazi A, Savona MR, et al. Proposed diagnostic criteria for classical chronic myelomonocytic leukemia (CMML), CMML variants and pre-CMML conditions. Haematologica. 2019; 104: 1935-49.
5) Orfao A, Matarraz S, Perez-Andres M, et al. Immunophenotypic dissection of normal hematopoiesis. J Immunol Methods. 2019; 475: 112684.

〈菊繁吉謙，宮本敏浩〉

急性赤芽球性白血病
Acute erythroid leukaemia

定義

急性赤芽球性白血病(acute erythroid leukaemia: AEL)は，成熟停止と高頻度の両アレル *TP53* 遺伝子変異で特徴づけられる赤芽球系細胞の腫瘍性増殖を示す AML サブタイプである．

疫学

AEL は極めて稀な AML サブタイプであり，全 AML 症例の 1% 以下の頻度である．60歳代後半以上の高齢者に発症することが多い．

発症機構

SKI，ERG，ETO2 などの転写因子の異常発現が赤芽球系細胞の分化停止を誘導し，AEL の発症機構に重要な役割を担うと考えられている[1]．

病理組織像

骨髄では，赤芽球系細胞優位の増殖（通常，骨髄有核細胞の 80% 以上が赤芽球系細胞）が認められる．赤芽球系細胞の 30% 以上は，繊細な核クロマチン構造を有する円形核，1つまたはそれ以上の明瞭な核小体，高度に好塩基性の細胞質を有する中型〜大型の未分化な前赤芽球が占める．細胞質突起（bleb）や空胞も認められる．PAS 染色では，細胞質が粗大顆粒状に染色される．より分化した赤芽球系細胞も，環状鉄芽球を含む高度な異形を示すことが多い，骨髄系およ

び巨核球系細胞は低形成であり，巨核球系異形成も高頻度に認められる．

骨髄生検では過形成であり，大型の繊細な核クロマチン構造を有する円形核，明瞭な核小体を有する幼若な赤芽球系細胞のシート状増殖を認める．核小体はさまざまな形状を示し，一部は核膜に接するほどに周辺部に存在することもある．類洞内増殖パターンを示す場合もある．

免疫形質

CD71 は有核赤芽球系細胞のすべての分化段階で陽性となる汎赤芽球系マーカーであるが，脱核した赤血球は陰性である．したがって，CD71 は骨髄標本において，赤芽球系細胞の割合を評価するのに理想的なマーカーである．赤芽球系前駆細胞が鉄トランスポーターである CD71 を高発現するが，その発現は特異的ではなく，フローサイトメトリー法では非赤血球系細胞にも検出されることは注意が必要である．CD117 と E-cadherin は未分化な赤芽球系細胞のみを標識する一方で，glycophorin A とヘモグロビンは脱核した赤血球を含む，分化した赤芽球系細胞のみで発現する[2]．フェリチンやα-hemoglobin-stabilizing protein（AHSP）などの他のマーカーは前赤芽球を標識するのに使用されることがある．これらのマーカーは，正常赤芽球系細胞と腫瘍性赤芽球系細胞の識別には使用できない．TP53 の免疫染色は *TP53* 変異を補足する所見となりうる[3]．AEL においては CD34 陽性芽球の増加は認められない．

フローサイトメトリー法では，赤芽球は CD36, CD71, CD117（一部のみ）陽性で，CD34, MPO は陰性となる．CD235（glycophorin A）は，一般的に CD117 陰性の分化したサブセットにのみ陽性となる．CD45 の発現はさまざまであるが，しばしば弱陽性である．HLA-DR は陰性か一部に陽性となる．腫瘍性の赤芽球系細胞は異常発現パターンとして CD13 陽性，CD4 陽性，あるいは CD38 の発現低下を認める場合がある．数としての増加はないものの，AEL における CD34 陽性骨髄芽球はしばしば異常免疫形質を呈する．

鑑別診断

AEL の鑑別診断は多岐にわたり，反応性および腫瘍性の赤芽球系細胞増殖を示す病態が含まれる．著明な赤芽球系過形成を示す反応性の病態としてビタミン B_{12} 欠乏，葉酸欠乏，溶血性貧血が挙げられる．*TP53* 変異検索や染色体検査は反応性と腫瘍性の鑑別に有用である．

著明な赤芽球系過形成は骨髄異形成症候群（MDS）症例の一部にも認められる．MDS では分化した赤芽球系細胞が優位となる連続した分化傾向を認める一方で，AEL における赤芽球系分化は，未分化な赤芽球系細胞での成熟停止が認められる．AEL は化学療法や放射線治療後に発症する骨髄系腫瘍と共通の形態的，分子遺伝学的特性を有する．化学療法や放射線治療後に生じた AEL は治療関連骨髄性腫瘍として扱われる．同様に，複雑核型を有するという点からは，AEL は AML-MR ともオーバーラップする．しかしながら，AML-MR の診断には 20% 以上の骨髄芽球の存在頻度が必要であり，これは AEL においては一般的に満たさないことが多い．30% 以上の前赤芽球と 20% 以上の骨髄芽球が共存するような稀な症例では，詳細な理解のためには追加の検査が望ましい．

分子病態的特徴

両アレル *TP53* 遺伝子の機能欠失が AEL の特徴である．多くの症例で，片方のアレルの *TP53* 遺伝子変異と，もう片方アレルの欠失，あるいは *TP53* 欠失を伴わない症例では 2 つ以上の遺伝

子変異が認められる[4]．*TP53*遺伝子のミスセンス変異が最も高頻度であり，欠失とナンセンス変異がそれに続く．スプライスサイトの遺伝子変異は稀である．*TP53*遺伝子異常は，複雑核型と関連し，高頻度に 17/17p 欠失，5/5q 欠失，7/7q 欠失を伴う．両アレルの *TP53*遺伝子異常は AEL 特異的ではなく，治療歴の有無にかかわらず MDS を含むその他の骨髄系腫瘍においても認められる[5]．

■診断基準

必須項目：

• 骨髄有核細胞の 80% 以上が赤芽球系細胞であり，そのうち 30% 以上が前赤芽球である

望ましい項目：

• *TP53*遺伝子変異を有する

■予後および予後予測

AEL 症例では特有の組織病理学的、分子遺伝学的特徴が認められ、その予後は極めて不良である。予後は厳しく生存中央期間は 2 ～ 4 カ月である。

●文献

1) Fagnan A, Bagger FO, Pique-Borras MR, et al. Human erythroleukemia genetics and transcriptomes identify master transcription factors as functional disease drivers. Blood. 2020; 136: 698-714.
2) Reinig EF, Greipp PT, Chiu A, et al. De novo pure erythroid leukemia: refining the clinicopathologic and cytogenetic characteristics of a rare entity. Mod Pathol. 2018; 31: 705-17.
3) Wang W, Wang SA, Medeiros LJ, et al. Pure erythroid leukemia. Am J Hematol. 2017; 92: 292-6.
4) Montalban-Bravo G, Benton CB, Wang SA, et al. More than 1 TP53 abnormality is a dominant characteristic of pure erythroid leukemia. Blood. 2017; 129: 2584-7.
5) Bernard E, Nannya Y, Hasserjian RP, et al. Implications of TP53 allelic state for genome stability, clinical presentation and outcomes in myelodysplastic syndromes. Nat Med. 2020; 26: 1549-56.

〈菊繁吉謙，宮本敏浩〉

急性巨核芽球性白血病
Acute megakaryoblastic leukaemia

■定義

急性巨核芽球性白血病（acute megakaryoblastic leukaemia: AMKL）は，巨核球系細胞への分化傾向を有する芽球の存在頻度が 20%以上で定義される．

■臨床的特徴

一般的な臨床所見はその他のサブタイプの AML と類似する．若年男性 AMKL では，縦隔胚細胞腫瘍との関連性が報告されている[1,2]．

■疫学

AMKL は二峰性の発症年齢の分布を示し，全 AML の 3 ～ 5%を占める．小児では比較的高頻度（小児 AML の 4 ～ 15%）であるが，成人では稀である（成人 AML の 1 ～ 2%）[3,4]．

■ 発症機構

　AMKL症例は，①ダウン症候群の小児，②非ダウン症候群の小児，③成人の3つのグループに臨床的に分類される．大多数のAMKL（> 75%）は，染色体転座により白血病進展に関わる融合遺伝子を有する非ダウン症候群の小児から発症する[5]．このような融合遺伝子の例として，*CBFA2T3::GLIS2*（*ETO::GLIS2*），*RBM15::MRTFA*（以前は*MKL1*として知られていた遺伝子），*NUP98::KDM5A*，および*KMT2A*再構成が挙げられる[5,6]．*CBFA2T3::GLIS2*融合遺伝子は白血病発症に十分であるが，他の融合遺伝子の場合は，他の遺伝子変異との共存が必要であると考えられている（*NUP98::KDM5A*における*RB1*変異，*KMT2A*再構成における*RAS*変異，*HOX*融合遺伝子における*MPL*変異など）．融合遺伝子が認められない小児AMKL症例では，しばしばダウン症候群に類似した特徴が認められる．このような症例では，巨核球系造血に関連するいくつかの遺伝子（*RUNX1*，*ERG*，*ETS2*）を含む21番染色体のDown syndrome critical region（DSCR）の増幅と，*GATA1*遺伝子変異（50%）とcohesin/*CTCF*遺伝子の変異が認められる[4,6]．成人発症のAMKLの発症機構はいまだに不明な点が多いが，*TP53*，*RB1*，cohesion complex関連遺伝子，スプライシング関連遺伝子，*ASXL1*，*DNMT3A*などの遺伝子変異が報告されている[4]．

■ 病理組織像　図2-39

　骨髄において，円形あるいは卵円形の繊細なクロマチン構造を有する核，1～3個の核小体を有する小型～大型の芽球を認める．2核あるいは多核の芽球も認められる．細胞質は通常，中等度～高度に好塩基性であり，顆粒は認めず時折，細胞突起（bleb）を認める．症例によっては，巨核球系細胞の異形成や微小巨核球を認めるが，これらは芽球とはカウントされない．小型で細胞質が乏しい芽球の場合，しばしば最小分化型急性骨髄性白血病，未分化型急性骨髄性白血病，急性リンパ芽球性白血病との判別が困難である．また，巨核芽球の凝集により転移性腫瘍の細胞塊に類似した像を呈する場合もある[7]．

　骨髄生検では，通常未分化な芽球のシート状増殖を示し，芽球，微小巨核球，異形成のある巨核球の混在を認め，線維化の程度もさまざまである[7]．

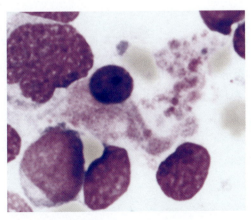

図2-39　微小巨核球を伴う急性巨核芽球性白血病の骨髄像

（麻生範雄．その他の急性骨髄性白血病．In: 木崎昌弘，田丸淳一，編著．WHO分類改訂第4版による白血病・リンパ系腫瘍の病態学．中外医学社；2018. p. 166-78 より引用）

■免疫形質

　フローサイトメトリーでは，芽球は巨核球系マーカー（CD36, CD41, CD42b, CD61）が陽性である．細胞内 CD41 陽性，細胞内 CD61 陽性は，血小板凝集や血小板の芽球への付着に伴う偽陽性を避けることができるので，細胞表面単独での陽性よりも特異性が高いとされる．ただし，これらの細胞質内染色の陽性率は，解釈エラーを防ぐために細胞表面染色と一緒に評価されるべきである．骨髄系マーカーとして，CD33 は一般的に陽性であるが，CD13, CD117 の発現は低頻度である．MPO は陰性である．CD34 は約半数の症例で陽性であり，HLA-DR は 1/3 ～ 1/2 の症例で陽性である．CD45 は通常，弱陽性～陰性である．顆粒球系マーカー（CD15, CD65）あるいは，単球系マーカー（CD11c, CD14, CD64）の発現は稀である．CD4, CD7, CD56 の発現は一般的であるが，他のリンパ系マーカー（CD2, CD5, CD19, CD22, 細胞質内 CD79a）の発現は稀である．

　一部の症例は，CD34, CD117 発現の程度はさまざまであるが，CD56 強陽性，CD7, CD11b, CD13, CD36, CD45, CD38 HLA-DR 陰性を示す RAM phenotype とされる特徴的な免疫形質を示す．この免疫形質は *CBFA2T3::GLIS2* 融合遺伝子と関連する[8]．生検標本においては von Willebrand 因子（vWF）が免疫染色にて陽性となる[9]．

■免疫化学染色

　芽球は MPO 染色，SBB 染色，CAE 染色に陰性である．

■鑑別診断

　AMKL の鑑別診断には，t(1;22)(p13.3;q13.1)，inv(3)(q21.3q26.2)，t(3;3)(q21.3;q26.2) などを有する特定の遺伝子異常を有する AML，あるいは細胞分化により規定された AML の他のタイプが含まれる．巨核球系分化マーカーを含む包括的な免疫形質の評価により，その他の急性白血病と AMKL の識別が可能である．CML やその他の MPN の先行病歴を有する症例の場合は MPN の blast phase と分類する．

■分子病態的特徴

　小児で染色体転座により *CBFA2T3::GLIS2*, *RBM15::MRTFA*, *NUP98::KDM5A*, および *KMT2A* 再構成を生じる症例の場合は，染色体検査と遺伝子変異検索で同定される．ただし，*CBFA2T3::GLIS2* は通常の染色体検査では見落とされる可能性のある cryptic translocation である．

■診断基準

必須項目：

- 骨髄または末梢血に，巨核球系細胞への分化傾向を示す芽球を 20％以上認める
- 芽球は，少なくとも 1 つ以上の血小板関連グリコプロテイン（CD41, CD61, CD42b）を発現する
- 遺伝子異常で定義される AML には該当しない
- MPN の病歴を有していない

望ましい項目：

- ダウン症候群の可能性を評価

■ 予後および予後予測

　AMKL の予後は分子ドライバーによって異なる。ダウン症候群に関連する AMKL は予後が非常に良好で、高い長期寛解率と全生存率を示す。他の AMKL の予後はより多様である。小児患者における融合遺伝子の発現を伴う症例は予後が悪く、特に RAM 免疫表現型を有する症例では、寛解導入療法不応の可能性が高く、極めて予後が不良である。成人の AMKL もまた、極めて予後が不良である。

●文献

1) Amra N, Zarate LV, Punia JN, et al. Mediastinal germ cell tumor and acute megakaryoblastic leukemia with co-occurring KRAS mutation and complex cytogenetics. Pediatr Dev Pathol. 2020; 23: 461-6.
2) Mukherjee S, Ibrahimi S, John S, et al. Non-seminomatous mediastinal germ cell tumor and acute megakaryoblastic leukemia. Ann Hematol. 2017; 96: 1435-9.
3) Gruber TA, Downing JR. The biology of pediatric acute megakaryoblastic leukemia. Blood. 2015; 126: 943-9.
4) McNulty M, Crispino JD. Acute megakaryocytic leukemia. Cold Spring Harb Perspect Med. 2020; 10(2): a034884.
5) Lopez CK, Malinge S, Gaudry M, et al. Pediatric acute megakaryoblastic leukemia: multitasking fusion proteins and oncogenic cooperations. Trends Cancer. 2017; 3: 631-42.
6) de Rooij JD, Branstetter C, Ma J, et al. Pediatric non-Down syndrome acute megakaryoblastic leukemia is characterized by distinct genomic subsets with varying outcomes. Nat Genet. 2017; 49: 451-6.
7) Tallman MS, Neuberg D, Bennett JM, et al. Acute megakaryocytic leukemia: the Eastern Cooperative Oncology Group experience. Blood. 2000; 96: 2405-11.
8) Masetti R, Bertuccio SN, Pession A, et al. CBFA2T3-GLIS2-positive acute myeloid leukaemia. A peculiar paediatric entity. Br J Haematol. 2019; 184: 337-47.
9) De Marchi F, Araki M, Komatsu N. Molecular features, prognosis, and novel treatment options for pediatric acute megakaryoblastic leukemia. Expert Rev Hematol. 2019; 12: 285-93.

〈菊繁吉謙，宮本敏浩〉

2章 ◆ 骨髄系腫瘍

骨髄肉腫
Myeloid sarcoma

骨髄肉腫
Myeloid sarcoma

■ **定義**

　骨髄肉腫（myeloid sarcoma: MS）は髄外に形成される骨髄芽球による腫瘍性病変である．分化傾向の有無は問わない．以前は，緑色腫（chloroma），顆粒球肉腫（granulocytic sarcoma），単球肉腫（monocytic sarcoma），髄外骨髄肉腫（extramedullary myeloid sarcoma）などと呼ばれていたが，現在では推奨されない．

■ **病変部位**

　身体中のどこにでも発生する可能性がある．皮膚や軟部組織，リンパ節，消化管，骨，頭頸部に発生することが多い[1,2]．生殖器や脳，肺に発生することは比較的少ない[3-6]．

■ **臨床的特徴**

　急性骨髄性白血病（AML）患者の2～9%，同種造血幹細胞移植を受けた患者の5～12%に認められると報告されている．AML発症あるいは再発と同時に認められることが多い．稀にAML発症に先行することや，骨髄異形成症候群（MDS）や骨髄増殖性腫瘍（MPN），骨髄異形成/増殖性腫瘍（MDS/MPN），治療関連骨髄性腫瘍の transformation として認められることがある[7]．骨髄病変を伴わない孤発性の *de novo* MS は珍しく，AMLの約1%である[6,8]．臨床症状は腫瘍のある部位によりさまざまである．AMLを合併する場合には，血球減少を伴うことがある．

■ **疫学**

　MSは稀な疾患であり，どの年齢にも発症しうる．発症平均年齢は46～59歳で，男女比は1.2：1である[2,5,8]．

■ **病因**

　基本的にAMLと同様である．造血システムのない骨髄外に造血細胞がホーミングして腫瘍を形成する機序は不明である．インテグリンα7などの接着分子やケモカイン受容体/リガンド，細胞外マトリックス，RASシグナル伝達経路などの関与が考えられている．

■ **染色体・遺伝子**

　AMLと同様で，染色体検査とFISH検査により約50%の症例でt(8;21)/*RUNX1-RUNX1T1*，inv(16)/*CBFB-MUH11*，トリソミー4，トリソミー8，モノソミー7，5q欠失，20q欠失をはじめとする染色体異常が検出される[1,7]．一部の染色体異常には発生部位との関連が認められる．t(8;21)/*RUNX1-RUNX1T1*は小児の眼窩に多く，inv(16)/*CBFB-MUH11*は腹部に多い[1,7]．

　最近，次世代シークエンスを用いることによりMS症例における分子異常の全体像が明らかにされた 表2-33 ．20～30%の症例に*NPM1*変異，約10%の症例に*KMT2A*再構成が認められ

たが，これらは単球系の要素を有する場合に認められる傾向がある．その他には，RAS シグナル伝達経路（約 50%）や，エピジェネシス，転写，がん抑制遺伝子に関連する遺伝子変異が検出されている [3,4,6]．

■肉眼所見

一般に病変を有する臓器は腫大し，割面の外観は魚肉様である．顆粒球分化を有するには，ミエロペルオキシダーゼ（MPO）の発現によって緑色を呈することがある．

■細胞学的所見 図2-40

捺印標本をギムザ染色すると，骨髄芽球を観察することができる．細胞質内顆粒や Auer 小体を有することがある．また背景となる細胞に異形成所見がみられることがある．

■細胞化学的所見 表2-34

捺印標本の MPO 染色，非特異的および特異的エステラーゼ染色が，芽球属性（顆粒球系あるいは単球系）の鑑別に有用である．

■分子病理診断

AML と同様である．細胞遺伝学的検査，キメラ遺伝子の同定および遺伝子変異解析は病型診断，予後推定および治療選択に必要である．

MS と同時に発症した AML の遺伝子変異は 60 ～ 80% の割合で一致しており，これらは同一の造血幹 / 前駆細胞に由来すると考えられる．また，一見正常にみえる骨髄でも MS に検出された遺伝子変異が検出されることがある．この場合，骨髄に微量の骨髄病変あるいは clonal hematopoiesis が存在すると考えられる [9]．

■診断基準

必須項目：

表2-33 骨髄肉腫で検出される遺伝子異常

機能別分類	遺伝子異常	頻度 (%)
シグナル伝達	FLT3-ITD	15
	FLT3-TKD	15
	KIT	15
RASシグナル伝達経路	NRAS	30
	KRAS	12
	PTPN11	12
	BRAF	10
DNAメチル化	IDH1/2	20
	DNMT3A	15 ～ 30
	TET2	20
その他	NPM1	11 ～ 30
転写	RUNX1	7 ～ 11
	CEBPA	10 ～ 20
腫瘍抑制因子	TP53	10 ～ 20
	WT1	10 ～ 20

2章 ◆ 骨髄系腫瘍

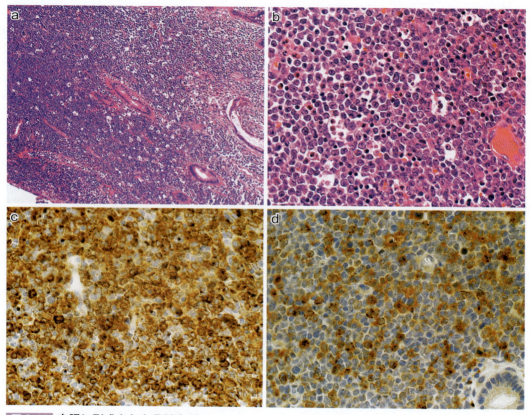

図 2-40 空腸に形成された骨髄肉腫
a）HE 染色（低倍率）：粘膜から粘膜下層にかけて細胞の密な浸潤と starry-sky appearance が観察される.
b）HE 染色（高倍率）：浸潤した細胞は，円形で N/C 比が高い芽球様細胞である.
c）抗 MPO 抗体による免疫染色：多くの細胞が MPO 陽性を示す.
d）抗 CD68 抗体による免疫染色：多くの細胞が CD68 陽性を示す.

- 未分化型，分化型を問わず，正常な組織構造が骨髄芽球の腫瘍によって置換されている
- 顆粒球系または単球系マーカー陽性の免疫表現型を示す

Note：
　de novo MS 症例に対しては，AML 発症時と同様にフローサイトメトリー検査による免疫表現型解析，染色体検査および遺伝子変異解析が重要である．これらは MS の診断に必須ではないが，予後判定や治療選択に必要である．

■ 予後

　MS 症例に対して推奨される治療法は，National Comprehensive Cancer Network（NCCN）のガイドラインにあるように，分子標的療法の適応がなければ AML に準じた化学療法である．遺伝子変異の検出は，診断（例：*NPM1* 変異や *IDH1* R132 変異の免疫組織化学染色）や予後判定（例：*FLT3*-ITD 変異）だけでなく，分子標的薬の適応判定（例：*FLT3* 変異，*IDH* 変異）に有用である．一部の症例では，放射線照射が用いられる．
　MS の予後は AML と同様である[2,10]．MS と骨髄病変との間で遺伝子変異が一致しない場合に

6節 ■ 急性骨髄性白血病

表 2-34 診断に有用な細胞マーカー

マーカー	標的細胞分画	注意点
CD45	白血球全般	芽球では弱発現
Myeloperoxidase (MPO)	顆粒球系	MSの多くで陽性
CD34	芽球	MS例の50%未満で陽性 （分化傾向を有する場合は陰性）
CD117	骨髄系前駆細胞	MSの多くで陽性
CD43	骨髄系、T細胞系	MSの検知マーカー （T細胞リンパ腫の除外が必要）
CD13, CD33	骨髄系全般	
CD15	分化した骨髄系全般	単球および成熟顆粒球で陽性
CD4	ヘルパー T細胞、単球系	単球系分化例で弱陽性
CD11c, CD14, CD64, CD68, CD163, lysozyme	単球系	CD68の検出はPG-M1抗体よりKP1抗体のほうが感度が高い 単芽球ではCD14，CD68(PG-M1抗体)，CD163がしばしば陰性
CD56	異常単球	BPDCNや単球系分化例で陽性
CD123, TCF4	形質細胞様樹状細胞、骨髄系前駆細胞など	CD123陽性例はBPDCNとの鑑別が重要 TCL1はBPDCNで陽性，多くのAMLで陰性 TCF4はBPDCNで陽性，他の骨髄系腫瘍で陰性
IDH1R132H	*IDH1* R132Hを有する骨髄系	MS症例の一部で陽性（異常な染色パターン）
NPM1	*NPM1*変異を有する骨髄系	単球系分化例を中心にMSの20〜30%で陽性 （異常な細胞質染色パターン）
TP53	特異的な細胞系列はない	骨髄系では腫瘍性を示唆

AML: 急性骨髄性白血病，BPDCN: 芽球性形質細胞性樹状細胞性腫瘍，MS: 骨髄肉腫

は，一致する場合に比し予後不良と考えられる[4,7,9]．孤発の MS 症例の予後は良好である．頭頸部や皮膚病変を有する MS 症例の一部では長期寛解が得られている[6,8,10]．

●文献

1) Zhou J, Bell D, Medeiros LJ. Myeloid sarcoma of the head and neck region. Arch Pathol Lab Med. 2013; 137: 1560-8.

2) Movassaghian M, Brunner AM, Blonquist TM, et al. Presentation and outcomes among patients with isolated myeloid sarcoma: a surveillance, epidemiology, and end results database analysis. Leuk Lymphoma. 2015; 56: 1698-703.

3) Choi M, Jeon YK, Sun C-H, et al. RTK-RAS pathway mutation is enriched in myeloid sarcoma. Blood Cancer J. 2018; 8: 43.

4) Greenland NY, Van Ziffle JA, Liu Y-C, et al. Genomic analysis in myeloid sarcoma and comparison with paired acute myeloid leukemia. Hum Pathol. 2021; 108: 76-83.

5) Shallis RM, Gale RP, Lazarus HM, et al. Myeloid sarcoma, chloroma, or extramedullary acute myeloid leukemia tumor: a tale of misnomers, controversy and the unresolved. Blood Rev. 2021; 47: 100773.

6) Abbas HA, Reville PK, Geppner A, et al. Clinical and molecular characterization of myeloid sarcoma without medullary leukemia. Leuk Lymphoma. 2021; 62: 3402-10.

7) Pileri SA, Ascani S, Cox MC, et al. Myeloid sarcoma: clinico-pathologic, phenotypic and cytogenetic analysis of 92 adult patients. Leukemia. 2007; 21: 340-50.

8) Begna KH, Kittur J , Yui J, et al. De novo isolated myeloid sarcoma: comparative analysis of survival in 19 consecutive cases. Br J Haematol. 2021; 195: 413-6.

9) Werstein B, Dunlap J, Cascio MJ, et al. Molecular discordance between myeloid sarcomas and concurrent bone marrows occurs in actionable genes and is associated with worse overall survival. J Mol Diagn. 2020; 22: 338-45.

10) Lee JY, Chung H, Cho H, et al. Clinical characteristics and treatment outcomes of isolated myeloid sarcoma without bone marrow involvement: a single-institution experience. Blood Res. 2017; 52: 184-92.

〈加藤　淳，大喜多　肇，松下弘道〉

7節 2次性骨髄性腫瘍
Secondary myeloid neoplasms

先行する事象や胚細胞系列素因を伴う骨髄性腫瘍 / 増殖症
Myeloid neoplasms and proliferations associated with antecedent or predisposing conditions

はじめに

　本節では2次性骨髄性腫瘍について概説する．この疾患カテゴリーの枠組みは「胚細胞系列への先天的な遺伝子変容に関して新たな知見が蓄積したこと」，また「がんに対する治療成績が向上しその生存期間が延長する中で，細胞傷害性抗がん剤への曝露後の遅発性合併症として2次性骨髄性腫瘍の重要性が臨床面および公衆衛生の観点から増大していること」を受けて策定された．2次性骨髄性腫瘍は疾患単位としては独立しておらず，原則として他の骨髄性腫瘍の分類に則り定義した後，胚細胞系列への先天的な遺伝子変容や，細胞傷害性抗がん剤の曝露に伴う後天的な遺伝子変化を基盤として発生する骨髄性腫瘍や骨髄増殖性疾患としての属性を付加する形をとる．すなわち，「細胞傷害性抗がん剤治療に続発した *KMT2A* 再構成を伴う急性骨髄性白血病（AML with *KMT2A* rearrangement post cytotoxic therapy）」や，「胚細胞系列における *RUNX1* 遺伝子変異に関連した芽球増生を伴わない骨髄異形成症候群（MDS with low blasts associated with germline *RUNX1* variant）」などと表記される．

〈森田　剣，黒川峰夫〉

細胞傷害性治療後の骨髄性腫瘍
Myeloid neoplasm post cytotoxic therapy

■定義

　細胞傷害性治療後の骨髄性腫瘍（myeloid neoplasms associated with post cytotoxic therapy: MN-pCT）は，DNA損傷を引き起こす細胞傷害性治療や放射線療法に曝露された患者において発生する，骨髄異形成症候群（MDS），骨髄異形成 / 骨髄増殖性腫瘍（MDS/MPN），および急性骨髄性白血病（AML）である．

■疫学

　抗がん剤使用後に骨髄性腫瘍を発症するリスクは一般人口と比較して1.4～15倍以上である[1]．MN-pCTは，すべてのAML，MDS，MDS/MPNの症例の10～20％を占める．細胞傷害性治療を受けた患者の発生率は，基礎疾患と治療歴に応じて異なる．多くの患者は，固形腫瘍または非骨髄性造血器腫瘍のために治療されている．また，一部の患者は，自己免疫疾患治療のための化学療法歴を有している．

2章 ◆ 骨髄系腫瘍

■臨床像

多くの患者において，持続的な血球減少を認める．MN-pCT は，臨床的に 2 つのタイプに分類される．アルキル化剤や放射線療法の約 5 ～ 7 年後に発症するタイプ（type 1）と，トポイソメラーゼⅡ阻害薬の 1 ～ 3 年後に発症するタイプ（type 2）に分けられる．Type 1 においては，不均衡型の染色体異常が多く認められ，しばしば複雑核型を示す．また *TP53* 遺伝子の変異が頻繁に認められる．対照的に，type 2 では均衡型の染色体異常が多く，*KMT2A* 融合遺伝子や t(15;17)，inv(16)，t(8;21)，t(3;21) などの異常が認められる．しかし，患者の多数は複数の抗がん剤治療を受けているため，特徴が重複し明確でないことが多い．また WHO 分類第 5 版から，PARP1 阻害薬が骨髄性腫瘍の発症と関連があることが示されている[2]．

■病因

MN-pCT に一般的に関連している細胞傷害性治療を 表2-35 に示す．クローン性造血は，MN-pCT 発症のリスクとして指摘されている．また化学療法中の造血成長因子の使用することがリスクを増加させる可能性が報告されている[3]．ヒドロキシウレア，放射性同位元素，L- アスパラギナーゼ，プリンアナログ，限局性放射線療法と MN-pCT の関係は明確ではない．

■病態生理

MN-pCT は，細胞傷害性治療により骨髄微小環境内での選択圧によって，クローン性造血に作用し，それによりさらなる遺伝子変異・染色体異常を生じることで発症すると考えられている．*TP53, PPM1D, DNMT3A, ASXL1* および *TET2* 遺伝子などでクローナル性造血をもつ患者は，細胞傷害性治療により骨髄性腫瘍の発症リスクが増加することが知られている[4]．

■病理所見

多系統に異形成が観察される．末梢血では，赤血球の大小不同変形赤血球症および大赤血球症を示す．異形成を伴う好中球を示し，単球増加を認めることがある．MN-pCT における細胞表面マーカーには特異的なものは認められず，*de novo* AML，MDS および MDS/MPN に類似した免疫表現型を呈する．混合表現型急性白血病または急性未分化白血病の免疫表現型的特徴がみられた場合は，MN-pCT の診断が優先される．TP53 の免疫組織染色により，*TP53* 変異を評価する

表2-35 **MN-pCT に関連する細胞傷害性治療**

アルキル化薬
　メルファラン，シクロホスファミド，クロラムブシル，ブスルファン，カルボプラチン，シスプラチン，ダカルバジン，プロカルバジン，カルムスチン，マイトマイシンC，チオテパ，ロムスチン
放射線治療
　活動性のある骨髄を含む広範な照射野
トポイソメラーゼⅡ阻害薬
　エトポシド，テニポシド，ドキソルビシン，ダウノルビシン，アムサクリン，アクチノマイシン
その他
　代謝拮抗薬：チオプリン，ミコフェノール酸モフェチル，フルダラビン
　微小管阻害薬：ビンクリスチン，ビンブラスチン，ビンデシン，パクリタキセル，ドセタキセル
　PARP1阻害薬

ことができる[5]．

鑑別診断

　de novo 骨髄性腫瘍における染色体異常の頻度が 40 〜 60% であるのに対して，MN-pCT では 70 〜 90% と高い．これらの染色体異常において，複雑核型が多く，5q, 7q および 17p 欠失も頻繁に認められる．また 12p, 13q, 18q および 20q 欠失，1q および 21q 獲得も頻度が高い．*de novo* MDS との比較において，MN-pCT は IPSS-R スコアで high および very high risk が多いことも特徴である．遺伝子変異の特徴とし *TP53* 変異が特に多く，2 つ以上の *TP53* 変異，*TP53* 欠失または copy-neutral loss of heterozygosity を伴うことが多い．copy-neutral loss of heterozygosity とは，ある特定の染色体領域において，通常は一方の親から受け継がれるはずの遺伝的情報が失われ，もう一方の親から受け継いだ同じ遺伝情報のコピーが 2 つ存在する状態を指し，染色体の数自体には影響を与えない．他の遺伝子変異として，*PPM1D* が約 15% で観察される．

診断基準

必須項目：

- MDS, MDS/MPN または AML のいずれかの診断基準を満たすこと
- 細胞傷害性治療歴が存在すること
- MPN の診断基準を満たさないこと

望ましい項目：

- クローン性造血や染色体異常を認めること

予後

　MN-pCT は一般的に予後不良である．予後は，染色体異常と骨髄性腫瘍のタイプに大きく依存する．細胞傷害性治療を受けた基礎疾患の影響も受けることがある．第 5 または第 7 染色体の異常，*TP53* 変異，または複雑核型をもつ患者は，芽球数にかかわらず，生存期間中央値が 1 年未満であり，極めて予後不良である．同種造血幹細胞移植が生存期間を延長する可能性があることについて後方視的研究によって報告されている[6]．

文献

1) Morton LM, Dores GM, Schonfeld SJ, et al. Association of chemotherapy for solid tumors with development of therapy-related myelodysplastic syndrome or acute myeloid leukemia in the modern era. JAMA Oncol. 2019; 5: 318-25.

2) Morice PM, Leary A, Dolladille C, et al. Myelodysplastic syndrome and acute myeloid leukaemia in patients treated with PARP inhibitors: a safety meta-analysis of randomised controlled trials and a retrospective study of the WHO pharmacovigilance database. Lancet Haematol. 2021; 8: e122-34.

3) Lyman GH, Dale DC, Wolff DA, et al. Acute myeloid leukemia or myelodysplastic syndrome in randomized controlled clinical trials of cancer chemotherapy with granulocyte colony-stimulating factor: a systematic review. J Clin Oncol. 2010; 28: 2914-24.

4) Wong TN, Ramsingh G, Young AL, et al. Role of TP53 mutations in the origin and evolution of therapy-related acute myeloid leukaemia. Nature. 2015; 518: 552-5.

5) Cleven AH, Nardi V, Ok CY, et al. High p53 protein expression in therapy-related myeloid neoplasms is associated with adverse karyotype and poor outcome. Mod Pathol. 2015; 28: 552-63.

6) Yokoyama H, Mori S, Kobayashi Y, et al. Hematopoietic stem cell transplantation for therapy-related my-

2章 ◆ 骨髄系腫瘍

elodysplastic syndrome and acute leukemia: a single-center analysis of 47 patients. Int J Hematol. 2010; 92: 334-41.

〈永沼　謙，木崎昌弘〉

胚細胞系列の素因を有する骨髄系腫瘍
Myeloid neoplasms associated with germline predisposition

■定義

　胚細胞系列の素因を有する骨髄系腫瘍には，先天的な遺伝子変容を有する患者で発生する急性骨髄性白血病（AML），骨髄異形成症候群（MDS），骨髄増殖性腫瘍（MPN），および骨髄異形成症候群様の無効造血と骨髄増殖性腫瘍様の過剰な増殖の双方の性格を併せもつ骨髄異形成 / 骨髄増殖性腫瘍（MDS/MPN）が含まれ，病因となる遺伝子異常に基づいて 表2-36 のように分類される．

　近年の次世代シーケンス技術の進歩に伴い，他にも *CHEK2，MPL，BRCA2* などさまざまな遺伝子の胚細胞系列における病的異常が骨髄系腫瘍の発症と関連することが明らかになっており，今後も新規の胚細胞系列の素因を有する骨髄系腫瘍が疾患リストに追記されていく可能性がある．本項では，胚細胞系列の素因を有する骨髄系腫瘍の中でも特に臨床的意義が大きい「胚細胞系列における *CEBPA* 遺伝子の病的異常」および「胚細胞系列における *RUNX1* 遺伝子の病的異常」についてとり上げ，その病態について概説する．なお，ダウン症候群に伴う骨髄増殖症については次項で詳述するためそちらも参照されたい．

■診断基準

必須項目：
- 骨髄系腫瘍の発症リスクを増加させる胚細胞系列遺伝子変異の検出
- 「胚細胞系列の素因を有する骨髄系腫瘍の分類」 表2-36 のいずれかの診断基準を満たす骨髄系腫瘍の存在

望ましい項目：
- 胚細胞系列遺伝子変異に加え，分子学的異常または細胞遺伝学的な異常を有する細胞集団のクローン性増殖の検出
- 適切な遺伝カウンセリングによって確認された骨髄系腫瘍の家族歴の存在

胚細胞系列における *CEBPA* 遺伝子の病的異常

■臨床像

　胚細胞系列における *CEBPA* 遺伝子の病的異常は *CEBPA* 関連家族性 AML とも呼称され，先行する血小板異常症や臓器不全を伴わずに若くして AML の発症に至ることを特徴とする（発症年齢の中央値 25 歳）[1, 2]．*CEBPA* 遺伝子の 5' 末端に変異を有する家系においては AML 発症の世代間浸透率が実質 100% であると報告されており，早期の非血縁者間造血幹細胞移植が必要だ

7節 ■ 2次性骨髄性腫瘍

表2-36	胚細胞系列の素因を有する骨髄系腫瘍の分類

A. 先行する血小板異常症や臓器不全を伴わない胚細胞系列の素因を有する骨髄系腫瘍
(Myeloid neoplasms with germline predisposition without a pre-existing platelet disorder or organ dysfunction)
- 胚細胞系列における *CEBPA* 遺伝子の病的異常（Germline *CEBPA* P/LP variant, *CEBPA*-associated familial AML）
- 胚細胞系列における *DDX41* 遺伝子の病的異常（Germline *DDX41* P/LP variant）
- 胚細胞系列における *TP53* 遺伝子の病的異常（Germline *TP53* P/LP variant8, Li-Fraumeni syndrome）

B. 先行する血小板異常症を伴う胚細胞系列の素因を有する骨髄系腫瘍
(Myeloid neoplasms with germline predisposition and pre-existing platelet disorder)
- 胚細胞系列における *RUNX1* 遺伝子の病的異常（Germline *RUNX1* P/LP variant, familial platelet disorder with associated myeloid malignancy, FPD-MM）
- 胚細胞系列における *ANKRD26* 遺伝子の病的異常（Germline *ANKRD26* P/LP variants）
- 胚細胞系列における *ETV6* 遺伝子の病的異常（Germline *ETV6* P/LP variant）

C. 先行する臓器不全を伴う胚細胞系列の素因を有する骨髄系腫瘍
(Myeloid neoplasms with germline predisposition and potential organ dysfunction)
- 胚細胞系列における *GATA2* 遺伝子の病的異常（Germline *GATA2* P/LP variant, *GATA2*-deficiency）
- 遺伝性骨髄不全症候群（Bone marrow failure syndromes）
  - 先天性重症好中球減少症（Severe congenital neutropenia: SCN）
  - シュワッハマン・ダイアモンド症候群（Shwachman-Diamond syndrome: SDS）
  - ファンコニ貧血（Fanconi anaemia: FA）
- テロメア病（Telomere biology disorders）
- RASオパシー（RASopathies, Neurofibromatosis type 1, CBL syndrome, Noonan syndrome, Noonan syndrome-like disorders）
- ダウン症候群（Down syndromes）
- 胚細胞系列における *SAMD9* 遺伝子の病的異常（Germline *SAMD9* P/LP variant , MIRAGE Syndrome）
- 胚細胞系列における *SAMD9L* 遺伝子の病的異常（Germline *SAMD9L* P/LP variant , *SAMD9L*-related ataxia pancytopenia syndrome）
- 胚細胞系列における *BLM* 遺伝子の病的両アレル異常（Bi-allelic germline *BLM* P/LP variant, Bloom syndrome）

とする意見がある[3]．一方で，*CEBPA* 遺伝子の5'末端以外の箇所に病的変異を有するような家系では，AML発症に関する世代間浸透率は相対的に低く，ヘテロ接合型の病的変異を有する例ではその約50％がAMLを発症すると報告されている．

疫学

CEBPA 遺伝子に両アレル変異を有するAML症例の約10％で胚細胞系列における *CEBPA* 遺伝子変異（多くは5'末端変異で稀に3'末端変異）が認められることが知られている[4]．そのため，*CEBPA* 遺伝子に両アレル変異を有するAML患者を診療した際には，本人および家族への入念な遺伝カウンセリングを行った上で胚細胞系列における *CEBPA* 遺伝子の異常に関する検索を検討すべきである．

病因・病態生理

胚細胞系列における *CEBPA* 遺伝子変異に加え，別の遺伝子に後天的に病的体細胞性変異を獲得した際にAMLの発症に至ると考えられている．AML発症時に変異が認められる遺伝子とし

167

2章 ◆ 骨髄系腫瘍

てはこれまでに *GATA2*，*WT1*，*TET2*，*EZH2*，*NRAS* などが知られている[1]．

治療および予後

CEBPA 関連家族性 AML の 10 家系の予後分析から，*CEBPA* 関連家族性 AML は *CEBPA* 両アレル変異を有する *de novo* AML と同様に化学療法へ良好な感受性を示すことが明らかになった．実際，*CEBPA* 関連家族性 AML 患者の予後は 10 年生存率（overall survival: OS）で 67% に達し，*CEBPA* 両アレル変異 AML（biallelic CEBPA pathogenic variants）を有する *de novo* AML の 10 年生存率が 54%，*CEBPA* 片アレル変異を有する *de novo* AML は 29% であることを考慮すると良好である[1]．一方で，胚細胞系列において *CEBPA* 遺伝子の病的異常を有する AML 症例では *de novo* AML 症例とは異なり，AML に対する治療が奏効し完全寛解を得られたとしても胚細胞系列では *CEBPA* 遺伝子に病的異常を保有したままであることから，将来的に AML を再び発症する潜在的なリスクは依然として高いことに注意を要する．

先行する血小板異常症を伴う胚細胞系列の素因を有する骨髄系腫瘍

ヘテロ接合型の機能喪失型変異が終生にわたって血小板減少症を引き起こす遺伝子として *RUNX1*，*ANKRD26*，*ETV6* が知られており，さまざまな程度の血小板機能異常および骨髄系悪性腫瘍の発症リスクをもたらす．胚細胞系列に *RUNX1* 遺伝子変異を有する症例は家族性血小板異常症（familial platelet disorder: FPD）と呼称され，主に AML を含む骨髄系腫瘍を引き起こすリスクが高まるが，リンパ系腫瘍を引き起こす場合もある．一方で，*ANKRD26* 変異を有する症例は特に低い血小板数を呈することが知られており，骨髄系腫瘍発症のリスクのみ高めることが報告されている．*ETV6* 変異を有する症例では主に B 細胞リンパ芽球性白血病 / リンパ腫（B-ALL/LBL）を発症するが，骨髄系腫瘍発症のリスクも高めることが知られている．ここでは「胚細胞系列における *RUNX1* 遺伝子の病的異常」すなわち FPD について詳述する[5]．

臨床像

FPD は血小板数またはその機能の異常により特徴づけられ，通常よりも若くして MDS や AML，稀に T 細胞リンパ芽球性白血病（T-ALL）を発症する．持続的な血小板減少あるいは血小板機能異常に伴う出血傾向・紫斑・点状出血・歯肉出血などを主な症状とするが，その程度はさまざまである．常染色体優（顕）性遺伝形式をとるため，家系内に発症が集積する．FPD は胚細胞系列に生じた *RUNX1* 転写因子（AML1 とも呼称される）の遺伝子変異を共通の発症基盤として共有するが，世代間浸透率には幅があり，FPD 家系の同胞内でも無症状の者から難治性の骨髄系腫瘍を発症する者までさまざまな臨床像・表現型をとりうる[6]．

疫学

これまでに *RUNX1* 遺伝子変異をもつ 50 以上の家系が国内外を通して報告されている[7]．Simon らは，*RUNX1* 遺伝子変異陽性の初発 AML 患者において胚細胞系列の遺伝子検査を同時に実施したところ，実にその 30% の症例で胚細胞系列に *RUNX1* 遺伝子変異を認め FPD と診断されたという驚くべき結果を報告しており，実際の有病率は現在推定されているよりも高い可能性がある[8]．

■病因・病態生理

　FPD における病因は胚細胞系列における *RUNX1* 遺伝子の病的変異である．*RUNX1* 遺伝子変異の多くは runt homology domain (RHD) および transactivation domain（TAD）に集積し，フレームシフト変異，ナンセンス変異，in/del 変異により，不完全なタンパク質が生成され，結果的にタンパク質分解に至る例が多い．同一家系で同じ変異を共有していたとしても軽度の血小板減少にとどまる症例から骨髄系腫瘍を発症する症例までさまざまな表現型を呈することから，*RUNX1* 遺伝子変異単独ではなく，引き続いて起こる異なる遺伝子異常やゲノム状態の変化が病気の進行と発症に重要な役割を果たしていると考えられている[9]．

■治療および予後

　現時点では FPD 患者に対する治療ガイドラインは国内外合めて整備されておらず，胚細胞系列に遺伝子変異が認められない *de novo* の骨髄系腫瘍症例と比較して特別に異なる治療が推奨されているわけではない．ただし，同胞間での同種骨髄移植はその遺伝形質上，積極的に回避されるべきである．*RUNX1* 遺伝子変異を有する AML 症例に遭遇した際には丁寧な遺伝カウンセリングのもと，胚細胞系列における *RUNX1* 遺伝子変異を積極的に検索することを検討すべきであると同時に，FPD 症例では前述の通り高率に MDS や AML などの骨髄系腫瘍を発症することから，フォロー中に遺伝子・染色体の付加的異常を認めた場合には，骨髄系腫瘍の発症のリスクが高まると考えられるため，より慎重かつこまめなフォローアップが必要である[10]．

●文献

1) Tawana K, Wang J, Renneville A, et al. Disease evolution and outcomes in familial AML with germline CEBPA mutations. Blood. 2015; 126: 1214-23.
2) Boada M, Catalan AI, Ottati C, et al. Germline CEBPA mutation in familial acute myeloid leukemia. Hematol Rep. 2021; 13: 9114.
3) Stelljes M, Corbacioglu A, Schlenk RF, et al. Allogeneic stem cell transplant to eliminate germline mutations in the gene for CCAAT-enhancer-binding protein alpha from hematopoietic cells in a family with AML. Leukemia. 2011; 25: 1209-10.
4) Pabst T, Eyholzer M, Haefliger S, et al. Somatic CEBPA mutations are a frequent second event in families with germline CEBPA mutations and familial acute myeloid leukemia. J Clin Oncol. 2008; 26: 5088-93.
5) Song WJ, Sullivan MG, Legare RD, et al. Haploinsufficiency of CBFA2 causes familial thrombocytopenia with propensity to develop acute myelogenous leukaemia. Nat Genet. 1999; 23: 166-75.
6) Liew E, Owen C. Familial myelodysplastic syndromes: a review of the literature. Haematologica. 2011; 96: 1536-42.
7) Schlegelberger B, Heller PG. RUNX1 deficiency (familial platelet disorder with predisposition to myeloid leukemia, FPDMM). Semin Hematol. 2017; 54: 75-80.
8) Simon L, Spinella JF, Yao CY, et al. High frequency of germline RUNX1 mutations in patients with RUNX1-mutated AML. Blood. 2020; 135: 1882-6.
9) Ichikawa M, Asai T, Saito T, et al. AML-1 is required for megakaryocytic maturation and lymphocytic differentiation, but not for maintenance of hematopoietic stem cells in adult hematopoiesis. Nat Med. 2004; 10: 299-304.
10) Brown AL, Churpek JE, Malcovati L, et al. Recognition of familial myeloid neoplasia in adults. Semin Hematol. 2017; 54: 60-8.

〈森田　剣，黒川峰夫〉

2章 ◆ 骨髄系腫瘍

ダウン症候群に伴う骨髄増殖症
Myeloid proliferations associated with Down syndrome

■定義

ダウン症候群（Down syndrome）は先天性の染色体異常疾患の代表例であり，非ダウン症児に対して，約20倍白血病を発症しやすいと報告されている[1]．ダウン症候群に伴う骨髄系腫瘍はその特徴ある臨床像および遺伝学的特性によりWHO分類においても独立した疾患単位としてとり扱われており，一過性骨髄増殖症（transient abnormal myelopoiesis: TAM）およびダウン症候群関連骨髄性白血病（myeloid leukemia of Down syndrome: ML-DS）の2病態が含まれる．

一過性骨髄増殖症

■臨床像

一過性骨髄増殖症（transient abnormal myelopoiesis: TAM）は新生児期に白血病様芽球が末梢血中に一過性に増加する疾患である[2, 3]．末梢血の異常が主体であり，骨髄への浸潤は通常軽度である．TAMの臨床像は，偶発的に発見される無症候性のものから生命を脅かす重篤な病態までさまざまである．多くの患者で出生後7日以内に発症する．症候化した際には，増殖した白血病様芽球の浸潤による直接的な影響と，白血病様芽球から産生されるサイトカインを介した間接的な影響により，肝腫大（40%），脾腫（30%），発疹（11%），胸水・心嚢水（9%）などが発生し，黄疸（70%）が認められる場合もある．

■疫学

臨床的に有症状のTAMはダウン症候群の新生児の約10%で発生し，さらに別の15%は無症状のTAMを発症する．

■病因・病態生理

TAMでは増殖した白血病様芽球は*GATA1*遺伝子のエクソン2または3に体細胞変異が認められる場合がほとんどである[1]．この遺伝子異常により，N末端の転写活性化ドメインを欠落した変異型GATA1タンパク質がコードされる．変異型GATA1タンパク質はトリソミー21を有する造血細胞において骨髄増殖を引き起こす鍵遺伝子として機能し，これによりダウン症候群の新生児で一過性に骨髄増殖症を引き起こす．すなわち，TAMでは，白血病様芽球の増生期に採取した末梢血において*GATA1*遺伝子変異を検出することがその診断において非常に有用である．

■治療

治療適応となるのは有症状のTAMに限られ，増加した白血病様芽球の細胞数を減らす目的でシタラビンを限定的に使用する場合があるほか，白血病様芽球から産生されたサイトカインによる臓器障害が認められた際にはステロイドを使用する．症状が重篤で早急な治療介入が必要な際には，時に交換輸血が実施される．

■診断基準

必須項目：

- 先天性 21 トリソミーの確認
- 末梢血における一過性の白血球数増加および白血病様芽球の検出
- GATA1遺伝子のエクソン 2 または 3 における体細胞変異の検出

■予後

TAM は，90％以上の患者が 2 〜 3 カ月以内に無治療で軽快する．一方で重症例では肝不全が進行し，致死的な経過をたどる場合もある．また，臨床的な症状を呈した TAM の 20％で後に ML-DS に発展することが知られており，注意を要する．

ダウン症候群関連骨髄性白血病

■臨床像 図2-41

ダウン症候群関連骨髄性白血病（myeloid leukaemia of Down syndrome: ML-DS）は骨髄が病変の主体となり，肝臓や脾臓に浸潤を認める場合がある．中枢神経系への浸潤は通常，稀である．発症年齢の中央値は 1.6 歳であり，4 歳未満で発症する場合が多い．患者の約半数は TAM の既往歴があり，病型としては急性巨核芽球性白血病（AMKL）を呈することが多い[4]．

■疫学

本邦におけるダウン症候群の発症率は 600 〜 800 人の新生児に 1 人の割合とされ，ダウン症候群を有する小児では急性骨髄性白血病（AML）の発生率が全小児人口と比較して約 20 倍高いと推定されている．

■病因・病態生理

ほぼすべての症例において GATA1遺伝子のエクソン 2 または 3 に体細胞変異が認められる．また，多くの症例でコヒーシン複合体，エピジェネティック制御因子，またはチロシンキナーゼなどに付加的遺伝子異常が認められ，ML-DS の発症に決定的な役割を果たしている考えられている[5]．

■診断基準

必須項目：
- 先天性 21 トリソミーの確認
- 末梢血および / または骨髄における持続的な芽球の増加
- GATA1遺伝子のエクソン 2 または 3 における体細胞変異の検出

望ましい項目：
- コヒーシン複合体，EZH2，KANSL1，JAK3遺伝子などにおける体細胞変異の検出

■治療および予後

ML-DS の予後はダウン症候群でない小児急性骨髄性白血病の予後に比べて良好であり，無イベント生存率および全生存率はそれぞれ87 〜 89％および89 〜 93％と報告されている．ML-DS の特徴として，化学療法への反応性がよい一方で，骨髄抑制をはじめとする治療関連毒性が強いことが挙げられる[6]．そこで本邦においては，日本小児白血病リンパ腫研究グループ（Japanese Pediatric Leukemia/Lymphoma Study Group: JPLSG）主導のもと 2008 〜 2010 年に AML-D05 研究が行われ，初回治療反応に基づいてリスクを層別化することにより，予後に影響を与えずに

2章 ◆ 骨髄系腫瘍

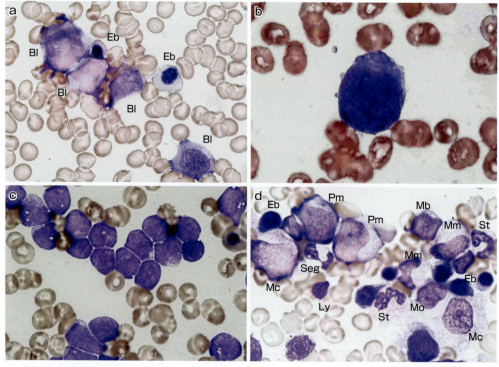

図 2-41　骨髄像（AML，ALL，寛解時）
a) AMLの芽球（Bl）は，核小体のある繊細な核と好塩基性を示す細胞質を有する．Eb：赤芽球
b) AMLの芽球は，細胞質が突起状の構造物（bleb）がみられ，巨核芽球に由来していると考えられる．
c) ALLの芽球は小型で均一，N/C比が大きい．核は円形から卵円形であり，時に切れ込みを有する．
d) 寛解時の骨髄は，骨髄球系（Mc: 骨髄球，Pm: 前骨髄球，Mm: 後骨髄球，Mb: 骨髄芽球，St: 桿状核球，Seg: 分葉核球），赤芽球系（Eb: 赤芽球），単球（Mo），マクロファージ（Mc），リンパ球（Ly）など各種細胞が増生し芽球は消失している．
（堀越康雄．急性白血病．In: 諏訪まゆみ，編著．ダウン症のすべて 改訂2版．中外医学社；2021．p.198 より許諾を得て転載）

治療強度を減弱することに成功した[7]．引き続き行われたAML-D11研究（2012〜2015年）では，寛解導入療法後の骨髄検体において，フローサイトメトリー(FCM)または次世代シーケンサーを用いた*GATA1*遺伝子変異検出により，微小/測定可能残存病変(MRD)を捕捉することで，予後を層別化できることが示された．現在，寛解導入療法後のFCM-MRDに基づいたリスク層別化および治療強度設定に関する検討がAML-D16研究（2019年〜）において試みられており，研究結果が注目されるところである[8]．不幸にも再発した症例では造血幹細胞移植が考慮されるものの，寛解導入不能・再発後の3年生存率は約20%と極めて不良であり，また，*de novo* AMLとは異なり第2寛解期でも造血幹細胞移植施行の有無による予後の改善が認められないことも示されているため，こうした症例に対しては新たな治療戦略の開発が急務である[9, 10]．

●文献

1) Hitzler JK, Zipursky A. Origins of leukaemia in children with Down syndrome. Nat Rev Cancer. 2005; 5: 11-20.

2) Bhatnagar N, Nizery L, Tunstall O, et al. Transient abnormal myelopoiesis and AML in Down syndrome: an update. Curr Hematol Malig Rep. 2016; 11: 333-41.

3) Watanabe K. Recent advances in the understanding of transient abnormal myelopoiesis in Down syndrome. Pediatr Int. 2019; 61: 222-9.

4) Grimm J, Heckl D, Klusmann JH. Molecular mechanisms of the genetic predisposition to acute megakaryoblastic leukemia in infants with Down syndrome. Front Oncol. 2021; 11: 636633.

5) Yoshida K, Toki T, Okuno Y, et al. The landscape of somatic mutations in Down syndrome-related myeloid disorders. Nat Genet. 2013; 45: 1293-9.

6) Zwaan CM, Kaspers GJ, Pieters R, et al. Different drug sensitivity profiles of acute myeloid and lymphoblastic leukemia and normal peripheral blood mononuclear cells in children with and without Down syndrome. Blood. 2002; 99: 245-51.

7) Taga T, Watanabe T, Tomizawa D, et al. Preserved high probability of overall survival with significant reduction of chemotherapy for myeloid leukemia in Down syndrome: a nationwide prospective study in Japan. Pediatr Blood Cancer. 2016; 63: 248-54.

8) 多賀　崇. ダウン症の骨髄性白血病治療戦略. 臨床血液. 2020; 61: 1382-7.

9) Verma A, Lupo PJ, Shah NN, et al. Management of Down syndrome-associated leukemias: a review. JAMA Oncol. 2023; 9: 1283-90.

10) Boucher AC, Caldwell KJ, Crispino JD, et al. Clinical and biological aspects of myeloid leukemia in Down syndrome. Leukemia. 2021; 35: 3352-60.

〈森田　剣, 黒川峰夫〉

2章 ◆ 骨髄系腫瘍

8節 | 骨髄性 / リンパ性腫瘍
Myeloid/lymphoid neoplasms

好酸球増加症とチロシンキナーゼ遺伝子の融合を伴う骨髄性/リンパ性腫瘍
Myeloid/lymphoid neoplasms with eosinophilia and tyrosine kinase gene fusions

はじめに

　好酸球増加を伴う骨髄性腫瘍は，遺伝子変異をもとにした分子診断により個々の病型に明確に分類されるようになった．融合遺伝子形成に伴うチロシンキナーゼ異常活性化により発症する疾患群は，「好酸球増加症とチロシンキナーゼ遺伝子の融合を伴う骨髄性 / リンパ性腫瘍」として理解されている．これらの患者は，骨髄増殖性腫瘍（myeloproliferative neoplasms: MPN）のみではなく，骨髄異形成 / 増殖性腫瘍（MDS/MPN）や，*de novo* あるいは 2 次性混合性白血病やリンパ腫など，多彩な病像を呈する．好酸球増加を伴う症例が多いものの，必ずしも全例にみられるわけではない．*PDGFRA* や *PDGFRB* の再構成を伴う腫瘍の予後は，イマチニブ治療により劇的に改善した．一方，*FGFR1*，*JAK2*，*FLT3* 融合遺伝子や，*ETV6::ABL1* 陽性例の経過はより急速であり，現行のチロシンキナーゼ阻害薬に対する感受性もさまざまである．ほとんどの場合，長期の無病生存は同種造血幹細胞移植例に限られている[1]．

PDGFRA 遺伝子再構成を伴う骨髄性 / リンパ性腫瘍
Myeloid/lymphoid neoplasm with *PDGFRA* rearrangement

■定義

　PDGFRA 融合遺伝子の形成により多能性造血幹細胞の腫瘍化が生じ，骨髄性腫瘍，またはリンパ性腫瘍が発症する．しばしば好酸球増加を呈する．4q12 の微小欠失により形成される *FIP1L1::PDGFRA* 融合遺伝子により発症することがほとんどであるが，他のパートナー遺伝子の報告もある．

■疫学

　稀な疾患である．男女比は最大で 7：1 と男性に好発する．25 ～ 55 歳の発症が多い．発症年齢中央値は 50 歳台（範囲：7 ～ 77 歳）である．

■臨床像

　病変の主体は末梢血，骨髄であるが，肺，心，中枢・末梢神経，皮膚，消化管にも浸潤がみられる．大多数の症例は，MPN あるいは MPN/MDS の慢性期の症状を呈するものの，極めて稀には骨髄性あるいはリンパ性の急性転化期（芽球期）の症状を示すものもある．

　主な症状は，倦怠感，瘙痒，咳・呼吸困難やその他の呼吸器，循環器，あるいは消化器症状で

174

498-22552

ある．心内膜心筋線維症，心筋症，心臓弁損傷，動静脈血栓症，あるいは肺線維症など，重篤なかつ不可逆性の合併症は，好酸球の組織浸潤やサイトカインによる組織破壊の結果生じる[2]．肝脾腫はよくみられる．顕著な好酸球増加も大多数の症例にみられるものの，時に好酸球増加を認めない例も報告されていることに注意が必要である．血清トリプターゼの上昇（≧ 12 ng/mL）もよくみられる所見であり，遺伝子再構成の検査が困難な場合の，FIP1L1::PDGFR 融合遺伝子の代替マーカーとして有用である[3]．血清ビタミン B_{12} 値は著増している．相対的，あるいは絶対的な好中球増加もみられることがあるものの，好塩基球や単球の割合は正常範囲内である．貧血，血小板低下がみられることがある．

慢性期の末梢血または骨髄の芽球比率は＜ 20% である．芽球比率が≧ 20% の場合，PDGFRA 融合遺伝子を伴う骨髄性 / リンパ性腫瘍の急性転化期（芽球期）と診断する．

■ 形態像　図 2-42　図 2-43　図 2-44

骨髄は過形成であり，典型例では好酸球と肥満細胞の増加をみる[4]．好酸球は，サイズの増大，細胞質顆粒の分布異常，細胞質空胞化，顆粒の大きさや色の異常，異常な核の切れ込みなどの異常を呈するが，本疾患に特徴的な好酸球の形態異常はない．また，形態異常を認めない場合もある．大多数の好酸球は成熟好酸球であるが，好酸球前駆細胞（骨髄球または前骨髄球）を少数みる．活性化マーカーである CD23, CD25 や CD69 の発現が好酸球にみられることがある．肥満細胞は，KIT D816V 変異を有する全身性肥満細胞症と異なり，散在性に分布，または疎な集簇をきたす．増加した肥満細胞は，CD117 あるいはトリプターゼの免疫染色により容易に認識できる．CD25 の異常発現をみることが多く，CD2 発現は通常みられない．細網線維増生による骨髄の線維化もしばしばみられる．

■ 染色体・遺伝子

原因不明の好酸球増加を示す場合，PDGFRA 再構成の検索は必須である．一般的な検出方法は，FIP1L1::PDGFRA 融合遺伝子を nested RT-PCR 法にて同定するか，あるいは間期または分裂期細胞を用いた FISH 法を行い，PDGFRA 再構成を示すことである[2]．4q12 に位置する

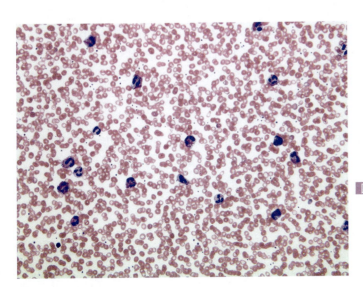

図 2-42　PDGFRA 再構成を伴う骨髄性 / リンパ性腫瘍
末梢血，塗抹標本．好酸球の増加がみられる．
（宮崎県立延岡病院　外山孝典先生ご提供）

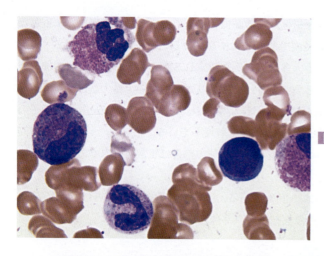

図 2-43　**PDGFRA 再構成を伴う骨髄性 / リンパ性腫瘍**
骨髄，塗抹標本．増加した好酸球には，核形不整や顆粒の分布異常を示すものが混在する．
（宮崎県立延岡病院　外山孝典先生ご提供）

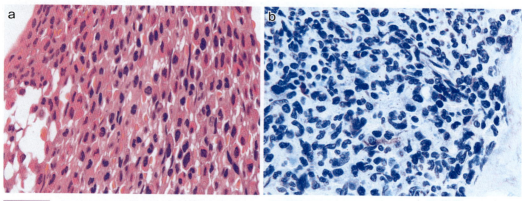

図 2-44　**PDGFRA 再構成を伴う骨髄性 / リンパ性腫瘍**
骨髄，生検標本．a) HE 染色．過形成である．成熟・未熟好酸球の増加を認める．
b) トルイジンブルー染色．肥満細胞が散在性に分布している．
（宮崎大学医学部附属病院病理診断科　盛口清香先生ご提供）

CHIC2 を含む 800kb の領域が欠失することにより *FIP1L1::PDGFRA* 融合遺伝子は形成され，*FIP1L1* と *PDGFRA* の間の領域とハイブリダイズする FISH プローブを用いると，この微小欠失が検出可能となる[5]．FISH 法あるいは nested RT-PCR 法のいずれかのみを行った場合，切断点が通常と異なるバリアントや，クローンサイズが小さい場合に見落とされることがあるために，本疾患を強く疑う場合，両検査を行うことが推奨される．日常診療では一般的ではないものの，RNA シークエンシング法による *PDGFRA* 再構成の同定は信頼できる診断方法である．*FIP1L1* 以外のパートナー遺伝子として，*KIF5B*，*CDK5RAP2*，*STRN*，*ETV6*，*BCR* や *TNKS2* などが報告されている．モノクローナルな TCR 再構成もしばしば観察される．

診断基準

必須項目：
- 通常顕著な末梢血または臓器の好酸球増加を伴う，骨髄性またはリンパ性腫瘍（骨髄性腫瘍であることがより多い）

- *PDGFRA* 融合遺伝子の存在．通常パートナー遺伝子は *FIP1L1* である

望ましい項目：

- 顕著な好酸球増加と脾腫を伴う *BCR::ABL1* 陰性骨髄増殖性腫瘍は，*PDGFRA* 融合遺伝子が検出できなくても，本症である可能性がある
- 血清ビタミン B_{12} の異常高値，血清トリプターゼ高値，骨髄肥満細胞増加

■予後

予後は良好である．*PDGFRA* 再構成を伴う骨髄性 / リンパ性腫瘍にはイマチニブが著効し，第1選択薬と考えられている[2]．イマチニブは慢性期のみならず，急性転化期（芽球期）にも有効である[6]．急性転化期（芽球期）での発症，複雑核型，心浸潤例の予後は不良である．イマチニブ治療抵抗性の獲得は極めて稀である．*PDGFRA* 再構成が検出可能な FISH 法，あるいは RT-PCR 法を，治療反応性の評価に用いることが可能である．ほとんどの症例で，数カ月のイマチニブ治療により *PDGFRA* 再構成は検出されなくなり，一部の症例では無治療寛解が得られている[7]．

PDGFRB 遺伝子再構成を伴う骨髄性 / リンパ性腫瘍
Myeloid/lymphoid neoplasm with *PDGFRB* rearrangement

■定義

PDGFRB 融合遺伝子の形成により多能性造血幹細胞の腫瘍化が生じ，骨髄性腫瘍，またはリンパ性腫瘍が発症する．しばしば好酸球増加を呈する．t(5;12)(q32;p13.2) により形成される *PDGFRB::ETV6* 融合遺伝子により発症することがほとんどである．好酸球増加を伴う慢性骨髄単球性白血病（chronic myelomonocytic leukaemia: CMML）と呼ばれることもある．

■疫学

診断時の年齢中央値は 50 歳台（範囲：8 ～ 80 歳）．男性に好発する[8]．

■臨床像

病変の主体は末梢血，骨髄である．末梢血の白血球増加，末梢血および骨髄の好酸球増加が通常みられる[9]．しばしば CMML に類似した臨床像をとり，時に好中球増加を伴う MDS/MPN（以前は atypical chronic myeloid leukemia: 非典型 CML と呼ばれていた），慢性好酸球性白血病，または好酸球増加を伴うその他の MPN 様病態を示す．貧血，種々の程度の好中球増加，単球増加もみられることがあるが，血小板減少は通常みられない[8]．好塩基球増加も通常みない．脾腫は一般的であり，時に肝腫大もみる．他に皮膚，心にも浸潤がみられ，心不全症状が生じることがある．腫瘍性好酸球の浸潤，および好酸球顆粒，サイトカインなどの放出により臓器障害をきたす．B 症状も通常みられる．血清トリプターゼは中等度の上昇を示す．

初診時または経過中に芽球比率が ≧ 20% となる場合，*PDGFRB* 融合遺伝子を伴う骨髄性 / リンパ性腫瘍の急性転化期（芽球期）と診断する．

■形態像

典型例の骨髄は過形成であり，M/E 比の上昇，種々の程度の好中球，好酸球，単球とそれらの

前駆細胞の増加をみる．MDS 様，あるいは MPN 様の特徴を有する異常巨核球の増加，著明な骨髄線維化，それらに比べると一般的ではないものの，好中球造血異常，赤血球造血異常，そして異常好酸球がみられる [8]．肥満細胞数の増加，紡錘形を呈する異型肥満細胞も時にみられる．稀ではあるものの，全身性肥満細胞症の病理学的定義を満たす症例もあるが，*PDGFRB* の再構成を認める場合は，*PDGFRB* 再構成を伴う骨髄性 / リンパ性腫瘍と診断するほうがより適切である．

慢性期の骨髄性前駆細胞の表面抗原発現はほぼ正常である．肥満細胞は，CD2，CD25 発現などの異常を示す．

■染色体・遺伝子

最も多くみられる染色体異常は t(5;12)(q32;p13.2) であり *ETV6::PDGFRB* が形成されるが，現在までに 30 を超えるパートナー遺伝子の報告がある [9,10]．骨髄性腫瘍において，特に好酸球増加を伴う場合に 5q31 や 5q33 を含む 5q32 近傍領域の染色体切断が検出された際には，*PDGFRB* 再構成の有無を明らかにするために速やかな分子学的検査を行う必要がある．RT-PCR 法，切断点を含む *PDGFRB* の break apart プローブが 2 つの異なる染色体とハイブリダイスすることを確認する FISH 法，あるいは RNA シークエンシングなどを行う．これらの検査により *PDGFRB* 融合遺伝子の形成が認められない場合，原則として本疾患は除外される．しかし，サザンブロッティングでは *PDGFRB* の再構成が検出されるにもかかわらず，FISH 法では再構成が検出されない例が稀にみられる．そのため，骨髄性腫瘍において好酸球増加，5q32 近傍の染色体切断を認め *PDGFRB* 融合遺伝子の形成を強く疑うものの，分子学的な確証が得られない場合に，イマチニブの試験投与が考慮されることがある．治療中，あるいは治療後の測定可能病変の検出は，定量的 RT-PCR 法を用いることが一般的である．*PDGFRB* 再構成を伴う骨髄性 / リンパ性腫瘍は複雑核型を示すことも多い．十分な検証はなされていないもの，現在までの検討では，*PDGFRB* 以外の体細胞変異の存在は予後に影響を与えないようである [11]．

ETV6::PDGFRB を含むいくつかの *PDGFRB* 融合遺伝子は，*BCR::ABL1*-like B 細胞リンパ芽球性白血病（B-ALL）にもみられる．これらの症例において，骨髄性腫瘍の合併がある場合は *PDGFRB* 再構成を伴う骨髄性 / リンパ性腫瘍のリンパ性急性転化（芽球期）と診断するほうがより適切である．好酸球増加，単球増加，異型，骨髄線維化がみられず，かつ B-ALL に臨床像が合致する場合は，*BCR::ABL1*-like B-ALL と診断する．

一部の症例では，病初期ではなく経過中や，あるいは再発時に *PDGFRB* 融合遺伝子の形成が生じている．これらの症例は，「*PDGFRB* 再構成を伴う骨髄性 / リンパ性腫瘍」とは分類されないものの，*PDGFRB* 融合遺伝子形成例の治療，という観点からは同様なアプローチも考えられるために，好酸球著増例をみたときには *PDGFRB* 融合遺伝子の検索が望まれる．

■診断基準

必須項目：

- 顕著な好酸球増加と，さまざまな程度の好中球増加，単球増加を伴う，*PDGFRB* 融合遺伝子形成がみられる骨髄性またはリンパ性腫瘍
- 骨髄性腫瘍の合併のみられない *BCR::ABL1*-like B-ALL は本症とは診断しない

望ましい項目：

- 染色体分析，あるいは分子学的な手法によるパートナー遺伝子の同定．例えば，*ETV6::PDGFRB*または他のパートナー遺伝子による t(5;12)(q32;p13.2) など

■予後

イマチニブなどのチロシンキナーゼ阻害薬が著効する[12]．イマチニブ治療により，慢性期ではほぼ全例に血液学的寛解が得られ，分子細胞学的完全寛解率，分子遺伝学的完全寛解率はそれぞれ 92%，86% である．イマチニブ治療による 10 年全生存率は 90%，6 年無進行生存率は 88% である[12]．イマチニブ治療により分子細胞学的完全寛解，あるいは分子遺伝学的完全寛解が得られた症例では，通常再発や急性転化はみられない．

複雑核型を示す場合の予後は不良である．急性転化期（芽球期）症例の予後は不良であるものの，一部にはイマチニブに反応する例もある．

FGFR1 遺伝子再構成を伴う骨髄性 / リンパ性腫瘍
Myeloid/lymphoid neoplasm with *FGFR1* rearrangement

■定義

*FGFR1*融合遺伝子の形成により多能性造血幹細胞の腫瘍化が生じ，慢性骨髄性白血症（CML）または B 細胞性，T 細胞性，骨髄性，または混合性腫瘍の急性転化期（芽球期）の病像を呈する．典型例は好酸球増加を伴う．臨床経過に応じて異なる表現型を呈することがある．

■疫学

発症年齢中央値は 40 歳台（範囲：3 ～ 84 歳）．やや男性に好発し，男女比は 1.5：1 である[13]．

■臨床像

病変の主体は骨髄，末梢血，リンパ節，肝臓，脾臓である．前駆 B 細胞性，T 細胞性 図 2-45 ，骨髄性，または混合性白血病，あるいは MPN，MDS/MPN 図 2-46 など，種々の臨床像を呈し，好酸球増加を伴うことが多い．リンパ節腫脹を呈することもある．典型例では，リンパ芽球性白血病 / リンパ腫（T 細胞性腫瘍の報告が多い）のリンパ節浸潤を呈するが 図 2-45 ，骨髄性 /T 細胞性腫瘍や，頻度は少ないものの骨髄肉腫のリンパ節浸潤もみられる．B 細胞性リンパ腫 / リンパ芽球性白血病のリンパ節浸潤は稀である[13]．縦隔腫瘤や，細胞数増加，脾腫，代謝亢進などの骨髄増殖性の特徴を呈することもある．血球減少や，それに続発する症状を呈することもある．B 症状はよくみられる所見である．好酸球増加は多数の症例にみられるが，必発ではない[13]．

*FGFR1*融合遺伝子産物は，自己 2 量体化をきたし FGFR1 チロシンキナーゼの恒常的活性化，さらにその下流のシグナル伝達分子の活性化をきたすキメラ蛋白質を形成する．パートナー遺伝子の機能は FGFR1 を 2 量体化し活性化させることであり，それにより腫瘍化に関連する下流のシグナル伝達分子が活性化される．*FGFR1*と融合するパートナー遺伝子の違いが，異なる下流のシグナル伝達分子の活性化を誘導し，病像の多様性をもたらすと考えられている．例えば，*ZMYM2::FGFR1* が形成される場合，T リンパ芽球性白血病の病型をとることがほとんどであり

2章 ◆ 骨髄系腫瘍

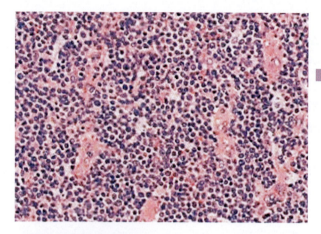

図 2-45 FGFR1再構成を伴う骨髄性/リンパ性腫瘍

リンパ節，生検標本．血管増生，少数の形質細胞浸潤，好酸球浸潤を背景に，小型リンパ球と淡明な胞体を有する中型リンパ球の増殖を認め，血管免疫芽球性T細胞リンパ腫（AITL）類似の所見を呈する．
（宮崎県立宮崎病院 河野徳明先生ご提供）

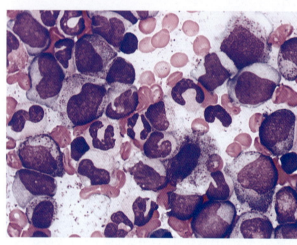

図 2-46 FGFR1再構成を伴う骨髄性/リンパ性腫瘍

骨髄，塗抹標本．過形成．顆粒球増加，好中球の異形成（顆粒減少）を認め，MDS/MPNの所見を呈する．
（宮崎県立宮崎病院 河野徳明先生ご提供）

図 2-45，一方 *BCR::FGFR1* や *TPR::FGFR1* は，CMML類似の好塩基球増加を伴うMPNの病型を呈することが多い[14]．*CEP43::FGFR1* や *CNTRL::FGFR1* は高頻度にCMML類似の病型を呈する．*CEP43G::FGFR1* は真性多血症類似の病型も呈する．

慢性期に診断されることが多い．初診時，あるいは経過中に芽球比率≧20%の場合，*FGFR1* 再構成を伴う骨髄性/リンパ性腫瘍の急性転化期（芽球期）と診断する．

■ 形態像

典型例では，リンパ節構造はびまん性に破壊，または胚中心は残存するものの濾胞間の拡大がみられる 図 2-45．腫瘍細胞の多様性を反映して，中等度サイズの，核周囲が不整な細胞の増殖をみる．腫瘍細胞は血管周囲領域に局在する傾向にあり，分化した成熟傾向にある好酸球や増加したhigh endothelial venules（内皮細静脈）をしばしば伴っている．

骨髄は正形成または過形成であり，好酸球増加をみる．腫瘍細胞の系統を明らかにするために免疫表現型の検索を行う必要がある．腫瘍細胞が単一細胞系のこともありうるが，通常は複数系列の特徴を有する．サイズが小さいサブクローンの同定には，免疫組織染色よりフローサイトメトリーによる免疫表現型の検索のほうが有用かもしれない．

8節 ■ 骨髄性 / リンパ性腫瘍

■染色体・遺伝子

　融合遺伝子検索のゴールドスタンダードは RNA シークエンシングであるものの，日常診療で行うことは困難である．通常行われている染色体分析が，8p11 に存在する *FGFR1* の再構成を同定する最も現実的な方法である．ただし，8p11 転座例の全例が *FGFR1* の再構成を伴っているわけではないため，確定診断を，切断点領域をカバーする *FGFR1* の break apart プローブを用いた FISH 法により行う．RT-PCR 法による融合遺伝子の検索も有用である．パートナー遺伝子は頻度順に *ZMYM2*/13q12.11（以前は *ZNF198* と呼ばれていた），*CNTRL*，*CEP43* であるが，少なくとも 14 種類の報告がある．次に多くみられる染色体異常はトリソミー 21 である．次世代シークエンサーを用いると他に生じている体細胞変異の検索が可能である．*RUNX1* 変異が同時に存在することが多く，*FGFR1* 融合遺伝子を有するクローンの増殖，疾患進行，予後不良に関係すると考えられている[11]．単一の TCR 再構成を示す症例もある．

■診断基準

必須項目：

- t(8;13)(p11.2;q12.1) または *FGFR1* 融合遺伝子を形成する他の転座を認めること
- 著明な好酸球増加（好中球や単球の増加を伴う，あるいは伴わない著明な好酸球増加），または好酸球増加とともに骨髄性，T 細胞性，B 細胞性，あるいは混合性の芽球増加を伴う，MPN，MDS/MPN の表現型を呈する

望ましい項目：

- *FGFR1* のパートナー遺伝子の同定

■予後

　典型例の自然経過は，1〜2 年の経過で悪化し骨髄性または T 細胞性の急性転化（芽球期への移行）をきたす[15]．高強度の薬物療法の有効性は限定的であるが，造血幹細胞移植により長期寛解が期待できる[16]．分子標的療法による有効な治療成績が報告されているものの，現時点では造血幹細胞移植までの橋渡し治療と考えられている．Midostaurin は，*ZNF198::FGFR1* の恒常的活性化を試験管内で阻害するとともに，実際に投与された 1 名の患者で血液学的反応が得られたことが報告された[17]．ただし，細胞遺伝学的効果は生じていないようである．少数例の報告では，ポナチニブ，futibatinib により血液学的，細胞遺伝学的，そして分子寛解が得られている．ペミガチニブは第 2 相臨床試験が行われ，細胞遺伝学的完全反応が 76% にみられたと報告されている[18]．

JAK2 遺伝子再構成を伴う骨髄性 / リンパ性腫瘍
Myeloid/lymphoid neoplasm with *JAK2* rearrangement

■定義

　JAK2 融合遺伝子の形成により腫瘍化をきたし，骨髄性 / リンパ性腫瘍が発症する．多数のパートナー遺伝子が報告されているが，*PCM1* との融合遺伝子形成が最も高頻度にみられる．

181

2章 ◆ 骨髄系腫瘍

■臨床像

病変の主体は末梢血，骨髄である．JAK2融合遺伝子の形成がJAK-STATシグナル伝達系の恒常的な活性化をきたし，多能性幹細胞から骨髄性，赤血球系，BまたはTリンパ性細胞の無秩序な増殖を生じる．MPN（例えば，慢性好酸球性白血病や原発性骨髄線維症など）や，好酸球増加を伴う，好中球増加/単球増加をきたすMDS/MPNの病像を呈する[19,20]．末梢血では，臨床経過により変動はあるものの種々の程度の好酸球増加を呈する．しかし，好酸球増加症候群のように末梢血好酸球数が1,500/μLを超えることは稀である．またパートナー遺伝子がPCM1でない場合，著明な好酸球増加は生じない．単球増加と好中球の左方移動は一般的ではないものの，時にみられる．肝脾腫やリンパ節腫脹をきたすことが多い[20]．大多数の例は慢性期に診断される．

一部の患者は，骨髄性，B細胞性，またはT細胞性の芽球が増加する急性転化期（芽球期）に診断され，あるいは経過中に急性転化期（芽球期）に移行する．

■疫学

男性に好発し，男女比は27：5である．発症年齢中央値は50歳台（範囲：12～86歳）である[20]．

■形態像

骨髄は通常過形成であり，好酸球増加を伴う．好酸球の形態は，正常から異常までさまざまである．好酸球の前駆細胞の増加がみられることがある．骨髄線維化もよくみられる．巨核球は減少することがある．特に急性転化期（芽球期）では，骨髄および末梢血の好酸球増加はわずか，あるいはみられない症例もある．軽度の顆粒球造血不全や巨核球造血不全とともに，赤血球過形成と顕著な赤血球形成不全がみられることがある．リンパ節や脾臓に髄外浸潤がみられることがあり，一部の症例では著明な赤血球系分化を生じている．

PCM1::JAK2形成例の病理像は特徴的であり，好酸球増加を伴う骨髄過形成，未分化赤血球前駆細胞の巨大な集簇，骨髄線維症の3徴を示す．これらの所見は髄外造血巣にもみられることがあり，赤芽球分化を伴う骨髄肉腫に類似した病像である，未分化赤血球前駆細胞/前正染性赤芽球の顕著な集簇を呈する．

■染色体・遺伝子

通常行われる染色体検査により9p24.1の異常は検出可能であるが，特に遺伝子挿入によりJAK2融合遺伝子の形成が行われる場合などは，微小変化しか示さない．また9p24.1転座例の全例がJAK2融合遺伝子の形成をきたすわけではない．そのため，9p24を含む核型異常がある場合，あるいは臨床像や病理像からJAK2再構成を伴う骨髄性/リンパ性腫瘍を疑う場合は，JAK2再構成の有無を明らかにするためのJAK2のbreak apartプローブを用いたFISH法や，JAK2融合遺伝子の形成を確かめるためのRT-PCR法を速やかに行う必要がある．ASXL1，BCOR，ETV6，RUNX1，SRSF2，TET2，TP53のような併存する遺伝子変異が多様な病像を示すと考えられているが，これらの変異が予後に及ぼす影響は不明である．

最も高頻度にみられるパートナー遺伝子はPCM1/8p22である．他にETV6/12p13.2やBCR/22q11.2もJAK2と融合遺伝子を形成する．ETV6::JAK2形成例は，Bリンパ球性白血病として発症することや，BCR::ABL1-like B-ALLの臨床像を呈することがある．一方BCR::JAK2形成例は，以前はaCMLと呼ばれていた，細胞増殖と好中球増加をきたす骨髄異形成症候群の病

像を呈する骨髄性腫瘍や，*BCR::ABL1*-like B-ALL の特徴を有する B リンパ芽球性白血病 / リンパ腫として発症する．*de novo BCR::ABL1*-like B-ALL でみられる変異のうち，*JAK2*再構成が最も一般的なものであり，そのパートナー遺伝子には *SSBP2*，*PAX5*，*RFX3*，*USP25*，*ZNF274* などがある．ただし，骨髄性細胞の増殖や好酸球増加などがみられない *PCM1::JAK2* を伴う *de novo* B-ALL は，*ETV6::JAK2* や *BCR::JAK2* などの *JAK2*融合遺伝子を形成する *de novo* B-ALL と同様に，*BCR::ABL1*-like B-ALL と診断することが望ましい．以前 CML と診断されている，あるいは治療後に骨髄増殖性の所見を示す B-ALL 症例のうち，骨髄性細胞に *JAK2* の再構成が認められた場合は，*JAK2*再構成を伴う骨髄性 / リンパ性腫瘍である可能性がある．

　急性転化期（芽球期）で発症した症例の治療後に，芽球数のような形態学的に同定可能な，あるいはフローサイトメトリー検査により同定できる残存病変が著減しているのにもかかわらず *JAK2*再構成が持続して認められる場合には，診断されてはいないものの，慢性期から急性転化をきたした可能性が高い．

■診断基準

必須項目：
- しばしば顕著な好酸球増加をきたし，*JAK2*融合遺伝子が形成される骨髄性 / リンパ性腫瘍
- 骨髄性腫瘍を合併していない *BCR::ABL1*-like B-ALL は，*JAK2*再構成を伴う骨髄性 / リンパ性腫瘍とは診断しない

望ましい項目：
- 染色体転座の同定．融合遺伝子の同定．例：*PCM1::JAK2*

■予後

　慢性期の病像を示し緩徐な経過を示す例から，急性転化期（芽球期）の病像を示し急速な経過をたどる症例まで，さまざまな臨床経過を示す．*JAK2*再構成を伴う骨髄性 / リンパ性腫瘍は，第1世代あるいは第2世代のチロシンキナーゼ阻害薬に抵抗性であるものの，JAK1/2阻害薬であるルキソリチニブには反応を示す．ただし奏効期間は短く，1，2年以内に再発することが多い[20]．移植適応例には，早期の造血幹細胞移植を検討する[1]．

---

*FLT3*遺伝子再構成を伴う骨髄性 / リンパ性腫瘍
Myeloid/lymphoid neoplasm with *FLT3* rearrangement

■定義

　*FLT3*融合遺伝子を形成する多能性造血幹細胞の腫瘍である．好酸球増加を伴う MPN や急性 T-ALL/ リンパ腫を発症することが一般的であるものの，種々の病像を示しうる．

■疫学

　やや男性に好発しやすく，男女比は最大で 1.4：1 である．発症年齢中央値は 50 歳台である（範囲：2 〜 80 歳）．

■臨床像

*FLT3*融合遺伝子の形成により，FLT3の恒常的リン酸化と増殖因子/刺激非依存性の細胞増殖が生じる．

主な病変は，骨髄と末梢血であり，髄外病変もよく伴う[21]．典型例は，白血球増加，貧血，血小板減少を呈する．好酸球増加もよくみられる所見ではあるものの必発ではない．相対的あるいは絶対的な単球増加を呈する症例もある．リンパ節腫大や脾腫もみられることがある．画像検査で溶骨性病変がみられることがある．

ほとんどの例は慢性期に診断される．診断時，あるいは経過中に芽球比率≧20%となる場合，*FLT3*再構成を伴う骨髄性/リンパ性腫瘍の急性転化期（芽球期）と診断する．

■形態像

骨髄所見は，MDS，慢性好酸球性白血病を含むMPN，CMMLや若年性骨髄単球性白血病（JMML）類似の疾患を含むMDS/MPN，あるいは骨髄性，T細胞性，B細胞性の芽球増加をきたす急性白血病の特徴を呈する[22]．骨髄に肥満細胞が検出される例もあるものの，全身性肥満細胞症の診断基準を満たすことは稀である．融合遺伝子が確認される場合は，これらの例は*FLT3*再構成を伴う骨髄性/リンパ性腫瘍と診断する．髄外浸潤所見は，Tリンパ芽球性リンパ腫，骨髄肉腫，あるいは稀ではあるもののB細胞性，T細胞性，または骨髄性の混合性の形質を示す．

■染色体・遺伝子

最も高頻度にみられるパートナー遺伝子は*ETV6*/12p13であるが，他に*BCR*/22q11，*ZMYM2*/13q12，*SPTBN1*/2p16，*GOLGB1*/3q13，*CCDC88C*/14q32，*ZBTB44*/11q24，*MYO18A*/17q12などの報告がある．日常診療で行う染色体検査により，13q12を含む染色体転座は通常検出可能である．しかし，パートナー遺伝子が13q12に存在する*ZMYM2*の場合など，稀な微小な染色体異常の報告もある．13q12転座例のうち*FLT3*転座をきたすものは約1/3に限られるため，*FLT3*融合遺伝子の存在を，*FLT3*のbreak apartプローブを用いたFISH法，RT-PCR法，またはRNAシークエンシング法などにより確認する必要がある．複雑核型を含む他の染色体異常もよくみられる．併発する他の遺伝子変異情報は限られているものの，*ASXL1*，*SETBP1*，*U2AF1*，*STAT5B*，*TP53*，*SRSF2*，*TET2*，*RUNX1*，*PTPN11*などの変異が少数例で報告されている．これら併発遺伝子変異が予後に与える影響は不明である[23]．*FLT3*以外の13q12転座例は，*FLT3*再構成を伴う骨髄性/リンパ性腫瘍とは診断しない．

骨髄性腫瘍の経過中，稀に*FLT3*融合遺伝子が形成されクローン進化をきたすことがある．これらの2次性の*FLT3*融合遺伝子形成例は，*FLT3*融合遺伝子は治療標的になるものの，*FLT3*再構成を伴う骨髄性/リンパ性腫瘍とは診断しない．

■診断基準

必須項目：

- *FLT3*融合遺伝子形成をきたす染色体転座を有する骨髄性/リンパ性腫瘍
- 好酸球増加をきたす場合と，きたさない場合がある

■予後

急激な経過をたどることが多い．ソラフェニブ，スニチニブ，またはmidostaurinなどの低分

子FLT3阻害薬の使用により血液学的，あるいは細胞遺伝学的な寛解を得ることがあるが，奏効期間は短い[24]．そのため，治癒を目指す例には造血幹細胞移植を考慮する必要がある．

*ETV6::ABL1*融合遺伝子を有する骨髄性/リンパ性腫瘍
Myeloid/lymphoid neoplasm with *ETV6::ABL1* fusion

■定義
*ETV6::ABL1*融合遺伝子の形成により多能性造血幹細胞が腫瘍化し，骨髄性腫瘍，またはリンパ性腫瘍が発症する．

■疫学
男女比は1.9：1である．骨髄性腫瘍の病像を示す症例は男性に好発する．発症年齢中央値は50歳台である．

■臨床像
*BCR::ABL*と同様に，t(9;12)(q34;p13) により形成される *ETV6::ABL1* は非レセプター型チロシンキナーゼである ABL の活性化と，それに引き続く細胞生存，増殖亢進，自律性増殖や造腫瘍能を促す．

病変の主体は骨髄と末梢血である．白血球増加，貧血，血小板数の増加または減少，好塩基球増加などがみられる．骨髄性腫瘍の病像を呈する場合，好酸球増加はほぼ必発であり，リンパ芽球性白血病の病像を呈する場合にも好酸球増加はみられることがある．脾浸潤を含む髄外病変もよくみられ，脾腫を呈することが多い[25]．

慢性期に診断される例が多いものの，骨髄性またはリンパ性急性転化期（芽球期）に診断されることもある．この場合，*ETV6::ABL1*融合遺伝子を伴う B-ALL とは異なる疾患であることに留意が必要である．

■形態像
骨髄は過形成であり，顆粒球と赤芽球の比（M/E）比の増大，著明な好塩基球増加を伴う，または伴わない好酸球増加などの，CML にもみられる病態を呈することがある．他に，好中球増加を伴う MDS/MPN，慢性好酸球性白血病，あるいは他の MDS/MPN 類似の病態もみられる．低分葉あるいは過分葉などの巨核球の形態異常と，異常集簇を認める[26]．

■染色体・遺伝子
ETV6 は12番染色体短腕の"＋"鎖に，*ABL* は9番染色体長腕の"＋"鎖に位置しているため，相互転座により機能的な融合遺伝子が形成されることは生物学上不可能である．つまり *ETV6::ABL1*融合遺伝子は相互的平衡転座により生じるわけではなく，染色体 12p13 と 9q34 の微小逆位，挿入，あるいは複雑転座により形成される．そのため，染色体分析の結果のみで本症と診断することはできない．臨床所見あるいは病理所見を含め *ETV6::ABL1*融合遺伝子を伴う骨髄性/リンパ性腫瘍を疑う場合は，*BCR::ABL1*陰性例では FISH 法を行い，*ABL1* が他の遺伝子と融合していないかを調べる必要がある．*ETV6::ABL1*融合遺伝子の同定には，*ETV6* と *ABL1*

2章 ◆ 骨髄系腫瘍

の両方のプローブを用いる FISH 法，RT-PCR 法，あるいは RNA シークエンシング法がより信頼性が高い検査である[27].

■診断基準

必須項目：
- *ETV6::ABL 1*融合遺伝子を伴う慢性期造血器腫瘍（骨髄性またはリンパ性）

望ましい項目：
- 染色体分析において，t(9;12)(q34;p13) あるいは他の染色体を含む複雑核型を示す

■予後

治療介入がなされない場合の予後は不良であり，急速な経過をとる．ダサチニブ，ニロチニブ，イマチニブ，ボスチニブ，ポナチニブなどの ABL1 阻害薬により，持続する完全寛解が得られると報告されている[26].

他のチロシンキナーゼ遺伝子融合を伴う骨髄性 / リンパ性腫瘍
Myeloid/lymphoid neoplasms with other tyrosine kinase gene fusions

■定義

特定の骨髄性 / リンパ性腫瘍にみられる融合遺伝子以外のチロシンキナーゼ融合遺伝子形成により，種々の系統の血液細胞へと分化可能な多能性造血幹細胞が腫瘍化し発症する骨髄性 / リンパ性腫瘍．典型例は好酸球増加を伴う．

■疫学

少数例の報告によると，男性に好発し，種々の年齢（範囲：1 〜 82 歳）に発症する．*ALK*融合遺伝子を伴う骨髄性 / リンパ性腫瘍は，成人にも報告があるものの小児に好発する．

■臨床像

病変の主体は末梢血と骨髄である．リンパ節への髄外浸潤もよくみられる．骨への浸潤を認める．骨髄肉腫の報告もある．

全身症状，骨痛，リンパ節腫脹，脾腫，それに加え，白血球数増加，貧血，血小板数減少，単球増加などの末梢血異常を呈する．好酸球増加もよくみられる[28].

AML や MPN の急性転化時に芽球が増加する患者では，未診断のチロシンキナーゼ融合遺伝子を伴う骨髄性 / リンパ性腫瘍が急性転化（芽球期へ移行）したのではなく，続発性の遺伝子変異としてチロシンキナーゼ融合遺伝子が形成された可能性が高い．

■形態像

骨髄は通常過形成であり，MDS や MPN の形態異常を示す．しばしば顕著な好酸球増加，単球増加を伴う[28, 29].芽球は増加する例としていない例があり，骨髄性とリンパ性など，表現型が異なる細胞集団を同一病変内に，または異なる病変に認めることがある．リンパ性細胞は T 細胞への分化傾向があり，T リンパ芽球性リンパ腫や，稀には末梢性 T 細胞性リンパ腫の病像を呈する．紡錘形などの形態異常や CD25 陽性，CD123 陽性など表面抗原の異常を伴う肥満細胞の増加

や，骨髄線維化もみられる．

　診断時あるいは経過に伴い芽球比率≧20％となる場合，その他のチロシンキナーゼ融合遺伝子を伴う骨髄性 / リンパ性腫瘍の急性転化期（芽球期）と考えられる．

■染色体・遺伝子

　好酸球増加を伴う，あるいは伴わない骨髄性 / リンパ性腫瘍が疑われる場合，より一般的にみられるチロシンキナーゼ融合遺伝子の有無を早急に検索する必要がある．これらが陰性の場合，新規のパートナー遺伝子を含む稀なチロシンキナーゼ融合遺伝子の検索のため，RNA シークエンシング法による検索が推奨される．現在までに骨髄性 / リンパ性腫瘍に伴う種々のその他のチロシンキナーゼ融合遺伝子（*ETV6::FGFR2*，*ETV6::LYN*，*ETV6::NTRK3*，*RANBP2::ALK*，*BCR::RET*，*FGFR1OP::RET* など）の報告がある．

　染色体核型は通常異常を示し，病態形成に関与する遺伝子同定のための適切な break apart FISH プローブ選択のヒントとなる．例えば 12p13 異常例では *ETV6* のプローブ，2p23 異常例では *ALK* のプローブ，10p11 異常例では *RET* のプローブを用いて FISH 法を行う．多数の切断点を有し融合遺伝子を形成する複雑型染色体転座例や，微小転座例もある．RNA シークエンシング法により新たなチロシンキナーゼを含む新規の融合遺伝子が見出されることが予想され，それらの症例は本疾患カテゴリーに分類されるであろう．

■診断基準

必須項目：
- 骨髄性 / リンパ性腫瘍
- 疾患概念として確立している *PDGFRA*，*PDGFRB*，*FGFR1*，*JAK2*，*FLT3*，*ETV6::ABL1* 以外の，その他のチロシンキナーゼ融合遺伝子の検出

望ましい項目：
- 好酸球増加
- チロシンキナーゼ遺伝子の関与を疑い，適切な break apart FISH プローブの選択やその他の分子学的検索に資する染色体転座の同定

■予後

　報告例が少なく詳細な予後は不明であるものの，急速な経過をたどる症例や，急性転化を早期にきたす治療抵抗例の報告がある．その他のチロシンキナーゼ融合遺伝子を伴う骨髄性 / リンパ性腫瘍例は，生じている融合遺伝子産物に応じた適切なチロシンキナーゼ阻害薬を用いた実験的な分子標的療法の適応かもしれない．

●文献

1) Reiter A, Gotlib J. Myeloid neoplasms with eosinophilia. Blood. 2017; 129: 704-14.
2) Cools J, DeAngelo DJ, Gotlib J, et al. A tyrosine kinase created by fusion of the PDGFRA and FIP1L1 genes as a therapeutic target of imatinib in idiopathic hypereosinophilic syndrome. N Engl J Med. 2003; 348: 1201-14.
3) Klion AD, Noel P, Akin C, et al. Elevated serum tryptase levels identify a subset of patients with a myeloproliferative variant of idiopathic hypereosinophilic syndrome associated with tissue fibrosis, poor prognosis, and imatinib responsiveness. Blood. 2003; 101: 4660-6.

4) Vandenberghe P, Wlodarska I, Michaux L, et al. Clinical and molecular features of FIP1L1-PDFGRA（+）chronic eosinophilic leukemias. Leukemia. 2004; 18: 734-42.

5) Pardanani A, Ketterling RP, Brockman SR, et al. CHIC2 deletion, a surrogate for FIP1L1-PDGFRA fusion, occurs in systemic mastocytosis associated with eosinophilia and predicts response to imatinib mesylate therapy. Blood. 2003; 102: 3093-6.

6) Metzgeroth G, Walz C, Score J, et al. Recurrent finding of the FIP1L1-PDGFRA fusion gene in eosinophilia-associated acute myeloid leukemia and lymphoblastic T-cell lymphoma. Leukemia. 2007; 21: 1183-8.

7) Metzgeroth G, Schwaab J, Naumann N, et al. Treatment-free remission in FIP1L1-PDGFRA-positive myeloid/lymphoid neoplasms with eosinophilia after imatinib discontinuation. Blood Adv. 2020; 4: 440-3.

8) Fang H, Tang G, Loghavi S, et al. Systematic use of fluorescence in-situ hybridisation and clinicopathological features in the screening of PDGFRB rearrangements of patients with myeloid/lymphoid neoplasms. Histopathology. 2020; 76: 1042-54.

9) Steer EJ, Cross NC. Myeloproliferative disorders with translocations of chromosome 5q31-35: role of the platelet-derived growth factor receptor Beta. Acta Haematol. 2002; 107: 113-22.

10) Golub TR, Barker GF, Lovett M, et al. Fusion of PDGF receptor beta to a novel ets-like gene, tel, in chronic myelomonocytic leukemia with t(5;12) chromosomal translocation. Cell. 1994; 77: 307-16.

11) Baer C, Muehlbacher V, Kern W, et al. Molecular genetic characterization of myeloid/lymphoid neoplasms associated with eosinophilia and rearrangement of PDGFRA, PDGFRB, FGFR1 or PCM1-JAK2. Haematologica. 2018; 103: e348-50.

12) Jawhar M, Naumann N, Schwaab J, et al. Imatinib in myeloid/lymphoid neoplasms with eosinophilia and rearrangement of PDGFRB in chronic or blast phase. Ann Hematol. 2017; 96: 1463-70.

13) Vega F, Medeiros LJ, Bueso-Ramos CE, et al. Hematolymphoid neoplasms associated with rearrangements of PDGFRA, PDGFRB, and FGFR1. Am J Clin Pathol. 2015; 144: 377-92.

14) Roumiantsev S, Krause DS, Neumann CA, et al. Distinct stem cell myeloproliferative/T lymphoma syndromes induced by ZNF198-FGFR1 and BCR-FGFR1 fusion genes from 8p11 translocations. Cancer Cell. 2004; 5: 287-98.

15) Shomali W, Gotlib J. World Health Organization-defined eosinophilic disorders: 2022 update on diagnosis, risk stratification, and management. Am J Hematol. 2022; 97: 129-48.

16) Umino K, Fujiwara SI, Ikeda T, et al. Clinical outcomes of myeloid/lymphoid neoplasms with fibroblast growth factor receptor-1（FGFR1）rearrangement. Hematology. 2018; 23: 470-7.

17) Chen J, Deangelo DJ, Kutok JL, et al. PKC412 inhibits the zinc finger 198-fibroblast growth factor receptor 1 fusion tyrosine kinase and is active in treatment of stem cell myeloproliferative disorder. Proc Natl Acad Sci USA. 2004; 101: 14479-84.

18) Gotlib J, Kiladjian J-J, Vannucchi A, et al. A phase 2 study of pemigatinib（FIGHT-203; INCB054828）in patients with myeloid/lymphoid neoplasms（MLNs）with fibroblast growth factor receptor 1（FGFR1）rearrangement（MLN FGFR1）. Blood. 2021; 138(Suppl 1): 385.

19) Bain BJ, Ahmad S. Should myeloid and lymphoid neoplasms with PCM1-JAK2 and other rearrangements of JAK2 be recognized as specific entities? Br J Haematol. 2014; 166: 809-17.

20) Tang G, Sydney Sir Philip JK, Weinberg O, et al. Hematopoietic neoplasms with 9p24/JAK2 rearrangement: a multicenter study. Mod Pathol. 2019; 32: 490-8.

21) Schwaab J, Knut M, Haferlach C, et al. Limited duration of complete remission on ruxolitinib in myeloid neoplasms with PCM1-JAK2 and BCR-JAK2 fusion genes. Ann Hematol. 2015; 94: 233-8.

22) Spitzer B, Dela Cruz FS, Ibanez Sanchez GD, et al. ETV6-FLT3-positive myeloid/lymphoid neoplasm with eosinophilia presenting in an infant: an entity distinct from JMML. Blood Adv. 2021; 5: 1899-902.

23) Tang G, Tam W, Short NJ, et al. Myeloid/lymphoid neoplasms with FLT3 rearrangement. Mod Pathol. 2021; 34: 1673-85.

24) Walz C, Erben P, Ritter M, et al. Response of ETV6-FLT3-positive myeloid/lymphoid neoplasm with eosinophilia to inhibitors of FMS-like tyrosine kinase 3. Blood. 2011; 118: 2239-42.

25) Yao J, Xu L, Aypar U, et al. Myeloid/lymphoid neoplasms with eosinophilia/ basophilia and ETV6-ABL1

fusion: cell-of-origin and response to tyrosine kinase inhibition. Haematologica. 2021; 106: 614-8.

26) Keung YK, Beaty M, Steward W, et al. Chronic myelocytic leukemia with eosinophilia, t(9;12)(q34;p13), and ETV6-ABL gene rearrangement: case report and review of the literature. Cancer Genet Cytogenet. 2002; 138: 139-42.

27) Zaliova M, Moorman AV, Cazzaniga G, et al. Characterization of leukemias with ETV6-ABL1 fusion. Haematologica. 2016; 101: 1082-93.

28) Carll T, Patel A, Derman B, et al. Diagnosis and treatment of mixed phenotype（T-myeloid/lymphoid） acute leukemia with novel ETV6-FGFR2 rearrangement. Blood Adv. 2020; 4: 4924-8.

29) Ballerini P, Struski S, Cresson C, et al. RET fusion genes are associated with chronic myelomonocytic leukemia and enhance monocytic differentiation. Leukemia. 2012; 26: 2384-9.

〈久冨木庸子，下田和哉〉

2章 ◆ 骨髄系腫瘍

9節 混合性あるいは系統不明な急性白血病
Acute leukaemias of mixed or ambiguous lineage

はじめに

　系統不明な急性白血病（acute leukaemias of ambiguous lineage: ALAL）は単一の細胞分化系統に沿っていない異常な前駆細胞が 20% 以上認められる場合に診断される．

　ALAL には，明確な細胞系統への分化傾向を示さない急性未分化白血病（acute undifferentiated leukaemia: AUL）と，複数の細胞系統への分化傾向を示す混合表現型急性白血病（mixed-phenotype acute leukaemia: MPAL）の 2 種類がある．単一の細胞系統に関連する抗原発現を示す白血病において，他の系統に関連する 1 つ以上の抗原の発現を伴う場合でも，細胞系統を決定する定義に合致しない限り，MPAL とはみなさない．細胞系統基準を満たしていても，t(8;21)陽性急性骨髄性白血病（AML），inv(16)陽性 AML，骨髄・リンパ系腫瘍，慢性骨髄性白血病（CML）急性転化，骨髄異形成変化を伴う AML，治療関連 AML など，他の明確に定義された病型に分類できる白血病は MPAL には分類されない．このような症例は，混合系統の免疫表現型を示すことを付記した上で，定義どおりの病型に分類される．

■疫学

　ALAL は稀であり，急性白血病の 4% 未満とされている．しかし，以前の分類基準では今回の基準に合致しない症例も含まれるため，実際の頻度はさらに低いと言える．小児，成人いずれでも認められる病型である．

■診断と系統決定

　ALAL の診断は，形態または免疫表現型解析によって，20% 以上の芽球または異常前駆細胞の存在を確認して行われる．2 系統の細胞形質を示す MPAL においては，異常前駆細胞の形質は免疫表現型の基準を満たす必要はあるが，異常前駆細胞が全体の 20% 以上であれば白血病と診断してよい．

　系統決定は，フローサイトメトリーを用いた免疫表現型解析によって行うのが最もよい．免疫組織学的解析は，2 種類の異なる細胞集団の同定や，MPO，CD3，PAX5 などの細胞系統関連抗原の発現検索に用いることができるが，白血病細胞と正常細胞の区別が困難な場合もあることに注意が必要である．MPO 染色も骨髄系の同定にフローサイトメトリーとあわせて使用できる．

　免疫表現型解析による系統決定においては，個々の系統決定に有用な抗原の発現量が重要である．複数の系統選択的抗原の発現を確認することによって系統決定をすることが望ましい 表 2-37 ．

　系統決定に際し，抗原発現レベルの閾値や陽性割合のカットオフ値を定めることの意義については依然明確ではない．

■T 細胞系統の判定

　細胞質内または細胞表面での CD3 の発現が T 細胞系統の証明となるが，細胞表面での発現を

190

9節 ■ 混合性あるいは系統不明な急性白血病

表2-37	混合表現型急性白血病（MPAL）における細胞系統決定基準

B細胞系
　CD19強陽性：1つ以上強発現（CD10, CD22, CD79a）
　CD19弱陽性：2つ以上強発現（CD10, CD22, CD79a）
T細胞系
　CD3（細胞質内または細胞表面陽性）：フローサイトメトリーで成熟T細胞の50％以上の強度での陽性領域あり．TCRζ鎖に対する抗体以外で免疫組織学的に陽性
骨髄系
　MPO陽性：成熟好中球の50％以上の強度での陽性領域あり
　単球系分化：2つ以上発現（非特異的エステラーゼ, CD11c, CD14, CD64, リゾチーム）

認める例は少ない．発現レベルが高ければ高いほど，T細胞系統であることを強く示唆するので，同じサンプル中の正常成熟T細胞でみられる発現レベルの50％を超える発現が，白血病細胞の一部でみられることが系統決定の根拠にできる．CD3の発現解析はフローサイトメトリーで行うのが最も適している．特に，PE，APC，BV色素のような高輝度の蛍光色素を用いることが推奨される．T細胞系統であることはCD3に対する免疫組織化学染色でも証明できるが，使用されるポリクローナル抗体は，正常NK細胞にも発現するCD3ζ鎖と反応する可能性があり，T細胞特異的でない点に注意が必要である．

■B細胞系統の判定

　B細胞系統を規定する単一の抗原はないため，複数の抗原発現によって決定する必要がある．正常B前駆細胞で認められるレベルに近いCD19の発現は，B細胞系統にかなり特異的であるが，B細胞系統と決定するためには，CD10, CD22, CD79aなどの他のB細胞系統抗原とともに発現していることを確認する必要がある．CD19の発現レベルが低い場合には，B細胞系統としての特異度は極めて低くなるため，CD10, CD22, CD79aのうち2つ以上の発現が系統決定には必要である．T細胞系統が考慮される場合には，CD79aはTリンパ芽球性白血病/リンパ腫（T-ALL/LBL）にも発現するため，B細胞系統の判定に使用すべきではない．PAX5の免疫組織化学染色による検出はB細胞系統細胞に高い特異性を示すが，ALALやMPALにおける特異性についての報告は少ないため，系統決定における使用については暫定的である．CD19陰性B細胞は稀であるが，CD10, CD22, CD79aの3つの発現を認めればB細胞系統であることを確定できる．

■骨髄性細胞系統の判定

　骨髄性細胞系統であることの最も特異的な所見は細胞質内MPO陽性である．MPO弱陽性はBリンパ芽球性白血病/リンパ腫（B-ALL/LBL）でも認める場合があるので，骨髄性細胞系統の同定における意義は低い．しかし，光散乱特性が高い分画や，CD117やCD13/CD33などの他の骨髄性関連抗原が共発現する分画が存在するなど，リンパ球系の特徴をもつ白血病分画とは異なる分画が認められれば，MPO弱陽性であっても骨髄性分画と同定できる場合がある．MPOが弱陽性または陰性の場合，CD11c, CD14, CD36, CD64, リゾチームなど複数の単球関連抗原の発現，または細胞組織化学検査での非特異的エステラーゼのびまん性陽性が認められれば単球系（骨髄性細胞系統）と判断してよい．

2章 ◆ 骨髄系腫瘍

表2-38 系統不安定性と関連する遺伝子異常

遺伝子変異	分類	系統変化
KMT2A	MPAL-B/M	AML
BCR::ABL1	MPAL-B/M	AML
*ZNF384*融合	B-ALL/LBL, MPAL-B/M	単球系
*DUX4*再構成	B-ALL/LBL	単球系
PAX5 p.P80R	B-ALL/LBL	単球系
BCL11B	AUL, MPAL-T/M	不明
*WT1*両アレル変異	MPAL-T/M	不明
*FLT3*変異	MPAL-T/M	不明
*PHF6*変異	MPAL-T/M	不明
*RUNX1*変異	MPAL-T/M	不明
*PICALM::MLLT10*再構成	MPAL-T/M	不明
*CBFA2T3::GLIS2*および*CBFA2T3::GLIS3*	MPAL-T/Mk	不明
SET::NUP214	AUL	不明

AML: 急性骨髄性白血病, AUL: 急性未分化白血病, B-ALL/LBL: Bリンパ芽球性白血病/リンパ腫, MPAL-B/M: B細胞/骨髄性混合表現型急性白血病, MPAL-T/M: T細胞/骨髄性混合表現型急性白血病, MPAL-T/Mk: T細胞/巨核球性混合表現型急性白血病

　さまざまなグループから，フローサイトメトリーによる急性白血病の系統分類に用いる MPO 発現レベルの閾値が提唱されている．MPO 陽性の閾値を 10% 以上とすると，骨髄性細胞系統であることの特異度は上げられると報告されているが，明確なカットオフ値は確立されていない．

遺伝子

　ALAL では，多くの分子 / 遺伝子異常の報告が蓄積されてきており，その一部は特定の細胞系統や免疫表現型と関連している 表2-38 ．しかし，急性白血病における免疫表現型は経過中，あるいは治療前後で変化することがある．最も極端な例として，単一の系統を示す急性白血病が別の系統に切り替わることが挙げられる．これらの系統変化を起こす症例では *KMT2A* 遺伝子再構成，*ZNF384* 融合遺伝子，*DUX4* 遺伝子再構成，*PAX5* 遺伝子 p.P80R 変異の頻度が高い．系統変化を生じる白血病には，系統可塑性を有する前駆細胞が存在しているために MPAL として発症すると考えられている．したがって，前駆細胞に生じている根本的な遺伝子異常に基づいた疾患群として分類されていくことが期待されている．

〈清井　仁〉

9節 ■ 混合性あるいは系統不明な急性白血病

特定の遺伝子異常を伴う系統不明な急性白血病
Acute leukaemia of ambiguous lineage with defining genetic abnormalities

BCR::ABL1 融合遺伝子を伴う混合表現型急性白血病
Mixed-phenotype acute leukaemia with *BCR::ABL1* fusion

■定義
慢性骨髄性白血病（CML）が否定され，混合表現型急性白血病（MPAL）の基準を満たす *de novo BCR::ABL1* 融合遺伝子を伴う急性白血病である．

■臨床像
白血球数増加と，さまざまな程度の貧血，血小板減少，肝脾腫を伴う．

■疫学
急性白血病の 5% 未満，MPAL の 15 ～ 20% に認められる．ほとんどの症例は成人で，男性に多い．

■病因
BCR::ABL1 融合蛋白では，p190 転写物と p210 転写物の双方が認められる．13 ～ 30% の症例で付加的染色体異常を認める．免疫グロブリン遺伝子（IG）や T 細胞受容体遺伝子（TCR）内での欠失を起こしている場合の多くは *IKZF1* や *CDNK2A/B* 遺伝子の欠失を伴う．

■鑑別診断
BCR::ABL1 を伴う B 細胞リンパ芽球性白血病（B-ALL）の多くは骨髄系抗原を発現し，*BCR::ABL1* を伴う AML の多くはリンパ系抗原を発現するため，これらの病型は常に鑑別の対象となる．*BCR::ABL1* を伴う MPAL と混合表現型細胞形質を示す CML の急性転化症例との区別は難しい．

■診断基準
必須項目：
- MPAL の診断基準を満たす免疫表現型をもつ芽球を骨髄または末梢血中に 20%以上認める
- *BCR::ABL1* キメラ遺伝子または t（9;22）（q34;q11.2）染色体異常を初診時に認める
- CML の既往がない
- 細胞傷害性治療歴がない

望ましい項目：
- *BCR::ABL1* 転写産物のサブタイプの同定
- 治療反応性を評価するための定量的ベースラインの確立

■予後
チロシンキナーゼ阻害薬（TKI）を含む急性リンパ性白血病（ALL）に対する治療が推奨されている．TKI を含む化学療法により本病型の予後は *BCR::ABL1* を伴う B-ALL と同等レベルま

2章 ◆ 骨髄系腫瘍

で改善してきている．微小/測定可能残存病変（MRD）の意義については現時点では十分評価できていない．

〈清井　仁〉

KMT2A 遺伝子再構成を有する混合表現型急性白血病
Mixed-phenotype acute leukaemia with *KMT2A* rearrangement

■定義

KMT2A 遺伝子再構成を有する混合表現型急性白血病（MPAL with *KMT2A* rearrangement）は，MPAL の基準を満たす急性白血病で，染色体 11q23.3 上の *KMTA2* 遺伝子がパートナー遺伝子のいずれかと融合しているものと定義される．

■臨床像

他の急性白血病と同様の臨床像を示し，本病型に特徴的な臨床像はない．典型例では血球減少が先行して認められる．

■疫学

本病型は稀である．成人よりも小児に多く，小児でも比較的乳幼児期に多い．

■病因

細胞起源は，造血幹細胞または系統可塑性をもつ前駆細胞と考えられる．*KMT2A* の再構成は，11q23 遺伝子座における欠失，重複，逆位，転座に起因する．これらの遺伝子再構成により，エクソン 5 〜 11 の間の 100kb の領域が障害される．その結果，11 番染色体には *KMT2A* のプロモーターとコーディング領域が 5' 側に存在することになる．再構成の結果，*KMT2A* がコードする N 末端と転座相手遺伝子がコードする C 末端をもつ融合蛋白質が形成される．MPAL における最も一般的な *KMT2A* 転座相手は，4q21 の *AFF1*（*AF4*），9p22 の *MLLT3*（*AF9*），19p13 の *MLLT1*（*ENL*）である．*KMT2A* 再構成を伴う MPAL ではコピー数の変化は少ない．

■病理組織

末梢血，骨髄塗抹標本では，単芽球，前単球，リンパ芽球を含む 2 系統の芽球集団が認められることもあるが，単一形態の芽球のみ，あるいは未分化の芽球形態を示すこともある．

KMT2A 再構成を有する MPAL は通常，B 細胞 / 骨髄系の免疫表現型を有する．稀ではあるが，*KMT2A* 再構成を伴う急性未分化白血病や，B 細胞 /T 細胞系統をあわせもつ MPAL も報告されている．通常発現している骨髄系抗原は CD11b，CD13，CD15，CD25，CD65，CD117，MPO，lysozyme である．リンパ球系抗原としては CD2，CD7，CD19，CD22，cyCD22，cyCD79a がある．CD10 は通常 B リンパ芽球では陰性である．CD56 が発現することもある．

■分子病理診断

KMT2A 再構成の検出は，通常の核型検査で可能である．しかし，*KMT2A* 再構成の中には FISH 法や RNA シークエンス法を必要とする場合がある．特に *KMT2A::USP2* は FISH でも検出できないことがある．

■診断基準

必須項目：

- MPAL の診断基準を満たす免疫表現型をもつ芽球の骨髄または末梢血での増加（20% 未満でもよい）
- *KMT2A* 遺伝子再構成の存在
- 細胞傷害性治療歴がない

望ましい項目：

- *KMT2A* 融合相手遺伝子の同定

■予後

最新の MPAL 診断基準で分類された患者の予後情報は限られているが，一般的に若年患者でも予後不良である．

〈清井　仁〉

他の定義された遺伝子変化を伴う系統不明な急性白血病
Acute leukaemia of ambiguous lineage with other defined genetic alterations

■定義

新たに定義された遺伝子異常（*ZNF-384*遺伝子再構成または *BCL11B* 遺伝子再構成）を有する混合表現型あるいは系統不明な急性白血病である．

■病型

*ZNF-384*再構成を伴う MPAL，*BCL11B* 再構成を伴う系統不明な急性白血病である．

■臨床像

他の急性白血病と同様である．

■疫学

*ZNF-384*再構成を伴う MPAL は小児に発症し，小児 MPAL の 20% に認められる．特に B 細胞 / 骨髄系 MPAL の 48% に認められる．

BCL11B 再構成を伴う系統不明な急性白血病は MPAL の 10 〜 15% に認められる．特に T 細胞 / 骨髄系 MPAL の 1/3 程度に認められる．一部の症例では，急性未分化白血病の特徴を示す．

■免疫学的形質

*ZNF-384*再構成を伴う MPAL の芽球は CD34, HLA-DR, KIT（CD117）などの造血幹細胞関連抗原と B 細胞マーカー（CD19, CD10, CD22, cCD79）および骨髄系マーカー（CD13, CD33, MPO）を発現する．

BCL11B 再構成を伴う系統不明な急性白血病の芽球は血幹細胞関連抗原，T 細胞マーカー（CD2, CD7）および骨髄系マーカーを発現する．

■分子病理診断

ZNF-384 および *BCL11B* 再構成は RNA シークエンス法や FISH 法で検出する．

2章 ◆ 骨髄系腫瘍

■診断基準

必須項目：

- 混合系または系統不明な免疫表現型をもつ芽球を骨髄または末梢血中に 20% 以上認める
- *ZNF384* または *BCL11B* 遺伝子再構成を認める

■予後

さらなるデータの蓄積が必要で，現時点では明確ではない．

〈清井　仁〉

系統不明な白血病，免疫表現型による定義
Acute leukaemia of ambiguous lineage, immunophenotypically defined

はじめに

　混合性あるいは系統不明な急性白血病（acute leukaemias of mixed or ambiguous lineage）は大きく，acute leukaemia of ambiguous lineage with defining genetic abnormalities と acute leukaemia of ambiguous lineage, immunophenotypically defined に分かれる[1,2]．

　系統不明な急性白血病（acute leukemia of ambiguous lineage: ALAL）と混合表現型急性白血病（mixed phenotype acute leukaemia: MPAL）は，重複する臨床的特徴と免疫表現型的特徴を考慮して単一のカテゴリーとされており，最近の研究では共通の分子病原メカニズムを共有することも示されている．分子生物学的には，特定の遺伝子異常を有する ALAL/MPAL と，免疫表現型に基づいて定義される ALAL/MPAL と分けて枠組みが作られている．

　免疫表現型に基づいて定義される ALAL/MPAL には mixed-phenotype acute leukaemia, B/myeloid; mixed-phenotype acute leukaemia, T/myeloid; mixed-phenotype acute leukaemia, rare types; acute leukaemia of ambiguous lineage, not otherwise specified; acute undifferentiated leukaemia が含まれる 表 2-39 [3,4]．

表 2-39 系統不明な急性白血病，免疫表現型による定義

- 混合表現型急性白血病，B細胞性/骨髄性
    （Mixed-phenotype acute leukaemia, B/myeloid）
- 混合表現型急性白血病，T細胞性/骨髄性
    （Mixed-phenotype acute leukaemia, T/myeloid）
- 混合表現型急性白血病，稀少型
    （Mixed-phenotype acute leukaemia, rare types）
- 系統不明な急性白血病，非特定型
    （Acute leukaemia of ambiguous lineage, not otherwise specified）
- 急性未分化白血病
    （Acute undifferentiated leukaemia）

● 文献

1) WHO Classification of Tumours Editorial Board. Haematolymphoid tumours [Internet]. Lyon (France): International Agency for Research on Cancer; 2024. (WHO classification of tumours series, 5th ed.; vol. 11). Available from: https://tumourclassification.iarc.who.int/chapters/63.

2) Khoury JD, Solary E, Abla O, et al. The 5th edition of the World Health Organization classification of haematolymphoid tumours: myeloid and histiocytic/dendritic neoplasms. Leukemia. 2022; 36: 1703-19.

3) van den Ancker W, Westers TM, de Leeuw DC, et al. A threshold of 10% for myeloperoxidase by flow cytometry is valid to classify acute leukemia of ambiguous and myeloid origin. Cytometry B Clin Cytom. 2013; 84: 114-8.

2章 ◆ 骨髄系腫瘍

4) Bras AE, Osmani Z, de Haas V, et al. Standardised immunophenotypic analysis of myeloperoxidase in acute leukaemia. Br J Haematol. 2021; 193: 922-7.

〈山内高弘〉

混合表現型急性白血病，B細胞性 / 骨髄性
Mixed-phenotype acute leukaemia, B/myeloid

■定義
　混合表現型急性白血病，B細胞性 / 骨髄性（mixed-phenotype acute leukaemia, B/myeloid: MPAL-B/M）は，B細胞系統および骨髄細胞系表面マーカーを発現する急性白血病で，特定の遺伝子異常を伴う MPAL の基準を満たさない[1,2]．

■臨床的特徴
　患者は他の急性白血病と同様の臨床的特徴を示し，典型的には血球減少症に基づく症状を呈する．本亜型に特徴的な臨床所見はみられない．芽球は骨髄と末梢血に浸潤する．

■疫学
　特定の遺伝子異常を伴わない MPAL-B/M は稀である．成人，小児いずれにも発症する．

■芽球の特徴
　形態的には芽球は多くの症例で目立った特徴はない．形態的にはリンパ芽球，単芽球，または骨髄芽球様である．芽球の免疫表現型は B 細胞系（CD19, CD20, CD22, cyCD79a, PAX5）と骨髄系（MPO, CD13, CD14, CD15, CD64, CD65, CD117）の両方を発現する．しかしながら，症例間で表現型は大きく異なる．Bilineage, biphenotype のいずれもみられる．遺伝子レベルでは，多系統分化能を有する造血幹細胞で獲得された遺伝子異常が MPAL の系統異常と表現型の多様性を引き起こすことを示唆されている．*ZNF384*遺伝子再構成は小児 MPAL-B/M でよくみられ，*TCF3*，*EP300*，*CREBBP* が関与している．ただし，成人例では報告されていない．転写調節因子，特に *PAX5*，*IKZF1* の変異は，大多数の例に見出される．その他，RAS シグナル伝達経路の活性化を引き起こす *NRAS*，*PTPN11*変異もみられる．エピジェネティック制御因子の変異も一般的で，*MLLT3*，*KDM6A*，*EP300*，*CREBBP*，*TET2*，*EZH2*，*ASXL1*が含まれる[1-6]．

■診断のための分子病理
　染色体分析と分子レベルでの検討が必要である．*KMT2A*遺伝子再構成や *BCR::ABL1*相互転座など特定の遺伝子異常を有する白血病の鑑別が必要である．多くの症例ではクローナルな染色体異常が認められる．多くは複雑核型で，その他トリソミー4，del(6q)，12q11.2，7番染色体の構造異常などがみられる．

■診断基準
必須項目[7,8]：

- 骨髄 / 末梢血での芽球比率は 20% 以上
- B 細胞系 / 骨髄系表面抗原が陽性

9節 ■ 混合性あるいは系統不明な急性白血病

- 特定の遺伝子異常を有する MPAL の診断基準に合致しない
- 細胞傷害性治療の既往がない

予後および予測

　MPAL-B/M は一般的に高リスク白血病で，強力化学療法を用いても AML と B-ALL の中間ほどの予後になる．標準治療は確立されていない．小児例成人例ともに，AML 型治療よりは ALL 型治療でより寛解に到達しやすいことが報告されている．早期治療反応性をフローサイトメトリーによる微小 / 測定可能残存病変（MRD）より評価することは予後を予測できる可能性がある．造血細胞移植の意義は定まっていない．染色体や遺伝子の異常が予後に関連するかについては今後の検討が必要である．

● 文献

1) WHO Classification of Tumours Editorial Board. Haematolymphoid tumours [Internet]. Lyon (France): International Agency for Research on Cancer; 2024. (WHO classification of tumours series, 5th ed.; vol. 11). Available from: https://tumourclassification.iarc.who.int/chapters/63.

2) Khoury JD, Solary E, Abla O, et al. The 5th edition of the World Health Organization classification of haematolymphoid tumours: myeloid and histiocytic/dendritic neoplasms. Leukemia. 2022; 36: 1703-19.

3) Alexander TB, Gu Z, Iacobucci I, et al. The genetic basis and cell of origin of mixed phenotype acute leukaemia. Nature. 2018; 562: 373-9.

4) Takahashi K, Wang F, Morita K, et al. Integrative genomic analysis of adult mixed phenotype acute leukemia delineates lineage associated molecular subtypes. Nat Commun. 2018; 9: 2670.

5) Yan L, Ping N, Zhu M, et al. Clinical, immunophenotypic, cytogenetic, and molecular genetic features in 117 adult patients with mixed-phenotype acute leukemia defined by WHO-2008 classification. Haematologica. 2012; 97: 1708-12.

6) Porwit A, Béné MC. Multiparameter flow cytometry applications in the diagnosis of mixed phenotype acute leukemia. Cytometry B Clin Cytom. 2019; 96: 183-94.

7) Manola KN. Cytogenetic abnormalities in acute leukaemia of ambiguous lineage: an overview. Br J Haematol. 2013; 163: 24-39.

8) Carbonell F, Swansbury J, Min T, et al. Cytogenetic findings in acute biphenotypic leukaemia. Leukemia. 1996; 10: 1283-7.

〈山内高弘〉

混合表現型急性白血病，T 細胞性 / 骨髄性
Mixed-phenotype acute leukaemia, T/myeloid

定義

　混合表現型急性白血病，T 細胞性 / 骨髄性（mixed-phenotype acute leukaemia, T/myeloid: MPAL-T/M）は T 細胞性と骨髄性の細胞表面マーカーを有するが，特定の遺伝子異常を有する MPAL の基準を満たさない急性白血病である[1,2]．

臨床的特徴

　患者は他の急性白血病と同様の臨床的特徴を示す．典型的には血球減少症に基づく症状，さらに髄外浸潤による症状を呈する．芽球は骨髄と末梢血に浸潤する．T 細胞系に分化する白血病で

2章 ◆ 骨髄系腫瘍

はリンパ節にも浸潤する.

疫学

MPAL-T/M は 2 番目に多い MPAL の免疫表現型亜型で，*BCL11B* 遺伝子再構成を有する MPAL を除くと 20 〜 30% を占める.

芽球の特徴

芽球は多くの症例で特徴的な形態所見を有さない. 形態的にはリンパ芽球または骨髄芽球様である. 芽球の免疫表現型は T 細胞性表面マーカーと骨髄性表面マーカーの双方を有する. cCD3 に加えて CD7 も大多数で陽性である. CD2, CD4, CD5, CD8 も陽性となることがある. 骨髄性細胞表面マーカーとして，MPO とその他の CD13, CD15, CD33, CD65, CD117 が陽性になる. 単球系 CD11c, CD14, CD36, CD64 などが陽性となることがある. Bilineage, biphenotype のいずれもみられる[3,4].

MPAL-T/M には遺伝子異常が認められる. *PICALM::MLLT10* 再構成は MPAL-T/M の 10 〜 15% にみられる. その他 *ETV6, NUP214, BCL11A* の融合遺伝子もみられる. また，*WT1, ETV6, RUNX1, DNMT3, IDH2, PHF6* もみられる[5-8].

診断のための分子病理

染色体分析や遺伝子変異の検討が必要である. *KMT2A* 再構成や *BCR::ABL1* などの特定の遺伝子異常を有する MPAL の除外が必要である. *PICALM::MLLT10* 再構成は一般的な核型分析では隠れてしまう. MPAL-T/M に認められる *RUNX1, ETV6, WT1, PHF6, FLT3* といった遺伝子変異の有無も診断の一助となる.

診断基準

必須項目：

• 骨髄 / 末梢血での芽球比率は 20% 以上

• T 細胞系 / 骨髄系表面抗原が陽性

• 特定の遺伝子異常を有する MPAL の診断基準に合致しない

• 細胞傷害性治療の既往がない

予後および予測

MPAL-T/M は高リスク急性白血病と考えられ，強力化学療法と造血細胞移植が行われる. 小児では MRD が再発や生存に関連する[9-11].

●文献

1) WHO Classification of Tumours Editorial Board. Haematolymphoid tumours [Internet]. Lyon (France): International Agency for Research on Cancer; 2024. (WHO classification of tumours series, 5th ed.; vol. 11). Available from: https://tumourclassification.iarc.who.int/chapters/63.

2) Khoury JD, Solary E, Abla O, et al. The 5th edition of the World Health Organization classification of haematolymphoid tumours: myeloid and histiocytic/dendritic neoplasms. Leukemia. 2022; 36: 1703-19.

3) Yan L, Ping N, Zhu M, et al. Clinical, immunophenotypic, cytogenetic, and molecular genetic features in 117 adult patients with mixed-phenotype acute leukemia defined by WHO-2008 classification. Haematologica. 2012; 97: 1708-12.

4) Rozenova KA, Jevremovic D, Reichard KK, et al. CD2 and CD7 are sensitive flow cytometry screening markers for T-lineage acute leukemia(s): a study of 465 acute leukemia cases. Hum Pathol. 2021: 114:

9節 ■ 混合性あるいは系統不明な急性白血病

66-73.

5) Xiao W, Bharadwaj M, Levine M, et al. PHF6 and DNMT3A mutations are enriched in distinct subgroups of mixed phenotype acute leukemia with T-lineage differentiation. Blood Adv. 2018; 2: 3526-39.

6) Matutes E, Pickl WF, Van't Veer M, et al. Mixed-phenotype acute leukemia: clinical and laboratory features and outcome in 100 patients defined according to the WHO 2008 classification. Blood. 2011; 117: 3163-71.

7) Alexander TB, Gu Z, Iacobucci I, et al. The genetic basis and cell of origin of mixed phenotype acute leukaemia. Nature. 2018; 562: 373-9.

8) Maruffi M, Sposto R, Oberley MJ, et al. Therapy for children and adults with mixed phenotype acute leukemia: a systematic review and meta-analysis. Leukemia. 2018; 32: 1515-28.

9) Carll T, Patel A, Derman B, et al. Diagnosis and treatment of mixed phenotype (T-myeloid/lymphoid) acute leukemia with novel ETV6-FGFR2 rearrangement. Blood Adv. 2020; 4: 4924-8.

10) Alexander TB, Etan Orgel E. Mixed phenotype acute leukemia: current approaches to diagnosis and treatment. Curr Oncol Rep. 2021; 23: 22.

11) Hrusak O, de Haas V, Stancikova J, et al. International cooperative study identifies treatment strategy in childhood ambiguous lineage leukemia. Blood. 2018; 132: 264-76.

〈山内高弘〉

混合表現型白血病，稀少型
Mixed-phenotype acute leukaemia, rare type

■定義

混合表現型白血病，稀少型（mixed-phenotype acute leukaemia, rare type）は B 細胞系，T 細胞系，骨髄系，そして巨核球系の稀な組み合わせで，特定の遺伝子異常を有する MPAL の定義を満たさない白血病である[1,2]．

■亜型

MPAL, B/T（MPAL-B/T）

MPAL, B/T/Myeloid（MPAL-B/T/M）

MPAL, T/Megakaryocytic（MPAL-T/Mk）[3,4]

■臨床的特徴

患者は他の急性白血病と同様の臨床的特徴を示す．典型的には血球減少症に基づく症状，さらに髄外浸潤による症状を呈する．芽球は通常骨髄 / 末梢血に浸潤する．T 細胞系が関わる亜型ではリンパ節浸潤がよくみられる．肝臓・脾臓への浸潤は MPAL-T/Mk にみられる．

■疫学

MPAL-B/T と MPAL-B/T/M はそれぞれ MPAL の 6%，3% を占める．両疾患とも小児，思春期，若年成人に発症し，発症年齢中央値は 15 歳までである．MPAL-T/Mk は非常に稀で，乳児の発症が報告されている．いずれも男性の発症頻度が高い．

■芽球の特徴

多くの症例で形態的に本亜型特有の所見はない．リンパ芽球，骨髄芽球，巨核芽球などに類似

2章 ◆ 骨髄系腫瘍

することがある．MPAL-B/T の多くは CD34, CD117 が陽性で，さらに T 細胞系表面マーカーと骨髄性表面マーカーが 1～数個陽性となる．MPAL-T/Mk の多くは CD34, CD117，巨核球系（CD41, CD42, CD61），cCD3，骨髄系マーカー（CD13, CD33），CD56 が陽性である．一方，MPO, HLA-DR, CD1a, TdT は陰性である．MPAL-B(or T)/Erythroid と MPAL-B/Mk は報告されていない[5]．

MPAL-B/T と MPAL-B/T/M では，多くの症例で染色体異常が認められる．遺伝子変異は *PHF6*（50%），*JAK3*（40%），*NOTCH, RUNX1, ETV6, IL7R*（いずれも 25% まで），*PTPN11, TP53*（いずれも 15% まで），*WT1*（10%），*DNMT3A*（5%）などが認められる．融合遺伝子として，*SET::NUP214, DDX3X::MLLT10, CRBN::GABRB2, SEM4B::BCL11A* が認められる．

MPAL-T/Mk では，多くの症例で染色体異常が認められる．非構造的トリソミー 21，*CBFA2T3::GLIS2, CBFA2T3::GLIS3* などがみられる[6,7]．

■ 診断のための分子病理

染色体分析と遺伝子異常の検討が必要である．*KMT2A* 再構成や *BCR::ABL1* 融合遺伝子といった特定の遺伝子異常を除外しなければならない．*PHF6, RUNX1, CBFA2T3::GLIS2* などの異常の有無が診断の一助となる．

■ 診断基準

必須項目：

- 骨髄 / 末梢血での芽球比率は 20% 以上
- B 細胞系，T 細胞系，Mk 系の表面マーカーが組み合わされて陽性となる
- 特定の遺伝子変異を有する MPAL，MPAL-B/Myeloid, MPAL-T/Myeloid の診断基準を満たさない
- 細胞傷害性治療の既往がない
- 骨髄性腫瘍の既往がない

■ 予後および予測

MPAL の他の亜型との予後の違いは明確ではない．MPAL-T/Mk の予後は不良である[8]．

● 文献

1) WHO Classification of Tumours Editorial Board. Haematolymphoid tumours [Internet]. Lyon (France): International Agency for Research on Cancer; 2024. (WHO classification of tumours series, 5th ed.; vol. 11). Available from: https://tumourclassification.iarc.who.int/chapters/63.

2) Khoury JD, Solary E, Abla O, et al. The 5th edition of the World Health Organization classification of haematolymphoid tumours: myeloid and histiocytic/dendritic neoplasms. Leukemia. 2022; 36: 1703-19.

3) Klairmont MM, Choi JK. Mixed-phenotype acute leukemia, T/megakaryoblastic. Blood. 2018; 132: 2418.

4) Mi X, Griffin G, Lee W, et al. Genomic and clinical characterization of B/T mixed phenotype acute leukemia reveals recurrent features and T-ALL like mutations. Am J Hematol. 2018; 93: 1358-67.

5) Yan L, Ping N, Zhu M, et al. Clinical, immunophenotypic, cytogenetic, and molecular genetic features in 117 adult patients with mixed-phenotype acute leukemia defined by WHO-2008 classification. Haematologica. 2012; 97: 1708-12.

6) Matutes E, Pickl WF, Van't Veer M, et al. Mixed-phenotype acute leukemia: clinical and laboratory features and outcome in 100 patients defined according to the WHO 2008 classification. Blood. 2011; 117: 3163-71.

7) Alexander TB, Gu Z, Iacobucci I, et al. The genetic basis and cell of origin of mixed phenotype acute leukaemia. Nature. 2018; 562: 373-9.

8) Alexander TB, Etan Orgel E. Mixed phenotype acute leukemia: current approaches to diagnosis and treatment. Curr Oncol Rep. 2021; 23: 22.

〈山内高弘〉

系統不明な急性白血病，非特定型
Acute leukaemia of ambiguous lineage, NOS

■定義

系統不明な急性白血病，非特定型(acute leukaemia of ambiguous lineage, NOS: ALAL-NOS)は系統特異的な免疫表現型を示さない亜型である[1,2]．

■臨床的特徴

患者は他の急性白血病と同様の臨床的特徴を示し，典型的には血球減少症に基づく症状を呈する．芽球は骨髄/末梢血に浸潤する．

■疫学

報告が少なく，不明である．

■芽球の特徴

芽球は幼弱で，特定の分化の特徴を有さない．芽球の免疫表現型は特定の細胞系表面マーカーパターンを示さない．むしろ AUL, MPAL, その他の特定の系統の白血病にも分類できないパターンを示す．例えば，CD5 や CD7 は陽性だが cCD3 は陰性，CD13 や CD33 は陽性だが MPO は陰性，CD19 は陽性だがそれ以外の B 細胞性マーカーは陰性，などである．遺伝子異常についての報告は少なく，十分解明されていない[3]．RAS シグナル経路や NOTCH シグナル経路，エピジェネティック変異，*RUNX1* 異常が報告されている[4]．

■診断のための分子病理

染色体分析と遺伝子異常の検討が必要である．*KMT2A* 再構成や *BCR::ABL1* といった特定の遺伝子変異を除外しなければならない．

■診断基準

必須項目：

• 骨髄/末梢血での芽球比率は 20% 以上

• 特定の系統に分類されうる細胞系表面マーカーを呈さない

• 特定の遺伝子変異を有する MPAL の診断基準を満たさない

■予後および予測

報告は少ないため十分解明されていないが，一般に予後は不良である．急性骨髄性白血病（AML）に準じる化学療法が行われるが，急性リンパ性白血病（ALL）の治療が奏効する症例も報告されている[5,6]．

2章 ◆ 骨髄系腫瘍

●文献

1) WHO Classification of Tumours Editorial Board. Haematolymphoid tumours [Internet]. Lyon (France): International Agency for Research on Cancer; 2024. (WHO classification of tumours series, 5th ed.; vol. 11). Available from: https://tumourclassification.iarc.who.int/chapters/63.

2) Khoury JD, Solary E, Abla O, et al. The 5th edition of the World Health Organization classification of haematolymphoid tumours: myeloid and histiocytic/dendritic neoplasms. Leukemia. 2022; 36: 1703-19.

3) Yan L, Ping N, Zhu M, et al. Clinical, immunophenotypic, cytogenetic, and molecular genetic features in 117 adult patients with mixed-phenotype acute leukemia defined by WHO-2008 classification. Haematologica. 2012; 97: 1708-12.

4) Merati G, Rossi M, Galli A, et al. Enrichment of double RUNX1 mutations in acute leukemias of ambiguous lineage. Front Oncol. 2021; 11: 726637.

5) Heesch S, Neumann M, Schwartz S, et al. Acute leukemias of ambiguous lineage in adults: molecular and clinical characterization. Ann Hematol. 2013; 92: 747-58.

6) Lee HG, Baek HJ, Kim HS, et al. Biphenotypic acute leukemia or acute leukemia of ambiguous lineage in childhood: clinical characteristics and outcome. Blood Res. 2019; 54: 63-73.

〈山内高弘〉

急性未分化白血病
Acute undifferentiated leukaemia

■定義

急性未分化白血病（acute undifferentiated leukaemia: AUL）は造血幹細胞の細胞表面マーカーを有するが，特定の細胞系統に割り当てられる表面マーカーを全く有さない急性白血病である[1,2]．

■臨床所見

患者は他の急性白血病と同様の臨床的特徴を示し，典型的には血球減少症に基づく症状を呈する．芽球は骨髄および末梢血に浸潤する[3]．

■疫学

AUL は急性白血病の 1～2% を占める．成人に多く，男女比は 1.5：1 である．診断の進歩とともに AUL の頻度は減少している[3]．

■芽球の特徴

芽球の形態学的特徴はないが，幼若で，特定の系統の細胞所見を有さない．芽球は MPO 染色や SBB 染色に陰性である．極めて稀に非特異的エステラーゼ染色に陽性となる．およそ 40% の症例では染色体異常が認められる．芽球の免疫表現型は系統特異的な細胞表面マーカーを有さない．定義として，cCD3, MPO, cCD22, CD79a, 強い CD19 など B 細胞系表面マーカー，さらには NK 細胞や巨核球系，好塩基球，形質細胞様樹状細胞のマーカーを有さない．典型的には，芽球は骨髄系マーカーを 1 つ（CD13, CD33, CD117）を有し，2/3 ではさらに骨髄系マーカーをもう 1 つ，1/3 では骨髄系マーカーを有さない．CD34, HLA-DR, TdT はしばしば陽性となる．一方で，CD7, CD56 はほとんど陽性とならない．よくみられる遺伝子変異は *PHF6, RUNX1, SRSF2,*

ASXCL1, BCOR である．*SET::NUP214* のような融合遺伝子もみられる．*RUNX1* 変異や *ASXL1* 変異を有する AUL の分子病態は ALL よりも AML に近いことが示唆される．一方，*PHF6* 変異を有する AUL は T 細胞性 / 骨髄性混合表現型急性白血病や T 前駆細胞 ALL と連続した生物学的特徴を有すると考えられる [4,5]．

■診断のための分子病理

染色体分析と遺伝子レベルの検討が必要である．

■診断基準

必須項目：

- 骨髄 / 末梢血での芽球比率は 20% 以上
- 系統特異的な細胞表面マーカーは陰性
- 特定の遺伝子変異を有する MPAL や稀な MPAL 亜型の診断基準を満たさない
- AUL は低分化型 AML，MPAL 亜型，他の非血液がんとの鑑別が必要である

■予後および予測

稀な疾患亜型であり，標準治療は確立されていない．

●文献

1) WHO Classification of Tumours Editorial Board. Haematolymphoid tumours [Internet]. Lyon (France): International Agency for Research on Cancer; 2024. (WHO classification of tumours series, 5th ed.; vol. 11). Available from: https://tumourclassification.iarc.who.int/chapters/63.
2) Khoury JD, Solary E, Abla O, et al. The 5th edition of the World Health Organization classification of haematolymphoid tumours: myeloid and histiocytic/dendritic neoplasms. Leukemia. 2022; 36: 1703-19.
3) Kurosawa S, Toya T, Kishida Y, et al. Outcome of patients with acute undifferentiated leukemia after allogeneic hematopoietic stem cell transplantation. Leuk Lymphoma. 2018; 59: 3006-9.
4) Weinberg O, Hasserjian RP, Baraban E, et al. Clinical, immunophenotypic, and genomic findings of acute undifferentiated leukemia and comparison to acute myeloid leukemia with minimal differentiation: a study from the bone marrow pathology group. Mod Pathol. 2019; 32: 1373-85.
5) Qasrawi A, Gomes V, Chacko CA, et al. Acute undifferentiated leukemia: data on incidence and outcomes from a large population-based data base. Leuk Res. 2020: 89: 106301.

〈山内高弘〉

3章 組織球性および樹状細胞腫瘍
Histiocytic/dendritic cell neoplasms

はじめに

　組織球性および樹状細胞腫瘍（histiocytic/dendritic cell neoplasms）の項目は，WHO 分類第5版では，第4版から以下の点が変更された 表 3-1 .

　① WHO 分類第4版では，histiocytic/dendritic cell neoplasms の章は lymphoma や immunodeficiency associated LPD の後に位置していたが，第5版では myeloid/lymphoid neoplasms の後に移動した．この変更は，これらの疾患が monocytic/histiocytic/dendritic linage に分化する common myeloid progenitor に由来するという認識が得られたことによる．② blastic plasmacytoid dendritic cell neoplasm（BPDCN）は独立した章に記載されていたが，今回 histiocytic/dendritic cell neoplasms のカテゴリーに加わった．③ Rosai-Dorfman disease（RDD），ALK-positive histiocytosis，mature plasmacytoid dendritic cell proliferation associated with myeloid neoplasm が新たに histiocytic/dendritic cell neoplasms に加わった．④ follicular dendritic sarcoma と fibroblastic reticular cell tumor は，mesenchymal stem cell 由来であることから，histiocytic/dendritic cell neoplasms のカテゴリーから stromal-derived neoplasms of lymphoid tissue のカテゴリーに移動した．

表 3-1 **Histiocytic/dendritic cell neoplasms の組織学的分類（WHO 分類第5版）**

1. Plasmacytoid dendritic cell neoplasms
   Plasmacytoid dendritic cell neoplasms
   1) Mature plasmacytoid dendritic cell proliferation associated with myeloid neoplasm
   2) Blastic plasmacytoid dendritic cell neoplasm（BPDCN）
2. Langerhans cell and other dendritic cell neoplasms
   Langerhans cell neoplasms
   1) Langerhans cell histiocytosis（LCH）
   2) Langerhans cell sarcoma（LCS）
   Other dendritic cell neoplasms
   1) Indeterminate dendritic cell tumour
   2) Interdigitating dendritic cell sarcoma
3. Histiocyte/macrophage neoplasms
   Histiocytic neoplasms
   1) Juvenile xanthogranuloma（JXG）
   2) Erdheim-Chester disease（ECD）
   3) Rosai-Dorfman disease（RDD）
   4) ALK-positive histiocytosis
   5) Histiocytic sarcoma

はじめに

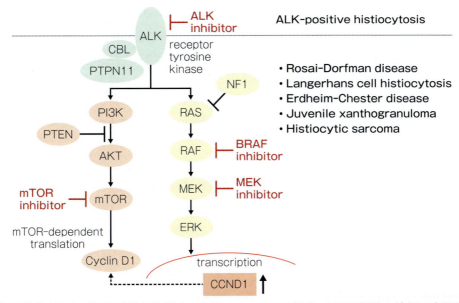

図 3-1 組織球症および組織球性細胞腫瘍に共通する MAPK 経路・PI3K 経路の遺伝子変異とこれらの経路の構成要素を標的とする阻害薬

組織球症および組織球性細胞腫瘍は，さまざまな臨床的および病理学的特徴を示すが，これらの疾患には頻度が異なるものの共通して MAPK 経路や PI3K 経路の活性化に関与する遺伝子変異がみられる．ALK 陽性組織球症では ALK の活性化を介して MAPK 経路への伝達がみられる．これらの経路の構成要素を標的とする阻害薬は，組織球症および組織球性細胞腫瘍の患者に対して有効であることが報告されている．
(Jaffe ES, Chan JKC. Blood. 2022; 139: 157-59[2] より改変)

■ 組織球性および樹状細胞腫瘍に関する最近の知見

1) 組織球症および組織球性細胞腫瘍に共通する遺伝子異常

　腫瘍の遺伝子異常に関する知見の大幅な増加によって，組織球症および組織球性細胞腫瘍〔ランゲルハンス細胞組織球症/肉腫（LCH/LCS），エルドハイム・チェスター病（ECD），若年性黄色肉芽腫（JXG），RDD，組織球肉腫〕に共通する遺伝子異常が明らかになってきた．これらの疾患には頻度が異なるものの共通して MAPK 経路（*BRAF, ARAF, MAP2K1, NRAS, KRAS* など）や PI3K 経路（*PIK3CA, PIK3CD* など）の遺伝子に変異がみられる[1] 図 3-1 ．ALK 陽性組織球症では ALK の活性化を介する MAPK 経路への伝達がみられる[3]．これらの知見から，上記の疾患に対して BRAF 阻害薬，MEK 阻害薬，ALK 阻害薬や mTOR 阻害薬などの活性化伝達経路を標的とした治療薬が投与されるようになった．

2) 血液疾患との関連

　組織球性および樹状細胞腫瘍にはリンパ系腫瘍や骨髄球系疾患との関連がみられることがある．

- リンパ系腫瘍との関連

　大部分の組織球性および樹状細胞腫瘍は *de novo* に生じるが，一部の症例（LCH/LCS, ALK 陽性組織球症，組織球肉腫，指状嵌入樹状細胞肉腫，BPDCN）はリンパ系腫瘍と同時に発症，あるいは既往が認められる[4-8]．関連するリンパ系腫瘍は濾胞性リンパ腫，慢性リンパ性白血病/

3章 ◆ 組織球性および樹状細胞腫瘍

小リンパ球性リンパ腫, T/B 細胞リンパ芽球性白血病 / リンパ腫であることが多い[7]. リンパ系腫瘍関連の組織球症および組織球性細胞腫瘍には通常, リンパ系腫瘍と同一の IGH 遺伝子, TCR 遺伝子の再構成が認められ, 濾胞性リンパ腫と関連がある症例では t(14;18) もみられる. このような現象はリンパ腫細胞の分化転換によるものと考えられている. リンパ系腫瘍との関連がみられない散発例 (LCH, ALK 陽性組織球症, 組織球肉腫, 指状嵌入樹状細胞肉腫) にも比較的高頻度に IGH 遺伝子, IGK 遺伝子, TCR 遺伝子の再構成がみられることがあるとの報告がある[9-11].

• 骨髄球系疾患との関連

疾患名の通り, 骨髄性腫瘍を伴う成熟形質細胞様樹状細胞増殖症は骨髄球系腫瘍と関連がある. BPDCN の患者 20 ～ 30% に骨髄異形成 / 増殖性腫瘍 (MDS/MPN) の既往あるいは合併がみられる. 組織球症および組織球性細胞腫瘍にも骨髄増殖性腫瘍 (MPN) との関連が認められることがある. LCH が発生した後に AML が生じるとの報告や, ECD の 10 ～ 15% 程度に骨髄疾患〔MPN, 骨髄異形成症候群 (MDS), mixed MDS/MPN など〕がみられるとの報告がある[12,13].

3) Mixed histiocytosis (MH)

複数の組織球症および組織球性細胞腫瘍が同一症例に認められるという報告があり, それらの疾患は共通する遺伝子異常を示すことが多い. LCH/ECD の組み合わせが最も多いが, LCH/RDD, LCH/JXG, ECD/RDD, ECD/LCH/RDD の報告もある[11].

おわりに

分子生物学的知見の増加によって, WHO 分類第5版では組織球性および樹状細胞腫瘍の項目の構成が変わった. この項目に含まれる組織球症および組織球性細胞腫瘍は幅広い臨床的および病理学的特徴を示し, 頻度が異なるものの共通する遺伝子変異がみられる. これらの疾患の中には共通する組織像を呈する疾患もあり, 複数の組織球症および組織球性細胞腫瘍が同一症例に認められることがあるなど, ユニークな特徴がみられる. 多くの症例は組織像と免疫染色所見で診断可能であるが, HE 所見や免疫学的表現型がオーバーラップするために診断が難しい症例がある. HE 所見, 免疫染色所見 (それぞれの免疫染色の陽性細胞の割合, 強度, 特異度を含めた検討が必要), 臨床所見などをあわせて総合的に判断することが重要である.

●文献

1) Emile JF, Cohen-Aubart F, Collin M, et al. Histiocytosis. Lancet. 2021; 398: 157-70.
2) Jaffe ES, Chan JKC. Histiocytoses converge through common pathways. Blood. 2022; 139: 157-9.
3) Kemps PG, Picarsic J, Durham BH, et al. ALK-positive histiocytosis: a new clinicopathologic spectrum highlighting neurologic involvement and responses to ALK inhibition. Blood. 2022; 139: 256-80.
4) West DS, Dogan A, Quint PS, et al. Clonally related follicular lymphomas and Langerhans cell neoplasms: expanding the spectrum of transdifferentiation. Am J Surg Pathol. 2013; 37: 978-86.
5) Leveque E, Rouch A, Syrykh C, et al. ALK-positive histiocytosis associated with chronic lymphocytic leukaemia/small lymphocytic lymphoma: a multitarget response under ibrutinib. Virchows Arch. 2021; 478: 779-83.
6) Egan C, Lack J, Skarshaug S, et al. The mutational landscape of histiocytic sarcoma associated with lym-

phoid malignancy. Modern Pathol. 2021; 34: 336-47.

7) Xiao W, Amador C, Cook JR, et al. B-cell lineage neoplasms transdifferentiating into histiocytic/dendritic cell neoplasms: diversity, differentiation lineage, genomic alterations, and therapy: Report from the 2021 SH/EAHP Workshop. Am J Clin Pathol. 2023; 159: 522-37.

8) Shao H, Xi L, Raffeld M, et al. Clonally related histiocytic/dendritic cell sarcoma and chronic lymphocytic leukemia/small lymphocytic lymphoma: a study of seven cases. Mod Pathol. 2011; 24: 1421-32.

9) Osako T, Kurisaki-Arakawa A, Dobashi A, et al. Distinct clinicopathologic features and possible pathogenesis of localized ALK-positive histiocytosis of the breast. Am J Surg Pathol. 2022; 46: 344-52.

10) Chen W, Lau SK, Fong D, et al. High frequency of clonal immunoglobulin receptor gene rearrangements in sporadic histiocytic/dendritic cell sarcomas. Am J Surg Pathol. 2009; 33: 863-73.

11) Chen W, Wang J, Wang E, et al. Detection of clonal lymphoid receptor gene rearrangements in langerhans cell histiocytosis. Am J Surg Pathol. 2010; 34: 1049-57.

12) Papo M, Diamond EL, Cohen-Aubart F, et al. High prevalence of myeloid neoplasms in adults with non-Langerhans cell histiocytosis. Blood. 2017; 130: 1007-13.

13) Cohen Aubart F, Roos-Weil D, Armand M, et al. High frequency of clonal hematopoiesis in Erdheim-Chester disease. Blood. 2021; 137: 485-92.

〈高橋恵美子〉

3章 ◆ 組織球性および樹状細胞腫瘍

1節 形質細胞様樹状細胞腫瘍
Plasmacytoid dendritic cell neoplasms

形質細胞様樹状細胞腫瘍
Plasmacytoid dendritic cell neoplasms

骨髄性腫瘍を伴う成熟形質細胞様樹状細胞増殖症
Mature plasmacytoid dendritic cell proliferation associated with myeloid neoplasm

■ 定義

骨髄性腫瘍を伴う成熟形質細胞様樹状細胞増殖症（mature plasmacytoid dendritic cell proliferation associated with myeloid neoplasm: MPDCP）は，骨髄性腫瘍を背景に低異型度の形態を示す形質細胞様樹状細胞（pDC）のクローナルな増殖である．

■ 臨床・疫学

主に男性．年齢中央値は 69 〜 72 歳．病変は皮膚や骨髄でみられ，リンパ節は非常に稀．慢性骨髄単球性白血病（CMML）で最もよく報告され，急性骨髄性白血病（AML），骨髄異形成腫瘍，骨髄増殖性腫瘍でも認められている．

■ 病因

CMML と AML に関連して起きる MPDCP の発病メカニズムが同じであるかどうかは不明であるが，CMML では活性化 RAS 経路に変異を有する症例で認められ[1]，AML では CD34 陽性芽球と遺伝子変異を共有し，*RUNX1*変異に関連して発生することがよく知られている[1]．

■ 組織像

MPDCP はクロマチンの凝集した円形から楕円形の偏心性核を有し，時に空胞を伴う両染性細胞質を示す中型細胞からなる．核分裂像はみられない．骨髄標本では結節性に集簇し，小リンパ球の介在あるいは縁取りを伴うことがある[1,2]．ただし，AML では集簇像ははっきりせず，間質に分布する．

■ 免疫形質

フローサイトメトリーでは，MPDCP は骨髄あるいは末梢血中の非赤血球系有核細胞の 2% 以上と定義される[2]．通常，CD123，TCF4，CD2AP，SPIB，CD303，CD304，MX1 などの成熟 pDC の免疫表現型を認めるが，CD303，TCL1 などの発現消失や CD34，CD56，TdT の異常な発現も知られている[2,3]．なお，CMML でみられる MPDCP の結節内の pDC は成熟型であるが，AML でみられる pDC は未熟型（CD34$^+$，CD303$^{dim/-}$）から成熟型（CD34$^-$，CD303$^+$）までの段階が認められる．

■ 鑑別診断

感染症，全身性エリテマトーデス，菊池・藤本病，Castleman 病など，一部の状況でよくみら

れる反応性タイプの成熟 pDC 増殖は，MPDCP の対象にはならないため，除外する必要がある．

診断基準

必須項目：

- CD123 および / またはその他の pDC マーカーが発現する形質細胞様形態を示す成熟細胞が蓄積し，特定の骨髄腫瘍と関連していること

望ましい項目：

- 異常な pDC 免疫表現型，CD56 の発現が欠如しているか，または低い / 部分的であること

予後

MPDCP の存在は，関連する骨髄性腫瘍の有害な転帰と相関することが示されており[2]，その認識は治療に影響を与える可能性がある．

● 文献 --

1) Lucas N, Duchmann M, Rameau P, et al. Biology and prognostic impact of clonal plasmacytoid dendritic cells in chronic myelomonocytic leukemia. Leukemia. 2019; 33: 2466-80.
2) Xiao W, Chan A, Waarts MR, et al. Plasmacytoid dendritic cell expansion defines a distinct subset of RUNX1-mutated acute myeloid leukemia. Blood. 2021; 137: 1377-91.
3) Zalmaï L, Viailly P-J, Biichle S, et al. Plasmacytoid dendritic cells proliferation associated with acute myeloid leukemia: phenotype profile and mutation landscape. Haematologica. 2021; 106: 3056-66.

〈田丸淳一〉

芽球性形質細胞様樹状細胞腫瘍
Blastic plasmacytoid dendritic cell neoplasm

定義

芽球性形質細胞様樹状細胞腫瘍（blastic plasmacytoid dendritic cell neoplasm: BPDCN）は，未熟な形質細胞様樹状細胞（pDC）からなる腫瘍で，高率な皮膚病変と全身播種を特徴とする．1999年，Lúcio らは樹状細胞マーカーである CD123 を発現するリンパ腫として，"CD123hi dendritic cell lymphoma" と報告したが[1]，2001年 WHO 分類第3版で NK 細胞マーカーである CD56 の発現から "blastic NK cell lymphoma" と提唱された．その後，本疾患は pDC 起源であることが認識され，2008年 WHO 分類第4版では芽球性形質細胞様樹状細胞腫瘍（BPDCN）とされ，白血病様の進展様式を示すことにより急性骨髄性白血病（AML）の一亜型となった．改訂第4版では AML から独立し，第5版では腫瘍細胞起源に基づき組織球 / 樹状細胞性腫瘍に組み込まれた．

疫学・臨床

高齢男性の発生が多い稀な疾患である．全年齢層で経験されるが，二峰性の年齢分布パターンがみられる．皮膚病変として発症することが多く，上胸部，頭頸部，上肢に発生する傾向がある．特異的な病変形態は認識されていない．粘膜発症は稀である．白血病症状で発症する症例もあり，末梢血血球減少に基づく症状を示すことが多い．先行性または同時性に骨髄異形成または骨髄異

形成/骨髄増殖性腫瘍を伴う症例が 20〜30% 知られている[2,3]．悪性腫瘍に対する細胞傷害性治療後に発症した症例も知られている[4]．

■ 病因・病態

pDC 由来の腫瘍細胞は，異常な NF-κB 経路の活性化を伴い，I 型 interferon のシグナル伝達の欠陥は E-cadherin 発現に関与していると推測される．そして，BET 蛋白の BRD4 の制御下において樹状細胞共通の前駆細胞から pDC への分化を調整している E-box 転写因子 TCF4（E2-2）が，本疾患には必須の役割を担っている[5]．

Monoallelic および biallelic な 12p13/*ETV6* の欠失がほとんどの症例で認められ，病変がみつかっていない症例の骨髄からも検出され，疾患初期のイベントであることが示唆されている[6]．BPDCN の 75% は複雑な核型を示し，コピー数の減少が増加よりも多く，腫瘍抑制遺伝子または G1/S 移行に関連する遺伝子（*CDKN2A*，*CDKN2B*，*CDKN1B*，*RB1*，*NR3C1* など）が関与する．半数例以上で epigenetic な制御機構に関与する遺伝子（*TET2*，*ASXL1* など）に変異がみられる．RNA splicing に関与する遺伝子（*ZRSR2*，*SRSF2*，*U2AF1*，*SF3B1* など）にも変異がみられ，*ZRSR2*（Xp22.2）の不活化変異は男性でのみみられ，BPDCN における男性優位を支える要因と考えられる[7]．*NRAS*（27.3%），*KRAS*（9.1%），*ATM*（21.2%）の変異は相互排他的のようである[8]．BPDCN と慢性骨髄単球性白血病が共通のクローン性分子遺伝病変を有していることが報告されている．

Sakamoto らは，本邦症例の検討にて 38% に MYC 再構成〔転座相手としては 6p21（*RUNX2* 遺伝子座）が高頻度〕および MYC 過剰発現を認め，腫瘍細胞が免疫芽球様形態をとる症例と関連していることを報告している[9]．*MYB* 再構成（20%）および *MYBL1* 再構成（1%）も報告されており，小児でより頻度が高い[10]．

■ 病理組織

多くの症例は皮膚を侵し，真皮を主体に増生し 図 3-2 ，皮下組織にも及ぶが表皮や付属器は

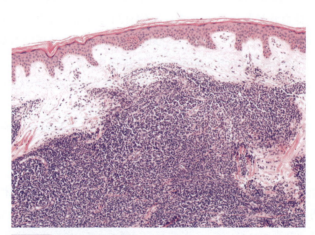

図 3-2　BPDCN 症例
腫瘍細胞の真皮内びまん性増殖を呈する．

1節 ■ 形質細胞様樹状細胞腫瘍

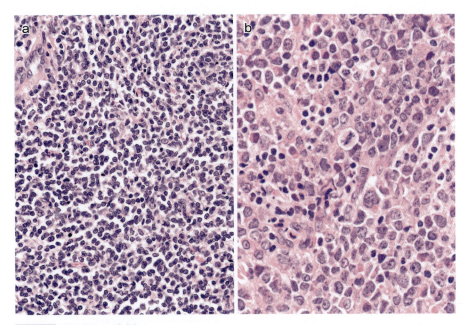

図 3-3 BPDCN 症例
a）リンパ芽球様腫瘍細胞の単調な増殖，b）大小不同を伴う腫瘍細胞の増殖像をみる症例もある．

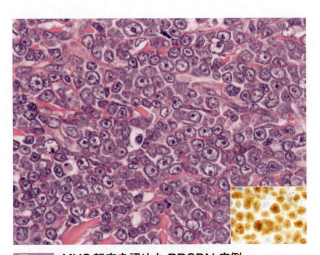

図 3-4 *MYC* 転座を認めた BPCDN 症例
類円形核の中央に明瞭な核小体を有し，両染性細胞質からなる免疫芽球様腫瘍細胞のびまん性増殖を呈する．inset: MYC 核発現

通常保持されている．腫瘍はリンパ芽球あるいは骨髄芽球に似た中型の未熟芽球様細胞のびまん性増殖を呈する 図 3-3a, b ．腫瘍細胞は繊細なクロマチンと不明瞭あるいは小さな核小体を有する類円形から不整形核と少量から中等量の細胞質からなる．また，前述のように，免疫芽球様形態を示す症例もあり，しばしばMYC過剰発現を認める 図 3-4 inset ．リンパ節では濾胞間や髄質領域が侵される 図 3-5a,b ．

3章 ◆ 組織球性および樹状細胞腫瘍

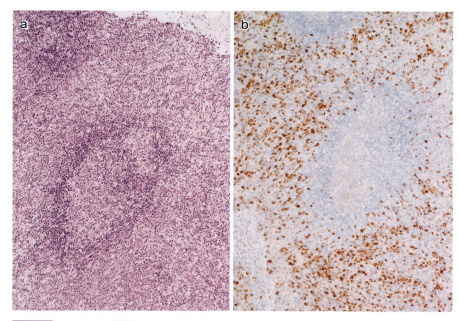

図 3-5 BPDCN 症例のリンパ節病変
a) 二次リンパ濾胞周囲に腫瘍細胞の増殖が認められる．b) CD123 陽性腫瘍細胞

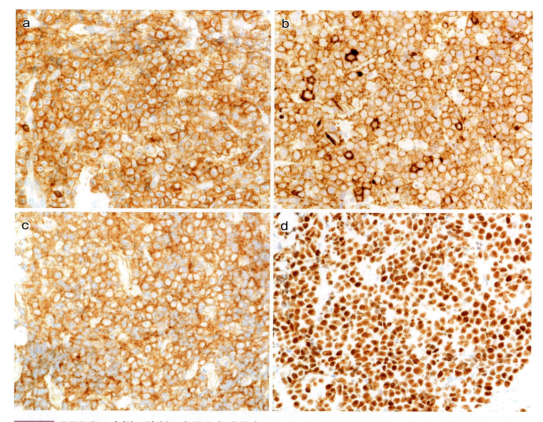

図 3-6 BPDCN 症例の診断に有用な免疫染色
a) CD4 陽性像，b) CD56 陽性像，c) CD123 陽性像，d) TCF4 陽性像

表 3-2	BRDCN 診断に有用なマーカー

- pDC マーカー：CD123，TCF4，TCL1，CD303，CD304
- BPDCN陽性マーカー：pDCマーカー，CD4，CD56
- BPDCN陰性マーカー：CD3，CD14，CD19，CD20，CD34，lysozyme，myeloperoxidase
- 他のpDCマーカー：CD2AP，SPIB，E-cadherin，MX1
- 発現のみられることのあるマーカー：CD2，CD7，CD33，CD36，CD38，CD43，CD45RA，CD79a，BCL2，TdT

■ 免疫形質

　pDC のマーカーとしては，CD123（interleukin-3 receptor α-chain），TCF4，TCL1，CD303，CD304 が知られており，これらに加えて CD4，CD56 の発現が認められる 図 3-6a, b, c, d ．なお，リンパ系や骨髄系の lineage marker，すなわち，CD3，CD14，CD19，CD20，lysozyme，myeloperoxidase などは陰性であり，CD34 の発現は pDC 分化を伴う AML の特徴とされており BPDCN では陰性である．Ki-67 labeling index は高率である．BPDCN での CD4，CD56，CD123 の発現は知られているが，これらは AML でも認められ，表 3-2 に示すように，診断には CD4，CD56，CD123 の発現に加えて他の pDC マーカー 1 つの発現をみるか，pDC マーカーどれか 3 つの発現を認めすべての陰性マーカーを確認できることが必要である．

■ 鑑別診断

　免疫形質発現に加えて，臨床的，細胞学的に共通性の高い AML との鑑別が特に重要である．CD4，CD56 の発現に加えて，CD123 や他の pDC マーカーの発現を認め，リンパ系や骨髄系の lineage marker 発現のないことを確認することが肝要である．

■ 診断基準

必須項目：

- 芽球様形態で、pDC 分化を伴う未熟細胞の増生

望ましい項目：

- リンパ系あるいは骨髄系マーカーは認められず，CD34陰性．Ki-67 labeling index 高値

■ 予後

　リンパ芽球性白血病 / リンパ腫（LBL/L）または高リスクリンパ腫レジメンで治療された患者の転帰は不良で，全生存期間の中央値は8.7〜24 カ月である[11]．皮膚だけが侵される症例と全身性の症例の転帰に有意な差は認められていない．CD123 標的薬剤である tagraxofusp（ジフテリア毒素に融合した interleukin 3 からなる融合蛋白質）が米国 FDA に承認され，その治療により，全奏効率と全生存率の改善がみられている[12]（本邦では希少疾病用医薬品の指定を受けている）．初回寛解期における同種造血幹細胞移植は，適格な患者において最高の転帰を示している[13]．小児 BPDCN は臨床的に攻撃性が低く，通常，高リスク LBL/L の化学療法と中枢神経系予防療法で治療し，より良好な転帰が得られている[14]．成人においても診断時および再発時に頻繁に中枢神経系を侵すことが認められており，治療および予後における今後の課題である．

3章 ◆ 組織球性および樹状細胞腫瘍

●文献 --

1) Lúcio P, Parreira A, Orfao A. CD123hi dendritic cell lymphoma: an unusual case of non-Hodgkin lymphoma. Ann Intern Med. 1999; 131: 549-50.

2) Alayed K, Patel KP, Konoplev S, et al. TET2 mutations, myelodysplastic features, and a distinct immunoprofile characterize blastic plasmacytoid dendritic cell neoplasm in the bone marrow. Am J Hematol. 2013; 88: 1055-61.

3) Khoury JD, Medeiros LJ, Manning JT, et al. CD56＋TdT＋ blastic natural killer cell tumor of the skin: a primitive systemic malignancy related to myelomonocytic leukemia. Cancer. 2002; 94: 2401-8.

4) Pagano L, Valentini CG, Pulsoni A, et al. Blastic plasmacytoid dendritic cell neoplasm with leukemic presentation: an Italian multicenter study. Haematologica. 2013; 98: 239-46.

5) Cisse B, Caton ML, Lehner M, et al. Transcription factor E2-2 is an essential and specific regulator of plasmacytoid dendritic cell development. Cell. 2008; 135: 37-48.

6) Tang Z, Li Y, Wang W, et al. Genomic aberrations involving 12p/ETV6 are highly prevalent in blastic plasmacytoid dendritic cell neoplasms and might represent early clonal events. Leuk Res. 2018; 73: 86-94.

7) Togami K, Chung SS, Madan V, et al. Sex-biased ZRSR2 mutations in myeloid malignancies impair plasmacytoid dendritic cell activation and apoptosis. Cancer Discov. 2022; 12: 522-41.

8) Stenzinger A, Endris V, Pfarr N, et al. Targeted ultra-deep sequencing reveals recurrent and mutually exclusive mutations of cancer genes in blastic plasmacytoid dendritic cell neoplasm. Oncotarget. 2014; 5: 6404-13.

9) Sakamoto K, Katayama R, Asaka R, et al. Recurrent 8q24 rearrangement in blastic plasmacytoid dendritic cell neoplasm: association with immunoblastoid cytomorphology, MYC expression, and drug response. Leukemia. 2018; 32: 2590-603.

10) Suzuki K, Suzuki Y, Hama A, et al. Recurrent MYB rearrangement in blastic plasmacytoid dendritic cell neoplasm. Leukemia. 2017; 31: 1629-33.

11) Taylor J, Haddadin M, Upadhyay VA, et al. Multicenter analysis of outcomes in blastic plasmacytoid dendritic cell neoplasm offers a pretargeted therapy benchmark. Blood. 2019; 134: 678-87.

12) Pemmaraju N, Lane AA, Sweet KL, et al. Tagraxofusp in blastic plasmacytoid dendritic-cell Neoplasm. N Engl J Med. 2019; 380: 1628-37.

13) Bashir Q, Milton DR, Popat UR, et al. Allogeneic hematopoietic cell transplantation for patients with blastic plasmacytoid dendritic cell neoplasm(BPDCN). Bone Marrow Transplant. 2022; 57: 51-6.

14) Jegalian AG, Buxbaum NP, Facchetti F, et al. Blastic plasmacytoid dendritic cell neoplasm in children: diagnostic features and clinical implications. Haematologica. 2010; 95: 1873-9.

〈田丸淳一〉

2節 ランゲルハンス細胞および他の樹状細胞腫瘍
Langerhans cell and other dendritic cell neoslasms

ランゲルハンス細胞腫瘍
Langerhans cells neoplasms

ランゲルハンス細胞組織球症 / ランゲルハンス細胞肉腫
Langerhans cell histiocytosis/Langerhans cell sarcoma

■定義

　ランゲルハンス細胞組織球症（Langerhans cell histiocytosis: LCH）は myeloid dendritic cell 由来の腫瘍であり，ランゲルハンス細胞と同じ表現型（CD1a，CD207/langerin）を示す．ランゲルハンス細胞肉腫（Langerhans cell sarcoma: LCS）はランゲルハンス細胞と同じ表現型（CD1a，CD207/langerin）と高度の細胞異型を示す急速進行性の悪性腫瘍である．

　稀に LCH か LCS かの判別が難しい症例があり，組織所見，画像所見，臨床所見をあわせて総合的に判断する必要がある[1]．

■疫学

　LCH の年間発生率は小児では 100 万人あたり 5 〜 9 症例程度で，成人では 100 万人あたり 1 〜 2 症例程度である．LCS は極めて稀である．いずれも男性にやや多い傾向がある．

■臨床像

　LCH はさまざまな臓器に発生して幅広い臨床像を呈する疾患であり，病変部位，病変がある臓器の数，リスク臓器（骨髄，脾臓，肝臓）の病変の有無で分類される．WHO 分類第 5 版では，単一系統病変のみの single-system LCH（SS-LCH）と多系統に病変がみられる multi-system LCH（MS-LCH）に分類されている．

　SS-LCH は通常 1 歳以上の年長の小児や成人にみられ，1 臓器あるいは 1 系統のみに，単発あるいは多発の病変を認める．骨やその近傍の軟部組織，皮膚，リンパ節，下垂体に病変がみられることが多い[2]．成人の皮膚の SS-LCH の 20% は systemic な病変に進展する．

　MS-LCH は通常，新生児や幼児にみられ，2 種類以上の臓器・系統に病変を認める．骨，皮膚，下垂体，肝臓，脾臓に病変がみられることが多く，リンパ節，肺に病変を認めることもある．リスク臓器（骨髄，脾臓，肝臓）に病変がある場合は MS-LCH 高リスクと判断される．リスク臓器の病変は 1 歳以下にみられることが多く，ほぼ全例 5 歳以下である．

　SS-LCH，MS-LCH の骨病変はいずれも頭蓋顔面骨，大腿骨，脊髄，骨盤骨，肋骨に生じることが多い．中枢神経（視床下部，下垂体）の病変に伴って，内分泌機能障害や尿崩症がみられることがある．また，長期間にわたる LCH 関連神経変性によって進行性失調症，構音障害，測定障害，学習や心理社会的行動の障害が生じることもある．

Pulmonary LCH は肺のみに病変がみられるもので，通常喫煙歴を有する成人に生じる．発症年齢のピークは 20 ～ 40 歳である．
　LCS の大部分は皮膚，肺，骨，軟部組織などの節外に病変がみられる．45% 程度の症例では，肺，肝，脾臓，リンパ節，骨などの多臓器に病変が広がっている．20% 程度の症例は単発のリンパ節病変である．急速進行性の経過をたどり，死亡率は 50% 以上である．

■形態像
　LCH の腫瘍細胞は特徴的な形態を示す．腫瘍細胞は卵円形で，核に溝，切れ込み，折り重ねなどの核形不整がみられる 図3-7 ．核クロマチンは微細で，核小体は目立たず，核膜は薄い．胞体は豊かで，好酸性である．分葉状核，多核の腫瘍細胞もみられる．さまざまな割合で好酸球，組織球，リンパ球，好中球，形質細胞の混在がみられることも本疾患の特徴である．
　LCS は，核クロマチンの凝集や明瞭な核小体などの明らかな異型を示す多形性腫瘍の像を呈し，免疫学的表現型や電子顕微鏡所見はランゲルハンス細胞への分化を示す 図3-8 ．時に LCH でみられるような複雑な核溝を伴う細胞がみられることがあり，診断の手がかりになる．核分裂像は多く，好酸球が混在することもある．

■免疫学的表現型，染色体，遺伝子
　LCH の腫瘍細胞は CD1a，CD207/langerin，S100 が陽性である 図3-9 ．vimentin，CD68，HLA-DR も陽性で，CD45，lysozyme は部分的に陽性あるいは弱陽性のことが多い．B リンパ球マーカー，T リンパ球マーカー（CD4 を除く），CD30，濾胞樹状細胞マーカー（CD21，CD23，CD35）は陰性である[3]．Ki-67 labeling index は通常 10% 未満である．
　MAPK 経路の活性化が LCH の発症機序において中心的な役割を果たす．85% 以上の症例に MAPK 経路の遺伝子変異がみられ，ほぼ全例に p-ERK の発現がみられる．*BRAF* V600E の変異が最も頻度が高く，それについで *MAP2K1* 変異が認められる．*BRAF* V600E の変異の有無が

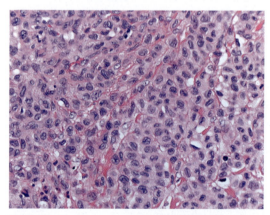

図 3-7 ランゲルハンス細胞組織球症（LCH）
腫瘍細胞の核には溝，切れ込みがみられ，ラグビーボール様あるいは木の葉が折れたような独特の形態を示す．核クロマチンは微細で，核小体は目立たず，核膜は薄い．好酸球の混在もみられる．

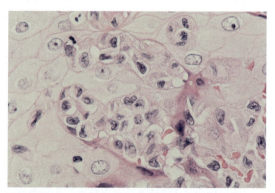

図 3-8 ランゲルハンス細胞肉腫（LCS）
核の多形性，核クロマチンの凝集，明瞭な核小体などの異型が認められるが，特徴的な核溝は認識可能である．

MS-LCH の予後に関連するとの報告がある.

LCS の免疫学的表現型は LCH と同様であるが，LCH マーカーが部分的にのみ陽性となることもある 図3-10 ． MAPK 経路の遺伝子変異がみられる症例もある.

LCH と LCS は，慢性リンパ性白血病，濾胞性リンパ腫，T 細胞性急性リンパ芽球性白血病などの血液疾患との関連がある症例があり，それらの症例には関連疾患と同じ IG, TCR の再構成，t(14;18) を示すことが報告されている[4-7]．

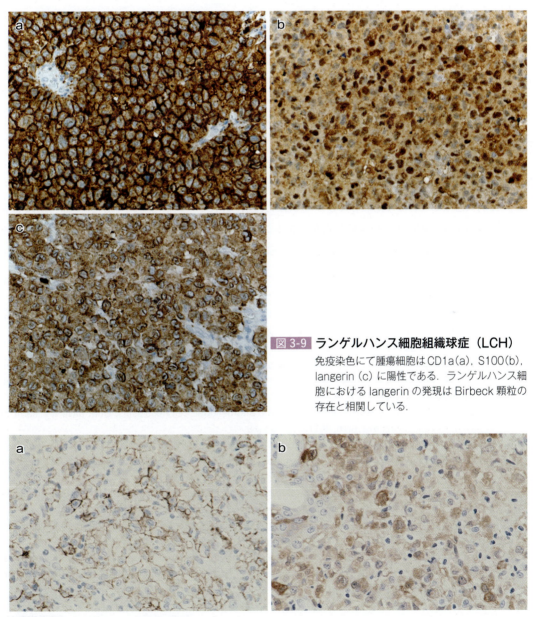

図 3-9 **ランゲルハンス細胞組織球症（LCH）**
免疫染色にて腫瘍細胞は CD1a(a), S100(b), langerin (c) に陽性である． ランゲルハンス細胞における langerin の発現は Birbeck 顆粒の存在と相関している.

図 3-10 **ランゲルハンス細胞肉腫（LCS）**
免疫染色にて腫瘍細胞は CD1a（a），S100（b）に部分的に陽性である.

■細胞学的所見

LCH と LCS はいずれも電子顕微鏡で特徴的な Birbeck 顆粒を認める[3].

■診断基準

LCH

必須項目：

- 組織学的 / 解剖学的所見が LCH に合致し，溝や切れこみのある核とランゲルハンス細胞の表現型（CD1a，CD207/langerin）を有する円形〜だ円形の大型組織球がみられる

望ましい項目：

- 低頻度の対立遺伝子検出のための感度の高い検査による MAPK 経路の変異解析

LCS

必須項目：

- 高度の細胞異型を伴う多形性組織球　　● 核分裂像の増加
- 免疫染色で CD1a，S100，CD207 が陽性（部分的にのみ陽性のこともある）

望ましい項目：

- 臨床的に腫瘍が急速に進行する　　● 分子異常（特に MAPK 経路の変化）

■鑑別診断

鑑別疾患として，他の組織球および樹状細胞腫瘍，悪性リンパ腫などが挙げられる．LCH は反応性の組織球の集簇巣との鑑別が問題となることもあり，形態学的所見，免疫染色，分布パターンをあわせた診断が必要となる．LCH は Erdheim-Chester 病，若年性黄色肉芽腫，Rosai-Dorfman 病と関連が認められることがある[8].

●文献

1) Emile JF, Abla O, Fraitag S, et al. Histiocyte Society. Revised classification of histiocytoses and neoplasms of the macrophage-dendritic cell lineages. Blood. 2016; 127: 2672-81.
2) Rodriguez-Galindo C, Allen CE. Langerhans cell histiocytosis. Blood. 2020; 135: 1319-31.
3) Pileri SA, Grogan TM, Harris NL, et al. Tumours of histiocytes and accessory dendritic cells: an immunohistochemical approach to classification from the International Lymphoma Study Group based on 61 cases. Histopathology. 2002; 41: 1-29.
4) Facchetti F, Pileri SA, Lorenzi L, et al. Histiocytic and dendritic cell neoplasms: what have we learnt by studying 67 cases. Virchows Arch. 2017; 471: 467-89.
5) Rodig SJ, Payne EG, Degar BA, et al. Aggressive Langerhans cell histiocytosis following T-ALL: clonally related neoplasms with persistent expression of constitutively active NOTCH1. Am J Hematol. 2008; 83: 116-21.
6) Shao H, Xi L, Raffeld M, et al. Clonally related histiocytic/dendritic cell sarcoma and chronic lymphocytic leukemia/small lymphocytic lymphoma: a study of seven cases. Mod Pathol. 2011; 24: 1421-32.
7) West DS, Dogan A, Quint PS, et al. Clonally related follicular lymphomas and Langerhans cell neoplasms: expanding the spectrum of transdifferentiation. Am J Surg Pathol. 2013; 37: 978-86.
8) Haroche J, Cohen-Aubart F, Emile JF, et al. Dramatic efficacy of vemurafenib in both multisystemic and refractory Erdheim-Chester disease and Langerhans cell histiocytosis harboring the BRAF V600E mutation. Blood. 2013; 121: 1495-500.

〈高橋恵美子〉

2節 ■ ランゲルハンス細胞および他の樹状細胞腫瘍

他の樹状細胞腫瘍
Other dendritic cell neoplasms

不確定型樹状細胞腫瘍
Indeterminate dendritic cell tumour

■定義
　不確定型樹状細胞腫瘍（indeterminate dendritic cell tumour）は中間型組織球症（intermediate cell histiocytosis）としても知られていて，紡錘形や類円形の腫瘍細胞の増生がみられ，免疫染色では樹状細胞のマーカー（CD1a，S100）を示し，CD207/langerin ランゲリン陰性である[1].

■疫学
　非常に稀で，数十例の報告がみられる．乳児から高齢者に発生するが，60歳以上に多く，若干男性に多い[1-7].

■臨床像
　典型的には，皮膚症状で，単発か多発の丘疹，結節，扁平浸潤で，全身症状は稀である．病変は真皮が主体で，脂肪織に浸潤することがある．

■形態像 図3-11
　浸潤はびまん性で，細胞は，核に彎入や切れ込みを示し，ランゲルハンス細胞様である．好酸性の豊かな細胞質を有していて，多核の巨細胞があることもある．核分裂像は多様である．またマクロファージ，リンパ球，好酸球の浸潤を伴うものもみられる．電顕ではBirbeck顆粒がない．

■免疫表現型
　免疫染色では，CD1a，S100は陽性で，CD207/langerinは陰性である．T細胞，B細胞，組織球のマーカーのCD163は陰性で，CD30にも陰性で，FDC（follicular dendritic cell）のマーカーであるCD21，CD23，CD35も陰性である．CD45，CD68，lysozyme，CD4，factor8，a-SMAは陽性のこともある．

■染色体，遺伝子
　一部のものでは低悪性度B細胞リンパ腫との関連が報告されている[2,7,8]．濾胞性リンパ腫との合併例ではt(14;18)とIgHの再構成を示す[8]．後日，急性骨髄性白血病となった症例もみられる[6]．また，*KRAS, MLL, BRAF*V600Eの変異の症例報告がある[9,10]．*ETV3-NCOA2*の相互転座を含むder(1)t(1;1)(p13;q21)やトリソミー21の報告がある[11]．

■細胞起源
　未熟なランゲルハンス細胞でCD1a陽性，CD207/langerin陰性である．

■診断基準
必須項目：
- 形態学的にランゲルハンス細胞を彷彿とさせる細胞による組織浸潤
- 病変細胞はS100およびCD1a陽性，CD207/langerin陰性

3章 ◆ 組織球性および樹状細胞腫瘍

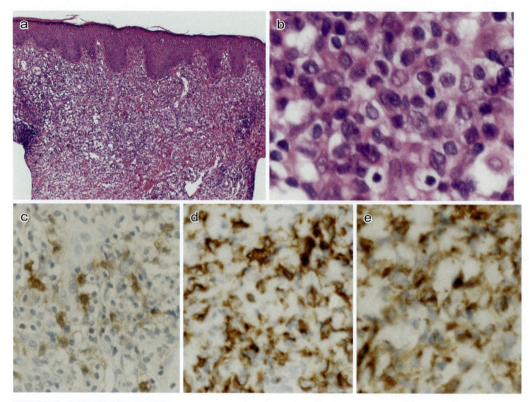

図 3-11 中間型樹状細胞腫瘍
病変は真皮が主体で，浸潤はびまん性で（a），細胞は，核に彎入や切れ込みを示し，ランゲルハンス細胞様である（b）．これらの細胞は，免疫染色でS100に一部陽性で（c），CD1a陽性で（d），CD68陽性（d）である．

- 多系統ランゲルハンス細胞組織球症の典型的な所見（骨溶解性病変，下垂体機能不全）がないこと

望ましい項目：

- Ki-67 labeling index による評価

■ 予後および予後因子

臨床経過は，多様で自然軽快したものや，急激に悪化したものまである．

● 文献 --------

1) WHO Classification of Tumours Editorial Board. Haematolymphoid tumours [Internet]. Lyon (France): International Agency for Research on Cancer; 2024. (WHO classification of tumours series, 5th ed.; vol. 11). Available from: https://tumourclassification.iarc.who.int/chapters/63.
2) Bonetti F, Knowles DM, Chilosi M, et al. A distinctive cutaneous malignant neoplasm expressing the Langerhans cell phenotype. Synchronous occurrence with B-chronic lymphocytic leukemia. Cancer. 1985; 55: 2417-25.
3) Berti E, Gianotti R, Alessi E. Unusual cutaneous histiocytosis expressing an intermediate immunophenotype between Langerhans' cells and dermal macrophages. Arch Dermatol. 1988; 124: 1250-3.
4) Wu CD, Wickert RS, Williamson JE, et al. Using fluorescence-based human androgen receptor gene assay to analyze the clonality of microdissected dendritic cell tumors. Am J Clin Pathol. 1999; 111: 105-10.

5) Sidoroff A, Zelger B, Steiner H, et al. Indeterminate cell histiocytosis--a clinicopathological entity with features of both X- and non-X histiocytosis. Br J Dermatol. 1996; 134: 525-32.

6) Vener C, Soligo D, Berti E, et al. Indeterminate cell histiocytosis in association with later occurrence of acute myeloblastic leukaemia. Br J Dermatol. 2007; 156: 1357-61.

7) Vasef MA, Zaatari GS, Chan WC, et al. Dendritic cell tumors associated with low-grade B-cell malignancies. Report of three cases. Am J Clin Pathol. 1995; 104: 696-701.

8) Sherif A, Rezk S, Spagnolo DV, et al. Indeterminate cell tumor: a rare dendritic neoplasm. Am J Surg Pathol. 2008; 32: 1868-76.

9) O'Malley DP, Agrawal R, Grimm KE, et al. Evidence of BRAF V600E in indeterminate cell tumor and interdigitating dendritic cell sarcoma. Ann Diagn Pathol. 2015; 19: 113-6.

10) Buser L, Bihl M, Rufle A, et al. Unique composite hematolymphoid tumor consisting of a pro-T lymphoblastic lymphoma and an indeterminate dendritic cell tumor: evidence for divergent common progenitor cell differentiation. Pathobiology. 2014; 81: 199-205.

11) Quint KD, Cleven AH, Vermeer MH. Special variant of histiocytosis. BMJ Case Rep. 2017; 25: 2017.

〈大島孝一〉

指状嵌入樹状細胞肉腫
Interdigitaing dendritic cell sarcoma

■定義

指状嵌入樹状細胞肉腫（interdigitaing dendritic cell sarcoma）はリンパ節の傍皮質領域に存在する指状嵌入細胞（interdigitating cell）から発生したと考えられる腫瘍で，紡錘形，卵円系の腫瘍細胞からなる．細胞悪性度，臨床的な症状も多岐に及ぶ[1]．

■疫学

非常に稀で症例報告にとどまり，1例を除き，すべて成人症例である[1-4]．若干，男性に多く，低悪性度B細胞リンパ腫〔慢性リンパ性白血病 / 小リンパ球性リンパ腫（CLL/SLL）や濾胞性リンパ腫（FL）〕に関連したものの報告がときどきあるが，T細胞リンパ腫に関連したものは稀である[5]．

■臨床像

単一のリンパ節病変が最も多いが，節外病変，特に皮膚の報告もある．また軟部組織，肝臓，脾臓の報告もある．単一のリンパ節病変の場合，無症状のことが多く，全身病変のときは倦怠感，発熱などを伴う．肝脾腫を伴うこともある[1-3]．

■形態像

リンパ節の場合，傍皮質領域に病変があり，車軸様やシート状の増殖パターンをとる．腫瘍細胞は，好酸性の豊富な細胞質をもち，核は紡錘形か卵円形で，クロマチンは顆粒状で，核分裂像は比較的少なく，多核の細胞を伴うこともある．エンペリポレーシス（emperipolesis, 反応性のリンパ球を内包する像）をみることがある 図3-12 ．壊死は少ない．リンパ球浸潤を伴うことが多く，形質細胞も伴うことがある．濾胞樹状細胞腫瘍と形態的には鑑別困難なことが多い．電子顕微鏡的には，核膜の嵌入とクロマチンの凝集を認める．デスモゾーム（desmosome），Birbeck

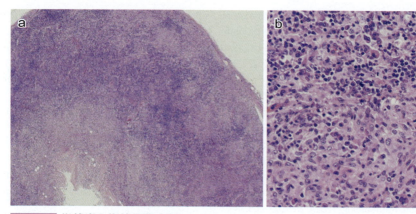

図 3-12 指状嵌入樹状細胞肉腫
傍皮質領域に病変があり，散在性の増殖パターンがみられる（a）．腫瘍細胞は，好酸性の豊富な細胞質をもち，核は紡錘形で，核分裂像は比較的少ない．またリンパ球の浸潤を伴う（b）．

顆粒はみられない．

■免疫表現型

S100，vimentin に陽性で，CD1a, CD207/langerin は陰性，Fastin に陽性で，CD68, lysozyme, CD45, p75, β-carenin に陽性である 図 3-13 ．濾胞樹状細胞のマーカーである CD21, CD23, CD35 には陰性である．T 細胞，B 細胞のマーカーは陰性で，CD30, MPO, CD34, EMA にも陰性である[1,2]．随伴するリンパ球は B 細胞ではなく，T 細胞である．

■染色体，遺伝子

濾胞性リンパ腫より移行して発症する症例に IGH の再構成や t(14;18) がみられる報告や MAPK 経路の異常（*BRAF* V600E, *KRAS*, *NRAS*, *MAP2K1* mutation）を認めるとする報告や *TET2*, *FBXW7* の遺伝子変異の報告がある[6-8]．

■細胞起源

指状嵌入細胞

■診断基準

必須項目：
- 豊富な細胞質と不明瞭な細胞境界を伴う紡錘形から類上皮様細胞の増殖
- 核溝を有するあるいは認められない水疱状核
- S100（樹状細胞突起が強調）および 1 つ以上の血液リンパ系マーカー（CD45, CD4, CD43 など）が陽性
- ランゲルハンス細胞および濾胞樹状細胞マーカーが陰性
- メラノサイトマーカーの発現がない

■予後および予後因子

単一のリンパ節病変の場合，単純切除の適応となり，予後はよいが，全身性の場合，予後不良で現疾患が約半数で死因となる．また骨髄，脾臓，皮膚，肝臓，腎臓，肺などに浸潤がみられる[1-3]．

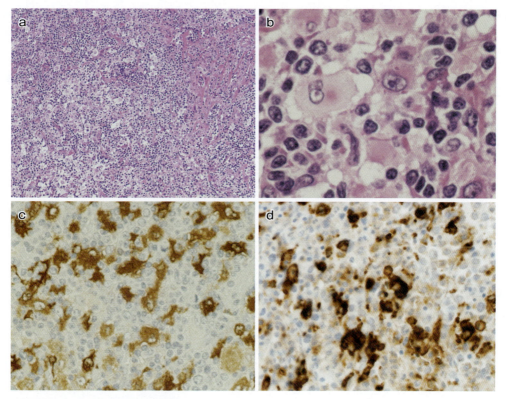

図 3-13 指状嵌入樹状細胞肉腫
傍皮質領域に病変があり，シート状の増殖パターンがみられる（a）．腫瘍細胞は，好酸性の豊富な細胞質をもち，核は卵円形で，核小体は明瞭である．リンパ球の浸潤を伴う（b）．免疫染色で，S100 が胞体，および一部，核にも陽性である（c）．CD68 陽性である（d）．

●文献

1) WHO Classification of Tumours Editorial Board. Haematolymphoid tumours [Internet]. Lyon (France): International Agency for Research on Cancer; 2024. (WHO classification of tumours series, 5th ed.; vol. 11). Available from: https://tumourclassification.iarc.who.int/chapters/63.
2) Pileri SA, Grogan TM, Harris NL, et al. Tumors of histiocytes and accessory dendritic cells. An immunohistochemical approach to classification from the International Lymphoma Study Group based on 61 cases. Histopathology. 2002; 41: 1-29.
3) Feltkamp CA, van Heerde P, Feltlamp-Vroom TM, et al. A malignant tumor arising from interdigitating cells; light microscopical, ultrastructural, immuno- and enzyme-histochemical characteristics. Vurchows Arch A Pathol Anat Histol. 1981; 393: 183-92.
4) Pillay K, Solomon R, Daubenton JD, et al. Interdigitating dendritic cell sarcoma: a report of four paediatric cases and review of the literature. Histopathology. 2004; 44: 283-91.
5) Gaertner EM, Tsokos M, Derringer GA, et al. Interdigitating dendritic cell sarcoma. A report of four cases and review of the literature. Am J Clin Pathol. 2001; 115: 589-97.
6) Feldman AL, Arber DA, Pittaluga S, et al. Clonally related follicular lymphomas and histiocytic/dendritic cell sarcomas: evidence for transdifferentiation of the follicular lymphoma clone. Blood. 2008; 111: 5433-9.
7) O'Malley DP, Agrawal R, Grimm KE, et al. Evidence of BRAF V600E in indeterminate cell tumor and interdigitating dendritic cell sarcoma. Ann Diagn Pathol. 2015; 19: 113-6.

3章 ◆ 組織球性および樹状細胞腫瘍

8) Massoth LR, Hung YP, Ferry JA, et al. Histiocytic and dendritic cell sarcomas of hematopoietic origin share targetable genomic alterations distinct from follicular dendritic cell sarcoma. Oncologist. 2021; 26: e1263-72.

〈大島孝一〉

3節 ■ 組織球 / マクロファージ腫瘍

3節　組織球 / マクロファージ腫瘍
Histiocyte/macrophage neoplasms

組織球性腫瘍
Histiocytic neoplasms

若年性黄色肉芽腫
Juvenile xanthogranuloma

■定義

　　若年性黄色肉芽腫 (juvenile xanthogranuloma: JXG) は，ランゲルハンス細胞組織球症 (LCH) と並ぶ代表的な組織球症であり，皮膚のマクロファージと同様の表現形質を示す非ランゲルハンス組織球のクローナルな増生からなる[1]．

■疫学

　　JXG は稀な組織球症で，小児腫瘍の 0.5% を占める[2]．組織球症としては，LCH より頻度は低い．発症年齢は，乳幼児期がピークで，45 ～ 71% は生後 12 カ月までに，35% は生下時にみられ，やや男児に多い[2,3]．成人では非常に稀である．

■部位

　　皮膚，特に頭頸部，体幹，四肢に多くみられる[3]．頻度は下がるが，皮下やさらに深部の軟部組織（骨格筋，骨盤 – 腹部），骨（頭蓋骨，頭蓋底，椎骨），眼窩，鼻腔，内臓（肺，肝，脾，腎，膵，消化管），大脳にもみることがある．

■臨床像

　　最も多くみられる皮膚病変は，紅斑ないし黄色調の丘疹，結節からなる[2,3]．症例の 67% が皮膚の単発病変，16% が皮下ないし軟部の単発病変，7% が皮膚の多発病変，5% が皮膚・軟部以外の単発病変，5% が皮膚・皮下の多発病変と内臓病変を呈する[3]．一般に無症状だが，全身に病変がみられる場合，罹患臓器の障害に伴った症状をみることがある．

■形態像

　　基本的には，3 タイプの細胞（単核細胞，時に Touton 型巨細胞を伴う多核細胞，紡錘形細胞）の増生からなる[3]．単核細胞は，円形から短紡錘形核で，細胞質は淡好酸性，時に泡沫状である 図 3-14a ．ある程度の核腫大や核異型をみることがあるが，顕著な多形は認めない．核分裂像は，初期病変や皮膚以外の病変で多いとされる[2,3]．多核巨細胞，紡錘形細胞が部位により目立つことがある 図 3-14b,c ．Touton 型巨細胞は特徴的所見ではあるが，診断に必須ではなく，特に初期病変や皮膚以外の病変ではみられないことがある[2,3] 図 3-14d ．

■免疫表現型

　　CD68，CD163，CD4，CD14，factor XIIIa や fascin が陽性となる[1]．S100 は多くの症例で陰

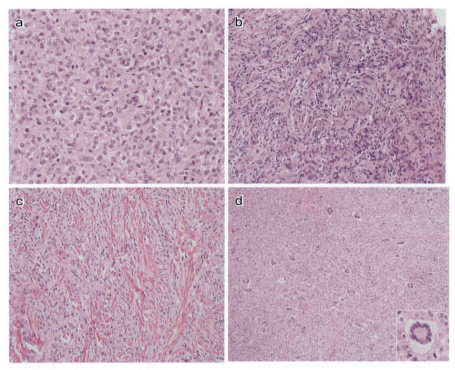

図 3-14 皮膚生検 HE 染色
a）円形から短紡錘形核で，淡好酸性の細胞質をもつ単核細胞が増生している．細胞質は一部泡沫状である．多核巨細胞（b），紡錘形細胞（c）が目立つことがある．d）Touton型巨細胞（inset）が散在している．a: 高倍率，b, c: 中倍率，d: 低倍率．

性だが，部分的に弱陽性となることがある[3]．LCH と異なり，CD1a と CD207/langerin は陰性，また ALK-positive histiocytosis と異なり，ALK は陰性である．

遺伝子異常

MAPK/ERK 経路の異常が病態に関与しており，*NRAS*，*KRAS*，*ARAF*，*MAP2K1*，*CSF1R* 遺伝子の活性化変異，*NTRK1* もしくは *BRAF* の融合遺伝子が報告されている[1,4]．LCH や Erdheim-Chester 病（ECD）に多くみられる *BRAF* V600E 変異は，JXG では一般に認められない[4]．中枢神経に病変をみる JXG の症例で *BRAF* V600E 変異が報告されているが，ECD との異同が議論されている[5]．

診断基準

必須項目：
- 顕著な核多形性を欠く組織球（通常は泡沫状）からなる限局性病変
- 真皮マクロファージ免疫表現型（CD68，CD163，factor XIIIa）
- CD1a，CD207/langerin，ALK 陰性

望ましい項目：
- Touton 型巨細胞
- エルドハイム・チェスター病の臨床的除外

予後および予後因子

予後は一般に良好で，機能障害をきたす可能性のある部位の病変は必要に応じて外科的切除がなされるが，皮膚病変は自然消退が期待できる[6]．内臓を含めた全身病変をみる症例では臓器不全が進行し予後不良のことがあり，切除が不可能の場合は，クロファラビン，クラドリビンなどを含む化学療法が行われる[3,7]．

● 文献

1) Alaggio R, Picarsic J, Jacques TS, et al. Juvenile xanthogranuloma. In: WHO Classfication of Tumours Editorial Board. Haematolymphoid tumours [Internet]. Lyon (France): International Agency for Research on Cancer; 2024 [cited 2024 Mar 1]. (WHO classfication of tumours series, 5th ed.; vol. 11). Available from: https://tumourclassfication.iarc.who.int/chapters/63.

2) Janssen D, Harms D. Juvenile xanthogranuloma in childhood and adolescence: a clinicopathologic study of 129 patients from the kiel pediatric tumor registry. Am J Surg Pathol. 2005; 29: 21-8.

3) Dehner LP. Juvenile xanthogranulomas in the first two decades of life: a clinicopathologic study of 174 cases with cutaneous and extracutaneous manifestations. Am J Surg Pathol. 2003; 27: 579-93.

4) Durham BH, Lopez Rodrigo E, Picarsic J, et al. Activating mutations in CSF1R and additional receptor tyrosine kinases in histiocytic neoplasms. Nat Med. 2019; 25: 1839-42.

5) Picarsic J, Pysher T, Zhou H, et al. BRAF V600E mutation in juvenile xanthogranuloma family neoplasms of the central nervous system (CNS-JXG): a revised diagnostic algorithm to include pediatric Erdheim-Chester disease. Acta Neuropathol Commun. 2019; 7 :168.

6) Emile JF, Cohen-Aubart F, Collin M, et al. Histiocytosis. Lancet. 2021; 398: 157-70.

7) Simko SJ, Tran HD, Jones J, et al. Clofarabine salvage therapy in refractory multifocal histiocytic disorders, including Langerhans cell histiocytosis, juvenile xanthogranuloma and Rosai-Dorfman disease. Pediatr Blood Cancer. 2014; 61: 479-87.

〈岩淵英人〉

エルドハイム・チェスター病
Erdheim-Chester disease

■ 定義

エルドハイム・チェスター病（Erdheim-Chester disease: ECD）は，泡沫状の細胞質を有する組織球が，背景に線維化や黄色肉芽腫性変化を伴いつつ全身性に増殖する腫瘍であり，臨床像，放射線画像，病理組織像に基づいて診断される[1]．

■ 疫学

1,500例ほどの報告があるが，稀な疾患であり過小診断されている可能性がある．診断時の平均年齢は55歳であるが，小児の報告例もある[2]．男女比は3：1で男性に多い．

■ 臨床像

侵される臓器は多岐にわたり，浸潤部位によって症状の有無や経過が異なる．主な臓器の浸潤頻度と症状は以下の通りである[3,4]．

骨組織（80 ～ 95%）：代表的な浸潤臓器で，約40%に痛みを伴うが，無症候性の場合もある．

心血管系（約 50%）：大動脈周囲への浸潤であれば通常無症候性である．冠動脈への浸潤であれば冠動脈狭窄や心筋梗塞を合併する．

腎・後腹膜（30〜65%）：後腹膜が侵されると尿管閉塞をきたし，水腎症を合併する．

肺（30〜50%）：放射線画像的に間質性肺炎に類似した像をとるが，無症候性の場合も多い．

内分泌系（約 25%）：内分泌障害により糖尿病の合併が約 25% にみられ，本疾患の初発症状であることが多い．下垂体が侵された患者の約 90% に何らかのホルモン産生異常を生じる．

中枢神経系（20〜50%）：最も頻度の高い神経学的徴候として小脳錐体路症状があるが，その他てんかん発作，頭痛，感覚障害，認知障害，精神神経症状，脳神経麻痺など多彩な症状を呈し，中には無症候性のものもある．

皮膚（約 20%）：最も頻度の高いものとして眼瞼黄色腫（xanthelasma）（約 20%）がある．

■放射線画像

PETでの下肢骨端に生じた両側性・左右対称性の骨硬化像はECDを強く示唆する．またCTでの両側性腎周囲浸潤像（hairy kidney sign），大動脈周囲浸潤像（coated aorta sign），上顎洞の骨硬化像や，MRIでの心臓右房への浸潤像（right atrial pseudotumor）もECDを示唆する[3,4]．

■形態像

主に小さな核と泡沫状で脂質に富む細胞質を有した組織球の増殖がみられる 図3-15．周囲には種々の程度にTouton型巨細胞や小型リンパ球，形質細胞，好中球が浸潤し，背景には線維化を伴い，時に高度となるため他の反応性病変との鑑別が困難なことがある．

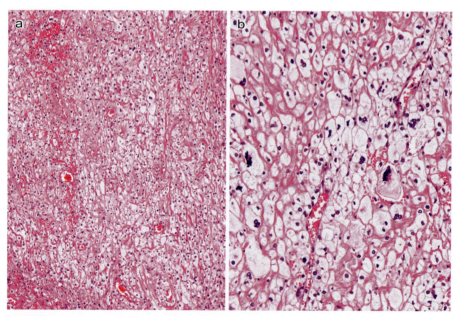

図3-15 エルドハイム・チェスター病（ECD）
a) N/C比の低い，泡沫状の細胞質を有する組織球のびまん性増殖を認める(HE染色)．
b) 一部好酸性の細胞質を有する多核巨細胞もみられる（HE染色）．
(樺澤崇允，山川光徳．エルドハイム・チェスター病．In：木崎昌弘，田丸淳一，編著．WHO分類改訂第4版による白血病・リンパ系腫瘍の病態学．中外医学社；2019．p.520より引用)．

■免疫表現型

ECD にみられる組織球の免疫形質は他の黄色性肉芽腫性病変に類似し，CD4，CD14，CD68，CD163 に陽性で，CD1a，CD207（langerin）に陰性である．また多くは factor XⅢa と fascin に陽性で，S100 蛋白に陰性となる．Ki-67 labeling index は低値である．50 〜 60% の症例に *BRAF* V600E の遺伝子変異があるため，変異蛋白を免疫染色（clone VE1）で同定することも診断の補助となる．

■細胞起源

非ランゲルハンス性樹状細胞由来と考えられているが，ECD の約 40% でその根本にクローン性造血があることが報告されている[5]．

■染色体・遺伝子

MAPK 経路の遺伝子異常が多くにみられ，*BRAF* V600E の遺伝子変異は 50 〜 60% あり，*ARAF*，*BRAF*（V600E 以外），*NRAS*，*KRAS*，*MAP2K1*，*MAP3K1* にも種々の異常がみられる．その他，*PIK3CA* や *CSF1R* の遺伝子変異もみられる[6-8]．

■診断基準

必須項目：
- 適切な臨床的および放射線学的情報をもとに，泡沫状組織球の増生像

望ましい項目：
- MAPK 経路の変異解析

■治療

インターフェロン α 治療が最も使用されているが，近年 *BRAF* 変異型の ECD に対し，BRAF 阻害薬（ベムラフェニブ）および / または MEK 阻害薬（コビメチニブ）で高い奏効率（43 〜 100%）が得られたとの報告がある[9]．

■予後および予後因子

5 年生存率は 79% であるが，発生部位と予後が相関し，中枢神経系や多発・全身性に発症すると予後が悪い[3]．

●文献

1) WHO Classification of Tumours Editorial Board. Haematolymphoid tumours [Internet]. Lyon (France): International Agency for Research on Cancer; 2024 [cited 2024 Aug 06]. (WHO classification of tumours series, 5th ed.; vol. 11). Available from: https://tumourclassification.iarc.who.int/chapters/63.

2) Tran TA, Fabre M, Pariente D, et al. Erdheim Chester disease in childhood: a challenging diagnosis and treatment. J Pediatr Hematol Oncol. 2009; 31: 782-6.

3) Haroche J, Fleur CA, Zahir A. Erdheim-chester disease. Blood. 2020; 135: 1311-8.

4) Goyal G, Heaney ML, Collin M, et al. Erdheim-Chester disease: consensus recommendations for evaluation, diagnosis, and treatment in the molecular era. Blood. 2020; 135: 1929-45.

5) Bonnet P, Chasset F, Moguelet P, et al. Erdheim-Chester disease associated with chronic myelomonocytic leukemia harboring the same clonal mutation. Haematologica. 2019; 104: e530.

6) Haroche J, Charlotte F, Arnaud L, et al. High prevalence of BRAF V600E mutations in Erdheim-Chester disease but not in other non-Langerhans cell histiocytoses. Blood. 2012; 120: 2700-3.

7) Emile JF, Diamond EL, Hélias-Rodzewicz Z, et al. Recurrent RAS and PIK3CA mutations in Erdheim-Chester disease. Blood. 2014; 124: 3016-9.

3章 ◆ 組織球性および樹状細胞腫瘍

8) Durham BH, Lopez RE, Picarsic J, et al. Activating mutations in CSF1R and additional receptor tyrosine kinases in histiocytic neoplasms. Nat Med. 2019; 25: 1839-42.

9) Cohen AF, Emile JF, Carrat F, et al. Targeted therapies in 54 patients with Erdheim-Chester disease, including follow-up after interruption（the LOVE study）. Blood. 2017; 130: 1377-80.

〈沢田圭佑〉

ロサイ・ドルフマン病
Rosai-Dorfman disease

■定義

ロサイ・ドルフマン病（Rosai-Dorfman disease: RDD）は，S100蛋白に陽性を示す組織球／マクロファージが，主としてリンパ洞で増殖し，その細胞質内にリンパ球を主体とする炎症細胞が存在する像（emperipolesis）が認められる．

■疫学

稀少疾患であるため，詳細は不明であるが，米国のデータでは年間20万人に1人の発症とされている[1]．患者は男性優位であるが，皮膚病変はアジア人女性に多いとされている[2,3]．

■病理所見 図3-16 図3-17 図3-18

リンパ節病変では，被膜の線維性肥厚が認められることが多い．著明に拡張したリンパ洞がみられ，その中では多数の組織球の増殖が認められる．増殖している組織球は，円形〜卵円形の明るい核と明瞭な核小体，淡い豊富な細胞質を有する．時に2核や大型などの核異型を示すものも認められることがある．細胞質にはリンパ球を主体とした炎症細胞が存在し，emperipolesis と呼ばれている．

増殖している組織球はS100の他に，OCT2にも陽性を示す[4,5]．また，この組織球はしばしば cyclin D1 や p-ERK にも陽性を示す[6,7]．

拡張したリンパ洞内や髄質には形質細胞の浸潤が目立つことが多く，IgG4免疫染色を行うとしばしば多くの陽性細胞を認める．そのため本疾患を IgG4関連疾患と誤診しないように注意する必要がある．

節外病変ではリンパ節病変に比べて線維化が強いため，組織球や emperipolesis の認識が困難なことが多い．

■染色体・遺伝子

約50%の症例で，*KRAS*, *NRAS*, *MAPK21*, *ARAF*, *CSF1R*, 稀に *BRAF p*.V600E を含む MAPK/ERK 経路の変異が報告されている[6,8-12]．したがって，少なくとも RDD の一部は腫瘍性疾患と考えられており，WHO 分類第5版より組織球／マクロファージ腫瘍として掲載されている．

■臨床的事項

両側頸部主体の巨大リンパ節腫脹を示す疾患として Rosai と Dorfman[1] により 1969年に初め

3節 ■ 組織球/マクロファージ腫瘍

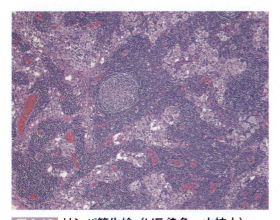

図 3-16 リンパ節生検（HE染色　中拡大）
リンパ洞は拡大し，多数の組織球の増殖を認める．

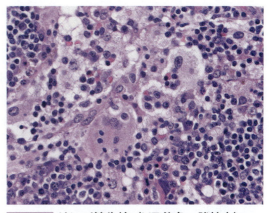

図 3-17 リンパ節生検（HE染色　強拡大）
リンパ洞内で増殖している組織球は，淡い豊富な細胞質を有し，明瞭な核小体が認められる．また，細胞質にはリンパ球を主体とした単核球が存在し，emperipolesis が認められる．

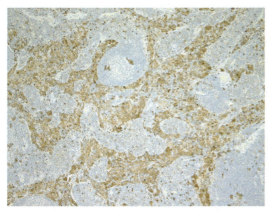

図 3-18 リンパ節生検（S100免疫染色　中拡大）
リンパ洞内で増殖している組織球は，S100免疫染色に陽性を示している．

て報告された組織球増殖性疾患である．

多くの症例はリンパ節，特に頸部に病変を形成する．また，約4割の症例は節外病変（頭頸部領域，皮膚，中枢神経系など）を形成する．典型的な症状は，緩徐に増大する無痛性リンパ節腫脹であるが，1/3の症例ではB症状を伴い，節外では節外病変に関連した症状を伴う．

鑑別診断

ランゲルハンス細胞組織球症は，RDD病と同じく腫瘍細胞は S100 に陽性を示すが，CD1a や CD207/langerin も陽性を示す点が異なる．

自己免疫性リンパ増殖症候群（autoimmune lymphoproliferative syndrome: ALPS）では，約25%の症例で，RDDと同様の組織像を示すことが知られている（5章1節のALPSの項を参照）．また，RAS-associated autoimmune leukoproliferative disease（RALD）[13] や一部の膠原病などの自己免疫性疾患 [14-16] においても RDD と同様の組織像を示すことが報告されている．これらの病態と RDD との関連性については，現状では不明であるが，少なくとも emperipolesis を示

す S100 陽性組織球の存在は，RDD の特異的な所見ではないということは認識する必要がある．したがって，病理所見のみでは鑑別できない病態もあるため，臨床所見もあわせて総合的に判断する必要がある．

Hodgkinoid histiocytosis[17] は，RDD と同じく，emperipolesis を示す S100 陽性組織球が出現するが，Hodgkinoid histiocytosis では古典的 Hodgkin リンパ腫との鑑別を要するような核異型が認められる．また，この S100 陽性組織球は CD30 に陽性を示す．

■診断基準

必須項目：

- 円形核，腫大した核小体，豊富な淡い細胞質をもつ大型組織球で，しばしば emperipolesis を伴う
- 背景に多数の形質細胞が認められる
- S100 免疫染色が陽性で，これにより emperipolesis も強調される

望ましい項目：

- 診断が難しい症例では，CD1a，CD207/langerin および ALK が陰性で，OCT2 および cycline D1 が陽性を示す

●文献

1) Rosai J, Dorfman RF. Sinus histiocytosis with massive lymphadenopathy. A newly recognized benign clinicopathological entity. Arch Pathol. 1969; 87: 63-70.
2) Frater JL, Maddox JS, Obadiah JM, et al. Cutaneous Rosai-Dorfman disease: comprehensive review of cases reported in the medical literature since 1990 and presentation of an illustrative case. J Cutan Med Surg. 2006; 10: 281-90.
3) Kong YY, Kong JC, Shi DR, et al. Cutaneous Rosai-Dorfman disease: a clinical and histopathologic study of 25 cases in China. Am J Surg Pathol. 2007; 31: 341-50.
4) Foucar E, Rosai J, Dorfman R. Sinus histiocytosis with massive lymphadenopathy (Rosai-Dorfman disease): review of the entity. Semin Diagn Pathol. 1990; 7: 19-73.
5) Ravindran A, Goyal G, Go RS, et al; Mayo Clinic Histiocytosis Working Group. Rosai-Dorfman disease displays a unique monocyte-macrophage phenotype characterized by expression of OCT2. Am J Surg Pathol. 2021; 45: 35-44.
6) Garces S, Medeiros LJ, Patel KP, et al. Mutually exclusive recurrent KRAS and MAP2K1 mutations in Rosai-Dorfman disease. Modern Pathol. 2017; 30: 1367-77.
7) Baraban E, Sadigh S, Rosenbaum J, et al. Cyclin D1 expression and novel mutational findings in Rosai-Dorfman disease. Br J Haematol. 2019; 186: 837-44.
8) Diamond EL, Durham BH, Haroche J, et al. Diverse and targetable kinase alterations drive histiocytic neoplasms. Cancer Discov. 2016; 6: 154-65.
9) Shanmugam V, Margolskee E, Kluk M, et al. Rosai-Dorfman disease harboring an activating KRAS K117N missense mutation. Head Neck Pathol. 2016; 10: 394-9.
10) Matter MS, Bihl M, Juskevicius D, et al. Is Rosai-Dorfman disease a reactve process? Detection of a MAP2K1 L115V mutation in a case of Rosai-Dorfman disease. Virchows Arch. 2017; 471: 545-7.
11) Jacobsen E, Shanmugam V, Jagannathan J. Rosai-Dorfman disease with activating KRAS mutation - response to cobimetinib. N Engl J Med. 2017; 377: 2398-9.
12) Chakraborty R, Abdel-Wahab O, Durham BH. MAP-kinase-driven hematopoietic neoplasms: a decade of progress in the molecular age. Cold Spring Harb Perspect Med. 2021; 11: a034892.
13) Ragotte RJ, Dhanrajani A, Pleydell-Pearce J, et al. The importance of considering monogenic causes of autoimmunity: a somatic mutation in KRAS causing pediatric Rosai-Dorfman syndrome and systemic lu-

pus erythematosus. Clin Immunol. 2017; 175: 143-6.
14) Lopetegui-Lia N, Asad SD, Jafri SI, et al. Autoimmune diseases and Rosai-Dorfman disease coexist more commonly than expected: two case reports. Am J Case Rep. 2019; 20: 770-2.
15) AlKuwaity KW, Alosaimi MH, Alsahlawi KT, et al. Unusual presentation of Rosai-Dorfman disease: report of a rare case. Am J Case Rep. 2019; 20: 91-6.
16) Lardhi AA, Al-Mutairi AK, Al-Qahtani MH, et al. Rosai-Dorfman disease complicated by autoimmune hemolytic anemia in a child: a case report and review of the literature. Case Rep Oncol. 2018; 11: 55-62.
17) Tsuyama N, Noguchi M, Asaka R, et al. Hodgkinoid histiocytosis: an atypical nodal CD30 and S100-positive histiocytosis with eosinophilia. Histopathology. 2022; 81: 371-9.

〈佐藤康晴〉

ALK 陽性組織球症
ALK-positive histocytosis

■定義
ALK 陽性組織球症（ALK-positive histocytosis）は高度の異型を欠く組織球の増生からなり，それらの組織球は免疫染色で 2 種類以上の組織球系マーカーと ALK が陽性であると定義されている．

■疫学
稀な疾患である．発症頻度は不明である．

■形態像 図 3-19
増生する組織球は大型で類円形，類上皮様，紡錘形などさまざまな形態をとり，種々の割合で混在する．組織球は豊富な好酸性細胞質を有し，ヘモジデリン沈着，emperipolesis がみられることもある．泡沫状細胞質を有する細胞や Touton 型巨細胞など多核の組織球の混在がみられることがある．組織球の核は，切れ込み，溝，分葉などの不整形を呈し，クロマチンは繊細で核小体は小型である[1,2]．高度の核異型はみられず，核分裂像は目立たない．病変には小型リンパ球，形質細胞の混在がみられる．

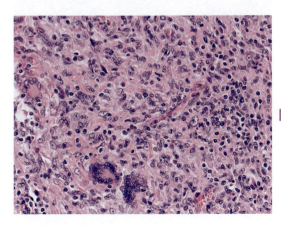

図 3-19 ALK 陽性組織球症の HE 像
病変は，好酸性の豊富な細胞質を有する組織球のびまん性増生からなる．組織球の核は切れ込み，溝，分葉などの不整形を呈し，クロマチンは繊細で核小体は小型である．多核組織球の混在がみられる．小型リンパ球，少数の好酸球の混在を認める．

乳腺の病変は主に紡錘形腫瘍細胞で構成され[3,4]，束状，花筵様構造を呈する．

■ 組織化学・染色体・遺伝子

定義上，免疫染色にて組織球は ALK 陽性である．ALK の免疫染色では通常細胞質が陽性となるが，稀に細胞膜や Golgi 野（dot 状）が陽性となる 図3-20．核が陽性となることはない[1]．ALK が弱陽性あるいは部分的にのみ陽性となる症例もある[1]．2種類以上の組織球系マーカー（CD68，CD163，CD14，CD4，lysozyme）が陽性であり 図3-21，S100，cyclin D1，OCT2 が陽性となる症例もある[1]．Fascin，factor XIIIa は通常陽性である．CD1a，CD207（langerin），BRAF V600E，CD30 はいずれも陰性である．Ki-67 labeling index は低い．

本疾患には *ALK* 遺伝子の転座がみられ，*KIF5B::ALK* 融合遺伝子の頻度が最も高い[1]．

■ 臨床像・予後

WHO 分類や多数例を検討した報告では，本疾患は病変部位により multisystem with systemic hematopoietic involvement（multisystemic disease with liver and hematopoietic involvement），multisystemic disease，single-system disease の3つに分類された[1]．

Multisystem with systemic hematopoietic involvement の症例は主に乳児であり，肝臓，脾臓，骨髄などに病変がみられる．長い経過をたどり，支持療法あるいは化学療法で消退することが多いが，稀に病変の進行によって死亡する症例がある[1]．

Multisystemic disease 症例，single-system disease はいずれも小児～若年成人に発症することが多いが，どの年齢にも生じうる．中枢神経，末梢神経，皮膚，肺，骨，肝臓，乳腺，軟部組織，リンパ節に病変がみられることが多い．Multisystemic disease 症例は化学療法に反応することもあるが，治療抵抗性のこともある．ALK 阻害薬などの標的療法によって，持続的な効果や消退が得られることが多い[1,2]．予後は通常良好であるが，稀に腫瘍死する症例がある[2]．Single-system disease は切除のみで治癒することが多いが，不完全な摘出や切除不能な病変は化学療法や標的療法が必要になることがある．

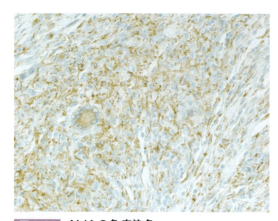

図3-20 ALK の免疫染色
増生する組織球の細胞質，細胞膜に陽性である．

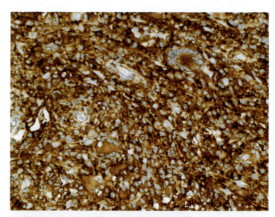

図3-21 CD163 の免疫染色
増生する組織球の細胞膜，細胞質に顆粒状に陽性となる．

3節 ■ 組織球 / マクロファージ腫瘍

■**診断基準**

必須項目：

- 高度の異型を欠く組織球の集簇やシート状浸潤
- 免疫染色で2種類以上の組織球マーカー（CD163, CD68, CD14, CD4, lysozyme）が陽性
- 免疫染色でALKが陽性（時に部分的に陽性，弱陽性）

望ましい項目：

- 組織球に核形不整がみられる（irregular nuclear foldings）
- ALK遺伝子の転座

■**鑑別診断**

　若年性黄色肉芽腫（JXG），エルドハイム・チェスター病（ECD）などの組織球症が鑑別となることが多い．約1/3の症例は黄色肉芽腫性の組織像を呈しており，JXG, ECDが鑑別に挙がる．またそのような症例の中にはECDで認められる両側骨病変に類似した骨病変を有する症例もある[1]．半数未満の症例にemperipolesisやS100陽性像がみられ，ロサイ・ドルフマン病（RDD）が鑑別に挙がる可能性もある．ALK-positive histiocytosisのHE像は幅広いため，HE所見のみでは診断に至ることは難しく，免疫染色や臨床所見などをあわせて総合的に判断することが重要である．確定診断のつかない組織球の増生（特にsystemicな病変を有する乳児例，中枢神経，肺，骨，軟部組織に腫瘍性病変がある症例）がみられた場合はALKの免疫染色による確認が望まれる．

　組織球肉腫も鑑別疾患の1つであるが，ALK-positive histiocytosisではALKの免疫染色が陽性であること，核異型がみられず，核分裂像が乏しいこと，Ki-67 labeling indexが低いことが鑑別に有用である．

　乳腺の病変など紡錘形腫瘍細胞で構成される症例では炎症性筋繊維芽細胞性腫瘍（inflammatoy myofibroblastic tumor）が鑑別となることがある．SMAの発現が鑑別に有用であるが，鑑別が難しい場合もある[3,4]．

●**文献** --

1) Kemps PG, Picarsic J, Durham BH, et al. ALK-positive histiocytosis: a new clinicopathologic spectrum highlighting neurologic involvement and responses to ALK inhibition. Blood. 2021; 139: 256-80.
2) Chang KTE, Tay AZE, Kuick CH, et al. ALK-positive histiocytosis: an expanded clinicopathologic spectrum and frequent presence of KIF5B-ALK fusion. Mod Pathology. 2019; 32: 598-608.
3) Kashima J, Yoshida M, Jimbo K, et al. ALK-positive histiocytosis of the breast: a clinicopathologic study highlighting spindle cell histology. Am J Surg Pathol. 2021; 45: 347-55.
4) Osako T, Kurisaki-Arakawa A, Dobashi A, et al. distinct clinicopathologic features and possible pathogenesis of localized ALK-positive histiocytosis of the breast. Am J Surg Pathol. 2022; 46: 344-52.

〈高橋恵美子〉

組織球肉腫
Histiocytic sarcoma

■定義
　組織球肉腫（histiocytic sarcoma）は，形態像，免疫表現型が成熟組織球に類似した腫瘍細胞の増生からなる悪性腫瘍である．2つ以上の組織球のマーカーに陽性を示し，リンパ球やアクセサリー/樹状細胞のマーカーを示さず，単球への分化を伴う骨髄球系腫瘍（急性単球性白血病など）は除外される．

■疫学
　非常に稀で，全悪性血液疾患の 0.5% 未満である[1]．

■形態像
　多彩な組織像，細胞像を呈するが，一般に大型で多形性を有する腫瘍細胞がびまん性，非結合性に増生する．リンパ節，肝，脾の類洞や，リンパ節の傍皮質に病変が分布することもある．

　腫瘍細胞は大型で，円形，類円形あるいは多稜形であり，時に紡錘形を呈する 図 3-22 ．多核腫瘍細胞がみられることもある．細胞質は中等量～豊富で，好酸性であり，時に泡沫状，空胞状である．核は大型円形～類円形で，偏在あるいは中央に位置し，核形不整を認めることもある．クロマチンは繊細あるいは粗造で，核小体は顕著なものから目立たないものまである．異型は軽度～高度と幅広い．

　病変には小型リンパ球，形質細胞，非腫瘍性組織球，好酸球の浸潤を種々の程度に認める．時に腫瘍細胞が多数の好中球を含む高度の炎症細胞浸潤で不明瞭になることがあり，炎症性病変と誤診される可能性がある．この像は中枢神経系に発生する病変に多い．

■組織化学・染色体・遺伝子
　定義上，免疫組織化学的には，2個以上の組織球マーカー（CD68，CD163，lysozyme など）が陽性であり 図 3-23 ，Langerhans 細胞のマーカー（CD1a，langerin），濾胞樹状細胞のマーカー（CD21，CD23，CD35），骨髄細胞のマーカー（CD13，CD33，MPO），ALK は陰性である．

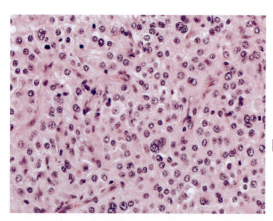

図 3-22 組織球肉腫の HE 像
病変は大型腫瘍細胞のびまん性増生からなる．腫瘍細胞は好酸性細胞質を有し，核は円形～類円形で，偏在あるいは中央に位置し，核形不整がみられる．核分裂像も認められる．

CD68よりもCD163が組織球に特異的であると報告されている[2]．CD163は細胞膜と細胞質に顆粒状に陽性となる 図3-23．PU.1, CD31, CD45, CD45RO, HLA-DRは通常陽性である．S100陽性（活性化マクロファージで発現する）のこともあるが，通常部分的に弱陽性にとどまる．CD4はしばしば陽性となるが，それ以外のT細胞マーカーやB細胞マーカー，メラノサイトマーカー（SOX10, HMB45），上皮マーカー（EMA，サイトケラチン），ERG, CD30の発現は原則的に認めない．Ki-67 labeling indexは10～90％と幅広い．

組織球肉腫では，主にMAPK経路の遺伝子（*KRAS*, *NRAS*, *BRAF*, *MAP2K1*, *PTPN11*, *NF1*, *CBL*）に変異がみられ，*CDKN2A*や*TP53*などのがん抑制遺伝子の変異もよくみられる[3,4]．PI3K経路の遺伝子（*PTEN*, *MTOR*, *PIK3R1*, *PIK3CA*）の変異，*CSF-1R*変異，*BRAF*や*NTRK1*の転座がみられることもある[3,4]．

BあるいはTリンパ芽球性白血病/リンパ腫や低悪性度B細胞性リンパ腫〔特に濾胞性リンパ腫（FL）〕などの悪性リンパ腫と同時あるいは異時性（大部分の症例でリンパ腫発症後に組織球性肉腫が発症する）に発症する症例にはIgH遺伝子やTCR遺伝子の再構成が認められ，関連するリンパ腫と共通する遺伝子変異を示すことも多い（例：FLに関連した組織球性肉腫にIgH::BCL2転座が高頻度に認められる）[5-7]．悪性リンパ腫や白血病との関連が認められない散発例にも比較的高頻度にIgH遺伝子の再構成がみられる[8]．

■臨床像・予後

あらゆる年齢層に生じ，男性の発症がやや多い[9]．病変部位は多岐にわたるが，リンパ節，消化管（小腸に比較的多い），軟部組織，皮膚，脾臓，中枢神経系などに生じることが多い[9,10]．病変は1カ所のこともあるが，全身性に多発することも多い．

非ホジキンリンパ腫（濾胞性リンパ腫など），リンパ芽球性白血病/リンパ腫，縦隔原発の非精上皮腫型胚細胞腫瘍，骨髄異形成症候群，白血病と関連して発症する症例が報告されている[5-7,11]．

標準治療はなく，予後不良である．通常進行が速く，治療反応性が悪い．多くの患者は病変の進行によって2年以内に死亡する．しかし，局所的で小さな病変を示し，切除可能な症例では予

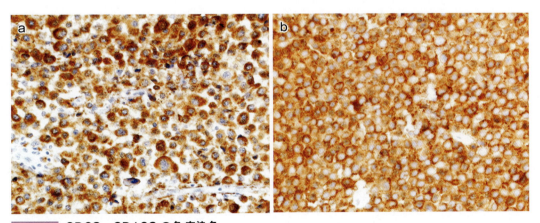

図3-23 **CD68，CD163の免疫染色**
a）CD68の免疫染色にて腫瘍細胞は細胞質に顆粒状に陽性となる．
b）CD163の免疫染色にて腫瘍細胞は細胞膜と細胞質に顆粒状に陽性となる．

後良好な傾向がみられる．化学療法に反応して，緩徐な経過をとる症例もある．

■診断基準

必須項目：

- 豊富な好酸性細胞質を有する大型腫瘍細胞が非結合性に増生する
- 腎形，核満，不規則に折り畳まれた核と明瞭な核小体を有する多形性腫瘍細胞をみる
- 2種類以上の組織球マーカーが陽性である
- CD1a，CD207/langerin，CD21，CD35 は陰性である

■鑑別診断

　組織球肉腫は除外診断であり，悪性リンパ腫（特に DLBLC，ALCL などの大細胞型リンパ腫），樹状細胞腫瘍（ランゲルハンス細胞肉腫，濾胞樹状細胞肉腫など），未分化がん，悪性黒色腫，未分化多形肉腫などを除外した上での診断が重要である．反応性組織球が多数随伴するリンパ腫症例もあり，組織球肉腫との十分な鑑別が必要である．

●文献

1) Ralfkiaer E, Delsol G, O'Connor NT, et al. Malignant lymphomas of true histiocytic origin. A clinical, histological, immunophenotypic and genotypic study. J Pathol. 1990; 160: 9-17.
2) Lau SK, Chu PG, Weiss LM. CD163: a specific marker of macrophages in paraffin-embedded tissue samples. Am J Clin Pathol. 2004; 122: 794-801.
3) Massoth LR, Hung YP, Ferry JA, et al. Histiocytic and dendritic cell sarcomas of hematopoietic origin share targetable genomic alterations distinct from follicular dendritic cell sarcoma. Oncologist. 2021; 26: e1263-72.
4) Durham BH, Lopez Rodrigo E, Picarsic J, et al. Activating mutations in CSF1R and additional receptor tyrosine kinases in histiocytic neoplasms. Nat Med. 2019; 25: 1839-42.
5) Feldman AL, Minniti C, Santi M, et al. Histiocytic sarcoma after acute lymphoblastic leukemia: a common clonal origin. Lancet Oncol. 2004; 5: 248-50.
6) Feldman AL, Arber DA, Pittaluga S, et al. Clonally related follicular lymphomas and histiocytic/dendritic cell sarcomas: evidence for transdifferentiation of the follicular lymphoma clone. Blood. 2008; 111: 5433-9.
7) Egan C, Lack J, Skarshaug S, et al. The mutational landscape of histiocytic sarcoma associated with lymphoid malignancy. Mod Pathol. 2021; 34: 336-47.
8) Chen W, Lau SK, Fong D, et al. High frequency of clonal immunoglobulin receptor gene rearrangement in sporadic histiocytic/dendritic sarcomas. Am J Surg Pathol. 2009; 33: 863-73.
9) Takahashi E, Nakamura S. Histiocytic sarcoma: an updated literature review based on the 2008 WHO classification. J Clin Exp Hematopathol. 2013; 53: 1-8.
10) Shanmugam V, Griffin GK, Jacobsen ED, et al. Identification of diverse activating mutations of the RAS-MAPK pathway in histiocytic sarcoma. Mod Pathol. 2019; 32: 830-43.
11) Nichols CR, Roth BJ, Heerema N, et al. Hematologic neoplasia associated with primary mediastinal germ-cell tumors. N Engl J Med. 1990; 322: 1425-9.

〈高橋恵美子〉

4章

B 細胞性リンパ増殖症およびリンパ腫

B-cell lymphoid proliferations and lymphomas

はじめに

　B 細胞性リンパ増殖性疾患は，B 細胞が非クローン性もしくはクローン性に拡大する疾患群として定義される．一方，B 細胞性腫瘍は，成熟 B 細胞と未熟 B 細胞のクローン性腫瘍である．B 細胞性腫瘍の多くは，正常 B 細胞の分化段階に相当する細胞起源によって分類がなされる．特徴的な感染性病原体，臨床経過によって定義される分類もあるが，多くは正常 B 細胞の分化段階に対応する形で組織型が定義され，さらに遺伝子変異などの分子的異常が加わることでリンパ腫に発展することから，正常 B 細胞の分化と B 細胞性リンパ腫は密接な関係がある．

■ B 細胞分化の概要

　正常 B 細胞の分化過程には大きく 2 段階ある．第 1 段階では，骨髄中で前駆 B 細胞の各段階において免疫グロブリン（immunoglobulin: Ig）重鎖の V(D)J 遺伝子再構成を受け，抗体の多様性を獲得し，細胞表面 IgM・IgD 陽性を示す成熟 B 細胞へと分化する．この抗原感作を受けていない Naïve B 細胞は，末梢血中や 1 次リンパ濾胞中心部，あるいは 2 次リンパ濾胞のマントル帯において休止状態でみられる．

　続く第 2 段階では，抗原感作による活性化を経て Naïve B 細胞がメモリー B 細胞や形質細胞に最終分化していく．胚中心を介さない T 細胞非依存性の抗原感作では迅速な免疫応答が可能であるが，親和性・特異性の高い抗体産生には胚中心における T 細胞依存性の B 細胞成熟過程を経る必要がある．抗原感作を受けた Naïve B 細胞は，T 細胞と 1 次リンパ濾胞の境界（T-B border）で T 細胞依存性にクローン性増殖を経た後，濾胞樹状細胞（follicular dendritic cell: FDC）と協調して胚中心（germinal center: GC）を形成する（2 次リンパ濾胞）．

　GC は，Ig 可変領域の高頻度変異獲得を引き起こす somatic hypermutation（SHM）に加え，より抗原特異性の高い抗体へとアイソタイプを変化させる class-switch recombination（CSR）によって B 細胞が成熟する場であり，いずれの過程においても activation-induced cytidine deaminase（AID）が中心的役割を果たす．より最近の知見では，CSR は pre-GC の段階で起こるとされている[1]．GC は機能的に 2 つの区画に分けられる．暗帯（dark zone: DZ）が細胞増殖と SHM の場である一方，明帯（light zone: LZ）では T follicular helper（TFH）細胞との相互作用により親和性の高い抗体が選択される（affinity maturation）．GC で成熟した B 細胞は，GC 外でメモリー B 細胞あるいは形質細胞へと最終分化する 図 4-1 ．

■ B 細胞分化の分子メカニズム

　次に，上記の B 細胞分化段階に関与する分子について詳細にみていく．まず骨髄中で PU.1 と IKZF1 によるリンパ球分化誘導が行われた後，E2A を起点とした B 細胞への方向決定がなされる．具体的には，E2A により活性化された FOXO1 が EBF1 介在性に PAX5 を活性化し，B 細胞分化が進行する．

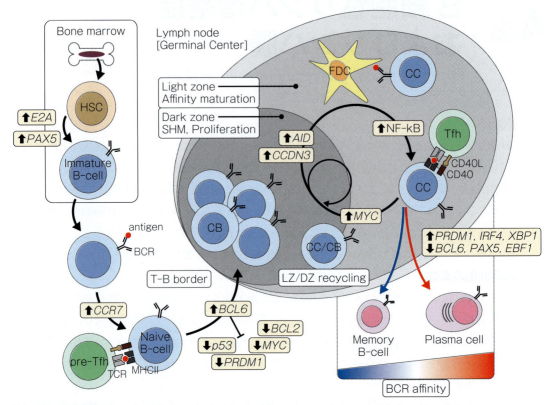

図 4-1 胚中心における B 細胞の分化とその制御

　続く Naïve B 細胞から GC B 細胞への分化にはさまざまな転写因子が関与している．特に BCL6 による抑制性の制御が重要である．BCL6 のターゲットには抗アポトーシス分子の BCL2，LZ の affinity maturation 活性化因子である MYC，形質細胞分化を誘導する BLIMP1 をコードする *PRDM1* などがある．また，がん抑制因子である p53 の BCL6 による抑制は SHM の維持に必須である．BCL6 の他にも，EZH2 を代表とするエピジェネティクス制御機構も GC 維持に重要である．

　このように，Naïve B 細胞から GC B 細胞への移行には大きな分子プロファイル変化が生じる一方，GC 内で異なる機能を担う DZ B 細胞と LZ B 細胞間の分子プロファイルは連続的かつ可逆的な動的移行を特徴とする．DZ B 細胞では，SHM に必須の AID や細胞増殖に関わる CCND3 が高発現である．一方，LZ B 細胞は，CD40/CD40L を介した TFH 依存性の抗原刺激によって B 細胞受容体シグナル下流の NF-κB 経路活性化を特徴とする．最近の知見では，GC 内で DZ B 細胞と LZ B 細胞は同一の細胞集団における機能的な二極への状態変化をみているとされており[2]，最新の single-cell RNA sequence (scRNAseq) を用いた解析によっても証明されている[3-5]．ここで，Victora らは GC B 細胞の状態として，DZ B 細胞と LZ B 細胞に加え，DZ/LZ 移行期としての MYC＋/positive selection を含めた 3 段階を提唱している[6]．

　最後に，GC 内での成熟が終了した B 細胞は GC 外へと移動し，PAX5/EBF1/BCL6 発現低下に伴う BLIMP1/PRDM1/IRF4/XBP1 発現増加によって形質細胞へと最終分化する．一方，post-

GC におけるメモリー B 細胞分化は特定の分子による決定ではなく，抗原親和性が低く T 細胞との相互作用が少ない B 細胞において選択的に生じるとされている[7].

免疫微小環境と B 細胞分化

続いて，B 細胞をとり巻く免疫微小環境が B 細胞分化に及ぼす影響についてまとめる．骨髄では，間葉系細胞，骨芽細胞，血管内皮細胞といった間質細胞が産生する成長因子やサイトカインによって B 細胞分化が制御されている．

リンパ節では，TFH や T follicular regulatory（TFR），FDC が重要である．上述の T-B border における T 細胞依存性の B 細胞増殖の分子メカニズムは次のとおりである．まず，Naïve B 細胞が CCR7 発現増加により T-B border へとリクルートされ，pre-TFH 細胞と ICOS-ICOSL や major histocompatibility complex（MHC）-Ⅱによる抗原提示を介して相互作用する．この過程を通して Naïve B 細胞は GC B 細胞へ，pre-TFH 細胞は成熟 TFH へとそれぞれ分化していく．GC B 細胞は，CD40/CD40L や CD80（CD86）/CD28 を介した TFH との協調的な生存シグナルに加え，PD-L1/PD1 や TNFRS14（HVEM）/BTLA による TFR からの抑制性シグナルによって制御されている．

B 細胞分化と B 細胞リンパ腫分類

B 細胞リンパ腫の発生機序は，特定の B 細胞分化段階における遺伝子異常の獲得と説明できる．ここで，発生起源にあたる正常 B 細胞が有するタンパク・遺伝子発現プロファイルや形態学的特徴が B 細胞リンパ腫においても認められることが多く，現行の B 細胞リンパ腫分類はこれらの生物学的特徴をもとに定義されている．この分類は患者予後層別化をある程度実現しており，臨床学的にも非常に重要な分類と言える．代表的例としてびまん性大細胞型 B 細胞リンパ腫（DLBCL）が挙げられる．DLBCL は疾患群の総称であり，不均一性が非常に高い B 細胞リンパ腫であるが，近年の遺伝子解析技術の進歩によって細胞起源による詳細な分類が可能となってきた．当初の細胞起源では，遺伝子発現プロファイルによって GC B 細胞由来の GCB-DLBCL と post-GC B 細胞由来の ABC-DLBCL に大きく 2 分類されている．加えて，scRNAseq 解析で得られた GC B 細胞の各分化段階に特徴的な遺伝子発現プロファイルにより，DLBCL はさらに詳細な細胞起源に分類可能であることが示されている[3]．このように，発生起源をもとにした B 細胞リンパ腫分類は生物学的・臨床学的に意義のある分類として認知されているが，現時点ではすべての B 細胞リンパ腫を分類できないことが課題となっている．また，発生起源との類似性は，腫瘍化後の腫瘍微小環境によって変化しうるとされるが未解明な部分が多く，今後のさらなる研究成果の蓄積が期待される．

B 細胞リンパ腫またはそのサブタイプにおける特徴的な遺伝子変異

いくつかの B 細胞腫瘍には，その生物学的特性を決定する上で重要な，特徴的な遺伝子異常やエピジェネティックな変化が存在し，リンパ腫分類に寄与している．これらの遺伝子異常の多くは特定のリンパ腫に限定されず，組織型を超えて共通してみられる．まず，リンパ腫で多くみられる Ig 遺伝子を含む染色体転座では，Ig 遺伝子のエンハンサーの影響を受け過剰発現する遺伝子として，濾胞性リンパ腫（FL）の *BCL2*，マントル細胞リンパ腫の *CCND1*，および Burkitt リンパ腫の *MYC* がある．その結果，FL では，*BCL2* の過剰発現がアポトーシスを阻害し，腫瘍

の増殖に寄与する. 一方, FL や DLBCL でみられる *BCL6* などその他の染色体転座では, 非 Ig 遺伝子との転座もみられるが, 機能的に *BCL6* の制御異常と過剰発現をもたらす. また, キメラ蛋白質の発現に融合遺伝子もあり, 節外性辺縁帯リンパ腫の *BIRC3::MALT1* や ALK 陽性大細胞型 B 細胞リンパ腫の *ALK::CLTC* が含まれる.

次に, 成熟 B 細胞リンパ腫に特徴的な遺伝子変異がいくつか発見されており, 染色体転座と同様, 特定の B 細胞リンパ腫に特異的ではなく, リンパ系またはその他の血液学的悪性腫瘍に横断的にみられるものが多い. 例えば *BRAF* 変異は, 有毛細胞白血病 (HCL) で高頻度にみられるが, Langerhans 細胞および組織球性腫瘍でもみられる. 一方, リンパ形質細胞性リンパ腫 (LPL) の大多数の症例でみられる *MYD88* 変異は, 一部の DLBCL でもみられる. さらに疾患特異的なコピー数変化もあり, 例えば, iAMP21 と B リンパ芽球性白血病 / リンパ腫, 7q32 欠失と脾辺縁帯リンパ腫 (SMZL), 1p36 欠失と FL, および 11q 異常と高悪性度 B 細胞リンパ腫が代表的である.

また, 疾患特異的な遺伝子発現プロファイルも知られており, DLBCL の 2 つの主要な分子サブタイプ, 胚中心型および非胚中心型の分類に不可欠である. さらに, DLBCL では遺伝子発現と遺伝子変異の組み合わせにより, より正確な分類に向けた試みが続けられており, 最近では DLBCL の 6 つの遺伝子サブタイプとして, MCD (*MYD88* p.L265P と *CD79B* 変異), BN2 (*BCL6* 転座と *NOTCH2* 変異), N1 (*NOTCH1* 変異), EZB (*EZH2* 変異と *BCL2* 転座), A53 (*TP53* 不活性異常と染色体異数性), および ST2 (*SGK1* と *TET2* 変異) が知られている[8-11]. また, CLL/SLL, SMZL, および脾びまん性赤脾髄小型 B 細胞リンパ腫 (SDRPL) などの一部の小型 B 細胞リンパ腫では, 患者横断的に存在するクローナルな B 細胞受容体が知られている. しかし, 重要なのは, これらのドライバー遺伝子異常は, 単独ではリンパ腫の発症において十分でないことである. 例えば, *IGH::BCL2* 陽性の B 細胞クローンは 70% 以上の健常成人の末梢血液中に検出されるが, その多くが FL を発症せず, このことは, リンパ腫の発生には遺伝子異常の多段階的な獲得が必要であり, さらに腫瘍の支持的な微小環境との複雑な相互作用が不可欠と言われている.

■ B 細胞リンパ腫の主要な病因・病理学的要因

感染性因子や環境因子, また免疫不全は, B 細胞リンパ腫の発生要因の 1 つである. Epstain-Barr ウイルス (EBV), カポジ肉腫関連ヘルペスウイルス / ヒトヘルペスウイルス 8 型 (KSHV/HHV8), および C 型肝炎ウイルス (HCV) などのウイルスはさまざまなリンパ腫の発症と関連している. EBV および KSHV/HHV8 は B 細胞に感染し, 腫瘍化した B 細胞内で生存する. 特に EBV 感染はほぼすべての sporadic Burkitt lymphoma に関与する. さらに, EBV 感染は, EBV 陽性 DLBCL, リンパ腫様肉芽腫症などにおける診断的要素の 1 つであり, 他にも古典的 Hodgkin リンパ腫などのいくつかの他のリンパ腫においても, EBV との関連が知られている. KSHV/HHV8 感染は, 原発性滲出性リンパ腫 (PEL), KSHV/HHV8 陽性多中心性 Castleman 病, KSHV/HHV8 陽性 DLBCL, および KSHV/HHV8 陽性胚中心リンパ増殖性疾患と関連がある. さらに MALT リンパ腫では, *Helicobacter pylori* 感染との関与が知られている.

一方, T 細胞の免疫機能などの免疫不全および免疫異常に伴う B 細胞リンパ腫として, 移植

後，医原性 / 治療関連，およびヒト免疫不全ウイルス（HIV）感染のリンパ腫発症が挙げられる．先天性免疫不全，自己免疫疾患，およびさまざまな形態の免疫療法を受けている患者もリンパ腫やリンパ増殖性障害を発症するリスクが高くなる．これらのリンパ腫およびリンパ増殖性疾患では，EBV や KSHV/HHV8 感染との関連が示唆されており，一部の症例では免疫応答の回復に伴い疾患の寛解に至ることが知られている．B 細胞リンパ腫の大部分は，腫瘍遺伝子が IG 遺伝子の転写制御下に置かれる特徴的な染色体転座を有している．

●文献

1) Roco JA, Mesin L, Binder SC, et al. Class-switch recombination occurs infrequently in germinal centers. Immunity. 2019; 51: 337-50 e7.
2) Victora GD, Dominguez-Sola D, Holmes AB, et al. Identification of human germinal center light and dark zone cells and their relationship to human B-cell lymphomas. Blood. 2012; 120: 2240-8.
3) Holmes AB, Corinaldesi C, Shen Q, et al. Single-cell analysis of germinal-center B cells informs on lymphoma cell of origin and outcome. J Exp Med. 2020; 217: e20200483.
4) King HW, Orban N, Riches JC, et al. Single-cell analysis of human B cell maturation predicts how antibody class switching shapes selection dynamics. Sci Immunol. 2021; 6: eabe6291.
5) Milpied P, Cervera-Marzal I, Mollichella ML, et al. Human germinal center transcriptional programs are de-synchronized in B cell lymphoma. Nat Immunol. 2018; 19: 1013-24.
6) Victora GD, Nussenzweig MC. Germinal centers. Annu Rev Immunol. 2022; 40: 413-42.
7) Inoue T, Kurosaki T. Memory B cells. Nat Rev Immunol. 2024; 24: 5-17.
8) Alizadeh AA, Eisen MB, Davis RE, et al. Distinct types of diffuse large B-cell lymphoma identified by gene expression profiling. Nature. 2000; 403: 503-11.
9) Wright GW, Huang DW, Phelan JD, et al. A probabilistic classification tool for genetic subtypes of diffuse large B cell lymphoma with therapeutic implications. Cancer Cell. 2020; 37: 551-68 e14.
10) Chapuy B, Stewart C, Dunford AJ, et al. Molecular subtypes of diffuse large B cell lymphoma are associated with distinct pathogenic mechanisms and outcomes. Nat Med. 2018; 24: 679-90.
11) Reddy A, Zhang J, Davis NS, et al. Genetic and functional drivers of diffuse large B cell lymphoma. Cell. 2017; 171: 481-94 e15.

〈村上裕之，直井友亮，遠西大輔〉

4章 ◆ B細胞性リンパ増殖症およびリンパ腫

| 1節 | **B細胞優位の腫瘍様病変**
Tumour-like lesions with B-cell predominance |

はじめに

WHO分類第5版において初めて「B細胞の増殖が豊富でリンパ腫の鑑別診断に考慮されうるが，リンパ系新生物ではない疾患群」として本項目が追加された．この項には「リンパ腫に類似しうる反応性B細胞豊富リンパ増殖症」のほか，Castleman病とIgG4関連疾患が含まれている．

〈佐藤康晴〉

リンパ腫と類似しうる反応性B細胞豊富型リンパ増殖症
Reactive B-cell rich lymphoid proliferations that can mimic lymphoma

■定義

リンパ腫と類似しうる反応性B細胞豊富型リンパ増殖症（reactive B-cell-rich lymphoid proliferations that can mimic lymphoma）は，リンパ節またはリンパ節外組織における非腫瘍性増殖で，B細胞リンパ腫に類似する病変である．

■疫学

本カテゴリには，さまざまな疾患/組織型が含まれており，そのため患者背景などはそれぞれ異なっている．そのため，表4-1 に疾患/組織型ごとにその詳細をまとめる[1].

■病理所見

本カテゴリに含まれる代表的な疾患/組織型について，それぞれの増殖パターンごとに例を示す．

Nodal follicular/nodular proliferations

- Florid follicular hyperplasia（FFH）

非特異的炎症，感染，自己免疫炎症などさまざまな原因によって発症する濾胞過形成である．組織学的には，大小さまざまな胚中心の過形成が顕著であるが，暗帯と明帯が保たれ，tingible body macrophageも認められる．免疫染色ではCD10$^+$，BCL2$^-$で反応性パターンを示し，Ki-67も暗帯と明帯で極性が保たれている．

- 胚中心進展性異形成（progressive transformation of germinal centers: PTGC）

小児〜若年成人の頸部リンパ節に好発する原因不明の反応性濾胞過形成である．日本では，欧米に比べて中高年に好発し，IgG4関連疾患との関連性が指摘されている（後出「IgG4関連疾患」の項を参照）．

組織学的には，大小さまざまな胚中心が混在し，一部はマントル帯が肥厚し，胚中心内に入り込むことで胚中心が断片化することを特徴とする 図4-2 ．鑑別すべき疾患として，結節性リンパ球優位型Hodgkinリンパ腫（NLPHL）や"floral variant"の濾胞性リンパ腫，あるいはマントル細胞リンパ腫が鑑別となる．

表 4-1 リンパ腫と類似しうる反応性 B 細胞豊富型リンパ増殖症

増殖パターン	病因	疾患/組織型	患者	罹患部位	鑑別診断
Nodal follicular/nodular proliferation	不明/さまざま	florid follicular hyperplasia (FFH)	小児/若年成人。どの年齢層でもみられる	リンパ節、扁桃、アデノイド	濾胞性リンパ腫 (FL)。FFHでは、組織学的に胚中心は保たれており、免疫染色もCD10⁺, BCL2⁻で反応性パターンを示す
		胚中心進展性異形成 (progressive transformation of germinal centers: PTGC)	若年/中年成人、男性>女性	リンパ節	結節性リンパ球優位型Hodgkinリンパ腫 (NLPHL)。PTGCではCD20陽性L細胞を欠いており、マントル帯はIgDとBCL2の免疫染色で強染される
	自己免疫性	全身性エリテマトーデス (systemic lupus erythematous: SLE)	若年/中年成人、女性>男性。アフリカ系アメリカ人、ヒスパニック系・アジア系に多い	リンパ節	辺縁帯リンパ腫 (MZL)。CD20, MNDA, IRTA-1免疫染色、軽鎖制限ならびにIgH遺伝子再構成の有無が重要
		Sjögren 症候群	成人>40歳、女性>男性	唾液腺	MALTリンパ腫。鑑別点は上段を参照
Extranodal follicular/nodular proliferation	不明/さまざま	lymphoma-like lesions of female genital tract (LLL)	妊娠可能年齢にある女性	子宮頸部、体部、外陰部	びまん性大細胞型B細胞リンパ腫 (DLBCL)
		直腸扁桃	中高年	直腸、粘膜固有層と粘膜下層	胚中心は保たれており、免疫染色もCD10⁺, BCL2⁻で反応性パターンを示す。軽鎖制限ならびにIgH遺伝子再構成が鑑別に重要
		IgG4関連疾患	中高年、男性>女性	唾液腺（顎下腺>耳下腺）およびまたは涙腺およびまたは眼窩軟部組織腫瘤の増大+/-リンパ節腫脹+/-頭頸部以外の病変	MALTリンパ腫、FL
		辺縁帯過形成	片側または両側の扁桃肥大または咽頭腫瘤+/-呼吸困難または無呼吸。その他全身にも病変を認める		MZL。軽鎖制限ならびにIgH遺伝子再構成の有無が重要
Nodal immunoblastic proliferation (interfollicular, paracortical, or diffuse pattern)	医原性	ワクチン接種後リンパ節炎	さまざま	リンパ節	DLBCL, 古典的Hodgkinリンパ腫 (CHL)
		薬物過敏症（例: phenytoin）	さまざま	リンパ節	
	感染症	伝染性単核症	主に思春期・若年成人	リンパ節	血中の抗体価やウイルス量など、臨床的事項が鑑別に重要
		サイトメガロウイルス	幅広い年齢の免疫不全患者	リンパ節	
Extranodal immunoblastic proliferation		EBV陽性皮膚粘膜潰瘍	免疫抑制患者（加齢・医原性・移植後）	皮膚、口腔粘膜、扁桃、口蓋、消化管の潰瘍性病変	DLBCL, Hodgkinリンパ腫
Other proliferations	不明/複数あり	indolent B-lymphoblastic proliferation (hematogone hyperplasia)	小児	リンパ節、扁桃	B-lymphoblastic lymphoma

+/-: "あり" または "なし"

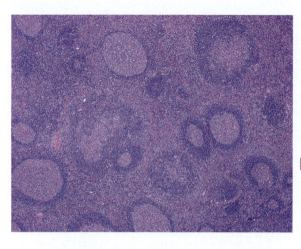

図 4-2 胚中心進展性異形成

濾胞過形成を示し，大小さまざまな胚中心が観察される．一部の濾胞はマントル帯が肥厚し，胚中心辺縁の不明瞭化や断片化が認められる．

Extranodal follicular / nodular proliferations

- Florid reactive lymphoid hyperplasia (FRLH)/Lymphoma-like lesion of female genital tract (LLL)

通常，妊娠可能年齢の子宮頸部（稀に子宮内膜もしくは外陰部）に発症する．症状は無症状，不正性器出血などさまざまである．典型例は，表在性のびらんを伴う病変で，硬結や腫瘤形成は認められない[2]．単核球主体の多彩な炎症細胞浸潤で，しばしば形質細胞や好中球の浸潤を伴う．大型細胞の増殖が目立ち，これらの大部分はB細胞である．

Nodal/extranodal immunoblastic proliferations

- 伝染性単核症（infectious mononucleosis: IM）

思春期から若年成人に発症するEpstein-Barrウイルス（EBV）感染症である．扁桃腫大とリンパ節腫脹，肝機能異常および末梢血中に異型リンパ球（反応性リンパ球）が出現することを特徴とする．

腫大したリンパ節や扁桃では，大型で異型性を示すB細胞のびまん性増殖が認められ 図4-3 ，しばしばHodgkin細胞あるいはReed-Sternberg細胞に類似した巨細胞も認められる 図4-4 ．これらはEBVに感染したB細胞であるため，EBER-ISHやLMP1に陽性を示す．組織所見のみでは，びまん性大細胞型B細胞リンパ腫や古典的Hodgkinリンパ腫との鑑別が困難な場合もあるため，患者背景や血中EBV抗体価など，各種臨床検査データも含めて総合的に判断する必要がある．

Other proliferations

- Indolent B-lymphoblastic proliferation (hematogone hyperplasia, 非腫瘍性Bリンパ芽球過形成)

リンパ節，扁桃および骨髄などにおけるterminal deoxynucleotidyl transferase（TdT）に陽性を示すB細胞，すなわちBリンパ芽球の反応性増殖である．Bリンパ芽球性リンパ腫との鑑別が問題となるが，一般的にはBリンパ芽球性リンパ腫に比べ，細胞が小型であり，また単調な結節性増殖が認められない点が異なる[3]．

1節 ■ B細胞優位の腫瘍様病変

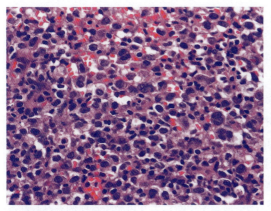

図 4-3 伝染性単核症
大型で異型性の目立つ lymohoid cell がびまん性に増殖し，病理形態のみでは DLBCL との鑑別は困難である．

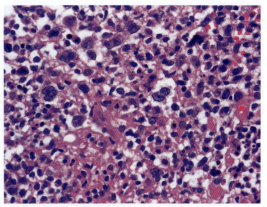

図 4-4 伝染性単核症
多核を示す巨細胞も観察される．

■ 診断基準

必須項目：

- リンパ腫または他の腫瘍の診断的証拠がないこと．そして，適切な組織学的特徴の認識

望ましい項目：

- 必要に応じて，免疫染色，特殊染色，微生物検査，または分子技術による感染性因子の特定，臨床所見により背景にある自己免疫疾患，免疫不全症，またはその他の疾患の認識

● 文献

1) WHO Classification of Tumours Editorial Board. WHO Classification of Tumours, 5th ed, Vol.11, Part B. WHO; 2024.
2) Ramalingam P, Zoroquiain P, Valbuena JR, et al. Florid reactive lymphoid hyperplasia (lymphoma-like lesion) of the uterine cervix. Ann Diagn Pathol. 2012; 16: 21-8.
3) Onciu M, Lorsbach RB, Henry EC, et al. Terminal deoxynucleotidyl transferase-positive lymphoid cells in reactive lymph nodes from children with malignant tumors: incidence, distribution pattern, and immunophenotype in 26 patients. Am J Clin Pathol. 2002; 118: 248-54.

〈佐藤康晴〉

IgG4関連疾患
IgG4-related disease

■ 定義

　IgG4関連疾患（IgG4-related disease: IgG4-RD）は，血清IgG4高値および病変部における多数のIgG4陽性細胞浸潤を特徴とする免疫介在性疾患と定義される．腫瘤もしくは肥厚性病変を形成し，線維化（花筵状など）や閉塞性静脈炎が特徴とされるが，リンパ節病変では認められない

249

場合が多い．

■疫学

小児での発症は稀であり，発症年齢中央値は50〜60歳代である．男性優位に発症する．

■臨床像・治療

全身の諸臓器に病変を形成しうるため，罹患臓器に起因する症状を示す場合が多い．リンパ節は好発臓器の1つであり，局所的あるいは全身性に無痛性のリンパ節腫脹を認めるため，リンパ腫との鑑別が問題となる．臨床検査では，高IgG4血症のほかに，高IgE血症，低補体血症，赤血球沈降速度（ESR）亢進，好酸球増加を示すことがある．血清IgG4上昇に伴い高ガンマグロブリン血症を呈するが，IgAやIgMの上昇は通常認められない．さらに，CRPの上昇も通常認められない．治療法としてはステロイドが奏効するが，減量や中断により再発する症例もみられる．

■病理所見

一般的に，病変部における線維化や閉塞性静脈炎およびIgG4陽性細胞，形質細胞あるいは形質細胞様細胞の浸潤を特徴とするが，罹患臓器によって組織像は異なる．リンパ節病変の場合は線維化を認めることは稀であり，以下の5つの組織型に分類されている[1]．①形質細胞型Castleman病類似（タイプⅠ），②濾胞過形成（タイプⅡ），③濾胞間過形成（タイプⅢ），④胚中心進展性異形成（タイプⅣ），⑤炎症性偽腫瘍類似（タイプⅤ）．

通常，濾胞間過形成と形質細胞増生を伴う濾胞間領域の拡大を認める 図4-5a ．また，濾胞間において幼若〜成熟型の形質細胞とともに，小型リンパ球，免疫芽球，好酸球が混在して出現し，多彩な像を示す 図4-5b ．

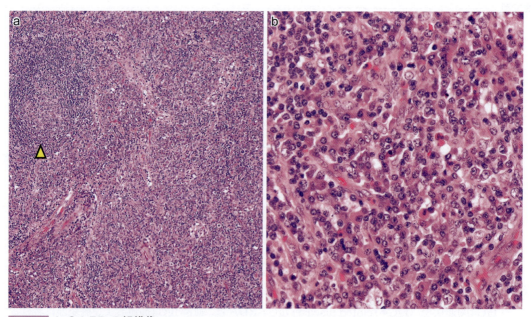

図4-5 IgG4-RDの組織像
a）不明瞭なリンパ濾胞（矢頭）と濾胞間の拡大を認める．b）拡大した濾胞間において，幼若〜成熟型の形質細胞とともに，小リンパ球や好酸球が混在して出現し，多彩な像を呈する．

■免疫学的表現型・遺伝子

　病変部において多数の IgG4 陽性細胞を認める，診断基準となる IgG4 陽性細胞数は臓器によって異なり，リンパ節病変の場合は，強拡大 1 視野あたり 100 個を超える IgG4 陽性細胞，かつ IgG4/IgG 陽性細胞数比＞40% が基準となる[2]．増生している形質細胞は多クローン性であり，軽鎖制限は認められない．現在のところ，病因に関連する遺伝子異常は明らかになっていない．

■鑑別疾患

　鑑別疾患として，特に特発性形質細胞性リンパ節症（IPL）タイプの特発性多中心性 Castleman 病（iMCD-IPL）や自己免疫性疾患（全身性エリテマトーデス，関節リウマチ，血管炎など）が挙げられる．臨床的鑑別点として，IgG4-RD では CRP の上昇を通常認めず，多くの場合，節外病変を伴う点が重要である．また，iMCD-IPL のうち血清 IgG が高値（特に＞5,000 mg/dL）の症例では IgG4-RD の診断基準を満たしやすいため[3]，IgG4-RD の除外基準を活用した鑑別が求められる[4]．組織学的には，iMCD-IPL では成熟型形質細胞のシート状増生が認められるのに対し，IgG4-RD における形質細胞は幼若～成熟型であり，小型リンパ球や好酸球なども混在した多彩な像を示す点が鑑別に有用である（後出の「特発性多中心性キャッスルマン病」の図 4-10 参照）．さらに，IL-6 や IgA の免疫染色において，iMCD-IPL では多数の陽性細胞を認めるのに対し，IgG4-RD ではほとんど認められない．また，濾胞間過形成（タイプⅢ）の場合は著明な血管増生を認めるため，血管免疫芽球性 T 細胞リンパ腫（AITL）との鑑別が求められるが，CD10 や PD-1 などの免疫染色や TCR 遺伝子再構成解析が有用である．

■診断基準

【節外性】

必須項目：

- IgG4 陽性形質細胞の増加および IgG4/IgG 陽性形質細胞比＞40% を伴うリンパ形質細胞浸潤
- Storiform fibrosis
- IgG4-RD に類似する疾患の除外（例：抗好中球細胞質抗体［ANCA］関連血管炎，関節リウマチ，多中心性 Castleman 病，Rosai-Dorfman 病，炎症性筋線維芽細胞性腫瘍，慢性感染症，リンパ腫，形質細胞腫瘍）

望ましい項目：

- 閉塞性静脈炎の存在
- 臨床的に適合する特徴：他の部位の IgG4-RD，血清 IgG4 の上昇，ステロイド / リツキシマブへの反応など

【節性】

必須項目：

- リンパ節外 IgG4-RD の存在（以前，同時，またはその後の発症）
- Polytypic な IgG4 陽性形質細胞＞400/mm^2，および IgG4/IgG 陽性形質細胞比＞40%
- IgG4-RD に類似する病態，高 IL-6 症候群，および梅毒の除外

望ましい項目：

- リンパ節の線維性領域および / または濾胞間領域における IgG4 陽性形質細胞および好酸球

4章 ◆ B 細胞性リンパ増殖症およびリンパ腫

●文献

1) Sato Y, Notohara K, Kojima M, et al. IgG4-related disease: historical overview and pathology of hemato-logical disorders. Pathol Int. 2010; 60: 247-58.

2) Deshpande V, Zen Y, Chan JK, et al. Consensus statement on the pathology of IgG4-related disease. Mod Pathol. 2012; 25: 1181-92.

3) Nishikori A, Nishimura MF, Fajgenbaum DC, et al. Diagnostic challenges of the idiopathic plasmacytic lymphadenopathy (IPL) subtype of idiopathic multicentric Castleman disease (iMCD): factors to differ-entiate from IgG4-related disease. J Clin Pathol. 2024 Feb 20: jcp-2023-209280. Online ahead of print.

4) Nishikori A, Nishimura MF, Nishimura Y, et al. Investigation of IgG4-positive cells in idiopathic multicentric Castleman disease and validation of the 2020 exclusion criteria for IgG4-related disease. Pathol Int. 2022; 72: 43-52.

〈錦織亜沙美，佐藤康晴〉

単中心性キャッスルマン病
Unicentric Castleman disease

はじめに

　キャッスルマン病（Castleman disease: CD）は，CD は単一の疾患ではなく，複数の亜型から構成される疾患群である．各亜型は病因学的に関連性のない異なる疾患であり，亜型ごとに臨床像，組織像，予後や治療反応性が大きく異なるため，診断と治療に際してはそれぞれの亜型の十分な理解が重要である．現行の CD 分類は 図4-6 のとおりである [1]．

　CD はまず病変部位により単中心性 CD（unicentric CD: UCD）と多発性 CD（multicentric CD: MCD）とに分類される．UCD の大半は硝子血管（hyaline vascular: HV）型の組織像をとり形質細胞（plasmacytic: PC）型は稀である．本邦の MCD はほとんど全例が特発性 MCD（iMCD）で，KSHV/HHV8 関連 MCD は極めて稀である．iMCD は臨床型からさらに IPL，NOS，TAFRO の 3 型に分類され，それぞれに呈しやすい組織像が知られている．

　UCD および KSHV/HHV8 関連 MCD は均一な疾患単位として確立しているが，iMCD は依然として病因不明で，分類基準が定まっていない疾患群も含まれている．本項では以下，UCD について述べる．

■定義

　単中心性キャッスルマン病（UCD）は，特徴的な組織像を呈する良性のリンパ増殖性疾患で，1 リンパ節あるいは 1 リンパ節領域を侵すものである．

■疫学

　UCD は腹腔内や縦隔発生が多く，通常無症状であることから正確な罹患率は明らかでない．どの年齢にも生じ，性差はないか，わずかに女性に多い．

■臨床像

　病変は腹腔内（特に腸間膜）や縦隔，後腹膜に高頻度に生じる [2]．HV 型 UCD（HV-UCD）は通常無症状で血液検査異常を伴わない．^{18}F-FDG PET-CT では，軽度〜中等度の集積があり，軟

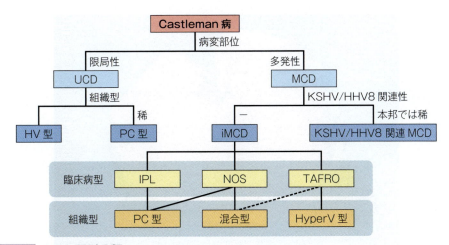

図 4-6 CD の亜型分類

UCD: unicentric Castleman disease, MCD: multicentric Castleman disease, HV: hyaline vascular, PC: plasmacytic, iMCD: idiopathic multicentric Castleman disease, KSHV/HHV8: Kaposi's sarcoma-associated herpesvirus/human herpesvirus-8, IPL: idiopathic plasmacytic lymphadenopathy, NOS: not otherwise specified, TAFRO: thrombocytopenia, anasarca, fever, reticulin fibrosis, renal insufficiency, and organomegaly, Hyper V: hyper vascular
(WHO Classification of Tumours Editorial Board. Haematolymphoid tumours[1] より改変)

部腫瘍やリンパ腫を疑い生検あるいは切除されることが多い．一部の症例では，腫瘍随伴性天疱瘡（PNP）や閉塞性細気管支炎（bronchiolitis obliterans: BO）の合併が知られる．PC 型 UCD（PC-UCD）では，発熱や倦怠感といった全身症状を呈しうるが，MCD と比較すると軽度であることが多い．

■肉眼像

HV-UCD の罹患リンパ節は大型であることが特徴で，平均 5 cm 程度，時に 20 cm 程度まで腫大することがある[2]．割面は白色充実性で 図 4-7 ，よく観察すると肉眼でも濾胞構造を反映した粒状の紋様が観察される．

■形態学的所見

UCD の 80％程度は HV 型の組織像をとり，PC 型は稀である．

HV-UCD 図 4-8 では，濾胞過形成と濾胞間の血管増生が認められ，リンパ洞は通常圧迫され閉塞している．胚中心は萎縮し，その周囲を小型リンパ球が同心円状に配列し肥厚したマントル帯を形成する．胚中心を貫くような血管の侵入もみられ，濾胞内外の血管壁には種々の程度に硝子化を伴う．また，1 つのマントル帯内に複数の胚中心を形成する所見（twinning）をみることがある．

濾胞樹状細胞（FDC）の増生が特徴的で，約 1/3 の症例では多核や異形成を示す FDC が濾胞内および濾胞間において散在性に観察される 図 4-9 ．また，形質細胞様樹状細胞の集簇も認められることがある．

PC-UCD では濾胞過形成と濾胞間での成熟形質細胞増生が認められる．PC 型の MCD と類似

4章 ◆ B細胞性リンパ増殖症およびリンパ腫

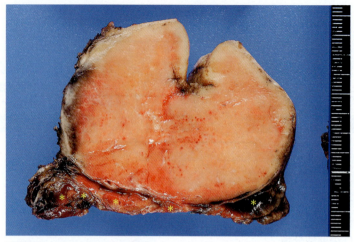

図4-7 HV-UCDの割面像
縦郭腫瘤で，胸腺腫疑いとして摘出された．割面は乳白色調を呈し，粒状の濾胞構造がうかがわれる．周囲のリンパ節（＊）に軽度の腫脹をみる．

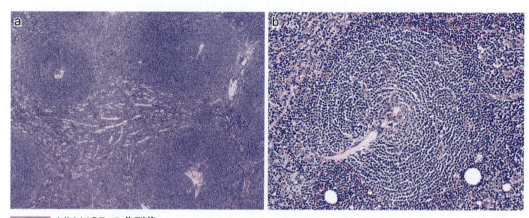

図4-8 HV-UCDの典型像
（a）濾胞過形成と濾胞間での硝子化血管の増生を認める．（b）壁の硝子化を伴った血管が濾胞を貫き，マントル帯のリンパ球が同心円状に配列する（lollipop-appearance）．

した所見を示すが，濾胞間の拡大はMCDほど目立たない．

■ **免疫学的表現型**

HV-UCDではCD21$^+$，CD35$^+$のFDC増生がみられる．マントル帯はIgD$^+$，BCL2$^+$のB細胞で構成され，弱いCD5発現をみる場合がある．形質細胞様樹状細胞のクラスターにはCD123やTCL-1陽性となる．HV-UCD，PC-UCDともにKSHV/HHV8 latency-associated nuclear antigen（LANA）陰性，EBER陰性である．

■ **染色体・遺伝子**

現在までに疾患を規定するような染色体異常や遺伝子異常は明らかになっていない．HV-UCDについては単クローン性の核型異常や，ストローマ細胞における*PDGFRB*変異が一部の症

1節 ■ B細胞優位の腫瘍様病変

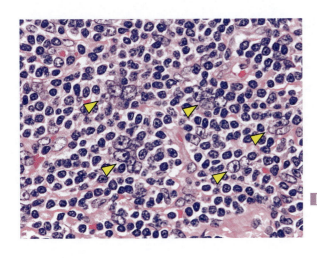

図 4-9 HV-UCDの濾胞間領域の拡大像
Warthin-Finkeldey型の多核細胞（矢頭）がみられ，これらはFDCマーカー陽性となる．

例で報告されており[3]，ストローマ細胞（おそらくはFDC）に由来する良性の腫瘍性病変であることが示唆されている．PC-UCDの形質細胞は多クローン性である．HV-UCD，PC-UCDともにIGおよびTCR遺伝子の再構成は認められない．

■鑑別診断

HV-UCDは濾胞構造をとるB細胞リンパ腫（濾胞性リンパ腫，マントル細胞リンパ腫，節性濾胞辺縁帯リンパ腫など）との鑑別を要する場合があるが，通常，免疫染色などから鑑別可能である．マントル帯の細胞にCD5弱陽性となる場合はマントル細胞リンパ腫の否定が必要であるが，HV-UCDではcyclin D1陰性でIGH遺伝子再構成はない．PC-UCDの場合，まずは形質細胞腫瘍（POEMS症候群など）や形質細胞への分化を伴うリンパ腫の除外が必要である．POEMS症候群では軽鎖制限（ほとんどがえ優位）がみられることが多く，鑑別に有用である．また，関節リウマチなどの自己免疫性疾患に伴うリンパ節症でも類似した組織像を呈することがある[4]ため臨床所見もあわせた検討が必要である．

■診断基準

必須項目：
- 身体診察および画像評価の上，単一リンパ節ないしは単一リンパ節領域に限局する病変であること

【HV型】上記に加え

必須項目：
- 濾胞血管壁の硝子化
- リンパ洞圧迫を伴う濾胞間領域過形成および血管増生

【PC型】上記に加え
- 濾胞間領域における密な形質細胞増生

■治療・予後

HV-UCD，PC-UCDともに病変の切除が第一選択で，再発は非常に稀である．PNPやBOを合併する場合，病変切除でそれらの症状も改善しうるが，改善まで年単位の期間を要することも

4章 ◆ B 細胞性リンパ増殖症およびリンパ腫

ある．また，稀ではあるが HV-UCD の罹患リンパ節から濾胞樹状細胞肉腫を生じる症例も複数報告があり，診断時に肉腫のコンポーネントがないかどうか注意する必要がある．

●文献

1) WHO Classification of Tumours Editorial Board. Haematolymphoid tumours [Internet]. Lyon (France): International Agency for Research on Cancer; 2024 [cited 2024 Aug 3]. (WHO classification of tumours series, 5th ed.; vol. 11). Available from: https://tumourclassification.iarc.who.int/chapters/63.
2) Nishimura MF, Nishimura Y, Nishikori A, et al. Clinical and pathological characteristics of hyaline-vascular type unicentric Castleman disease: a 20-year retrospective analysis. Diagnostics (Basel). 2021; 11: 2008.
3) Li Z, Lan X, Li C, et al. Recurrent PDGFRB mutations in unicentric Castleman disease. Leukemia. 2019; 33: 1035-8.
4) Asano N, Sato Y. Rheumatoid lymphadenopathy with abundant IgG4(+) plasma cells: a case mimicking IgG4-related disease. J Clin Exp Hematop. 2012; 52: 57-61.

〈西村 碧 フィリーズ，佐藤康晴〉

特発性多中心性キャッスルマン病
Idiopathic multicentric Castleman disease

■定義

特発性多中心性キャッスルマン病（idiopathic multicentric Castleman disease: iMCD）は，特徴的な組織像を呈する原因不明のリンパ増殖性疾患であり，2 つ以上のリンパ節領域を侵すものである．HIV 感染や KSHV/HHV8 感染に伴う他の多中心性 Castleman 病（MCD）を除外したものと定義される．

■疫学

さまざまな年齢で発症し，性差は認められない．正確な罹患率は不明であるが，本邦では特発性形質細胞性リンパ節症（IPL）タイプの iMCD-IPL が約半数を占める．

■臨床像・治療

多発または全身性のリンパ節腫脹を呈する．iMCD は臨床基準により，TAFRO，IPL および両者の基準を満たさない NOS の 3 型に分類される．以前は，IPL は NOS の一部に包含されていたが，IPL の疾患均一性が認められ，現在は臨床病理学的に独立した亜型として認識されている [1]．iMCD-TAFRO は TAFRO（thrombocytopenia, anasarca, fever, reticulin fibrosis, renal insufficiency, and organomegaly）症状を呈し，しばしば致死的な経過をたどる [2]．また，iMCD-NOS でも iMCD-TAFRO に類似した激しい症状を認めることが多い．対して，iMCD-IPL は発熱，倦怠感などの全身性炎症症状を呈し，比較的緩徐な臨床経過を示すことが多い．臨床検査では，多クローン性高ガンマグロブリン血症，高 CRP 血症のほか，血小板増多，低アルブミン血症，低コレステロール血症などの検査値異常を認める [3]．iMCD-TAFRO とは異なり，胸腹水貯留やサイトカインストームのような激しい臨床症状は通常示さない．

治療においては，臨床症状が軽度の場合は無治療で経過観察を行う．全身症状の緩和には投薬

治療が必要となり，本邦では抗 IL-6 受容体抗体（トシリズマブ）を用いた抗 IL-6 療法が主流である．しかし，これらの投薬治療はあくまで対症療法であり，特に iMCD-TAFRO や NOS では治療効果が乏しい場合が多い．

病理所見

組織像は多彩かつ非特異的であり，リンパ節の組織所見により形質細胞（PC）型と血管増生（Hyper V）型，および両者の特徴をあわせもつ混合型に大別される[4]．iMCD-IPL は定義上，常に PC 型の組織像を呈する．胚中心は正常～過形成を示し，濾胞間領域の拡大を認める 図 4-10a．濾胞間における成熟型形質細胞のシート状増生が特徴である．また，さまざまな程度でヘモジデリンの沈着や免疫グロブリンを貯留した形質細胞を認める 図 4-10b．

iMCD-NOS においてもしばしば PC 型の組織像を呈するが，iMCD-IPL と比較して血管増生の程度が強いことが多い．また，萎縮した胚中心における渦巻き状あるいは樹枝状の血管増生は iMCD-TAFRO や NOS に特徴的であり，iMCD-IPL では通常認められない．iMCD-TAFRO は主に Hyper V 型の組織像を呈し，他の亜型と比較してリンパ節腫脹が軽度である場合が多い．胚中心は萎縮し，濾胞間および濾胞内において著明な血管増生を認める 図 4-11．形質細胞の増生は目立たない．また，単中心性キャッスルマン病とは異なり，増生血管の硝子化は認めない．

免疫学的表現型・遺伝子

増生している形質細胞は多クローン性であり，軽鎖制限は認められない．特に iMCD-IPL において IL-6 免疫染色を行うと，多くの場合，胚中心や濾胞間における形質細胞の細胞質に顆粒状の陽性像を呈する．IGH および TCR の遺伝子再構成は認めず，LANA1 免疫染色は陰性である．

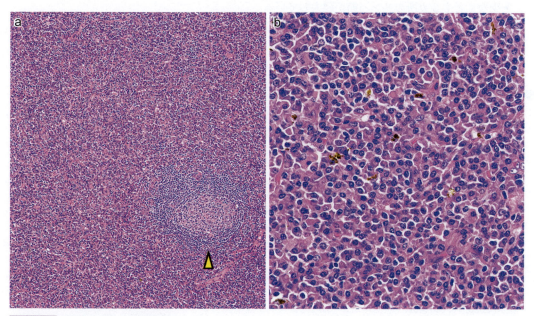

図 4-10 iMCD-IPL の組織像
a）形質細胞の増生によって赤く拡大した濾胞間に，明瞭な胚中心とマントル帯が認められる（矢頭）．
b）濾胞間において，成熟型形質細胞が単調かつシート状に増生し，ヘモジデリン沈着を認める．

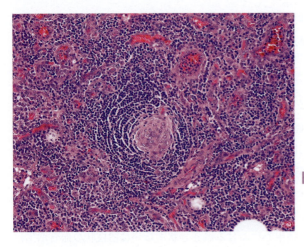

図 4-11 iMCD-TAFRO の組織像
胚中心は萎縮し，濾胞間および胚中心内において著明な血管増生を認める．血管内皮細胞の核は腫大している．

疾患の原因となる遺伝子異常は確立されていないが，近年では iMCD-TAFRO において *PIK3/ ACT/mTOR* や *MAPK* 経路，*JAK-STAT* 経路に関連する遺伝子異常が報告されている[5]．

■ 鑑別診断

鑑別すべき疾患として，特に自己免疫性疾患が重要となる．鑑別には，自己抗体の検索を行い，臨床情報を含めた慎重な診断が必要である．また，iMCD-IPL と鑑別が必要な疾患として IgG4 関連疾患が挙げられる．IgG4 免疫染色に加え，臨床像および組織所見の総合的な評価が求められる[6]．

■ 診断基準

必須項目：
- 少なくとも 2 カ所のリンパ節が腫大している
- リンパ節の形態学的所見はグレード 2 または 3 の退縮した胚中心または形質細胞増加症を示している
- 臨床基準，検査基準，および除外基準を満たしている

● 文献
1) Nishikori A, Nishimura MF, Nishimura Y, et al. Idiopathic plasmacytic lymphadenopathy forms an independent subtype of idiopathic multicentric Castleman disease. Int J Mol Sci. 2022; 23: 10301.
2) Iwaki N, Fajgenbaum DC, Nabel CS, et al. Clinicopathologic analysis of TAFRO syndrome demonstrates a distinct subtype of HHV-8-negative multicentric Castleman disease. Am J Hematol. 2016; 91: 220-6.
3) Wang HW, Pittaluga S, Jaffe ES. Multicentric Castleman disease: Where are we now? Semin Diagn Pathol. 2016; 33: 294-306.
4) Fajgenbaum DC, Uldrick TS, Bagg A, et al. International, evidence-based consensus diagnostic criteria for HHV-8-negative/idiopathic multicentric Castleman disease. Blood. 2017; 129: 1646-57.
5) Arenas DJ, Floess K, Kobrin D, et al. Increased mTOR activation in idiopathic multicentric Castleman disease. Blood. 2020; 135: 1673-84.
6) Satou A, Notohara K, Zen Y, et al. Clinicopathological differential diagnosis of IgG4-related disease: a historical overview and a proposal of the criteria for excluding mimickers of IgG4-related disease. Pathol Int. 2020; 70: 391-402.

〈錦織亜沙美，佐藤康晴〉

KSHV/HHV8関連多中心性キャッスルマン病
KSHV/HHV8-associated multicentric Castleman disease

■定義

KSHV/HHV8関連多中心性キャッスルマン病（KSHV/HHV8-associated multicentric Castleman disease）は，炎症性高サイトカイン血症による全身性炎症症状を特徴とするリンパ増殖性疾患で，特徴的なカポジ肉腫関連ヘルペスウイルス / ヒトヘルペスウイルス8型（KSHV/HHV-8）感染形質芽細胞の出現と特発性多中心性 Castleman 病（iMCD）様の組織像を呈するものである．

■疫学

症例の大半（〜 80%）はヒト免疫不全ウイルス（HIV）陽性患者であり，本邦では極めて稀である．

■臨床像

通常全身性のリンパ節腫脹を示し，肝脾腫や胸水，浮腫を伴うこともある．発熱や倦怠感といった全身症状を伴い，血液検査では CRP 上昇，貧血，低アルブミン血症などを示す．

■病因

KSHV/HHV8 がコードする viral IL-6 は，IL-6R を必要とせず直接 gp130 に結合し，human IL-6誘導シグナル伝達経路を刺激することで，細胞の増殖・分化，血管新生などを促進する．

■形態学的所見

濾胞間領域において多クローン性の形質細胞増生がみられ，iMCD（IPL型）と類似した組織学的特徴を示す．iMCD と異なる点として，マントル帯に中型〜大型の形質芽細胞が分布する 図 4-12 ．

■免疫学的表現型

形質芽細胞は KSHV/HHV8感染性で，LANA（HHV8 latency-associated nuclear antigen）陽性を示す．形質芽細胞は B 細胞マーカーに陰性かわずかに陽性で，CD138発現を欠き，MUM1陽性となる．また，IgM-λを発現し，軽鎖制限がみられるが，分子学的には多クローン性である．

■鑑別診断

鑑別診断には iMCD，HIV 関連リンパ節症，自己免疫性疾患に伴うリンパ節症，IgG4関連疾患などが含まれるが，臨床所見の精査や，IgM，IgG4，IgG，LANA の免疫染色が有用である．

■診断基準

必須項目：

- 臨床所見（発熱や倦怠感などの全身症状）および，血液検査異常（高 CRP 値，貧血，低 Alb など）を伴うこと
- リンパ節において KSHV/HHV8陽性形質芽細胞を伴う，iMCD 類似の組織学的特徴を示すこと

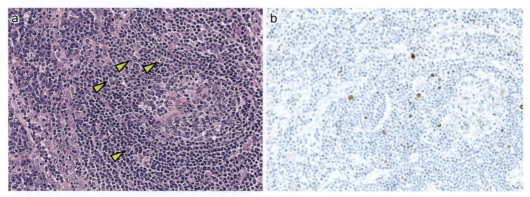

図 4-12　KSHV/HHV8 関連 MCD の組織像
　a）マントル帯に形質芽細胞が散見され（矢頭），b）LANA 染色陽性となる．

治療・予後

　再燃や寛解を繰り返して経過する．また，KSHV/HHV8 陽性患者はリンパ腫をはじめとして他の KSHV/HHV8 関連疾患に罹患するリスクがある．近年はリツキシマブによる治療や，HIV 陽性者に対する抗レトロウイルス療法により生存期間は以前より改善している．

●文献

1) WHO Classification of Tumours Editorial Board. Haematolymphoid tumours [Internet]. Lyon (France): International Agency for Research on Cancer; 2024 [cited 2024 Aug 3]. (WHO classification of tumours series, 5th ed.; vol. 11). Available from: https://tumourclassification.iarc.who.int/chapters/63.

〈西村　碧 フィリーズ，佐藤康晴〉

2節 ■ 前駆 B 細胞腫瘍

2節 | 前駆 B 細胞腫瘍
Precursor B-cell neoplasms

B 細胞性リンパ芽球性白血病 / リンパ腫
B-lymphoblastic leukaemias/lymphomas

はじめに

　前駆型リンパ球系腫瘍は，リンパ球造血の早期の段階で発生し，リンパ系悪性腫瘍で最も未熟な腫瘍であり，前駆 B 細胞と前駆 T 細胞に大別される．REAL 分類以降，急性リンパ芽球性白血病（ALL）とリンパ芽球性リンパ腫（LBL）はいずれもリンパ球系前駆細胞を起源とすることから統合されて，WHO 分類の前駆型リンパ球系腫瘍（precursor lymphoblastic neoplasms）では，B 細胞および T 細胞のリンパ芽球性白血病 / リンパ腫（B/T-ALL/LBL）に大別される．

　さらに，B-ALL/LBL，T-ALL/LBL はそれぞれ特徴的な染色体・遺伝子異常によりさまざまなサブグループに分類されるが，近年の遺伝子解析技術の進歩により，新たな疾患群の提唱・確立がなされている．

　以下，本節では，B-ALL/LBL について述べる．

B 細胞性リンパ芽球性白血病 / リンパ腫
B-lymphoblastic leukaemia/lymphoma

■定義

　B 細胞性リンパ芽球性白血病 / リンパ腫（B-lymphoblastic leukaemia/lymphoma: B-ALL/LBL）は，B 細胞系前駆細胞由来の悪性腫瘍である．骨髄・末梢血に腫瘍細胞の広範な浸潤を認める場合には，白血病の診断が適切であり，末梢血や骨髄への浸潤がないかほとんど認められない場合に限り，リンパ腫と診断する．腫瘍性病変と骨髄浸潤の双方が広範な場合には，個々の症例に応じて判断される[1]．一般的には，リンパ芽球性白血病と診断するための芽球最低値は設定されていないが，芽球 20% 未満のリンパ芽球性白血病は稀であり，骨髄中のリンパ芽球浸潤 25% 以上であれば白血病と定義されることが多い．

　FAB 分類 L3 に相当する Burkitt 白血病は，WHO 分類では成熟 B 細胞腫瘍である Burkitt リンパ腫として分類され，B-ALL という用語は B 細胞性急性リンパ芽球性白血病を表し，WHO 分類の Burkitt リンパ腫には用いてはならないと明記されている．

■疫学

　B-ALL は小児に多い疾患であり，6 歳以下の発症が 75% を占めている．B-LBL は LBL 全体の 10% にとどまり，T 細胞性（T-LBL）と比較すると，より若年に多いとされる．

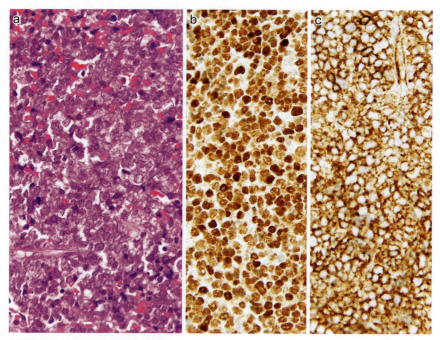

図 4-13　B-LBL の顕微鏡写真
a) HE 標本．腫瘍細胞の核において微細な核クロマチンがびまん性に分布している
b, c) 免疫化学組織染色．TdT (b)，CD34 (c)．いずれも腫瘍細胞は陽性を示す．

■浸潤部位

骨髄浸潤を中心として，中枢神経系や精巣などの髄外病変の合併頻度が高い．皮膚や軟部組織，骨などの節外病変を認めるが，T-LBL と異なり縦隔に腫瘤を伴うことは稀である．

■病因

B-ALL/LBL 発症は，細胞増殖，アポトーシス，細胞分化やシグナル伝達に関わる種々の異常が原因とされている．

■形態学的所見

一般的に B-ALL/LBL において，芽球の形態は反応性リンパ球と比較してやや大きめで N/C 比大の類円形の核に切れ込みを有する monomorphic な細胞像を呈する 図 4-13 ．一方，大型で豊富な細胞質と空胞を有し，繊細なクロマチンと明瞭な核小体を多く認める細胞の症例もある．形態学的には B 細胞性と T 細胞性を鑑別することは困難であり，免疫組織染色やフローサイトメトリーで表面抗原を確認する必要がある．WHO 分類第 4 版から特異的遺伝子異常を有する各亜型に分類され，第 5 版では各々独立した病型として定義されているが，形態学的にはいずれも疾患ごとの違いは明らかではない．

■免疫表現型

B-ALL/LBL では一般的に terminal deoxynucleotidyl transferase (TdT)，B 細胞系抗原 (CD19，CD79a，CD22) が陽性となる．免疫組織学的には，PAX5 は高感度かつ特異的な B 細胞マーカーであり，CD10 陽性，CD20 は陰性〜低発現，CD34 は陽性となることが多い．

■**診断基準**

必須項目：

- B-ALL の場合：フローサイトメトリーによる免疫表現型異常を示すリンパ芽球の増加を，主に末梢血および / または骨髄で認める
- B-LBL の場合：異常リンパ芽球増生をリンパ節またはリンパ節外にも，さらに / または異常リンパ芽球による構造の消失を伴うびまん性臓器浸潤をみる
- 異常リンパ芽球はフローサイトメトリーまたは免疫組織化学による CD19，CD22，cCD79a，および / または PAX5 の発現によって裏付けられた B 細胞系統
- フローサイトメトリーまたは免疫組織化学による，TdT および CD34（ただし，CD34 および TdT の発現は稀に欠如することがある）および / または CD10 の明瞭な発現，CD45 の発現低下，CD20 の発現低下 / 欠如，および表面免疫グロブリン軽鎖の発現の欠如によって裏付けられた未熟表現型である

望ましい項目：

- 特定の再発性遺伝子異常の証明
- 特定の再発性遺伝子異常に関連する免疫表現型プロファイルの証明

■**予後**

B-ALL は小児患者では一般的に予後良好であり，完全寛解率は 95% を超え，長期生存はおよそ 80% に期待できる．B-LBL は，T-LBL に比較すると予後は良好であるが，ALL と同様に成人では小児に比較して予後不良とされる．

特定的遺伝子異常により定義された病型

B-ALL/LBL の遺伝子異常による分類は，WHO 分類改訂第 4 版以降から現在の分類の基礎となり，特に予後や治療法に直結する．遺伝学的に定義された各病型について以下に概説する．

高度高二倍体を伴う B 細胞性リンパ芽球性白血病 / リンパ腫
B-lymphoblastic leukaemia/lymphoma with high hyperdiploidy

■**定義**

高度高二倍体を伴う B 細胞性リンパ芽球性白血病 / リンパ腫（B-lymphoblastic leukemia/lymphoma with high hyperdiploidy）は，染色体数が 51 〜 65 本の数的異常を有する B-ALL/LBL である．典型例では染色体全体が 1 本〜複数増加し，転座などの構造異常は認められない．染色体増加には一定の傾向があり，X，4，6，10，14，17，18 番染色体のトリソミー，21 番染色体のトリソミー / テトラソミーが最も多い．

染色体数増加は，G 分染や FISH 解析（4，10，17，21 番）などにより検出可能だが，細胞培養が困難な場合は DNA 量をフローサイトメトリー法で測定する DNA index が有用である．

4章 ◆ B 細胞性リンパ増殖症およびリンパ腫

■疫学

幼児 ALL では稀，小児 ALL では 25 ～ 35％を占める高頻度の染色体異常であり，成人 ALL では 7 ～ 8％に認められる．成人で染色体数が多い B-ALL では，t(9;22)(q34;q11.2) を含むことがあり注意が必要である．

■病因

発症機序はまだわかっていないが，染色体の倍加は，病初期に生じると考えられている．NGS を用いた解析では，RAS シグナル経路（*FLT3, NRAS, KRAS, PTPN11*）の変異を半数に認められる[2]．

■予後

Hyperdiploid の白血病細胞はメトトレキサートなどの抗がん薬に高感受性で予後は良好とされている．特定の染色体の数的異常と予後の関係性では，4番や 18番染色体のトリソミーは予後良好であり[3]，5，17，18，20番染色体トリソミーの有無が予後に影響するとされている[4]．

低二倍体を伴う B 細胞性リンパ芽球性白血病 / リンパ腫
B-lymphoblastic leukaemia/lymphoma with hypodiploidy

■定義

低二倍体を伴う B 細胞性リンパ芽球性白血病 / リンパ腫（B-lymphoblastic leukaemia/lymphoma with hypodiploidy）は，染色体数が 43 本以下の B-ALL/LBL であり，near-haploid（染色体数 24 ～ 31 本），low-hypohaploid（染色体数 32 ～ 39 本），high-hypodiploid（染色体数 40 ～ 43 本）に亜分類される．

■疫学

Low-hypodiploid ALL は小児では稀（＜1％）であるが，年齢とともに増加し，思春期～若年成人は 5％，成人では 10％を超える．一方で，near-haploid ALL は小児の 2％未満，成人 B-ALL/LBL では稀である．

■病因

近年，網羅的なゲノム解析では near-haploid ALL ではチロシンキナーゼ受容体や RAS 経路の変異や IKZF3 欠失が認められる．low-hypodiploid ALL では 9 割に *TP53* 遺伝子変異が認められ，そのうち約 4 割が胚細胞系列の *TP53* 異常（Li-Fraumeni 症候群）と示唆されている[5]．

■予後

染色体数が少ないほど予後不良であり，同種造血幹細胞移植を行っても予後の改善は明らかではない[6]．

iAMP21 を伴う B 細胞性リンパ芽球性白血病 / リンパ腫
B-lymphoblastic leukaemia/lymphoma with iAMP21

■定義

iAMP21 を伴う B 細胞性リンパ芽球性白血病 / リンパ腫（B-lymphoblastic leukaemia/lymphoma with iAMP21）は，21q22 に位置する *RUNX1* 遺伝子を含んだ領域に増幅（5 個以上のコピー）を有する B-ALL/LBL である．

■疫学

白血球数の少ない年長児（年齢中央値：9 歳）にみられ，小児 B-ALL の 2%，成人では稀である．

■病因

21 番染色体上に *RUNX1* 遺伝子を 3 個以上のコピー（1 細胞内に 5 個以上のコピー）を有するものを B-ALL/LBL with iAMP21 とする．発生機序は明らかではないが，iAMP21 異常は発生初期に生じて切断 - 融合 - 架橋サイクルとなり，染色体粉砕（chromothripsis）が起こることが白血病発症機序と考えられている[7]．付加的な遺伝子異常として，X 染色体の増加や，7 番・11 番染色体の異常，*RB1*，*ETV6* の欠失，*P2RY8::CRLF2* 融合遺伝子が他のサブグループよりも多くみられる．

■予後

白血球数が低く，標準リスク群として治療した場合には再発リスクが高いと考えられていたが[8]，強力な併用化学療法により治療成績向上が得られている．

BCR::ABL1 融合遺伝子を伴う B 細胞性リンパ芽球性白血病 / リンパ腫
B-lymphoblastic leukaemia/lymphoma with *BCR::ABL1* fusion

■定義

BCR::ABL1 融合遺伝子を伴う B 細胞性リンパ芽球性白血病 / リンパ腫（B-lymphoblastic leukaemia/lymphoma with *BCR::ABL1* fusion）は，22 番染色体 q11.2 上の *BCR* 遺伝子と 9 番染色体 q34.1 上の *ABL1* 遺伝子の相互転座を有する B-ALL/LBL である．WHO 分類改訂第 4 版以前から臨床的には独立した病型として認識されている．

■疫学

年齢を重ねるごとに発生頻度が増加し，15 歳以下の小児 B-ALL/LBL では 2 ～ 4%，50 歳以上の B-ALL/LBL では 20 ～ 40% を占める[9]．

■病因

BCR::ABL1 融合遺伝子により ABL1 チロシンキナーゼが恒常的に活性化され，白血病を引き起こす．*BCR* 領域の切断点の違いにより p210kd BCR-ABL1 と p190kd BCR-ABL1 の 2 種類の

4章 ◆ B 細胞性リンパ増殖症およびリンパ腫

融合蛋白が生じうるが，80 〜 90％では p190kd BCR-ABL1 を認める．p210kd BCR-ABL1 は慢性骨髄性白血病（CML）に一般的であり，CML の急性転化と鑑別すべきである．付加的染色体異常として，*IKZF1*遺伝子の異常，*PAX5*遺伝子変異や再構成，*CDKN2A/2B* 遺伝子欠失を認める[10]．

■免疫表現型

B 細胞性マーカーに加えて，骨髄球系マーカー（CD13，CD33）が陽性となることがある．成人例では，CD25 はしばしば陽性を示す[11]．

■予後

チロシンキナーゼ阻害薬（TKI）を組み込んだ治療により長期予後は劇的に改善された．再発・難治性の B-ALL/LBL with *BCR::ABL1* に対して，第 3 世代 TKI のポナチニブと CD19/CD3 二重特異性抗体ブリナツモマブの併用療法は高い有効性が示されている[12]．

BCR::ABL1 融合遺伝子様特徴を有する B 細胞性リンパ芽球性白血病 / リンパ腫
B-lymphoblastic leukaemia/lymphoma with *BCR::ABL1*-like features

■定義

*BCR::ABL1*融合遺伝子様特徴を有する B 細胞性リンパ芽球性白血病 / リンパ腫〔B-lymphoblastic leukemia/lymphoma with *BCR::ABL1*-like features: *BCR::ABL1*-like（Ph-like）B-ALL/LBL〕は，*BCR::ABL1*融合遺伝子を認めないが，*BCR::ABL1*陽性 ALL と同様の遺伝子変異プロファイルを有する B-ALL/LBL である．

Mullighan らが，B 細胞分化に関わる *IKZF1*遺伝子の欠失を有する予後不良 B-ALL のサブグループが，*BCR::ABL1*陽性 ALL と類似した遺伝子発現パターンを認めることを報告し[13]，WHO分類改訂第 4 版で「B-ALL, BCR-ABL1-like」が暫定案となり，第 5 版から独立した病型として定義された．

■疫学

B-ALL のうち，小児では 10 〜 15％，AYA 世代では 20 〜 25％，ダウン症患者では 50 〜 60％である．

■病因

約 50％に *CRLF2*遺伝子再構成（IGH::*CARF2*, P2RY8::*CARLF2*）による *CRLF2* の発現異常を認める．*CRLF2*再構成を有する例では，X または Y 染色体の増幅を高頻度に認め，*JAK2*遺伝子再構成 7％，*EPOR* 再構成 5％，*SH2B3*, *IL2RB*, *TYK2*遺伝子変異 7％にみられ，JAK/STAT経路を活性化していると考えられる．より頻度が低い異常として，*KRAS*, *NRAS*, *PTPN11*, *NF1*, *BRAF* などの RAS シグナルに関わる遺伝子異常が報告されている．

■免疫表現型

*CRLF2*再構成を伴う症例では，フローサイトメトリー解析で TSLPR 高発現を示す[14]．

■予後

診断時の白血球数の増加や治療反応性の不良など，一般的に B-ALL 高リスクと考えられる臨床的特徴を有しており，予後不良群に分類される．*IKZF1* 異常を有する例は，有さない例よりも予後不良である [15]．近年，ABL チロシンキナーゼ阻害薬を組み合わせた多剤併用療法による予後改善が報告されている [16]．

KMT2A 再構成を伴う B 細胞性リンパ芽球性白血病 / リンパ腫
B-lymphoblastic leukaemia/lymphoma with *KMT2A* rearrangement

■定義

KMT2A 再構成を伴う B 細胞性リンパ芽球性白血病 / リンパ腫（B-lymphoblastic leukaemia/lymphoma with *KMT2A* rearrangement）は，11 番染色体上の *KMT2A*（mixed lineage leukemia: MLL）遺伝子と他の染色体上の遺伝子と相互転座を有する B-ALL/LBL である．*KMT2A* 遺伝子の転座相手として 60 種類以上の異なる遺伝子が同定されている．11q23 欠失のみで *KMT2A* 遺伝子再構成を伴わない B-ALL は本病型に含まれない．

■疫学

1 才未満の乳児 B-ALL では 70 ～ 80％を占め，1 歳以上の年長児では稀だが成人では 5 ～ 10％に認める．

■病因

KMT2A はヒストンメチル基転移酵素であり，H3K4 のメチル化に関与し，エピゲノム修飾を介して造血を制御することが知られている．*KMT2A* 再構成を伴う白血病では，*KMT2A* 融合遺伝子によりエピゲノム異常が生じ，白血病を引き起こすと考えられる．

KMT2A 遺伝子は 90 種類以上の異なる遺伝子と再構成を起こすことが報告され，B-ALL では t(4;11)(q21;q23.3) *KMT2A::AFF1*（*MLL::AF4*）が最も高頻度であり（小児の約半数，成人の 8 割），次に t(11;19)(q23.3;p13) *KMT2A::MLLT1*（*MLL::ENL*），t(9;11)(q21;q23.3) *KMT2A::MLLT3*（*MLL::AF9*）が続き，t(10;11)(p12;q23) *KMT2A::MLLT10*, t(6;11)(q27;q23) *KMT2A::AFDN*, t(1;11)(p32;q23) *KMT2A::EPS15*, t(2;11)(q11;q23) *KMT2A::AFF3* が各数％と，これら 7 つの遺伝子で 9 割以上を占める．*KMT2A::MLLT1* 融合遺伝子は T-ALL でも認められ，*KMT2A::MLLT3* 融合遺伝子は AML で認められる頻度が高い．

■免疫表現型

KMT2A 再構成を伴う B-ALL では CD19$^+$，CD10$^-$，CD24$^-$ を示し，骨髄球系マーカーとして CD15 と CD65a，神経・グリア抗原 CSPG4(NG2) が陽性となることが多い．他の B-ALL と異なり，TdT はしばしば陰性となる．*KMT2A* の転座相手により CD34 と CD38 の発現パターンが異なっており，t(11;19)(q23;p13) *KMT2A::AF9* では CD34 陰性を示すことが特徴的である [17]．

■予後

典型例では，白血球数の著しい増加（しばしば＞ 10 万 /μL），早期に中枢神経系浸潤がみられ

4章 ◆ B 細胞性リンパ増殖症およびリンパ腫

ることが多く，急激な経過をたどる．予後は不良であり[18-20]，近年，11q23.3 遺伝子は相手遺伝子によって予後が異なることが示唆されてきたが，一定の見解を得ていない．

KMT2A 再構成を伴う B-ALL の白血病モデルマウスにおいて BCL2 阻害薬の有効性が報告されている[21]．

ETV6::RUNX1 融合遺伝子を伴う B 細胞性リンパ芽球性白血病 / リンパ腫
B-lymphoblastic leukaemia/lymphoma with *ETV6::RUNX1* fusion

■定義
ETV6::RUNX1 融合遺伝子を伴う B 細胞性リンパ芽球性白血病 / リンパ腫（B-lymphoblastic leukaemia/lymphoma with *ETV6::RUNX1* fusion）は，染色体 12p13.2 上の *ETV6*（*TEL*）遺伝子と染色 22q22.1 上の *RUNX1*（*AML1*）遺伝子との相互転座を有する B-ALL/LBL である．

ETV6::RUNX1 融合遺伝子は G 分染などによる染色体分析では転座が検出されにくいため，FISH 解析や RT-PCR 法が有用である[22]．

■疫学
小児 B-ALL で最も高頻度でみられる転座であり，2 ～ 10 歳 B-ALL/LBL の約 25% を占める．成人や幼児では極めて稀である．

■病因
ETV6::RUNX1 融合遺伝子が dominant negative に働き，転写因子 RUNX1 の機能を阻害することで白血病発症に関わるとされている[23]．*ETV6::RUNX1* 再構成は小児期に発症した患者の新生児に保存された血液中にも同定され，健康な新生児でも 5% に同定される．発病例では転座以外にも複数のゲノムコピー数異常が認められ，*ETV6::RUNX1* 再構成は白血病発がん過程の初期に生じる事象であるが発症には不十分であると考えられている．

■免疫表現型
表面抗原では CD19 および CD10 陽性の pro-B 細胞由来である．CD9，CD20，CD66c が陰性または部分的に陽性が特異的であり，CD27 陽性，CD44 弱陽性～陰性，骨髄球系マーカーである CD13 や CD33 がしばしば陽性となる．

■予後
リスクファクター（白血球数や年齢など）を有さない小児では，長期生存が 90% と極めて予後良好であり，再発は他の病型よりも遅れて生じる晩期再発例が多い．

ETV6::RUNX1 様特徴を有する B 細胞性リンパ芽球性白血病 / リンパ腫
B-lymphoblastic leukaemia/lymphoma with *ETV6::RUNX1*-like features

■定義
ETV6::RUNX1 様特徴を有する B 細胞性リンパ芽球性白血病 / リンパ腫（B-lymphoblastic leukaemia/lymphoma with *ETV6::RUNX1*-like features）は，*ETV6::RUNX1* 融合遺伝子を伴う B リンパ芽球性白血病 / リンパ腫と類似した遺伝子発現プロファイル，または *ETV6* 再構成（*ETV6::RUNX1* を除く）が同定されていることを特徴とする B-ALL/LBL である．WHO 分類第5版から新たに独立した病型として定義された．

■疫学
ETV6::RUNX1 融合遺伝子を伴う B-ALL/LBL と同様に小児期に多く，小児 B-ALL の 1 ～ 3% を占め，成人では稀である．

■病因
ETV6 および *IKZF1* 遺伝子複合型再構成や欠失が特徴的であり，*ETV6::RUNX1* 融合の代わりに *RUNX1* が破壊される別のメカニズムが存在することが示唆されている．*ETV6* 再構成では，*BCL2L14*，*BORCS5*，*CREBBP*，*MSH6*，*NID1*，*PMEL* の各遺伝子が報告されている[24]．

■免疫表現型
ETV6::RUNX1 融合遺伝子を伴う B-ALL/LBL と免疫表現型は類似し，CD27 陽性，CD44 は弱陽性～陰性を示す．

■予後
稀少疾患ゆえに予後は明らかにされていない[25]．

TCF3::PBX1 融合遺伝子を伴う B 細胞性リンパ芽球性白血病 / リンパ腫
B-lymphoblastic leukaemia/lymphoma with *TCF3::PBX1* fusion

■定義
TCF3::PBX1 融合遺伝子を伴う B 細胞性リンパ芽球性白血病 / リンパ腫（B-lymphoblastic leukaemia/lymphoma with *TCF3::PBX1* fusion）は，19 番染色体上の *TCF3*（*E2A*）遺伝子と 1 番染色体上の *PBX1* 遺伝子の相互転座を伴う B-ALL/LBL である．

TCF3 の転座パートナーとしては稀に *HLF* 遺伝子の関与する t(17;19) が認められるが本疾患群には含まれないため，*TCF3* 再構成のみでの診断には注意が必要である．高二倍体性 B-ALL などにおいて t(1;19) と同様の染色体異常を有する場合は，*TCF3::PBX1* が関与せず本疾患群とは表現型が異なるため，別病型として対応する．

■疫学
小児 B-ALL/LBL のうち約 5% を占め，成人では稀である．

4章 ◆ B細胞性リンパ増殖症およびリンパ腫

■病因

　　*TCF3::PBX1*の融合遺伝子が転写因子*TCF3*と*PBX1*の作用を阻害することで白血病発症に関わっている．*TCF3::PBX1*再構成は新生児の0.6%に同定され，再構成のみでは発症には不十分であると考えられている[26]．

■免疫表現型

　　CD19強陽性，CD10陽性，CD34陰性〜弱陽性を認める．細胞質μ鎖はしばしば認めるが，本疾患に特異的ではない．

■予後

　　小児では強力な多剤併用療法により治療成績の向上が得られているが，再発例の予後は不良である．

IGH::*IL3*融合遺伝子を伴うB細胞性リンパ芽球性白血病/リンパ腫
B-lymphoblastic leukaemia/lymphoma with IGH::*IL3* fusion

■定義

　　IGH::*IL3*融合遺伝子を伴うB細胞性リンパ芽球性白血病/リンパ腫（B-lymphoblastic leukaemia/lymphoma with IGH::*IL3* fusion）は，5番染色体上の*IL3*遺伝子と14番染色体上のIGH遺伝子の相互転座を有するB-ALL/LBLである．

■疫学

　　B-ALL/LBL全体の1%未満と非常に稀である．症例報告やケースシリーズに留まり，小児や若年者（年齢中央値：14.3歳），男性優位である．

■浸潤部位

　　無症候性の好酸球増加症が特徴的であり，骨髄では好酸球増加を背景にリンパ芽球の部分的な浸潤をきたす．芽球割合が少なくても，免疫学的形質と遺伝学的特徴から診断可能である．白血病細胞による浸潤がなくても，好酸球が浸潤することで臓器腫大や好酸球性肺炎・好酸球性心筋症や神経症状などをきたす．

■病因

　　IGHのエンハンサー領域と*IL3*のプロモーター領域の再構成により，*IL3*が過剰発現し[27,28]，白血病細胞を自己分泌的に駆動し，好酸球の反応性増加や成熟を引き起こす．

■免疫表現型

　　表面抗原ではCD19およびCD10陽性であり，リンパ芽球が少なくても好酸球増加を伴う場合には本疾患の可能性が高い．この場合の好酸球は白血病細胞由来ではなく，反応性増加による正常好酸球である．一部でCD33±CD13発現を認め，リンパ芽球も好酸球もIL3レセプターCD123を発現している．

■予後

　　稀少疾患ゆえに明らかではないが，診断時の芽球割合は予後予測とは相関しないとされる．治

療中および治療後の好酸球増加は，再発を示唆する可能性がある．

TCF3::HLF 融合遺伝子を伴う B 細胞性リンパ芽球性白血病 / リンパ腫
B-lymphoblastic leukaemia/lymphoma with TCF3::HLF fusion

■定義

TCF3::HLF 融合遺伝子を伴う B 細胞性リンパ芽球性白血病 / リンパ腫（B-lymphoblastic leukaemia/lymphoma with TCF3::HLF fusion）は，染色体 19p13.3 上の TCF3 遺伝子と染色体 17q22 上の HLF 遺伝子の相互転座を伴う B-ALL/LBL である．WHO 分類第 5 版から新たに独立した病型として定義された．

■疫学

報告例の多くは小児だが，全年齢において稀である（小児 B-ALL/LBL の 1%未満）．

■病因

TCF3::HLF 融合遺伝子によって転写リプログラミングが誘導され，白血病発症に関わるとされている．B リンパ球の分化に関わる遺伝子（PAX5，VPREB1，BTG1）の欠失，CDKN2A/B 遺伝子の欠失，増殖促進に関わる遺伝子変異などの付加的異常を高頻度に認められる．

■免疫表現型

CD19 強陽性を示すが特異的ではない．

■予後

本疾患は非常に予後不良であることが特徴であり，治療強化や同種造血幹細胞移植を行っても早期に再発し，治癒は困難と考えられている．副甲状腺ホルモン関連ペプチド（PTHRP）による高カルシウム血症および凝固障害を呈することがあり，腎機能障害を引き起こすことが報告されている．

その他の特定の遺伝子変化を伴う B 細胞性リンパ芽球性白血病 / リンパ腫
B-lymphoblastic leukaemia/lymphoma with other defined genetic alterations

■定義

その他の特定の遺伝子変化を伴う B 細胞性リンパ芽球性白血病 / リンパ腫（B-lymphoblastic leukaemia/lymphoma with other defined genetic alterations）は，WHO 分類第 5 版で独立した病型以外に，新規の遺伝子異常を有するなど特徴的な遺伝子異常を有するサブタイプに対する暫定的な立ち位置として新たに設定された．7 つの遺伝子異常（DUX4 再構成，MEF2D 再構成，ZNF384 再構成，PAX5 異常，PAX5 P80R 変異，NUTM1 転位，MYC 再構成）のいずれかを伴い，他の B-ALL 病型の遺伝子変異を伴わない B-ALL はこのカテゴリーに分類される．

4章 ◆ B細胞性リンパ増殖症およびリンパ腫

■疫学

このサブグループ全体で，小児 B-ALL/LBL の 10 ～ 15%，成人 B-ALL/LBL の 20 ～ 35%を占める．

B細胞性リンパ芽球性白血病 / リンパ腫，非特定型
B-lymphoblastic leukaemia/lymphoma, NOS

■定義

WHO 分類第 5 版では，包括的検査を実施した上で，他の B-ALL/LBL 亜型の基準を満たさない場合にのみ，B 細胞性リンパ芽球性白血病 / リンパ腫・非特定型（B-lymphoblastic leukaemia/lymphoma, NOS）というカテゴリーを用いるべきであり，検査が不十分なために確定診断ができない場合には B-ALL/LBL, NFC（not further classified）のカテゴリーを用いる．

■疫学

現時点で，B-ALL/LBL のうち 5 ～ 10%程度を占めるが，将来的に新たな疾患概念が出現するにつれて，割合は減ると予想される．

●文献

1) Murphy SB. Childhood non-Hodgkin's lymphoma. N Engl J Med. 1978; 299: 1446-8.
2) Paulsson K, Lilljebjörn H, Biloglav A, et al. The genomic landscape of high hyperdiploid childhood acute lymphoblastic leukemia. Nat Genet. 2015; 47: 672-6.
3) Moorman AV, Richards SM, Martineau M, et al. Outcome heterogeneity in childhood high-hyperdiploid acute lymphoblastic leukemia. Blood. 2003; 102: 2756-62.
4) Enshaei A, Vora A, Harrison CJ, et al. Defining low-risk high hyperdiploidy in patients with paediatric acute lymphoblastic leukaemia: a retrospective analysis of data from the UKALL97/99 and UKALL2003 clinical trials. Lancet Haematol. 2021; 8: e828-39.
5) Holmfeldt L, Wei L, Diaz-Flores E, et al. The genomic landscape of hypodiploid acute lymphoblastic leukemia. Nat Genet. 2013; 45: 242-52.
6) Pui CH, Rebora P, Schrappe M, et al. Outcome of children with hypodiploid acute lymphoblastic leukemia: a retrospective multinational study. J Clin Oncol. 2019; 37: 770-9.
7) Li Y, Schwab C, Ryan S, et al. Constitutional and somatic rearrangement of chromosome 21 in acute lymphoblastic leukaemia. Nature. 2014; 508: 98-102.
8) Heerema NA, Carroll AJ, Devidas M, et al. Intrachromosomal amplification of chromosome 21 is associated with inferior outcomes in children with acute lymphoblastic leukemia treated in contemporary standard-risk children's oncology group studies: a report from the children's oncology group. J Clin Oncol. 2013; 31: 3397-402.
9) Moorman AV, Chilton L, Wilkinson J, et al. A population-based cytogenetic study of adults with acute lymphoblastic leukemia. Blood. 2010; 115: 206-14.
10) Iacobucci I, Lonetti A, Paoloni F, et al. The PAX5 gene is frequently rearranged in BCR-ABL1-positive acute lymphoblastic leukemia but is not associated with outcome. A report on behalf of the GIMEMA Acute Leukemia Working Party. Haematologica. 2010; 95: 1683-90.
11) Paietta E, Racevskis J, Neuberg D, et al. Expression of CD25 (interleukin-2 receptor alpha chain) in adult acute lymphoblastic leukemia predicts for the presence of BCR/ABL fusion transcripts: results of a preliminary laboratory analysis of ECOG/MRC Intergroup Study E2993. Eastern Cooperative Oncology Group/

Medical Research Council. Leukemia. 1997; 11: 1887-90.

12) Jabbour E, Short NJ, Jain N, et al. Ponatinib and blinatumomab for Philadelphia chromosome-positive acute lymphoblastic leukaemia: a US, single-centre, single-arm, phase 2 trial. Lancet Haematol. 2023; 10: e24-34.

13) Mullighan CG, Su X, Zhang J, et al. Deletion of IKZF1 and prognosis in acute lymphoblastic leukemia. N Engl J Med. 2009; 360: 470-80.

14) Tasian SK, Doral MY, Borowitz MJ, et al. Aberrant STAT5 and PI3K/mTOR pathway signaling occurs in human CRLF2-rearranged B-precursor acute lymphoblastic leukemia. Blood. 2012; 120: 833-42.

15) Roberts KG, Li Y, Payne-Turner D, et al. Targetable kinase-activating lesions in Ph-like acute lymphoblastic leukemia. N Engl J Med. 2014; 371: 1005-15.

16) Tanasi I, Ba I, Sirvent N, et al. Efficacy of tyrosine kinase inhibitors in Ph-like acute lymphoblastic leukemia harboring ABL-class rearrangements. Blood. 2019; 134: 1351-5.

17) Aoki Y, Watanabe T, Saito Y, et al. Identification of CD34＋ and CD34－ leukemia-initiating cells in MLL-rearranged human acute lymphoblastic leukemia. Blood. 2015; 125: 967-80.

18) Dreyer ZE, Hilden JM, Jones TL, et al. Intensified chemotherapy without SCT in infant ALL: results from COG P9407 (Cohort 3). Pediatr Blood Cancer. 2015; 62: 419-26.

19) Hilden JM, Dinndorf PA, Meerbaum SO, et al. Analysis of prognostic factors of acute lymphoblastic leukemia in infants: report on CCG 1953 from the Children's Oncology Group. Blood. 2006; 108: 441-51.

20) Tomizawa D, Koh K, Sato T, et al. Outcome of risk-based therapy for infant acute lymphoblastic leukemia with or without an MLL gene rearrangement, with emphasis on late effects: a final report of two consecutive studies, MLL96 and MLL98, of the Japan Infant Leukemia Study Group. Leukemia. 2007; 21: 2258-63.

21) de Groot AP, Saito Y, Kawakami E, et al. Targeting critical kinases and anti-apoptotic molecules overcomes steroid resistance in MLL-rearranged leukaemia. EBioMedicine. 2021; 64: 103235.

22) Brown LM, Lonsdale A, Zhu A, et al. The application of RNA sequencing for the diagnosis and genomic classification of pediatric acute lymphoblastic leukemia. Blood Adv. 2020; 4: 930-42.

23) Morrow M, Samanta A, Kioussis D, et al. TEL-AML1 preleukemic activity requires the DNA binding domain of AML1 and the dimerization and corepressor binding domains of TEL. Oncogene. 2007; 26: 4404-14.

24) Lilljebjörn H, Henningsson R, Hyrenius-Wittsten A, et al. Identification of ETV6-RUNX1-like and DUX4-rearranged subtypes in paediatric B-cell precursor acute lymphoblastic leukaemia. Nat Commun. 2016; 7: 11790.

25) Jeha S, Choi J, Roberts KG, et al. Clinical significance of novel subtypes of acute lymphoblastic leukemia in the context of minimal residual disease-directed therapy. Blood Cancer Discov. 2021; 2: 326-37.

26) Hein D, Dreisig K, Metzler M, et al. The preleukemic TCF3-PBX1 gene fusion can be generated in utero and is present in≈0.6％ of healthy newborns. Blood. 2019; 134: 1355-8.

27) Grimaldi JC, Meeker TC. The (t 5;14) chromosomal translocation in a case of acute lymphocytic leukemia joins the interleukin — 3 gene to the immunoglobulin heavy chain gene. Blood. 1989; 73: 2081-5.

28) Kobayashi K, Mizuta S, Yamane N, et al. Paraneoplastic hypereosinophilic syndrome associated with IL3-IgH positive acute lymphoblastic leukemia. Pediatr Blood Cancer. 2019; 66: e27449.

〈中川 諒，福原規子，一迫 玲〉

4章 ◆ B 細胞性リンパ増殖症およびリンパ腫

3節 | 成熟 B 細胞腫瘍
Mature B-cell neoplasms

前駆腫瘍性および腫瘍性小リンパ球増殖症
Preneoplastic and neoplastic small lymphocytic proliferations

はじめに

　本項では，単クローン性 B 細胞リンパ球増加症（monoclonal B-cell lymphocytosis: MBL）と慢性リンパ性白血病 / 小リンパ球性リンパ腫（chronic lymphocytic leukemia/small lymphocytic lymphoma: CLL/SLL）について述べる.

　MBL は，末梢血に 5,000/μL 未満の B 細胞の単クローン性増加を認めるが，リンパ節腫大，臓器腫大，他の B リンパ球増殖性疾患やリンパ腫と診断できる所見のないものと定義される. MBL では増えている B 細胞が CLL/SLL と同じ表面マーカー（phenotype）をもつ場合と異なる phenotype の場合がある. CLL/SLL type の MBL では，末梢血 B 細胞数が 500/μL 未満の場合は low count MBL，500/μL 以上 5,000/μL 未満の場合は クローン性 B 細胞増殖（clonal B-cell expansion: CBE）と呼ばれる. CLL/SLL と異なる MBL は B 細胞数にかかわらず CBE とされる. この場合は辺縁帯 B 細胞由来がほとんどである. 組織で診断される CLL/SLL type の MBL では，正常の構造が保たれ腫大のないリンパ節に単クローン性 B 細胞の増加を認める. CLL/SLL type の MBL のうち，1年間で 0.5 ～ 2% が CLL/SLL に進展する.

　CLL/SLL の診断は，末梢血のリンパ球の解析，リンパ節や他の臓器の生検で行う. 細胞形態や phenotype は特徴的である. 治療方針の決定には遺伝子を含めた予後予測因子が重要である. 末梢血に前リンパ球（prolymphocyte）が 15% を超えて増加した場合は増悪期と判定され，前リンパ球性増悪（prolymphocytic proliferation）と呼ぶ. *p53*遺伝子の変異を伴う場合が多い. マントル細胞リンパ腫（MCL）の芽球様変異（blastoid variant）との鑑別が重要である. リンパ節や組織では，リヒター変異（Richter transformation: RT）との鑑別が重要になる. RT ではない増悪では，リンパ節や組織が著明に増大し，増殖中心が明瞭となり，時に癒合し，細胞分裂が目立ち，Ki-67 labeling index は 40% 以上陽性になる. RT ではびまん性大細胞型 B 細胞リンパ腫（DLBCL）などの悪性度の高いリンパ腫に進展し，腫瘍細胞が CLL/SLL と同じクローンのことと別のクローンのことがある. 前者は治療抵抗性である. 免疫グロブリン重鎖（IGH）再構成の検索が勧められる.

単クローン性 B 細胞リンパ球増加症
Monoclonal B-cell lymphocytosis

■定義

単クローン性 B 細胞リンパ球増加症（MBL）は末梢血に単クローン性 B 細胞増加を認めるが，無症状で，リンパ節腫大，臓器腫大，他の B リンパ増殖性疾患の所見を認めない場合と定義される．

■疫学

わが国における頻度は不明である．高感度のフローサイトメトリー（flow cytometry: FCM）で検索した場合，欧米では 40 ～ 50 歳で 5% 以上，65 ～ 80 歳で 5 ～ 25%，90 歳以上では 50 ～ 75% に MBL を認める．欧米で CLL/SLL が多いのは，その前段階である MBL が極めて高頻度で存在することによる．CLL/SLL type の MBL の発症中央値は CLL と同様に 70 ～ 75 歳である．

■形態学・組織化学所見

MBL の細胞形態は CLL/SLL type では CLL/SLL に類似し，non-CLL/SLL type では centrocyte に類似する．不規則な核や核小体を有する細胞や大型の細胞は目立たない．

■染色体・遺伝子

MBL に特異的な染色体異常や遺伝子異常はない．CLL/SLL type では CLL/SLL と同様に 13q14 欠失を認めることが多い．non-CLL/SLL type では，*MYD88* 変異を認めることがある．*TP53* 変異 / 欠失を稀に認めるが，病気の進展との関連は明らかではない．

■免疫マーカー

モノクローナルな B 細胞の増殖は，免疫グロブリン軽鎖（IGL）$\kappa\lambda$ の偏りで判断する．CLL/SLL type では，CD19 陽性細胞のうち 20% を超える細胞が CD5，CD23 陽性で，IGL や CD20 の発現は弱い．CD43，CD200，ROR1 が陽性，CD79b は弱陽性か陰性，CD81，CD10 は陰性である．Non-CLL/SLL type では，辺縁帯リンパ腫やリンパ形質細胞リンパ腫に類似し，CD5，CD10 は通常陰性である．

■臨床像・病態生理

MBL は通常無症状で，別な理由で検査を受けたとき偶然指摘される．倦怠感，体重減少，盗汗，易感染性などのいわゆる B 症状（全身症状）を認めても他の血液疾患を認めない場合は MBL と診断する．免疫状態はさまざまであるが，ワクチンの効果が弱かったり感染のリスクが上昇したりする場合がある．

■診断基準

5,000/μL 未満のモノクローナルな B 細胞の増加が必須所見である．リンパ節腫大，臓器腫大はなく，何らかの B リンパ球増殖性疾患を否定する必要がある．典型的な CLL/SLL の phenotype の細胞が 500/μL 未満で認められる場合を low count MBL と診断する．500/μL 以上 5,000/μL 未満の場合は CLL/SLL type MBL（CBE）と診断する．CLL/SLL とは異なる phenotype のリンパ球の増加を認める場合は，non-CLL/SLL type MBL（CBE）と診断する．

■鑑別診断

CLL/SLL との鑑別が重要である．Non-CLL type の MBL をみた場合は悪性リンパ腫を念頭において検索を進める必要がある．MBL の診断基準に当てはまる場合は MBL と診断する．

■予後

CLL/SLL type の MBL では年間 0.5 〜 2% が CLL/SLL に進展する．B 細胞数が 3,000/μL を超える場合に進展のリスクが高く，1,000 〜 1,500/μL 未満の場合のリスクは極めて低い．B 細胞数に加えて，免疫グロブリン重鎖遺伝子可変領域（immunoglobulin heavy chain variable region）遺伝子 IGHV の体細胞突然変異（somatic hypermutation: SHM）がない場合や血清 β2microglobulin（MG）が 3.5 g/dL を超える場合には早期に治療が必要となり予後が不良である[1]．欧米でよくみられる家族性 CLL/SLL では，low count MBL からも例外的に進展が早期に起こる．

慢性リンパ性白血病 / 小リンパ球性リンパ腫
Chronic lymphocytic leukaemia/small lymphocytic lymphoma

■定義

慢性リンパ性白血病 / 小リンパ球性リンパ腫（CLL/SLL）は，CD5, CD23 陽性の形態的に均一な小型リンパ球が増殖する成熟 B 細胞の腫瘍である．小型リンパ球とは，FAB 分類によれば，塗抹標本において赤血球 2 個の直径の和より小さい細胞とされている[2]．CLL と診断するには，特徴的な形態と phenotype をもつ細胞が，末梢血中で 5×10^3/μL 以上モノクローナルに増えていることが必須である．単クローン性とするには，厳密には免疫グロブリン遺伝子（IG）の再構成を確認することになるが，現実的には免疫 IGL の偏りや，CD5, CD23 陽性細胞が均一に増えていることなどの確認で代用できる．CLL と SLL は同一の疾患であり，末梢血の単クローン性の細胞増殖が 5×10^3/μL 未満で，リンパ節腫大や脾腫，他の髄外臓器への浸潤が確認される場合を SLL と診断する．

■疫学

CLL/SLL は，欧米では成人白血病として最も頻度の高い白血病である．白人人口 10 万人あたり年間 4.9 人である．アジアやラテンアメリカでの発症は少なく，年齢訂正発症率はそれぞれ 10 万人あたり 0.1 〜 0.5, 0.5 〜 1.4 である．アフリカ人の頻度は不明である．わが国での頻度は欧米の約 1/10 で稀な疾患である[3]．日本やアジアで少ない原因には，遺伝的背景があるとされ，アジアからのアメリカ本土やハワイへの移住者での発症頻度が少ないことや，家族内発症が少なからずあることもそれを示唆する．白人の発症年齢の中央値は 70 歳以上で，男女比では 1.5 〜 2.1 : 1 と男性に多い．アジアやアフリカでは発症年齢は 58 〜 62 歳と低いと WHO 分類第 5 版には記載があるが，わが国での発症年齢は欧米と大きく変わらない．

■病因

CLL/SLL の原因は不明である．CLL や MBL の家族歴は発症の危険因子である．CLL やリン

パ形質細胞性リンパ腫（LPL），MCLなどのCLL類縁リンパ腫患者が血縁者にいるとCLLの発症リスクは5～8倍になる．よってCLLの発症に遺伝的因子が関与していることが示唆される．最近，ゲノムワイド関連解析（genome wide association study: GWAS）によって，40以上のCLLに関連する一塩基多型（single-nucleotide polymorphisms: SNPs）が同定されたが，個々のSNPsの発症リスクへの関連は小さい（1.1～1.8倍）．しかしながら，これらを組み合わせて解析すると組み合わせによっては2.5倍のCLL発症リスクがあることが明らかにされている[4]．

■ 浸潤部位

CLL/SLLは，末梢血，骨髄，リンパ節・脾臓・扁桃などのリンパ臓器に認められる．頻度は低いが，肝，皮膚，中枢神経系，腎，胸膜，骨などの節外臓器に浸潤することがある．稀に，耳下腺，涙腺，舌，眼内組織，前立腺，肺，心膜，腸粘膜などに浸潤するが，それぞれの臓器に基礎疾患を伴っていることが多い．

■ 形態学・組織化学所見

末梢血や骨髄の塗抹標本でみられるCLLの細胞は，まだら状の濃縮されたクロマチン構造（泥割れ様，サッカーボール様と呼ばれる）を示す核を有し，核小体は認められないかまたは不明瞭で，淡明でbasophilicな細胞質が乏しい成熟リンパ球である．スマッジ（smudge）細胞と呼ばれる細胞質が破裂して核影だけがみられる細胞を認めることが特徴である 図4-14 ．

細胞形態を塗抹標本でみる場合，わが国では，標本作成時に乾燥のために冷風を当てる習慣があるが（強制乾燥，風乾），これは日本独特の方法であり，海外では，そのまま乾燥させる（自然乾燥）．乾燥法によって細胞形態が異なることが明らかになっているので[5]，CLLの形態診断は自然乾燥標本の観察が重要である． 図4-14a, b に同一症例の強制乾燥と自然乾燥を示す．強制乾燥では，細胞は大型で細胞質も広いが，自然乾燥では成熟小型リンパ球でCLLに典型的である．強制乾燥では他のリンパ増殖性疾患とされかねない．別の例では自然乾燥標本でみると，小型成熟リンパ球にいわゆる傍免疫芽球（para-immunoblast: PIB）が混在しているのがわかる

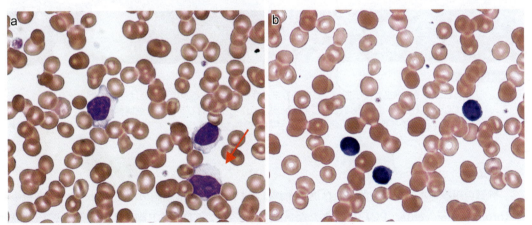

図4-14 自験同一症例の強制乾燥標本（a）と自然乾燥標本（b）
a）細胞は細胞質が広く，核クロマチンがやや繊細で核小体を認める細胞（矢印）があり小型成熟リンパ球とは言えない．b）核が濃縮し，細胞質のほとんどない小型成熟リンパ球でCLLに典型的な形態である．

4章 ◆ B細胞性リンパ増殖症およびリンパ腫

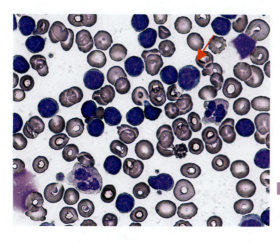

図4-15 CLLの自然乾燥標本
小型成熟リンパ球に異型の強い細胞が混在する．Para-immunoblast（矢印）を認める．

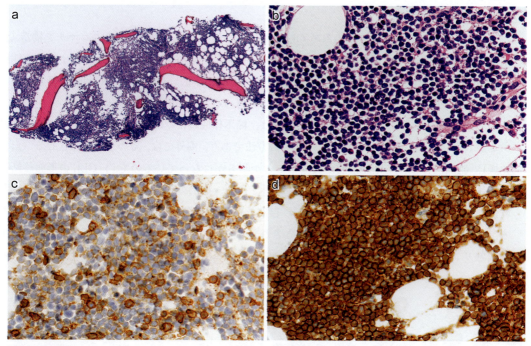

図4-16 骨髄
a）弱拡大．b）強拡大．小型リンパ球のびまん性の増生をみるが増殖中心は目立たない．
c）CD5は陽性だがT細胞に比べて発現が弱い．d）CD20はびまん性に強陽性．
（東海大学医学部基盤診療学系病理診断学　中村直哉先生提供）

図4-15．

骨髄の組織標本では部分的または進行すればびまん性にCLL細胞の増殖を認めるが，増殖中心（proliferation center: PC）は目立たない 図4-16a, b ．CD5はT細胞より発現は弱いが陽性 図4-16c ，CD20はむしろびまん性に強陽性である 図4-16d ．

リンパ節：リンパ節の基本構造は破壊され，びまん性の小型リンパ球の増生を認める．小型リンパ球は，細胞質に乏しく円形の核をもち，核のクロマチンは濃縮している．時に核小体を認め，

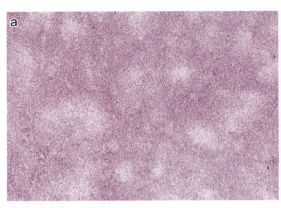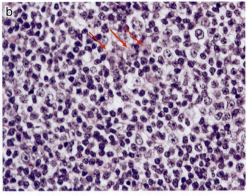

図 4-17 リンパ節
a）リンパ節弱拡大像．明るくみえるところが増殖中心である．b）増殖中心の強拡大像．
大型で明るい細胞質をもつ傍免疫芽球と核小体が明瞭な前リンパ球の増生を認める（矢印）．
（東海大学医学部基盤診療学系病理診断学 中村直哉先生提供）

形質細胞への分化傾向を示すことがある．小型リンパ球の中に，PCがあり，そこにはPIBや前リンパ球（prolymphocyte: PL）が存在している 図4-17 ．PLの形態は，小型～中型で比較的濃縮された核に明瞭な核小体をもつ．PIBは，より大型な細胞で，円形から楕円形の核を有し，核のクロマチンは不明瞭でやや好酸性の核小体をもち，細胞質は好塩基性である 図4-17b 矢印 ．

脾臓：通常白脾髄が有意に侵されるが，赤脾髄に浸潤することがある．びまん性に浸潤すれば，脾臓の正常な構造は不明瞭になる．

■染色体・遺伝子

CLL/SLLでは80％以上の例で，高頻度の4つの染色体異常のうちの少なくとも1つを認める．CLL細胞は増殖が遅いため染色体の解析はFISHで行う．すなわち11q欠失，13q欠失，17p欠失，トリソミー12を解析する．最も頻度の高い異常は，13q14.3欠失で約50～60％の症例で認め，BCL2発現の抑制に関与するmiR-16.1, miR-15aの低下に関係している．この異常は予後良好の指標となる．トリソミー12または12q13の部分トリソミーは15～20％の症例に認め中間的な予後を示す．関連する遺伝子は不明である．ATMやBIRC3の異常に関連する11q22-23欠失や，TP53の異常と関連する17p13欠失は，5～10％に認め，稀な変異である6q21欠失とともに予後不良の異常である．TP53の異常をもつ症例では60％で17p欠失とTP53遺伝子変異の両者が検出できるが，30％の症例では遺伝子変異があっても17p欠失はない[6]．したがって，治療前には遺伝子の変異と欠失の両方を確認する必要がある．わが国では実臨床でTP53遺伝子の解析を行うことは難しいのが現状である．TP53の異常は治療中に出現することがあり，特に化学免疫療法（chemoimmunotherapy: CIT）で誘導されるため，病気の進行があれば再度検索することが必要である．実臨床でも少なくとも17p欠失は解析しておくべきである．複雑な染色体異常（complex karyotype: CK）はIGHVの体細胞突然変異（SHM）がない場合で（UM-IGHV）しばしばTP53変異と関連し予後不良のCLLで認められる．

CLL/SLLでは，前述したとおりSHMの有無によって2群に分けられる．IGHVの変異がない（unmutated: UM）例は，変異がある（mutated: M）例に比べて予後が悪いとされる[7]．したが

4章 ◆ B 細胞性リンパ増殖症およびリンパ腫

って治療前に SHM の有無の検索を行うことが望ましい．IGHV 遺伝子で germline との差が 98 ％未満の場合は変異があると判定され，98％以上の場合は変異なしと判定される．しかし，境界例での判断は実は難しく 97 〜 97.9％の相同性がある場合は，多様な臨床像を示す．SHM は UM 例が 30 〜 50％，M 例が 50 〜 70％である．UM 例では BCR のシグナル伝達がより強く働いているとされるものの，どちらの病型もマーカーなどの解析では均一である．現在 CLL/SLL 治療の第一選択薬である BTK 阻害薬では，UM 例でも M 例と差のない有効性を示すことから，SHM の予後因子としての解析の意味は薄れてきている．

CLL の全ゲノムの解析によって，CLL 発症に関わるいくつかの頻度の高い遺伝子異常が明らかになっている．すなわち，*MYD88, SF3B1, POT1* や前述の *ATM, BIRC3, TP53* などである．初回治療開始時には *NOTCH1, ATM, SF3B1, BIRC3, TP53* はそれぞれ 10 〜 15％，10 〜 15％，10％，5 〜 10％，5％に変異を認める[8,9]．

染色体異常と遺伝子変異は，CLL 細胞における IGHV の SHM の有無や，用いられている B 細胞受容体（B-cell receptor: BCR）のステレオタイプによって違ってくる．IGHV3-21/IGLV3-21, IGLV3-21[R111] は予後不良に関係している．SLL ではトリソミー 12 が 37％に認められ CLL より多いが，遺伝子変異そのものは CLL と差がない．

経過観察（watch and wait）のあとの進行期でも新たな遺伝子異常が生じることは稀だが，治療によって大きなクローンのシフトが起こりうる．CIT は高頻度に *TP53* 変異（20 〜 30％），*MYC* 増幅（15％），*CDKN2A* 欠失（10％）を CLL/SLL 細胞に誘導し，再発時に優位なクローンとなる．

進行期 CLL/SLL の組織における遺伝子異常は十分に解明されていない．拡大した PC の細胞では，トリソミー 12 や 17p 欠失が高頻度に認められる．CLL/SLL から形質転換した DLBCL〔クローンが関連したリヒター転換（Richter transformation: RT）＝後述〕では，CLL/SLL の時期よりもより多様で複雑な遺伝子変異を示し，変異のプロフィールは *de novo* の DLBCL とは異なる．一方，形質転換を引き起こす頻度の高い遺伝子異常はなく，直線的および分枝的な進化のどちらの場合もありうる．高頻度な異常は，*TP53* 変異 and/or 17p 欠失 60 〜 70％，*NOTCH1* 変異 30％，*MYC* 転座 / 増幅 / 変異 30％，*CDKN2A* 欠損（9p21 欠失）20％などである．形質転換例では 90％の症例でこれらの異常を単独または複数有し，典型的には形質転換時に獲得する．

■細胞起源

CLL/SLL の由来は明確ではない．遺伝学的な解析から，抗原刺激を受けたメモリー B 細胞に類似した遺伝的プロフィールをもつことが示唆されている．CLL/SLL の細胞はリンパ節の胚中心内および胚中心外（リンパ節外）で刺激を受け分化した B 細胞由来で，それぞれ SHM があるものとないものに一致する[10]．

■免疫マーカー

FCM でみた典型的な CLL の白血病細胞の表面免疫グロブリン（surface immunoglobulin: sIg）は IgM 弱陽性 /IgD 陽性また陰性，10％の例では IgG 陽性である．B 細胞マーカーである CD19，CD20，CD22，CD5，CD23，CD43，CD200 陽性，CD10，CD79b，CD25，CD103，FMC7 は陰性である．BCR 関連抗原の CD20，CD22，sIg の発現は弱いか陰性で，何らかの抗原刺激を受

3節 ■ 成熟B細胞腫瘍

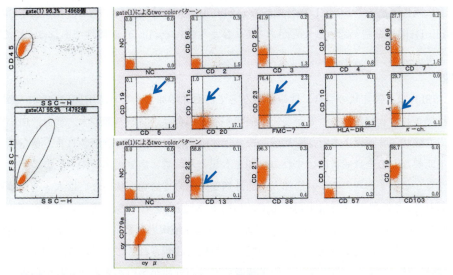

図4-18 CLLの典型的な表面マーカー（自験例）
矢印に示すように，CD5，CD19，CD23陽性で，CD20，CD22，λ鎖のB細胞受容体抗原の発現は弱い．

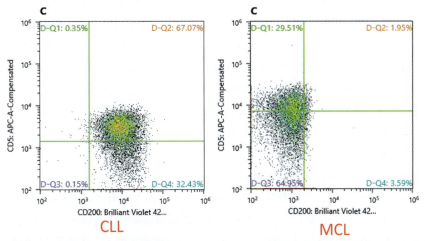

図4-19 慢性リンパ性白血病（CLL）とマントル細胞白血病（MCL）のCD200の発現の比較（自験例）
ともにCD5陽性だが，CLLではCD200は強発現し，MCLでは陰性であることから明確に鑑別可能である．

けている細胞であることを示唆している．CD5，CD23陰性，FMC7陽性，CD79b陽性，sIg強陽性の非典型的なマーカーの症例をしばしば経験するが，他の小型成熟B細胞腫瘍を注意深く除外する必要がある．CLLではCD200，ROR1が強陽性で，CD81を欠くのが特徴的である[11]．CD38，CD43陽性例は予後が不良であるとされる．図4-18にFCMによるCLLの典型的マーカーを示す．図4-19にCD5陽性であるCLLとMCLにおけるCD200の発現を示す．

組織染色においては，panBマーカーのCD19，CD20，CD79a，PAX5とCD5，CD23が陽性であり，CD10や他の胚中心のマーカーは陰性である．LEF1陽性がCLL/SLLに特徴的とされ95

4章 ◆ B細胞性リンパ増殖症およびリンパ腫

％以上に陽性である[12]．MCLに特徴的なcyclinD1，SOX11は陰性である．稀にはPCに散在性にcyclinD1陽性細胞を認めることがあるが，びまん性にcyclinD1が陽性であればCLL/SLLは否定できる．

■臨床像

CLL/SLLは，無症状の場合，健康診断などで白血球増加（リンパ球増加），リンパ節腫大，脾腫を指摘されて診断されることが多い．症状がある場合は，リンパ節腫大，貧血，血小板減少による出血症状，脾腫による腹部膨満感，繰り返す感染などによって診断される．倦怠感，体重減少，不明熱などの全身症状はいずれの病期でも起こり，時に病気の進行やRTの指標であることから注意が必要である．リンパ節腫大や節外病変の急激で自覚症状のない拡大・進展は形質転換が疑われる．15％の患者では少量のIgG，IgMのM蛋白を有する．低ガンマグロブリン血症は診断時に25％，経過中に50％の患者で認める．自己免疫疾患を合併することがあり，自己免疫性溶血性貧血や免疫性血小板減少症などの発症を契機に診断されることもある．CLLでは，易感染性を認め，特に肺炎の合併が多い．肺炎球菌性肺炎の既往が多いことも知られている．

● CLL/SLLの増悪：組織学的高悪性度CLL/SLLへの進展または前リンパ球性増悪

組織学的高悪性度CLL/SLLへの進展では，PCは増大し，Ki-67に陽性率が高くなる．PLが15％を超えた場合，前リンパ球性増悪（prolymphocytic progression: proLP）と診断する．proLPでは*TP53*の異常をしばしば伴う．MCLのblastic variantを除外する必要がある．かつてB-PLLと診断されていたものは，CLL/SLLのproLPと診断する．B-PLLとされた症例には，顕著な核小体を有する脾B細胞白血病/リンパ腫（splenic B-cell lymphoma/leukaemia with prominent nucleoli）とされる例が含まれている可能性がある[13]．

組織学的高悪性度CLL/SLLへの進展またはproLPは，CLLの5％程度に起こるが，その予後は典型的なCLL/SLLとRTとの中間的である．

● リヒター変異（RT）

RTの診断にはリンパ節生検による組織学的検索が必要である．DLBCLの形態をとるRT（DLBCL-variant）はPD1を過剰発現するnon-GCB typeで，背景の組織球はPD-L1陽性である．マーカーとしてCD5は時に陽性であるが，CD23はほぼ陰性でEpstein-Barrウイルス（EBV）も陰性である．腫瘍細胞はCLL/SLLと同じクローン由来である．古典的Hodgkinリンパ腫（CHL）に類似したCHL-RTは稀に（1％＞）発症する．CHLに混合細胞型の典型的な組織像を示すことが多く，Reed-Sternberg細胞やHodgkin細胞はEBV陽性である．CHL-RTはDLBCL-RTに比べて予後がよく，腫瘍細胞はCLLとは別なクローン由来で基本的には通常のCHLと同じである．

■診断基準

末梢血中にCLLに一致する小型成熟リンパ球の形態をもつB細胞が絶対数5,000/μL以上存在し，FCMで解析したphenotypeでCD5，CD5，CD20陽性，CD23は通常陽性だが，時に弱陽性か陰性の場合もあり，sIgではκまたはλの軽鎖制限があり発現が弱いことが診断の基本である．骨髄，リンパ節，他の組織標本では，CD5，CD20は陽性または弱陽性，CD23陽性（時に陰性）でcyclonD1は陰性である．参考となる所見はFCMでCD200，ROR1，CD43陽性，FMC7，

3節 ■ 成熟 B 細胞腫瘍

表 4-2 CLL/SLL の診断に参考となる所見

項目	陽性	陰性
末梢血	小型成熟リンパ球の形態をもつBリンパ球が5,000/μL以上存在すること	
免疫マーカー（必須）	CD5，CD23（時に陰性），CD19，CD20軽鎖制限（κまたはλが弱陽性）	CD10
免疫マーカー（参考）	CD200，ROR-1，CD43	FMC7，CD79b（時に弱陽性），CD81
免疫組織化学	CD20陽性または弱陽性，CD5陽性または弱陽性，CD23，LEF1，CD43，MUM1陽性	CD10陰性，cyclinD1陰性，SOX11陰性

表 4-3 CLL の病期分類：Rai 分類

病期	修正病期	条件
0	低リスク	リンパ球増加（$5 \times 10^3/\mu$L）
I	中間リスク	リンパ球増加＋リンパ節腫大
II	中間リスク	リンパ球増加＋脾腫大
III	高リスク	リンパ球増加＋貧血（Hb<11 g/dL）
IV	高リスク	リンパ球増加＋血小板減少（10×10^4/dL）

表 4-4 CLL の病期分類：Binet 分類

病期	血球数	浸潤領域数*
A	Hb>10 g/dLかつ血小板>$10 \times 10^4/\mu$L	<3
B	Hb>10 g/dLかつ血小板>$10 \times 10^4/\mu$L	≧3
C	Hb<10 g/dLまたは血小板<$10 \times 10^4/\mu$L	0～5

*浸潤5領域は，頭頸部，腋窩，鼠径，脾臓，肝臓のこと

CD79b，CD10，CD81陰性（CD79b は弱陽性のことがある），免疫組織化学では LEF1，CD43陽性，PC では MUM1陽性で，CD10，SOX11 が陰性である．CD200 は CLL では強陽性であるが，MCL では陰性である．診断に必要な所見を 表 4-2 に示す．

■病期

CLL では病期分類として，Rai 分類または Binet 分類が用いられる 表 4-3 表 4-4 ．SLL では Ann Arbor 分類を改変した modified Lugano 分類が用いられる．

■予後

分子標的薬の治療への導入で予後は改善しているが，なお治癒を得ることは難しい．臨床病期は予後や治療開始の判断と関連している．単独の異常としての 13q 欠失は予後良好のマーカーであり，*TP53* の異常（欠失と変異）は特に CIT における予後不良因子である．同様に UM-IGHV は CIT における予後不良因子である．予後不良因子は治療の経過中に出現することがあるので，繰り返して検索する必要がある．*TP53* の異常は分子標的薬においても完全には克服できていない．UM-IGHV 例では増殖が速く治療が早期に必要になる傾向があるが，分子標的薬治療では予後不良因子ではない．特定のステレオタイプの IGHV（IGHV3-21/IGLV3-21，IGLV3-21[R111]）は SHM にかかわらず CIT では予後が不良である．

4章 ◆ B細胞性リンパ増殖症およびリンパ腫

表 4-5　CLL の予後に影響を与える主な因子

因子	頻度	予後因子	予測因子
17p欠失 and/or *TP53*変異	17p欠失，*TP53*異常は診断時は4〜8%，5〜12%，治療開始時は5〜8%，8〜12%，再発時はともに40〜50%	未治療またはCITでは強い予後不良因子．分子標的薬治療（BTK阻害薬，BCL2阻害薬）では一定程度改善される	CITの反応性は低く効果持続期間も短いが，分子標的薬では長くPFS，OSも延長される
複雑な染色体異常 complex karyotype（CK）独立した3 or 5以上のクローン性の異常があること	刺激によるGバンド法での解析では15%程度	予後不良因子，特にIGHVの変異がない例で5以上の異常がある場合は極めて予後不良	十分な前向き臨床試験のデータがない
IGHVのSHM	診断時30%変異なし，進行期50〜75%変異なし	IGHVの変異がない例では未治療またはCITでPFS，OSの不良因子．分子標的薬では影響が少なく，BTK阻害薬では予後因子ではない	IGHVの変異がない例では未治療またはCITで，低反応性とPFS，OSが短いことの予測因子．分子標的薬では予測因子としての意義は小さい
血清β2ミクログロブリン	1/3で上昇	独立した予後因子になる	予測因子ではない

詳細は本文参照．
CIT: 化学免疫療法，PFS: 非進行生存，OS: 全生存，IGHV: 免疫グロブリン重鎖可変領域，SHM: 体細胞突然変異

　CLL の国際予後指数（international prognostic index: IPI）[14] には IGHV の SHM や *TP53*異常，年齢，病期，β2MG が組み込まれている．早期 CLL の国際予後スコア（international prognostic score of early stage CLL: IPS-E）の予後不良因子としては，UM-IGHV，リンパ球絶対数 15,000/μL を超えること，触知可能なリンパ節腫大が挙げられている．BTK 阻害薬使用中の増悪には BTK やその下流にある PLCG2 または両者の変異が起こっていることが多いとされる[15]．BTK 阻害薬治療後の RT では，これらの変異が高率で生じている可能性がある．CIT で治療された場合，RT ではさまざまな遺伝子異常が生じている．BCL2阻害薬で治療中の進行では，50%で *BCL2* の変異が生じているか，または *MCL1* に関係した染色体 1q の増幅が起きている．CK は CLL 細胞を刺激し G バンドの解析を行うことで検出できる．これは *TP53*異常がなくとも CIT に抵抗性を示す．細胞質内 ZAP70，細胞表面 CD38，CD45d の発現は UM-IGHV の代替え因子と位置づけられてきた．通常リンパ節に認める PC が骨髄生検で認められた場合は，しばしば *TP53*変異や CK と関連している．組織学的高悪性度 CLL/SLL への進展または proLP はクローン性進化（clonal evolution）を意味し，予後が悪い．血清学的には β2MG は CLL の独立した予後因子であり，LDH は再発例で予後不良因子となる．主な予後不良因子を 表 4-5 にまとめた．

●文献

1) Parikh SA, Rabe KG, Kay NE, et al. The CLL International Prognostic Index predicts outcomes in monoclonal B-cell lymphocytosis and Rai 0 CLL. Blood. 2021; 138: 149-59.

2) Bennett JM, Catovsky D, Daniel MT, et al. Proposals for the classification of chronic (mature) B and T

lymphoid leukaemias. French-American-British (FAB) Cooperative Group. J Clin Pathol. 1989; 42: 567-84.

3) Chihara D, Ito H, Matsuda T, et al. Differences in incidence and trends of haematological malignancies in Japan and the United States. Br J Haematol. 2014; 164: 536-45.

4) Kleinstern G, Camp NJ, Goldin LR, et al. Association of polygenic risk score with the risk of chronic lymphocytic leukemia and monoclonal B-cell lymphocytosis. Blood. 2018; 131: 2541-51.

5) 青木定夫．CLL の形態観察における乾燥法の違いについて．日本検査血液学会誌．2014; 15: 396-413.

6) Campo E, Cymbalista F, Ghia P, et al. TP53 aberrations in chronic lymphocytic leukemia: an overview of the clinical implications of improved diagnostics. Haematologica. 2018; 103: 1956-68.

7) Agathangelidis A, Chatzidimitriou A, Chatzikonstantinou T, et al. Immunoglobulin gene sequence analysis in chronic lymphocytic leukemia: the 2022 update of the recommendations by ERIC, the European Research Initiative on CLL. Leukemia. 2022; 36: 1961-68.

8) Burns A, Alsolami R, Becq J, et al. Whole-genome sequencing of chronic lymphocytic leukaemia reveals distinct differences in the mutational landscape between IgHV (mut) and IgHV (unmut) subgroups. Leukemia. 2018; 32: 332-42.

9) Robbe P, Ridout KE, Vavoulis DV, et al. Whole-genome sequencing of chronic lymphocytic leukemia identifies subgroups with distinct biological and clinical features. Nat Genet. 2022; 54: 1675-89.

10) Ng A, Chiorazzi N. Potential relevance of B-cell maturation pathways in defining the cell(s) of origin for chronic lymphocytic leukemia. Hematol Oncol Clin North Am. 2021; 35: 665-85.

11) Farren TW, Sadanand KS, Agrawal SG. Highly sensitive and accurate assessment of minimal residual disease in chronic lymphocytic leukemia using the novel CD160-ROR1 assay. Front Oncol. 2020; 10: 597730.

12) Menter T, Trivedi P, Ahmad R, et al. Diagnostic utility of lymphoid enhancer binding factor 1 immunohistochemistry in small B-cell lymphomas. Am J Clin Pathol. 2017; 147: 292-300.

13) Coupland SE, Du MQ, Ferry JA, et al. The fifth edition of the WHO classification of mature B-cell neoplasms: open questions for research. J Pathol. 2024; 262: 255-70.

14) International CLL-IPI working group. An international prognostic index for patients with chronic lymphocytic leukaemia (CLL-IPI): a meta-analysis of individual patient data. Lancet Oncol. 2016; 17: 779-90.

15) Quinquenel A, Fornecker LM, Letestu R, et al. Prevalence of BTK and PLCG2 mutations in a real-life CLL cohort still on ibrutinib after 3 years: a FILO group study. Blood. 2019; 134: 641-44.

〈青木定夫〉

4章 ◆ B 細胞性リンパ増殖症およびリンパ腫

脾 B 細胞リンパ腫 / 白血病
Splenic B-cell lymphomas and leukaemias

はじめに

■定義

WHO 分類第 5 版での本大項目（ファミリー）は，有毛細胞白血病（HCL），脾辺縁帯リンパ腫（SMZL），脾びまん性赤脾髄 B 細胞リンパ腫（SDRPL），および顕著な核小体をもつ脾 B 細胞リンパ腫 / 白血病（SBLPN）の 4 型からなる[1].

■前版との比較

前版（WHO 分類改訂第 4 版）では，SDRPL および HCL 亜型（HCL-v）は暫定的疾患単位とされた脾 B 細胞リンパ腫 / 白血病 - 分類不能群（SBLL-U）に含められていた[2]. 分類不能群という雑多な集団が暫定的疾患単位とされるのは奇妙であった[3]が，分類不能群の中に SDRPL および HCL-v が含まれるのは，もっと奇妙であった. 第 5 版では SDRPL は独立項目に'昇格'する一方で，HCL-v は新たに独立項目として設けられた SBLPN に吸収された[1]. その結果第 5 版では，SBLL-U が分類項目から削除されたため，改訂第 4 版の上記矛盾は解消されたことになる. 一方，同時期に概要が発表された ICC（International Consensus Classification）分類[4]では，脾リンパ腫に関する枠組みは改訂第 4 版のままである.

■問題点

1) 第 5 版では，摘脾材料がなければこれらの鑑別が常に可能とは限らないとされている[1]. それならば摘脾材料がないことにより分類困難となる症例のために，疾患単位ではないと明記した上で，SBLL-U という項目はやはり必要と考えられる.

2) 第 4 版以降では，脾 B 細胞リンパ腫の各項目は，同リンパ腫集団からいくつかの特徴に基づいて，独立性が強いと思われる病変が抽出されリスト化されている. この方式は，1994 年の Revised European-America Classification of Lymphoid Neoplasia[5] で'新しいパラダイム'として考案されたものである. しかし，この実用的な方式がびまん性大細胞型 B 細胞リンパ腫の分割（亜分類）および末梢性 T 細胞リンパ腫の分類に用いられた結果，WHO 分類は血液病理医以外の病理医にとっては（あるいは血液病理認定医である筆者にとっても）難解なものとなった. 脾 B 細胞リンパ腫分類も今後複雑化する可能性が危惧される.

3) リンパ腫を発生臓器に基づいて分類するには，まず当該臓器の解剖学および発生学を理解する必要がある. 脾はリンパ系組織（白脾髄）と骨髄系組織（赤脾髄）からなるので，膵や胸腺と同様にハイブリッド臓器と考えられる. これは，リンパ節と脾とは血節（hemal node）と呼ばれる臓器から分化した[6]ことによる. その根拠の 1 つとして，血節とリンパ節との中間に位置する血リンパ節（hemolymph node）があり[6]，ヒトでもリンパ節郭清の際に稀にみられることがある 図 4-20 [7]. したがって，脾リンパ腫分類は，独立性が高いと思われる病型をリスト化する前に，病変の主体が白脾髄か赤脾髄かによる 2 大別から始める必要がある.

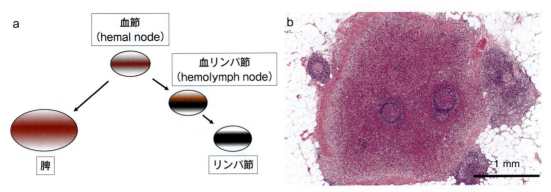

図 4-20 脾およびリンパ節の系統発生
a）脾とリンパ節とは，血節から分化した．
b）HE 染色．リンパ節郭清の際に見つかった，ヒトの血リンパ節．脾に類似する組織の内部および辺縁部に，リンパ節に類似の組織がみられるが，両者の間に被膜はない．

● 文献

1) Naresh KN. Splenic B-cell lymphomas and leukaemias: introduction. In: The WHO Classification of Tumours Editorial Board. Haematolymphoid Tumours Part B. 5th Ed. Lyon: International Agency for Research on Cancer; 2024. p.378-9.
2) Piris MA, Foucar K, Mollejo M, et al. Splenic B-cell lymphoma/leukaemia, unclassifiable. In: Swerdlow SH, et al, editors. WHO classification of tumours of haematopoietic and lymphoid tissues revised 4th edition. Lyon: IARC Press; 2017. p. 229-31.
3) 中峯寛和．脾 B 細胞リンパ腫 / 白血病, 分類不能群．In：木崎昌弘, 他編．WHO 分類改訂第 4 版による白血病・リンパ系腫瘍の病態学．中外医学社；2019. p. 237-43.
4) Campo E, Jaffe ES, Cook JR, et al. The international consensus classification of mature lymphoid neoplasms: a report from the Clinical Advisory Committee. Blood. 2022; 140: 1229-53.
5) Harris NL, Jaffe ES, Stein H, et al. A revised European-American classification of lymphoid neoplasms: a proposal from the International Lymphoma Study Group. Blood. 1994; 84: 1361-92.
6) Warwick R, Williams PL, editors. The 35th edition. Gray's Anatomy. Edinburgh: Longman; 1973. p. 718.
7) 中峯寛和．脾の系統発生（コラム I 4-3-①）In: 吉野　正, 他編．悪性リンパ腫　臨床と病理　WHO 分類（第 4 版）に基づいて．先端医学社；2009. p. 183.

〈中峯寛和〉

有毛細胞白血病
Hairy cell leukaemia

■定義

　有毛細胞白血病（hairy cell leukaemia: HCL）は，毛髪状の細胞突起を特徴とする腫瘍細胞（hairy cell: HC）からなる低悪性度成熟 B 細胞性腫瘍で，*BRAF* p.V600E 体細胞変異が 95％以上の症例でみられる[1-6]．

4章 ◆ B 細胞性リンパ増殖症およびリンパ腫

■浸潤部位

HCL は骨髄・末梢血および脾臓を侵すが，稀にリンパ節，肝，骨，皮膚，乳腺，脳などの節外部位に浸潤する．

■臨床像

末梢血の汎血球減少が通常みられ，単球も減少する．HC の末梢血出現は軽度にとどまり，リンパ球増加は少ない．症状は白血球減少による日和見感染をはじめ，倦怠感，発熱，出血，盗汗，脾腫による左上腹部不快感および疼痛など，疾患の進展に応じて多様である．血管炎，関節炎，皮膚炎あるいはニューロパチーが HCL に合併することがある．

■疫学

HCL は全白血病の 2％を占め，欧米での年次発病率は人口 10 万人あたり約 0.3 人である．男女比は約 4：1 である．HCL の診断時年齢の中央値は約 60 歳で，小児や若年成人には極めて少ない．HCL はヨーロッパ系に多く，アジア系，アフリカ系，アラブ系には比較的少ない．

■病因

正確な原因は不明である．HCL の家族性発症は少ないがヨーロッパ系患者で HLA-DRB*11 が比較的多くみられるなど遺伝的背景が示唆される．農薬，殺虫剤，ベンゼン曝露は HCL の発生リスクと関連するとされる．

BRAF p.V600E の活性化変異は，ほとんどすべての HCL でみられる体細胞遺伝子変異で，病期を通じてみられる．このクローナルな変異により，BRAF キナーゼの恒常的活性化と，MEK-ERK 経路を介した下流のシグナル異常がもたらされ，HC の持続的増殖をもたらすばかりでなく HC の形態や免疫形質，転写形質の発現にも寄与している．稀に *BRAF* 変異の亜型や免疫グロブリン重鎖遺伝子（IGH）座への *BRAF* 遺伝子の転座を呈する HCL も記載されている[6]．HCL にみられる付加的遺伝子異常には，染色体 7q34 上の野生型 *BRAF* 欠損，*KLF2*，*CDKN1B* や *KMT2C* 遺伝子変異などがある．

■肉眼所見

脾臓は著明に腫大する．赤脾髄がびまん性に拡大し，血液の貯留（血液湖）が散見される．梗塞を伴うことがある．

■病理形態学

末梢血または骨髄塗抹標本では，HC は小型〜中型細胞で，楕円形〜くびれた核とすりガラス状のクロマチンを有し，核小体はみられないか目立たず，さまざまな程度に豊かで淡い細胞質に，全周性に絨毛状の微細な細胞突起を認めることが，診断に必須の形態学的基準である 図 4-21 ．

塗抹標本で HC の毛髪状の細胞突起や細胞質を観察する際には強制乾燥標本よりも自然乾燥標本が適している．HC の細胞質には小空胞がみられることがある．

- 骨髄生検：楕円形またはくびれた核と豊かな細胞質，明瞭な細胞境界からなる目玉焼き像が特徴であることが，診断に必須の形態学的基準である．

HCL は骨髄生検によって診断される．HC の浸潤パターンは巣状〜間質性で時にびまん性となるが，静脈洞内浸潤は例外的である．HC は小型で核異型もごく弱く，核分裂像はほとんど認められない 図 4-22 ．侵襲が軽微な場合は組織像のみでは HC の認識が困難である．浸潤の

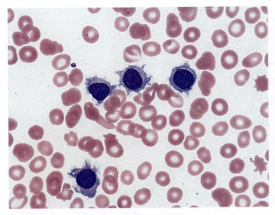

図 4-21 有毛細胞白血病の細胞像
（末梢血塗抹標本 Giemsa 染色）
核は楕円形〜腎臓形でくびれを呈し，淡明で豊かな細胞質は毛髪様の細胞突起を全周性に有する．強制乾燥よりも自然乾燥標本が HC の細胞突起を観察しやすい．

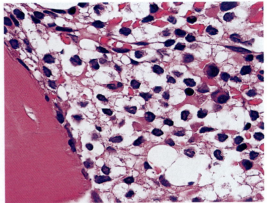

図 4-22 有毛細胞白血病の骨髄組織生検像
（HE 染色）
HC は骨髄ではびまん性〜間質性に浸潤し結節形成や傍骨梁浸潤はない．細胞質が豊かで細胞境界が明瞭であることから目玉焼き像（fried-egg appearance）と呼ばれる．

程度によっては細網線維の増加が惹起され，骨髄穿刺はしばしばドライタップに終わり，末梢血混入による希釈が強い．

HC 浸潤が軽度な例では骨髄低形成，幼若赤芽球系細胞の過形成，異形成を示すことがあり，骨髄異形成症候群や再生不良性貧血など血球減少を特徴とする疾患が疑われる．

- 脾臓：HC は赤脾髄をびまん性に侵し，白脾髄の萎縮を伴う．肉眼的に認識される血液湖では HC が集簇して血管外の赤血球を取り囲んでいる 図4-23 図4-24．
- 肝臓：類洞に浸潤することがある．
- リンパ節：進行例で浸潤がみられることがあり，濾胞間および濾胞周囲へ浸潤する．

免疫マーカー

HC には CD20 および annexin A1 が強発現しており 図4-25，フローサイトメトリーもしくは免疫組織化学で CD20/CD11c/CD103/CD25 の明瞭な共発現を認めることが診断に必須の基準である．有用な所見として，CD123，CD22 の明瞭な発現，CD200，表面免疫グロブリン，cyclinD1，TBX21/T-bet が検索すべきマーカーとして推奨されている．BRAF p.V600E 変異蛋白に特異的な VE1 抗体を用いた免疫組織化学染色は HC の同定に有用である[3,4]．

診断に有用な分子病理学

大半の症例で免疫グロブリン重鎖・軽鎖遺伝子 IGH・IGL は再構成しており，IGH の somatic hypermutation が認められる．HC の normal counterpart は厳密には不明であるが，BRAF p.V600E 変異は造血幹細胞や前駆 B 細胞レベルの段階で生じており，抗原曝露を経由した post-germinal centre B-cell の成熟段階での腫瘍化と考えられる[3,4]．

BRAF p.V600E のクローン性変異は HCL の遺伝子学的マーカーであり，アレル特異的 PCR，標的ディープシーケンシング，あるいは変異特異的 VE1 クローン抗体を用いた免疫組織化学によって可能である．

4章 ◆ B細胞性リンパ増殖症およびリンパ腫

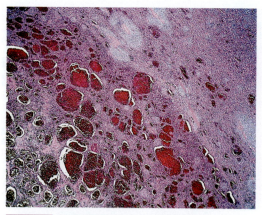

図 4-23 有毛細胞白血病の脾臓組織像
（弱拡大）
HCは赤脾髄にびまん性に浸潤し，しばしば赤血球の貯留（血液湖）がみられる．

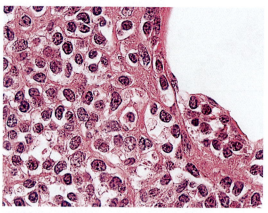

図 4-24 有毛細胞白血病の脾臓組織像
（強拡大）
脾洞の内皮細胞を置換してHCが洞内腔に配列する（pseudosinus）.

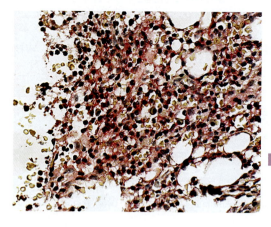

図 4-25 Annexin A1 免疫染色（骨髄）
他のB細胞腫瘍との鑑別に有用であるがT細胞にも発現されるので残存病変の検出には汎B細胞マーカーの併用が推奨される．

診断基準

必須項目：
- 血液または骨髄塗抹標本における特徴的な形態（小～中サイズの細胞で，卵円形からくびれた核をもち，すりガラス状のクロマチンを呈し，核小体はないか目立たず，淡く染色される豊富な細胞質，周囲に微細な絨毛状の細胞質突起を有する）および/または骨髄生検における特徴的な特徴的な形態（楕円形またはくびれた核をもち，細胞質が豊富で，細胞間の境界が顕著な目玉焼き像を呈する細胞）
- 免疫組織化学による CD20 および ANXA1 の強陽性，またはフローサイトメトリーおよび/または免疫組織化学による CD20/CD11c/CD103/CD25 の共発現

望ましい項目：
- クロナールな *BRAF* p.V600E 変異
- フローサイトメトリーおよび/または免疫組織化学による CD123，CD22（bright），CD200（bright），表面免疫グロブリン（bright），サイクリン D1，および TBX21（T-bet）の陽性

■治療および予後

HCL診療における包括的なガイドライン[7]が推奨する治療開始の目安は，ヘモグロビン濃度＜11 g/dL，血小板＜10万/μL あるいは好中球の絶対数＜1,000/μL のいずれかで，およそ10%の例は診断時には経過観察の対象となる．現在ではプリンアナログ製剤と抗CD20抗体薬リツキシマブとの併用が第1選択である[3,4]．プリンアナログ療法後の再燃例や不応例，適応禁忌例などにおいてはBRAF抑制薬や，抗CD22イムノトキシンによる高い効果が知られている．COVID-19流行下でもBRAF抑制薬は免疫抑制を回避できる有効である．その他，BTK抑制薬やCAR-T療法などのHCLへの有効性も報告されている．化学療法や分子標的薬に反応後に微小ないし計測可能な残存病変が残ることは再燃までの期間が短いことと関連している．HCLの10年全生存割合は90%以上で長期生存者の2次発がんでは皮膚がん，悪性リンパ腫や甲状腺がんが多い．

■HCL 関連疾患の鑑別と問題点

骨髄と脾臓を侵し，末梢血への腫瘍細胞の出現と孤立性脾腫（リンパ節浸潤を伴わない）をきたす成熟B細胞性腫瘍の異同については長年議論されたが，WHO分類第4版でsplenic B-cell lymphoma/leukaemiaのカテゴリーが設けられ，WHO分類第5版ではsplenic B-cell lymphoma/leukaemia with prominent nucleoli（SBLPN）のカテゴリーが新設された．

HCL variant（HCLv）は，毛髪状の細胞突起に加え顕著な核小体が特徴的な腫瘍細胞からなる病態であるが，HCLとは臨床像，免疫形質，分子学的特徴などが異なり，WHO分類第5版では名称が変更されSBLPNに組み入れられた．変異を伴わないIgHVH4-34再構成，*MAP2K1*変異が高率にみられる．

HCL Japanese variant は，わが国で1980年代から認識されてきたHCLに類似した病態[8]であるが，古典的HCLと臨床像，免疫形質，*BRAF*変異の欠如などの特徴が異なり，HCLvと異なり核小体が顕著でない．脾臓びまん性赤脾髄小細胞B細胞リンパ腫（splenic diffuse red pulp small B-cell lymphoma）の1群を占める可能性が高い．

●文献

1) Foucar K, Falini B, Stein H. Hairy cell leukaemia. In: Swerdlow SH, et al, editors. WHO classification of tumours of haematopoietic and lymphoid tissues revised 4th edition. France, Lyon: IARC; 2017. p. 226-8.

2) WHO Classification of Tumours Editorial Board. Haematolymphoid tumours [Internet]. Lyon (France): International Agency for Research on Cancer; 2024 [cited 2024 Aug 3]. (WHO classification of tumours series, 5th ed.; vol. 11). Available from: https://tumourclassification.iarc.who.int/chapters/63.

3) Troussard X, Maître E, Paillassa J. Hairy cell leukemia 2024: Update on diagnosis, risk-stratification, and treatment-Annual updates in hematological malignancies. Am J Hematol. 2024; 99: 679-96.

4) Mendez-Hernandez A, Moturi K, Hanson V, et al. Hairy cell leukemia: where are we in 2023? Curr Oncol Rep. 2023; 25: 833-40.

5) Tiacci E, Trifonov V, Schiavoni G, et al. BRAF mutations in hairy-cell leukemia. N Engl J Med. 2011; 364: 2305-15.

6) Maitre E, Macro M, Troussard X. Hairy cell leukemia with unusual BRAF mutations. J Cell Mol Med. 2023; 27: 2626-30.

7) Grever MR, Abdel-Wahab O, Andritsos LA, et al. Consensus guidelines for the diagnosis and management of patients with classic hairy cell leukemia. Blood. 2017; 129: 553-60.

4章 ◆ B 細胞性リンパ増殖症およびリンパ腫

8) Ito M, Harada T, Lang L, et al. Hairy cell leukemia-Japanese variant: report of a patient and literature review. Int J Surg Pathol. 2022; 30: 828-38.

〈茅野秀一〉

脾辺縁帯リンパ腫
Splenic marginal zone lymphoma

■定義
　脾辺縁帯リンパ腫（splenic marginal zone lymphoma: SMZL）は，緩慢な経過をとる成熟B細胞腫瘍で，白脾髄をとり囲みこれを置換するように増殖するが，赤脾髄にも波及する[1]．しばしば末梢血に絨毛リンパ球が出現する[1]．

■前版との比較
　前版[2]の内容と大きな変更はないが，前版の SMZL に含まれていた有毛細胞白血病（HCL)-亜型に類似する症例は，第5版では顕著な核小体をもつ脾B細胞リンパ腫に移されている[1]．

■関連用語
　前版[2]では絨毛リンパ球からなる脾リンパ腫（splenic lymphoma with villous lymphocytes）が挙げられていたが，使われなくなって久しい．

■病因
　大部分の症例で不明，一部の症例ではC型肝炎ウイルス[3]あるいは自己免疫機序の関与が示唆されている．

■病態
　免疫グロブリン遺伝子（IG）は再構成しており，その重鎖遺伝子（IGH）のV領域使用には偏りがあり，およそ30%の症例でIGHV1-2，特にIGHV1-2*4が使用されている（自己抗原の選択に関連)[4,5]．さらに少なくともこの群では，濾胞性リンパ腫ではないにもかかわらず，再構成 *IG* の体細胞変異は ongoing である（intraclonal diversification がある）とされる[6]．

　SMZL は免疫環境に基づいて，炎症細胞および免役チェックポイントを活性化する表現型をもつ群と，免疫が不活発な（silent）環境をもつ群とに，ほぼ均等に2分される[7]．病態に関与する可能性がある異常は，後出の「染色体・遺伝子異常」の項参照．

■疫学
　稀な疾患（罹患率は人口100万人あたり年間1.7）で，全リンパ系腫瘍の2%未満である[1]．中・高齢者に多く，性差はない[1]か，やや男性に多い[8]．

■浸潤部位
　脾，骨髄，および末梢血中で増殖する．脾門部リンパ節にも浸潤するが，他のリンパ節にはまずみられない．時に肝に顕微鏡的病巣が見つかる．

■臨床像
　無症状で発見されることもあるが，脾腫およびリンパ球増多/血球減少に基づく症状がみられ，

リンパ腫の進展により症状が顕在化する傾向がある[3]．ときに自己免疫性血小板減少症・貧血を合併する．末梢血では絨毛リンパ球がみられる．1/3 の患者で M 蛋白を認めるが少量であり，過粘稠症候群あるいは高免疫グロブリン血症を呈することは稀である．一方，20%の患者に自己免疫疾患に基づく症状がみられるとされる[9]．南欧では C 型肝炎ウイルスとの関連が指摘されている[10]．

■形態

　脾割面では白脾髄が増加し，大小不同が目立つ場合も比較的均一な場合もある 図 4-26a ．組織学的には白脾髄が拡大し 図 4-26b ，二層性がみられるが，リンパ濾胞胚中心，マントル帯，および細動脈周囲リンパ鞘（T 細胞領域）は萎縮ないし消失する 図 4-26c ．腫瘍結節の内側は小リンパ球様細胞，外側は淡明な細胞質に富む小～中型細胞からなり（辺縁帯 B 細胞に類似），後者には大型細胞が散在する 図 4-26d ．したがって，胚中心が残存する場合には，節性・節外性 MZL とは異なり，辺縁帯パターンではなく，マントル細胞リンパ腫（MCL）でみられるマントル帯パターンと解釈される．また，他の MZL と同様に，follicular colonization がみられることもある 図 4-26c, d ．腫瘍細胞は赤脾髄にも浸潤し，Billroth 索だけでなくしばしば脾洞にも波及する．大型細胞が目立つ場合，形質細胞分化を伴う場合，あるいは背景に類上皮細胞結節のみられる場合がある．脾門部リンパ節では，拡張したリンパ洞を残し，皮質での増殖パターンは脾に類似するが，二層性は不明瞭である．骨髄ではリンパ節にみられるものと同様の細胞が，類洞よりは間質で結節状に増殖する．腫瘍細胞が末梢血にみられる場合，自然乾燥塗抹標本では，原形質膜に 1～2 極性の短い絨毛を有する（全周性ではない）．

■免疫表現型

　腫瘍細胞は CD20，CD79a，PAX5，FMC7，および CD27 陽性，CD38 弱陽性であり，表面膜免疫グロブリンは IgM がほぼ全例に，IgD はしばしば，陽性である．他の小型 B 細胞リンパ腫（広義）および HCL を特徴づける分子（CD10, CD23, CD43, CD103, annexin Al, Bcl6, cyclin D1, SOX11, LEF1 など）は陰性であるが，CD5 陽性例の報告はある[11]．Ki67 陽性率は内側で低く外側でやや高い（胚中心が残存する場合，高領域 - 低領域 - 高領域という"標的"パターンを呈する）．MZL で初めての陽性マーカーである CD307d（IRTA1）は，当初は陰性とされた[12]が，その後に 1/4 例（5/20）に陽性と報告されている[13]．背景には濾胞樹状細胞のメッシュワークが明瞭に分布する 図 4-26e ．

■染色体・遺伝子異常

　他の B 細胞腫瘍（節外性・節性 MZL を含む）にはまずみられない異常として，ヘテロ接合性の 7q31-32 欠失があり[14]，SMZL の病態に重要と考えられるが，この欠失により影響を受ける遺伝子は不明である．一方，+3 および +8 の同時出現は，SMZL および節外性・節性 MZL に共通してみられるが，他の B 細胞リンパ腫ではあまりみられない．

　SMZL は遺伝子変異のクラスターにより 2 分されるようである．その 1 つは NNK と呼ばれ，NF-κB および NOTCH シグナル伝達経路に関連する遺伝子ならびにこれらの転写を制御する *KLF2* に変異がみられる．このうち *NOTCH2* および *KLF2* の変異は SMZL および節性 MZL でみられるが，他の B 細胞リンパ腫でみられることは稀である[7]．もう 1 つの遺伝子変異クラスタ

4章 ◆ B細胞性リンパ増殖症およびリンパ腫

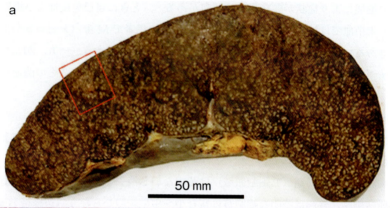

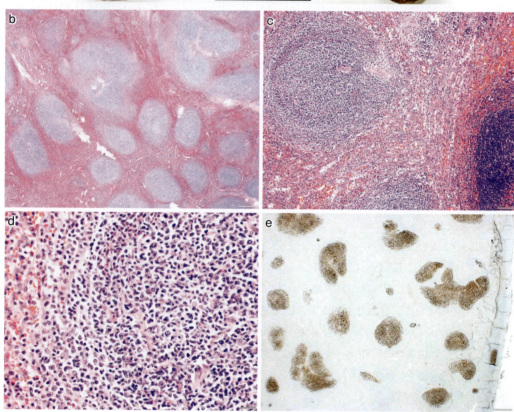

図 4-26 脾辺縁帯リンパ腫

b〜d：HE染色，e：免疫組織染色

a）割面．白脾髄の増加が明瞭で，占拠性病変はみられない（赤枠は組織標本にした部分の1つ）．
b）大小不同を示す白脾髄の増加および拡大にて，赤脾髄は狭小化している．
c）腫大した白脾髄は辺縁に細動脈を有しているが，反応性リンパ濾胞胚中心の構造はみられない．右は本来の赤脾髄および白脾髄．
d）白脾髄の辺縁は淡明胞体をもつ細胞層からなる．
e）増加した白脾髄（b）に一致して，CD21陽性濾胞樹状細胞のメッシュワークが分布する．

ーは DMT と呼ばれ，DNA 傷害に反応する遺伝子ならびに，MAPK および TLR シグナル伝達に関与する遺伝子に変異がみられる[7]．SMZL の 2/3 までにみられる NNK 群は IGHV1-2*4 使用群および 7q31-32 欠失群に多いが，1/3 までにみられる DMT 群にそのような傾向はない[7]．

■ 鑑別診断

鑑別対象は広義の小型 B リンパ球増殖性病変である．脾では他の 3 病型との鑑別が問題となるが，病変の主座が SMZL では白脾髄，他の 3 病型は赤脾髄にあることが重要である（「脾 B 細胞リンパ腫 / 白血病」はじめにの項参照）．免疫表現型による鑑別の概要として，慢性リンパ球性白血病では CD5/CD23/LEF1 陽性，MCL では CD5/cyclin D1/SOX11 陽性，濾胞性リンパ腫では CD10/Bcl6 陽性，HCL では annexin A1 陽性などが挙げられる（ただし，一部の SMZL は CD5 陽性である[11]ことに注意が必要）．遺伝子異常による鑑別は，SMZL あるいは MZL に特異性の高い異常（前出「病態」を参照）よりなされるが，他病型を特徴づける染色体転座がみられないことも重要である．なお，鑑別には摘脾材料の検討が最も重要であるが，これらの患者に脾摘が行われることは少ない．

■ 診断基準[1]

必須項目：

- 骨髄および / または末梢血を侵す小型 B 細胞リンパ腫で，腫瘍細胞は絨毛突起をもつ
- 腫瘍細胞は汎 B 細胞マーカー，IgM，および IgD 陽性；BCL6，ANXA1，CD103，cyclin D1，SOX11，および LEF1 陰性
- 他の B 細胞リンパ腫の除外が必要
- 脾腫に基づく臨床所見または画像所見あり

望ましい項目：

- 腫瘍細胞は，CD5，CD10 ともに陰性

■ 予後および予後因子

経過は緩慢であり生存期間は中央値で 10 年を超え[15]，推定 10 年生存割合は 67 ～ 95% とされる．他の小型 B 細胞腫瘍に有効とされる化学療法は無効なことが多いが，通常は脾摘，リツキサン投与，あるいは両者の併用にて長期生存が得られる．びまん性大細胞型 B 細胞リンパ腫への進展は 10 ～ 15% の症例でみられる[16]．C 型肝炎ウイルス陽性症例では，抗ウイルス療法が奏効したという報告がある[2]．

予後不良因子として，巨脾，performance status 不良，ヘモグロビン低値，血小板減少，血清 LDH 高値，および脾門部以外のリンパ節病変などが挙げられ，後 4 者を対象としたスコア化が提唱されている[17]．NOTCH2 および KLF2 変異，ならびに NNK 遺伝子変異クラスター群は予後不良とされる[14]．

4章 ◆ B 細胞性リンパ増殖症およびリンパ腫

●文献

1) Lims MS, Arcaini L, Naresh KN, et al. Splenic marginal zone lymphoma. In: The WHO Classification of Tumours Editorial Board. Haematolymphoid Tumours Part B. 5th Ed. Lyon: International Agency for Research on Cancer; 2024. p.385-8.

2) Piris MA, Isaacson PG, Swerdlow SH, et al. Splenic marginal zone lymphoma. In: Swerdlow SH, et al, editors. WHO classification of tumours of haematopoietic and lymphoid tissues revised 4th edition. France, Lyon: IARC; 2017. p. 223-5.

3) Alderuccio JP, Zhao W, Amrirta Desai A, et al. Risk factors for transformation to higher-grade lymphoma and its impact on survival in a large cohort of patients with marginal zone lymphoma from a single institution. J Clin Oncol. 2018: 36; 3370-80.

4) Bikos V, Darzentas N, Hadzidimitriou A, et al. Over 30% of patients with splenic marginal zone lymphoma express the same immunoglobulin heavy variable gene: ontogenetic implications. Leukemia. 2012; 26: 1638-46.

5) Xochelli A, Bikos V, Polychronidou E, et al. Disease-biased and shared characteristics of the immunoglobulin gene repertoires in marginal zone B cell lymphoproliferations. J Pathol. 2019; 247: 416-21.

6) Bikos V, Karypidou M, Stalika E, et al. An immunogenetic signature of ongoing antigen interactions in splenic marginal zone lymphoma expressing IGHV1-2*04 receptors. Clin Cancer Res. 2016; 22: 2032-40.

7) Bonfiglio F, Bruscaggin A, Guidetti F, et al. Genetic and phenotypic attributes of splenic marginal zone lymphoma. Blood. 2022; 139: 732-47.

8) Cerhan JR, Habermann TM. Epidemiology of marginal zone lymphoma. Ann Lymphoma. 2021; 5: 1.

9) Sima A, Hollander P, Baecklund E, et al. Superior outcome for splenectomised patients in a population-based study of splenic marginal zone lymphoma in Sweden. Br J Haematol. 2021; 194: 568-79.

10) Hermine O, Lefrère F, Bronowicki JP, et al. Regression of splenic lymphoma with villous lymphocytes after treatment of hepatitis C virus infection. N Engl J Med. 2002; 347: 89-94.

11) Baseggio L, Traverse-Glehen A, Petinataud F, et al. CD5 expression identifies a subset of splenic marginal zone lymphomas with higher lymphocytosis: a clinico-pathological, cytogenetic and molecular study of 24 cases. Haematologica. 2010; 95: 604-12.

12) Falini B, Agostinelli C, Bigerna B, et al. IRTAI is selectively expressed in nodal and extranodal marginal zone lymphomas. Histopathology. 2012; 61: 930-41.

13) Wang Z, Cook JR. IRTA1 and MNDA expression in marginal zone lymphoma: utility in differential diagnosis and implications for classification. Am J Clin Pathol. 2019; 151: 337-43.

14) Salido M, Baró C, Oscier D, et al. Cytogenetic aberrations and their prognostic value in a series of 330 splenic marginal zone B-cell lymphomas: a multicenter study of the Splenic B-Cell Lymphoma Group. Blood. 2010; 116: 1479-88.

15) Florindez JA, Alderuccio JP, Reis IM, et al. Splenic marginal zone lymphoma: a US population-based survival analysis (1999-2016). Cancer. 2020; 126: 4706-16.

16) Xing KH, Kahlon A, Skinnider BF, et al. Outcomes in splenic marginal zone lymphoma: analysis of 107 patients treated in British Columbia. Br J Haematol. 2015; 169: 520-7.

17) Montalbán C, Abraira V, Arcaini L, et al. Risk stratification for splenic marginal zone lymphoma based on haemoglobin concentration, platelet count, high lactate dehydrogenase level and extrahilar lymphadenopathy: development and validation on 593 cases. Br J Haematol. 2012; 159: 164-71.

〈武田麻衣子, 中峯寛和〉

脾びまん性赤脾髄小型 B 細胞リンパ腫
Splenic diffuse red pulp small B-cell lymphoma

■定義
　脾びまん性赤脾髄小型 B 細胞リンパ腫（splenic diffuse red pulp small B-cell lymphoma: SDRPL）との写実的名称のとおりで，腫瘍細胞は脾および骨髄で増殖し，末梢血には絨毛リンパ球が出現する[1]．

■前版との比較
　前版（WHO 分類改訂第 4 版）[2]では，暫定的疾患単位である脾 B 細胞リンパ腫・白血病 - 分類不能群の中に含められていたが，第 5 版[1]では，独立項目に‘昇格’した．改訂第 4 版の「定義」では，上記に続いて「診断基準を厳密に用い，白脾髄・赤脾髄を問わずびまん性に増殖するリンパ腫は含めない」に始まる，鑑別診断についての非常に長い解説が記載されており[2]，「定義」とはとても思えなかった．第 5 版では定義は簡略化されているが，その臨床病理学的特徴には大きな変更はない．

■病因・病態
　病因はよくわかっていない．免疫グロブリン重鎖遺伝子（IGH）の体細胞変異は完了しているが，V 領域の使用には偏りがあり，IGHV3-23 あるいは IGHV4-34 のことが多い[3]．

■疫学
　稀なリンパ腫病型（非 Hodgkin リンパ腫の 1%未満）で，中高年にみられ，男女差は WHO 分類改訂第 4 版ではないとされたが，男性優位（男女比 1.7）とする最近の報告がある[4]．

■浸潤部位
　腫瘍細胞は脾に加え骨髄および末梢血にみられるが，脾門部以外のリンパ節および肝への浸潤は稀である．

■臨床像
　脾腫および骨髄浸潤はほぼ必発で，脾重量中央値は 2,450 g と報告されている[4]．末梢血リンパ球増多は軽度で，血小板減少および白血球減少はしばしばみられるが，貧血は稀との報告が多い．B 症状はあまりみられない．

■肉眼像
　脾割面はびまん性にうっ血状を呈し，白脾髄および結節構造はいずれも明らかではない．

■細胞像・組織像
　脾では赤脾髄の Billroth 索および脾洞の両方で増殖する 図 4-27a，b，d ．HCL に特徴的な偽洞（内皮細胞ではなく腫瘍細胞に被覆された腔）[5]が本リンパ腫でもみられることがあり，"血液湖"とも呼ばれる．増殖細胞は小～中型で形質細胞に類似する 図 4-27b ．

　骨髄では類洞内増殖が必発ながら間質にもみられることがある．結節は形成されず，HCL とは異なり線維化は軽度で，本来の骨髄組織が残存する．

　末梢血中に絨毛リンパ球がみられるが，絨毛は全周性でなく，核小体は小型もしくは不明であ

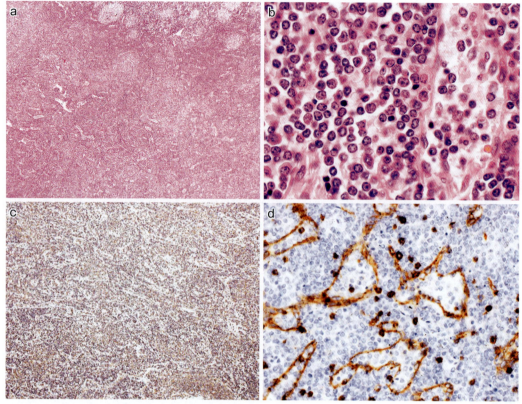

図 4-27 脾びまん性赤脾髄小型 B 細胞リンパ腫，脾
　　a, b：HE 染色，c, d：免疫組織染色
　　a) 弱拡大．赤脾髄が拡大し，上部に本来の白脾髄が残存する．
　　b) 強拡大．円形小型細胞が Billroth 索・脾洞両方でびまん性に増殖する．
　　c) 増殖細胞は CD20 陽性である．
　　d) CD8 染色にて，脾洞内での増殖が明瞭である（脾洞内皮細胞は CD8 陽性）．

る．

■免疫表現型

　増殖細胞は汎 B 細胞マーカー 図 4-27c ，CD72（DBA.44），および表面膜 IgG 陽性であり，他の B 細胞リンパ腫および HCL を特徴づける分子は原則として発現されない．細胞像に呼応して Ki67 陽性率は低い．Cyclin D3 が 24/33 例に陽性との報告がある[6]．CD180 は全例に陽性であり[3]，慢性リンパ球性白血病/小リンパ球性リンパ腫ならびにリンパ形質細胞性リンパ腫/Waldenström マクログロブリン血症に発現される CD200 との，フローサイトメトリーでの平均蛍光強度の比較から，CD200/CD180 が 0.5 未満であれば SDRPL の可能性が高いとされる[7]．

■染色体・遺伝子異常

　SMZL にみられるほど特徴的な異常は明らかにされていない．*BCOR* の変異あるいは欠失が 10/42 検体にみられるとの報告がある[8]．7q−，+3，あるいは+18 などの数的染色体異常および *BRAF* V600E 変異は通常みられない[9]．

■鑑別診断

鑑別対象は脾に病変の主座をもつリンパ腫であり，脾の病理学的検索が最も重要である[1]．脾摘ができない場合，骨髄生検像が有用である．SDRPL は類洞内優位の増殖を示すが，SMZL および SBLPN では増殖パターンは多様であり，HCL では細網線維化を伴ったびまん性パターンがみられる[10,11]．免疫表現型検索では，既述のごとく平均蛍光強度についての CD200 /CD180 比が有用とされる[7]．

■診断基準 [1]

必須項目：

- 脾で小型 B 細胞が単調にびまん性増殖を示し，萎縮した白脾髄が残存することもある
- 末梢血中にみられる小型細胞は胞体に富み，細胞膜表面には広い基部をもつ細胞質絨毛突起が不均一に分布し，核小体は目立たない
- 免疫表現型が SDRPL に一致する

望ましい項目：

- *BRAF* p.V600E 変異がない
- 脾門部リンパ節病変以外にリンパ節膨張はない

■予後・予後因子

情報は少ない．低悪性度腫瘍であるが，脾摘に良好な反応の得られる例が多い．

●文献

1) Traverse-Glehen A, Lims MS, Molina TJ, et al. Splenic diffuse red pulp small B-cell lymphoma. In: The WHO Classification of Tumours Editorial Board. Haematolymphoid Tumours Part B. 5th Ed. Lyon: International Agency for Research on Cancer; 2024. p.389-90.

2) Piris MA, Foucar K, Mollejo M, et al. Splenic B-cell lymphoma/leukaemia, unclassifiable. In: Swerdlow SH, et al, editors. WHO classification of tumours of haematopoietic and lymphoid tissues revised 4th edition. France, Lyon: IARC; 2017. p. 229-31.

3) Traverse-Glehen A, Verney A, Gazzo S, et al. Splenic diffuse red pulp lymphoma has a distinct pattern of somatic mutations amongst B-cell malignancies. Leuk Lymphoma. 2017; 58: 666-75.

4) Gupta S, Graham C, Haddad HA. Splenic diffuse red pulp small B-cell lymphoma descriptors and clinico-pathologic determinants of clinical outcomes: analysis of a pooled database. Blood. 2022; 140 (Suppl 1): 3632.

5) Nanba K, Soban EJ, Bowling MV. Splenic pseudosinuses and hepatic angiomatous lesions: distinctive features of hairy cell leukemia. Am J Clin Pathol. 1977; 67: 415-26.

6) Curiel-Olmo S, Mondéjar R, Almaraz C, et al. Splenic diffuse red pulp small B-cell lymphoma displays increased expression of cyclin D3 and recurrent CCND3 mutations. Blood. 2017; 129: 1042-5.

7) Favre R, Manzoni D, Traverse-Glehen A, et al. Usefulness of CD200 in the differential diagnosis of SDRPL, SMZL, and HCL. Int J Lab Hematol. 2018; 40: e59-62.

8) Jallades L, Baseggio L, Sujobert P, et al. Exome sequencing identifies recurrent BCOR alterations and the absence of KLF2, TNFAIP3 and MYD88 mutations in splenic diffuse red pulp small B-cell lymphoma. Haematologica. 2017; 102: 1758-66.

9) Tiacci E, Trifonov V, Schiavoni G, et al. BRAF mutations in hairy-cell leukemia. N Engl J Med. 2011; 364: 2305-15.

10) Angelova EA, Medeiros LJ, Wang W, et al. Clinicopathologic and molecular features in hairy cell leukemia-variant: single institutional experience. Mod Pathol. 2018; 31: 1717-32.

11) Matutes E, Martínez-Trillos A, Campo E. Hairy cell leukaemia-variant: disease features and treatment.

Best Pr Res Clin Haematol. 2015; 28: 253–63.

〈中峯寛和〉

顕著な核小体を有する脾 B 細胞リンパ腫 / 白血病
Splenic B-cell lymphoma/leukaemia with prominent nucleoli

■定義

　顕著な核小体を有する脾 B 細胞リンパ腫 / 白血病（splenic B-cell lymphoma/leukaemia with prominent nucleoli: SBLPN）は，有毛細胞白血病（HCL）に類似の細胞像および免疫表現型をもつが，遺伝子異常ならびに治療効果の点で異なる．増殖細胞は単一の大型核小体で特徴づけられる[1]．

■前版との比較

　SBLPN は，WHO 分類改訂第 4 版[2]の i）暫定的疾患単位である脾 B 細胞リンパ腫・白血病 - 分類不能群（SBLL-U）の中に含められていた HCL 亜型（HCL-v），ii）B 細胞前リンパ球性白血病（B-PLL）とされたうちの CD5 陰性例，および iii）脾辺縁帯リンパ腫（SMZL）のうち形態学的に HCL-v に類似する群からなる[1]．このうち B-PLL については，次のような経緯がある．WHO 分類第 4 版で B-PLL と分類された症例のうち，t(11;14)/*CCND1*::IGH 陽性例は改訂第 4 版ではマントル細胞リンパ腫 - 芽球様亜型とされた．第 5 版ではさらに，前リンパ球が 15% 以上を占める CD5 陽性症例は進展（progression）した慢性リンパ性白血病 / 小リンパ球性リンパ腫（CLL/SLL）とされ[2]，残りの症例については，CLL/SLL および他の低悪性度 B 細胞リンパ腫の 'prolymphocytic transformation' である可能性が指摘されている[2,3]．B-PLL が第 5 版での分類項目から削除された結果，本書前版で指摘した改訂第 4 版での不適切な記載[4]（B-PLL は B 細胞前リンパ球の腫瘍という定義[2]）は解消された．

■関連用語

SBLL-U，HCL-v，B-PLL SMZL.

■病因・病態

　病因はよくわかっていない．免疫グロブリン重鎖遺伝子（IGH）は再構成しているが，体細胞変異の程度は低く，IGHV4-34 の使用される頻度が高い[5]．自己免疫疾患との関連は稀とされる[6]．

■診断基準[1]

必須項目：

- 末梢血中に，顕著な核小体をもつ中型リンパ球がみられる．稀に不明瞭な細胞質突起をもつ細胞がみられるが，全周性の微細な絨毛状（有毛状）突起はみられない
- B 細胞関連分子（CD19，CD20，CD79a，または PAX5）陽性
- CD25，ANXA1，cyclinD1，および TRAP を含む HCL の特徴的な表現型がみられない

望ましい項目：

3節 ■ 成熟 B 細胞腫瘍

- 萎縮した白脾髄を伴う赤脾髄のびまん性病変を特徴とするが，ほとんどの症例は脾標本なしで診断される
- *BRAF* 変異はない

■その他の項目

　紙幅の関係でその他の項目についての記述は省略した．ここに挙げた 図4-28 とともに，「関連用語」に挙げた病型について，WHO 分類改訂第4版を参照されたい．

■問題点

1) SBLPN を特徴づける重要な形態学的所見である'顕著な核小体'について誤解がある．細胞生物学的に，核小体の個数（最多で10個）とサイズが細胞周期依存性である[7]ことは，細胞生物学者や解剖学者ならだれでも知っている．サイズの大きい単一核小体をもつ細胞は S 期から G2期にかけてみられるので，そのような細胞からなる腫瘍では G1期が短いという情報が得られ，また診断学的には重要かもしれない．しかし，この所見は細胞の種類を特徴づけるものではないので，病型の名称に用いるのは疑問である．

2) SBLPN を構成する3病型が同一疾患であるとの根拠が示されていないにもかかわらず，第5版では'新しい疾患単位'とされている[1]．一方，改訂第4版では，末梢血に出現する腫瘍細胞の形態は，「B-PLL と HCL とのハイブリットと特徴づけられる」と記載されている[2]が，同様の著者らによる International Consensus Classification（ICC）[8]では，脾リンパ腫項目は改訂第4版のまま変更されていない．

3) 本邦には HCL- 日本亜型（HCL-jv）がある．WHO 分類では本病型は項目に挙げられたことはなく，今では一般的にもほとんど言及されない．しかし，筆者らは最近，摘脾材料に基づいて本症と診断し，既報告例のメタアナリシス結果とともに報告した[9]．その後に発刊されたこの領域の専門家による総説の表には，HCL，HCL-v，SDRPL，SMZL，B-PLL，および HCL-jv が並列され，そのうち HCL および SDRPL に加え HCL-jv では顕著な核小体は陰性とされている（筆者らの症例も同様）．そして「SBLPN が独立した疾患単位かどうか，また HCL-v および B-PLL のグループ化が妥当かどうかについては，議論の余地がある」と結論されている[10]．

　以上から筆者には，第5版での SBLPN の説明をそのまま受け入れるのは困難である．

4章 ◆ B細胞性リンパ増殖症およびリンパ腫

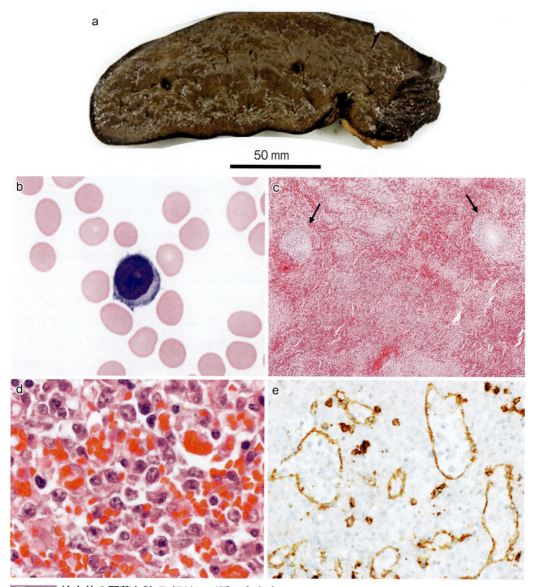

図 4-28 核小体の顕著な脾 B 細リンパ腫/白血病
a）脾割面．全般に暗赤色を呈し，白脾髄は肉眼的にははっきりしない．
b）末梢血．単一核小体が核の中央に明瞭である．原形質膜に短い絨毛がみられるが，全周性ではない．
c）赤脾髄が不明瞭な結節状に拡大し，萎縮状の白脾髄が残存している（矢印）．
d）中〜大型細胞の増殖がみられる．核小体は明瞭ながら，複数保有する細胞もある．
e）CD8 染色にて，Billroth 索および脾洞両領域に腫瘍成分がみられる．
b：May-Giemsa 染色，c, d：HE 染色，e：免疫組織染色．

a, c〜e は脾 B 細リンパ腫/白血病 - 分類不能群と診断された症例，b は B 細胞前リンパ球性白血病と診断された症例で，t(11;14) および CD5 はいずれも陰性．

●文献 --

1) Traverse-Glehen A, Lims MS, Molina TJ, et al. Splenic B-cell lymphoma/leukaemia with prominent nucleoli. In: The WHO Classification of Tumours Editorial Board. Haematolymphoid Tumours Part B. 5th Ed. Lyon: International Agency for Research on Cancer; 2024. p.391-3.

2) Piris MA, Foucar K, Mollejo M, et al. Splenic B-cell lymphoma/leukaemia, unclassifiable. In: Swerdlow SH, et al, editors. WHO classification of tumours of haematopoietic and lymphoid tissues revised 4th edition. France, Lyon: IARC; 2017. p. 229-31.

3) Hussein SE, Khoury JD, Medeiros LJ. B-prolymphocytic leukemia: Is it time to retire this entity? Ann Diagn Pathol. 2021; 54: 151790.

4) 中峯寛和, 倉本智津子. B細胞前リンパ球性白血病. In: 木崎昌弘, 他編. WHO分類改訂第4版による白血病・リンパ系腫瘍の病態学. 中外医学社; 2019. p. 227-9.

5) Hockley SL, Giannouli S, Morilla A, et al. Insight into the molecular pathogenesis of hairy cell leukaemia, hairy cell leukaemia variant and splenic marginal zone lymphoma, provided by the analysis of their IGH rearrangements and somatic hypermutation patterns. Br J Haematol. 2010; 148: 666-9.

6) Angelova EA, Medeiros LA, Wang W, et al. Clinicopathologic and molecular features in hairy cell leukemia-variant: single institutional experience. Mod Pathol. 2018; 31: 1717-32.

7) Albert B, Bray D, Lewis J, et al. Molecular biology of the cell 2nd edition, New York & London: Garland Publishing, 1989. p. 481-549.

8) Campo E, Jaffe ES, Cook JR, et al. The international consensus classification of mature lymphoid neoplasms: a report from the Clinical Advisory Committee. Blood. 2022; 140: 1229-53.

9) Ito M, Harada T, Lang L, et al. Hairy cell leukemia-Japanese variant. Report of a patient and literature review. Int J Surg Pathol. 2022; 30: 828-38

10) Troussard X, Maitre E. Untangling hairy cell leukaemia (HCL) variant and other HCL-like disorders: diagnosis and treatment. J Cell Mol Med. 2024; 28: e18060.

〈中峯寛和〉

4章 ◆ B 細胞性リンパ増殖症およびリンパ腫

リンパ形質細胞性リンパ腫
Lymphoplasmacytic lymphoma

リンパ形質細胞性リンパ腫
Lymphoplasmacytic lymphoma

■定義

リンパ形質細胞性リンパ腫（lymphoplasmacytic lymphoma: LPL）は，小型 B リンパ球，形質細胞様リンパ球，および形質細胞からなる腫瘍で，通常は骨髄に，時にリンパ節や脾臓に浸潤する．ワルデンストレームマクログロブリン血症（Waldenström macroglobulinemia: WM）は，血中 IgM 型モノクローナル成分を有し，骨髄に主座を有する LPL と定義される．

■亜型

IgM 型 LPL/WM，非 IgM 型 LPL/WM．

■浸潤部位

LPL は通常，骨髄に認められるが，時にリンパ節や脾臓にも浸潤する．稀ではあるが，中枢神経（Bing-Neel 症候群），皮膚，胸膜腔などの節外部位などにも認められる．

■臨床的特徴

WM 患者では易疲労感と貧血などの症状を呈するが，血小板減少症と白血球減少症はあまり認められない．診断時にリンパ節腫脹や肝脾腫を示す患者は 25%未満であるが，再発時には 50 〜 60%に増加する．その他の症状として，IgM パラプロテインに関連した過粘稠度症候群（かすみ目，頭痛，鼻出血，息切れなど）がある．その頻度は 30%を超えないが，IgM レベルが 6 g/dL を超えると発生しやすくなる．IgM パラプロテインは自己抗体またはクリオグロブリン活性をもつこともあり，自己免疫疾患または II 型クリオグロブリン血症を引き起こす．非 IgM 型の LPL/WM は約 5%を占め，この中には IgG または IgA 型 LPL，非分泌型 LPL，骨髄関与のない IgM 型 LPL などが含まれる．IgM 型 LPL/WM と比較して過粘稠度症候群および神経障害の頻度が低く，臨床像は不均一である[1]．

■疫学

LPL の発生率は欧米で年間 100 万人あたり 3 〜 7 人で，血液悪性腫瘍の約 2%を占める．ほとんどの患者は診断時 65 歳以上で，白人男性に多い．

■病因

LPL の後天性危険因子としては，IgM 型 MGUS（monoclonal gammopathy of unknown significance）と C 型肝炎ウイルス感染歴が報告されている．20%の症例で家族性素因が認められる．

■遺伝子異常

93 〜 97%の LPL/WM 症例はドライバー変異として *MYD88*（NP_002459.2:p.L265P）を有し，この変異は NF-κB 経路の恒常的活性化をもたらす[2]．IgM 型 MGUS 患者の最大 80%が *MYD88*

3節 ■ 成熟 B 細胞腫瘍

表 4-6 LPL/WM における遺伝子異常

遺伝子	頻度（%）	遺伝子異常のタイプ
MYD88	WM型LPLの＞90% 非WM型LPLの60 ～ 90% IgM型MGUSの80%	Missense somatic mutation （pL265P≫other）
CXCR4	WM型LPLの40%	C末端におけるnonsenseまたは frameshift 変異
6q del	40%	Deletion
KMT2D *	25%	Somatic mutation
ARID1A	10%	Somatic mutation
CD79B	<10%	Somatic mutation
TBL1XR1 *	<10%	Somatic mutation
PTPN13 *	<10%	Somatic mutation
TP53 *	<10%	Somatic mutation

*MYD88 pL265P野生型症例に多くみられる.

変異を有し，WM に進行するリスクが高い．*CXCR4*変異は *MYD88*変異に次いで頻度が高く，C 末端領域でのナンセンス変異およびフレームシフト変異によりこの分子が活性化する．CXCR4 は WM 細胞のホーミングと遊走に不可欠である．*CXCR4*変異は LPL/WM 患者の最大40%にみられ，ほとんどの症例が *MYD88*変異を伴っている[3]．*MYD88*変異は辺縁帯リンパ腫やABC タイプのびまん性大細胞 B 細胞リンパ腫の症例にも認められるが，*CXCR4*変異は WM に特有とされ，血清 IgM 高値，症候性の過粘稠度症候群，von Willebrand 因子欠損症，および治療の早期開始と関連する．*CXCR4*変異症例はブルトン型チロシンキナーゼ阻害薬であるイブルチニブに対して耐性を示す．*CXCR4*変異がサブクローン性にみられ，IgM 型 MGUS では稀であることなどから，*MYD88*変異後に *CXCR4*変異が獲得されることが示唆されている．6q21-q25にみられる 6 番染色体のクローン欠失は，WM 患者の 40 ～ 50%にみられ，*CXCR4*変異とはおそらく相互排他的である．6 番染色体欠失は IgM 型 MGUS，無症候性 WM，症候性 WM で頻度が高くなり，疾患の進行と関連する可能性がある．LPL/WM における遺伝子異常は 表 4-6 にまとめた．

■病理組織学的所見 図 4-29

- 骨髄：骨髄における LPL では，小型 B リンパ球，形質細胞様細胞，形質細胞の浸潤がみられる 図 4-29a ．核内偽封入体である Dutcher 小体を伴う形質細胞は辺縁帯リンパ腫と異なり，本腫瘍にしばしば認められる 図 4-29b ．その他，反応性好塩基球やヘモジデリン含有組織球の増加は本腫瘍に特徴的である．ほとんどの症例で腫瘍細胞は傍骨梁および間質パターンを示して骨髄に浸潤する[4]．形態的な鑑別診断には，辺縁帯リンパ腫，リンパ球様形態を示す骨髄腫，IgM 型 MGUS がある．LPL の一部はびまん性大細胞型 B 細胞リンパ腫（DLBCL）に移行する．

- リンパ節：リンパ節における LPL では，古典的には，比較的単調なリンパ球，リンパ形質細胞

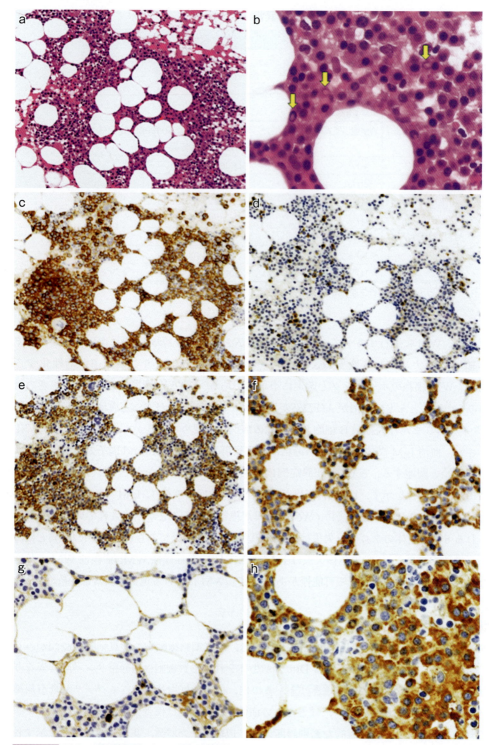

図 4-29 リンパ形質細胞リンパ腫（骨髄）

a）過形成性骨髄には，異型の乏しい小型リンパ球，形質細胞，形質細胞様細胞が種々の程度に浸潤している．b）多くの腫瘍細胞は形質細胞への分化傾向を示し，しばしば Dutcher 小体（核内偽封入体，矢印）を有する．c）多数の CD20 陽性細胞が認められる．d）CD3 陽性細胞は少数である．e）多数の CD138 陽性細胞が認められる．f）形質細胞へ分化した細胞の多くは λ 鎖に陽性を示す．g）κ 陽性を示す細胞は少数である．h）形質細胞の多くは IgM に陽性を示す．

表 4-7 LPL/WM，IgM 型 MGUS，IgM 関連疾患の鑑別診断

	IgM モノクローナル蛋白	骨髄浸潤	IgM関連症状	腫瘍関連症状（貧血，リンパ節腫脹など）
LPL/WM（症候性）	+	+	+/−	−
非症候性LPL/WM	+	+	−	−
IgM型MGUS	+	−	−	−
IgM関連異常（寒冷凝集素溶血性貧血，Ⅱ型クリオグロブリン，神経障害，アミロイドーシス）	+	+/−	+	−

様，形質細胞浸潤がみられ，びまん性増殖，時に拡張したリンパ洞，濾胞の残存，少数のヘモシデリン含有マクロファージを伴う．稀ではあるが，ほぼ小型リンパ球のみ，または形質細胞のみからなる形態パターンを示すこともある．濾胞内 colonization を認める症例や crystal-storing histiocytosis を示す症例もある．症例によっては辺縁帯リンパ腫との鑑別が難しいが 表 4-7，*MYD88* p.L265P 変異が認められれば LPL の可能性が高い．

- 脾臓：脾臓では通常，腫瘍細胞は白脾髄と赤脾髄の両方に浸潤する．白脾髄では腫瘍細胞はしばしばマントル帯および辺縁帯に局在する．形質細胞分化が目立つ症例が多く，この点で脾臓辺縁帯リンパ腫とは異なる．

■免疫表現型 図 4-29c 〜 h

LPL 細胞は，CD20，CD19，CD22，CD79a および PAX5 などの B 細胞抗原に陽性を示し，CD45，CD25，CD38 なども通常陽性である．軽鎖制限は，免疫染色やフローサイトメトリーにより証明できる．多くの場合，IgM 発現がみられるが，稀に IgG や IgA を発現する症例もある．LPL 細胞は通常，IgD，CD10，CD5，CD23，CD103，DBA44 に陰性であるが，CD5，CD23，CD10 を発現する症例が報告されている．形質細胞は MUM1 および CD138 を発現するが，これらの細胞集団は治療後に優勢となることがある．IgM および IgG が陽性となる LPL 症例もある．IgG 型や IgA 型の症例は顕著な形質細胞の分化を示すことがある．

■診断基準

必須項目：

- 形質細胞様または形質細胞分化を伴うクローン性小リンパ球の顕著な骨髄浸潤
- LPL 細胞を示す免疫表現型：IgM$^+$（稀に IgG または IgA），CD19$^+$，CD20$^+$，CD22$^+$，CD25$^+$，CD10$^−$，CD23$^−$，CD103$^−$，CD138$^{+/−}$

望ましい項目：

- *MYD88*遺伝子異常（NP_002459.2:p.L265P），*CXCR4*体細胞変異の検出
- 血清電気泳動や免疫固定法によるモノクローナル IgM（稀に IgG または IgA）の証明

■臨床病期

Revised Lugano 病期分類システムが用いられる[5]．

■予後因子

予後予測の指標として WM International Prognostic Scoring System（WM IPSS）が報告さ

れており，高齢（65歳以上），ヘモグロビン11.5 g/dL以下，血小板数10万/L以下，β2ミクロ
グロブリン3 mg/L以上，血清モノクローナル蛋白質濃度7.0 g/dLが予後不良因子として抽出さ
れている．野生型*MYD88*を有する症例はDLBCL症例にみられるようなNF-κB経路活性化変
異を有する傾向があり，DLBCLへの形質転換リスクが高く，予後が悪い．*CXCR4*変異はおそら
く予後に影響を与えない．

●文献

1) Castillo JJ, Itchaki G, Gustine JN, et al. A matched case-control study comparing features, treatment and outcomes between patients with non-IgM lymphoplasmacytic lymphoma and Waldenström macroglobulinemia. Leuk Lymphoma. 2020; 61: 1388-94.
2) Ngo VN, Young RM, Schmitz R, et al. Oncogenically active MYD88 mutations in human lymphoma. Nature. 2011; 470: 115-9.
3) Hunter ZR, Xu L, Yang G, et al. Transcriptome sequencing reveals a profile that corresponds to genomic variants in Waldenström macroglobulinemia. Blood. 2016; 128: 827-38.
4) Fang H, Kapoor P, Gonsalves WI, et al. Defining lymphoplasmacytic lymphoma: Does MYD88L265P define a pathologically distinct entity among patients with an IgM paraprotein and bone marrow-based low-grade B-cell lymphomas with plasmacytic differentiation? Am J Clin Pathol. 2018; 150: 168-76.
5) 日本血液学会．造血器腫瘍診療ガイドライン2023年版．http://www.jshem.or.jp/gui-hemali/2_soron.html

〈稲垣　宏，正木彩子〉

3節 ■ 成熟 B 細胞腫瘍

辺縁帯リンパ腫
Marginal zone lymphoma

はじめに

　濾胞辺縁帯 B 細胞に由来するリンパ腫（marginal zone lymphoma: MZL）は，小型〜中型の異型リンパ球を主体とした低悪性度 B 細胞リンパ腫で，WHO 分類第 4 版では，脾辺縁帯リンパ腫，節外性粘膜関連リンパ組織型辺縁帯リンパ腫，節性辺縁帯リンパ腫が独立した疾患単位として記載されてきた．第 5 版ではこれらに加えて，皮膚原発辺縁帯リンパ腫および小児型 MALT リンパ腫を加えた 5 つの病型が独立した疾患単位として記載されている．本項では，節外性粘膜関連リンパ組織型辺縁帯リンパ腫，節性辺縁帯リンパ腫，皮膚原発辺縁帯リンパ腫について解説する．いずれも特異的な免疫形質はなく，診断においては他の低悪性度 B 細胞リンパ腫の除外が必要である 表4-8 ．また，時に腫瘍細胞の異型が乏しく，反応性病変との鑑別が問題になる．MZL の診断には臨床経過，病変の分布，フローサイトメトリー法の所見，遺伝子変異検索などを含めた総合的な判断が必要となる．

表4-8 **低悪性度 B 細胞リンパ腫の免疫形質**

組織型	B細胞マーカー	CD3	CD5	CD10	BCL6	Cyclin D1	SOX11	LEF1	ANXA1	主な浸潤部位	その他
節外性辺縁帯リンパ腫	+	−	−	−	−	−	−	−	−	節外臓器±リンパ節	胃・肺では t(11;18)(q21;q21)
皮膚原発辺縁帯リンパ腫	+	−	−	−	−	−	−	−	−	皮膚	
節性辺縁帯リンパ腫	+	−	−	−	−	−	−	−	−	リンパ節（節外臓器浸潤はない）	
脾辺縁帯リンパ腫	+	−	−	−	−	−	−	−	−	主に脾臓（末梢リンパ節は稀）	
慢性リンパ性白血病/小リンパ球性白血病	+	−	+	−	−	−	−	+	−	リンパ組織，末梢血，骨髄	
リンパ形質細胞性リンパ腫	+	−	−	−	−	−	−	−	−	骨髄（時に末梢血，脾臓，リンパ節）	*MYD88* L256P 遺伝子変異
有毛細胞白血病	+	−	−	−	−	+/−	+/−	−	+	主に骨髄，脾臓，末梢血	*BRAF* V600E 遺伝子変異
濾胞性リンパ腫	+	−	−	+	+	−	−	−	−	リンパ節，節外臓器	t(14;18)(q32;q21)
マントル細胞リンパ腫	+	−	+	−	−	+	+	−	−	リンパ節，節外臓器	t(11;14)(q13;q32)

B細胞マーカー：CD20，CD79，Pax5．+：陽性率>90%，+/−：陽性率 50〜90%，−：陽性率 <10%

309

4章 ◆ B細胞性リンパ増殖症およびリンパ腫

節外性粘膜関連リンパ組織型辺縁帯リンパ腫
Extranodal marginal zone lymphoma of mucosa-associated lymphoid tissue

■定義

節外性粘膜関連リンパ組織型辺縁帯リンパ腫（extranodal marginal zone lymphoma of mucosa-associated lymphoid tissue: EMZL）は，緩徐な経過をたどる節外性リンパ腫である．節外性臓器に付属するリンパ組織は，粘膜関連リンパ組織（mucosa-associated lymphoid tissue: MALT）と呼ばれる．これには小腸 Peyer 板のように一次性のものと，胃，呼吸器，甲状腺，唾液腺，涙腺などに慢性炎症と関連して形成される二次性（後天的）のものがある．EMZL は後者の辺縁帯 B 細胞に由来する．

■浸潤部位

粘膜を欠く臓器を含め，全身のあらゆる部位に発生する可能性がある．最も多いのは胃で，眼付属器，唾液腺，肺，乳房，甲状腺，胸腺にもしばしばみられる．複数の臓器に同時に生じる場合もある．

■臨床的特徴

症状は腫瘍による圧迫症状が主であるが，無症状で偶然発見される場合も多い．しばしば低腫瘍量の限局期と診断されるが，25 〜 50％の症例で所属リンパ節への浸潤を伴う．特に，胃以外の病変で原発臓器以外への浸潤が多い傾向にある．骨髄浸潤は 2 〜 5％程度と，稀である．1/3 の症例で M 蛋白（通常は IgM もしくは IgG）が検出され，しばしば M 蛋白量は治療効果と相関する．経過は一般に緩徐で，5年および 10年生存率は，それぞれ 90％および 80％である[1]．

■疫学

B 細胞リンパ腫の 5 〜 8％を占め，年間 10 万人あたり 0.5 〜 2.6 人程度の発症率とされる[2]．幅広い年齢に発生するが，成人に多く，年齢中央値は 61 歳である．唾液腺，甲状腺，胸腺，眼付属器では女性に優位な発生がみられるが，これは，関連する臓器の自己免疫疾患が女性に多いことが関連していると思われる．

■病因

発症には感染症，自己免疫もしくは未知の要因に伴う慢性炎症が関与しているとされる．胃の EMZL と *Helicobacter pylori* 感染の関連は広く知られており，除菌により最大 80％程度の症例で緩解が得られる．近年は，除菌の普及により，*Helicobacter pylori* に関連した胃 EMZL は減少している．一方で *Helicobacter pylori* の関連しない胃 EMZL は増加しており，胃 EMZL の 10 〜 30 ％程度を占める．この他，眼付属器の EMZL における *Chlamydia psittaci* の報告がある．自己免疫関連の EMZL としては，唾液腺 EMZL と Sjögren 症候群，甲状腺 EMZL と橋本病が挙げられ，それぞれ Sjögren 症候群は 14 〜 19 倍，橋本病は 9 〜 17 倍，EMZL のリスクを上昇させる．胸腺 EMZL は Sjögren 症候群と強い関連がみられる．

■組織学的特徴

病変部では，小型〜中型の異型リンパ球が，既存の構造を置換するようにして増殖・浸潤する

3節 ■ 成熟B細胞腫瘍

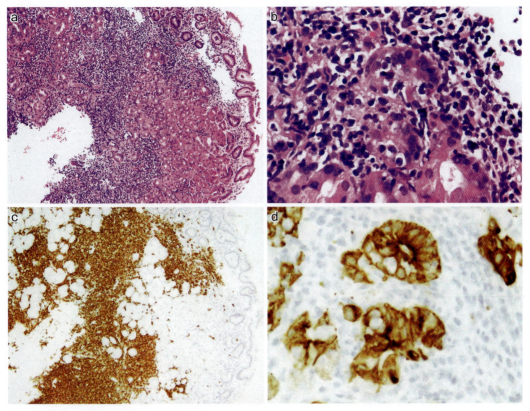

図 4-30 胃の節外性辺縁帯リンパ腫
a）粘膜内に小型〜中型リンパ球の密な浸潤を認める．
b）リンパ上皮性病変．腫瘍細胞が腺上皮内に浸潤し，胃腺管の破壊と変形をきたしている．
c）CD20免疫染色．CD20陽性リンパ球の密な浸潤を認める．
d）サイトケラチン免疫染色（クローン AE1/AE3）．リンパ上皮病変ではサイトケラチン陽性胃腺管の破壊と変形がみられる．

図 4-30 図 4-31 図 4-32．異型リンパ球は，軽度の不整を伴った小型〜中型の核と少量の淡明な細胞質を有する胚中心細胞様（centrocyte-like）細胞（CCL）と，豊富で淡明な細胞質を有する単球様B細胞から構成され，少数の免疫芽球様（immunoblast-like）あるいは胚中心芽細胞様（centroblast-like）細胞も認められる．単球様B細胞は，唾液腺や胸腺のEMZLでしばしば目立つ．上皮を含む組織では，リンパ腫細胞が上皮に浸潤するリンパ上皮性病変（LEL）を形成する 図 4-30b, d が，大腸などではLELの形成は稀である．LELは腫瘍性リンパ球が3個以上の集塊を形成しつつ腺上皮内に浸潤する像を示すが，腺上皮内への異型リンパ球浸潤が高度になると腺管構造は破壊され，時にLELの観察は困難となる．1/3程度の症例では，モノクローナルな形質細胞の増殖を伴い 図 4-31d, e，核内封入体に類似したDutcher小体や，好酸性の細胞質内封入体であるRussell小体，crystal-storing histiocytosis 図 4-32c，アミロイド沈着を伴う．大型の胚中心芽細胞様細胞や免疫芽球様細胞を散在性に認めるが，大型細胞がシート状に増生している症例や大型細胞が腫瘍細胞の20％を超える症例のみを large cell transformation とする．Large cell transformation は約5％の症例でみられる．病変内に残存している正常胚中心を large

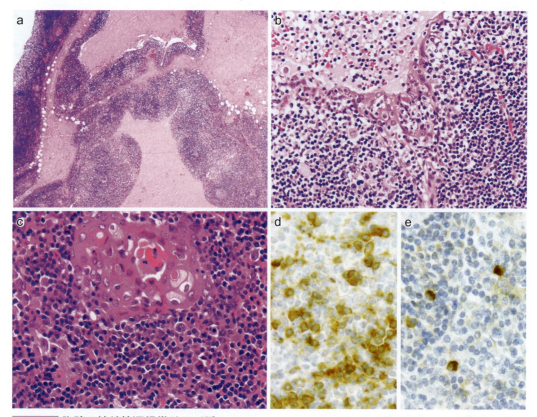

図 4-31 胸腺の節外性辺縁帯リンパ腫
a) 胸腺内に拡張した囊胞状構造と，反応性濾胞の形成を伴って密に浸潤するリンパ球を認める．
b) 囊胞壁には扁平上皮様細胞の裏打ちを認める．
c) Hassall 小体とリンパ上皮性病変を認める．
d, e) λ 鎖（d）と κ 鎖（e）の免疫染色．形質細胞は λ 鎖陽性で軽鎖制限を認める．

cell transformation と捉えないよう注意が必要である．正常胚中心への異型リンパ球浸潤（follicular colonization）が高度な例では，時に濾胞性リンパ腫に類似した形態を示す場合があり，注意が必要である．

■ 免疫形質，染色体，遺伝子

　B 細胞マーカー（CD20，CD79a，PAX5）は陽性となる．免疫グロブリンは IgM が一般的で，時に IgG や IgA が陽性となる．一方，胸腺 EMZL では IgA の陽性率が高い．BCL2 も陽性となる．いずれのマーカーも疾患特異性は乏しい．陰性マーカーとして，CD10，CD5，BCL6，annexin A1，cyclin D1，SOX11，LEF1 が挙げられるが，CD5 は稀（<4%）に陽性となり，予後不良とされる．IRTA1/FCRLF4（CD307d）は辺縁帯リンパ球への分化を示すマーカーであるが，EMZL における陽性率は必ずしも高くない．

　EMZL に特異的な染色体異常・遺伝子異常として t(11;18)(q21;q21)/*BIRC3::MALT1* は最も多く検出されるが，臓器により検出頻度に差がある．肺 EMZL リンパ腫の 40%，胃 EMZL の 24% に認めるが，甲状腺や唾液腺の EMZL など，自己免疫疾患との関連が深い EMZL ではその頻度

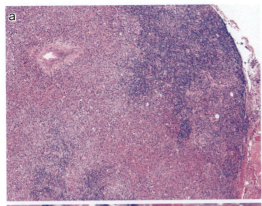
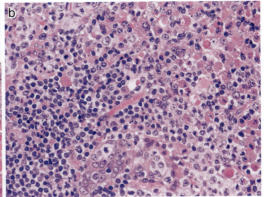
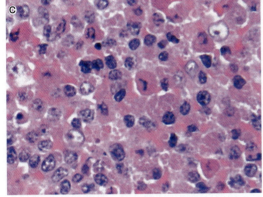

図 4-32 **唾液腺の節外性辺縁帯リンパ腫**
a) 間質内には小型〜中型リンパ球と形質細胞の密な浸潤，crystal-storing histiocytosis を認める．
b) 導管上皮（画面中央下）にはリンパ上皮性病変の形成をみる．
c) 好酸性の結晶を貪食した組織球を多数認め，crystal-storing histiocytosis を伴っている．

が低い[3]．t(11;18)(q21;q21)を有する胃 EMZL は *Helicobacter pylori* 除菌治療に対する抵抗例が多いため，日本胃癌学会による「胃悪性リンパ腫の診療手引き」においてはこの遺伝子異常を FISH 法あるいは RT-PCR 法で可能な限り検索することが推奨されている．これらの方法はパラフィン標本でも検索可能である．この他，t(1;14)(p22;q32)/IGH::*BCL10*，t(14;18)(q32;q21)/IGH::*MALT1*，t(3;14)(p14;q32)/IGH::*FOXP1* が稀に検出される．

鑑別疾患

反応性病変との鑑別には，CD20 陽性 B 細胞のシート状増殖，既存の構造の消失，モノクローナルな形質細胞の増殖，IGH 遺伝子再構成が有用である．組織学的に反応性病変との鑑別が困難な場合には，フローサイトメトリー法による B 細胞のモノクローナルな増殖の確認が診断の一助となる場合がある．胃生検検体のような小さな検体でも検出可能な場合があり，試みる価値がある．他の低悪性度 B 細胞リンパ腫（濾胞性リンパ腫，慢性リンパ性白血病/小リンパ球性リンパ腫，マントル細胞リンパ腫，リンパ形質細胞性リンパ腫，形質細胞腫など）との鑑別は，これらのリンパ腫のそれぞれに特異性の高い免疫形質や遺伝子異常を確認し，除外を行うことが重要である．リンパ形質細胞性リンパ腫（LPL）との鑑別は時に困難で，IgM 型のパラプロテインの高度の増加および *MYD88* L256P 遺伝子変異の存在は LPL を示唆するが，臨床像も含めた慎重な判断が望まれる．

4章 ◆ B細胞性リンパ増殖症およびリンパ腫

■診断基準

必須項目：

- 節外臓器に浸潤するリンパ腫である
- 反応性粘膜関連リンパ組織を模倣して小型〜中型異型リンパ球が増殖する
- 腫瘍細胞はB細胞性の免疫形質を発現している
- 他の低悪性度B細胞リンパ腫（濾胞性リンパ腫，慢性リンパ性白血病/小リンパ球性リンパ腫，マントル細胞リンパ腫，リンパ形質細胞性リンパ腫，形質細胞腫など）が除外される

望ましい項目：

- 軽鎖制限もしくは免疫グロブリン遺伝子再構成の証明
- リンパ上皮性病変
- 甲状腺における橋本病や慢性唾液腺炎など，炎症性背景の残存

皮膚原発辺縁帯リンパ腫
Primary cutaneous marginal zone lymphoma

■定義

皮膚原発辺縁帯リンパ腫（primary cutaneous marginal zone lymphoma: PCMZL）は多数の反応性T細胞を背景に，腫瘍性の小型B細胞および形質細胞が増殖する，低悪性度B細胞リンパ腫である．サブタイプとして重鎖クラススイッチ型（IgG$^+$，IgA$^+$ or IgE$^+$）と，非クラススイッチ型（IgM$^+$）があり，前者が約90%を，後者が約10%を占める．

■浸潤部位

主な浸潤部位は体幹および上肢の皮膚である．

■臨床的特徴

紅色〜紫色の斑点もしくは小結節を，主に多発性，時に孤発性に認める．皮膚外への病変の進展は稀である（<4%）が，長期間にわたって多発性病変を有する例，非クラススイッチ型，高悪性化を示す症例で皮膚外進展の頻度が高い[4]．クラススイッチ型症例は，リンパ腫というより単クローン性慢性皮膚リンパ増殖性疾患と考える研究者もいる．予後は良好で，5年生存率は98%以上である．

■疫学

PCMZLは皮膚原発B細胞リンパ腫の30〜40%を占め，好発年齢は50〜60歳代で，男性に多い[5]．

■病因

ほとんどの場合は不明であるが，刺青色素，ワクチン，ダニが媒介する細菌などの皮内抗原による慢性的な抗原刺激によって発症する可能性がある[6]．好発地域であるヨーロッパでは，*Borrelia burgdorferi* infectionとの関連がみられるが，アメリカおよびアジアではその関連は乏しい．PCMZL患者では胃腸障害や自己免疫疾患の頻度が高い．

3節 ■ 成熟B細胞腫瘍

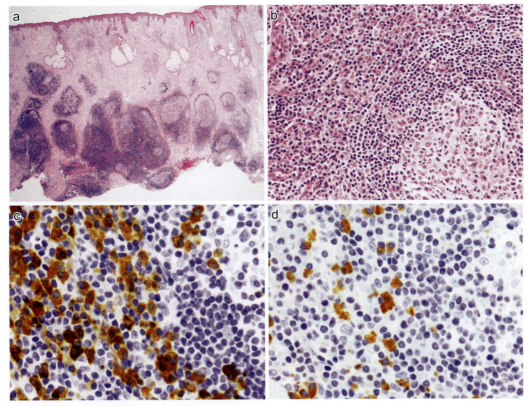

図4-33 皮膚原発辺縁帯リンパ腫
a）真皮から皮下組織にかけて，反応性濾胞の形成を伴って，小型リンパ球および形質細胞が密に増殖するのを認める．
b）反応性濾胞の外側に多数の形質細胞を認める．
c, d）κ鎖（c）とλ鎖（d）の免疫染色．形質細胞はκ鎖陽性で軽鎖制限を認める．

組織学的特徴

　組織学的には，小型リンパ球および形質細胞が真皮内で密に増殖する．多くの症例では反応性胚中心の形成を伴う 図4-33a ．形質細胞はリンパ球浸潤の周囲または皮下組織に認められる 図4-33b～d ．

免疫形質，遺伝子

　B細胞マーカー（CD20，CD79a，PAX5）は陽性となる．BCL2も陽性となるが，いずれのマーカーも疾患特異性は乏しい．陰性マーカーとして，CD10，CD5，BCL6，annexin A1，cyclin D1，SOX11，LEF1が挙げられる．多くの症例において，形質細胞の免疫グロブリン軽鎖制限がみられる．重鎖クラススイッチ型は，IgG，IgA，またはIgEが陽性で，CXCR3発現は陰性であり，多数のT細胞を伴う．非クラススイッチ型はIgMとCXCR3が陽性で，シート状に増生するB細胞が目立ち，T細胞の浸潤は目立たない[7,8]．クラススイッチ型の症例では，病変の周辺にモノクローナルな形質細胞の集簇をしばしば認めるが，非クラススイッチ型の症例では形質細胞は散在にみられるのみである．20～40％の症例で，腫瘍性の形質細胞にIgG4が陽性となるが，全身性のIgG4関連疾患との関連は乏しい．顕著な単球様B細胞の浸潤とIgM発現を示す症

315

例では，続発性に皮膚に浸潤した節外性辺縁帯リンパ腫が鑑別となる．

遺伝子解析では，免疫グロブリン重鎖および軽鎖遺伝子が単クローン性に再構成している．PCMZL の 60%以上の症例で *FAS* 変異が検出される．

■診断基準

必須項目：

- MZL として矛盾しない組織形態
- CD5 および CD10 陰性の，小型 B 細胞の増殖
- リンパ球，形質細胞のモノクローナルな軽鎖発現，および / または免疫グロブリン遺伝子（IG）のクローナルな再構成がみられる
- 診断時に皮膚外の病変がみられない
- 他の皮膚リンパ腫が否定される

望ましい項目：

- 病変部が体幹もしくは上肢にみられる
- 病変内に反応性リンパ濾胞がみられる

節性辺縁帯リンパ腫
Nodal marginal zone lymphoma

■定義

節性辺縁帯リンパ腫（nodal marginal zone lymphoma: NMZL）はリンパ濾胞の辺縁帯 B 細胞に由来する低悪性度 B 細胞リンパ腫で，節外臓器および脾臓への浸潤を伴わないものである．

■浸潤部位

末梢リンパ節への浸潤が主体で，稀に骨髄，末梢血への浸潤を伴う．

■臨床的特徴

症状は無痛性のリンパ節腫大もしくはしばしば無症状で，進行すると腫瘍による圧迫症状や汎血球減少をきたす場合がある．B 症状は稀で，B 症状を伴う場合は aggressive lymphoma への形質転換を疑う．経過は一般的には緩徐で，生存期間中央値は 10 年を超える[9]．治療後早期（24 カ月未満）の病勢進行が最も強力な予後不良因子で，最大 20%の患者で報告される．生存期間中央値は 3 ～ 5 年程度である[10]．約 5%の症例で aggressive lymphoma への形質転換がみられ，これらの予後は不良である．C 型肝炎ウイルス（HCV）陽性例では，抗ウイルス療法が全生存率の改善に寄与する．

■疫学

稀なリンパ腫で，年間 100 万人あたり 6 人程度の発症率とされる．やや男性に多く，年齢は中高年に多い．全身リンパ節腫大で発見され．時に骨髄への浸潤を伴う．自己免疫疾患，HCV 感染がリスクファクターとして知られている．

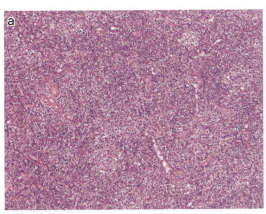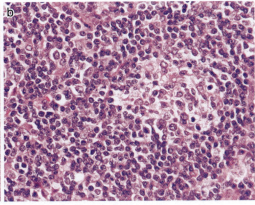

図 4-34 節性辺縁帯リンパ腫
a) 濾胞間領域の拡大を認める．萎縮状の反応性胚中心が散在性にみられる．
b) 萎縮状の反応性胚中心の外側に淡明でやや豊富な細胞質を有する腫瘍細胞の増殖を認める．

組織学的特徴

典型的には，反応性リンパ濾胞の外側から濾胞間領域にかけて小型リンパ球が増殖する 図4-34 ，もしくはびまん性に増殖する．種々の程度で follicular colonization を伴う．腫瘍細胞はわずかに切れ込みを有する小型の核と，淡明でやや豊富な細胞質を有する．形質細胞分化もしばしば観察される．散在性に大型の胚中心芽細胞様細胞や免疫芽球様細胞を認め，種々の程度で顆粒球，反応性形質細胞，非腫瘍性の小型リンパ球が混在する．

免疫形質，染色体，遺伝子

B 細胞マーカー（CD20，CD79a，PAX5）は陽性となる．BCL2 も陽性となるが，いずれのマーカーも疾患特異性は乏しい．陰性マーカーとして，CD10，BCL6，cyclin D1，SOX11，LEF1 が挙げられるが，LEF1 は稀に陽性となる症例がある．CD5 および CD23 は概ね陰性であるが，一部の症例で陽性となる．NMDA と IRTA1 は 75% 程度の症例で陽性となる．多くの症例で IgM を発現しているが，稀に IgD を発現する症例がみられる．

遺伝子解析では，免疫グロブリン重鎖および軽鎖遺伝子が単クローン性に再構成している．特異性の高い遺伝子変異は報告されていない．

鑑別疾患

他の低悪性度 B 細胞リンパ腫（濾胞性リンパ腫，SMZL，リンパ形質細胞性リンパ腫など）が鑑別に挙がる．SMZL との組織学的な鑑別は困難であるが，著明な脾腫は SMZL を示唆する．大型細胞のシート状増殖がみられる場合にのみ，びまん性大細胞型 B 細胞リンパ腫への形質転換と診断する．NMZL と Hodgkin リンパ腫の混合性腫瘍が稀に報告されている．

診断基準

必須項目：
- 小型～中型の，細胞質が乏しいもしくは中等度の細胞質を有する成熟 B リンパ球が，時に形質細胞分化を伴って増殖する
- 腫瘍細胞は結節状/濾胞状の増殖，濾胞周囲性もしくは濾胞間での増殖，もしくはびまん性の

4章 ◆ B 細胞性リンパ増殖症およびリンパ腫

増殖を示す

- 他の低悪性度 B 細胞リンパ腫（濾胞性リンパ腫，マントル細胞リンパ腫，慢性リンパ性白血病 / 小リンパ球性リンパ腫，リンパ形質細胞性リンパ腫，形質細胞腫など）に特異性の高いマーカーは陰性で，MNDA や IRTA1 の発現がみられる

望ましい項目：

- Follicular colonization を伴った濾胞の残存
- リンパ球，形質細胞のモノクローナルな軽鎖発現および / またはモノクローナルな IG の再構成

●文献 --

1) Raderer M, Kiesewetter B, Ferreri AJ. Clinicopathologic characteristics and treatment of marginal zone lymphoma of mucosa-associated lymphoid tissue (MALT lymphoma). CA Cancer J Clin. 2016; 66: 153-71.
2) Sriskandarajah P, Dearden CE. Epidemiology and environmental aspects of marginal zone lymphomas. Best Pract Res Clin Haematol. 2017; 30: 84-91.
3) Ye H, Liu H, Attygalle A, et al. Variable frequencies of t(11;18)(q21;q21) in MALT lymphomas of different sites: significant association with CagA strains of H pylori in gastric MALT lymphoma. Blood. 2003; 102: 1012-8.
4) Servitje O, Muniesa C, Benavente Y, et al. Primary cutaneous marginal zone B-cell lymphoma: response to treatment and disease-free survival in a series of 137 patients. J Am Acad Dermatol. 2013; 69: 357-65.
5) Menter T, Trivedi P, Ahmad R, et al. Diagnostic utility of lymphoid enhancer binding factor 1 immunohisto-chemistry in small B-cell lymphomas. Am J Clin Pathol. 2017; 147: 292-300.
6) Breza TS, Zheng P, Porcu P, et al. Cutaneous marginal zone B-cell lymphoma in the setting of fluoxetine therapy: a hypothesis regarding pathogenesis based on in vitro suppression of T-cell-proliferative response. J Cutan Pathol. 2006; 33: 522-8.
7) van Maldegem F, van Dijk R, Wormhoudt TA, et al. The majority of cutaneous marginal zone B-cell lymphomas expresses class-switched immunoglobulins and develops in a T-helper type 2 inflammatory environment. Blood. 2008; 112: 3355-61.
8) Edinger JT, Kant JA, Swerdlow SH. Cutaneous marginal zone lymphomas have distinctive features and include 2 subsets. Am J Surg Pathol. 2010; 34: 1830-41
9) Cerhan JR, Habermann TM. Epidemiology of marginal zone lymphoma. Ann Lymphoma. 2021; 5: 1.
10) Luminari S, Merli M, Rattotti S, et al. Early progression as a predictor of survival in marginal zone lymphomas: an analysis from the FIL-NF10 study. Blood. 2019; 134: 798-801.

〈正木彩子，稲垣　宏〉

小児節性辺縁帯リンパ腫
Paediatric nodal marginal zone lymphoma

■定義

　小児節性辺縁帯リンパ腫（pediatric nodal marginal zone lymphoma: PNMZL）は，節性の成熟 B 細胞リンパ腫で若年男性の頭頸部に好発する[1]．小児の NMZL は，圧倒的に男性に多い，限局期病変が多い，再発が少なく予後が良好である，また病理組織学的には，胚中心進展性異形成（progressive transformation of germinal centers: PTGC）に似た像を示すことが多い，など成人の NMZL と異なる臨床病理学的特徴をもつ[2]．2017年の WHO 分類改訂第4版までは暫定分

類であったが，第5版で独立した項目となった[1]．脾辺縁帯リンパ腫および粘膜関連リンパ組織節外性辺縁帯リンパ腫は，小児には稀でPNMZLには含まれない[1]．

■疫学

PNMZLは，小児非Hodgkinリンパ腫の2%に満たない稀なリンパ腫である[1]．診断時年齢中央値は16歳で，成人には少ない．18歳以下では，男女比20：1と圧倒的に男性に多い[2]．

■部位

頭頸部領域（頸部，顎下，鎖骨上）のリンパ節に好発する[1]．

■臨床像

リンパ節の腫脹以外に通常症状はみられず，血中LDH値は正常である[3]．病変は限局していることが多く，85%の症例がステージⅠまたはⅡである．

■形態像

PNMZLでは，リンパ節構築は少なくとも部分的に消失し，辺縁帯が著明に拡大し，洞構造は不明瞭になっている 図4-35a ．辺縁帯に増生する腫瘍性B細胞は，polymorphismを呈し，小型～中型サイズでmonocytoidあるいはcentrocyte様である 図4-35b ．形質細胞やcentroblast様細胞が混在することがあるが，大型細胞のシート状増生はみられない．特徴として，マントル細胞が胚中心に進展しPTGCに似た大型濾胞を背景に認める 図4-35d ．また一部では辺縁帯細胞が濾胞に入り込み，マントル層の形状が不整になっている（follicular colonization）．

■免疫表現型

腫瘍性B細胞は，CD20陽性で 図4-35c ，多くの場合CD43も陽性となる[2,3]．典型的にはCD10，BCL6陰性で，BCL2は半数程度の症例で陽性である．軽鎖制限を示すことが多い[2,4]．PTGC様濾胞はIgD染色で明瞭となるが，通常のPTGCと異なり辺縁不整で，辺縁帯細胞が濾胞内に浸潤している 図4-35e ．また背景の胚中心には，多数のPD1陽性T細胞が観察される[5,6]．

■染色体・遺伝子

免疫グロブリン重鎖遺伝子（IGH）あるいはκ鎖遺伝子（IGK）のモノクローナルな再構成がみられる[2,4]．染色体異常として，成人のNMZLと同様にトリソミー3，トリソミー18が報告されているが，*BRIC3::MALT1*, IGH::*MALT1*や*BCL10*, *FOXP1*遺伝子の再構成はいずれもみられない[4]．

■診断基準

必須項目：
- 単球様および胚中心細胞様形態の辺縁帯細胞の濾胞間増殖によるリンパ節構造の部分的消失
- モノクローナルIG再構成によるクローン性の証拠
- 辺縁帯B細胞と一致する免疫表現型（BCL6$^-$，CD43$^{+/-}$）

望ましい項目：
- PTGC様特徴を有する残存濾胞
- 濾胞コロナイゼーション
- B細胞および/または形質細胞における軽鎖制限
- 反応性胚中心におけるPD1$^+$細胞の増加

4章 ◆ B細胞性リンパ増殖症およびリンパ腫

■予後および予後因子

予後は良好で，5年生存率は100％と報告されている[7]．多くの症例が切除のみで寛解しており，再発が5％未満の症例にみられるが，再切除により治癒している．

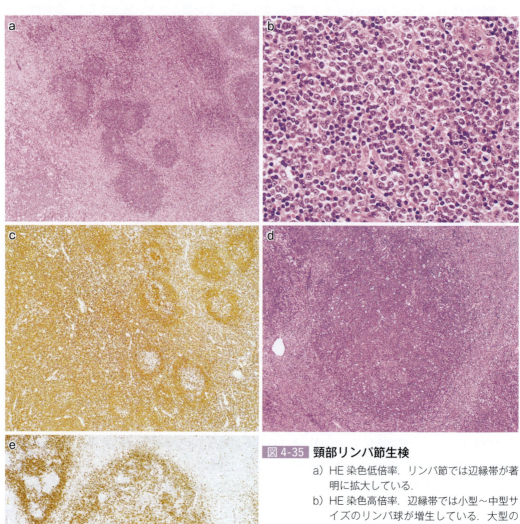

図 4-35 頸部リンパ節生検
a）HE染色低倍率．リンパ節では辺縁帯が著明に拡大している．
b）HE染色高倍率．辺縁帯では小型～中型サイズのリンパ球が増生している．大型のリンパ球が混じるが，シート状の増生はみられない．
c）CD20免疫染色．濾胞間にCD20陽性B細胞が増生している．
d）HE染色低倍率．濾胞が拡大しPTGC様となり，辺縁帯細胞が入り込んでいる．
e）IgD免疫染色．IgD染色では形状不整となったマントル層が認められる．

●文献 --

1) Di Napoli A, Attarbaschi A, Oschlies I. Paediatric nodal marginal zone lymphoma. In: WHO Classification of Tumours Editorial Board. Haematolymphoid tumours [Internet]. Lyon (France): International Agency for Research on Cancer; 2024 [cited 2024 Mar 1]. (WHO classification of tumours series, 5th ed.; vol. 11). Available from: https://tumourclassification.iarc.who.int/chapters/63.

2) Taddesse-Heath L, Pittaluga S, Sorbara L, et al. Marginal zone B-cell lymphoma in children and young adults. Am J Surg Pathol. 2003; 27: 522-31.

3) Attarbaschi A, Abla O, Arias Padilla L, et al. Rare non-Hodgkin lymphoma of childhood and adolescence: a consensus diagnostic and therapeutic approach to pediatric-type follicular lymphoma, marginal zone lymphoma, and nonanaplastic peripheral T-cell lymphoma. Pediatr Blood Cancer. 2020; 67: e28416.

4) Rizzo KA, Streubel B, Pittaluga S, et al. Marginal zone lymphomas in children and the young adult population; characterization of genetic aberrations by FISH and RT-PCR. Mod Pathol. 2020; 23: 866-73.

5) Quintanilla-Martinez L, Sander B, Chan JK, et al. Indolent lymphomas in the pediatric population: follicular lymphoma, IRF4/MUM1＋ lymphoma, nodal marginal zone lymphoma and chronic lymphocytic leukemia. Virchows Arch. 2016; 468: 141-57.

6) Liu Q, Salaverria I, Pittaluga S, et al. Follicular lymphomas in children and young adults: a comparison of the pediatric variant with usual follicular lymphoma. Am J Surg Pathol. 2013; 37: 333-43.

7) Ronceray L, Abla O, Barzilai-Birenboim S, et al. Children and adolescents with marginal zone lymphoma have an excellent prognosis with limited chemotherapy or a watch-and-wait strategy after complete resection. Pediatr Blood Cancer. 2018; 65: e26932.

〈岩淵英人〉

4章 ◆ B 細胞性リンパ増殖症およびリンパ腫

濾胞性リンパ腫
Follicular lymphoma

はじめに

濾胞性リンパ腫（follicular lymphoma: FL）は欧米においては，全悪性リンパ腫の 20 〜 40%，日本においても 7 〜 22% を占める代表的な B 細胞リンパ腫である[1,2]．その組織像は，胚中心細胞（centrocyte）および胚中心芽細胞（centroblast）が混在しながら濾胞様に増殖する形態像を示す．臨床的には多くの症例は緩慢な経過を示し，いわゆる低悪性度 B 細胞リンパ腫の代表的疾患である．今回の変更で大きな変更がなされた grading の扱いや FL with unusual cytological features（uFL）の概念も含めて，述べていくことにする．

濾胞限局型 B 細胞腫瘍
In situ follicular B-cell neoplasm

■定義

濾胞限局型 B 細胞腫瘍（*in situ* follicular B-cell neoplasm: *in situ* FN）は，FL として典型的な phenotype, genotype を有する細胞（IGH::*BCL2*転座を有し，BCL2 強発現を伴う）が濾胞の胚中心に限局して存在する病態である．

■疫学

反応性リンパ節とされているもののうち，2.1% あるいは 2.3% の頻度で発見される[3,4]．発症の年齢中央値は 67 歳との報告がある[4]．

■浸潤部位

リンパ節のほか，反応性濾胞を伴う炎症を示す各種臓器（腸管，脾臓，扁桃，甲状腺，唾液腺）で認められうる．

■臨床像

in situ FN 自体は通常無症状であり，特定の検査値異常も示さない．しかし，16 〜 23% の症例で通常型の濾胞性リンパ腫を伴うことがあるため，精査が必要である[5,6]．また，濾胞性リンパ腫以外のリンパ腫，特に低悪性度 B 細胞リンパ腫の合併例が報告されている[5-7]．

■形態像

HE 染色では通常，正常のリンパ濾胞と区別がつかないが，注意深い観察により，極性の乱れや胚中心細胞（centrocyte）の増加として認識されることがある 図 4-36a ．

■免疫表現型

BCL6, CD10 図 4-36b といった胚中心マーカーに加えて BCL2 を発現する 図 4-36c ．通常型の濾胞性リンパ腫，反応性の胚中心 B 細胞に比べて CD10 および BCL2 の発現はより強い．Ki-67 の発現割合（Ki-67 labeling index）が通常の胚中心 B 細胞に比べて低いことも特徴である

322

498-22552

3節 ■ 成熟B細胞腫瘍

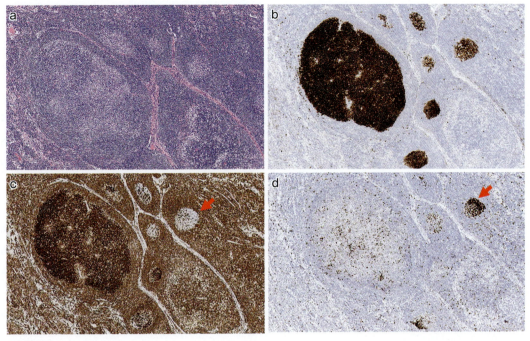

図4-36 *In situ* FN
a) HE染色. 一部拡大する濾胞も認められるが, 反応性濾胞過形成との鑑別は困難である.
b) CD10. 胚中心に該当する箇所が陽性である.
c) BCL2. 大型の濾胞をはじめ, 胚中心と思われた箇所に強陽性細胞が相当数分布している. 矢印で示される箇所は *in situ* FN細胞の浸潤が比較的少ない.
d) Ki-67. *in situ* FNでは通常の胚中心よりもKi-67 labeling indexが低い. 濾胞（矢印）では残存する正常胚中心B細胞の性質を反映して比較的高いKi-67 labeling indexが確認される.

図4-36d．

■染色体・遺伝子異常

t(14;18)(q32;q21)/*IGH::BCL2*の転座を認める．通常型のFLと同様に*CREBBP*, *TNFRSF14*, *KMT2D*, *BCL2*の変異を高頻度に認める．

■細胞起源

胚中心B細胞に由来する．

■予後および予後因子

通常型のFLを含むリンパ腫を合併していない場合, 経過観察が選択される. そのような症例のうち5～10%の症例がovertなFLに進展する. その際, 2～10年での進展が多い[5, 8]. Overt FLへの進展を予測しうる病理学的特徴として十分のエビデンスを伴うものは未だない.

■診断基準

必須項目：
- リンパ節の構築が保たれ, 胚中心に限局してBCL2陽性B細胞が増殖することの証明

望ましい項目：
- CD10強陽性の確認

4章 ◆ B 細胞性リンパ増殖症およびリンパ腫

濾胞性リンパ腫
Follicular lymphoma

■定義

濾胞性リンパ腫（follicular lymphoma: FL）は，胚中心 B 細胞の腫瘍性増殖を本態とし，胚中心細胞（centrocyte: CC）と胚中心芽細胞（centroblast: CB）が混在する組織像を示す．*in-situ* FN，小児型濾胞性リンパ腫（pediatric-type FL），および十二指腸型濾胞性リンパ腫（duodenal FL）は，通常の FL とは区別して扱う．

■疫学

全リンパ腫の 10 ～ 20％を占め，最も頻度の高いリンパ腫の 1 つである[9]．欧米では頻度が高く，日本をはじめとするアジアでは頻度は低いと報告されていたが[10]，本邦では 1993 ～ 2008 年の間に発生率が有意に増加している[11]．カナダでは，除草剤の使用量が多い都市や地域，一次鉱業が盛んな都市や地域，製造業が盛んな都市や地域で FL の発生率が高いことが示されており，環境因子の役割が示唆されている[12]．FL は主に成人が罹患し，年齢中央値は 65 歳である[13]．明らかな性差はない[9]．

■浸潤部位

FL は主にリンパ節を侵すが，脾臓および骨髄への浸潤も頻繁にみられる．純粋な節外性病変は稀であるが，ほとんどすべての節外臓器に発生する可能性がある[14]．節外臓器として比較的頻度が高いものとしては，消化管（しばしば腸間膜リンパ節浸潤を伴う），軟部組織，胸椎，乳房および眼付属器である．原発性精巣 FL は非常に稀ではあるが，成人だけでなく小児でも報告されている[15, 16]．

■臨床像

ほとんどの患者は，診断時に全身リンパ節腫脹と脾腫を含む広範な病変を認める．Stage Ⅰ または stage Ⅱ の患者は 10 ～ 15％である[17]．侵されるリンパ節の場所に偏りがない患者はしばしば無症状であり，発熱や体重減少などの B 症状は稀である．通常の臨床経過は再発をきたしながら慢性に進行するが，無治療で軽快することがある．早期治療は必ずしも生存期間を延長しない[17]．

■形態像

FL は，その細胞組成において胚中心に似ており，CC と CB が混在している 図 4-37a, b ．CC と CB は主に腫瘍性濾胞内に存在するが，濾胞外にもしばしば認められる．CC は通常のリンパ球よりやや大きく，「中型」と表現されるサイズのものが多い 図 4-37b 矢頭 ．核の形状は多様で，ねじれた（twisted）あるいは切れ込みの入った（cleaved）と表現される．核小体は目立たず細胞質は乏しい．CB は「大型」と表現されるサイズ（通常，正常リンパ球の 3 倍以上の大きさ）である．核は円形または楕円形で，小胞状のクロマチンを有し，核小体が核辺縁に多数存在する 図 4-37b 矢印 ．

このCC と CB の比率に基づいて，FL の悪性度を 4 段階に分類する grading（grade 1, grade

3節 ■ 成熟B細胞腫瘍

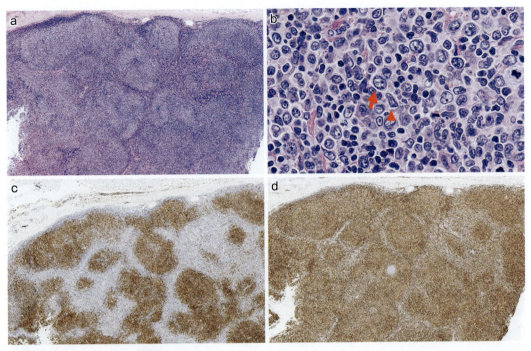

図 4-37 **典型的な FL の組織像**
a) 不明瞭な濾胞構築が確認できる．
b) 強拡大で，腫瘍は大型類円形の核小体明瞭な核を有する centroblast（矢印），歪で核小体不明瞭な中型の核を有する centrocyte（矢頭）が混在して形成されていることがわかる．
c) 腫瘍性の濾胞は CD10 陽性．
d) 腫瘍性の濾胞は BCL2 陽性．

2，grade 3a，grade 3b）が広く認識されてきた．Grading は対物 40 倍視野で CC が平均 5 個まで認められるものを grade 1，5〜15 個までを grade 2，15 個以上を grade 3A，CC を認めず CB がびまん性に増殖するパターンを grade 3B としていた[18]．しかし，この方法は判定する病理医間の差が大きく，実用的たりうるかの疑問は常に出されており[19]，WHO 分類改訂第 4 版でも少なくとも grade 1 と grade 2 は grade 1〜2 とまとめることが推奨されていた[20]．WHO 分類第 5 版からは grade 1，grade 2，grade 3A が統一され，classic FL（cFL）と定義されることとなった．これは 3A の経過が 3B に比べ grade 1〜2 に類似するとの報告や，近年の大規模臨床試験が grade 1〜2 と 3A を同一グループとして扱っているものが主流であることによる[21, 22]．従来の grade 3B は，濾胞性大細胞型 B 細胞リンパ腫（follicular large B-cell lymphoma: FLBCL）として名前は変わったが cFL と異なり高悪性度な病態として概念としては維持されている 図 4-38．
　一方，この grading の整理，特に grade 3A を低悪性度 B リンパ腫とみなしたことにより実地の診断では新たな課題が生じることになる．びまん性パターンを伴う grade 3A の扱いである．FL は必ずしも濾胞構築を形成する腫瘍細胞からのみなるものではなく，びまん性パターンを示す箇所があるのは一般的である．びまん性パターンを伴う場合，grade 1〜2 の場合は低悪性度 B 細胞リンパ腫として扱い，grade 3（A，B いずれも）の場合は，FL 3+DLBCL と診断において DLBCL を併記することが WHO 分類改訂第 4 版では記されていた．WHO 分類第 5 版では

4章 ◆ B細胞性リンパ増殖症およびリンパ腫

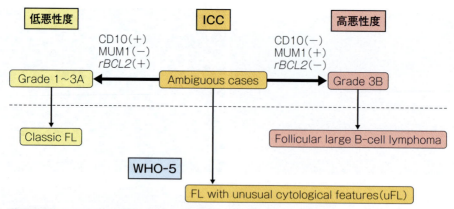

図 4-38 WHO 第 5 版と ICC における FL の考え方のシェーマ

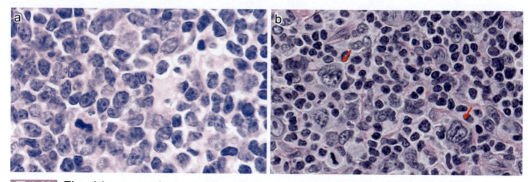

図 4-39 FL with unusual cytological features (uFL)
　a) blastoid variant. 核のサイズは中型であるが，核網は繊細で，核小体は不明瞭である．
　b) large centrocytic variant. 形状は centrocyte であるが，centroblast と同様かそれ以上に大型のもの（矢印）を認める．

「grade 3A 相当の cFL がびまん性パターンをとった場合，WHO 分類改訂第 4 版までは DLBCL を併記すること」とした．しかし，第 5 版の分類では「これが FL に近いのか DLBCL に近いのかはわからない．少なくとも大型細胞が優勢（predominant）であれば DLBCL とすべきであろう」となっている．ただこの見解に関してはエビデンスはなく，今後検証していく必要がある．

■ FL with unusual cytological features

　WHO 分類第 5 版では，悪性度が不確定な症例群として新たに FL with unusual cytological features (uFL) の概念が登場した 図 4-39a, b．上記のようにこれまでの FL は CC と CB により grading がなされてきたが，これらのいずれにも当てはまらないものも存在するというわけである．Laurent ら[23] の報告によれば，フランスの大規模研究における FL 1,921 例中 51 例（2.7%）においてこのような症例が存在した．uFL は blastoid variant と large centrocytic variant の 2 つのパターンがある．

（1）uFL-blastoid variant 図 4-39a
　リンパ芽球性リンパ腫様の，中型の核で，繊細なクロマチンと不明瞭な核小体を特徴とする．従来の grading と Ki-67 labeling index との乖離が認められる症例において，特徴的な形態像の

1つとして報告された[24]．TdTは陰性であり，LBLとは区別される[24,25]．Ki-67 labeling index が高く，臨床経過はアグレッシブである．従来のgradingに基づくと，CBがないためにlow gradeになることが多かったと思われ，形態学的評価と生物学的特徴の乖離が大きかったと推測される．

(2) uFL-large centrocytic variant 図4-39b

CCは前述のように通常は中型のサイズを示す．一方で血管内皮細胞の核と同等あるいはより大きな核であり，切れ込みを示す"large" CCの存在はgradingが提唱された当初から報告されていたが，予後との関連性の深さから，gradingにはCBのみが採用された[18,26]．しかし，blastoid morphologyと同様にKi-67 labeling indexの高いlarge CCが主体を占めるuFLも予後不良と関連するという報告もあり，近年議論になっている[23]．

■ 主にびまん性の増殖パターンを示すFL（diffuse FL）

FLにおいてびまん性パターンが認められることは珍しくないが，びまん性パターンが75%を超えることは稀であるとされる 図4-40a～d ．このようなびまん性パターンが優勢の症例は，鼠径部発生が多く，腫瘍細胞がCD23を発現しており 図4-40c ，t(14;18)(q32;q21)の欠如を示す，特徴的な一群と報告された[27-29]．腫瘍細胞大部分がCCで構成されており，CD21陽性の濾胞樹状細胞のメッシュワークは多くの症例で不明瞭である 図4-40d ．硬化および間質性線維化が観察されることがある．Diffuse FLは主に鼠径部に発生し，大きな腫瘍塊を形成することがあるが，播種することは稀で，予後は良好である[27-29]．特異的ではないが，鼠径部diffuse FLではcFL

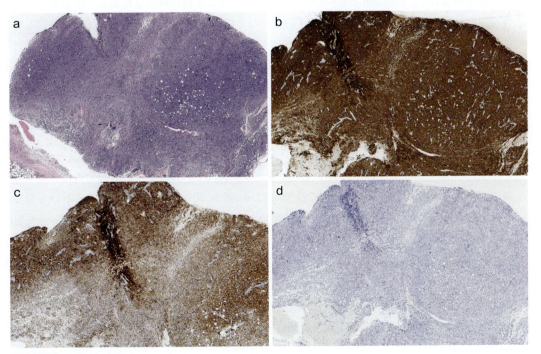

図4-40 Diffuse FL
HE（a），CD20（b）では濾胞構築は全く認められない．腫瘍細胞はCD23陽性で（c），CD21陽性の濾胞樹状細胞のメッシュワークは全く認められない（d）．

と比較して *STAT6* の変異が高頻度に観察される[28, 29]．dFL の診断において最も重要な所見はびまん性パターンが優勢であることで，その判定には十分な検体量が必要であり，針生検を含む限られた生検材料で dFL の確定診断を下すべきではない．

■免疫表現型

B 細胞抗原（CD19，CD20，CD22，CD79a，PAX-5）のほか，胚中心関連マーカーである CD10，BCL6，LMO2 を発現している[30, 31] 図 4-37c ．CD10 と BCL6 の発現は，通常，濾胞間 FL 細胞よりも腫瘍性濾胞で強い．末梢血または骨髄に存在する FL 細胞では，CD10 と BCL6 の発現はみられないことがある[32]．CD10/BCL6 陰性症例は他の低悪性度 B 細胞リンパ腫と鑑別が困難な場合があり，LMO2 など他の GC 関連マーカーを用いて確認すべきである．

腫瘍性濾胞は多くの場合 BCL2 蛋白質を発現しており，反応性濾胞との鑑別が可能である 図 4-37d ．BCL2 陰性症例の頻度は cFL では低い（約 15％）．BCL2 発現の欠如は，使用される抗体が認識する BCL2 エピトープ部位の遺伝子変異によってもたらされる偽陰性の場合がある．*BCL2* の転座がない FL は免疫染色でも BCL2 陰性となる場合が多い[33]．症例によっては，濾胞内 BCL2 陽性 T 細胞が多いために，腫瘍性 FL 細胞における BCL2 発現の評価が困難な場合があるので，CD3 免疫染色と比較することが重要である．IRF4/MUM1 は，grade 3b 症例の一部[34] を除き，FL ではほとんどが陰性である．cFL の Ki-67 labeling index は多様であるがほとんどの症例では，反応性胚中心より低い[35]．Ki-67 labeling index の高い cFL がしばしばみられることがあるが，その臨床的意義は明確な結論に至っていない[24, 36]．CD5 や PD1 の発現はほとんど報告されていない[37]．Epstein-Barr ウイルス（EBV）はごく稀に検出されることがある[38]．腫瘍性濾胞内の濾胞樹状細胞は通常 CD21，CD23，および / または CD35 を発現しているが，しばしば不規則に発現低下を示し，明らかな濾胞形成を示す領域でも起こりうる[39]．Diffuse FL では腫瘍細胞は IL4-STAT6 シグナル経路に存在する CD23 の発現が特徴的で，*STAT6* 変異と関連があるとの報告がある 図 4-40a 〜 d [40]．uFL では Ki-67 labeling index や MUM1 の陽性率が高い傾向があるとの報告がある[23]．

■染色体・遺伝子

t(14;18)(q32;q21)，*BCL2* 転座を伴う FL（BCL2 R⁺ FL）：

t(14;18)(q32;q21) 転座は，IGH と *BCL2* 遺伝子が関与し，BCL2 の構成的発現につながるもので，FL 発生の初期事象と考えられており，cFL の 85 〜 90％ に認められる[41]．これは骨髄におけるプレ B 細胞における VDJ 領域の遺伝子組換えにおけるエラーから生じる．t(14;18) を保有するプレ B 細胞やナイーブ B 細胞は今のところ報告されていないが，分化した t(14;18) 陽性メモリー様 B 細胞クローンは，健康な成人の 70％ 以上において，非常に低いレベル（B 細胞 100 万個あたり 1 〜 100 個程度）で末梢血中に検出される．その大多数は FL を発症しない[42]．末梢血中の t(14;18) 陽性細胞の検出頻度は年齢とともに増加し，農薬などの環境曝露を受けた人では t(14;18) 陽性細胞の検出頻度が高い[43]．これらの細胞は，骨髄，脾臓，リンパ節にも認められることがある[43]．

健常人で検出される t(14;18) 陽性クローン頻度が $1/10^{-4}$ 以上の場合，10 年後までに overt FL に進展するリスクが転座クローンを認めない人の 20 倍以上高い[44]．これらのクローンは，*CREBBP*

変異[45,46]のような，FL で一般的にみられる遺伝子異常を有することが証明されている．

$BCL2$-R FL において遺伝子異常は初期発生に関わるものと形質転換に関わるものがある．初期発生に関わるものとして頻度の高い変異は $KMT2D$, $CREBBP$, $EZH2$ などのエピゲノム関連遺伝子である[47]．一方，$TP53$ や $CDKN2A$ の不活性化，MYC 転座などの遺伝子異常は，形質転換時の検体によくみられる[48-50]．その他，$BCL2$ の変異は activation-induced cytidine deaminase（AID）活性の標的となるために，体細胞突然変異の一環として頻繁に起こる[51]．$TNFRSF14$ は遺伝子変異とコピー数変異の両方が頻繁に認められ，腫瘍微小環境に影響を与えることが報告されている[29,46]．

BCL2 転座を欠く FL（BCL2 R- FL）：

$BCL2$ R-FL の症例は cFL の 10 〜 15％である[52]．これらの症例は，FLBCL[53,54]，主に diffuse FL，精巣原発 FL，小児型 FL[55] などの亜型に多い．$BCL6$ を含む 3q27 の転座は，$BCL2$ R-FL の約 35％で認められる[56,57]．$BCL2$ R⁺FL の腫瘍細胞は胚中心 B 細胞の遺伝子発現プロファイルを示すが，$BCL2$ R⁻FL のプロファイルは，胚中心後期からポスト胚中心の分化段階を示す[58]．全体として，$BCL2$ R⁻FL は，$BCL2$ R⁺FL と同様の遺伝子異常を示すが，頻度は異なる[29,59]．最も頻繁に変異する遺伝子は $STAT6$ である（50％以上）．$KMT2D$ の変異頻度は低い（50％未満）[29]．

uFL：

uFL は cFL に比べて $BCL2$ 転座の頻度は低い一方で，double hit（MYC＋$BCL2$ or $BCL6$）や triple negative（$BCL2$，MYC，$BCL6$ のいずれも転座なし）の症例が有意に多い[23]．また $CREBBP$，$KMT2D$，$BCL2$ などの FL 特有の遺伝子変異の頻度も cFL よりも低い[23]．

細胞起源

胚中心 B 細胞に由来する．

診断基準

必須項目：
- CC および CB からなる胚中心マーカー陽性の B 細胞リンパ腫

望ましい項目：
- 少なくとも一部にでも濾胞構築を認める
- $BCL2$ あるいは $BCL6$ の転座の証明，および / または $IRF4$ 転座の除外

予後および予後因子

cFL は低悪性度疾患[17]であり，現在の治療法[60]では生存期間中央値は 17 年以上である．進行は時間の経過とともに連続的に起こり，生存曲線にプラトーはない[61]．FL の予後は診断時の病勢と密接に関連している．DLBCL の予後因子である International Prognostic Index（IPI）をもとに FL に適応する形で修正した FL-International Prognostic Index（FLIPI）は予後に影響を及ぼし[61]，これはリツキシマブ導入以降においても重要である[62]．FLIPI では，5 つの独立した有害予測因子〔60歳以上，Hb 12 g/dL 未満，血清 LDH 上昇，Ann Arbor 病期Ⅲ / Ⅳ（Lugano システムにおける播種性病変），結節病変 4 カ所以上〕を用いている．これらの因子が 0 〜 1 個，2 個，3 〜 5 個存在すると，それぞれ低リスク，中リスク，高リスクと定義される．免疫化学療法一次治療の開始から 24 カ月以内に進行した患者（POD24）の 15 〜 20％では，5 年全生存率が有

4章 ◆ B 細胞性リンパ増殖症およびリンパ腫

意に悪い[63]. 免疫化学療法を受けた患者を対象に，FLIPI と 7 遺伝子の変異状態に基づく臨床遺伝学的リスクモデル(m7-FLIPI)が確立されており，さらなる独立した検証が待たれている[52,64,65].

EZH2 変異の存在は，免疫化学療法を受けた患者の予後に好影響を与える傾向があり[51,65,66]，EZH2 阻害に対する反応を予測する可能性がある[67]. *TP53* 変異，2p 増加，9p21 欠失，17p 欠失[51,65,68-71]は，予後不良との関連が示唆されている. *BCL2* と *MYC* のダブルヒット転座を有する FL は通常型の FL より進行は早いが，high grade B-cell lymphoma with *BCL2/MYC* rearrangements よりは緩徐な経過をたどる[23,72-74].

免疫染色をはじめとする遺伝子発現解析により，腫瘍微小環境と予後との関連性が検討されているが，明確なコンセンサスは得られていない[75-77]. Ki-67高発現は，grade 1 〜 2 の症例において予後不良と関連する傾向が観察されたものの，現在までのところ未だ十分確認されたとは言えない[36,78]. 全体として，ゲノム変化，遺伝子発現，および免疫組織化学的マーカーの予後的価値は，包括的な検証の欠如のために，現在のところ議論の余地を残しており，個々の患者や臨床試験外での治療決定への影響も未解決のままである.

FL から DLBCL への組織学的急性転化は，年間 1 〜 3%のリスクで起こる[79-82]. 転化までの期間の中央値は2.5 〜 4.1年である[80,81]. 高い FLIPI や一次治療に対する抵抗性など，さまざまな臨床パラメータが形質転換の危険因子として報告されているが[83,84]，信頼性の高い免疫学的または遺伝学的予測バイオマーカーは今のところ同定されていない. 組織学的急性転化は，血清 LDH の急激な上昇，リンパ節腫脹の急激な進行，新たな節外病変の出現（例えば，肝臓，骨，筋肉，脳），B 症状の新たな発現，高カルシウム血症，および FDG-PET 画像診断における高いとり込み値を伴うことが多い[81].

●文献

1) Lymphoma Study Group of Japanese Pathologists. The World Health Organization classification of malignant lymphomas in Japan: incidence of recently recognized entities. Pathol Int. 2000; 50: 696-702.
2) Muto R, Miyoshi H, Sato K, et al. Epidemiology and secular trends of malignant lymphoma in Japan: analysis of 9426 cases according to the World Health Organization classification. Cancer Med. 2018; 7: 5843-58.
3) Henopp T, Quintanilla-Martínez L, Fend F, et al. Prevalence of follicular lymphoma in situ in consecutively analysed reactive lymph nodes. Histopathology. 2011; 59: 139-42.
4) Oishi N, Segawa T, Miyake K, et al. Incidence, clinicopathological features and genetics of in-situ follicular neoplasia: a comprehensive screening study in a Japanese cohort. Histopathology. 2022; 80: 820-6.
5) Jegalian AG, Eberle FC, Pack SD, et al. Follicular lymphoma in situ: clinical implications and comparisons with partial involvement by follicular lymphoma. Blood. 2011; 118: 2976-84.
6) Montes-Moreno S, Castro Y, Rodriguez-Pinilla SM, et al. Intrafollicular neoplasia/in situ follicular lymphoma: review of a series of 13 cases. Histopathology. 2010; 56: 658-62.
7) Cong P, Raffeld M, Teruya-Feldstein J, et al. In situ localization of follicular lymphoma: description and analysis by laser capture microdissection. Blood. 2002; 99: 3376-82.
8) Tamber GS, Chévarie-Davis M, Warner M, et al. In-situ follicular neoplasia: a clinicopathological spectrum. Histopathology. 2021; 79: 1072-86.
9) Teras LR, DeSantis CE, Cerhan JR, et al. 2016 US lymphoid malignancy statistics by World Health Organization subtypes. CA Cancer J Clin. 2016; 66: 443-59.
10) Anderson JR, Armitage JO, Weisenburger DD. Epidemiology of the non-Hodgkin's lymphomas: distributions of the major subtypes differ by geographic locations. Non-Hodgkin's Lymphoma Classification Proj-

ect. Ann Oncol. 1998; 9: 717-20.

11) Chihara D, Ito H, Matsuda T, et al. Differences in incidence and trends of haematological malignancies in Japan and the United States. Br J Haematol. 2014; 164: 536-45.

12) Le M, Ghazawi FM, Alakel A, et al. Incidence and mortality trends and geographic patterns of follicular lymphoma in Canada. Curr Oncol. 2019; 26: e473-e81.

13) Junlen HR, Peterson S, Kimby E, et al. Follicular lymphoma in Sweden: nationwide improved survival in the rituximab era, particularly in elderly women: a Swedish Lymphoma Registry study. Leukemia. 2015; 29: 668-76.

14) Andraos T, Ayoub Z, Nastoupil L, et al. Early stage extranodal follicular lymphoma: characteristics, management, and outcomes. Clin Lymphoma Myeloma Leuk. 2019; 19: 381-9.

15) Pileri SA, Sabattini E, Rosito P, et al. Primary follicular lymphoma of the testis in childhood: an entity with peculiar clinical and molecular characteristics. J Clin Pathol. 2002; 55: 684-8.

16) Bacon CM, Ye H, Diss TC, et al. Primary follicular lymphoma of the testis and epididymis in adults. Am J Surg Pathol. 2007; 31: 1050-8.

17) Dreyling M, Ghielmini M, Rule S, et al. Newly diagnosed and relapsed follicular lymphoma: ESMO Clinical Practice Guidelines for diagnosis, treatment and follow-up. Ann Oncol. 2021; 32: 298-308.

18) Mann RB, Berard CW. Criteria for the cytologic subclassification of follicular lymphomas: a proposed alternative method. Hematol Oncol. 1983; 1: 187-92.

19) Koch K, Hoster E, Ziepert M, et al. Clinical, pathological and genetic features of follicular lymphoma grade 3A: a joint analysis of the German low-grade and high-grade lymphoma study groups GLSG and DSHN-HL. Ann Oncol. 2016; 27: 1323-9.

20) Swerdlow SH, Campo E, Harris NL, et al. World Health Organization classification of tumours: pathology and genetics of tumours of haematopoietic and lymphoid tissues, revised 4th edition. France, Lyon: IARC; 2017.

21) Hiddemann W, Barbui AM, Canales MA, et al. Immunochemotherapy with obinutuzumab or rituximab for previously untreated follicular lymphoma in the GALLIUM Study: influence of chemotherapy on efficacy and safety. J Clin Oncol. 2018; 36: 2395-404.

22) Rimsza LM, Li H, Braziel RM, et al. Impact of histological grading on survival in the SWOG S0016 follicular lymphoma cohort. Haematologica. 2018; 103: e151-3.

23) Laurent C, Adelaide J, Guille A, et al. High-grade follicular lymphomas exhibit clinicopathologic, cytogenetic, and molecular diversity extending beyond grades 3A and 3B. Am J Surg Pathol. 2021; 45: 1324-36.

24) Wang SA, Wang L, Hochberg EP, et al. Low histologic grade follicular lymphoma with high proliferation index: morphologic and clinical features. Am J Surg Pathol. 2005; 29: 1490-6.

25) Natkunam Y, Warnke RA, Zehnder JL, et al. Blastic/blastoid transformation of follicular lymphoma: immunohistologic and molecular analyses of five cases. Am J Surg Pathol. 2000; 24: 525-34.

26) Nathwani BN, Metter GE, Miller TP, et al. What should be the morphologic criteria for the subdivision of follicular lymphomas? Blood. 1986; 68: 837-45.

27) Katzenberger T, Kalla J, Leich E, et al. A distinctive subtype of t(14;18)-negative nodal follicular non-Hodgkin lymphoma characterized by a predominantly diffuse growth pattern and deletions in the chromosomal region 1p36. Blood. 2009; 113: 1053-61.

28) Siddiqi IN, Friedman J, Barry-Holson KQ, et al. Characterization of a variant of t(14;18) negative nodal diffuse follicular lymphoma with CD23 expression, 1p36/TNFRSF14 abnormalities, and STAT6 mutations. Mod Pathol. 2016; 29: 570-81.

29) Nann D, Ramis-Zaldivar JE, Muller I, et al. Follicular lymphoma t(14;18)-negative is genetically a heterogeneous disease. Blood Adv. 2020; 4: 5652-65.

30) Moore EM, Swerdlow SH, Gibson SE. Comparison of myocyte enhancer factor 2B versus other germinal center-associated antigens in the differential diagnosis of B-cell non-Hodgkin lymphomas. Am J Surg Pathol. 2018; 42: 342-50.

31) Menter T, Gasser A, Juskevicius D, et al. Diagnostic utility of the germinal center-associated Markers

4章 ◆ B細胞性リンパ増殖症およびリンパ腫

GCET1, HGAL, and LMO2 in hematolymphoid neoplasms. Appl Immunohistochem Mol Morphol. 2015; 23: 491-8.

32) Younes SF, Beck AH, Ohgami RS, et al. The efficacy of HGAL and LMO2 in the separation of lymphomas derived from small B cells in nodal and extranodal sites, including the bone marrow. Am J Clin Pathol. 2011; 135: 697-708.

33) Adam P, Baumann R, Schmidt J, et al. The BCL2 E17 and SP66 antibodies discriminate 2 immunophenotypically and genetically distinct subgroups of conventionally BCL2-"negative" grade 1/2 follicular lymphomas. Hum Pathol. 2013; 44: 1817-26.

34) Karube K, Guo Y, Suzumiya J, et al. CD10-MUM1+ follicular lymphoma lacks BCL2 gene translocation and shows characteristic biologic and clinical features. Blood. 2007; 109: 3076-9.

35) Klapper W, Hoster E, Rolver L, et al. Tumor sclerosis but not cell proliferation or malignancy grade is a prognostic marker in advanced-stage follicular lymphoma: the German Low Grade Lymphoma Study Group. J Clin Oncol. 2007; 25: 3330-6.

36) Xerri L, Dirnhofer S, Quintanilla-Martinez L, et al. The heterogeneity of follicular lymphomas: from early development to transformation. Virchows Arch. 2016; 468: 127-39.

37) Patel N, Durkin L, Bodo J, et al. Immunohistochemical expression of lymphoid enhancer binding factor 1 in CD5-positive marginal zone, lymphoplasmacytic, and follicular lymphomas. Am J Clin Pathol. 2020; 153: 646-55.

38) Mackrides N, Campuzano-Zuluaga G, Maque-Acosta Y, et al. Epstein-Barr virus-positive follicular lymphoma. Mod Pathol. 2017; 30: 519-29.

39) Jin MK, Hoster E, Dreyling M, et al. Follicular dendritic cells in follicular lymphoma and types of non-Hodgkin lymphoma show reduced expression of CD23, CD35 and CD54 but no association with clinical outcome. Histopathology. 2011; 58: 586-92.

40) Mentz M, Keay W, Strobl CD, et al. PARP14 is a novel target in STAT6 mutant follicular lymphoma. Leukemia. 2022; 36: 2281-92.

41) Leich E, Hoster E, Wartenberg M, et al; German Low Grade Lymphoma Study G. Similar clinical features in follicular lymphomas with and without breaks in the BCL2 locus. Leukemia. 2016; 30: 854-60.

42) Dolken G, Dolken L, Hirt C, et al. Age-dependent prevalence and frequency of circulating t(14;18)-positive cells in the peripheral blood of healthy individuals. J Natl Cancer Inst Monogr. 2008(38): 44-7.

43) Agopian J, Navarro JM, Gac AC, et al. Agricultural pesticide exposure and the molecular connection to lymphomagenesis. J Exp Med. 2009; 206: 1473-83.

44) Hirt C, Camargo MC, Yu KJ, et al. Risk of follicular lymphoma associated with BCL2 translocations in peripheral blood. Leuk Lymphoma. 2015; 56: 2625-9.

45) Okosun J, Bodor C, Wang J, et al. Integrated genomic analysis identifies recurrent mutations and evolution patterns driving the initiation and progression of follicular lymphoma. Nature Genet. 2014; 46: 176-81.

46) Green MR, Kihira S, Liu CL, et al. Mutations in early follicular lymphoma progenitors are associated with suppressed antigen presentation. Proc Natl Acad Sci USA. 2015; 112: E1116-25

47) Zhang J, Dominguez-Sola D, Hussein S, et al. Disruption of KMT2D perturbs germinal center B cell development and promotes lymphomagenesis. Nat Med. 2015; 21: 1190-8.

48) Pinyol M, Cobo F, Bea S, et al. p16(INK4a) gene inactivation by deletions, mutations, and hypermethylation is associated with transformed and aggressive variants of non-Hodgkin's lymphomas. Blood. 1998; 91: 2977-84.

49) Elenitoba-Johnson KS, Gascoyne RD, Lim MS, et al. Homozygous deletions at chromosome 9p21 involving p16 and p15 are associated with histologic progression in follicle center lymphoma. Blood. 1998; 91: 4677-85.

50) Cucco F, Barrans S, Sha C, et al. Distinct genetic changes reveal evolutionary history and heterogeneous molecular grade of DLBCL with MYC/BCL2 double-hit. Leukemia. 2020; 34: 1329-41.

51) Huet S, Szafer-Glusman E, Tesson B, et al. BCL2 mutations do not confer adverse prognosis in follicular lymphoma patients treated with rituximab. Am J Hematol. 2017; 92: 515-9.

3節 ■ 成熟 B 細胞腫瘍

52) Bolen CR, Mattiello F, Herold M, et al. Treatment dependence of prognostic gene expression signatures in de novo follicular lymphoma. Blood. 2021; 137: 2704-7.

53) Barraclough A, Bishton M, Cheah CY, et al. The diagnostic and therapeutic challenges of grade 3B follicular lymphoma. Br J Haematol. 2021; 195: 15-24.

54) Ott G, Katzenberger T, Lohr A, et al. Cytomorphologic, immunohistochemical, and cytogenetic profiles of follicular lymphoma: 2 types of follicular lymphoma grade 3. Blood. 2002; 99: 3806-12.

55) Woessmann W, Quintanilla-Martinez L. Rare mature B-cell lymphomas in children and adolescents. Hematol Oncol. 2019; 37 Suppl 1: 53-61.

56) Kridel R, Mottok A, Farinha P, et al. Cell of origin of transformed follicular lymphoma. Blood. 2015; 126: 2118-27.

57) Kridel R, Chan FC, Mottok A, et al. Histological transformation and progression in follicular lymphoma: a clonal evolution study. PLoS Med. 2016; 13: e1002197.

58) Leich E, Salaverria I, Bea S, et al. Follicular lymphomas with and without translocation t(14;18) differ in gene expression profiles and genetic alterations. Blood. 2009; 114: 826-34.

59) Zamo A, Pischimarov J, Schlesner M, et al. Differences between BCL2-break positive and negative follicular lymphoma unraveled by whole-exome sequencing. Leukemia. 2018; 32: 685-93.

60) Mozas P, Nadeu F, Rivas-Delgado A, et al. Patterns of change in treatment, response, and outcome in patients with follicular lymphoma over the last four decades: a single-center experience. Blood Cancer J. 2020; 10: 31.

61) Batlevi CL, Sha F, Alperovich A, et al. Follicular lymphoma in the modern era: survival, treatment outcomes, and identification of high-risk subgroups. Blood Cancer J. 2020; 10: 74.

62) Nooka AK, Nabhan C, Zhou X, et al. Examination of the follicular lymphoma international prognostic index (FLIPI) in the National LymphoCare study (NLCS): a prospective US patient cohort treated predominantly in community practices. Ann Oncol. 2013; 24: 441-8.

63) Freeman CL, Kridel R, Moccia AA, et al. Early progression after bendamustine-rituximab is associated with high risk of transformation in advanced stage follicular lymphoma. Blood. 2019; 134: 761-4.

64) Weigert O, Weinstock DM. The promises and challenges of using gene mutations for patient stratification in follicular lymphoma. Blood. 2017; 130: 1491-8.

65) Pastore A, Jurinovic V, Kridel R, et al. Integration of gene mutations in risk prognostication for patients receiving first-line immunochemotherapy for follicular lymphoma: a retrospective analysis of a prospective clinical trial and validation in a population-based registry. Lancet Oncol. 2015; 16: 1111-22.

66) Stevens WBC, Mendeville M, Redd R, et al. Prognostic relevance of CD163 and CD8 combined with EZH2 and gain of chromosome 18 in follicular lymphoma: a study by the Lunenburg Lymphoma Biomarker Consortium. Haematologica. 2017; 102: 1413-23.

67) Morschhauser F, Tilly H, Chaidos A, et al. Tazemetostat for patients with relapsed or refractory follicular lymphoma: an open-label, single-arm, multicentre, phase 2 trial. Lancet Oncol. 2020; 21: 1433-42.

68) Qu X, Li H, Braziel RM, et al. Genomic alterations important for the prognosis in patients with follicular lymphoma treated in SWOG study S0016. Blood. 2019; 133: 81-93.

69) O'Shea D, O'Riain C, Taylor C, et al. The presence of TP53 mutation at diagnosis of follicular lymphoma identifies a high-risk group of patients with shortened time to disease progression and poorer overall survival. Blood. 2008; 112: 3126-9.

70) Launay E, Pangault C, Bertrand P, et al. High rate of TNFRSF14 gene alterations related to 1p36 region in de novo follicular lymphoma and impact on prognosis. Leukemia. 2012; 26: 559-62.

71) Cheung KJ, Johnson NA, Affleck JG, et al. Acquired TNFRSF14 mutations in follicular lymphoma are associated with worse prognosis. Cancer Res. 2010; 70: 9166-74.

72) Chaudhary S, Brown N, Song JY, et al. Relative frequency and clinicopathologic characteristics of MYC-rearranged follicular lymphoma. Hum Pathol. 2021; 114: 19-27.

73) Bussot L, Chevalier S, Cristante J, et al. Adverse outcome in follicular lymphoma is associated with MYC rearrangements but not MYC extra copies. Br J Haematol. 2021; 194: 382-92.

4章 ◆ B細胞性リンパ増殖症およびリンパ腫

74) Miyaoka M, Kikuti YY, Carreras J, et al. Clinicopathological and genomic analysis of double-hit follicular lymphoma: comparison with high-grade B-cell lymphoma with MYC and BCL2 and/or BCL6 rearrangements. Mod Pathol. 2018; 31: 313-26.

75) Xerri L, Huet S, Venstrom JM, et al. Rituximab treatment circumvents the prognostic impact of tumor-infiltrating T-cells in follicular lymphoma patients. Hum Pathol. 2017; 64: 128-36.

76) Bolen CR, McCord R, Huet S, et al. Mutation load and an effector T-cell gene signature may distinguish immunologically distinct and clinically relevant lymphoma subsets. Blood Adv. 2017; 1: 1884-90.

77) Tobin JWD, Keane C, Gunawardana J, et al. Progression of disease within 24 months in follicular lymphoma is associated with reduced intratumoral immune infiltration. J Clin Oncol. 2019; 37: 3300-9.

78) Xerri L, Bachy E, Fabiani B, et al. Identification of MUM1 as a prognostic immunohistochemical marker in follicular lymphoma using computerized image analysis. Hum Pathol. 2014; 45: 2085-93.

79) Montoto S, Davies AJ, Matthews J, et al. Risk and clinical implications of transformation of follicular lymphoma to diffuse large B-cell lymphoma. J Clin Oncol. 2007; 25: 2426-33.

80) Al-Tourah AJ, Gill KK, Chhanabhai M, et al. Population-based analysis of incidence and outcome of transformed non-Hodgkin's lymphoma. J Clin Oncol. 2008; 26: 5165-9.

81) Link BK, Maurer MJ, Nowakowski GS, et al. Rates and outcomes of follicular lymphoma transformation in the immunochemotherapy era: a report from the University of Iowa/MayoClinic Specialized Program of Research Excellence Molecular Epidemiology Resource. J Clin Oncol. 2013; 31: 3272-8.

82) Federico M, Caballero Barrigon MD, Marcheselli L, et al. Rituximab and the risk of transformation of follicular lymphoma: a retrospective pooled analysis. Lancet Haematol. 2018; 5: e359-67.

83) Mozas P, Rivero A, Rivas-Delgado A, et al. A low lymphocyte-to-monocyte ratio is an independent predictor of poorer survival and higher risk of histological transformation in follicular lymphoma. Leuk Lymphoma. 2021; 62: 104-11.

84) Alonso-Alvarez S, Magnano L, Alcoceba M, et al. Risk of, and survival following, histological transformation in follicular lymphoma in the rituximab era. A retrospective multicentre study by the Spanish GELTAMO group. Br J Haematol. 2017; 178: 699-708.

〈加留部謙之輔〉

小児型濾胞性リンパ腫
Paediatric type follicular lymphoma

■定義

　小児型濾胞性リンパ腫（paediatric type follicular lymphoma: PTFL）は，主に小児，若年成人のリンパ節に発症する稀な濾胞性リンパ腫（follicular lymphoma: FL）である．小児の FL は，t(14;18)(q32;q21) を欠き，免疫組織学的にも BCL2 の発現がない点で，成人の FL とは異なっており，2008年の WHO 分類第4版では pediatric FL という暫定分類が初めて組み入れられた．Pediatric FL は40歳以上でも散発的に認められ，小児と同様の臨床病理学的，分子生物学的特徴を有することから，2017年の改訂第4版より，PTFL として独立した項目となった [1,2]．PTFL では，胚中心 B 細胞が濾胞性パターンを呈してクローナルに増殖し，リンパ節の構築に変化がみられる．腫瘍細胞は高い増殖率を示し，*BCL2, BCL6, IRF4* 遺伝子いずれの再構成もみられない [3]．

■疫学

　PTFL は小児非 Hodgkin リンパ腫の2%に満たない，稀なリンパ腫である [4]．発症年齢（中央

値）は 15 〜 18 歳，男女比 10：1 以上と圧倒的に男性に多い [2]．

■部位

PTFL は頭頸部のリンパ節に好発する．Stage ⅠまたはⅡを示し，節外病変のある場合，PTFL は除外される [3]．

■臨床像

多くは無痛性のリンパ節腫脹を認め，B 症状は伴わず，LDH の上昇はみられない [3]．

■形態像

リンパ節の一部あるいは全体に，拡大した濾胞が認められ，しばしば癒合した蛇行状の濾胞を認める．濾胞には starry-sky appearance が認められ，マントル帯は菲薄化または消失する 図 4-41a ．濾胞辺縁部では濾胞辺縁帯 B 細胞への分化をみることがある．腫瘍細胞は，均一で中型〜大型の'芽球様細胞'であり，centrocytes と centroblasts の中間の形態を呈する 図 4-41b ．核分裂像を容易に確認できる．大部分の症例は grade 3A または 3B に相当するが，通常の FL のような grade 分類は行わない．大型細胞のびまん性の増殖，すなわち DLBCL に相当する領域を伴うものは PTFL と診断しない．

■免疫表現型

腫瘍細胞は，成熟 B 細胞の免疫形質をもち，CD20，CD79a，PAX5，CD10，BCL6 陽性，IRF4/MUM1 陰性である．BCL2 は通常，陰性であるが，弱陽性を示す症例もある 図 4-41c ．Ki-67 labeling index は高く（＞30％），濾胞内での極性は失われている 図 4-41d ．

■染色体・遺伝子

免疫グロブリン遺伝子再構成を認めるが，*BCL2*，*BCL6*，*MYC*，*IRF4* 遺伝子の再構成はみられない．また，PTFL においては，通常の FL でみられる *CREBBP*，*EZH2*，*KMT2D* などのクロマチン制御遺伝子の変異は認めない．PTFL の 40 〜 50％に，1p36 の欠失，*TNFRSF14* の欠失または変異，*MAP2K1*，*IRF8* の変異が報告されている [5-8]．

■診断基準

必須項目：

- 小児，青年，若年成人患者（通常は 40 歳未満，ほとんどが 2 〜 25 歳）
- 局所リンパ節病変
- 顕著な構造的歪みと胚中心マーカー発現を伴う純粋な濾胞性増殖
- 中型〜大型の芽球様細胞が優位で増殖率が高い
- びまん性大細胞型 B 細胞リンパ腫の基準を満たす大型細胞のびまん性増殖が認められない
- 免疫表現型検査または遺伝学による B 細胞単クローン性の証拠
- *BCL2*，*BCL6* および *MYC* 再構成が認められない
- 強く均一な IRF4（MUM1）蛋白質発現が認められない，および / または *IRF4* 再構成が認められない

望ましい項目：

- 著しく拡大した濾胞
- *MAP2K1* および *TNFRSF14* の変異

4章 ◆ B細胞性リンパ増殖症およびリンパ腫

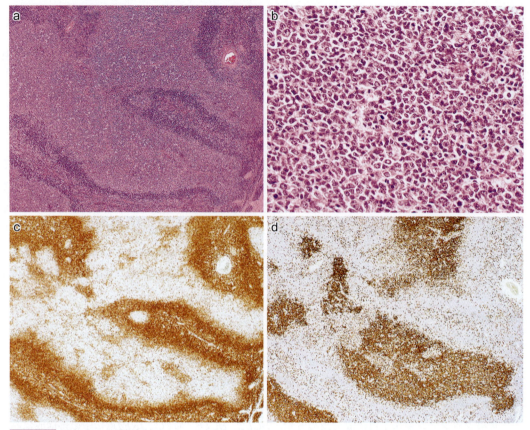

図 4-41 頸部リンパ節生検
a）HE染色低倍率．癒合した蛇行状の大型濾胞を認める．Starry-sky appearance をみるが，マントル帯は菲薄化している．
b）HE染色高倍率．濾胞には，均一な中型サイズのリンパ球が増殖し，少数の centroblasts が混在している．
c）BCL2免疫染色．濾胞に BCL2 は陰性である．
d）Ki-67免疫染色．濾胞の Ki-67 labeling index は高いが，濾胞内での陽性細胞の分布に極性はみられない．

■予後

予後は良好で，生存率は 95％を超える[9]．外科的切除のみで寛解を維持する症例があり，限局病変で完全切除された場合は，経過観察が可能との考えがある[9]．

●文献

1) Jaffe ES, Harris NL, Siebert R. Paediatric-type follicular lymphoma. In: Swerdlow SH, et al. editors. WHO classification of tumours revised 4th edition. France, Lyon: IARC; 2017. p278-9.
2) Louissaint A Jr, Ackerman AM, Dias-Santagata D, et al. Pediatric-type nodal follicular lymphoma: an indolent clonal proliferation in children and adults with high proliferation index and no BCL2 rearrangement. Blood. 2012; 120: 2395-404.
3) Louissaint A Jr, Siebert R, Klapper W, et al. Paediatric-type follicular lymphoma. WHO Classification of Tumours Editorial Board. Haematolymphoid tumours [Internet]. Lyon (France): International Agency for Research on Cancer; 2024 [cited 2024 Mar 1]. (WHO classification of tumours series, 5th ed.; vol. 11). Available from: https://tumourclassification.iarc.who.int/chapters/63.

4) Oschlies I, Salaverria I, Mahn F, et al. Pediatric follicular lymphoma — a clinico-pathological study of a population-based series of patients treated within the non-Hodgkin's Lymphoma — Berlin-Frank-furt-Munster (NHL-BFM) multicenter trials. Haematologica. 2020; 95: 253-9.
5) Louissaint A Jr, Schafernak KT, Geyer JT, et al. Pediatric-type nodal follicular lymphoma: a biologically distinct lymphoma with frequent MAPK pathway mutations. Blood. 2016; 128: 1093-100.
6) Schmidt J, Gong S, Marafioti T, et al. Genome-wide analysis of pediatric — type follicular lymphoma reveals low genetic complexity and recurrent alterations of TNFRSF14 gene. Blood. 2016; 128: 1101-11.
7) Ozawa MG, Bhaduri A, Chisholm KM, et al. A study of the mutational landscape of pediatric-type follicular lymphoma and pediatric nodal marginal zone lymphoma. Mod Pathol. 2016; 29: 1212-20.
8) Schmidt J, Ramis-Zaldivar JE, Nadeu F, et al. Mutations of MAP2K1 are frequent in pediatric-type follicular lymphoma and result in ERK pathway activation. Blood. 2017; 130: 323-7.
9) Attarbaschi A, Abla O, Arias Padilla L, et al. Rare non-Hodgkin lymphoma of childhood and adolescence: a consensus diagnostic and therapeutic approach to pediatric-type follicular lymphoma, marginal zone lymphoma, and nonanaplastic peripheral T-cell lymphoma. Pediatr Blood Cancer. 2020; 67: e28416.

〈岩淵英人〉

十二指腸型濾胞性リンパ腫
Duodenal type follicular lymphoma

■定義

十二指腸型濾胞性リンパ腫（duodenal type follicular lymphoma: duodenal FL）は，腸に限局した濾胞性リンパ腫である．ほとんどが粘膜に限局し，組織学的悪性度は低く，緩徐な臨床経過を示す．

■疫学

Duodenal FL は全消化管リンパ腫の約 4％を占め，3,000 ～ 7,000 件の胃内視鏡検査に 1 件の割合で duodenal FL が同定される[1,2]．患者の年齢中央値は 52 ～ 65 歳である．女性優位を示す報告もあるが[2,3]，性差を示さない研究もある[1,2,4-6]．

■浸潤部位

Duodenal FL は特に十二指腸の下行部に多く，時に乳頭周囲に病変が集積する．ほとんどの場合，小腸全体に病変があり，胃，結腸および直腸にも病変がある[2]．大部分は腸管内に限局した病変（IE 期）を有するが，時に局所リンパ節腫脹を伴う．

■臨床像

一般に，患者は無症状であり，通常，ルーチンまたはその他の理由で行われる内視鏡検査で病変が偶然発見される．腫瘍細胞は粘膜および粘膜下層に限局していることが多い．

■形態像

ほとんどの患者は，内視鏡検査で灰色 - 白色の顆粒状病変または小結節を呈する 図 4-42a ．大きなポリープ状の病変は稀であるが，直径 2cm までの病変が報告されている[6]．

濾胞は小型～中型サイズの centrocyte からなり，形態学的には grade 1 の FL と類似している 図 4-42b ．腫瘍細胞はしばしば濾胞を越えて絨毛内に浸潤し，肥大した絨毛は "手袋風船徴

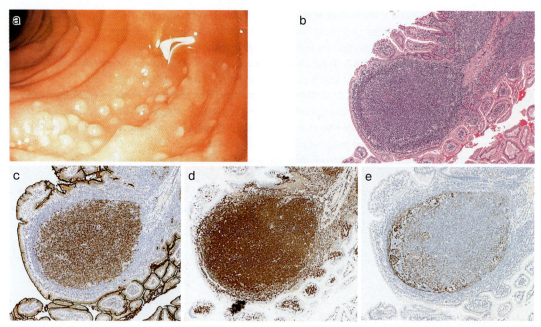

図 4-42 Duodenal FL
a) 内視鏡では白色の顆粒状病変として認識される. b) 固有層内に比較的サイズがそろった腫瘍細胞からなる濾胞形成が認められる. c) CD10. 濾胞中心部が陽性. d) BCL2. CD10 と同様の分布を示す. e) CD21. 濾胞樹状細胞のメッシュワークは濾胞辺縁に押しやられている.
（画像 a はミュンヘン大学 Oliver Weigert 先生よりご提供）

候"[7] を示すことがある．これは，濾胞が十分に同定できない小さな生検での診断において重要な所見である．

■免疫表現型

腫瘍細胞は，B 細胞抗原の発現とともに CD10 図 4-42c ，BCL6 および BCL2 図 4-42d 陽性であり，結節性／全身性 FL に類似した表現型を示す．CD21，CD23，CD35 で描出される濾胞樹状細胞のメッシュワークは腫瘍性濾胞の周辺に押しやられることが多い 図 4-42e ．

■染色体・遺伝子

t(14;18)(q32;q21)/IGH::BCL2 の転座を認める．通常型の FL と同様に CREBBP, TNFRSF14, KMT2D, BCL2 の変異を高頻度に認める[3]．

■細胞起源

胚中心 B 細胞に由来する．

■診断基準

必須項目：
- 腸管の主に粘膜内に限局する，胚中心の phenotype を有する B 細胞リンパ腫

望ましい項目：
- 全身型 FL の腸管浸潤の可能性を除外する

3節 ■ 成熟 B 細胞腫瘍

■予後および予後因子

予後は良好である．10 年および 77 カ月の追跡を行った 2 つの大規模コホート[1,3] では，疾患に関連した死亡は観察されなかった．後方視データでは，十二指腸の下行部が侵された duodenal FL は，小腸の他の部分が侵された duodenal FL よりも予後が良好であることが示唆されている[2]．その他の危険因子としては，65 歳以上，進行期，男性，腹部症状などが考えられる．望ましいアプローチは 'watch-and-wait' である．放射線療法，リツキシマブ単剤療法，化学療法（リツキシマブを加えることもある），およびクラリスロマイシンが有効な治療法として報告されているが，無症候性患者における治療の有用性を示すデータはない[1,4,6-8]．

●文献

1) Schmatz AI, Streubel B, Kretschmer-Chott E, et al. Primary follicular lymphoma of the duodenum is a distinct mucosal/submucosal variant of follicular lymphoma: a retrospective study of 63 cases. J Clin Oncol. 2011; 29: 1445-51.

2) Takata K, Okada H, Ohmiya N, et al. Primary gastrointestinal follicular lymphoma involving the duodenal second portion is a distinct entity: a multicenter, retrospective analysis in Japan. Cancer Sci. 2011; 102: 1532-6.

3) Hellmuth JC, Louissaint A, Jr., Szczepanowski M, et al. Duodenal-type and nodal follicular lymphomas differ by their immune microenvironment rather than their mutation profiles. Blood. 2018; 132: 1695-702.

4) Harada A, Oguchi M, Terui Y, et al. Radiation therapy for localized duodenal low-grade follicular lymphoma. J Radiat Res. 2016; 57: 412-7.

5) Maeshima AM, Taniguchi H, Suzuki T, et al. Comparison of clinicopathologic characteristics of gastric follicular lymphomas and duodenal follicular lymphomas. Hum Pathol. 2017; 65: 201-8.

6) Lee H, Oh D, Yang K, et al. Radiation therapy outcome and clinical features of duodenal-type follicular lymphoma. Cancer Res Treat. 2019; 51: 547-55.

7) Tsuyama N, Yokoyama M, Fujisaki J, et al. Villous colonization (glove balloon sign): a histopathological diagnostic marker for follicular lymphomas with duodenal involvement including duodenal-type follicular lymphoma. Pathol Int. 2019; 69: 48-50.

8) Tari A, Kitadai Y, Mouri R, et al. Watch-and-wait policy versus rituximab-combined chemotherapy in Japanese patients with intestinal follicular lymphoma. J Gastroenterol Hepatol. 2018; 33: 1461-8.

〈加留部謙之輔〉

4章 ◆ B細胞性リンパ増殖症およびリンパ腫

皮膚濾胞中心リンパ腫
Cutaneous follicle centre lymphoma

原発性皮膚濾胞中心リンパ腫
Primary cutaneous follicle centre lymphoma

■定義

原発性皮膚濾胞中心リンパ腫（primary cutaneous follicle centre lymphoma: PCFCL）は，centrocyte およびさまざまな数の centroblast が混在する濾胞中心細胞由来の腫瘍で，濾胞状やびまん性，あるいは両者の混在する増殖パターンを示し，通常頭部や体幹の皮膚に発生する[1].

■疫学

皮膚原発リンパ腫の 10%，皮膚原発 B 細胞性リンパ腫の 50%を占める．中高年に発生し，男女比は 1.5：1 である[1]．わが国における正確な統計はない．

■浸潤部位

頭頸部または体幹に単発性または限局性の皮膚病変を認める．稀に下肢に発生するが，原発性皮膚びまん性大細胞型 B 細胞リンパ腫，下肢型（PCDLBCL-LT）との鑑別を要する．

■臨床像

赤色調の丘疹や局面，あるいは腫瘤を形成するが，通常潰瘍形成は伴わない．病変は単発ないし，複数の病変が集簇する．皮膚再発をきたすことがあるが，リンパ節を含む皮膚外への播種は稀である[2,3].

■形態像 図4-43

真皮内に病変が形成され，表皮好性は示さず Grenz zone が保たれる．病変の首座は真皮内や真皮と皮下脂肪組織の境界に腫瘤を形成するものなど症例によりさまざまであるが，進行したものでは真皮全層および皮下脂肪組織へ進展する．病変は小型〜中型，時に大型で核にくびれを伴った centrocyte と，大型空胞状の円形核と核膜に接する複数の核小体を含み，淡いあるいは好塩基性の胞体を有する centroblast がさまざまな程度で混在し，反応性 T 細胞が含まれる．濾胞形成の目立つもの，びまん性に増生するもの，あるいは両者が混在する場合がある．腫瘍性濾胞は胚中心が拡大し，通常反応性濾胞で認められるマントル層は不明瞭である．また tingible body macrophage を欠く．びまん性増生を示すものでは大型の centrocyte が単調に増生する場合がある．節性濾胞性リンパ腫のような組織学的グレード分類は適応されない[1].

■免疫表現型

腫瘍細胞は CD20 や CD79a などの汎 B 細胞マーカーが陽性である．胚中心のマーカーである BCL6 が陽性であり胚中心のみならず周囲へ進展する腫瘍細胞にも陽性像がみられる．CD10 は特に濾胞構造を形成する症例でしばしば陽性像を示すが，びまん性病変では陰性となる傾向にある．BCL2 は陰性ないし，弱陽性で節性の濾胞性リンパ腫のように明瞭な陽性像を示すことは少ない．PCDLBCL-LT で陽性を示す IRF4/MUM1 や FOXP1 は陰性である[2,4].

3節 ■ 成熟B細胞腫瘍

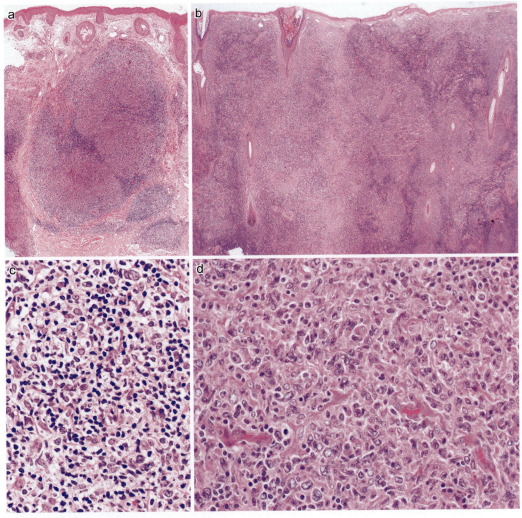

図 4-43 原発性皮膚濾胞中心リンパ腫
a）濾胞構造を形成して増生する症例
b）びまん性増生を示す症例
c）a の拡大像：核のくびれを示す腫瘍細胞が濾胞構造を形成している
d）b の拡大像：大型で核のくびれを示す腫瘍細胞がびまん性に増生している。原発性皮膚びまん性大細胞型 B 細胞リンパ腫，下肢型としない

■染色体・遺伝子

　節性の濾胞性リンパ腫で認められる染色体転座 t(14:18) はほとんど認められないが[5,6]，それを有する症例は全身性に広がるリスクが高い[7]．PCFCL においても *CREBBP, KTM2D, BCL2* の変異が認められるが，古典的濾胞性リンパ腫に比べその頻度は低い[8]．PCDLBCL-LT に多い *MYD88* の活性型変異や *CDKN2A* および *CDKN2B* の機能失活型変異は稀である[9]．

■細胞起源

　濾胞中心細胞に由来する．

4章 ◆ B 細胞性リンパ増殖症およびリンパ腫

■**診断基準**

必須項目：

- 胚中心細胞および胚中心芽細胞の濾胞性増殖および / またはびまん性増殖（胚中心芽細胞 / 免疫芽球のみからなるびまん性リンパ腫は除外）

- 胚中心マーカー（BCL6 および / または CD10 またはその他の胚中心マーカー）の共発現を伴う B 細胞

- リンパ腫による皮膚外病変なし

望ましい項目：

- 頭部または体幹に局在する

- B 細胞の単クローン性の証拠

- BCL2 発現の欠如または弱い発現（通常）

- IRF4（MUM1）発現の欠如

- *BCL2* 再構成の欠如（通常）

■**予後および予後因子**

　治療は局所切除と局所への放射線照射が行われ，30％程度の患者で局所再発をきたすが病状の進行を示すものではない．組織像や病変数にかかわらず良好な経過を示し，5 年生存率は 95％以上であるが[2,3]，下肢に発生したものはそれ以外のものと比較して予後が悪いとの報告もある[2,4]．

●**文献**

1) Louissaint A, Jansen PM, Sander CA, et al. Primary cutaneous follicle centre lymphoma. In: WHO Classification of Tumours Editorial Board. Haematolymphoid tumours [Internet]. Lyon (France): International Agency for Research on Cancer; 2024 [cited 2024 May 1]. (WHO classification of tumours series, 5th ed.; vol. 11). Available from: https://tumourclassification.iarc.who.int/chapters/63.

2) Senff NJ, Hoefnagel JJ, Jansen PM, et al. Reclassification of 300 primary cutaneous B-Cell lymphomas according to the new WHO-EORTC classification for cutaneous lymphomas: comparison with previous classifications and identification of prognostic markers. J Clin Oncol. 2007; 25: 1581-7.

3) Zinzani PL, Quaglino P, Pimpinelli N, et al. Prognostic factors in primary cutaneous B-cell lymphoma: the Italian Study Group for Cutaneous Lymphomas. J Clin Oncol. 2006; 24: 1376-82.

4) Kodama K, Massone C, Chott A, et al. Primary cutaneous large B-cell lymphomas: clinicopathologic features, classification, and prognostic factors in a large series of patients. Blood. 2005; 106: 2491-7.

5) Abdul-Wahab A, Tang S, Robson A, et al. Chromosomal anomalies in primary cutaneous follicle center cell lymphoma do not portend a poor prognosis. J Am Acad Dermatol. 2014; 70: 1010-20.

6) Pham-Ledard A, Cowppli-Bony A, Doussau A, et al. Diagnostic and prognostic value of BCL2 rearrangement in 53 patients with follicular lymphoma presenting as primary skin lesions. Am J Clin Pathol. 2015; 143: 362-73.

7) Zhou XA, Yang J, Ringbloom KG, et al. Genomic landscape of cutaneous follicular lymphomas reveals 2 subgroups with clinically predictive molecular features. Blood Adv. 2021; 5: 649-61.

8) Barasch N, Liu Y, Ho J, et al. The molecular landscape and other distinctive features of primary cutaneous follicle center lymphoma. Hum Pathol. 2020; 106: 93-105.

9) Menguy S, Gros A, Pham-Ledard A, et al. MYD88 somatic mutation is a diagnostic criterion in primary cutaneous large B-cell lymphoma. J Invest Dermatol. 2016; 136: 1741-4.

〈今井　裕〉

マントル細胞リンパ腫
Mantle cell lymphoma

マントル細胞リンパ腫
Mantle cell lymphoma

■定義

マントル細胞リンパ腫（mantle cell lymphoma: MCL）は，リンパ濾胞のマントル帯に由来する成熟 B 細胞性腫瘍である．典型例は小型〜中型サイズの単調な細胞からなり，CD5，SOX11，cyclin D1 を発現する．CCND ファミリー再構成との関連があり，*CCND1*再構成の頻度が最も高い．

■浸潤部位

通常はリンパ節に生じるが，Waldeyer 輪，消化管，脾臓，骨髄などにおいて節外病変を呈することも多い．消化管浸潤では多数のポリープ状病変（従来，多発性リンパ腫性ポリポーシスと呼ばれてきた）を呈しうる．皮膚，内分泌臓器，肺，中枢神経などにも浸潤することがあり，再発の場合に多い．

■臨床像

大部分の症例ではリンパ節腫大がみられる．脾腫や骨髄浸潤も多い．消化管浸潤では下痢，体重減少，出血を伴うことがある．限局性の節外病変として発症し（stage Ⅰ/Ⅱ），節外性辺縁帯リンパ腫のようにみえる場合もある．Aggressive variant では，稀に高度の血球減少や周囲臓器の圧迫など急性リンパ芽球性白血病やアグレッシブリンパ腫に類似した臨床像をとる．

■疫学

世界的には B 細胞性リンパ腫の 3 〜 10%を占める．発症年齢の中央値は 68 〜 69 歳で[1]，男女比は 3 〜 4：1 とされる[2]．

■病因

不明．家族性の集積が稀に報告されている．

■病態生理（染色体・遺伝子）

大部分の MCL では，IGHV 遺伝子の体細胞変異がみられないかわずかであり[3,4]，胚中心を通過する前の B 細胞に対応すると考えられている．一方，白血病性非節性マントル細胞リンパ腫（leukaemic nnMCL）など一部の症例では体細胞超変異が認められており[4,5]，胚中心を通過した後の B 細胞に対応するとされる．

最も重要な遺伝子異常として，IGH 遺伝子と *CCND1*遺伝子間の転座である t(11;14)(q13;q32) が知られ，MCL の 95%以上にみられる．IGK や IGL が *CCND1*転座のパートナーとなることもある[6]．*CCND1*再構成により，細胞周期制御蛋白である cyclin D1 の恒常的な過剰発現がもたらされる[7]．これにより cyclin D1 依存キナーゼ経路が活性化され，RB1 と p27 の細胞周期抑制効果を凌駕して細胞増殖や悪性転化を促進し，腫瘍化に至るとされる．

一部の症例はcyclin D1発現，*CCND1*再構成を認めない（cyclin D1陰性 MCL）．これらは*CCND2, CCND3*再構成を示し，約半数を*CCND2*転座が占める[8]．

二次的なゲノム変化が高い頻度でみられる．二次的なコピー数変化としては3q, 7p, 8q（*MYC*），15q, 18q（*BCL2*）の獲得もしくは増幅，1p, 2q, 6q, 8p, 9p（*CDKN2A*もしくは*CDKB2B*），9q, 10p, 11q（*ATM*），13q（*RB1*），17p（*TP53*），19pの欠失が報告されている[6]．次世代シークエンス解析では，細胞周期制御（*CCND1, RB1*），DNA損傷応答（*ATM, TP53*），細胞増殖とアポトーシス（*BCL2, MYC*），B-cell receptor/NF-κBシグナル（*CARD11/BIRC3/MAP3K14*），エピジェネティック修飾因子（*KMT2D, NSD2, SMARCA4*）に関与する遺伝子の変異が確認されている．

病理所見　図4-44〜図4-47

腫瘍は主にびまん性，結節状に，あるいはマントル帯パターンをとって増殖する．腫瘍細胞は小型〜中型サイズであり，わずかに核形不整で細胞質が乏しい．核クロマチンは不均等に分散しており，核小体は目立たない．

形態的亜型としては，blastoid variant（芽球様亜型），pleomorphic variant（多形細胞型亜型），small-cell variant（小細胞型亜型），marginal zone-like variant（類辺縁帯型亜型）が知られ，複数の亜型が併存しうる　表4-9．Blastoid variant（芽球様亜型）とpleomorphic variant

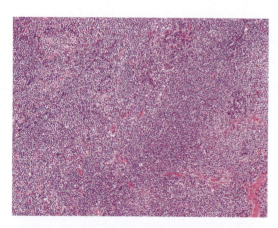

図4-44 マントル細胞リンパ腫の弱拡大像
びまん性の増殖パターン．

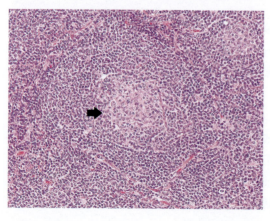

図4-45 マントル細胞リンパ腫の弱拡大像
緩やかな結節状病変の弱拡大像で，中心にむき出しの胚中心（naked germinal center（矢印））が特徴的にみられるものはマントル帯パターンと呼ばれる．

3節 ■ 成熟B細胞腫瘍

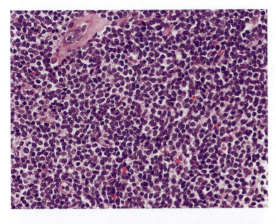

図 4-46 マントル細胞リンパ腫の強拡大像
腫瘍細胞は小型〜中型の単調な細胞から構成され，背景に硬化した血管がみられる．核形不整は軽度である．

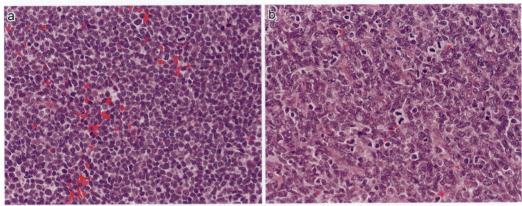

図 4-47 マントル細胞リンパ腫の aggressive variant
a）芽球様亜型．リンパ芽球様で，核分裂像が多数みられる．b）多形細胞型亜型．不整形の大型細胞から構成され，核分裂像も目立つ．

表 4-9 マントル細胞リンパ腫の形態学的亜型

Blastoid 芽球様	リンパ芽球（前駆細胞）様の細胞からなり，核小体が不明瞭でクロマチンが繊細な円形核と，狭い細胞質を有する．Tingible-body macrophageが介在しstarry-sky patternを呈することがある． 備考：WHO分類改訂第4版では核分裂像について，「通常，10高倍率視野で20〜30個以上みられる」と記載されていた．
Pleomorphic 多形細胞型	腫瘍細胞はサイズがさまざまだが，多くは核小体が明瞭で核形不整な大型核と，淡明な広い細胞質を有する．
Small-cell 小細胞型	クロマチン濃染性の円形核と，狭い細胞質を有する小型細胞からなり，慢性リンパ性白血病（CLL）に類似する．傍免疫芽球はみられない．
Marginal zone-like 類辺縁帯型	腫瘍細胞は淡明で豊富な胞体を有する中型サイズの細胞であり，辺縁帯細胞と単球様B細胞に類似する．

（多形細胞型亜型）はよりアグレッシブな臨床経過をとるとされ，aggressive variant と総称される．
　病変内には，少量〜中等量のT細胞や，硝子化した小血管，個細胞性の類上皮細胞，濾胞樹状

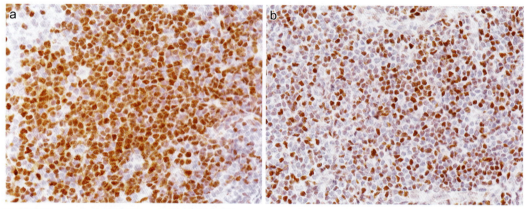

図 4-48 マントル細胞リンパ腫の免疫形質
a) Cyclin D1 免疫染色．核に陽性を示す．b) SOX11 免疫染色．核に陽性を示す．

細胞などが介在する．稀には腺管内への腫瘍細胞浸潤がリンパ上皮性病変（LEL）に類似する[9]．形質細胞分化を呈することも稀にあるとされる[10]．

骨髄浸潤のパターンは病変量により散在性〜密な結節状集簇までさまざまであり，傍骨梁性，びまん性パターンもみられることがある[11]．

免疫形質　図 4-48

汎 B 細胞マーカー（CD19，CD20，CD22，CD79a）に加え，CD5，FMC7，CD43 が通常陽性である．CD10, BCL6 は通常陰性であるが，aggressive variant ではより陽性の頻度が高い[12,13]．免疫グロブリン（IgM/IgD および λ＞κ）が中等度から高度の強度で発現し，フローサイトメトリーで検出される．

95％以上の症例に cyclin D1 の発現が認められる．SOX11 は 90％以上の症例において陽性であり，CD5 陰性例や cyclin D1 陰性 MCL の診断で有用である．ただし，必ずしも MCL 特異的ではないことや，leukaemic nnMCL においてしばしば SOX11 陰性であることには注意を要する．cyclin D1 陰性 MCL の診断には cyclin D2，cyclin D3 の免疫組織化学は有用でなく，CD5，SOX11，p27 の発現もしくは CCND2 再構成などの確認を要する．

慢性リンパ性白血病（CLL）のマーカーは基本的には陰性であるが，稀に発現がみられることがあり，aggressive variant では LEF1 が，leukaemic nnMCL では CD200 が陽性となる頻度が高い[14]．

鑑別診断

Cyclin D1 を発現しうる小型〜中型サイズの B 細胞性リンパ腫が鑑別対象となり，形質細胞骨髄腫など CCND1 再構成を示しうる腫瘍のほか，CLL やびまん性大細胞型 B 細胞リンパ腫（DLBCL），有毛細胞白血病など，CCND1 再構成を示さない腫瘍も cyclin D1 陽性となることがあり鑑別に挙げられる．Aggressive variant は DLBCL，リンパ芽球性リンパ腫，Burkitt リンパ腫などとの鑑別を要す．

予後

非治癒性の疾患と考えられてきたが，近年では，従来 3 年程度であった全生存中央値が 5 〜 10

年以上へと劇的に改善している．確立されたバイオマーカーのうち病理組織学的予後因子となりうるものとしては，細胞形態のほか，免疫染色による Ki-67 labeling index，p53 陽性率が挙げられる．Ki-67 labeling index ＞ 30％は予後不良とされる[15]．p53 は核での均一で強い陽性所見が腫瘍細胞の少なくとも 50％にみられれば発現上昇とされ，全生存率の不良（中央値 2 年）と関連する[16]．TP53 変異解析も有用とされる．

白血病性非節性マントル細胞リンパ腫
Leukaemic non-nodal mantle cell lymphoma（leukaemic nnMCL）

　節性 MCL に概ね類似した形態形質の腫瘍細胞が末梢血，骨髄，脾臓，時に消化管に浸潤するが，リンパ節腫大はみられないかごく軽微にとどまる．大部分の症例では，リンパ球増加症を指摘される以外は無症状である．

　発症年齢や性差，t(11;14)(q13;q32) および cyclin D1 の過剰発現がみられる点などは節性 MCL と同様である．一方で，下記のとおり重要な生物学的相違がみられる．

　すなわち，① SOX11 の発現がみられない，Ki-67 labeling index が低い，しばしば CD5 の発現を欠くなど，特徴的な免疫形質を有する．②体細胞超変異がみられる頻度が顕著に高く，IGHV 遺伝子レパトアとして IGHV1-8 遺伝子が利用される頻度が圧倒的に高いなど，特有の免疫遺伝学的特徴を有する．③全体としての TP53 異常の頻度は類似しているにもかかわらず，節性 MCL に比較して遺伝子変化が少なく，ゲノム複雑性に乏しい．

　腫瘍細胞は核溝や核クロマチン濃染，わずかな核異型を示す小型〜中型リンパ球様細胞，あるいは CLL 様の小型細胞である 図 4-49a ．骨髄病変が必須であるが，背景に 3 系統の造血がみられ，病変が見出しにくいことも多い．免疫組織化学染色を用いると小型リンパ球様細胞の間質性ないし類洞内増殖が確認できる 図 4-49b, c ．小集簇をなすか個細胞性に浸潤し，腫瘍割合が 1 ％から 10 〜 20％と低いこともある．脾臓病変，節外病変では，腫瘍細胞が二次リンパ濾胞のマントル帯に限局して認められ，in situ mantle cell neoplasm（ISMCN）と同様のパターンをとることがある．もしくは，小集簇性にみられる．

　免疫組織化学的には CD20，cyclin D1 陽性である．CD5 はほとんどの症例において種々の強度で陽性を示すが，陰性例もみられる．SOX11 は弱陽性か陰性となる傾向があり，これは診断および MCL との鑑別に重要である．フローサイトメトリーでは，CLL の特徴である CD200，CD23 の発現を示すこともある．他の低悪性度 B 細胞性リンパ腫との鑑別の際，特に cyclin D1 の免疫組織化学が不確かなときは，CCND1 再構成の確認が役立つ．

　臨床経過は MCL よりも良好で，時には "watch and wait" 戦略がとられる．生存中央値は MCL に比べて著明に長く〔leukaemic nnMCL：79 カ月（22 〜 136 カ月）vs MCL：30 カ月（10 〜 50 カ月），P＝0.005〕[4]，脾腫や消化管病変がある場合も長期にわたり無症状で治療を要さない．しかし，一部の症例では急速な脾腫やリンパ節腫大，形態学的な aggressive variant への進展など，アグレッシブな病態を示し，標準的な化学療法への感受性が乏しい．

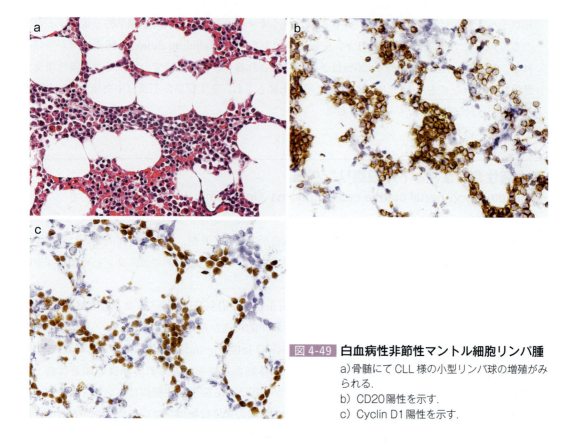

図 4-49 白血病性非節性マントル細胞リンパ腫
a) 骨髄にて CLL 様の小型リンパ球の増殖がみられる．
b) CD20 陽性を示す．
c) Cyclin D1 陽性を示す．

マントル帯限局型マントル細胞腫瘍
In situ mantle cell neoplasm（ISMCN）

　リンパ濾胞のマントル帯に限局して cyclin D1 陽性 B 細胞が認められ，通常 CCND1 再構成を伴うが，マントル帯の拡大はみられないかわずかである．典型的には，他の目的で検索されたリンパ節において偶発的に発見され，経過は緩徐である．MCL の診断ないし治療の後に，後方視的な既往検体の検討で発見されることや，他の低悪性度 B 細胞性リンパ腫と関連して指摘されることもある．節外性リンパ組織にも生じうるほか，複数部位に病変がみられても本組織型を除外できない．Leukaemic nnMCL の場合にも本組織型でみられるパターンがみられる場合がある．頻度は非常に低く，反応性リンパ節の 0.35％にみられるとされる[17]．年齢中央値は 66 歳と高齢者に多く，男女差はない．
　組織学的に，病変は単一のリンパ節内の複数の濾胞に認められる．これらの濾胞は正常にみえるか，マントル帯の軽微な拡大を示し，異型細胞は認められない．リンパ性組織としての組織学的構築は概ね保持されており，反応性過形成を示す．免疫組織化学では，マントル帯の内層に概ね限局して cyclin D1 陽性 B 細胞が認められ，外層にはほとんどみられない[18]．濾胞間領域には

時々みられうる．稀には cyclin D1 陽性 B 細胞が胚中心に限局する症例も報告されている[19]．

　免疫組織化学的には cyclin D1 に加え B 細胞マーカー（CD19, CD20, CD79a, PAX5），IgD，BCL2 が陽性である．CD5，CD43 は overt な MCL に比して陰性を示す頻度が高い．SOX11 の発現はさまざまである．マントル帯増殖パターンを示す overt な MCL との鑑別は時に難しいが，リンパ節としての構築が保持されている，節内の数カ所のマントル帯のみに病変がみられる，マントル帯の拡大が目立たない，病変はマントル帯全層には及ばず内層にとどまる，他の増殖パターンはみられないなどの点に着目し鑑別する．

　典型的には予後良好であり，治療が必要なことは稀である．ただし，より進行した overt な MCL の除外のため，厳密な全身検索と慎重なフォローアップを要する．Overt な MCL への進行は 10% 未満の症例で生じる[17]．

さいごに

　それぞれの病型についての診断基準を 表4-10 にまとめた．

表4-10　マントル細胞リンパ腫の診断基準

	必須項目	望ましい項目
Cyclin D1陽性MCL	• B細胞系列のリンパ腫細胞（CD20陽性で通常CD5陽性） • 古典的バリアントの形態（単調でcentrocyte様）もしくはより稀なバリアントの形態 • Cyclin D1陽性および/あるいは*CCND1*再構成の確認	SOX11発現陽性
Cyclin D1陰性MCL	• B細胞系列のリンパ腫細胞（CD20陽性で通常CD5陽性） • 古典的バリアントの形態（単調でcentrocyte様）もしくはより稀なバリアントの形態 • SOX11発現を含めMCLとして矛盾しない免疫形質 • Cyclin D1発現と*CCND1*再構成がみられないこと	*CCND2*再構成
leukaemic nnMCL	• 典型的な無症状の臨床経過で，リンパ球増多を認め，リンパ節病変はみられないかわずかである • 単調な小型〜中型サイズのB細胞系列の細胞 • Cyclin D1陽性および/あるいは*CCND1*再構成の確認	SOX11陰性あるいはごく弱い陽性
ISMCN	• マントル帯の拡大がなく，リンパ性構築が保持されている • Cyclin D1陽性B細胞は主としてリンパ濾胞のマントル帯の内層に限局している • 臨床的検索でovertなMCLがみられない	マントル細胞における*CCND1*再構成の検出

4章 ◆ B 細胞性リンパ増殖症およびリンパ腫

●文献

1) Fu S, Wang M, Lairson DR, et al. Trends and variations in mantle cell lymphoma incidence from 1995 to 2013: a comparative study between Texas and National SEER areas. Oncotarget. 2017; 8: 112516-29.

2) Lynch DT, Koya S, Acharya U, et al. Mantle cell lymphoma. 2023 Jul 28. In: StatPearls [Internet]. Treasure Island (FL): StatPearls Publishing; 2024 Jan.

3) Kienle D, Kröber A, Katzenberger T, et al. VH mutation status and VDJ rearrangement structure in mantle cell lymphoma: correlation with genomic aberrations, clinical characteristics, and outcome. Blood. 2003; 102: 3003-9.

4) Orchard J, Garand R, Davis Z, et al. A subset of t(11;14) lymphoma with mantle cell features displays mutated IgVH genes and includes patients with good prognosis, nonnodal disease. Blood. 2003; 101: 4975-81.

5) Navarro A, Clot G, Royo C, et al. Molecular subsets of mantle cell lymphoma defined by the IGHV mutational status and SOX11 expression have distinct biologic and clinical features. Cancer Res. 2012; 72: 5307-16.

6) Royo C, Salaverria I, Hartmann EM, et al. The complex landscape of genetic alterations in mantle cell lymphoma. Semin Cancer Biol. 2011; 21: 322-34.

7) de Boer CJ, Schuuring E, Dreef E, et al. Cyclin D1 protein analysis in the diagnosis of mantle cell lymphoma. Blood. 1995; 86: 2715-23.

8) Salaverria I, Royo C, Carvajal-Cuenca A, et al. CCND2 rearrangements are the most frequent genetic events in cyclin D1 (−) mantle cell lymphoma. Blood. 2013; 121: 1394-402.

9) Kodama T, Ohshima K, Nomura K, et al. Lymphomatous polyposis of the gastrointestinal tract, including mantle cell lymphoma, follicular lymphoma and mucosa-associated lymphoid tissue lymphoma. Histopathology. 2005; 47: 467-78.

10) Visco C, Hoeller S, Malik JT, et al. Molecular characteristics of mantle cell lymphoma presenting with clonal plasma cell component. Am J Surg Pathol. 2011; 35: 177-89.

11) Wasman J, Rosenthal NS, Farhi DC. Mantle cell lymphoma. Morphologic findings in bone marrow involvement. Am J Clin Pathol. 1996; 106: 196-200.

12) Zanetto U, Dong H, Huang Y, et al. Mantle cell lymphoma with aberrant expression of CD10. Histopathology. 2008; 53: 20-9.

13) Camacho FI, García JF, Cigudosa JC, et al. Aberrant Bcl6 protein expression in mantle cell lymphoma. Am J Surg Pathol. 2004; 28: 1051-6.

14) Hu Z, Sun Y, Schlette EJ, et al. CD200 expression in mantle cell lymphoma identifies a unique subgroup of patients with frequent IGHV mutations, absence of SOX11 expression, and an indolent clinical course. Mod Pathol. 2018; 31: 327-36.

15) Condoluci A, Rossi D, Zucca E, et al. Toward a risk-tailored therapeutic policy in mantle cell lymphoma. Curr Oncol Rep. 2018; 20: 79.

16) Aukema SM, Hoster E, Rosenwald A, et al. Expression of TP53 is associated with the outcome of MCL independent of MIPI and Ki-67 in trials of the European MCL Network. Blood. 2018; 131: 417-20.

17) Oishi N, Montes-Moreno S, Feldman AL. In situ neoplasia in lymph node pathology. Semin Diagn Pathol. 2018; 35: 76-83.

18) Carvajal-Cuenca A, Sua LF, Silva NM, et al. In situ mantle cell lymphoma: clinical implications of an incidental finding with indolent clinical behavior. Haematologica. 2012; 97: 270-8.

19) Edlefsen KL, Greisman HA, Yi HS, et al. Early lymph node involvement by mantle cell lymphoma limited to the germinal center: report of a case with a novel "follicular in situ" growth pattern. Am J Clin Pathol. 2011; 136: 276-81.

〈岡崎ななせ，松野吉宏〉

低悪性度 B 細胞リンパ腫の形質転換
Transformations of indolent B-cell lymphomas

低悪性度 B 細胞リンパ腫の形質転換
Transformations of indolent B-cell lymphomas

■定義

リンパ腫の形質転換（transformation）とは，以前または同時に低悪性度リンパ腫（indolent lymphoma）と診断された患者において，同一クローン由来の高悪性度リンパ腫（aggressive lymphoma）が発生する現象である[1].

低悪性度リンパ腫と高悪性度リンパ腫が別のクローンに由来する場合，本項の「低悪性度 B 細胞リンパ腫の形質転換（transformations of indolent B-cell lymphomas）」には該当しない．クローン起源を異にするリンパ腫の発生は，先天性ないし（低悪性度リンパ腫に対する）治療で生じた免疫不全 / 調節異常に関連し，高悪性度リンパ腫は Epstein-Barr ウイルス（EBV）陽性のことが多い[2]．また，クローン起源を同じくする「真の形質転換」よりも予後良好であると考えられている[3].

形質転換したリンパ腫の報告様式として，まず高悪性度リンパ腫の病型を記載し，次に "transformed from" ののちに低悪性度リンパ腫の病型を記載することが推奨されている．例えば，diffuse large B-cell lymphoma transformed from follicular lymphoma のように表記される[2].

■浸潤部位

形質転換は節性，節外性のいずれにおいても生じる．

■臨床像

形質転換を考慮する臨床所見として，腫大リンパ節の急速増大や B 症状の出現・増悪がある．臨床検査所見として，乳酸脱水素酵素（LDH）の増加（正常上限の 2 倍以上），高カルシウム血症，汎血球減少の急速な出現・増悪がしばしばみられる．形質転換の診断確定には組織生検が必須であり，特に PET（positron emission tomography）で高集積を示す活動性の高い病変を標的とした生検が推奨される．

■疫学

形質転換の頻度は低悪性度リンパ腫の病型により異なる．代表的な形質転換の頻度を 表 4-11 に示す．

■病理所見

慢性リンパ性白血病 / 小リンパ球性リンパ腫（CLL/SLL）は 5 年でおよそ 2.8%が形質転換し，多くの場合びまん性大細胞型 B 細胞リンパ腫（DLBCL），稀に古典的 Hodgkin リンパ腫（cHL）を生じる．この現象は最初に報告した Maurice Richter にちなんで Richter 形質転換 / 症候群（Richter transformation/syndrome）と呼ばれているが，狭義の Richter 形質転換は CLL/SLL から DLBCL への形質転換のみを指す[1]．CLL/SLL の一部は大型の増殖中心を伴うが，こうした症

4章 ◆ B細胞性リンパ増殖症およびリンパ腫

表 4-11 緩徐進行性リンパ腫における形質転換の頻度

	DLBCL	HL	BL-like*	B-LBL/ALL-like
CLL	2〜8% (累積: 5年で2.8%)	<1%	不明	不明
MZL	7.5〜8% (累積: 1年で2.4%)	不明	不明	不明
LPL	5〜13% (累積: 5年で1%)	不明	不明	不明
FL	14.3% (累積: 5年で8%)	<1%	1〜5%	1%

*いわゆるdouble-hitリンパ腫やtriple-hitリンパ腫が相当する
CLL: chronic lymphocytic leukemia, MZL: marginal zone lymphoma, LPL: lymphoplasmacytic lymphoma, FL: follicular lymphoma, DLBCL: diffuse large B-cell lymphoma, HL: Hodgkin lymphoma, BL: Burkitt lymphoma, LBL: lymphoblastic lymphoma, ALL: acute lymphocytic leukemia.

例は accelerated または histologically aggressive な CLL/SLL であり，安易に DLBCL と診断しないよう注意が必要である[2]．CLL/SLL 患者に生じる DLBCL の約80%は CLL/SLL と同一のクローンに由来する．一方，残りの約20%はクローン起源が異なり，真の Richter 形質転換 DLBCL と分子生物学的に異なるため，*de novo* として治療することが推奨されている[3]．このことから，WHO 分類第5版は Richter 形質転換の診断にあたりクローン同一性を証明することを診断基準の必須項目としている．

濾胞性リンパ腫(FL) の患者における形質転換の頻度は1年で1〜3%，5年で8%程度であり，DLBCL への形質転換が大多数を占める 表 4-11 ．びまん性パターンをとる FL と DLBCL の鑑別が時に問題となるが，大型細胞が優位なびまん性領域，もしくは大型細胞のみで構成されるびまん性領域が存在する場合は DLBCL とすべきである．判断が難しい場合は，臨床像や画像所見を含めた総合的な解釈を必要とする．*BCL2*再構成を伴う FL が新たに *MYC* 再構成を獲得し，*MYC* および *BCL2*再構成を伴う DLBCL/ 高悪性度 B 細胞リンパ腫，いわゆる double-hit リンパ腫に形質転換する場合がある 図 4-50 ．さらに，ごく一部の FL は TdT 陽性の B リンパ芽球性白血病/ リンパ腫に類似した腫瘍に形質転換する[4]．このようなリンパ芽球様形質転換にも *MYC* 再構成がしばしば関与し，FL の形質転換の中でも特に予後不良である[4]．その他，FL から cHL への形質転換も少数ながら報告されている．

脾，節性，粘膜関連リンパ組織（MALT）のいずれの辺縁帯リンパ腫（MZL）でも形質転換が生じ，多くの場合は DLBCL が続発する．MZL の腫瘍細胞は小型〜中等大が主体ながら，大型の免疫芽球もしばしば散在性に混じている．したがって，大型細胞がシート状に増殖する場合のみ，DLBCL への形質転換と判断すべきである．

リンパ形質細胞性リンパ腫（LPL）における形質転換の頻度は2〜10%と報告により異なる．続発する高悪性度リンパ腫としては DLBCL が多い．LPL 患者に続発する DLBCL についても，約20%の症例では LPL と DLBCL が別クローンに由来し，真の形質転換ではないことが報告さ

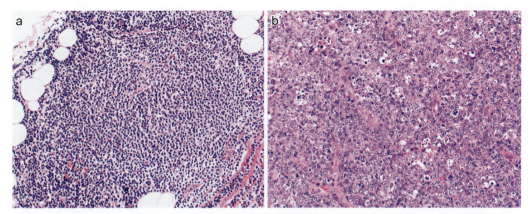

図 4-50 濾胞性リンパ腫から MYC および BCL2 再構成を伴う DLBCL/高悪性度 B 細胞リンパ腫への形質転換
　a）HE 染色．結節状増殖を示す濾胞性リンパ腫であり，核分裂像はわずかである．
　b）HE 染色．中等大から大型の異常リンパ球がびまん性に増殖しており，多数の核分裂像が認められる．本例は FISH で MYC および BCL2 の再構成が認められた．

れている[5]．

■ 染色体・遺伝子

　形質転換を厳密に診断するためには，先行病変（低悪性度リンパ腫）と続発病変（高悪性度リンパ腫）とのクローン同一性の証明が必要である．B 細胞リンパ腫では免疫グロブリン（IG）遺伝子，T 細胞リンパ腫では T 細胞受容体（TCR）遺伝子が腫瘍固有のパターンでモノクローナルに再構成している．したがって，サザンブロットや PCR により両者の再構成パターンを比較することで同一クローンに由来するか否かを検証できる．この他，同一の染色体異常や遺伝子変異を確認することも診断の一助となる．

　形質転換後の高悪性度リンパ腫には，TP53 遺伝子異常や 17p 欠失による p53 の不活化，CDKN2A/B の欠失が生じていることが多い[2]．

■ 診断基準

必須項目：
- 以前（または同時に）低悪性度 B 細胞リンパ腫と診断された患者に，高悪性度リンパ腫が発生すること
- Richter 形質転換の場合：CLL/SLL と高悪性度 B 細胞リンパ腫が同一クローン由来であると証明されること

望ましい項目：
- 臨床病理相関：病理診断と臨床診断の間に大きな矛盾がないこと

4章 ◆ B 細胞性リンパ増殖症およびリンパ腫

●文献 --

1) Agbay RLMC, Loghavi S, Medeiros LJ, et al. High-grade transformation of low-grade B-cell lymphoma. Am J Surg Pathol. 2016; 40: e1-16.

2) Ott G, Delabie J, Siebert R, et al. Transformations of indolent B-cell lymphomas . In: WHO Classification of Tumours Editorial Board. Haematolymphoid tumours [Internet]. Lyon (France): International Agency for Research on Cancer; 2024 [cited 2024 Aug 11]. (WHO classification of tumours series, 5th ed.; vol. 11). Available from: https://tumourclassification.iarc.who.int/chapters/63.

3) Thompson PA, Siddiqi T. Treatment of Richter's syndrome. Hematology Am Soc Hematol Educ Program. 2022; 2022: 329-36.

4) Bhavsar S, Liu YC, Gibson SE, et al. Mutational landscape of TdT + large B-cell lymphomas supports their distinction from B-lymphoblastic neoplasms. Am J Surg Pathol. 2022; 46: 71-82.

5) Berendsen MR, van Bladel DAG, Hesius E, et al. Clonal relationship and mutation analysis in lymphoplasmacytic lymphoma/Waldenström macroglobulinemia associated with diffuse large B-cell lymphoma. HemaSphere. 2023; 7: e976.

〈大石直輝〉

大細胞型 B 細胞リンパ腫
Large B-cell lymphoma

はじめに

　主として中型より大きい B 細胞で構成されるリンパ腫が大細胞型 B 細胞リンパ腫（LBCL）ファミリー / クラスだが，多彩な形態，遺伝的・臨床的特徴をもつ種々の腫瘍を含んでいる．

　WHO 分類第 5 版 [1] は形態や表現型，発生部位などで定義づけられ 17 型を提示した 表 4-12 が，より具体的な定義基準を満たさない，びまん性大細胞型 B 細胞リンパ腫，非特定型（diffuse large B-cell lymphoma, not other specified: DLBCL-NOS）が最大 entity として残り，WHO 分類改訂第 4 版 [2] から大きな変更はない．

　DLBCL-NOS は，形態学的，表現型，遺伝子背景，そしておそらく今後適応される薬剤など臨床的な観点からみて，非常に不均一な疾患群である．これらの側面のいずれかに意味のある方法で層別化するサブグループの設定が試みられてきた．①細胞形態学（中心芽細胞，免疫芽細胞，芽球，多形性），②表現型，③分子または遺伝的サブグループとして細胞起源（cell of origin: COO）での細分化が推奨される．2000 年のマイクロアレイを使った遺伝子発現プロファイリン

表 4-12　大細胞型 B 細胞リンパ腫（DLBCL-NOS 以外）

特徴		組織型	関連事項
境界病型	17	高悪性度B細胞リンパ腫，非特定型	
染色体/遺伝子異常	2	*MYC* および *BCL2* 再構成を伴うびまん性大細胞型B細胞リンパ腫/高悪性度リンパ腫	GCB BLとの境界/関連病変
	5	11q 異常を伴う高悪性度B細胞リンパ腫	
	4	*IRF4* 再構成を伴う大細胞型B細胞リンパ腫	GCB
	3	ALK陽性大細胞型B細胞リンパ腫	
免疫	6	リンパ腫様肉芽腫症	EBV感染
	7	EBV陽性びまん性大細胞型B細胞リンパ腫	
	8	慢性炎症関連びまん性大細胞型B細胞リンパ腫	慢性炎症
	9	フィブリン関連大細胞型B細胞リンパ腫	
	10	体液過剰関連大細胞型B細胞リンパ腫	
	11	形質芽球性リンパ腫	免疫不全（HIV、EBV感染）
免疫・発生部位	12	原発性免疫優位部位大細胞型B細胞リンパ腫	中枢神経・眼内・精巣など
発生部位	13	原発性皮膚びまん性大細胞型B細胞リンパ腫, 脚型	
	14	血管内大細胞型B細胞リンパ腫	
	15	原発性縦隔（胸腺）大細胞型B細胞リンパ腫	cHL/NSとの境界病変 縦隔発生
	16	縦隔（胸腺）グレイゾーンリンパ腫	
境界病型	1	T細胞/組織球豊富型大細胞型B細胞リンパ腫	NLPHLとの境界病変

GCB: germinal center B phenotype, EBV: Epstein Barr virus, cHL/NS: classic Hodgkin lymphoma-nodular sclerosis, NLPHL: nodular lymphocyte predominant Hodgkin lymphoma
※ 番号は，WHO第5版の掲載順である．

グ：GEP の報告[3] により，COO として GCB（胚中心 B 細胞）型と ABC（活性化 B 細胞）型の 2 大別が導入され，Hans アルゴリズムに代表される免疫組織化学的手法での代替（GCB/non-GCB 型）も広く活用されている．WHO 分類改訂第 4 版以降，GCB 型と ABC 型の下流の層別化（clustering）が複数の研究者から発表された[4,5]．いずれも 5〜7 の新しい機能的遺伝子サブグループを特定し，その一部は共通性がみられており，COO は予後への影響を伴う LBCL の基本的な生物学的区分として再認識された．Hans アルゴリズムによる COO 推定は GEP との一致性の問題があるが，実施推奨が継続されている．

今後，下流の層別化による生物学的疾患の分類と治療結果との間の乖離がさらに縮まると予想され，次版（第 6 版）への新しい亜型分類につながると想定される．第 5 版の分類は現時点での分類であることを強調したい．

DLBCL-NOS 以外は，染色体構造異常，発生部位，感染や免疫学的な背景（調節不全，免疫学的特徴をもつ臓器など）から前述のとおり 17 亜型を挙げた 表4-12 ．一部の別疾患内に包含された暫定疾患が独立し（フィブリン関連大細胞型 B 細胞リンパ腫または体液過負荷関連大細胞型 B 細胞リンパ腫），また別のリンパ腫関連疾患が LBCL 群に再分類されている（*IRF4*再構成を伴う大細胞型 B 細胞リンパ腫，11q 異常を伴う高悪性度 B 細胞リンパ腫など）．

また WHO 分類第 5 版では感染，免疫調節異常，免疫関連臓器との関連性に重点がおかれている．改訂第 4 版での中枢神経原発びまん性大細胞型 B 細胞リンパ腫は，第 5 版では中枢神経系以外の免疫学的聖域とされる眼内や精巣も含めて，免疫特権部位の LBCL となった．今後再分類される可能性がある．

さらに，3 つの高悪性度 B 細胞リンパ腫（high grade B-cell lymphoma: HGBL）が含まれている．細胞形態や表現型が GCB 型・胚中心暗帯由来細胞に近く，WHO 分類第 4 版[6]で「Burkitt リンパ腫との中間型」とされていた群である．遺伝子発現は DLBCL に近いとされる 11q 異常を伴う HGBL は LBCL とすべきとの議論もある[7,8]が，詳細は各項に委ねる．

また，今回 B 細胞リンパ腫に分類が大きく変更された Hodgkin リンパ腫との関連が示唆されるリンパ腫（①T 細胞/組織球に富む大細胞型 B 細胞リンパ腫と nodular lymphocyte predominant Hodgkin lymphoma，②縦隔グレーゾーンリンパ腫と古典型 HL-NS）も含まれている．

病理診断の現場で，大型の B リンパ腫は DLBCL と容易に診断されてきたが，DLBCL-NOS は他の 17 亜型を除外して診断されるべきものと考える．発生部位や細胞形態のみならず，Hans アルゴリズムを含む最低限の表現型の確認，Epstein-Barr ウイルス感染の有無，必要な場合は FISH や染色体分析も含めて，各疾患の診断のポイントを外さず総合的に診断することが治療成績・臨床像との乖離を縮める点で非常に重要である．

現在，この群をどう考えるかが反映された WHO 分類第 5 版である．さらに理解を深めるために第 4 版，改訂第 4 版の分類変遷，国際コンセンサス分類の考え方についてもご一読いただければ幸いである．

3節 ■ 成熟 B 細胞腫瘍

●文献

1) Chap.4 Large B-cell lymphomas: Introduction. In: WHO Classification of Tumours Editorial Board. Haematolymphoid tumours [Internet]. Lyon (France): International Agency for Research on Cancer; 2024 [cited 2024 Aug 14]. (WHO classification of tumours series, 5th ed.; vol. 11). Available from: https://tumourclassification.iarc.who.int/chapters/63.

2) Swerdlow SH, Campo E, Harris NL, et al, editors. WHO classification of tumours of haematopoietic and lymphoid tissues revised 4th edition. France, Lyon: IARC; 2017.

3) Alizadeh AA, Eisen MB, Davis RE, et al. Distinct types of diffuse large B-cell lymphoma identified by gene expression profiling. Nature. 2000; 403: 503-11.

4) Chapuy B, Stewart C, Dunford AJ, et al. Molecular subtypes of diffuse large B cell lymphoma are associated with distinct pathogenic mechanisms and outcomes. Nat Med. 2018; 24: 679-90.

5) Schmitz R, Wright GW, Huang DW, et al. Genetics and pathogenesis of diffuse large B-cell lymphoma. N Engl J Med. 2018; 378: 1396-407.

6) Swerdlow SH, et al, editors. WHO classification of Tumours of hadematopoietic and lymphoid tissues 4th ed. France, Lyon: IARC; 2008.

7) Alaggio R, Amador C, Anagnostopoulos I, et al. The 5th edition of the World Health Organization classification of haematolymphoid tumours: lymphoid neoplasms. Leukemia. 2022; 36: 1720-48.

8) Campo E, Jaffe ES, Cook JR, et al The International Consensus Classification of mature lymphoid neoplasms: a report from the Clinical Advisory Committee. Blood. 2022; 140: 1229-53.

〈橋本優子〉

びまん性大細胞型 B 細胞リンパ腫，非特定型
Diffuse large B-cell lymphoma, NOS

■定義

びまん性大細胞型 B 細胞リンパ腫，非特定型（diffuse large B-cell lymphoma, NOS: DLBCL-NOS）は，中型〜大型の B 細胞で構成されびまん性の増殖パターンをとるリンパ腫のうち，特異的な診断基準に属さないものを言う．特異的な診断基準に属するものは 図4-51 に示した．形態学的，分子病理学的にヘテロな疾患である．

■疫学

成人のリンパ腫の約30％を占める．全世界でおよそ年間15万人が新たに発症すると考えられ，発展途上国のほうがその率は高いと考えられている．どの年齢でも発症しうるが，発生率は高齢者にピークがあり，男性が女性よりやや高い．

■病因

病因は不明である．通常 *de novo* で発生するが，慢性リンパ性白血病 / 小リンパ球性リンパ腫，濾胞性リンパ腫，辺縁帯リンパ腫，または結節性リンパ球優位型 Hodgkin リンパ腫など，潜行する B 細胞リンパ腫からの形質転換の場合もある．免疫不全で発生する DLBCL も存在するが，Epstein-Barr ウイルス（EBV）や免疫抑制薬などの治療に伴うものは DLBCL-NOS には含まない．

4章 ◆ B細胞性リンパ増殖症およびリンパ腫

形態的に DLBCL と認識される疾患群

DLBCL-NOS

形態的分類
- Centroblastic subtype（中心芽球型）
- Immunoblastic subtype（免疫芽球型）
- Anaplastic subtype（未分化型）
- その他の subtype

分子病理学的分類（COO）
- GCB type
- ABC(or Non-GCB)type

遺伝子変異に基づく分類
- Schmitz ら　7型
- Chapuy ら　6型
- Lacy ら　　6型

特異的な DLBCL

- T細胞／組織球豊富型大細胞型 B細胞リンパ腫
- *MYC* および *BCL2* 再構成を伴うびまん性大細胞型 B細胞リンパ腫／高悪性度 B細胞リンパ腫
- ALK 陽性大細胞型 B細胞リンパ腫
- *IRF4* 再構成を伴う大細胞型 B細胞リンパ腫
- 11q 異常を伴う高悪性度 B細胞リンパ腫
- リンパ腫様肉芽腫症
- EBV 陽性びまん性大細胞型 B細胞リンパ腫
- 慢性炎症関連びまん性大細胞型 B細胞リンパ腫
- フィブリン関連大細胞型 B細胞リンパ腫
- 体液過剰関連大細胞型 B細胞リンパ腫
- 形質芽球性リンパ腫
- 原発性免疫優位部位大細胞型 B細胞リンパ腫
- 原発性皮膚びまん性大細胞型 B細胞リンパ腫, 下肢型
- 血管内大細胞型 B細胞リンパ腫
- 原発性縦隔（胸腺）大細胞型 B細胞リンパ腫
- 縦隔（胸腺）グレーゾーンリンパ腫
- 高悪性度 B細胞リンパ腫, 非特定型

図 4-51　DLBCL の分類

DLBCL と認識しうるもののうち, 病因や臨床的特徴が特異的な疾患を除外したものが, DLBCL-NOS と診断される. DLBCL-NOS は組織形態学的に分類されるが, 臨床的意義は不明である. 分子病理学的に "cell-of-origin (COO)" を GCB 型, ABC 型として亜分類される. 遺伝子変異に基づく分類が提唱されている.

■浸潤部位

多くはリンパ節に発生し, 30 ～ 40% が節外性である. 節外性の場合, 全身に発生しうるが, 特に消化管（胃, 回盲部）, 頭頸部（耳下腺, 甲状腺, 眼付属器）, 骨, 肝, 腎, 副腎に多い. 腎, 副腎に発生するものは中枢神経系に浸潤するリスクが高い. 15 ～ 20% の症例では骨髄浸潤があるとされるが, 骨髄に浸潤したものが低悪性度リンパ腫の像をとることがあり, "discordant"（不一致）と表現される[1].

■臨床像

急速に増大するリンパ節あるいは腫瘤をみる. 無症状のことや病変の部位に特異的な症状がみられることがある. また, 発熱, 体重減少, 盗汗といった B 症状をみることもある. 約半数の症例ではステージ I/II の早期として判断されるが, FDG/PET を導入した場合, その感度から, より高いステージと判断される症例が増える.

■細胞起源

成熟 B 細胞. 胚中心 B 細胞と形質細胞への分化段階の手前までのものが主な細胞起源と考えられる. 遺伝子発現解析により, GCB（germinal center B-cell）型, ABC（activated B-cell）型に分類される[2]. GCB 型は胚中心 B 細胞由来, ABC 型は胚中心後期から形質細胞への分化段階の手前までの細胞由来と考えられている. ただし, 10% 強の症例は分類不能とされる.

■形態像

リンパ節は腫大しリンパ節門は消失していることが多い. 割面は白色調均一であるが, しばし

ば地図状の壊死や，被膜外への浸潤を示唆する周囲軟部組織の付着がみられる．節外の場合，大きな腫瘤や複数の結節を作ることが多い．消化管の場合，出血，壊死を伴った潰瘍化した粘膜下腫瘍の像をとる．

組織学的には，中型〜大型のリンパ腫細胞が，びまん性あるいは不明瞭な結節を作りながらリンパ節全体あるいは部分的に増殖する．「大型」とは組織球の核と同等かそれ以上，あるいは小リンパ球の2倍以上の大きさの核を有するものを言う．有糸分裂率は高く，tigible-body macrophage が目立ち，低倍率で"starry-sky appearance"を呈することもある．さまざまな数の反応性T細胞と組織球が腫瘍微小環境を構成するが，T細胞および組織球が豊富である症例は，診断基準が満たされない限り，T細胞/組織球に富む大細胞型B細胞リンパ腫として分類されるべきではない．また，DLBCL-NOS は形態のみでは診断不可能であり，免疫染色，FISH などを行い，図4-51 のような特異的な疾患を除外することによってなされる．

細胞学的特徴は多様であり，下記のような形態学的亜型に分けられるが，再現性に乏しいため所見記載にとどめることが多い．組織像を 図4-52 〜 図4-54 に示した．

- Centroblastic subtype（中心芽球型，図4-52 ）

最も一般的であり，症例の約80%を占める．核は繊細なあるいは小胞状のクロマチンを有し，核膜にするように少数の核小体が存在する．時に核の分葉構造が目立つ例もあり，特に節外性病変でみられる．形質細胞分化は通常みられない．

- Immunoblastic subtype（免疫芽球型，図4-53 ）

核の中央に1つの大型の核小体を有する免疫芽球が少なくとも90%を占める．形質細胞分化を示すことがあり，上記免疫芽球と形質細胞様の細胞が90%を超える（ただし，古典的な免疫芽球が90%に達しない）ときにこの亜型に分類する．この亜型は，予後不良なことが多く，また IGH-MYC 転座があることが多い．

- Anaplastic subtype（未分化型，図4-54 ）

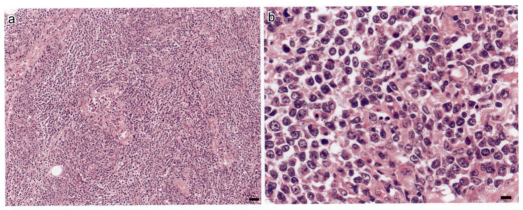

図4-52 **Centroblastic subtype（中心芽球型）**
a）最も一般的な組織形態学的サブタイプである．小リンパ球の2倍以上の核を有するリンパ腫細胞がびまん性に増殖している（Bar 50 μm）．b）核膜にするように少数の核小体が存在する（Bar 10μm）．形質細胞分化を示すことはないとされる．

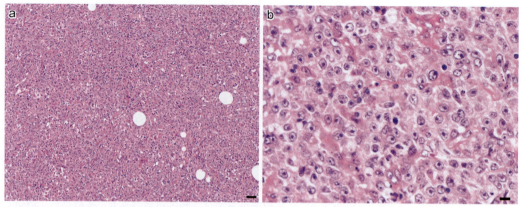

図 4-53　**Immunoblastic subtype（免疫芽球型）**
a）大型で明調なリンパ腫細胞がびまん性に増殖している（Bar 50μm）．b）核の中央に 1 つの大型の核小体を有する免疫芽球が少なくとも 90％を占める（Bar 10μm）．

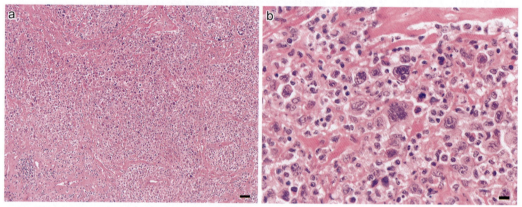

図 4-54　**Anaplastic subtype（未分化型）**
a）大型で多形性を有するリンパ腫細胞がびまん性，シート状に増殖している（Bar 50μm）．b）多形で奇妙な核と豊富な細胞質を有し，合胞体増殖を伴う syncytial variant の古典的 Hodgkin リンパ腫，未分化大細胞型リンパ腫に類似する（Bar 10μm）．

　DLBCL の約 3％を占める稀な亜型で，多形で奇妙な核と豊富な細胞質を有し，シート状に増殖ししばしばリンパ洞に病変を有する．CD30 分子を発現し，*TP53* 変異を有することが多い．合胞体状の増殖を伴う syncytial variant の古典的 Hodgkin リンパ腫，未分化大細胞型リンパ腫に類似する．

- その他

　その他，胃の印環細胞がんに類似した形態を有するものや，肉腫に類似した紡錘形の細胞を有するものも知られている．

免疫表現型

　リンパ腫細胞は CD45 および B 細胞マーカー（CD19，CD20，CD22，CD79a，および PAX5）を発現するが，2 つ以上の B 細胞マーカーを欠く場合があるため，複数の B 細胞マーカーでの確認が必要な場合がある．稀に，CD3 の異常発現をみる症例もある．IgM または IgG の発現がみ

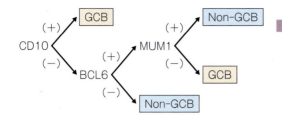

図 4-55 Hans らによる DLBCL-NOS の免疫組織学的分類

免疫組織化学的に CD10, BCL6, MUM1 によって GCB 型, non-GCB 型に分類される. 遺伝子発現分類による GCB 型, ABC 型との一致率は 80％程度である.

られることがある. 免疫グロブリン軽鎖の発現がみられる場合は, 軽鎖制限を有する.

　遺伝子発現プロファイリングを用いた細胞起源により, GCB タイプと ABC タイプに分けられる[2]. 免疫組織化学をサロゲートとして分類するアルゴリズムが検討された. この中でプロファイリング CD10, BCL6, MUM1 の発現を用いた Hans アルゴリズムは最も一般的[3]であるが, 遺伝子発現プロファイリングとの一致率は 80％前後である 図 4-55 . なお, カットオフ値は 30％が用いられる.

　5～10％で CD5 を発現する症例が存在する[4]. この場合, マントル細胞リンパ腫との鑑別を要するが, cyclin D1 および SOX1 の発現の有無により区別できる. しかし一部の症例で cyclin D1 が発現する症例がみられるが, マントル細胞リンパ腫に比べて発現強度は弱く, また不均一である. CD138 は陰性である. CD30 発現は, 症例の 10～20％, 特に anaplastic subtype でみられる. EBV が存在する場合は DLBCL-NOS ではなく EBV 陽性 DLBCL の可能性が高い. CD30 発現が目立つ場合は, EBV⁺DLBCL を鑑別する必要がある.

　ほとんどの症例では TdT の発現はみられない. TdT の発現がみられる場合は, *MYC* および *BCL2* 遺伝子の再構成の評価を行い, 両者の再構成が存在する場合, *MYC* および *BCL2* 再構成を伴うびまん性大細胞型 B 細胞リンパ腫となる.

　Ki-67 labeling index は 80％以上と高いことが多いが, 稀に 40％程度の症例もみられる. TP53 の発現は 20～60％の症例でみられ, 陽性細胞の割合と発現強度にはバリエーションがある.

■ **分子病理診断**

　MYC および *BCL2* 再構成を伴うびまん性大細胞型 B 細胞リンパ腫を除外するために, まず, *MYC* 遺伝子の再構成を検索し, *MYC* 遺伝子の再構成がみられた場合は, 続いて *BCL2* 遺伝子の再構成を検索することが推奨される. *MYC* 遺伝子と *BCL6* 遺伝子の再構成を有する DLBCL は, 以前は "double-hit lymphoma" とされていたが, 特に予後が悪いわけでないこと, ABC 型, GCB 型が同程度みられることから特異的な疾患群とみなせないため, WHO 分類第 5 版からは独立した亜型とはみなされなくなった. このため *MYC* の単独の再構成または *MYC* と *BCL6* の再構成を有する症例は, DLBCL-NOS の範囲内に該当する. *MYC* および *BCL2* 再構成の検索を FISH で行う場合, 1 つのプローブで転座部位の全範囲をカバーしているわけではないため, 使用する break-apart プローブの範囲に注意することも重要である. 若年者の頭頸部発症の大細胞型 B 細胞リンパ腫で, CD10 や BCL6 とともに MUM1 が強発現している場合, *IRF4* 再構成を伴った大細胞型 B 細胞リンパ腫の可能性がある.

■ **診断基準**

　必須項目：

- びまん性または漠然とした結節性増殖パターンを示す大細胞型B細胞リンパ腫
- 成熟B細胞表現型
- 大細胞型B細胞リンパ腫の他の特定の病態の除外

望ましい項目：
- COOサブタイプ分類
- 単独の*MYC*または*MYC*と*BCL6*の再構成の報告
- 臨床的必要性に応じた遺伝子検査

■予後および予後因子

- 臨床的特徴：R-CHOP療法の5年無増悪生存率および全生存率は約70％である．IPI（International Prognostic Index）は依然として有用な予後予測指標である．他の臨床予後不良因子として，100 mm以上の腫瘤，男性，骨髄浸潤が挙げられる．骨髄浸潤および特に腎，副腎などの特定の節外性病変は中枢神経系への浸潤のリスクが高いことが知られている．
- 形態像：形態学的サブタイプの予後への影響は依然として不明である．
- 腫瘍起源：ABC型はGCB型より治療反応性が悪いとされているが，臨床的な予測マーカーとしての有用性は弱い．遺伝子発現解析において，double hitシグネチャー（DHTsig[+]）/分子高悪性度（MHG）シグネチャーを有する症例は，どちらもダークゾーン発現シグネチャーを反映しており，標準治療に対する反応が悪いとされている[5]．
- 遺伝子異常：*MYC*再構成は特に，*MYC*の転座パートナーが免疫グロブリン遺伝子の場合に予

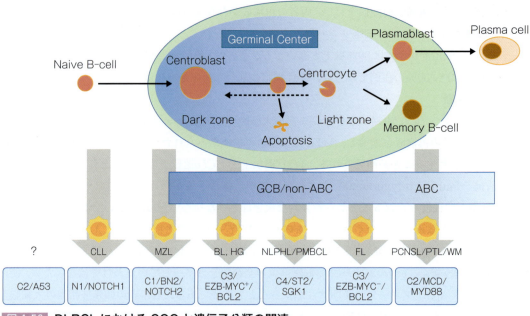

図4-56　DLBCLにおけるCOOと遺伝子分類の関連

腫瘍起源により，胚中心B細胞由来のGCB型と，主に胚中心後期から形質細胞への分化段階の手前までの細胞由来であるABC型に分けられる．近年，網羅的遺伝子異常の解析によりさらに細分化された分類が複数のグループから報告されている．研究段階であるが，今後，新規治療法の開発などでの役割が期待されている．

後不良と考えられる．また，*MYC*転座と*TP53*変異を有する場合，予後不良との報告がある[6]．*MYC*のコピー数の増加は，20%でみられ予後に影響は与えないとされているが，未だ定まった結果は得られていない[7]．

DNAコピー数，染色体転座，遺伝子変異，および遺伝子発現プロファイリングを統合したマルチプラットフォームでのゲノム解析が複数のグループから報告されている 図4-56 ．症例，解析アルゴリズムが異なるにもかかわらず，類似したサブタイプ分類がなされている．大まかには腫瘍起源と一致すると想定されている．これらは現在のところ，日常診療ではほとんど役割は果たしていない．ただし，診断法や治療の進展に伴い今後数年で状況が変わる可能性がある[8-12]．

■治療

標準治療はR-CHOP療法で確立されている．用量集約的なレジメンやR-CHOPと併用するかたちでも新規薬剤が検討されているが，R-CHOPより優位な結果は得られていない．免疫チェックポイント阻害薬に関しても効果は限定的とされている[13]．

●文献

1) Campbell J, Seymour JF, Matthews J, et al. The prognostic impact of bone marrow involvement in patients with diffuse large cell lymphoma varies according to the degree of infiltration and presence of discordant marrow involvement. Eur J Haematol. 2006; 76: 473-80.

2) Alizadeh AA, Eisen MB, Davis RE, et al. Distinct types of diffuse large B-cell lymphoma identified by gene expression profiling. Nature. 2000; 403: 503-11.

3) Hans CP, Weisenburger DD, Greiner TC, et al. Confirmation of the molecular classification of diffuse large B-cell lymphoma by immunohistochemistry using a tissue microarray. Blood. 2004; 103: 275-82.

4) Yamaguchi M, Seto M, Okamoto M, et al. De novo CD5＋ diffuse large B-cell lymphoma: a clinicopathologic study of 109 patients. Blood. 2002; 99: 815-21.

5) Ennishi D, Jiang A, Boyle M, et al. Double-hit gene expression signature defines a distinct subgroup of germinal center B-cell-like diffuse large B-cell lymphoma. J Clin Oncol. 2019; 37: 190–201.

6) Clipson A, Barrans S, Zeng N, et al. The prognosis of MYC translocation positive diffuse large B-cell lymphoma depends on the second hit. Hip Int. 2015; 1: 125-33.

7) Collinge B, Ben-Neriah S, Chong L, et al. The impact of MYC and BCL2 structural variants in tumors of DLBCL morphology and mechanisms of false-negative MYC IHC. Blood. 2021; 137: 2196-208.

8) Schmitz R, Wright GW, Huang DW, et al. Genetics and pathogenesis of diffuse large B-cell lymphoma. N Engl J Med. 2018; 378: 1396-407.

9) Wright GW, Huang DW, Phelan JD, et al. A probabilistic classification tool for genetic subtypes of diffuse large B cell lymphoma with therapeutic implications. Cancer Cell. 2020; 37: 551-68.e14.

10) Chapuy B, Stewart C, Dunford AJ, et al. Molecular subtypes of diffuse large B cell lymphoma are associated with distinct pathogenic mechanisms and outcomes. Nat Med. 2018; 24: 679-90.

11) Lacy SE, Barrans SL, Beer PA, et al. Targeted sequencing in DLBCL, molecular subtypes, and outcomes: a Haematological Malignancy Research Network report. Blood. 2020; 135: 1759-71.

12) Runge HFP, Lacy S, Barrans S, et al. Application of the LymphGen classification tool to 928 clinically and genetically-characterised cases of diffuse large B cell lymphoma（DLBCL）. Br J Haematol. 2021; 192: 216-20.

13) Scott DW, Gascoyne RD. The tumour microenvironment in B cell lymphomas. Nat Rev Cancer. 2014; 14: 517-34.

〈東　守洋〉

4章 ◆ B細胞性リンパ増殖症およびリンパ腫

T細胞 / 組織球豊富型大細胞型 B 細胞リンパ腫
T-cell/histiocyte-rich large B-cell lymphoma

■定義

　T細胞/組織球豊富型大細胞型B細胞リンパ腫(T-cell/histiocyte-rich large B-cell lymphoma: THRLBCL)は，豊富なT細胞と組織球を背景として，大細胞型B細胞リンパ腫細胞が，全細胞数の10%未満で，散在性に存在するアグレッシブなB細胞リンパ腫である．背景の小リンパ球にB細胞はほとんど存在しないとされる．結節性リンパ球優位型Hodgkinリンパ腫（NLPHL）との臨床的，免疫表現型，および分子的特徴が類似している．NLPHLから進展するものもある．

■浸潤部位

　リンパ節．脾臓，肝臓，骨髄への浸潤が多い[1]．

■臨床像

　診断時，進行期であることが多い．B症状，肝脾腫がみられ，FDG-PETのSUV$_{max}$は，びまん性大細胞型B細胞リンパ腫，非特定型（DLBCL-NOS）と同等であるが，TMTV (total metabolic tumor volume)はDLBCL-NOSより高いとの報告がある[2]．予後は症例によりさまざまな経過をたどる[1]．

■疫学

　全DLBCLの10%以下で，中高年に多くやや男性優位である．

■形態像

　組織学的にはびまん性ないし不明瞭な結節構造を示す[3]　図4-57．多数のT細胞，組織球を伴って大型のB細胞性リンパ腫細胞が散在性に認められる．リンパ腫細胞は集簇したりシート状構造をとることはない．リンパ腫細胞はNLPHLにみられるポップコーン細胞に類似するが，より多形性に富み，中心芽細胞，免疫芽細胞からHodgkin細胞およびReed-Sternberg細胞に類似した細胞までみられる．背景のリンパ球はT細胞であり，B細胞はほとんど存在しないとされる．この点が，NLPHLとの鑑別点となる．ただし，NLPHLにも背景にT細胞を多く伴う亜型も存在することに注意が必要である．背景に好酸球と形質細胞はみられない．線維化や壊死病巣がみられることがある．脾臓に浸潤した場合は白脾髄を中心に多発の結節をとる．肝臓では，門脈域を中心に浸潤する．

■免疫表現型

　リンパ腫細胞は，CD20，CD79a，PAX5などのB細胞マーカーが陽性である．MUM1，EMAが陽性となることがある．CD30，CD10，CD15，PU.1，IgDは陰性で，Epstein-Barrウイルス（EBV）は存在しない．以前，EBV陽性THRLBCLとされていた症例は，EBV陽性びまん性大細胞型B細胞リンパ腫と診断されるべきである．

　背景の微小環境には，多数のCD68あるいはCD163陽性の組織球，ならびにCD3陽性のT細胞が存在する[4]．小型B細胞は存在しないとされるが，存在してもごくわずかである．CD21またはCD23が陽性となる濾胞樹状細胞（FDC）のメッシュワークはみられない．

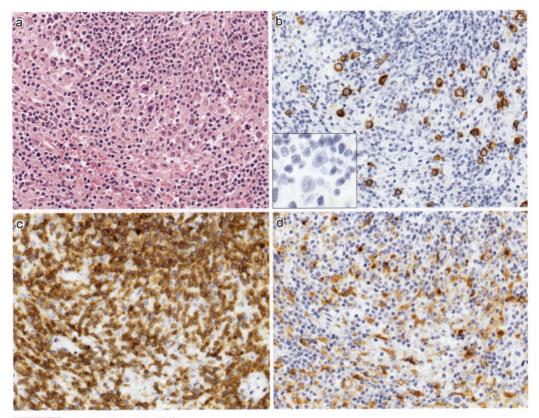

図 4-57　**THRLBCL の組織像**
a) HE 染色．多数の小リンパ球および組織球を伴って大型のリンパ腫細胞が散在性に認められる．リンパ腫細胞は集簇したりシート状構造をとることはない．リンパ腫細胞は NLPHL にみられるポップコーン細胞に類似するものや中心芽球，免疫芽細胞，Hodgkin 細胞に類似したものがみられる．b) CD79a．大型のリンパ腫細胞は B 細胞性であり，小リンパ球に CD79a 陽性の B 細胞はほとんど存在しない．リンパ腫細胞は CD30 陰性である（inset）．c) CD3．背景に多数の CD3 陽性 T 細胞がみられる．d) CD68．CD68 陽性の組織球も多数浸潤している．

■細胞起源

Ongoing の hypermuation を有する胚中心 B 細胞に由来する[5]．

■発生

THRLBCL は NLPHL との類似性が高く，両者が同時性あるいは異時性に発症したとする症例や家族性に発症するという報告もある[6]．また，遺伝子発現プロファイルも類似しており[7]，2p16.1（*REL* 遺伝子座）増幅は両者で頻度が高い[8]．*JUNB, DUSP2, SGK1, SOCS1*，および *CREBBP* 遺伝子に変異がみられ，これらも THRLBCL と NLPHL とで類似する特徴である[9]．

THRLBCL の背景においてマクロファージ/組織球および樹状細胞が多く存在するのは，病巣における IL4 の発現[10] や，リンパ腫細胞の炎症誘発性インターフェロン依存性シグネチャー（IDO, CCL8, VSIG4, STAT1, ICAM1, CD64，および CXCL[10]）によるものとされる[11]．反応性の T 細胞は，これまで主に，非活性型の細胞傷害性 T 細胞であるとされていたが，最近の研究では，TFH 様のシグネチャーを有するサブセットが観察されることが示されている．CD4：CD8 比は，症例によりばらつきがある．最近の研究では，症例の 64% が PD-L1/PD-L2 のコピー

数の増加または増幅を示し，PD-L1発現の増加をしているとの報告がなされている[12]．

■鑑別診断

鑑別診断には，NLPHL，EBV[+] DLBCL，末梢性T細胞リンパ腫および古典的Hodgkinリンパ腫（CHL）が含まれる．THRLBCLとNLPHLとの鑑別は難しいことが多いが，IgD陽性のマントル細胞の存在，CD21あるいはCD23陽性のFDCメッシュワークの存在，TFHマーカー（PD1，CD57）を発現するT細胞がリンパ腫細胞周囲にロゼットを形成する像は，THRLBCLよりもNLPHLを支持する．THRLBCLとの確定が困難な場合はNLPHLの可能性を念頭におくべきである．

EBV[+] DLBCLは，形態学的にTHRLBCLと区別がつかないことが多い．このためEBER-ISHもしくは，LMP1の免疫組織化学的染色を行い除外すべきである．

T濾胞ヘルパー（TFH）細胞リンパ腫との鑑別には，CD10をはじめとするTFHマーカーを検索し除外する．また，T細胞にモノクローナルなT細胞受容体遺伝子再構成があるかどうかの検索も両者の鑑別に有用である．

リンパ球減少型や混合細胞型のCHLのような豊富な組織球を含むCHLと類似した像をとることがあるが，CD20の発現がTHRLBCLの場合は明瞭であるのに対し，CHLの場合は減弱している．また，THRLBCLは好酸球浸潤がみられないため，好酸球の有無も有用である．

■診断基準

必須項目：

- リンパ節構造のびまん性消失
- シート状増生を伴わずに孤細胞性に散在する大型B細胞
- 組織球と小型T細胞に富む反応性背景
- 散在する小型B細胞が全くない（またはほとんどない）
- CD21またはCD23染色によるFDCメッシュワークの欠如
- NLPHL結節の欠如

望ましい項目：

- リンパ節切除が望ましい
- EBVの関連を除外する

■予後および予後因子

THRLBCLはアグレッシブで化学療法に抵抗性であることが多く，5年全生存率は66%とされる[13,14]．IPI（International Prognostic Index）と予後に高い相関が見出されている．

●文献

1) Achten R, Verhoef G, Vanuytsel L, et al. T-cell/histiocyte-rich large B-cell lymphoma: a distinct clinico-pathologic entity. J Clin Oncol. 2002; 20: 1269-77.
2) Schmitz C, Rekowski J, Reinke S, et al. Metabolic tumor volume, cancer cell fraction, and prognosis - the case of T-cell/histiocyte-rich large B-cell lymphoma. Leuk Lymphoma. 2020; 61: 1372-79.
3) Achten R, Verhoef G, Vanuytsel L, et al. Histiocyte-rich, T-cell-rich B-cell lymphoma: a distinct diffuse large B-cell lymphoma subtype showing characteristic morphologic and immunophenotypic features. Histopathology. 2002; 40: 31-45.

4) Hartmann S, Tousseyn T, Döring C, et al. Macrophages in T cell/histiocyte rich large B cell lymphoma strongly express metal-binding proteins and show a bi-activated phenotype. Int J Cancer. 2013; 133: 2609-18.

5) Bräuninger A, Küppers R, Spieker T, et al. Molecular analysis of single B cells from T-cell-rich B-cell lymphoma shows the derivation of the tumor cells from mutating germinal center B cells and exemplifies means by which immunoglobulin genes are modified in germinal center B cells. Blood. 1999; 93: 2679-87.

6) Rüdiger T, Gascoyne RD, Jaffe ES, et al. Workshop on the relationship between nodular lymphocyte predominant Hodgkin's lymphoma and T cell/histiocyte-rich B cell lymphoma. Ann Oncol. 2002; 13 Suppl1: 44-51.

7) Hartmann S, Döring C, Jakobus C, et al. Nodular lymphocyte predominant hodgkin lymphoma and T cell/histiocyte rich large B cell lymphoma — endpoints of a spectrum of one disease? PLoS One. 2013; 8: e78812.

8) Hartmann S, Döring C, Vucic E, et al. Array comparative genomic hybridization reveals similarities between nodular lymphocyte predominant Hodgkin lymphoma and T cell/histiocyte rich large B cell lymphoma. Br J Haematol. 2015; 169: 415-22.

9) Schuhmacher B, Bein J, Rausch T, et al. JUNB, DUSP2, SGK1, SOCS1 and CREBBP are frequently mutated in T-cell/histiocyte-rich large B-cell lymphoma. Haematologica. 2019; 104: 330-7.

10) Macon WR, Cousar JB, Waldron JA Jr, et al. Interleukin-4 may contribute to the abundant T-cell reaction and paucity of neoplastic B cells in T-cell-rich B-cell lymphomas. Am J Pathol. 1992; 141: 1031-6.

11) Chetaille B, Bertucci F, Finetti P, et al. Molecular profiling of classical Hodgkin lymphoma tissues uncovers variations in the tumor microenvironment and correlations with EBV infection and outcome. Blood. 2009; 113: 2765–3775.

12) Griffin GK, Weirather JL, Roemer MGM, et al. Spatial signatures identify immune escape via PD-1 as a defining feature of T-cell/histiocyte-rich large B-cell lymphoma. Blood. 2021; 137: 1353-64.

13) Kenderian SS, Habermann TM, Macon WR, et al. Large B-cell transformation in nodular lymphocyte-predominant Hodgkin lymphoma: 40-year experience from a single institution. Blood. 2016; 127: 1960-6.

14) Hartmann S, Eichenauer DA, Plütschow A, et al. The prognostic impact of variant histology in nodular lymphocyte-predominant Hodgkin lymphoma: a report from the German Hodgkin Study Group (GHSG). Blood. 2013; 122: 4246–52; quiz 4292.

〈東　守洋〉

MYC および *BCL2* 再構成を伴うびまん性大細胞型 B 細胞リンパ腫 / 高悪性度 B 細胞リンパ腫
Diffuse large B-cell lymphoma / high-grade B-cell lymphoma with *MYC* and *BCL2* rearrangements

■定義

MYC および *BCL2* 再構成を伴うびまん性大細胞型 B 細胞リンパ腫 / 高悪性度 B 細胞リンパ腫 (diffuse large B-cell lymphoma / high-grade B-cell lymphoma with *MYC* and *BCL2* rearrangements: DLBCL/HGBL-*MYC*/ *BCL2*) は，*MYC* および *BCL2* に再構成を伴う高悪性度の成熟 B 細胞リンパ腫である．本疾患単位は *MYC* と *BCL2* の遺伝子再構成によって定義されるため，FISH や G-band などによる検索が必須となる．なお，WHO 分類と ICC で大きな違いはない[1,2]．

■疫学

成熟リンパ腫全体の，せいぜい数％程度と考えられる．それらの多くは形態的に DLBCL とさ

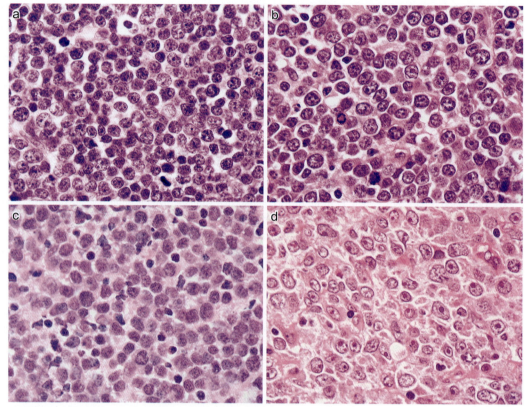

図 4-58　DLBCL/HGBL-*MYC/BCL2* の形態的スペクトラム

DLBCL/HGBL-*MYC/BCL2* の形態的スペクトラムは，Burkitt リンパ腫（BL）に近い中型の腫瘍細胞からなるもの（a），BL よりやや大型の中間型の細胞形態からなるもの（b）とともに芽球様の腫瘍細胞からなる（c）いわゆる"high grade morphology"と称される一群と，DLBCL の細胞形態からなり（d），空胞状のクロマチンと核膜に小さな核小体を数個有する中心芽球の形態を呈している．

れるものが主体で，DLBCL の形態で *MYC/BCL2* 再構成を有する頻度は 3.3 ～ 9.9％と報告により開きがある[3-8]．一方，HGBL morphology を呈するものでは頻度は少ないものの，これらでは約 3 割が *MYC/BCL2* 再構成を有していたとの報告があり[9]，HGBL morphology を呈する場合は，本病型の頻度は高いものと考えられる．

■正常対応細胞

DLBCL/HGBL-*MYC/BCL2* のほとんどが胚中心 B 細胞（germinal center B-cell: GCB）由来の免疫形質ないしは遺伝子発現を呈する．

■形態学

DLBCL/HGBL-*MYC/BCL2* には形態学的スペクトラムがみられる 図 4-58 ．大型細胞を主体としたびまん性大細胞型 B 細胞リンパ腫に相当する DLBCL morphology と，中型あるいは中～大型の中間的な腫瘍細胞や芽球様の細胞形態からなる高悪性度 B 細胞リンパ腫に相当する腫瘍細胞からなる HGBL morphology に大きく分けられる 図 4-59 ．なお，中間型と芽球様の細胞形態は区別が困難なこともある．本病型に含まれる形態像として最も多いものは DLBCL 型で，つい

3節 ■ 成熟 B 細胞腫瘍

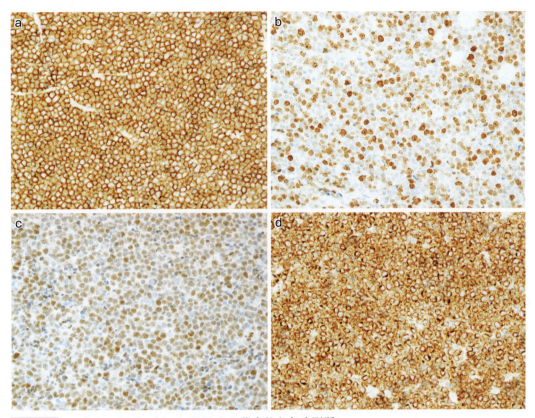

図 4-59　DLBCL/HGBL-*MYC/BCL2* の代表的な免疫形質
DLBCL/HGBL-*MYC/BCL2* の免疫形質は，胚中心 B 細胞由来であることを反映し，CD10 が陽性（a）で，増殖活性の高まりを反映し Ki-67（MIB-1）labeling index が高値となり（b），*MYC*，*BCL2* の再構成を反映し，MYC（c），BCL2（d）の高発現がみられる．

で intermediate/blastoid となる．Burkitt リンパ腫（BL）は極めて稀ながら存在する[10]．

■ 染色体・遺伝子

　定義上，FISH や G-band など，何らかの手法によって *MYC* と *BCL2* の再構成の証明が必須となる．この場合の再構成は主として転座を対象とし，逆位も再構成として考慮するが，増幅などのコピー数異常は再構成とはしない．

　BCL2 は通常は IGH と再構成を起こすが，*MYC* の再構成相手は多様である[11, 12]．*MYC* 再構成の約半数は免疫グロブリン遺伝子（IG）で，その多くは IGH であるが，一部は軽鎖である IGK，IGL の場合もある．一方で，IG との再構成のみられない（non-IG）場合は *BCL6*，*PAX5* などが転座相手として報告されている．ゲノムは通常，複雑核型を示す．なお，前版の WHO 分類改訂第 4 版では *MYC* と *BCL6* に再構成を有し，*BCL2* に再構成を伴わないものも HGBL としていたが，第 5 版からは *BCL2* に再構成を有しないものは定義上，本病型には含まれない．*MYC*，*BCL2*，*BCL6* のすべてに再構成を有するものは，*MYC*，*BCL2* に再構成を認めるので，本病型に含める．遺伝子異常のプロファイルからは，*MYC* とともに *BCL2*，*KMT2D*，*CREBBP*，*EZH2* や *TNFSF14* などの濾胞性リンパ腫（FL）で頻度の高い遺伝子異常が報告されている[13, 14]．この

4章 ◆ B細胞性リンパ増殖症およびリンパ腫

こととIGH::*BCL2*再構成の存在を加味すると，DLBCL/HGBL-*MYC/BCL2*の一部はFLにMYC再構成が加わり，形質転換によって生じた腫瘍とも考えられるが，FLが併存している症例は20〜35%にとどまっている[3, 14-17].

免疫マーカー

B細胞由来であるため，汎B細胞抗原であるCD19，CD20，CD79a，PAX5などの発現がみられる．また本病型のほとんどはGCB型に属するため，多くの症例でCD10，BCL6は陽性を示す．MUM1の発現も一定程度にみられる[18].*MYC*と*BCL2*の再構成を反映して，MYCとBCL2の高発現を認める[19-21].Ki-67（MIB-1）labeling indexは基本的に高値を示す．DLBCL/HGBL-*MYC/BCL2*の2%程度にTdTの発現がみられる[22].発現態度は散在性や局所的にみられる場合と広範にみられるものなど，その様式はさまざまである．TdTの発現が形態的にintermediate/blastoidを呈する場合は急性リンパ性白血病/リンパ芽球性リンパ腫（ALL/LBL）との鑑別を要するため注意が必要である．こうした症例では前駆性病変か否かの区別はTdTだけではわからないので，CD34などの他の未熟マーカーを追加することが必要になる[23].

病態生理

DLBCL/HGBL-*MYC/BCL2*は*MYC*と*BCL2*の再構成を有するため，MYC，BCL2の高発現が多くの症例でみられる．MYCの発現は増殖活性を促進させ，BCL2発現はアポトーシスに対する抵抗性を獲得させることで，文字通り，悪性度の高いリンパ腫としての性格を兼ね備えることになる．

上述のように，遺伝子異常のプロファイルからFLとの類似性が認められ，遺伝子発現もDLBCLにおけるEZB，C3などに相当する．さらにDLBCL/HGBL-*MYC/BCL2*に特徴的な遺伝子発現プロファイルも報告されている（DHITsig，MHG）[13, 24].

臨床像

悪性度の高い腫瘍であることを反映し，多くは進行期でみつかり，IPI（International Prognostic Index）は高い．しかしながら，近年のFISHの普及とともにルーチンでFISHが行われている結果，早期病変も一定の頻度で本病型が報告されている．またDLBCL-*MYC/BCL2*については以前報告されていたより予後が悪くないとの報告もあるが，*MYC*の再構成相手がIGか否かが重要との報告がなされており，IGでは予後不良とされている[6, 25].

鑑別診断

形態的に中型〜大型までのリンパ腫細胞からなる病型が鑑別疾患となる．最終的には*MYC*，*BCL2*の再構成を証明し，診断が確定する 図4-60 .DLBCL/HGBL-*MYC/BCL2*の一部はFLからの形質転換が想定されているが，FLが併存している場合はFLからの形質転換であり，DLBCL/HGBL-*MYC/BCL2*とはしない．

診断基準

必須項目：

- 形態と表現型はアグレッシブB細胞リンパ腫に一致している
- *MYC*と*BCL2*の同時再構成の証明（*BCL6*再構成の有無は問わない）

望ましい項目：

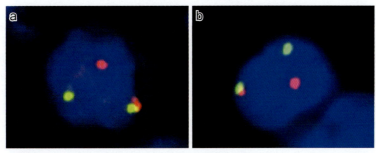

図 4-60 FISH による *MYC*, *BCL2* 再構成
（a）*MYC*, （b）*BCL2* のいずれにも break apart probe による split signal が観察される.

- GCB 表現型
- TdT 蛋白質発現を確認
- *MYC* 融合パートナーの同定

■治療・予後

　DLBCL/HGBL-*MYC/BCL2* では BL に準じた強力な化学療法が勧められている．DLBCL の標準治療である R-CHOP 療法を用いた場合は，5年生存率が50％ないしはそれ以下とされ，予後不良とされる．また，再発・難治例に関しては，救援化学療法に加えて，移植やキメラ抗原受容体遺伝子改変 T 細胞（chimeric antigen receptor T-cell: CAR-T）細胞療法が選択肢として挙げられる．

■問題点

　形態像から *MYC* 転座の存在を予測し，DLBCL/HGBL-*MYC/BCL2* を抽出することは現在のところできない．したがって，DLBCL や intermediate/blastoid の形態を呈するものは全例 *MYC*, *BCL2* の検索が必要となる．しかしながら，全例で FISH 検索をすることは現状では不可能であり，最終診断が形態診断である DLBCL ないしは HGBL にとどまってしまう症例があるのも事実である．なお FISH 検索では，DLBCL，HGBL のいずれの細胞形態でも，まず *MYC* に対する FISH を行い，再構成がなければ DLBCL/HGBL-*MYC/BCL2* の可能性は低いものと考えられ，*BCL2* 再構成の検索は不要と考えられる．しかしながら，現行の break-apart probe（BAP）を用いた FISH で *MYC* と *BCL2* の再構成のとりこぼしが生じる場合が4％程度でみられるとの報告がある[26]．これは MYC-BAP がカバーするゲノム領域の外側で再構成イベントが起こることがあるからである[27]．FISH 検索の限界もあるが，*MYC*, *BCL2* の検索は FISH や G-band で行われているのが現状である．

●文献

1) Campo E, Jaffe ES, Cook JR, et al. The International Consensus Classification of Mature Lymphoid Neoplasms: a report from the Clinical Advisory Committee. Blood. 2022; 140: 1229-53.
2) Tooze R, Rosenwald A, Leoncini L, et al. Diffuse large B-cell lymphoma/high grade B-cell lymphoma with MYC and BCL2 rearrangements. In: WHO Classification of Tumours Editorial Board. Haematolymphoid tumours [Internet]. Lyon (France): International Agency for Research on Cancer; 2024 [cited 2024 Aug 10]. (WHO classification of tumours series, 5th ed.; vol. 11). Available from: https://tumourclassification.

iarc.who.int/chapters/63.

3) Aukema SM, Kreuz M, Kohler CW, et al. Biological characterization of adult MYC-translocation-positive mature B-cell lymphomas other than molecular Burkitt lymphoma. Haematologica. 2014; 99: 726-35.

4) Momose S, Weißbach S, Pischimarov J, et al. The diagnostic gray zone between Burkitt lymphoma and diffuse large B-cell lymphoma is also a gray zone of the mutational spectrum. Leukemia. 2015; 29: 1789-91.

5) Scott DW, King RL, Staiger AM, et al. High-grade B-cell lymphoma with MYC and BCL2 and/or BCL6 rearrangements with diffuse large B-cell lymphoma morphology. Blood. 2018; 131: 2060-4.

6) Rosenwald A, Bens S, Advani R, et al. Prognostic significance of MYC rearrangement and translocation partner in diffuse large B-cell lymphoma: a study by the lunenburg lymphoma biomarker consortium. J Clin Oncol. 2019; 37: 3359-68.

7) Krull JE, Wenzl K, Hartert KT, et al. Somatic copy number gains in MYC, BCL2, and BCL6 identifies a subset of aggressive alternative-DH/TH DLBCL patients. Blood Cancer J. 2020; 10: 117.

8) Urata T, Naoi Y, Jiang A, et al. Distribution and clinical impact of molecular subtypes with dark zone signature of DLBCL in a Japanese real-world study. Blood Adv. 2023; 7: 7459-70.

9) Gonzalez-Farre B, Ramis-Zaldivar JE, Salmeron-Villalobos J, et al. Burkitt-like lymphoma with 11q aberration: a germinal center-derived lymphoma genetically unrelated to Burkitt lymphoma. Haematologica. 2019; 104: 1822-9.

10) Elgaafary S, Nagel I, López C, et al. Double-hit lymphoma of the male breast: a case report. J Med Case Rep. 2020; 14: 245.

11) Chapuy B, Stewart C, Dunford AJ, et al. Molecular subtypes of diffuse large B cell lymphoma are associated with distinct pathogenic mechanisms and outcomes. Nat Med. 2018; 24: 679-90.

12) Chong LC, Ben-Neriah S, Slack GW, et al. High-resolution architecture and partner genes of MYC rearrangements in lymphoma with DLBCL morphology. Blood Adv. 2018; 2: 2755-65.

13) Ennishi D, Jiang A, Boyle M, et al. Double-hit gene expression signature defines a distinct subgroup of germinal center B-cell-like diffuse large B-cell lymphoma. J Clin Oncol. 2019; 37: 190-201.

14) Cucco F, Barrans S, Sha C, et al. Distinct genetic changes reveal evolutionary history and heterogeneous molecular grade of DLBCL with MYC/BCL2 double-hit. Leukemia. 2020; 34: 1329-41.

15) Li S, Lin P, Fayad LE, et al. B-cell lymphomas with MYC/8q24 rearrangements and IGH@BCL2/t(14;18) (q32;q21): an aggressive disease with heterogeneous histology, germinal center B-cell immunophenotype and poor outcome. Mod Pathol. 2012; 25: 145-56.

16) Pedersen M, Gang AO, Clasen-Linde E, et al. Stratification by MYC expression has prognostic impact in MYC translocated B-cell lymphoma-Identifies a subgroup of patients with poor outcome. Eur J Haematol. 2019; 102: 395-406.

17) Vogelsberg A, Steinhilber J, Mankel B, et al. Genetic evolution of in situ follicular neoplasia to aggressive B-cell lymphoma of germinal center subtype. Haematologica. 2021; 106: 2673-81.

18) Aukema SM, Siebert R, Schuuring E, et al. Double-hit B-cell lymphomas. Blood. 2011; 117: 2319-31.

19) Huang W, Medeiros LJ, Lin P, et al. MYC/BCL2/BCL6 triple hit lymphoma: a study of 40 patients with a comparison to MYC/BCL2 and MYC/BCL6 double hit lymphomas. Mod Pathol. 2018; 31: 1470-8.

20) McPhail ED, Maurer MJ, Macon WR, et al. Inferior survival in high-grade B-cell lymphoma with MYC and BCL2 and/or BCL6 rearrangements is not associated with MYC/IG gene rearrangements. Haematologica. 2018; 103: 1899-907.

21) Wang XJ, Medeiros LJ, Lin P, et al. MYC cytogenetic status correlates with expression and has prognostic significance in patients with MYC/BCL2 protein double-positive diffuse large B-cell lymphoma. Am J Surgi Pathol. 2015; 39: 1250-8.

22) Bhavsar S, Liu YC, Gibson SE, et al. Mutational landscape of TdT + large B-cell lymphomas supports their distinction from B-lymphoblastic neoplasms: a multiparameter study of a rare and aggressive entity. Am J Surg Pathol. 2022; 46: 71-82.

23) Khanlari M, Medeiros LJ, Lin P, et al. Blastoid high-grade B-cell lymphoma initially presenting in bone

marrow: a diagnostic challenge. Mod Pathol. 2022; 35: 419-26.

24) Sha C, Barrans S, Cucco F, et al. Molecular high-grade B-cell lymphoma: defining a poor-risk group that requires different approaches to therapy. J Clin Oncol. 2019; 37: 202-12.

25) Copie-Bergman C, Cuillière-Dartigues P, Baia M, et al. MYC-IG rearrangements are negative predictors of survival in DLBCL patients treated with immunochemotherapy: a GELA/LYSA study. Blood. 2015; 126: 2466-74.

26) King RL, McPhail ED, Meyer RG, et al. False-negative rates for MYC fluorescence in situ hybridization probes in B-cell neoplasms. Haematologica. 2019; 104: 248-e51.

27) Hilton LK, Tang J, Ben-Neriah S, et al. The double-hit signature identifies double-hit diffuse large B-cell lymphoma with genetic events cryptic to FISH. Blood. 2019; 134: 1528-32.

〈百瀬修二〉

ALK 陽性大細胞型 B 細胞リンパ腫
ALK positive large B-cell lymphoma

■定義

ALK 陽性大細胞型 B 細胞リンパ腫〔anaplastic lymphoma kinase（ALK）positive large B-cell lymphoma: ALK⁺LBCL〕は, *ALK* 再構成に基づく ALK 発現を認め, 形質芽細胞免疫形質を有する腫瘍細胞の単調な増殖である.

■臨床・疫学

1997 年に最初に報告された[1], 大細胞型 B 細胞リンパ腫の 1% に満たない亜型である. 小児から高齢者まで発症し, 男性に多い. リンパ節, 特に頸部リンパ節発症が多く, 節外発症もある.

■病因・病態

染色体 2q23 に存在する *ALK* の構造異常が病態形成に重要であり, 表4-13 に示す 7 種の転座に加えて計 10 種の分子変化が報告されており[2-8], それらによって活性化された ALK はさまざまな細胞シグナル伝達経路（JAK/STAT, PI3K/AKT, MAPK/ERK, PLCG2）を誘発することが知られている[9,10]. 症例の大半は *CLTC*（Clathrin）を転座相手とする t(2;7)(p23;q23) である. *MYC* 遺伝子の gain あるいは amplification が半数例近くみられるが構造異常はみられない[9].

■病理組織

免疫芽球や形質芽球に似る大型腫瘍細胞の単調なびまん性増殖で 図4-61, 未分化大細胞型リンパ腫に特徴的な類洞内増殖像をみる症例や, Hodgkin/Reed-Sternberg 細胞様細胞をみる症例もある. アポトーシスや核分裂像が頻繁にみられ, 壊死を伴う症例も知られている.

■免疫形質

腫瘍細胞は ALK 陽性で, 多くは細胞質に顆粒状陽性像であるが 図4-62a, この陽性パターンは ALK の分子変化, 転座パートナーに関連している 表4-13 [2-8]. 形質細胞関連マーカー（CD138, VS38c, BLIMP1, XBP1, MUM1）は陽性であり 図4-62b, 細胞質免疫グロブリン（IgA＞IgG, λ＞κ） 図4-62c, MYC, 活性化 STAT3 を発現する[8]. EMA, BOB.1, OCT-2, CD45RB も陽性である. CD20 は陰性症例が多いが 図4-62d, 弱陽性を示すこともある. な

表 4-13 ALK⁺LBCL で認められる ALK 転座およびパートナー遺伝子と ALK 免疫染色パターン

染色体異常	パートナー遺伝子	ALK 免疫染色パターン
t(2;17)(p23;q23)	*CLTC*	細胞質/顆粒状
t(2;5)(p23;q35.3)	*SQSTM1*	細胞質/びまん性
t(2;5)(p23;q35)	*NPM1*	核および細胞質
inv(2)(p23q13) or t(2;2)(p23;q13)	*RANBP2*	核膜および核周囲点状
inv(2)(p21p23)	*EML4*	細胞質/びまん性
inv(2)(p21q31.1) or t(2;2)(p23;q31.1)	*GORASP2*	細胞質/びまん性
Cryptic	*SEC31A*	細胞質/顆粒状
Others	Unknown	細胞質/顆粒状

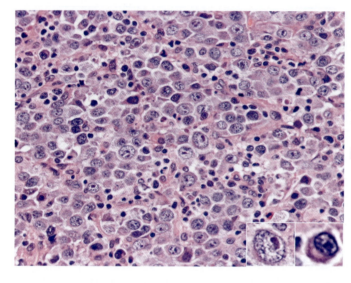

図 4-61 ALK⁺LBCL 症例
核小体明瞭な類円形核を有し，好塩基性あるいは両染性細胞質からなる免疫芽球あるいは形質芽球のびまん性増殖像．Inset（左）：核小体明瞭な免疫芽球．Inset（右）：核小体を有し，核周囲明庭を伴った形質芽球．

お，CD19，CD22，cyclin D1，BCL2 は陰性であり，EBV や KSHV/HHV8 は証明されない．

■ 鑑別診断

形質芽球様あるいは免疫芽球様形態，形質細胞関連免疫形質発現および CD20 陰性あるいは発現減少を示す腫瘍細胞からなるリンパ腫が鑑別になる．ALK 発現を証明することが重要である．

■ 診断基準

必須項目：
- 大型の腫瘍細胞
- 形質芽球性免疫形質発現
- ALK 発現

望ましい項目：
- *ALK* 遺伝子変異（通常は転座）
- EBV との関連なし

■ 予後・治療

症例は全身化学療法，通常は CHOP レジメンで治療される．全生存期間中央値は 2 年未満であり，5 年全生存率は 28％ である[10]．小児と限局期の患者の生存率は高い．高齢の患者，進行病期を有する患者，節性および節外病変を合併した患者は予後不良である．

3節 ■ 成熟 B 細胞腫瘍

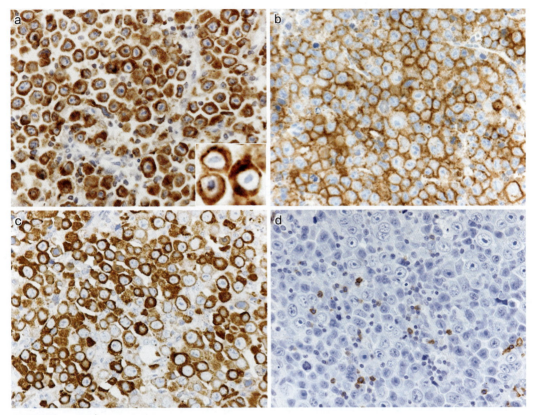

図 4-62 ALK⁺LBCL 症例
a）腫瘍細胞 ALK 陽性像，細胞質顆粒状陽性（inset）．b）CD138 細胞膜陽性像．c）腫瘍細胞細胞質 IgA 陽性像．d）ほとんどの症例で CD20 陰性である．

● 文献

1) Delsol G, Lamant L, Mariamé B, et al. A new subtype of large B-cell lymphoma expressing the ALK kinase and lacking the 2; 5 translocation. Blood. 1997; 89: 1483-90.
2) Onciu M, Behm FG, Downing JR, et al. ALK-positive plasmablastic B-cell lymphoma with expression of the NPM-ALK fusion transcript: report of 2 cases. Blood. 2003; 102: 2642-4.
3) Takeuchi K, Soda M, Togashi Y, et al. Identification of a novel fusion, SQSTM1-ALK, in ALK-positive large B-cell lymphoma. Haematologica. 2011; 96: 464-7.
4) Lee SE, Kang SY, Takeuchi K, et al. Identification of RANBP2-ALK fusion in ALK positive diffuse large B-cell lymphoma. Hematol Oncol. 2014; 32: 221-4.
5) Sakamoto K, Nakasone H, Togashi Y, et al. ALK-positive large B-cell lymphoma: identification of EML4-ALK and a review of the literature focusing on the ALK immunohistochemical staining pattern. Int J Hematol. 2016; 103: 399-408.
6) Ise M, Kageyama H, Araki A, et al. Identification of a novel GORASP2-ALK fusion in an ALK-positive large B-cell lymphoma. Leuk Lymphoma. 2019; 60: 493-7.
7) Van Roosbroeck K, Cools J, Dierickx D, et al. ALK-positive large B-cell lymphomas with cryptic SEC31A-ALK and NPM1-ALK fusions. Haematologica. 2010; 95: 509-13.
8) Momose S, Tamaru J, Kishi H, et al. Hyperactivated STAT3 in ALK-positive diffuse large B-cell lymphoma with clathrin-ALK fusion. Hum Pathol. 2009; 40: 75-82.
9) Valera A, Colomo L, Martínez A, et al. ALK-positive large B-cell lymphomas express a terminal B-cell dif-

ferentiation program and activated STAT3 but lack MYC rearrangements. Mod Pathol. 2013; 26: 1329-37.
10) Castillo JJ, Beltran BE, Malpica L, et al. Anaplastic lymphoma kinase-positive large B-cell lymphoma（ALK ＋LBCL）: a systematic review of clinicopathological features and management. Leuk Lymphoma. 2021; 62: 2845-2853.

〈田丸淳一〉

IRF4 再構成を伴う大細胞型 B 細胞リンパ腫
Large B-cell lymphoma with *IRF4* rearrangement

■定義

IRF4 再構成を伴う大細胞型 B 細胞リンパ腫（large B-cell lymphoma with *IRF4* rearrangement: LBCL-*IRF4*-R）は，主に小児，若年成人の Waldeyer 輪や頭頸部リンパ節に発症する稀なリンパ腫である．LBCL-*IRF4*-R は，びまん性あるいは濾胞性増殖を呈し，IRF4/MUM1 が強陽性で，*IRF4* 遺伝子再構成を伴う[1,2]．2011 年に Salaverria らは，FISH 法により 418 例中 23 例に *IRF4* 転座（IGH-*IRF4*: 17 例，IGL-*IRF4*: 2 例，IGK-*IRF4*: 1 例）を見出し，その特異な臨床病理学的，分子学的特徴から，LBCL-*IRF4*-R を胚中心 B 細胞由来リンパ腫の 1 亜型として報告した[2]．

■疫学

LBCL-*IRF4*-R は，びまん性大細胞型 B 細胞リンパ腫（DLBCL）の 0.05％を占める非常に稀なリンパ腫で，18 歳以下の小児では成人と比較して頻度が高い（15％ vs 2％）[2]．発症年齢は 4 〜 79 歳（中央値: 12 歳），男女比は 1 : 1 である[2]．

■部位

LBCL-*IRF4*-R は，Waldeyer 輪や頭頸部のリンパ節に好発し，時に消化管にも発症する[2,3]．限局病変が多く 86 〜 100％の症例は，stage Ⅰ またはⅡ である[2,3]．

■臨床像

多くは非対称性の扁桃腫大もしくは限局性の頸部リンパ節腫脹で発症し，B 症状は伴わない[1]．

■形態像

組織学的には，濾胞性，びまん性，あるいは両者の混在した増殖パターンを示し，DLBCL や濾胞性リンパ腫（FL），grade 3B に類似している 図 4-63a ．腫瘍細胞は，centroblasts ないし，より小型の核小体をもった中型サイズの芽球様細胞からなる 図 4-63b ．腫瘍性濾胞は，大型円形状で極性は消失しており，マントル帯は不明瞭である．小児型濾胞性リンパ腫（PTFL）と異なり，starry-sky appearance や蛇行状の濾胞は認めない[1,4]．

■免疫表現型

腫瘍細胞は，成熟 B 細胞の免疫形質をもち，CD20，CD79a，PAX5，BCL6 陽性で，IRF4/MUM1 は強陽性を示す 図 4-63c, d ．BLIMP1 は陰性，CD10，BCL2 は 60 〜 65％の症例で陽性となる．生理的には，IRF4 は BCL6 の発現を抑制し，形質細胞への分化を促す BLIMP1 を活性化するが，LBCL-*IRF4*-R では IRF4⁺BCL6⁺BLIMP1⁻ という異常な免疫形質を呈する[2]．Ki-67

3節 ■ 成熟 B 細胞腫瘍

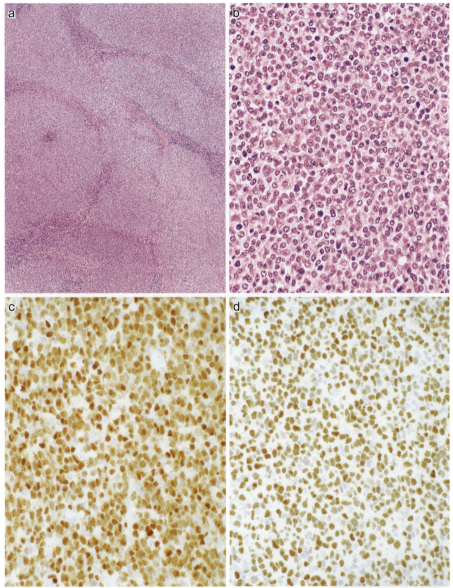
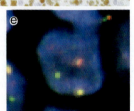

図 4-63 扁桃生検
a) HE 染色低倍率. 大型濾胞が癒合しつつ増殖し, マントル帯は不明瞭である. 一部は連続性にびまん性増殖している.
b) HE 染色高倍率. 中型〜大型リンパ球の monotonous な増殖を認め, starry-sky appearance はみられない.
c) IRF4/MUM1 免疫染色. 腫瘍細胞は, IRF4/MUM1 陽性である.
d) BCL6 免疫染色. 腫瘍細胞は, BCL6 陽性である.
e) FISH 法. IRF4 break-apart probe を用いた FISH 法にて融合シグナル (正常の黄) 1 個, 分離シグナル 2 個 (赤 1 個, 緑 1 個) をみる.

labeling index は高く（＞25%），濾胞内での極性は失われている．

■染色体・遺伝子

免疫グロブリン（IG）および*IRF4*遺伝子再構成を認め，大半は*IRF4*と IGH の融合遺伝子である 図4-63e ．約1/3 の症例に*BCL6*遺伝子再構成を認める[2]．*BCL2*，*MYC*遺伝子再構成はいずれもほぼみられない[1]．ほとんどの症例は，遺伝子発現プロファイルあるいは Hans の分類で germinal center B-cell（GCB）由来とされるが，LBCL-*IRF4*-R に高発現している 27個の遺伝子の発現プロファイルでは，GCB，activated B-cell（ABC）のいずれとも異なる発現プロファイルをもつ[2]．

■診断基準

必須項目：
- 中型または大型細胞形態と濾胞性および / またはびまん性増殖パターン
- BCL6 と IRF4（MUM1）の共発現を伴う成熟 B 細胞表現型
- *IRF4*転座
- *IRF4*再構成分析を実行できない場合は，典型的な免疫表現型と組み合わせた適切な臨床所見により診断が可能だが「分子的に確認されていない」と表示される

望ましい項目：
- IG::*IRF4*転座の証明
- *BCL2*および *MYC* 遺伝子再構成の欠如

■予後

化学療法単独，あるいは化学療法と放射線療法により予後は良好であり，小児症例では治療の減弱が模索されている[2,3]．

●文献

1) Oschlies I, Siebert R, Burkhardt B, et al. Large B-cell lymphoma with IRF4 rearrangement. In: WHO Classification of Tumours Editorial Board. Haematolymphoid tumours [Internet]. Lyon (France): International Agency for Research on Cancer; 2024 [cited 2024 Mar 1]. (WHO classification of tumours series, 5th ed.; vol. 11). Available from: https://tumourclassification.iarc.who.int/chapters/63.

2) Salaverria I, Philipp C, Oschlies I, et al. Translocations activating IRF4 identify a subtype of germinal center-derived B-cell lymphoma affecting predominantly children and young adults. Blood. 2011; 118: 139-47.

3) Au-Yeung RKH, Arias Padilla L, Zimmermann M, et al. Experience with provisional WHO-entities large B-cell lymphoma with IRF4-rearrangement and Burkitt-like lymphoma with 11q aberration in paediatric patients of the NHL-BFM group. Br J Haematol. 2020; 190: 753-63.

4) Attarbaschi A, Abla O, Arias Padilla L, et al. Rare non-Hodgkin lymphoma of childhood and adolescence: A consensus diagnostic and therapeutic approach to pediatric-type follicular lymphoma, marginal zone lymphoma, and nonanaplastic peripheral T-cell lymphoma. Blood Cancer. 2020; 67: e28416.

〈岩淵英人〉

11q 異常を伴う高悪性度 B 細胞リンパ腫
High-grade B-cell lymphoma with 11q aberrations

■定義
11q 異常を伴う高悪性度 B 細胞リンパ腫（high-grade B-cell lymphoma with 11q aberrations: HGBL-11q）は，11番染色体長腕（11q）の増加・欠失を特徴とする成熟 B 細胞リンパ腫である[1]．Burkitt リンパ腫様，Burkitt リンパ腫（BL）- びまん性大細胞型 B 細胞リンパ腫（DLBCL）の中間型の細胞形態を示すが，*MYC* 転座を有する症例は BL として除外される[2]．

■疫学
稀なリンパ腫で，正確な頻度は不明である．既報告から，*MYC* 転座陰性 BL や HGBL の 52%[3]，高悪性度形態を示す侵攻型 B 細胞リンパ腫の 42.9%[4] が HGBL-11q であった．小児・若年者好発だが，高齢者症例の報告もある[4-9]．男性優位で，臓器移植後やヒト免疫不全ウイルス（HIV）感染に伴う免疫不全患者や毛細血管拡張性失調症での発症があり，免疫異常との関連が示唆される[9-14]．

■臨床像，浸潤部位
半数以上が節外発症で腹腔内腫瘍がその 30% を占める．節性は頭頸部初発が多い[4,9]．一部中枢神経発症の報告もある[4]．

■形態像
形態学的スペクトルは，芽球型，BL/DLBCL 中間型から DLBCL 様まで多岐にわたる．主体は BL/DLBCL 中間型で，核不整や多形性傾向を示す，BL としてはやや大きめで繊細なクロマチンを示す核に，核小体をみることが多い 図4-64．腫瘍細胞がびまん性に増殖し，星空状（starry-sky appearance）のマクロファージに粗大かつ多数のアポトーシス小体が特徴的にみられるとされる[15]が，一部例にとどまる．

■免疫表現型
表面形質は汎 B マーカー，CD10 と BCL6 が陽性，BCL2，MUM1 が陰性，Ki-67 labeling index

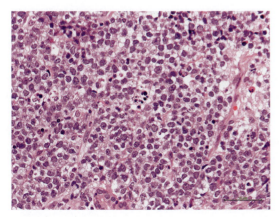

図4-64 10代男児，耳下腺発症例
BL/DLBCL 中間型の細胞形態を示す腫瘍細胞の増生をみる．アポトーシス小体を含むマクロファージが散在する．表現型は CD10⁺，BCL2⁻，BCL6⁺，C-MYC⁺，Ki-67 labeling index＞95%．FISH にて 11q gain/loss が確認された．

＞95％と BL に類似する．MYC は陽性だが染色性はさまざまである．MYC，MUM1 や BCL2 陽性例を認める．LMO2 が約半数に陽性で，LEF1 減弱が BL との鑑別に有用とされる[16]．

染色体・遺伝子

染色体異常として 11q23.3 増加と 11q24.1 ～末端の欠失を認める．本疾患では 11q 末端欠失が特異的であり，11q の増加は他のリンパ腫でも認められる．微小欠失は G-band 分染法で検出できない場合があり，11q23.3 と 11q24.1 ～末端を一緒に検出する 3-color-FISH 法が有用である．*BCL2* や *BCL6* 転座はみられない．網羅的遺伝子解析では *BTG2*，*DDX3X*，*ETS1*，*EP300*，*GNA13* の変異がみられ，BL に特徴的な *ID3*，*TCF3*，*CCND3*，*SMARCA4* の変異は認めない[7]．その他 *ATM*，*PTEN*，*TP53*，*FOXO1*，および *RHOA* の変異が報告された[9, 17]．

診断基準

必須項目：

- 中間型 / 芽球型または Burkitt 様形態のリンパ腫
- 典型的な免疫表現型（B 細胞マーカー$^+$，CD10$^+$，BCL6$^+$，BCL2$^-$）
- 染色体 11q の増加 / 欠失，テロメア減少，またはテロメア LOH パターン
- *MYC* 転座の除外

望ましい項目：

- フローサイトメトリーによる CD38-high の非存在下での CD56 の発現

予後および予後因子

大規模な報告はないが，BL として治療された若年症例は BL より治療反応がよく[3]，DLBCL として治療された高齢者例は治療も予後もさまざまで，R-CHOP 療法で完全寛解に至った症例もある[4]．予後不良の転帰を示した例では *TP53* 異常との関連が示されている[9]．

問題点

まだ HGBL-11q の分子遺伝子学的基盤，治療法や予後が不明確である．現在は *MYC* 転座があれば BL と扱うが[2]，HGBL-11q に 2 次的 *MYC* 転座が生じたと考えられる例が 2023 年欧州血液学会で報告され，今後の検討を要する[9, 17]．

BL での 11q 検索は議論があるが，*MYC* 転座陰性 HGBL や BL 形態を示す侵攻型 B 細胞リンパ腫には積極的に 11q-FISH 法を実施し，症例集積と検討が必要である．

●文献

1) WHO Classification of Tumours Editorial Board. Haematolymphoid tumours [Internet]. Lyon (France): International Agency for Research on Cancer; 2024. (WHO classification of tumours series, 5th ed.; vol. 11). Available from: https://tumourclassification.iarc.who.int/chapters/63.

2) Shestakova A, Shao L, Smith LB, et al. High-grade B-cell lymphoma with concurrent MYC rearrangement and 11q aberrations: clinicopathologic, cytogenetic, and molecular characterization of 4 cases. Hum Pathol. 2023; 136: 34-43.

3) Horn H, Kalmbach S, Wagener R, et al. A diagnostic approach to the identification of Burkitt-like lymphoma with 11q aberration in aggressive B-cell lmphomas. Am J Surg Pathol. 2021; 45: 356-64.

4) Yamada S, Oka Y, Muramatsu M, et al. High-grade B-cell lymphoma with 11q aberrations: a single-center study. J Clin Experiment Hematopathol. 2023; 63: 121-31.

5) Salaverria I, Martin-Guerrero I, Wagener R, et al. A recurrent 11q aberration pattern characterizes a sub-

set of MYC-negative high-grade B-cell lymphomas resembling Burkitt lymphoma. Blood. 2014; 123: 1187-98.

6) Grygalewicz B, Woroniecka R, Rymkiewicz G, et al. The 11q-gain/loss aberration occurs recurrently in MYC-negative Burkitt-like lymphoma with 11q aberration, as well as MYC-positive Burkitt lymphoma and MYC-positive high-grade B-cell lymphoma, NOS. Am J Clin Pathol. 2017; 149: 17-28.

7) Gonzalez-Farre B, Ramis-Zaldivar JE, Salmeron-Villalobos J, et al. Burkitt-like lymphoma with 11q aberration: a germinal center-derived lymphoma genetically unrelated to Burkitt lymphoma. Haematologica. 2019; 104: 1822-9.

8) Au-Yeung RKH, Arias Padilla L, Zimmermann M, et al. Experience with provisional WHO- entities large B-cell lymphoma with IRF4-rearrangement and Burkitt-like lymphoma with 11q aberration in paediatric patients of the NHL-BFM group. Br J Haematol. 2020; 190: 753-63.

9) Quintanilla-Martinez L, Laurent C, Soma L, et al. Emerging entities: high-grade/large B-cell lymphoma with 11q aberration, large B-cell lymphoma with IRF4 rearrangement, and new molecular subgroups in large B-cell lymphomas. A report of the 2022 EA4HP/SH lymphoma workshop. Virchows Arch. 2023; 483: 281-98.

10) Kim JA, Kim HY, Kim SJ, et al. A case of Burkitt-like lymphoma with 11q aberration with HIV infection in EAST ASIA and literature review. Ann Lab Med. 2021; 41: 593-7.

11) Ferreiro JF, Morscio J, Dierickx D, et al. Post-transplant molecularly defined Burkitt lymphomas are frequently MYC-negative and characterized by the 11q-gain/loss pattern. Haematologica. 2015; 100: e275-9.

12) Grygalewicz B, Woroniecka R, Rymkiewicz G, et al. Genetic progression of post-transplant Burkitt-like lymphoma case with 11q-Gain/Loss and MYC amplification. Cancer Genet. 2020; 245: 1-5.

13) Wang J, Ma L, Guo J, et al. Burkitt-like lymphoma with 11q aberration in a patient with AIDS and a patient without AIDS: two cases reports and literature review. Open Med (Wars). 2021; 16: 428-34.

14) Pienkowska-Grela B, Rymkiewicz G, Grygalewicz B, et al. Partial trisomy 11, dup(11)(q23q13), as a defect characterizing lymphomas with Burkitt pathomorphology without MYC gene rearrangement. Medical Oncology. 2011; 28: 1589-95.

15) Yu YT, Takeuchi K, Baba S, et al. Morphologically suspected Burkitt-like lymphoma with 11q aberrations confirmed by fluorescence in situ hybridization. Am J Surg Pathol. 2022; 46: 576-7.

16) Hurwitz SN, Lockhart B, Önder Ö, et al. Proteogenomic profiling of high-grade B-cell lymphoma with 11q aberrations and Burkitt lymphoma reveals lymphoid enhancer binding factor 1 as a novel biomarker. Mod Pathol. 2023; 36: 100170.

17) Socorro Maria Rodriguez-Pinilla, Stefan Dojcinov, Snjezana Dotlic, et al. Aggressive B-cell non-Hodgkin lymphomas: a report of the lymphoma workshop of the 20th meeting of the European Association for Haematopathology. Virchows Arch. 2024; 484: 15-29.

〈橋本優子, 山田匠希〉

リンパ腫様肉芽腫症
Lymphomatoid granulomatosis

■定義

　リンパ腫様肉芽腫症 (lymphomatoid granulomatosis: LyG) は，1972年 Liebow らによって最初に報告された稀な Epstein-Barr ウイルス (EBV) 関連 B 細胞リンパ増殖性疾患 (B-LPD) である[1]．血管中心性に T 細胞浸潤を伴うことから当初は T 細胞性腫瘍と考えられていたが，のち

4章 ◆ B細胞性リンパ増殖症およびリンパ腫

にEBV陽性B-LPDであることが判明し，顕著なT細胞浸潤は反応性であることが確認された[2,3]．当疾患は2001年からWHO分類に掲載されている．

疫学

その有病率に関する正確なデータは存在しないが，アジアでは稀である[4,5]．年齢中央値は40〜60歳代で男女比は2：1である．

病態

免疫異常の既往のないLyG症例に細胞性免疫や体液性免疫の欠陥が認められたが，明らかな免疫不全状態ではなく[6,7]，EBV陽性B細胞に対する免疫監視の欠陥や免疫応答の異常，細胞傷害性T細胞の量的質的異常が発症要因の1つと考えられている[6,7]．

病変部位

節外臓器に病変を有し，特に肺に病変を認める．中枢神経（40%），皮膚（34%），腎臓（19%）肝臓（17%）にも病変を認めるが[8]，リンパ節や骨髄への浸潤は稀である．リンパ節病変や骨髄浸潤を認める場合は他のEBV関連疾患を疑う[4,9]．

臨床像

肺に病変を有するが，明らかな呼吸器症状を呈する患者は1/3〜2/3程度にすぎず，画像のみで診断される場合もある[5,10]．呼吸器症状は咳，呼吸困難，胸痛で出現し，発熱，体重減少，倦怠感を伴うこともある[5,10]．約3割の症例で初診時に皮膚病変を合併する[5,8]．中枢神経の病変部位によってさまざまな神経学的症状が出現する（片麻痺，運動失調，見当識障害，脳神経麻痺，難聴，複視，構音障害，神経因性膀胱など）[5,8]．

形態像

肺に多発する結節性病変，その病変は時に単発性結節を呈することもあるが，両側性であることが多く，主に中・下肺野に認められる．皮膚病変は時に潰瘍を伴い，多発性紅斑性皮膚丘疹や皮下結節の形態を示す．

組織学的所見では小型〜中型の血管に浸潤した，血管中心性かつ血管破壊性の多形性リンパ球浸潤を特徴とする 図4-65 図4-66 ．小リンパ球が優勢で，組織球，形質細胞および大型の異型細胞が混在する．背景の小リンパ球（主にT細胞）は，核異型を示すことがあるが，明らかな腫瘍性を示さない．大型異型細胞は，免疫芽細胞やHodgkin細胞に類似した形態を有し，多核のものがみられることもあるが，典型的なHodgkin/Reed Sternberg細胞はみられない．好中球および好酸球は，通常目立たない．中心部の壊死はしばしば認められ，肉芽腫症という病名にもかかわらず明瞭な肉芽腫は通常認められない．

免疫表現型

CD3陽性T細胞が背景に多数認められる中，腫瘍細胞は汎B細胞マーカーを発現し，CD30は多様に陽性，CD15陰性である．EBER-ISHにより大型異型細胞はEBER陽性で，EBV LMP1を発現している場合もある．EBNA2も陽性となる場合はEBV latency III型を呈する．EBER陽性細胞は大小さまざまな細胞で認められ，多数の小型B細胞も陽性を示す[8]．

グレード

背景反応性リンパ球に対するEBER陽性B細胞の割合によって以下の組織学的グレードが定

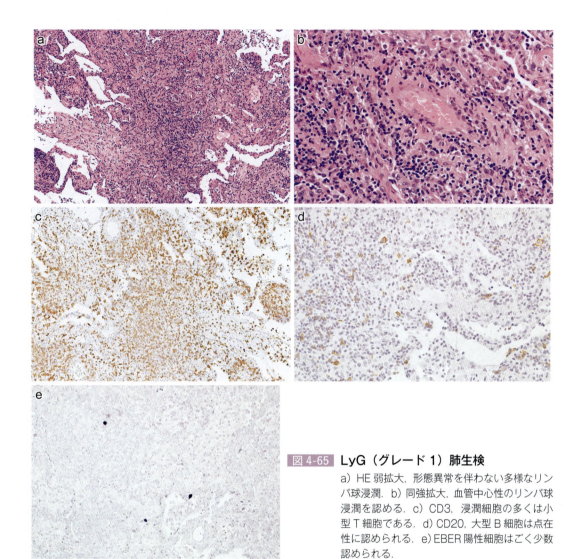

図 4-65 LyG（グレード1）肺生検
a) HE 弱拡大, 形態異常を伴わない多様なリンパ球浸潤. b) 同強拡大, 血管中心性のリンパ球浸潤を認める. c) CD3, 浸潤細胞の多くは小型 T 細胞である. d) CD20, 大型 B 細胞は点在性に認められる. e) EBER 陽性細胞はごく少数認められる.

められている.
- グレード1：顕著な形態異常を伴わない多様なリンパ球浸潤で構成され，壊死は存在しないか局所的であり，大型の EBER 陽性リンパ球の数は少なく（1強視野あたり5個未満），CD20 や EBER-ISH で識別する.
- グレード2：反応性細胞を背景に大型リンパ球や免疫芽球様細胞が混在する．しばしば壊死が認められ，EBER-ISH において1強視野あたり5〜50個の EBER 陽性細胞が認められる.
- グレード3：より多くの EBER 陽性 B 細胞（1強視野あたり50個超）を特徴とし，壊死はしばしば広範囲に及ぶ[8]．大型異型細胞の増生が顕著に認められる場合は EBV 陽性びまん性大細胞型 B 細胞リンパ腫（DLBCL）の診断が適切である．

■ **分子病理学的特徴**
グレード1病変では，EBV 感染細胞が少ないためか，免疫グロブリン遺伝子（IG）のモノクロ

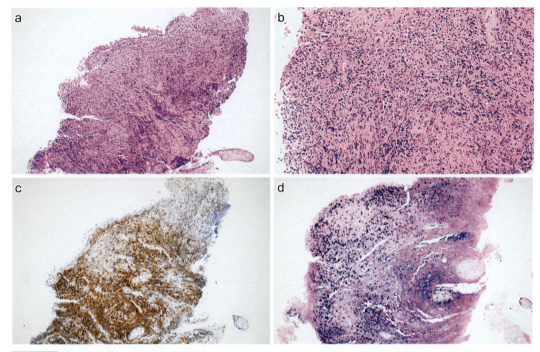

図 4-66 LyG（グレード3）肺生検
a）HE 弱拡大．多様なリンパ球浸潤の中に大型細胞がやや目立つ．b）同 HE 強拡大．大型異型細胞の増生像．c）同 CD79a．CD79a 陽性 B 細胞の増生．d）同 EBER 陽性細胞が多数認められる．

ーナル再構成が検出されないことがある．グレード2および3病変では，モノクローナルが確認されることが多いが，異所性病変部位で異なるクローンが証明されることもある．

■ 鑑別診断

　他の EBV 陽性 B-LPD と類似の形態学的所見をもち，特に節外病変が主体の症例に関しては鑑別困難な場合がある[4]．他の EBV 陽性 B-LPD では，EBV 陽性 B 細胞の直接的浸潤による組織障害を示すのに対し，LyG の組織浸潤の主体は EBV に対する宿主の免疫反応，血管中心性の T 細胞浸潤に起因している点が異なる[11]．また EBV 陽性 B 細胞の増生が顕著なグレード3病変は EBV 陽性 DLBCL と同等と考えられるが，EBV 陽性 DLBCL 症例がリンパ節病変を同時に認め，EBV の血中ウイルス量がしばしば顕著に上昇するのに対し[8,12-14]，LyG に節性病変は認めず，血中ウイルス量の上昇はほとんど認めない[15]．以前，LyG の発生率は免疫不全患者で高いと報告されていたが[16,17]，そのような症例は古典的な LyG とは異なる可能性が高く，先天性・後天性免疫不全を既往とする例は除外される[4]．

■ 診断基準

必須項目：
- 節外病変
- 顕著な血管中心性を伴う多形性リンパ球浸潤．多数の小型 T リンパ球とともにさまざまな数の EBV 陽性大型 B 細胞が混在し，小型～中型の血管を貫壁的に侵襲する
- 免疫老化以外の免疫不全は除外される

■ 治療・予後

　LyG の臨床経過は，緩徐な経過を示す例から B 細胞リンパ腫に準じた進行性の経過を示す例まで幅広い．下記に示した組織学的グレードに基づいた治療法が行われる．グレード 1 および 2 はインターフェロンなどの免疫調節療法で，グレード 3 は悪性リンパ腫に準じた化学療法にて一般的に治療される．また初回治療後に異なるグレードの病変が出現した場合は，クロスオーバー治療を行う．以前，LyG は約 6 割が死亡し，診断から 1 年以内に死亡する例が多いと報告されていたが，グレードに基づく治療法の中間報告では，治療した患者の半数以上が 10 年以上生存し，治療成績の向上が証明されている[18]．

● 文献

1) Liebow AA, Carrington CR, Friedman PJ. Lymphomatoid granulomatosis. Hum Pathol. 1972; 3: 457-558.
2) Katzenstein AL, Carrington CB, Liebow AA. Lymphomatoid granulomatosis: a clinicopathologic study of 152 cases. Cancer. 1979; 43: 360-73.
3) Katzenstein AL, Peiper SC. Detection of Epstein-Barr virus genomes in lymphomatoid granulomatosis: analysis of 29 cases by the polymerase chain reaction technique. Mod Pathol. 1990; 3: 435-41.
4) Melani C, Jaffe ES, Wilson WH. Pathobiology and treatment of lymphomatoid granulomatosis; a rare EBV-driven disorder. Blood. 2020; 135: 1344-52.
5) Katzenstein AL, Doxtader E, Narendra S. Lymphomatoid granulomatosis: insights gained over 4 decades. Am J Surg Pathol. 2010; 34: e35-48.
6) Sordillo PP, Epremian B, Koziner B, et al. Lymphomatoid granulomatosis: an analysis of clinical and immunologic characteristics. Cancer. 1982; 49: 2070-6.
7) Wilson WH, Kingma DW, Raffeld M, et al. Association of lymphomatoid granulomatosis with Epstein-Barr viral infection of B lymphocytes and response to interferon-alpha 2b. Blood. 1996; 87: 4531-7.
8) Song JY, Pittaluga S, Dunleavy K, et al. Lymphomatoid granulomatosis--a single institute experience: pathologic findings and clinical correlations. Am J Surg Pathol. 2015; 39: 141-56.
9) Koss MN, Hochholzer L, Langloss JM, et al. Lymphomatoid granulomatosis: a clinicopathologic study of 42 patients. Pathology. 1986; 18: 283-8.
10) Chavez JC, Sandoval-Sus J, Horna P, et al. Lymphomatoid granulomatosis: a single institution experience and review of the literature. Clin Lymphoma Myeloma Leuk. 2016; 16: S170-4 .
11) Teruya-Feldstein J, Jaffe ES, Burd PR, et al. The role of Mig, the monokine induced by interferon-gamma, and IP-10, the interferon-gamma-inducible protein-10, in tissue necrosis and vascular damage associated with Epstein-Barr virus-positive lymphoproliferative disease. Blood. 1997; 90: 4099-105.
12) Nicolae A, Pittaluga S, Abdullah S, et al. EBV-positive large B-cell lymphomas in young patients: a nodal lymphoma with evidence for a tolerogenic immune environment. Blood. 2015; 126: 863-72.
13) Dojcinov SD, Venkataraman G, Pittaluga S, et al. Age-related EBV-associated lymphoproliferative disorders in the Western population: a spectrum of reactive lymphoid hyperplasia and lymphoma. Blood. 2011; 117: 4726-35.
14) Oyama T, Yamamoto K, Asano N, et al. Age-related EBV-associated B-cell lymphoproliferative disorders constitute a distinct clinicopathologic group: a study of 96 patients. Clin Cancer Res. 2007; 13: 5124-32.
15) Okamoto A, Yanada M, Inaguma Y, et al. The prognostic significance of EBV DNA load and EBER status in diagnostic specimens from diffuse large B-cell lymphoma patients. Hematol Oncol. 2017; 35: 87-93.
16) Haque AK, Myers JL, Hudnall SD, et al. Pulmonary lymphomatoid granulomatosis in acquired immunodeficiency syndrome: lesions with Epstein-Barr virus infection. Mod Pathol. 1998; 11: 347-56.
17) Sebire NJ, Haselden S, Malone M, et al. Isolated EBV lymphoproliferative disease in a child with Wiskott-Aldrich syndrome manifesting as cutaneous lymphomatoid granulomatosis and responsive to anti-CD20 immunotherapy. J Clin Pathol. 2003; 56: 555-7.
18) Melani C, Roschewski M, Pittaluga S, et al. Phase II study of interferon-alpha and DA-EPOCH＋/－R in

lymphomatoid granulomatosis. Blood. 2018; 132(suppl 1): Abstract 785.

〈浅野直子〉

EBV 陽性びまん性大細胞型 B 細胞リンパ腫
EBV-positive diffuse large B-cell lymphoma

■定義

EBV 陽性びまん性大細胞型 B 細胞リンパ腫（EBV-positive diffuse large B-cell lymphoma: EBV[+] DLBCL）は，免疫不全の既往のない Epstein-Barr ウイルス（EBV）陽性 B 細胞性腫瘍で，高齢発症例においては加齢に伴う免疫老化が病因と考えられている．この疾患は 2003 年に尾山，中村らにより加齢（老人）性 EBV 関連 B 細胞リンパ増殖異常症として報告され[1]，EBV-positive DLBCL of the elderly という疾患単位で WHO 分類第 4 版（2008）に掲載されたが[2]，のちに幅広い年齢層にわたって存在することが認識され上記疾患名に変更された[3]．

■疫学

EBV[+]DLBCL は欧米諸国では稀で，全 DLBCL の 5%未満であるが[4,5]，アフリカ，アジアおよびラテンアメリカではより多く認められる（5 〜 15%）[6-9]．ほとんどの症例の発症年齢は 50 歳以上で，70 〜 80 歳代に発症率のピークがあり，30 歳代にも散在性に認められる[10]．男女比は 1.2 〜 3.6 :1 である．

■病因

EBV 陽性 B 細胞が腫瘍化するリンパ腫であり，高齢発症例では加齢による免疫監視機構の低下が発症に関与していると考えられている．若年発症例においては不明である．

■病変部位

リンパ節に加え，節外部位への浸潤も認める．若年発症例（45 歳未満）では，限局性または全身性の節性病変を示すことが多く，約 10%の症例で節外病変を認める[10]．一方，高齢発症例においては，節外病変の頻度が高く（40%），皮膚，肺，消化管や骨髄に浸潤することが多い[1,5,11-13]．

■臨床像

臨床症状は多彩で，B 症状を認めることが多い[1,10-13]．50%以上の症例で年齢調整 IPI（International Prognostic Index）高中間 / 高リスクを呈し，ECOG-performance status で 2 以上を示す[13]．ほとんどの患者の血清または血液中に EBV DNA が検出されるが，この所見は本疾患に特異的ではない[6]．欧州からの報告で血球貪食性リンパ組織球症の高い発生率が記載されているが[13]，本邦では明らかではない．

■形態像

広範な地図状壊死 図 4-67a ，血管中心性あるいは血管破壊性浸潤像，小リンパ球や形質細胞，組織球など多彩な反応性背景，免疫芽球様，また Hodgkin 細胞様大型細胞などが認められる 図 4-67b, c, d ．このように背景反応性細胞が豊富で腫瘍細胞は点在して認められる症例から，

3節 ■ 成熟B細胞腫瘍

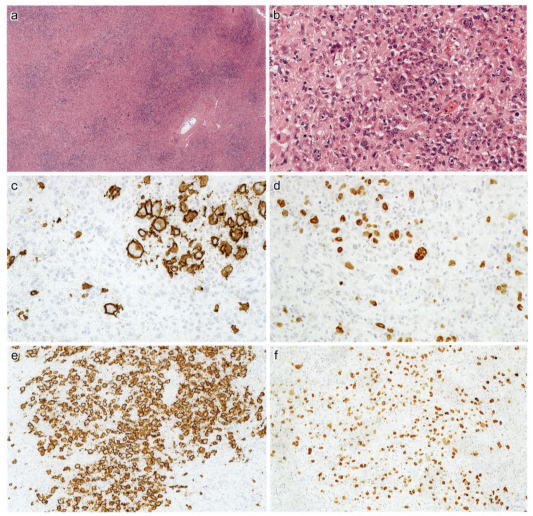

図 4-67　EBV⁺ DLBCL，リンパ節生検
a）弱拡大像にて壊死巣が散見される．b）豊富な反応性細胞を背景に，巨細胞が存在することもある．
c）CD20陽性腫瘍細胞は散在性に認められる．d）大型腫瘍細胞のEBER陽性を示す．e）同一生検内においてもCD20陽性腫瘍細胞が多数認められ，DLBCLに相当する部分も確認される．f）同部位のEBER-ISH像を示す．

腫瘍細胞の単調なびまん性増生を特徴とし，いわゆるDLBCLに相当する例まで，腫瘍細胞の密度と腫瘍免疫微小環境に基づく幅広いスペクトルを包含している．これらの組織学的特徴は同時的もしくは経時的に同一個体内に出現する例が報告されている 図4-67e, f ．また背景反応性細胞が豊富な例においては，リンパ腫様肉芽腫症（LyG）との共通性が指摘される．

■免疫表現型
　腫瘍細胞は汎B細胞抗原であるCD19，CD20，CD22，CD79a，PAX5に陽性で，通常MUM1が陽性でCD10を欠く活性化B細胞の免疫表現型を示し，BCL6は陽性の場合もある．多くの症例でCD30陽性を示すが，弱陽性から強陽性まで幅を認める．腫瘍細胞がCD15を発現する例は

387

少ない [10, 11, 14]．EBER-ISH は診断に必須であり，大型異型細胞の 80%以上で陽性であるとされる 図 4-67d, f．EBER 陽性小リンパ球のみ少数（全 B 細胞の 10%未満）存在する場合は EBV$^+$DLBCL の診断をすべきではない点を付記する [9, 15]．ほとんどの症例で EBV LMP1 陽性（90%以上）で，EBNA2 は一部の症例（7〜36%）で発現を認め，EBV latency Ⅱ型の頻度が高い．特に若年症例では，腫瘍細胞に PD-L1 および PD-L2 を発現していることが多い [10]．

分子病理学的特徴

EBV$^+$ DLBCL は，EBV 陰性 DLBCL（EBV$^-$ DLBCL）よりも突然変異負荷は低く，EBV の存在は *MYD88* や *CD79A* の変異と相互排他的であることが報告されている [16]．変異は EBV$^-$ DLBCL のものと異なり，NFκB，WNT，IL6/JAK/STAT 経路における変化が主であり [17]，また *CCR6*，*CCR7*，*DAPK1*，*TNFRSF21*，*CSNK2B*，*YY1* など，当疾患に特異的と考えられる一連の変異遺伝子の報告がある [17]．6q- は *PRDM1* や *TNFAIP3* の欠失に関連している [17]．PD-L1 の過剰発現は，JAK/STAT および NF-κB 経路を活性化する LMP1 によって，または *CD274*(PD-L1)/ *PDCD1LG2*(PD-L2) 遺伝子などの構造変異を介して媒介される [18]．PDL1 の発現は 95%の症例で報告されているが [13]，若年者での高い発現率とは対照的に高齢者での頻度は低く（11%）[10, 19]，高齢発症例と若年発症例での腫瘍微小環境の相違が推察される．

治療・予後

DLBCL における EBV 感染の予後への影響は，アジアと欧米の研究によってさまざまである．アジアからのほとんどの研究では R-CHOP を含む治療後の予後不良が示されている一方 [20, 21]，欧米発の報告では，EBV 陽性と予後の間に相関は認められていない [4, 22]．また若年発症例は予後良好との報告もある [10]．予後不良因子として，EBV latency Ⅲ型（EBNA2発現）や [23]，診断時または治療中の二次性血球貪食性リンパ組織球症の合併 [13] との報告がある．

診断基準

必須項目：
- 罹患組織の部分的または完全な構造的消失
- 細胞反応性の背景に HRS 様細胞を含む多様な形態の多数の散在する大型悪性細胞のシートから構成される非定型リンパ浸潤
- B 細胞系列であることが確認された大型細胞（CD20，PAX5，CD79a など）
- 大型 B 細胞の大部分に EBV が存在すること
- 先天性または後天性の免疫不全症やリンパ腫の病歴がないこと
- その他の EBV 関連リンパ腫およびリンパ増殖性疾患が除外されていること

望ましい項目：
- 血清または全血中に EBV DNA が検出される（選択された症例）

鑑別診断

免疫グロブリン遺伝子（IG）のモノクローナル再構成の同定が，EBV$^+$ DLBCL と EBV 陽性反応性過形成や伝染性単核球症との鑑別に役立つが，全例でクローナリティが検出できるわけではない点が付記される [10, 11]．また EBV 陽性細胞が少なくリンパ腫の診断基準を満たさないが，リンパ節の構造変化と EBV 陽性細胞を含めた多彩な細胞浸潤を有した症例に対し，EBV-positive polymorphic B-cell lymphoproliferative disorder の名称を用いるとの報告もある[24]．リンパ節構造が保たれている場合は EBV 再活性化と判断する[24]．特に EBV 陽性粘膜皮膚潰瘍（EBV$^+$ mucocutaneous ulcer）や LyG との鑑別診断は困難な場合がある．これらは形態学的および免疫組織学的所見に重複があり，病変部位などの臨床的背景に基づいて鑑別する必要がある．

●文献

1) Oyama T, Ichimura K, Suzuki R, et al. Senile EBV+ B-cell lymphoproliferative disorders: a clinicopathologic study of 22 patients. Am J Surg Pathol. 2003; 27: 16-26.

2) Nakamura S, Jaffe ES, Swerdlow SH. EBV-positive DLBCL of the elderly In: Swerdlow S, et al, editors. WHO classification of tumours of haematopoietic and lymphoid tissues 4th edition. France, Lyon: IARC; 2008. p. 243-4.

3) Nakamura S, Jaffe ES, Swerdlow SH. EBV-positive diffuse large B-cell lymphoma not otherwise specified (NOS) In: Swerdlow S, et al, editors. WHO classification of tumours of haematopoietic and lymphoid tissues revised 4th edition France, Lyon: IARC; 2017. p. 304-6.

4) Ok CY, Li L, Xu-Monette ZY, et al. Prevalence and clinical implications of Epstein-Barr virus infection in de novo diffuse large B-cell lymphoma in Western countries. Clin Cancer Res. 2014; 20: 2338-49.

5) Hoeller S, Tzankov A, Pileri SA, et al. Epstein-Barr virus-positive diffuse large B-cell lymphoma in elderly patients is rare in Western populations. Hum Pathol. 2010; 41: 352-7.

6) Okamoto A, Yanada M, Inaguma Y, et al. The prognostic significance of EBV DNA load and EBER status in diagnostic specimens from diffuse large B-cell lymphoma patients. Hematol Oncol. 2017; 35: 87-93.

7) Hwang J, Suh CH, Won Kim K, et al. The incidence of Epstein-Barr virus-positive diffuse large B-cell lymphoma: a systematic review and meta-analysis. Cancers (Basel). 2021; 13: 1785.

8) Cassim S, Antel K, Chetty DR, et al. Diffuse large B-cell lymphoma in a South African cohort with a high HIV prevalence: an analysis by cell-of-origin, Epstein-Barr virus infection and survival. Pathology. 2020; 52: 453-9.

9) Ohashi A, Kato S, Okamoto A, et al. Reappraisal of Epstein-Barr virus (EBV) in diffuse large B-cell lymphoma (DLBCL): comparative analysis between EBV-positive and EBV-negative DLBCL with EBV-positive bystander cells. Histopathology. 2017; 71: 89-97.

10) Nicolae A, Pittaluga S, Abdullah S, et al. EBV-positive large B-cell lymphomas in young patients: a nodal lymphoma with evidence for a tolerogenic immune environment. Blood. 2015; 126: 863-72.

11) Dojcinov SD, Venkataraman G, Pittaluga S, et al. Age-related EBV-associated lymphoproliferative disorders in the Western population: a spectrum of reactive lymphoid hyperplasia and lymphoma. Blood. 2011; 117: 4726-35.

12) Oyama T, Yamamoto K, Asano N, et al. Age-related EBV-associated B-cell lymphoproliferative disorders constitute a distinct clinicopathologic group: a study of 96 patients. Clin Cancer Res. 2007; 13: 5124-32.

13) Bourbon E, Maucort-Boulch D, Fontaine J, et al. Clinicopathological features and survival in EBV-positive diffuse large B-cell lymphoma not otherwise specified. Blood Adv. 2021; 5: 3227-39.

14) Asano N, Yamamoto K, Tamaru J, et al. Age-related Epstein-Barr virus (EBV)-associated B-cell lymphoproliferative disorders: comparison with EBV-positive classic Hodgkin lymphoma in elderly patients. Blood. 2009; 113: 2629-36.

15) Stuhlmann-Laeisz C, Szczepanowski M, Borchert A, et al. Epstein-Barr virus-negative diffuse large B-cell lymphoma hosts intra- and peritumoral B-cells with activated Epstein-Barr virus. Virchows Arch. 2015; 466: 85-92.

16) Vermaat JS, Somers SF, de Wreede LC, et al. MYD88 mutations identify a molecular subgroup of diffuse large B-cell lymphoma with an unfavorable prognosis. Haematologica. 2020; 105: 424-34.

17) Gebauer N, Künstner A, Ketzer J, et al. Genomic insights into the pathogenesis of Epstein-Barr virus-associated diffuse large B-cell lymphoma by whole-genome and targeted amplicon sequencing. Blood Cancer J. 2021; 11: 102.

18) Kataoka K, Miyoshi H, Sakata S, et al. Frequent structural variations involving programmed death ligands in Epstein-Barr virus-associated lymphomas. Leukemia. 2019, 33: 1687-99.

19) Takahara T, Satou A, Ishikawa E, et al. Clinicopathological analysis of neoplastic PD-L1-positive EBV+ diffuse large B cell lymphoma, not otherwise specified, in a Japanese cohort. Virchows Arch. 2021; 478: 541-52.

20) Sato A, Nakamura N, Kojima M, et al. Clinical outcome of Epstein-Barr virus-positive diffuse large B-cell lymphoma of the elderly in the rituximab era. Cancer Sci. 2014; 105: 1170-5.

21) Ahn JS, Yang DH, Duk Choi Y, et al. Clinical outcome of elderly patients with Epstein-Barr virus positive diffuse large B-cell lymphoma treated with a combination of rituximab and CHOP chemotherapy. Am J Hematol. 2013; 88: 774-9.

22) Witte HM, Merz H, Biersack H, et al. Impact of treatment variability and clinicopathological characteristics on survival in patients with Epstein-Barr-virus positive diffuse large B cell lymphoma. Br J Haematol. 2020; 189: 257-68.

23) Stuhlmann-Laeisz C, Borchert A, Quintanilla-Martinez L, et al. In Europe expression of EBNA2 is associated with poor survival in EBV-positive diffuse large B-cell lymphoma of the elderly. Leuk Lymphoma. 2016, 57: 39-44.

24) Natkunam Y, Goodlad JR, Chadburn A, et al. EBV-positive B-cell proliferations of varied malignant potential: 2015 SH/EAHP workshop report-part 1. Am J Clin Pathol. 2017; 147: 129-52.

〈浅野直子〉

慢性炎症関連びまん性大細胞型 B 細胞リンパ腫
Diffuse large B-cell lymphoma associated with chronic inflammation

■定義
　慢性炎症関連びまん性大細胞型 B 細胞リンパ腫 (diffuse large B-cell lymphoma associated with chronic inflammation: CI-DLBCL) は，長い経過を有する慢性炎症を背景に発生する Epstein Barr ウイルス（EBV）関連のリンパ腫で，体腔や炎症等により形成された組織間隙に起こる．プロトタイプは膿胸関連リンパ腫 (pyothorax-associated lymphoma) である[1].

■部位
　胸腔が最も多い．その他，大腿骨などの骨や関節，関節周囲の軟部組織にも発生することがある．

■臨床像
　胸膜を含む腫瘤形成がみられる．背部痛や胸部痛が一般的で，呼吸器症状や全身症状を伴う．

■疫学
　多くは肺結核治療のための胸郭形成術後，長期の膿胸の既往を有するが，既往のない症例も報告されている[2,3]．40〜80歳代の成人に発生し，男女比は約10：1である[4,5]．本邦からの報告が多い．慢性炎症 / 胸郭形成術から診断までの期間は 19〜64年（中央値：43年）で，長い慢性炎症の経過を有する．その他，慢性骨髄炎，金属インプラント移植後の発症が報告されている[6].

■病態生理
　EBV 感染と強く関連し，慢性炎症による IL-10 や IL-6 の産生が局所免疫を低下させると考え

られている[1,7]．免疫不全を有する患者，カポジ関連ヘルペスウイルス/ヒトヘルペスウイルス8型(KSHV/HHV-8)の感染例を除く．原発性体腔液リンパ腫(primary effusion lymphoma: PEL)とは区別される．

■組織像　図4-68

DLBCLと同様，胚中心芽球（centroblast）あるいは免疫芽球（immunoblast）様の大型細胞がびまん性に増殖し，細胞は大型の核小体を有し，時に形質細胞への分化を伴う．壊死や血管中心性増殖を認めることがある[1,4]．

■免疫組織化学　図4-69

CD20，CD79a，PAX5などの汎B細胞マーカーに陽性となる．CD30陽性になる．形質細胞分化を有する場合は汎B細胞の発現が低下し，CD138が陽性となることがある．BCL2やMUM1/IRF-4は陽性を示すことが多いが，CD10やBCL6は陰性であることが多い．EBV latencyは，LMP1とEBNA2の両者が陽性となるlatency type Ⅲが多い[8]．

■鑑別疾患

形質細胞分化を示し，CD20陰性CD138陽性の場合，plasmablastic lymphomaとの鑑別が必要になるが，臨床経過（慢性炎症）がポイントになる．フィブリン関連大細胞型B細胞リンパ腫（FA-LBCL）はCI-DLBCL同様，EBV陽性大型B細胞からなる．既存構造への局所浸潤や腫瘍

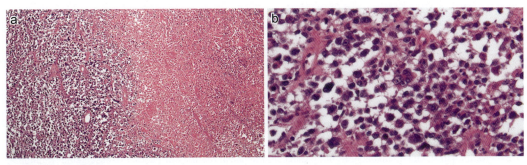

図4-68　HE染色
a: 弱拡大，b: 強拡大．
a）壊死を伴ったリンパ腫細胞のびまん性増生，b）大型細胞と多角形の小型細胞の増生．

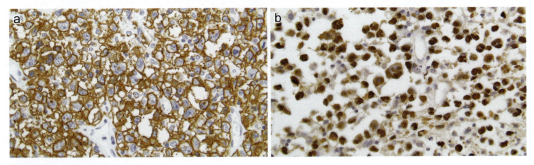

図4-69　免疫組織化学
a: CD20，b: EBER．
a）CD20のびまん性陽性像，b）核に多くEBERシグナル陽性像をみる．

4章 ◆ B 細胞性リンパ増殖症およびリンパ腫

形成があれば CI-DLBCL、一方、嚢胞内に留まれば FA-LBCL である.

■染色体・遺伝子

MYC 遺伝子の増幅，*TP53* 遺伝子変異（70%），*TNFAIP3*（A20）の欠失がみられる[1,4,8]．*HLA* class I 遺伝子の発現低下や細胞傷害性 T 細胞の認識エピトープである *EBNA3A* の変異が報告されており，リンパ腫細胞の免疫回避に関連すると考えられている[9]．

■診断基準

必須項目：

- 慢性炎症を起点とした EBV 関連の大細胞型 B 細胞リンパ腫
- 他の EBV 関連腫瘍の除外が必要

望ましい項目：

- 先天的あるいは炎症などにより生じた限局的な体腔や組織間隙での発症

■予後および予後因子

5 年生存率は 20 ～ 35%で，さらに stage 3 ～ 4 では 15%との報告があり，一般に予後不良である[5]．早期に外科的切除が行われた症例の 50%で寛解が得られたという報告もあるが，検討症例数が少なく結論に達していない[5,7]．予後不良因子としては LDH（高値），performance status（高），臨床病期（進行期）などが挙げられる.

●文献

1) WHO Classification of Tumours Editorial Board. Haematolymphoid tumours [Internet]. Lyon (France): International Agency for Research on Cancer; 2024 [cited 2024 Aug 8]. (WHO classification of tumours series, 5th ed.; vol. 11). Available from: https://tumourclassification.iarc.who.int/chapters/63.

2) Cheung C, Schonell M, Manoharan A. A variant of pyothrax-associated lymphoma. Postgrad Med. 1999; 75: 613-5.

3) Parisio E, Bianchi C, Rovej R, et al. Pulmonary asbestosis associated to pleural non-Hodgkin's lymphoma. Tumori. 1999; 85: 75-7.

4) Sukswai N, Lyapichev K, Khoury JD, et al. Diffuse large B-cell lymphoma variants: an update. Pathology. 2020; 52: 53-67.

5) Narimatsu H, Ota Y, Takeuchi K, et al. Clinicopathological features of pyothorax-associated lymphoma; a retrospective survey involving 98 patients. Ann Oncol. 2007; 18: 122-8.

6) Sanchez-Gonzalez B, Garcia M, Montserrat F, et al. Diffuse large B-cell lymphoma associated with chronic inflammation in metallic implant. J Clin Oncol. 2013; 31: e148-51.

7) Petitjean B, Jardin F, Joly B, et al. Pyothorax-associated lymphoma: a peculiar clinicopathologic entity derived from B cells at late stage of differentiation and with occasional aberrant dual B- and T-cell phenotype. Am J Surg Pathol. 2002; 26: 724-32.

8) Aozasa K, Takakuwa T, Nakatsuka S. Pyothorax-associated lymphoma. Adv Anat Pathol. 2005; 12: 324-31.

9) Kanno H, Nakatsuka S, Iuchi K, et al. Sequencing of cytotoxic T-lymphocyte epitopes in the Epstein-Barr virus（EBV）nuclear antigen-3B gene in a Japanese population with or without EBV-positive lymphoid malignancies. Int J Cancer. 2000; 88: 626-32.

〈織田麻琴，中村直哉〉

3節 ■ 成熟 B 細胞腫瘍

フィブリン関連大細胞型 B 細胞リンパ腫
Fibrin-associated large B-cell lymphoma

■定義および歴史的事項

　フィブリン関連大細胞型 B 細胞リンパ腫（fibrin-associated large B-cell lymphoma: FA-LBCL）は，先天的あるいは後天的に形成された嚢胞や偽腔に発症する大細胞型 B 細胞リンパ腫でフィブリンの沈着を伴う．WHO 分類改訂第 4 版で慢性炎症関連びまん性大細胞型 B 細胞リンパ腫（diffuse large B-cell lymphoma associated with chronic inflammation: CIA-DLBCL）の亜型として記載されていたが，WHO 分類第 5 版で独立した疾患単位となった[1-3]．

■疫学

　正確な発生率は不明で，非常に稀である．発生年齢は 25 〜 91 歳で，中央値は 59.5 歳と報告されている[2]．男女比は発生部位により異なるが，全体としては男性にやや多い[2,3]．

■臨床像

　臨床症状は発生部位によりさまざまである．CIA-DLBCL と異なり，腫瘤形成は乏しいため，無症状もありうる[2-5]．発生部位として，心房粘液腫や動脈瘤，硬膜下血腫，膵臓・脾臓・副腎・精巣・卵巣などの偽嚢胞，人工血管・乳房インプラント・ペースメーカーなどの人工物が報告されている[3-6]．人工物の留置から発生までの期間は，乳房インプラントで 4 〜 26 年，それ以外の人工物で 1 〜 20 年とさまざまである[3]．

■病因

　詳細は不明である．CIA-DLBCL と同じく Epstein-Barr ウイルス（EBV）感染を伴うことから，リンパ腫細胞の PD-L1 高発現，粘液腫などによる IL-6 産生，リンパ腫細胞周囲のフィブリン析出といった機序を経て，EBV 感染 B 細胞の排除を免疫回避できる微小環境が局所的に生じるという説が提唱されている[3]．

■病理組織像

　無構造のフィブリン物質に囲まれるように大型 B 細胞が増生する．リンパ腫細胞は大型類円形もしくは不整形核を有し，核小体が明瞭である[1]．細胞分裂像やアポトーシスも伴う．背景の炎症細胞は乏しい．既存の組織に浸潤することはない[1-3]．

■免疫組織化学

　典型的には $CD10^-$，$CD20^+$，$CD30^{+/-}$，$CD79A^+$，$PAX5^+$，$BCL2^{+/-}$，$BCL6^{+/-}$，$MUM1^+$ で，Ki-67/MIB1 labeling index は高い．CIA^-DLBCL 腫と同様，非胚中心 B 細胞免疫表現型を示す[1-4]．大部分の症例は EBV latency Ⅲ を示す．乳房インプラント発生の場合，FA-LBCL と乳房インプラント関連未分化大細胞型リンパ腫は臨床像が類似し，鑑別が必要である．本型は CD20 と PAX5 が陽性を示すので判別可能だが，採取されたリンパ腫細胞が少量の場合は診断に注意を要する[7]．稀に $CD20^-$，$PAX5^-$，$CD138^+$ で軽鎖制限があり形質細胞への分化を示す症例も存在する[8]．CD3，CD4，CD43 の異常発現の報告例もある[9]．

4章 ◆ B 細胞性リンパ増殖症およびリンパ腫

■遺伝子

CIA-DLBCL と異なり，*BCL2*，*BCL6*，*MYC* の再構成や増幅は原則的に確認されない[2-4]．FA-LBCL 6 例のホルマリン固定パラフィン包埋検体を用いた解析によると，PI3K 経路でリン酸化されやすい AKT-T308 が免疫染色で全例陽性であり，PI3K 経路の活性化が FA-LBCL の発生原因として疑われている．また，がん抑制遺伝子 *PTEN* の不活性化（6 例中 3 例），JAK/STAT 経路の変異（6 例中 4 例）も認められた[10]．

■診断基準

必須項目：
- 線維素を背景にした大型 B 細胞の顕微鏡的集簇
- 自然にまたは後天的に形成された解剖学的空間および部位におけるフィブリン沈着部位に出現
- 腫瘍形成なし
- 既存の正常実質組織への浸潤なし

望ましい項目：
- 非胚中心 B 細胞免疫表現型
- EBV 陽性

■予後

FA-LBCL は原則的に予後良好であり，予後不良な CIA-DLBCL とは異なっている．外科的切除のみで寛解しうるとされるが，硬膜下血腫内の発生例で脳実質へ浸潤した報告例もある[1]．

●文献

1) Chan JKC, Aozasa K, Graulard P. Diffuse large B-cell lymphoma associated with chronic inflammation. In: Swedlow SH, et al, editors. WHO classification of tumours of haematopoietic and lymphoid tissues revised 4th edition. France, Lyon: IARC; 2017. p. 309-11.
2) WHO Classification of Tumours Editorial Board. Haematolymphoid tumours [Internet]. Lyon (France): International Agency for Research on Cancer; 2024. (WHO classification of tumours series, 5th ed.; vol. 11). Available from: https://tumourclassification.iarc.who.int/chapters/63.
3) Di Napoli A, Soma L, Quintanilla-Martinez L, et al. Cavity-based lymphomas: challenges and novel concepts. A report of the 2022 EA4HP/SH lymphoma workshop. Virchows Arch. 2023; 483: 299-316.
4) Boyer DF, McKelvie PA, de Leval L, et al. Fibrin-associated EBV-positive large B-cell lymphoma: an indolent neoplasm with features distinct from diffuse large B-cell lymphoma associated with chronic inflammation. Am J Surg Pathol. 201; 41: 299-312.
5) Yorita K, Tanaka Y, Hirano K, et al. Fibrin-associated diffuse large B-cell lymphoma arising in a mature cystic teratoma: a case report. Pathol Int. 2019; 69: 312-4.
6) Chu W, Zhang B, Zhang Y, et al. Fibrin-associate diffuse large B-Cell lymphoma arising in a left atrial myxoma: a case report and literature review. Cardiovasc Pathol. 2020; 49: 107264.
7) Mansy M, Wotherspoon AC, El-Sharkawi D, et al. Fibrin-associated diffuse large B-cell lymphoma misdiagnosed as breast implant-associated anaplastic large-cell lymphoma. Histopathology. 2021; 79: 269-71.
8) Moreno EM, Ferrer-Gómez A, Arias HP, et al. Fibrin-associated diffuse large B-cell lymphoma with plasmacytic differentiation: case report and literature review. Diagn Pathol. 2020; 15: 117.
9) Tariq H, Zahra U. Fibrin-associated diffuse large B-cell lymphoma with aberrant CD4 expression. Blood. 2022; 139: 635.
10) Boyer DF, Perry A, Wey E, et al. Fibrin-associated large B-cell lymphoma shows frequent mutations related to immune surveillance and PTEN. Blood. 2023; 142: 1022-5.

〈伊藤淳史，中村直哉〉

体液過剰関連大細胞型 B 細胞リンパ腫
Fluid overload-associated large B-cell lymphoma

■定義

　体液過剰関連大細胞型B細胞リンパ腫（fluid overload-associated large B-cell lymphoma: FO-LBCL）は WHO 分類第5版より新たに追加された．原発性体腔液リンパ腫（PEL）をプロトタイプとするが，カポジ肉腫関連ヘルペスウイルス / ヒトヘルペスウイルス8型（KSHV/HHV8）陽性例のみを PEL とし，KSHV/HHV8陰性例のみを FO-LBCL とする．腫瘍形成のない，体腔液貯留として発症する B 細胞性腫瘍であり，しばしば体液過剰状態の患者に生じる．

■関連する用語

　KSVH/HHV8-negative effusion-based lymphoma

■浸潤部位

　胸水貯留が最も多く（70%），次に心囊液貯留，腹水貯留になるが，胸水貯留例はしばしば他の部位の体液貯留を伴う．陰囊水腫例が報告されている[1]．発症時には体腔液以外の病変や腫瘤形成を認めないが，再発時に生じることがあり，胸膜，中枢神経系，腹腔臓器などの節外部位に浸潤することがある[2]．

■臨床像

　FO-LBCL は典型的には腫瘤形成を伴わない片側性または両側性の胸水貯留，心囊液貯留，腹水貯留として発症する．半数以上の症例で慢性心不全，腎不全，蛋白漏出性腸症，肝不全・肝硬変などの体液過剰を引き起こす基礎疾患を有する．貯留液と基礎疾患に関連した症状を呈する．

■疫学

　200例ほどの報告しかない，非常に稀な疾患である．通常，高齢者（中央値: 70 ～ 77歳）で，男性が多い（男女比2:1）．アジア，特に日本（全体の46 ～ 60%）からの報告が多い[3]．

■病因

　およそ50%の症例は，体液過剰を引き起こす基礎疾患に関連している．KSHV/HHV8 との関連はないが，C 型肝炎ウイルス（20 ～ 40%），B 型肝炎ウイルス（10%），Epstein-Barr ウイルス（EBV）（13 ～ 30%）など，ウイルス感染が関連していると報告されている[3-7]．免疫不全との関連はなく，ヒト免疫不全ウイルス（HIV）との関連は約5%である．高齢者に多いことから，免疫の老化が病因に関与していることが示唆される．

　遺伝学的異常の報告は少ないが，全体に複雑なコピー数変化を示すことが多く，3q14.2 と 6q21 に限局性欠失が頻繁にみられ[7]，転座や増幅を含む *MYC* 遺伝子座の構造変化がある（～ 50%）[2,3,8,9]．*MYC* 転座は免疫グロブリン（IG）以外の他の遺伝子をパートナーとすることがあり，*MYC* と *BCL2* の同時転座症例も報告されている．変異のスペクトルは活性化誘導性シチジンデアミナーゼ（AID）を介した非免疫グロブリン体細胞超変異によって特徴づけられ，*MYD88*,

HIST1H1E, *BTG1*, *BTG2*, *IRF4* および *CREBBP*, *KMT2D*, *MEF2B* などのクロマチン修飾遺伝子に繰り返し変異が生じることが報告されている[8].

■細胞像

診断は主に細胞診検体とフローサイトメトリーでなされるが，セルブロック病理標本では免疫組織化学も行われる 図 4-70 図 4-71 ．腫瘍細胞は centroblast または immunoblast からなるが，明瞭な核小体を有する anaplastic な細胞や，稀に小型〜中型であったり，形質細胞様の形態も報告されている．細胞質は豊富であることが多い．組織球が混在していることが多いが，著し

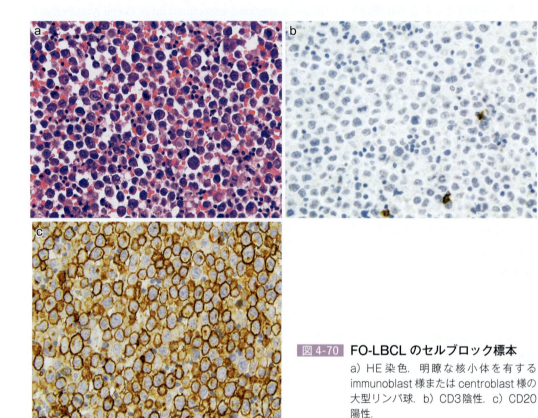

図 4-70 **FO-LBCL のセルブロック標本**
a) HE 染色．明瞭な核小体を有する immunoblast 様または centroblast 様の大型リンパ球．b) CD3 陰性．c) CD20 陽性．

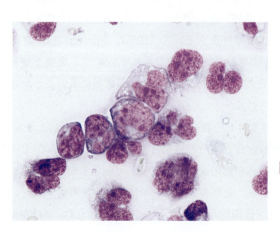

図 4-71 **細胞診標本（Giemsa 染色）**
核小体の明瞭な大型核と比較的豊富な細胞質を有する．この症例は核形不整も目立つ．

い炎症細胞浸潤はみられない.

■免疫形質

通常は B 細胞の形質（CD20，CD79a，CD19）は陽性を示す．一部の症例で汎 B 細胞マーカーの発現がなく，CD20 陰性例もある（20%）．non-GCB の表現型を示すことが多い．稀に CD10 陽性（10%），CD138 陽性（10%）を示す．20 ～ 30%の症例で，CD30 が種々の程度に陽性を示す.

■鑑別診断

PEL との鑑別が重要である．PEL は KSHV/HHV8 陽性で，免疫不全 / 免疫調節障害のある患者に診断され，しばしば HIV 陽性，若年者が多い．汎 B 細胞マーカーの発現を欠く成熟 B 細胞の増殖である.

DLBCL with chronic inflammation（膿胸関連リンパ腫，pyothorax-associated lymphoma: PAL)は，通常は結核または慢性気胸による長期間の炎症の後に胸腔に発生し，腫瘤を形成する．腫瘍性 B 細胞は EBV 陽性で，高度な炎症細胞浸潤を伴う.

FO-LBCL の診断の際には，びまん性大細胞型 B 細胞リンパ腫（DLBCL）の二次的な体腔液への浸潤を臨床的に除外する必要がある.

■診断分子病理学

大部分の症例で，モノクローナルな免疫グロブリン重鎖（IGH）または軽鎖（IGL）遺伝子の再構成が検出される．*MYC*遺伝子転座が高頻度に報告されている．*MYC*遺伝子と *BCL2*遺伝子の同時転移があっても，FO-LBCL の診断から除外する必要はない．EBER は陽性になることがある[8].

■診断基準

必須項目:
- 体腔液に限局した大細胞型リンパ腫
- 全身性リンパ腫の二次的な浸潤の除外
- B 細胞形質
- KSHV/HHV8 陰性

望ましい項目:
- クローン性の免疫グロブリン遺伝子再構成

■予後および予後因子

予後は良好であり，R-CHOP 療法で治療され，良好な転帰を示すが，併存疾患によって予後が大きく左右される．自然退縮した症例や胸膜癒着術のみで寛解が持続した症例が報告されている[10-12].2 年生存率と無増悪生存率は，それぞれ 85% 以上と 70% 以上である[2].予後因子に関する情報は未だ限られているが，70 歳未満，不良な PS，腹水貯留，CD20 の発現欠如，*MYC*再構成が予後不良因子である可能性が指摘されている[2, 8, 13].

4章 ◆ B細胞性リンパ増殖症およびリンパ腫

●文献 --

1) Nakamura Y, Tajima F, Omura H, et al. Primary effusion lymphoma of the left scrotum. Intern Med. 2003; 42: 351-3.

2) Kaji D, Ota Y, Sato Y, et al. Primary human herpesvirus 8–negative effusion-based lymphoma: a large B-cell lymphoma with favorable prognosis. Blood Adv. 2020; 4: 4442-50.

3) Alexanian S, Said J, Lones M, et al. KSHV/HHV8-negative effusion-based lymphoma, a distinct entity associated with fluid overload states. Am J Surg Pathol. 2013; 37: 241-9.

4) Wu W, Youm W, Rezk SA, et al. Human herpesvirus 8-unrelated primary effusion lymphoma-like lymphoma: report of a rare case and review of 54 cases in the literature. Am J Clin Pathol. 2013; 140: 258-73.

5) Saini N, Hochberg EP, Linden EA, et al. HHV8-negative primary effusion lymphoma of B-cell lineage: two cases and a comprehensive review of the literature. Case Rep Oncol Med. 2013; 2013: 292301.

6) Kobayashi Y, Kamitsuji Y, Kuroda J, et al. Comparison of human herpes virus 8 related primary effusion lymphoma with human herpes virus 8 unrelated primary effusion lymphoma-like lymphoma on the basis of HIV: report of 2 cases and review of 212 cases in the literature. Acta Haematol. 2007; 117: 132-44.

7) Mendeville M, Roemer MGM, van den Hout MFCM, et al. Aggressive genomic features in clinically indolent primary HHV8-negative effusion-based lymphoma. Blood. 2019; 133: 377-80.

8) Gisriel SD, Yuan J, Braunberger RC, et al. Human herpesvirus 8-negative effusion-based large B-cell lymphoma: a distinct entity with unique clinicopathologic characteristics. Mod Pathol. 2022; 35: 1411-22.

9) Bahmad HF, Gomez AS, Deb A, et al. Fluid overload-associated large B-cell lymphoma: a case report and review of literature. Hematol Rep. 2023; 15: 411-20.

10) 齋木　実, 齋藤　孝, 井上　満, 他. 腹水除去後, 寛解を維持した human herpesvirus-8 (HHV-8) 陰性 primary effusion lymphoma. 臨床血液. 2002; 43: 548–53.

11) Kim M, An J, Yoon SO, et al. Human herpesvirus 8-negative effusion-based lymphoma with indolent clinical behavior in an elderly patient: a case report and literature review. Oncol Lett. 2020; 20: 343.

12) Tsai MC, Kuo CC, Su YZ, et al. Effusion-based lymphoma with morphological regression but with clonal genetic features after aspiration. Diagn Cytopathol. 2018; 46: 685-9.

13) Kubota T, Sasaki Y, Shiozawa E, et al. Age and CD20 expression are significant prognostic factors in human herpes virus-8-negative effusion-based lymphoma. Am J Surg Pathol. 2018; 42: 1607–16.

〈生駒　悠〉

形質芽球性リンパ腫
Plasmablastic lymphoma

■定義

　　形質芽球性リンパ腫 (plasmablastic lymphoma: PBL) は, 形質芽球 / 免疫芽球様大型細胞のびまん性増殖を示す. 当初は免疫不全ウイルス (HIV) 感染者の口腔内病変として定義されたが, 現在では, さまざまな免疫不全・免疫調節障害を背景に, 口腔以外の節外組織にも生じ, 節性病変も認められている.

■臨床・疫学

　　大細胞型 B 細胞リンパ腫の 1% と稀な亜型である. 成人男性に多い. HIV 感染, 骨髄・臓器移植あるいは自己免疫疾患などの免疫不全・免疫調節障害を背景に生じ [1], HIV 関連リンパ腫の 2% 程度を占める [2]. 抗 CD19 CAR-T 療法のような医原性の免疫不全・免疫調節障害での発症も

報告されている[3]．また，明らかな免疫不全を伴わない高齢者での発症も知られている．さらに，濾胞性リンパ腫または慢性リンパ性白血病 / 小リンパ球性リンパ腫の形質転換として二次的に生じることもある[4]．

病因・病態

複雑核型がみられ，症例の 60％で *MYC* 再構成を認め，通常は免疫グロブリン遺伝子（IG）との転座である[5]．Epstein-Barr ウイルス（EBV）陰性例では *TP53*，*CARD11*，*MYC* などの変異の頻度が高いが，EBV 陽性例では JAK-STAT 経路に影響する遺伝子の変異が多い傾向がある[6]．micro RNA（miRNA）発現プロファイルからは，EBV にコードされた miRNA が多数検出され，EBV 陽性例において EBV にコードされた miRNA が病態形成に関与していることが示唆されている[7]．

組織像

大型の形質芽球や免疫芽球のびまん性増殖で，増殖能は高く豊富な核分裂やアポトーシスをみ，星空像（starry-sky appearance）を伴うことが多い 図 4-72 ．成熟した形質細胞の介在をみることもある 図 4-72 ．

免疫形質

ほとんどの症例で形質細胞関連マーカー（CD138，CD38，VS38c，BLIMP1，XBP1，MUM1）の発現が証明される 図 4-73a ．免疫グロブリン軽鎖制限の証明は診断に重要である 図 4-73b, c ．CD20 陰性であり，CD79a 発現は 40％の症例に限られる．Ki-67/MIB1 labeling index は 90％以上と高値である．CD10，CD56，CD30 は 20〜30％の症例で陽性．BCL2，BCL6，cyclinD1 は通常陰性．60％の症例で EBER-ISH 陽性で，HIV 症例ではより高頻度である．Latency Ⅰ型とⅡ型が認められている．MYC の発現をしばしば認め，*MYC* 転座や増幅症例では発現のレベルが高い．PD-L1 の過剰発現や MHC クラス -Ⅱ の発現喪失が証明されている[8,9]．ALK と KSHV/HHV8（LANA）は陰性．稀にサイトケラチン（CK8/18，AE1/3）の発現が認められる[10]．

鑑別診断

びまん性大細胞型 B 細胞リンパ腫，非特定型，EBV 陽性 DLBCL など他の大細胞型 B 細胞リンパ腫（LBCL）で免疫芽球や形質芽球様形態を伴う場合は鑑別が必要となる．CD138，XBP1，BLIMP1 発現は PBL を支持し，CD20 や PAX5 発現は他の LBCL を支持する．なお，ALK 陽性 LBCL や原発性体腔液リンパ腫は除外しなければならない．

形質細胞骨髄腫の形質転換症例との鑑別の難しいこともあるが，形質細胞骨髄腫の診断歴や臨床的所見は重要である．

診断基準

必須項目：
- 形質芽球性 / 免疫芽球性の形態を示すリンパ腫
- 形質細胞関連抗原の発現（IRF4[MUM1]，CD138，Blimp1 など）
- CD20，PAX5，ALK，KSHV/HHV8 は陰性

望ましい項目：

4章 ◆ B細胞性リンパ増殖症およびリンパ腫

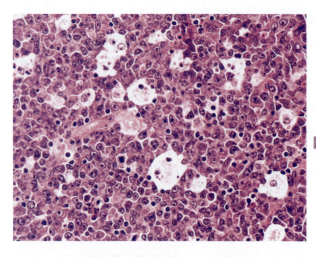

図 4-72 PBL 症例
明瞭な核小体を伴う円形から類円形の偏在核を有する形質芽球のびまん性増殖像で，mitosis もみる．分化した形質細胞も認められる．背景には tingible body macrophage が散見され，starry-sky appearance を呈している．

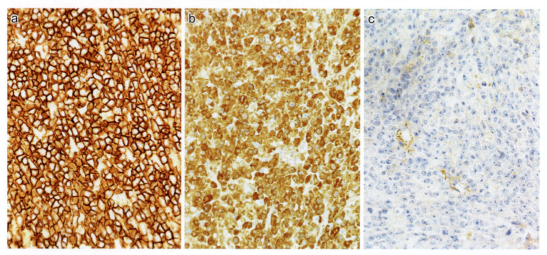

図 4-73 PBL 症例
a) 腫瘍細胞は CD138 陽性．b) 免疫グロブリン軽鎖（κ）細胞質陽性．c) 免疫グロブリン軽鎖（λ）陰性．

- 約 60% の症例で EBV 陽性（EBER-ISH）
- *MYC* 再構成の検出
- IG 遺伝子の単クローナル再構成の検出

予後

予後不良である．臨床病期の高さ，*MYC* の転座や増幅は予後に悪い影響をきたす．

文献

1) Delecluse HJ, Anagnostopoulos I, Dallenbach F, et al. Plasmablastic lymphomas of the oral cavity: a new entity associated with the human immunodeficiency virus infection. Blood. 1997; 89: 1413-20.
2) Castillo JJ, Bibas M, Miranda RN. The biology and treatment of plasmablastic lymphoma. Blood. 2015; 125: 2323-30.
3) Evans AG, Rothberg PG, Burack WR, et al. Evolution to plasmablastic lymphoma evades CD19-directed chimeric antigen receptor T cells. Br J Haematol. 2015; 171: 205-9.

4) Martinez D, Valera A, Perez NS, et al. Plasmablastic transformation of low-grade B-cell lymphomas: report on 6 cases. Am J Surg Pathol. 2013; 37: 272-81.
5) Frontzek F, Staiger AM, Zapukhlyak M, et al. Molecular and functional profiling identifies therapeutically targetable vulnerabilities in plasmablastic lymphoma. Nat Commun. 2021; 12: 5183.
6) Ramis-Zaldivar JE, Gonzalez-Farre B, Nicolae A, et al. MAPK and JAK-STAT pathways dysregulation in plasmablastic lymphoma. Haematologica. 2021; 106: 2682-93.
7) Ambrosio MR, Mundo L, Gazaneo S, et al. MicroRNAs sequencing unveils distinct molecular subgroups of plasmablastic lymphoma. Oncotarget. 2017; 8: 107356-73.
8) Laurent C, Fabiani B, Do C, et al. Immune-checkpoint expression in Epstein-Barr virus positive and negative plasmablastic lymphoma: a clinical and pathological study in 82 patients. Haematologica. 2016; 101: 976-84.
9) Schmelz M, Montes-Moreno S, Piris M, et al. Lack and/or aberrant localization of major histocompatibility class II (MHCII) protein in plasmablastic lymphoma. Haematologica. 2012; 97: 1614-6.
10) Huettl KS, Staiger AM, Horn H, et al. Cytokeratin expression in plasmablastic lymphoma - a possible diagnostic pitfall in the routine work-up of tumours. Histopathology. 2021; 78: 831-7.

〈田丸淳一〉

原発性免疫優位部位大細胞型 B 細胞リンパ腫
Primary large B-cell lymphoma of immune-privileged sites

■定義

　原発性免疫優位部位大細胞型 B 細胞リンパ腫 (primary large B-cell lymphoma of immune-privileged sites: IP-LBCL) とは，免疫力がある患者の中枢神経系，硝子体網膜，または精巣に原発性腫瘍として発生する大細胞型 B 細胞リンパ腫の総称である．

■疫学

　原発性中枢神経大細胞型 B 細胞リンパ腫 (primary large B-cell lymphoma of the central nervous system: PCNS-LBCL)，原発性硝子体網膜大細胞型 B 細胞リンパ腫 (primary vitreoretinal large B-cell lymphoma: PVR-LBCL) とも過去 20 年間で発生率が増加しており，それぞれの部位の原発性悪性腫瘍の 2 〜 3%および 1%を占める．いずれも好発年齢の中央値は 60 歳代で，やや男性に多い（男女比 3：2）．原発性精巣大細胞型 B 細胞リンパ腫 (primary testicular large B-cell lymphoma: PT-LBCL) は原発性精巣悪性腫瘍の 5%を占め 60 歳以上の男性に発生する．

■部位

　PCNS-LBCL は孤立性または多発性で，大脳半球，視床 / 基底核，脳梁，脳室周囲，小脳の順に好発する．髄膜病変を認めることはあっても髄膜のみの病変は稀である．PVR-LBCL は視細胞と網膜色素上皮の間や硝子体内に存在し，進行すると角膜後面に沈着する．PT-LBCL は精巣実質および精巣上体を侵す．

■臨床像

　PCNS-LBCL は局所神経障害のほか，精神神経症状や頭蓋内圧亢進症状を呈するが，いずれも特異性は低い．PVR-LBCL は霧視など，ぶどう膜炎様の症状や，網膜出血や網膜剥離を呈し，

60%の症例が両側性である．PT-LBCLは片側の精巣腫瘍で，両側性のこともある（6〜10%）．

形態像

　IP-LBCLの腫瘍細胞は，非特定型びまん性大細胞型B細胞リンパ腫（DLBCL）と同様で，中型〜大型で，水疱状のクロマチンで多形性のある核と，目立つ核小体，好酸性ないし好塩基性の狭い細胞質をもつ．PCNS-LBCLの場合，血管周囲性浸潤と壊死領域を伴いながら，腫瘍細胞のびまん性浸潤を示す 図4-74a, b ．反応性グリオーシス，T細胞，小型B細胞，マクロファージも出現する．生検前にステロイド治療を行うと，腫瘍細胞のアポトーシスや融解を引き起こし，反応性細胞の増加のみが目立つようになるため，炎症性疾患との鑑別ができなくなり，偽陰性の原因となる[1]．PVR-LBCLの診断には硝子体生検が行われるが細胞量が乏しいため，セルブロックと細胞診塗抹標本を作製して評価する．腫瘍細胞は大型リンパ球の形態を示し，硝子体液中に壊死を伴って観察される 図4-75 [2]．PT-LBCLの摘出標本の顕微鏡観察では，精細管の閉塞と消失を伴う腫瘍細胞のびまん性増殖が認められる 図4-76 ．

免疫表現型

　腫瘍細胞はB細胞マーカーであるCD20，CD22，CD79a，CD19，PAX5のほか，IRF4/MUM1，BCL2，BCL6，IgMを発現する胚中心後B細胞の免疫形質を示す．Ki-67 labeling indexは80〜90%である．CD10陽性の症例は10%未満なので，その場合は原発性ではなく全身性リンパ腫の播種の可能性を疑って検査を進めるべきである．Epstein-BarrウイルスEBV陽性の場合は，免疫不全/免疫調節障害に起因するリンパ腫の可能性を考慮すべきである．

染色体・遺伝子

　IP-LBCL全体で，*MYD88*と*CD79B*のホットスポット変異が高頻度で認められる．遺伝的不均衡では，18q21（*BCL2*, *MALT1*），9p24.3（*PDL-1*）の付加，6q21（*PRDM1*）および6p21（HLA遺伝子座）の欠損が多い．9p21の欠失などによる*CDKN2A*不活性化の頻度が高い（77%）[3]．一方，*ALK*, *CCND1*, *BCL2*, *MYC*, 11qなどの再構成が検出された場合は，IP-LBCLではなく，全身性のリンパ腫を示唆する．

細胞起源

　IGHV4-34の再構成を示す割合が高く，自己抗原応答性の胚中心後B細胞由来が示唆されてい

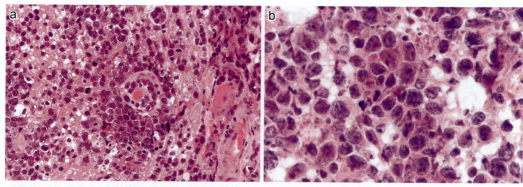

図4-74 原発性中枢神経大細胞型B細胞リンパ腫（PCNS-LBCL）
a）血管壁への浸潤を示す（図中央）．b）壊死性背景を伴う（凍結標本）．

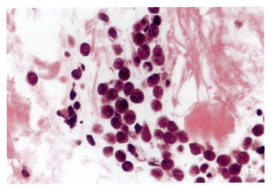

図 4-75 原発性硝子体網膜大細胞型 B 細胞リンパ腫（PVR-LBCL）
硝子体生検標本（セルブロック）で壊死性背景中に大型腫瘍細胞を認める．

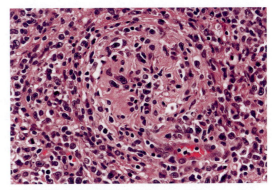

図 4-76 原発性精巣大細胞型 B 細胞リンパ腫（PT-LBCL）
精巣の間質および萎縮した精細管内に浸潤する大型リンパ腫細胞．

る[4]．

■ 診断基準

必須項目：
- 大細胞型 B 細胞リンパ腫が，発症時に中枢神経系，硝子体網膜，または精巣に限定されていること
- 大細胞型 B 細胞リンパ腫の他の病態による二次的関与が除外されていること
- 免疫不全/調節不全に関連する状況が除外されていること

望ましい項目：
- 胚中心後 B 細胞免疫形質（IRF4/MUM1$^+$，BCL6$^+$，CD10$^-$）
- EBV が存在しない（症例の 97% 以上）
- 組織学的検査が確定的でない症例（例：コルチコステロイドで軽減した PCNS-LBCL または PVR-LBCL）における単クローン性 B 細胞集団または *MYD88* および/または *CD79B* ホットスポット変異の証明

■ 予後および予後因子

　PCNS-LBCL では中枢神経以外に腫瘍が広がることはほとんどないが，全身性の DLBCL に比して予後不良である．比較的若年者（例：60 歳未満）では免疫化学療法と自家移植の併用で長期生存が得られることがある．PVR-LBCL では経過中に PCNS-LBCL を示すことが多く予後不良である．PT-LBCL の予後は節性 DLBCL とほぼ同等であるが，しばしば中枢神経での晩期再発が予後不良の兆候となる．

4章 ◆ B細胞性リンパ増殖症およびリンパ腫

●文献 --

1) Deckert M, Brunn A, Montesinos-Rongen M, et al. Primary lymphoma of the central nervous system — a diagnostic challenge. Hematol Oncol. 2014; 32: 57-67.
2) Fend F, Ferreri AJ, Coupland SE. How we diagnose and treat vitreoretinal lymphoma. Br J Haematol. 2016; 173: 680-92.
3) Chapuy B, Roemer MG, Stewart C, et al. Targetable genetic features of primary testicular and primary central nervous system lymphomas. Blood. 2016; 127: 869-81.
4) Belhouachi N, Xochelli A, Boudjoghra M, et al. Primary vitreoretinal lymphomas display a remarkably restricted immunoglobulin gene repertoire. Blood Adv. 2020; 4: 1357-66.

〈羽賀博典〉

原発性皮膚びまん性大細胞型 B 細胞リンパ腫，下肢型
Primary cutaneous diffuse large B-cell lymphoma, leg type

■定義

原発性皮膚びまん性大細胞型 B 細胞リンパ腫，下肢型（primary cutaneous diffuse large B-cell lymphoma, leg type: PCDLBCL-LT）は圧倒的に centroblast あるいは immunoblast からなる，皮膚のびまん性増殖を示す悪性リンパ腫で，ネーミングのように下肢に好発する．

■疫学

全皮膚リンパ腫の 3 ～ 4%，皮膚 B 細胞リンパ腫の 10 ～ 20%を占める．高齢者の女性に多い（発症年齢中央値は 75 歳，男女比は 1：2 ～ 1：4）．

■浸潤部位

下肢にみられることが多いが，10 ～ 15%は他の部位（体幹，上皮が主で顔面は少ない）にも発症する．

■臨床像

片側または両側の下肢に赤い隆起性腫瘤としてみられ，しばしば皮膚外（リンパ節，中枢神経，肺など）へ進展する．

■形態像

通常，grenz zone がみられ，真皮から皮下にびまん性／シート状に増殖する．centroblast, immunoblast, blastoid cell が 80%以上を占め（この形態学的特徴が疾患の定義となっている），小型 B 細胞は目立たず，反応性 T 細胞は血管周囲に限られることが多い 図 4-77 ．

■免疫表現型

CD20$^+$，CD79A$^+$をはじめ汎 B 細胞抗原を発現する（mature B-cell phenotype）．免疫グロブリンには偏位がみられる．BCL2, MUM-1/IRF4, FOXP1, MYC, cytoplasmic IgM，制限軽鎖が高陽性で，BCL6$^+$である．CD10 は陰性で，CD21 にて follicular dendritic cell meshwork はみられない．Ki-67/MIB labeling index は 40%以上である．約 10%程度に BCL2 と MUM1 が陰性とされているが，このグループが primary cutaneous diffuse large B-cell lymphoma, other（あ

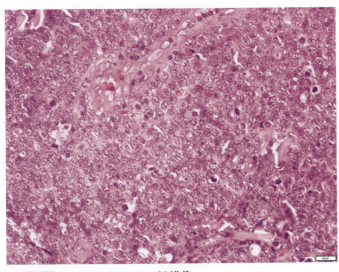
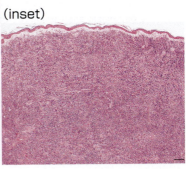

図 4-77 PCDLBCL-LT の組織像
低倍での所見では，表皮との間に grenz zone があり，真皮から皮下にシート状に増殖する（この例では不明瞭ながら結節状である）．高倍でみると，主として（80％以上）が centroblast, immunoblast, blastoid cell で構成されている．

るいは NOS）とされてきたものである[1]．予後の違いから，びまん性増殖パターンを示す原発性皮膚濾胞中心リンパ腫（primary cutaneous follicle center lymphoma: PCFCL）との鑑別が最も重要である．PCFCL では centroblast と centrocyte が混在し，構成要素が多彩であるのに対して，PCDCBCL, leg type は均一なパターンを示す．PCFCL では BCL2，MUM1 は陰性のことが多い．

■染色体・遺伝子
MYD88 と *CD79B* 変異が見出されることが多く，Waldenström macroglobulinemias/lymphoplasmacytic lymphoma や中枢神経の primary DLBCL と類似性がある[2]．PCFCL の鑑別にも有用である．

■細胞起源
免疫グロブリン重鎖遺伝子（IGH）の somatic hypermutation を有する胚中心後 B 細胞に由来する．

■診断基準
必須項目：
- 発症時に皮膚に限定された疾患
- 成熟 B 細胞表現型を示す大型細胞（胚中心芽球，免疫芽球，芽球様細胞）の真皮および/または皮下のシート状増殖
- 濾胞樹状細胞メッシュワークを欠くびまん性増殖

望ましい項目：
- BCL2 の強発現
- IgM および IRF4（MUM1）の発現

4章 ◆ B 細胞性リンパ増殖症およびリンパ腫

- non-GCB 細胞表現型

■予後

予後は WHO 分類第 5 版では，5 年 OS が約 50％とされているが，約 56％との報告もある[3]．

●文献

1) Luciana M, Berti E, Arcaini L, et al. Primary cutaneous B-cell lymphoma other the marginal zone: clinic pathologic analysis of 161 cases: comparison with current classification and definition of prognostic markers. Cancer Med. 2016; 5: 2740-55.
2) Marechalrd AS, Pham-Ledard A, Vially PJ, et al. Identification of somatic mutation in primary cutaneous diffuse large B-cell lymphoma, leg type by massive parallel sequencing. J Invest Dermatol. 2017; 137: 1984-94.
3) Hristov A, Tejasvi T, Wilcox RA. Cutaneous B-cell lymphomas: 2021 update on diagnosis, risk-stratification, and management. Am J Haemtol. 2020; 95: 1209-13.

〈新井栄一〉

血管内大細胞型 B 細胞リンパ腫
Intravascular large B-cell lymphoma

■定義

血管内大細胞型 B 細胞リンパ腫（intravascular large B-cell lymphoma: IVLBCL）は，さまざまなサイズの血管，特に毛細血管の中に概ね限局して，大型腫瘍性 B 細胞が存在する侵攻性の節外性リンパ腫である．

■疫学

成人に発症し性差はない．

■局在

IVLBCL は，ほぼすべての臓器に存在しうるが，リンパ節浸潤は稀である．

■臨床的特徴

全身性疾患であり，巻き込まれた臓器によってさまざまな症状を示す．古典的亜型，血球貪食亜型，および皮膚亜型が提唱されている．診断確定にはランダム皮膚生検，骨髄穿刺，および経気管支肺生検などが有用である[1,2]．

- 古典的亜型：年齢中央値 70 歳で性差はない．発熱（50 ～ 70％），疼痛，臓器特異的な症状（腎不全，副腎不全，肺高血圧症，低酸素血症，肺塞栓症など），または多臓器不全を呈する．中枢神経症状（30 ～ 40％）は，脳梗塞などの症状に類似する．皮膚は好発部位（30 ～ 40％）だが，定義上，皮膚以外にも病変が存在する．
- 血球貪食亜型：血球貪食症候群，肝脾腫，および血小板減少に関連した症状を呈する（75％以上）．骨髄や末梢血に腫瘍細胞が認められることが多い．臨床経過は非常に急速である．アジア人に好発する．
- 皮膚亜型：定義上，発症時に皮膚に限局しているものを言う．年齢中央値は 59 歳．ほぼ女性の

みにみられ北米および西ヨーロッパで頻度が高い．Eastern Cooperative Oncology Group（ECOG）の performance status score が1以下であること，血球数が正常であることなど，より良好な臨床像を呈するが，全身症状も認められることがある（30%）．臨床経過は古典的亜型より緩徐である．

■組織像

小血管，特に毛細血管内に，小胞状核を有し，しばしば分裂像を示す大型リンパ球が観察され，時に微小血管外浸潤を示す．稀に，退形成性の細胞像を呈する 図4-78 図4-79 ．

■免疫表現型

成熟B細胞マーカー（CD20，CD79a，PAX5など）陽性．しばしばCD5やCD274（PD-L1）が発現する（20〜40%）[3,4]．多くの症例は非胚中心B細胞免疫表現型であるが，約13%はCD10陽性である[5]．なお，T細胞またはNK細胞性の症例は本病型からは除外する．

■遺伝子・分子病態

腫瘍細胞はCD29（インテグリンβ1）およびCD54（ICAM1）を含む接着分子を欠く[6]．また，さまざまなケモカインレセプター（CXCR5，CCR6，CCR7）や血管壁を越えての移動に関するマトリックスメタロプロテアーゼが欠如しているか，発現が減弱しているので，腫瘍細胞は内皮細胞に接着することはできるが，血管壁を横切って移動することができない．

MYD88 L265P および *CD79B* Y196 の変異は，それぞれ約半数および1/3〜2/3で報告されて

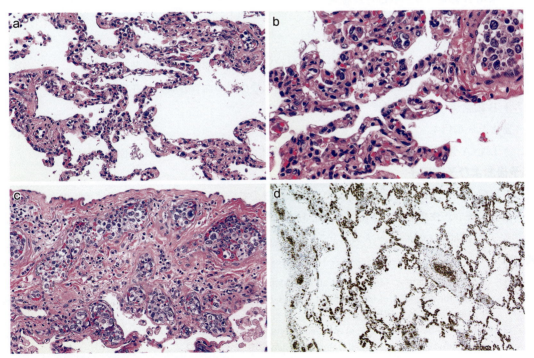

図4-78 血管内大細胞型B細胞リンパ腫（IVLBCL）
肺毛細血管と小血管内に大きなリンパ球が観察される（a）．腫瘍細胞は空胞状核を示す（b）．胸膜血管内に大きな退形成性の細胞が認められる（c）．CD20免疫組織化学により，罹患肺の血管網が強調されている（d）．

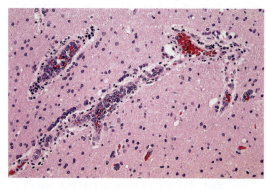

図 4-79 血管内大細胞型 B 細胞リンパ腫（IVLBCL），大脳病変

いる[7,8]．他のリンパ腫病型とは異なり，リキッドバイオプシーによる細胞遊離 DNA 中の変異の検出感度は，組織由来 DNA 中の変異の検出感度よりも高い[8]．

変異プロファイルからは，NF-κB 恒常的活性化と免疫回避が主な病態機序であることが示唆されている．原発性免疫優位部位大細胞型 B 細胞リンパ腫（IP-LBCL）は今のところ，中枢神経系，精巣，網膜硝子体腔に発症する症例が該当する．証拠が蓄積すれば，IVLBCL を含む他の生物学的に類似した部位特異的大細胞型 B 細胞リンパ腫も，IP-LBCL に組み込まれる可能性がある．

想定される細胞
末梢 B 細胞（非胚中心型 B 細胞）．

診断基準
必須項目：
- 胚中心芽球性，免疫芽球性，または（稀に）未分化の形態をもつ大型リンパ球
- 血管内腔，特に毛細血管に限定されている（最小限の血管外成分は許容される）
- B 細胞マーカー陽性

望ましい項目：
- LANA 免疫組織化学では KSHV/HHV8 陰性
- EBER-ISH にて EBV 陰性

予後および予測因子
以前と比較すれば生前に診断がつくことが増えているが，予後不良の原因は診断の遅れであることが多い．皮膚亜型の予後は良好である[9,10]．一方，血球貪食性亜型は非常に速い経過をたどる（生存期間中央値：2〜8 カ月）[9,10]．

●文献
1) Enzan N, Kitadate A, Tanaka A, et al. Incisional random skin biopsy, not punch biopsy, is an appropriate method for diagnosis of intravascular large B-cell lymphoma: a clinicopathological study of 25 patients. Br J Dermatol. 2019; 181: 200-1.
2) Matsue K, Abe Y, Kitadate A, et al. Sensitivity and specificity of incisional random skin biopsy for diagnosis of intravascular large B-cell lymphoma. Blood. 2019; 133: 1257-9.
3) Gupta GK, Jaffe ES, Pittaluga S. A study of PD-L1 expression in intravascular large B cell lymphoma: correlation with clinical and pathological features. Histopathology. 2019; 75: 282-6.
4) Sakakibara A, Inagaki Y, Imaoka E, et al. Divergence and heterogeneity of neoplastic PD-L1 expression: two autopsy case reports of intravascular large B-cell lymphoma. Pathol Int. 2019; 69: 148-54.

5) Murase T, Yamaguchi M, Suzuki R, et al. Intravascular large B-cell lymphoma (IVLBCL) : a clinicopathologic study of 96 cases with special reference to the immunophenotypic heterogeneity of CD5. Blood. 2007; 109: 478-85.

6) Ponzoni M, Arrigoni G, Gould VE, et al. Lack of CD 29 (beta1 integrin) and CD 54 (ICAM-1) adhesion molecules in intravascular lymphomatosis. Hum Pathol. 2000; 31: 220-6.

7) Schrader AMR, Jansen PM, Willemze R, et al. High prevalence of MYD88 and CD79B mutations in intravascular large B-cell lymphoma. Blood. 2018; 131: 2086-9.

8) Suehara Y, Sakata-Yanagimoto M, Hattori K, et al. Liquid biopsy for the identification of intravascular large B-cell lymphoma. Haematologica. 2018; 103: e241-4.

9) Ferreri AJ, Campo E, Seymour JF, et al. Intravascular lymphoma: clinical presentation, natural history, management and prognostic factors in a series of 38 cases, with special emphasis on the 'cutaneous variant'. Br J Haematol. 2004; 127: 173-83.

10) Shimada K, Kinoshita T, Naoe T, et al. Presentation and management of intravascular large B-cell lymphoma. Lancet Oncol. 2009; 10: 895-902.

〈竹内賢吾〉

原発性縦隔（胸腺）大細胞型 B 細胞リンパ腫
Primary mediastinal large B-cell lymphoma

■定義

原発性縦隔（胸腺）大細胞型 B 細胞リンパ腫（primary mediastinal large B-cell lymphoma: PMBL）は胸腺 B 細胞起源と考えられる高悪性度の B 細胞リンパ腫で，特有の臨床像，免疫形質，遺伝子型を示す．

■臨床像

非 Hodgkin リンパ腫の 2 ～ 4%を占め，若年成人（20 ～ 30 歳代）に好発し，女性優位（男女比 1 : 2）である．小児にも発生する．縦隔腫瘤に関連して咳・呼吸困難，上大静脈症候群，胸水・心嚢水貯留をきたす．肺，胸膜，心膜など周囲臓器へも浸潤する 図 4-80 ．限局期が多いが，進行期では腎・卵巣浸潤が特徴的とされる．

■形態像

増殖パターンはびまん性で，種々の程度の線維化を伴う．典型例では細かいびまん性の線維化をきたすが 図 4-81 ，線維化のない場合や，結節硬化型古典的 Hodgkin リンパ腫（CHL）類似の結節状線維化を認める場合もある 図 4-82 ．腫瘍細胞の核は中型～大型であるが，あまり大型にみえない場合 図 4-83 や，挫滅で縮んでみえる場合もあり，Ki-67 labeling index が役立つこともある．細胞質が広く淡明で，結節硬化型 CHL にみられる lacunar 細胞に類似する場合や，細胞質が少量で特徴のない大型リンパ球の場合までさまざまである．しばしば粗大壊死を伴う．病変の辺縁部が採取されて腫瘍細胞がまばらに分布する場合には CHL との鑑別を要する．大型リンパ球が密集する PMBL らしい部分の有無や，免疫形質を含めて総合的に判断する必要がある．病理所見のみで PMBL と診断することはできず，臨床的な病変部位により判断される．

4章 ◆ B 細胞性リンパ増殖症およびリンパ腫

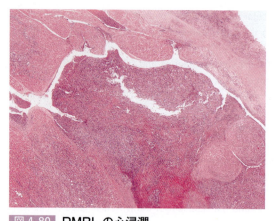

図 4-80 PMBL の心浸潤
PMBL が心膜，心筋に直接浸潤し，心内腔に突出する．

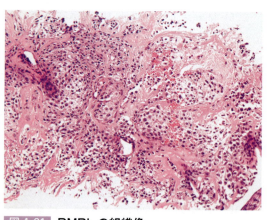

図 4-81 PMBL の組織像
広い淡明な細胞質と線維化により胞巣状構造にみえ，セミノーマやがんとの鑑別を要する．

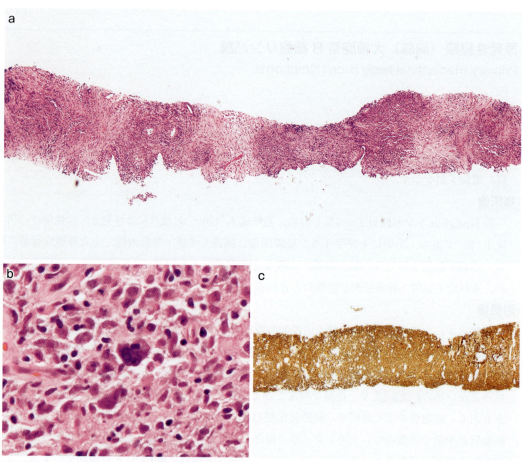

図 4-82 Hodgkin リンパ腫類似所見を伴う PMBL
結節硬化型古典的 Hodgkin リンパ腫に類似した隔壁様線維化がある場合（a）や，Hodgkin 細胞様の大型細胞が混在する場合もある（b）が，CD20 陽性大型リンパ球が多数存在する場合（c）には，PMBL 中の anaplastic な細胞と考える．

3節 ■ 成熟B細胞腫瘍

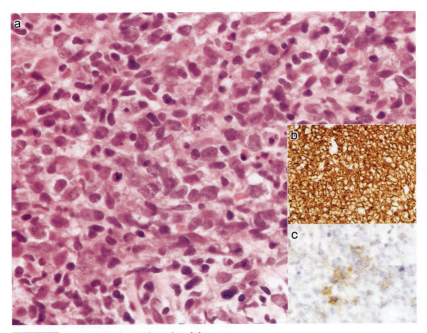

図 4-83　**PMBL とわかりにくい例**
大小さまざまなリンパ球が混在し，大型リンパ球が目立たず，PMBL とわかりにくい場合がある（a）．CD20 陽性細胞のびまん性分布が確認できると診断しやすい（b）．CD30 は CHL と比べて部分的かつ弱陽性なことが多い（c）．

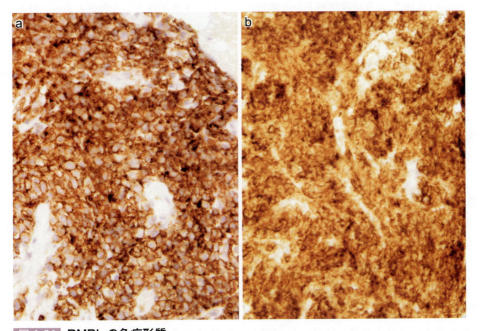

図 4-84　**PMBL の免疫形質**
PD-L1（clone 22C3）(a) や CD19（b）も通常陽性である．

4章 ◆ B細胞性リンパ増殖症およびリンパ腫

■ 免疫表現型 図4-84

CD20，CD19，CD22，CD79a といった汎 B 細胞抗原を発現する．OCT2，BOB1，PU.1，PAX5 といった B 細胞転写因子の蛋白発現に減弱を認めない点は CHL と異なる．PMBL に感度・特異度の高いマーカーとして CD23，MAL，CD200，PD-L1，PD-L2 が知られている．

■ 遺伝子

9q24.1（*JAC2/CD274/PDCD1LG2*）の増幅ないし再構成，16p13.13（*CIITA/C2TA*）再構成を認める．*BCL2*，*BCL6* ないし *MYC* の再構成は稀である．

■ 診断基準

必須項目：

- 前縦隔の大細胞型 B 細胞リンパ腫
- 成熟 B 細胞表現型
- CD23 および / または CD30 の少なくとも部分的な発現

望ましい項目：

- 特徴的な間質の硬化症
- 以下のマーカーのうち少なくとも 1 つの発現：MAL，CD200，PDL1，および PDL2．*CD274/PDCD1LG2* 遺伝子のコピー数増加または再構成，および / または *CIITA*（*C2TA*）を含む再構成

■ 予後

通常の DLBCL より予後良好という報告が多いが，予後不良という報告もある．DA-EPOCH 療法などが行われるが，治療抵抗例や再発例では抗 PD-L1 抗体療法，CAR-T 療法や自家移植も考慮される．

〈前島亜希子〉

縦隔（胸腺）グレイゾーンリンパ腫
Mediastinal grey zone lymphoma

■ 定義

縦隔（胸腺）グレイゾーンリンパ腫（mediastinal grey zone lymphoma: MGZL）は，臨床像，組織形態，形質，遺伝子型が原発性縦隔大細胞型 B 細胞リンパ腫（PMBL）と結節硬化型古典的 Hodgkin リンパ腫（nodular sclerosis classic Hodgkin lymphoma: NSCHL）の中間的所見を示す B 細胞リンパ腫である．WHO 分類第5版では縦隔原発例に限定された．

■ 臨床像

若年成人（年齢中央値：30歳）に好発し，男性優位である．小児にも発生する．PMBL や NSCHL と同様に縦隔腫瘤に関連した症状を呈する．

■ 形態像，免疫表現型

多く（70%）の症例は形態が NSCHL 類似で形質が PMBL 様であり（CHL-like 図4-85

3節 ■ 成熟B細胞腫瘍

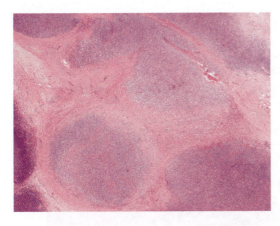

図 4-85 MGZL CHL-like の形態（弱拡大）

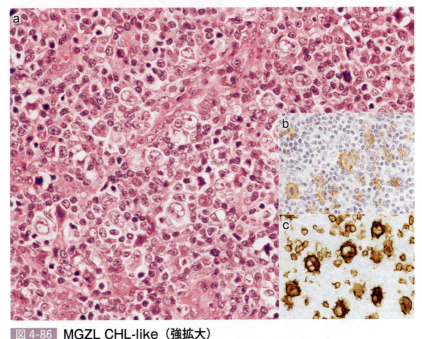

図 4-86 MGZL CHL-like（強拡大）
CD20陽性率が50％以上である（b: CD30, c: CD20）.

図 4-86 ），残りの症例は形態が PMBL 類似で形質が CHL 様である（PMBL-like 図 4-87 ）. MGZL CHL-like では形態所見は NSCHL 様であり，NSCHL であれば CD20 が陰性ないし一部弱陽性であるのに対し，MGZL CHL-like では CD20 が多くの腫瘍細胞に強陽性である．NSCHL と異なり他の汎 B 細胞マーカー（PAX5, CD19, CD79a, BOB1, OCT2）も強陽性を示す．ただし，International Consensus Classification（ICC 分類）[1] では，形態所見が NSCHL の場合には，CD20発現の程度にかかわらず，NSCHL に分類される．MGZL PMBL-like では形態所見は PMBL 様であり，CD20 が陰性か一部陽性である．しばしば CD30 や CD15 が強陽性である．いずれも通常は Epstein-Barr ウイルス（EBV）陰性である．異時性に PMBL と CHL を認める例 図 4-88　図 4-89 は WHO 分類第 5 版では MGZL に含まれないことになった．

413

4章 ◆ B細胞性リンパ増殖症およびリンパ腫

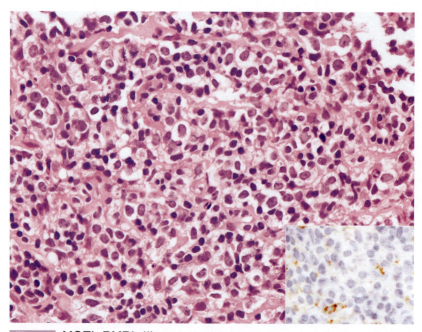

図 4-87 **MGZL PMBL-like**
中型〜大型の異型リンパ球がびまん性に増殖するがCD20陰性である（右下）．

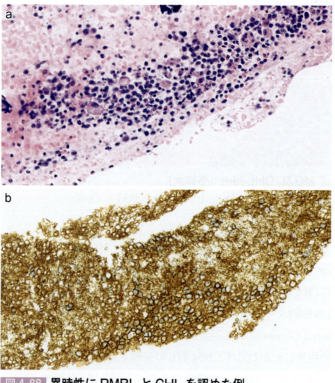

図 4-88 **異時性にPMBLとCHLを認めた例**
初診時の前縦隔腫瘍生検（a）．壊死を伴い変性濃縮したリンパ腫細胞を認める．免疫染色でCD20陽性（b）でありPMBLとした．

3節 ■ 成熟B細胞腫瘍

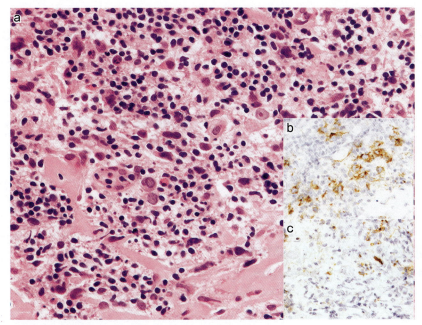

図 4-89 異時性に PMBL と CHL を認めた例
治療後残存病変では，小型リンパ球を背景に大型異型細胞が散在性に認められた．CD30陽性（b），CD20陰性（c）であり，CHL の形態形質を示した．

■ 遺伝子

MGZL は CHL や PMBL と共通の，JAK/STAT および NF-κB 経路などにおける遺伝子異常を有する．9q24.1（*JAC2/CD274/PDCD1LG2*）や 16p13.13（*CIITA/C2TA*）の構造異常，*B2M*，*SOCS1*，*TNFAIP3*，*NFKBIE*，*GNA13*，*XPO1* 変異を認める．MHC-1，MHC-2 発現欠失を認める．

■ 診断基準

CHL-like MGZL についての必須項目：

- 多形性細胞がさまざまな量の微小環境と密な線維性間質内に密に増殖
- CD20，PAX5，および少なくとももう1つのB細胞マーカー（CD19，CD79a，BOB1，OCT2）が均一に強く発現
- CD30 がさまざまな強度で陽性

PMBCL-like MGZL についての必須項目：

- 密度の異なる線維性間質内の中型〜大型の腫瘍細胞の単形性シート状増生
- CD30 の強く均一な陽性発現および B 細胞マーカーの部分的または完全な消失，または CD15 の強い発現

望ましい項目（共通）：

- 複雑な組織学的特徴はコア針生検では確実に識別できないことが多いため，診断にはより大きな生検が強く望まれる
- EBV は存在しない

4章 ◆ B 細胞性リンパ増殖症およびリンパ腫

■予後

MGZL CHL-like では ABVD 療法で 35％が治療抵抗性であり，CHL の治療に抗 CD20 抗体療法を上乗せするか PMBL に準じた治療が必要という報告と，ABVD 療法で CHL と比較して治療反応性は劣らないとする報告がある．

●文献

1) Campo E, Jaffe ES, Cook JR, et al. The International Consensus Classification of Mature Lymphoid Neoplasms: a report from the Clinical Advisory Committee. Blood. 2022; 140: 1229-53.

〈前島亜希子〉

高悪性度 B 細胞リンパ腫，非特定型
High-grade B-cell lymphoma, NOS

■定義

高悪性度 B 細胞リンパ腫，非特定型（high-grade B-cell lymphoma, NOS: HGBL-NOS）は，中型〜大型（中間型）ないしは芽球様のリンパ腫細胞からなるアグレッシブな成熟 B 細胞リンパ腫で，他の特定病型の除外のもとに診断される[1]．

■疫学

極めて稀と考えられるが，実際の頻度は不明である．高齢者に多く，性差は特に指摘されていない．

■正常対応細胞

胚中心 B 細胞（germinal center B-cell: GCB）由来が全体の 58 〜 85％を占めるが，活性化 B 細胞（activated B-cell: ABC）由来も一定数みられ，ヘテロな疾患カテゴリーである[2-5]．

■形態像 図4-90 図4-91

Burkitt リンパ腫（BL）の典型像よりは多形性に富み，前述のとおり中間型の形態や芽球様型の細胞形態を示す．組織像は，びまん性に増殖し，starry-sky appearance もしばしばみられるが，BL でみられるような "cohesive" な増殖態度は少ないとされる．

■染色体・遺伝子

細胞遺伝学的に 80％程度の症例で複雑核型を示す[2]．*MYC* 再構成は文献にもよるが，40 〜 50％程度の頻度でみられる[2-5]．*BCL2*，*BCL6* の再構成も 12 〜 24％，5 〜 10％の頻度でみられる[2-4]．定義上，*MYC*，*BCL2*再構成の共存は本病型ではなく，HGBL-*MYC/BCL2* の範疇となる．ただし *MYC*，*BCL6*再構成の共存は細胞形態が本例の範疇であるなら許容される．なお *MYC*，*BCL6*再構成を有し，WHO 分類で HGBL-NOS とされる症例は，International Concensus Classification（ICC）では high-grade B-cell lymphoma with *MYC* and *BCL6* rearrangements の暫定疾患として留保されている[6]．遺伝子異常に関しては，*TP53*，*KMT2D* が比較的高い頻度でみられる[2,5]．遺伝子変異に基づいたプロファイルである LymphGen では，

3節 ■ 成熟B細胞腫瘍

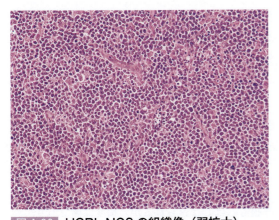

図 4-90 HGBL-NOS の組織像（弱拡大）
中間型とされる細胞形態を示すリンパ腫細胞がびまん性に増生している．

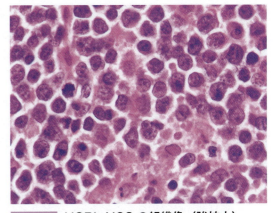

図 4-91 HGBL-NOS の組織像（強拡大）
リンパ腫細胞は中型〜中間型程度の大きさで，一部では核小体の目立つ細胞もみられる．リンパ腫細胞の形態は，背景の小型リンパ球と比較するとその大きさの程度がわかる．

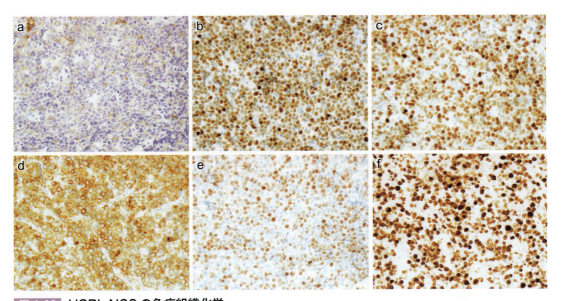

図 4-92 HGBL-NOS の免疫組織化学
a) CD10 は弱陽性ないしは陰性で，本例では陰性と判断された．b) BCL6, c) MUM1, d) BCL2,
e) MYC がいずれも陽性で，f) Ki-67 labeling index は 90％以上と高値であった．

GCB 由来を反映して EZB が多いが，MCD, ST2 なども一定数存在し，その不均一性が伺われる[5]．

■ 免疫マーカー　図 4-92

　多くが GCB 由来を示すため，CD10, BCL6 の発現をみるものが多いが，CD10 の発現は 75％程度と陰性例も一定数みられる．BCL2 の発現も 50〜70％程度でみられ，BL との鑑別点には重要である[2-4]．TdT の発現は 10％程度の症例にみられるが，腫瘍細胞における陽性割合は症例に

よってさまざまであり，多くは一部にとどまり，びまん性に発現することは少ない[5]．Ki-67 labeling index の中央値は 80 〜 90％と高いが一部には 40％以下のものもあるため，Ki-67 labeling index 低値をもって HGBL-NOS の除外はできない[2]．

病態生理

HGBL-*MYC/BCL2* と異なり，HGBL-NOS は前述の通り遺伝子発現の観点から GCB type とともに ABC type が一定数混在し，ヘテロな疾患単位と考えられてる．HGBL-*MYC/BCL2* に特徴的な遺伝子発現プロファイルとされる double hit signature (DHITsig) は全体の半数程度とされる[5]．

臨床像

進行期でみつかることが多く，全身リンパ節腫脹もしばしばみられるが，頻度は稀であり，報告例も少ないためその実態の多くは不明である．

鑑別診断

HGBL-NOS は，細胞学的に鑑別疾患となる BL，HGBL-11q，HGBL-*MYC/BCL2* の除外によってはじめて診断しうる病型であり，形態像も典型的な BL とされる中型のリンパ腫細胞よりは大型で，中型〜大型である中間型ないしは芽球様の形態が本病型の基本形である．*BCL2*，*BCL6* の再構成や 11q の異常をもたずに *MYC* にのみ再構成を有する症例が HGBL-NOS の 28 〜 43％にも存在する[2-5]．ただし，免疫形質が GCB 由来（CD10$^+$，BCL6$^+$），BCL2 陰性かつ Ki-67 labeling index が高値で臨床像が合致すれば，細胞形態が非定型的であっても BL の診断とする．

診断基準

必須項目：

- びまん性大細胞型 B 細胞リンパ腫または Burkitt リンパ腫のいずれとも一致しない中間型または芽球型の細胞形態
- CD34 の発現の欠如（リンパ芽球性リンパ腫を除外）
- cyclin D1 の発現の欠如（マントル細胞リンパ腫を除外）
- *MYC* および *BCL2* の二重転座の欠如
- 11q 異常を伴う高悪性度 B 細胞リンパ腫の 11q23.2-q23.3 増加および 11q24.1-qter 欠失パターンの欠如

望ましい項目：

- 遺伝子発現シグネチャーとしてダブルヒット / ダークゾーン B 細胞リンパ腫
- *KMT2D* および *TP53* 変異

治療・予後

確立した治療法はないが，HGBL-NOS では R-CHOP 療法での奏効率の低さから，BL や HGBL-*MYC/BCL2* などの高侵襲性 B 細胞リンパ腫に準じた治療選択が推奨されている[2,3]．症例の少なさおよび診断の再現性もあり正確な実態は不明であるが，いくつかの大規模コホートから，5 年生存率は 50％前後とされる[2,3]．

問題点

HGBL-NOS は類型病型の除外によってはじめて診断が確定されるため，分子遺伝学的に BL，

HGBL-11q, HGBL-DH の定義とされる *MYC* 単独転座，11q 異常や *MYC* と *BCL2* 再構成の共在の確認の有無が必須となる．したがって，これらの分子遺伝学的検索がなされない場合，診断は確定されない．またこれらのゲノム異常の有無が判明した上で HGBL-NOS と診断されたとしても HGBL-NOS の診断の再現性の問題が依然として存在する．実際，HGBL-NOS と診断された症例の半数程度が BL ないしは DLBCL に診断が変更になったとの報告がある[5]．したがって HGBL-NOS は免疫形質や分子遺伝学的結果とあわせて慎重な診断が望まれる．

●文献

1) WHO Classification of Tumours Editorial Board. Haematolymphoid tumours [Internet]. Lyon (France): International Agency for Research on Cancer; 2024. (WHO classification of tumours series, 5th ed.; vol. 11). Available from: https://tumourclassification.iarc.who.int/chapters/63.

2) Campo E, Jaffe ES, Cook JR, et al. The International Consensus Classification of Mature Lymphoid Neoplasms: a report from the Clinical Advisory Committee. Blood. 2022; 140: 1229-53.

3) Zayac AS, Landsburg DJ, Hughes ME, et al. High-grade B-cell lymphoma, not otherwise specified: a multi-institutional retrospective study. Blood Adv. 2023; 7: 6381-94.

4) Li S, Qiu L, Xu J, et al. High-grade B-cell lymphoma (HGBL)-NOS is clinicopathologically and genetically more similar to DLBCL/HGBL-DH than DLBCL. Leukemia 2023; 37: 422-32.

5) Qiu L, Lin P, Khanlari M, et al. The clinicopathologic features and molecular signatures of blastoid high-grade B cell lymphoma, not otherwise specified. Mod Pathol. 2023; 36: 100349.

6) Collinge BJ, Hilton LK, Wong J, et al. Characterization of the genetic landscape of high-grade B-cell Lymphoma, NOS– an LLMPP project. Hematol Oncol. 2021; 39 (suppl 2): abstract 101.

〈百瀬修二，沢田圭佑〉

4章 ◆ B細胞性リンパ増殖症およびリンパ腫

バーキットリンパ腫
Burkitt lymphoma

バーキットリンパ腫
Burkitt lymphoma

■定義
　バーキットリンパ腫（Burkitt lymphoma: BL）は，好塩基性の細胞質を有し，数個の小さな核小体をもつ中型の腫瘍細胞からなる，胚中心B細胞由来の成熟B細胞リンパ腫である[1,2].

■疫学
　BLは歴史的・疫学的観点から，アフリカ赤道付近，パプアニューギニアなどの流行地型に生じるendemic BL（eBL），本邦や欧米などの非流行地型に生じるsporadic BL（sBL）とHIV感染や移植などによって投与された免疫抑止薬投与による免疫不全・免疫低下時に発症するimmunodeficiency-associated BL（iBL）の3つの亜型が知られている．わが国を含むsBLでは成人のリンパ腫全体の1〜2%程度である．一方，小児ではリンパ腫のおよそ25〜40%を占める．また男女比は，2〜4：1と男性優位である．

■染色体・遺伝子
　BLの分子遺伝学的特徴は8q24に位置する*MYC*遺伝子と免疫グロブリン（IG）遺伝子（重鎖14q32，κ鎖2p13，λ鎖22q11）の相互転座によってt(8;14)(q24;q32)，t(2;8)(p12;q24)，t(8;22)(q24;q11)のいずれかを有することである．sBLではt(8;14)(q24;q32)が75〜90%を占める[3].また，付加的な染色体異常として1qの付加や7，12番染色体のトリソミー，6q，13q，17pの欠失が挙げられる．

　BLで高頻度にみられる遺伝子異常としては，*TCF3*とその抑制因子である*ID3*に70%程度の変異が報告されている[4-7].*TCF3*（E47をコードする）はがん遺伝子として働き，片側アリルのみの変異が主体で，機能獲得型変異に相当する．一方，*ID3*はがん抑制遺伝子として働くため，両アリルに変異をもつtwo hitが多くの症例でみられる．この異常の多くは点突然変異や小さな欠失挿入が主体である．BLにおいてIG::*MYC*は第一義的な異常であるが，*MYC*はIGのエンハンサー領域の制御下に入るため，*MYC*遺伝子そのものにも点突然変異などの微小変異も高頻度に起こる．その他，*TP53*，*CCND3*，*SMARCA4*，*DDX3X*などの遺伝子にも比較的高い頻度で変異を認める．

■細胞起源
　胚中心B細胞.

■病理所見
　肉眼的にはしばしば巨大腫瘤として認められ，所属リンパ節や周囲組織を巻き込むことも多い．
　細胞学的にBLのリンパ腫細胞は組織球の核とほぼ同等の核からなる中型細胞で，組織学的にはこれらがびまん性に密に増殖する．腫瘍細胞同士が木目込み様，ジグソーパズル様とも称され

3節 ■ 成熟B細胞腫瘍

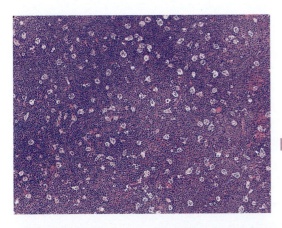

図 4-93 Burkittリンパ腫
HE染色．好塩基性の強い腫瘍細胞がびまん性に増殖し，核片を貪食した組織球（tingible body macrophage）が広く浸潤し，星空像（starry-sky appearance）がみられる．

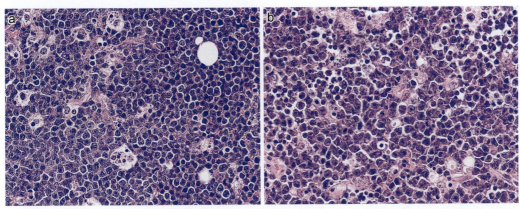

図 4-94 Burkittリンパ腫の形態的バリエーション
a）HE染色．BLの腫瘍細胞は組織球の核と同等ないしは小型で，大きさは均一である．核は類円形で核膜は薄く，核クロマチンは核全体に粗顆粒状で，核小体は小さく複数個みられる．一部にはやや大型の核小体が中心に位置するものも散見される．また腫瘍細胞同士が接着しているようにもみえる（cohesive）．b）HE染色．BLのリンパ腫細胞は図4-93に比べ，多形性に富む．すなわち核の大小不同を伴い，核形も不整で，核小体が目立つ．

る像を呈することもある．腫瘍細胞は多数の核分裂像とアポトーシス小体を認め，背景には核塵を貪食するマクロファージ（tingible body macrophage）が散在性に認められ，星空像（starry-sky appearance）を示す 図4-93 ．腫瘍細胞の核は類円形，中型でわずかなくびれを示す細胞が含まれる．核膜は薄く，クロマチンは核全体に粗顆粒状に分布する 図4-94a ．小さな核小体が2〜5個みられることが多い．細胞質は好塩基性で，脂肪顆粒（PAS染色，SudanⅢ染色で陽性）をもつ（ 図4-95 May-Giemsa染色では空胞としてみえる）．マクロファージと血管内皮細胞を除くとほとんど腫瘍細胞からなり，非腫瘍性小型T細胞の混入はごくわずかである 図4-96 ．

上述の定型的なBLに比べ，細胞の大きさや形がやや不均一で核小体が目立つような，以前 atypical Burkitt lymphoma あるいは Burkitt-like lymphoma と称されていた症例でIG::*MYC* の相互転座や定型的な免疫組織化学形質を示す場合はBLに含める 図4-94b ．

またHIVなどの免疫不全に関連したBLでは，形質細胞様の形態や分化を示すことがある．

4章 ◆ B細胞性リンパ増殖症およびリンパ腫

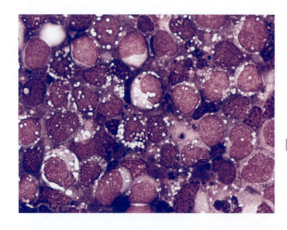

図 4-95 Burkittリンパ腫
May-Giemsa染色. 中型の腫瘍細胞の増生がみられる. 胞体は好塩基性で, 細胞質に多数の空砲（脂肪顆粒）を有する. 核は類円形ないしは不整形で数個の核小体を認める.

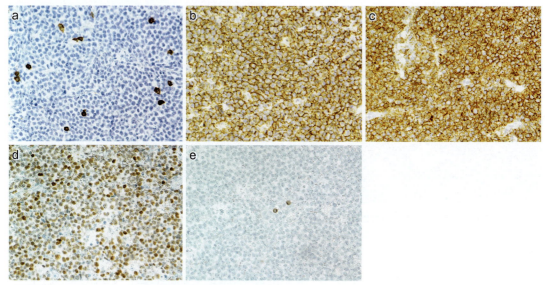

図 4-96 Burkittリンパ腫の免疫組織化学的所見
a) CD3は陰性で, BLでは通常浸潤するTリンパ球はごくわずかである. b) CD20とともに, 胚中心マーカーである. c) CD10およびd) BCL6が陽性となる. またe) BCL2はBLの典型例では陰性である. 中央にみられる陽性細胞は浸潤するTリンパ球と考えられる.

免疫マーカー

　BLでは汎B細胞抗原であるCD19, CD20, CD22, CD79aやPAX5の発現とともに, 胚中心マーカーであるCD10, BCL6, CD38, HGALなどの発現がみられる 図 4-96b, c, d . IgMの強発現もしばしば観察される. CD3, CD5, CD23, CD138が基本的には陰性 図 4-96a , CD43, LEF1, TCL1Aの異常発現をみることもある. BCL2の発現は基本的には陰性 図 4-96e , あるいはあっても弱陽性であることが重要である. MUM1は20〜50%の症例で陽性になる[8]. 高度の増殖活性を反映してKi-67 labeling indexは高く, ほとんどの細胞に陽性となる 図 4-97a . MYC発現はIG::*MYC*の存在を反映し, 通常は＞80%と高値である 図 4-97b . 一部の症例ではIG::*MYC*の存在にもかかわらず発現のみられないことがあり注意が必要であるが, これは*MYC*における突然変異などによる偽陰性が主な原因である. またEpstein-Barrウイルス（EBV）感

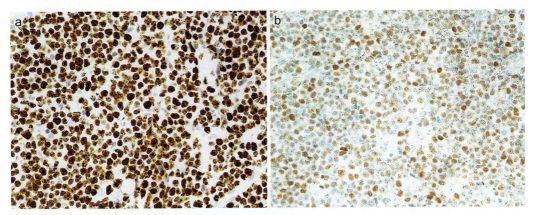

図 4-97　Burkitt リンパ腫の免疫組織化学的所見
　　a) BL では増殖活性の高さを反映し，Ki-67（MIB-1）がほぼ 100％である．b) MYC も BL では通常高発現を認める．

染の有無が BL の病態を反映していると考えられていることから，WHO 分類第 5 版では EBV 感染の有無の検索が推奨されている．

　以上から，BL の定型的な免疫組織化学形質は $CD3^-$，$CD20^+$，$CD10^+$，$BCL6^+$，$BCL2^-$，MYC^+（＞80％），Ki-67 labeling index＞95％である　図 4-96　図 4-97　．

■病因

　BL の病因の基盤は共通のゲノム異常である IG::*MYC* にある．しかしながらマウスモデルからも MYC の高発現のみが BL を生じさせうる十分条件ではなく，実際ヒトでは MYC の高発現を非腫瘍性の B 細胞で誘導するとアポトーシスを引き起こすことから，付加的なイベントが必要と考えられている．

　付加的な異常として以下の遺伝子変異が挙げられる．最も高頻度にみられる *TCF3/ID3* の変異は B-cell receptor（BCR）シグナル経路の活性化をもたらす[4]．また *MYC* は増殖促進効果とともに PI3K シグナルの活性化を介した BCR シグナル経路の増強ももたらす．また BL では IG::*MYC* ともに *MYC* 遺伝子そのものに微小な変異が高頻度に生じ（〜70％），一部の変異は MYC 蛋白の安定化に働く．*TP53*，*CCND3*，*CDKN2A* 変異もそれぞれ 40％，40％，10％程度にみられ，細胞周期の回転促進とともにアポトーシス回避などに働く．なお，*TP53* 変異と *CDNK2A* 変異は他の B 細胞リンパ腫同様に，相互排他的である．SWI-SNF クロマチンリモデリング因子を構成する蛋白の 1 つである *SMARCA4* は 20〜40％の症例でみられ，この変異によって標的遺伝子の発現異常が病態に関与すると考えられている．

　EBV は eBL，sBL での感染率はそれぞれ 100％，20〜30％とされ，病態における役割に違いが指摘されている．EBV は種々の最終遺伝子産物である RNA や蛋白をコードし，感染 B 細胞における不死化などに働く．本邦からの報告では，年齢が高くなるに従って BL における EBV の陽性率が高くなることから，加齢に伴う病態発生が指摘されている[9]．

　eBL の危険因子としては EBV とともにマラリア（*Plasmodium falciparum*）感染が挙げられる．繰り返されるマラリア感染は，B 細胞の慢性的な活性化や細胞性免疫の抑制を引き起こし，

4章 ◆ B 細胞性リンパ増殖症およびリンパ腫

その結果 EBV の再活性化や，クラススイッチ再構成 / 体細胞突然変異を誘導する activation-induced cytidine deaminase（AID）の活性化をもたらし，eBL の病態発生に関わっているものと考えられている．

■ 臨床像

BL の多くは節外性病変が主体で，その解剖学的部位は臨床亜型によって異なる．eBL は小児の上顎・下顎腫瘤に多く，次に腹部腫瘤であるが，リンパ節腫脹で発症することは稀である．一方，sBL に上顎・下顎腫瘍は極めて少なく，腹部腫瘤が多い（回盲部と卵巣，腹膜，後腹膜リンパ節など）．その他，鼻咽頭と Waldeyer 輪，リンパ節，骨髄が知られている．20% 程度の症例では白血病としての表現型ないしは骨髄浸潤が生じる．これは特に免疫不全・調節異常下の iBL でみられる．また節性病変も主に iBL でみられる．

■ 鑑別診断

BL との鑑別を要する病型としては主に以下のものが挙げられる．

びまん性大細胞型 B 細胞リンパ腫，非特定型（DLBCL-NOS），*MYC* および *BCL2* 再構成を伴うびまん性大細胞型 B 細胞リンパ腫 / 高悪性度 B 細胞リンパ腫（DLBCL/HGBL-*MYC/BCL2*），高悪性度 B 細胞リンパ腫，非特定型（HGBL-NOS），11q 異常を伴う高悪性度 B 細胞リンパ腫（HGBL-11q），B 細胞リンパ芽球性リンパ腫（B-LBL）．

DLBCL-NOS は核が大型でより核異型が目立ち，多くは中心芽球様の細胞形態である点で鑑別可能である．また多くの症例で BCL2 の発現がみられる．IG::*MYC* 単独の染色体異常を呈し，形態的に鑑別を要する場合は免疫形質や臨床症状を加味して診断を進める．

DLBCL/HGBL-*MYC/BCL2* は中型〜大型細胞までの形態学的スペクトラムを有するが，BL と鑑別を要するものは細胞形態像が中型〜中間型および芽球様を呈した場合である．BL と DLBCL/HGBL-*MYC/BCL2* はともに胚中心 B 細胞由来であるため免疫形質は類似するが，*BCL2* 再構成を反映して BCL2 の発現がみられ，このことは鑑別に役立つ．最終的には *MYC*，*BCL2* の再構成の検索が必須となる．

HGBL-11q は BL と同様ないしは類似した組織・細胞像を呈するが，BL に比してやや異型性が強く，多形性を有するとされる．細胞形態としては後述する HGBL-NOS の形態像である中間型 / 芽球型の像も呈しうる．これらの細胞形態を呈し，IG::*MYC* 再構成がみられない場合は 11q の異常を FISH で確認し，鑑別を行う．

HGBL-NOS の細胞像は BL の典型像よりは多形性に富み，中型よりはやや大型の中間型の形態や芽球様型の細胞形態を示す．組織像はびまん性に増殖し，starry-sky appearance もしばしばみられるが，BL でみられるような "cohesive" な増殖態度は少ないとされる．免疫形質は，GCB 由来を示す CD10，BCL6 の発現をみるものが比較的多いが，CD10 の発現を欠く割合もそれなりにみられる．BCL2 の強発現がしばしばみられることも鑑別に役立つ．

B-LBL とは starry-sky appearance を呈する点で類似するが，細胞形態的鑑別点として核小体が不明瞭でクロマチンが繊細かつ濃くなることが挙げられる．また免疫形質発現として TdT が陽性となることも重要である．

3節 ■ 成熟B細胞腫瘍

■診断基準

必須項目：

- 中型で単形のリンパ腫細胞で好塩基性細胞質と多数の小さな核小体がみられる
- CD20 および CD10 陽性
- BCL2 の発現がないか，稀に弱い発現，Ki-67 labeling index ＞ 95％，通常は MYC の強い発現（細胞の 80％ 以上），および / または *MYC* の再構成または IG::*MYC* 転座の証明

望ましい項目：

- starry-sky appearance，固着性増殖パターン
- BCL6 陽性，TdT 陰性，CD38 陽性
- *BCL2* および *BCL6* の再配列の除外（主に成人 BL で必要）

■治療・予後

高用量多剤併用化学療法（CODOX-M/IVAC 療法や hyper-CVAD ＋リツキシマブ療法など）を行うと BL の 80 ～ 90％ が改善する．

●文献

1) Sayed S, Leoncini L, Siebert R, et al. Burkitt lymphoma. WHO Classification of Tumours Editorial Board. Haematolymphoid tumours [Internet]. Lyon (France): International Agency for Research on Cancer; 2024 [cited 2024 Aug 10]. (WHO classification of tumours series, 5th ed.; vol. 11). Available from: https://tumourclassification.iarc.who.int/chapters/63.
2) Molyneux EM, Rochford R, Griffin B, et al. Burkitt's lymphoma. Lancet. 2012; 379: 1234-44.
3) Nakamura N, Nakamine H, Tamaru J, et al. The distinction between Burkitt lymphoma and diffuse large B-Cell lymphoma with c-myc rearrangement. Mod Pathol. 2002; 15: 771-6.
4) Schmitz R, Young RM, Ceribelli M, et al. Burkitt lymphoma pathogenesis and therapeutic targets from structural and functional genomics. Nature. 2012; 490: 116-20.
5) Love C, Sun Z, Jima D, et al. The genetic landscape of mutations in Burkitt lymphoma. Nat Genet. 2012; 44: 1321-5.
6) Richter J, Schlesner M, Hoffmann S, et al. Recurrent mutation of the ID3 gene in Burkitt lymphoma identified by integrated genome, exome and transcriptome sequencing. Nat Genet. 2012; 44: 1316-20.
7) Momose S, Weißbach S, Pischimarov J, et al. The diagnostic gray zone between Burkitt lymphoma and diffuse large B-cell lymphoma is also a gray zone of the mutational spectrum. Leukemia. 2015; 29: 1789-91.
8) Spender LC, Inman GJ. Developments in Burkitt's lymphoma：novel cooperations in oncogenic MYC signaling. Cancer Manag Res. 2014; 6: 27-38.
9) Satou A, Asano N, Nakazawa A, et al. Epstein-Barr virus（EBV）-positive sporadic Burkitt lymphoma：an age-related lymphoproliferative disorder? Am J Surg Pathol. 2015; 39: 227-35.

〈百瀬修二〉

4章 ◆ B細胞性リンパ増殖症およびリンパ腫

KSHV/HHV-8関連B細胞性リンパ増殖症およびリンパ腫
KSHV/HHV8-associated B-cell lymphoid proliferations and lymphomas

はじめに

　KSHV/HHV-8関連B細胞性リンパ増殖症およびリンパ腫（Kaposi sarcoma-associated herpesvirus/human herpesvirus 8: KSHV/HHV8）は，アフリカなどの流行地域では感染者の唾液を介して小児に，非流行地域では同性間性的接触の男性が性行為により感染する．WHO分類第5版ではKSHV/HHV8関連リンパ増殖性疾患として，表4-14に挙げる4つの疾患が記載されている．PEL/EC-PELやKSHV/HHV8⁺ DLBCLはHIV感染者や移植後患者など免疫不全患者にみられる．一方，KSHV/HHV8⁺ GLPDは主に免疫健常者に発症する．ウイルスの名称は，

表4-14 KSHV/HHV8関連リンパ増殖性疾患の比較

疾患名	KSHV/HHV8-associated multicentric Castleman disease	Primary effusion lymphoma/ extra-cavitary primary effusion lymphoma	KSHV/HHV8- positive diffuse large B cell lymphoma	KSHV/HHV8-positive germinotropic lymphoproliferative disorder
略語	KSHV/HHV8⁺ MCD	PEL/EC-PEL	KSHV/HHV8⁺ DLBCL	KSHV/HHV8⁺ GLPD
臨床	男女比：～2.2:1 40～45歳 8割はHIV⁺．HIV⁻は60歳代に多い．	男性 20～50歳 HIV，移植後． しばしばKS，KSHV/HHV8⁺ MCDと合併	男性 30～40歳 KSHV/HHV8⁺ MCDと合併	男女比：1.5:1 30～90歳 (median=60) HIV⁻
発症部位	リンパ節，脾臓	体腔（胸腔，心嚢，腹腔） EC-PELはリンパ節，消化管など	リンパ節，脾臓，末梢血，その他	リンパ節
細胞形態	中型～大型，形質芽球，免疫芽球様	大型多形性，形質芽球，免疫芽球様	大型，形質芽球，免疫芽球様	大型，形質芽球，免疫芽球様
組織	過形成濾胞にinvolve.濾胞間の血管増生と形質細胞の増生	大型細胞のシート状の増殖で周辺組織を圧迫，EC-PELではおもにリンパ節	大型細胞のシート状の増殖で周辺組織を圧迫	周辺組織への圧迫を伴わない胚中心への浸潤．濾胞間組織，リンパ洞への浸潤
免疫学的表現型	CD20⁻ᐟ⁺，MUM1⁺，IgM λ⁺，CD138⁻，vIL-6⁺	B, T細胞マーカー⁻，CD30⁺，MUM1⁺，CD138⁺ᐟ⁻，Ig⁻，vIL-6⁺	CD20⁺ᐟ⁻，MUM1⁺，IgM λ⁺，CD138⁻，vIL-6⁺	B, T細胞マーカー⁻，CD30⁻，MUM1⁺，CD138⁻．Ig⁻ᐟ⁺，vIL-6⁺
KSHV/HHV8	＋	＋	＋	＋
EBV	－	8割が陽性	－	9割が陽性
Ig	ポリクローナル，somatic hypermutation⁻	モノクローナル，通常somatic hypermutation⁺	モノクローナル通常somatic hypermutation⁻	多くはポリクローナルまたはオリゴクローナル，somatic hypermutation⁺

HIV: ヒト免疫不全ウイルス，KS: Kaposi肉腫（Kaposi sarcoma）

他のヘルペスウイルスとの整合性から，KSHV/HHV8 と 2 つの名前を併記するのが好ましい．WHO 分類第 5 版では，KSHV/HHV8 関連疾患の形態的変化が以前よりも広く捉えられている．例えば，KSHV/HHV8$^+$ DLBCL や EC-PEL には血管内局在や古典的 Hodgkin リンパ腫様の形態をとることがあると記載されている．さらに，KSHV/HHV8 関連疾患には臨床像，表面抗原，ウイルス学的所見，形態が類似する疾患がある．例えば，KSHV/HHV8$^+$ DLBCL と EC-PEL の違いは明快ではなく，IgM λ の発現が前者にみられることが鑑別点となる．さらに，EC-PEL と plasmablast の集簇を伴う KSHV/HHV8$^+$ GLPD も形態的に類似し，ともに KSHV/HHV8，EBV が陽性である．このように疾患がお互いに近似した特徴をもつことから，ウイルス学的所見から病型分類することはできない．また，PEL や KSHV/HHV8$^+$ DLBCL が KSHV/HHV8$^+$ MCD 患者に合併すること，KSHV/HHV8$^+$ GLPD が KSHV/HHV8$^+$ DLBCL へ進行することがあり，KSHV/HHV8 関連疾患にある程度共通する発症機構があると考えられる．KSHV/HHV8 関連リンパ増殖性疾患は稀少であり，適切な病型分類を行うためにはもっと多くの症例の蓄積が必要である．

〈片野晴隆〉

原発性体腔液（滲出性）リンパ腫
Primary effusion lymphoma

■定義

原発性体腔液リンパ腫（primary effusion lymphoma: PEL）とは，腫瘤形成を欠いて漿液性の腔水症として発症する大型の成熟 B 細胞性腫瘍である．WHO 分類第 4 版，第 5 版いずれも定義上は全例，human herpes virus type-8（HHV8，別名 Kaposi sarcoma herpes virus: KSHV）感染関連とされている．しかしながら，HHV8 陰性で PEL と同様の発症様式や類似する細胞形態を呈する疾患群が報告されており[1]，PEL との生物学的・臨床病理学的態度の違いから，WHO 分類第 5 版において HHV8 陰性群は，新たに体液過剰関連大細胞型 B 細胞リンパ腫（fluid overload-associated large B-cell lymphoma）に分類されることとなった（他項参照）．また，HHV8 陽性で PEL と同様の免疫表現型を呈しながらも腔水症ではなく固形腫瘍として生じる extracavitary PEL については WHO 分類第 5 版では PEL の亜型として扱われている．

■疫学

リンパ系腫瘍全体における発症頻度は極めて稀である．ヒト免疫不全ウイルス（HIV）陽性患者においては約 4% の頻度で生じるとされ，その多くは若年〜中年男性である[2]．HIV 陰性患者では 1% 未満である．稀に健常な高齢者にも発症することがある．

■病因

本亜型の腫瘍細胞では全例において *HHV8* 遺伝子が検出され，その大半の症例で Epstein-Barr ウイルス（EBV）の共感染がみられるものの，HHV8 が本亜型の発症病因とされている．LANA，vCYC，vFLIP，vIRF3，KaposinB などの HHV8 関連蛋白の発現が確認されており，

これらはがん抑制遺伝子の機能の抑制や細胞周期の活性化，アポトーシス抑制，サイトカイン分泌などの経路を介して腫瘍細胞の生存に関わっていると考えられている[3]．

■ 浸潤部位

胸腔，心囊腔，腹腔のいずれかであり，通常 1 カ所にとどまる．Extracavitary PEL ではリンパ節あるいは節外浸潤がみられる．

■ 臨床像

腫瘤形成を欠く腔水症として発症するが，発症時ないし経過中に，漿膜に腫瘤形成をみることもある．Kaposi 肉腫，多中心性 Castleman 病に続発しうる．Extracavitary PEL は腔水症なくリンパ節や節外病変（消化管，肺，皮膚など）に腫瘤を形成する．

■ 形態像

腫瘍細胞は大型で免疫芽球様や核周囲明庭を伴う形質細胞様，細胞質が豊富な未分化大細胞様とさまざまな細胞形態を呈して，核は円形ないし不整で核小体が目立ち，Reed-Sternberg 様細胞の出現もある 図4-98a ．セルブロック標本で観察すると塗抹標本よりやや均一な印象を受ける．Extracavitary PEL も PEL と同様の細胞形態像を呈する．

■ 免疫表現型

PEL の液状検体はフローサイトメトリーでの解析に適しているが，セルブロック標本では通常の免疫組織化学や *in situ* hybridization と同等の観察も可能になる．PEL の細胞は成熟 B リンパ球の中でもその最終段階である形質細胞に比較的近いため，CD45 は陽性のことがあるものの，汎 B 細胞系抗原である CD19，CD20，CD79a や表面免疫グロブリンの発現を欠いて活性化ないし形質細胞系抗原である CD30，CD38，CD138，EMA が陽性となることが多い．免疫組織化学ないし免疫蛍光染色で HHV8 関連抗原（KSHV/HHV8 LANA ORF-73）の発現を観察することは，*HHV8* 遺伝子の検出情報がない場合，診断確定に有用かつ必須である 図4-98b ．また，EBV

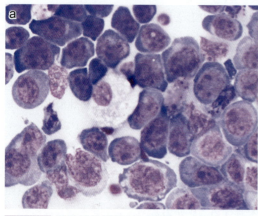 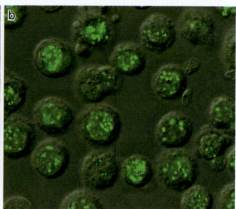

図 4-98 原発性体腔液リンパ腫
a）Diff-Quick 染色標本，b）HHV8 LANA の蛍光免疫染色
42 歳男性（HIV 患者）の腹水．Kaposi 肉腫の合併はない．細胞の表現型は CD20⁻，CD138⁺，CD30⁺，HHV8 LANA⁺，EBER⁺である．
〔片野晴隆先生（国立感染症研究所），大田泰徳先生（帝京大学）のご厚意による〕（WHO 分類改訂第 4 版による白血病・リンパ系腫瘍の病態学．中外医学社; 2019. p. 353 より引用）

感染様式は LMP1 陰性の Latency I である.

染色体・遺伝子

　免疫グロブリン遺伝子に関してはクローナルな増殖を示す再構成バンド相当の所見をみる. それとともに T 細胞受容体遺伝子において non-germline 相当の所見が観察される症例もあるが, それのみをもって T 細胞性腫瘍であると断ずることはできない. 染色体分析では共通した特徴的な染色体転座や既知の B 細胞性腫瘍関連遺伝子を巻き込む異常は報告されていないが, G 分染法での複雑な核型や特定部位の遺伝子増幅を示しうる.

診断基準

PEL の必須項目:

- 胸腔, 腹腔, 心嚢腔内に漿液性の腔水症を呈し, 大細胞型 B 細胞リンパ腫である
- 腔水症に伴い腫瘤性病変を形成する場合も PEL の範疇に入る. ただし, リンパ節や節外病変を欠く
- 大型多形性の腫瘍細胞により構成され, 形質細胞に近い表現型を示す
- HHV8 陽性である (通常 LANA の免疫組織化学により証明)

Extracavitary PEL の必須項目:

- PEL と同様の形態・免疫表現型を有し, 腔水症のない節性あるいは節外性の大細胞型 B 細胞リンパ腫で, HHV8 陽性であるもの

望ましい項目:

- EBV 感染の有無が診断の補助となることがある

細胞起源

　胚中心後で形質細胞への分化傾向を示す B 細胞.

予後および予後因子

　臨床的に予後は悪く, 生存期間の中央値は 6 カ月未満である. 多くは発症後比較的早期に死に至り, 化学療法や免疫療法が奏効する症例は稀である. HIV 患者に発症する PEL では HIV 治療により奏効あるいは生存期間の延長がみられる[4].

●文献

1) Fujiwara T, Ichinohasama R, Miura I, et al. Primary effusion lymphoma of the pericardial cavity carrying t(1;22)(q21;q11) and t(14;17)(q32;q23). Cancer Genet Cytogenet. 2005; 156: 49-53.

2) Vega F, Miranda RN, Medeiros LJ. KSHV/HHV8-positive large B-cell lymphomas and associated diseases: a heterogeneous group of lymphoproliferative processes with significant clinicopathological overlap. Mod Pathol. 2020; 33: 18-28.

3) Ueda K. KSHV genome replication and maintenance in latency. Adv Exp Med Biol. 2018; 1045: 299-320.

4) Hentrich M, Hoffmann C, Mosthaf F, et al. Therapy of HIV-associated lymphoma-recommendations of the oncology working group of the German Study Group of Physicians in Private Practice Treating HIV-Infected Patients (DAGNÄ), in cooperation with the German AIDS Society (DAIG). Annal Hematol. 2014; 93: 913-21.

〈髙田尚良, 一迫　玲〉

4章 ◆ B細胞性リンパ増殖症およびリンパ腫

KSHV/HHV8陽性びまん性大細胞型B細胞リンパ腫
KSHV/HHV8-positive diffuse large B-cell lymphoma

■定義

KSHV/HHV8陽性びまん性大細胞型B細胞リンパ腫（KSHV/HHV8-positive diffuse large B-cell lymphoma: KSHV/HHV8⁺ DLBCL）は，カポジ肉腫関連ヘルペスウイルス / ヒトヘルペスウイルス8型（Kaposi sarcoma-associated herpesvirus/human herpesvirus 8: KSHV/HHV8）の感染に関連したDLBCLである．通常は免疫不全を背景に発生するが，明らかな免疫不全を伴わないこともある．腫瘍細胞は形質芽球や免疫芽球に類似した形態を呈し，cytoplasmic IgM（cIgM）を発現する．

■疫学

非常に稀な疾患で，患者の多くはヒト免疫不全ウイルス（HIV）陽性の30～40歳代・男性である．KSHV/HHV8は，主に男性間での性交渉を介して感染することが知られている．

■浸潤部位

典型的にはリンパ節や脾臓に発生し，病変が脾臓のみにとどまる例は少ない．また，節外臓器への浸潤や，白血化をみる場合もある．

■臨床像

通常，背景疾患として高度な免疫不全があり，その多くはHIV感染によるものである．また，先行病変としてKSHV/HHV8関連多中心性Castleman病（KSHV/HHV8-associated multicentric Castleman disease: KSHV/HHV8⁺ MCD）の合併が知られている．ただし，KSHV/HHV8陽性胚中心向性リンパ増殖異常症（KSHV/HHV8-positive germinotropic lymphoproliferative disorder: KSHV/HHV8⁺ GLPD）に合併した例など，MCD非合併例や，HIV陰性で明らかな免疫不全の認められない症例もみられる．臨床的には，全身のリンパ節腫脹や脾腫を呈することが多い．

■形態像

肉眼的にリンパ節は腫大し，割面は白色調・均一で壊死を伴うことがある．節外病変は癒合状ないし多結節状の病変として認識される．組織学的には中型ないし大型腫瘍細胞のびまん性増殖がみられ，既存の組織構築の破壊を伴う 図4-99a ．腫瘍細胞の形態は形質芽球または免疫芽球に類似する．すなわち，核は偏在して1～2個の明瞭な核小体を伴い，細胞質は両染性である．稀ではあるが，血管内大細胞型B細胞リンパ腫やHodgkinリンパ腫に類似した形態を示す例も報告されている[1]．

■免疫表現型

腫瘍細胞はKSHV/HHV8蛋白質のLANA1が陽性で 図4-99b ，一部の細胞はvIL-6も陽性であるが，EBER ISHは通常陰性である．また，cIgM，λ鎖が陽性であり[2]，MUM1も陽性となることが多い．CD20，CD45は陽性となる場合がある一方，CD79a，CD38，CD138，CD27は通常陰性である．

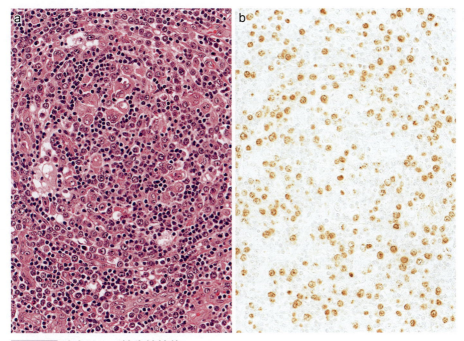

図 4-99 腋窩リンパ節生検検体
a）HE 染色．形質芽球や免疫芽球に類似した形態の大型異型細胞が，胚中心に浸潤する像を認める．
b）KSHV/HHV8 LANA1 に対する免疫組織化学．腫瘍細胞の核に点状の陽性シグナルを認める．

■染色体・遺伝子

　腫瘍細胞には免疫グロブリン遺伝子の somatic hypermutation が認められないことから，ナイーブな IgM 陽性 B 細胞が正常対応細胞と考えられている[3]．本疾患に特徴的な染色体・遺伝子異常は報告されていない．

■鑑別診断

　原発性体腔液リンパ腫（PEL）の中でも固形腫瘍を形成するもの（extracavitary PEL）や，びまん性大細胞型 B 細胞リンパ腫，非特定型（DLBCL-NOS）が鑑別対象となりうる．前者とは cIgM が陽性となる点で，後者とは LANA1 が陽性となる点で，それぞれ鑑別可能である．

■診断基準

必須項目：
- リンパ節および / または脾臓の病変
- 形質芽球様，免疫芽球様ないし未分化な形態を呈する大型 B 細胞の増殖による正常構造の破壊
- 腫瘍細胞は免疫組織化学で LANA1（KSHV/HHV8）および IgM 陽性

望ましい項目：
- 免疫グロブリン遺伝子の体細胞超変異がない
- EBER-ISH（通常は陰性だが，場合によっては陽性になることがある）

■予後

極めて急速な経過をたどり，予後不良である．HIV 感染および KSHV/HHV8[+] MCD を背景に有する場合，生存期間中央値は数カ月程度と報告されている[4,5]．

●文献

1) Ferry JA, Sohani AR, Longtine JA, et al. HHV8-positive, EBV-positive Hodgkin lymphoma-like large B-cell lymphoma and HHV8-positive intravascular large B-cell lymphoma. Mod Pathol. 2009; 22: 618-26.
2) Oksenhendler E, Boulanger E, Galicier L, et al. High incidence of Kaposi sarcoma-associated herpesvirus-related non-Hodgkin lymphoma in patients with HIV infection and multicentric Castleman disease. Blood. 2002; 99: 2331-6.
3) Du MQ, Liu H, Diss TC, et al. Kaposi sarcoma-associated herpesvirus infects monotypic (IgM lambda) but polyclonal naive B cells in Castleman disease and associated lymphoproliferative disorders. Blood. 2001; 97: 2130-6.
4) Pria AD, Pinato D, Roe J, et al. Relapse of HHV8-positive multicentric Castleman disease following rituximab-based therapy in HIV-positive patients. Blood. 2017; 129: 2143-7.
5) Ramaswami R, Lurain K, Polizzotto MN, et al. Characteristics and outcomes of KSHV-associated multicentric Castleman disease with or without other KSHV diseases. Blood Adv. 2021; 5: 1660-70.

〈飯田　俊，片野晴隆〉

KSHV/HHV8 陽性胚中心向性リンパ増殖異常症
KSHV/HHV8-positive germinotropic lymphoproliferative disorder

■定義と疫学

KSHV/HHV8 陽性胚中心向性リンパ増殖異常症（KSHV/HHV8-positive germinotropic lymphoproliferative disorder: KSHV/HHV8[+] GLPD）は，カポジ肉腫関連ヘルペスウイルス / ヒトヘルペスウイルス 8 型（Kaposi sarcoma-associated herpesvirus / human herpesvirus 8: KSHV/HHV8）が感染し，通常エプスタイン・バーウイルス / ヒトヘルペスウイルス 4 型（Epstein-Barr virus/human herpesvirus 4: EBV/HHV4）も陽性を示す，大型異型でポリクローナルな B 細胞が，リンパ節のリンパ濾胞胚中心に浸潤するリンパ増殖性疾患である．疫学的には極めて稀な疾患で，ヒト免疫不全ウイルス（HIV）陰性の免疫健常者に出現し，2022 年までに世界で 21 例の報告があるのみである[1]．本邦からの報告は未だにない．

■浸潤部位，臨床像，予後

多くの症例はリンパ節腫大（20 〜 75mm 大の報告がある）を主徴として発見されており，B 症状のない長期罹患例も報告されている[2]．顕著な臨床検査上の異常を呈することは稀である．多くは手術で切除可能であるか，CHOP や EPOCH などのレジメンを基本とした化学療法と，放射線治療に反応する．15 年生存例もあるなど予後はよいが，KSHV/HHV8 陽性びまん性大細胞型 B 細胞リンパ腫（KSHV/HHV8[+] DLBCL）に進展する症例も報告されている[2]．

■形態像

病変のあるリンパ節の構造は，基本的に保たれるものの，複数のリンパ濾胞胚中心が，中型〜

大型の形質芽球様，免疫芽球様，または未分化な形態の細胞によって埋め尽くされるように浸潤される．リンパ濾胞胚中心は多中心性 Castleman 病（multicentric Castleman disease: MCD）様に萎縮し，異型細胞はマントル帯や濾胞間，洞内にもみられうる．増殖する異型 B 細胞は，1～2個の目立つ核小体と，空胞状のクロマチンをもつ円形，類円形または異型の大型核をもち，多核の細胞も生じうる．比較的豊富な両染性の細胞質も特徴的である．他の KSHV/HHV8 陽性リンパ増殖性病変との鑑別が重要であり，特に初期の KSHV/HHV8[+] DLBCL large B-cell lymphoma との異同は問題となりうる[3]．

■免疫表現型・染色体・遺伝子

KSHV/HHV8 LANA1, EBER-ISH, MUM1（IRF4）が陽性である．EBV-LMP1 は陰性である[4]．細胞は germinal center B-cell が由来と考えられるが，CD20，CD79a，CD138，BCL6，CD10 などの B 細胞マーカーや胚中心マーカーは発現しておらず，ALK1，CD15，CD56，cyclinD1，BCL2 も陰性である．CD38，EMA，CD138，CD3，CD30 が陽性となることもあると報告され[5] CD45 は稀に陽性で，Ki-67 陽性細胞は多い．胚中心においては CD21 陽性の樹状細胞のメッシュワークに腫瘍細胞は囲まれる．特異的な染色体異常や遺伝子異常は報告されていない．85% の症例では免疫グロブリンはポリクローナルな増殖を示したとの報告がある．

■診断基準

必須項目：

- リンパ節構造は保持され，一部の胚中心が形質芽球，免疫芽球および / または未分化細胞のクラスターまたはシート状増生に部分的または完全に置き換えられている
- LANA1（KSHV/HHV8）の免疫染色が陽性

望ましい項目：

- EBER-ISH 陽性で，ポリクローナルな免疫グロブリン遺伝子の再構成がある

●文献

1) Ghoneima A, Cooke J, Shaw E, et al. Human herpes virus 8-positive germinotropic lymphoproliferative disorder: first case diagnosed in the UK, literature review and discussion of treatment options. BMJ Case Rep. 2020; 13: e231640.

2) Zanelli M, Zizzo M, Bisagni A, et al. Germinotropic lymphoproliferative disorder: a systematic review. Ann Hematol. 2020; 99: 2243-53.

3) Cesarman E, Chadburn A, Rubinstein PG, et al. KSHV/HHV8-mediated hematologic diseases. Blood. 2022; 139: 1013-25.

4) Bhavsar T, Lee JC, Perner Y, et al. KSHV-associated and EBV-associated germinotropic lymphoproliferative disorder: new findings and review of the literature. Am J Surg Pathol. 2017; 41: 795-800.

5) Du MQ, Diss TC, Liu H, et al. KSHV- and EBV-associated germinotropic lymphoproliferative disorder. Blood. 2002; 100: 3415-8.

〈峰　宗太郎，片野晴隆〉

4章 ◆ B 細胞性リンパ増殖症およびリンパ腫

免疫不全 / 免疫調節障害関連リンパ増殖症およびリンパ腫
Lymphoid proliferations and lymphomas associated with immune deficiency and dysregulation

はじめに

　WHO 分類第 5 版の免疫不全 / 免疫調節障害関連リンパ増殖症およびリンパ腫（lymphoid proliferations and lymphomas associated with immune deficiency and dysregulation: IDD）は，WHO 分類改訂第 4 版の immunodeficiency-associated lymphoproliferative disorders（LPD）から大項目名が変更された．これはリンパ増殖を引き起こすメカニズムとして免疫不全（immune deficiency）だけでなく免疫調節障害（immune dysregulation）も挙げられるからである．そして特筆すべきは，第 4 版では免疫不全をきたす要因別に疾患項目が分けられていたが，第 5 版では組織型に基づいて分類されることになった点である 図 4-100 ．この変更は IDD の要因の違いによって，出現する LPD の組織型の頻度に違いはあるものの，各々の組織型では形態像や免疫組織化学の結果に違いがない点を考慮した結果である．

　また変更がなされた別の理由として，新規治療法や治療薬の導入に伴い，免疫不全や免疫調節障害を呈する患者背景の多様化に旧来の分類では対応できないことが挙げられる[1,2]．ただし，原発性免疫不全に伴うリンパ増殖性疾患（lymphoproliferative diseases associated with primary immune disorders）に関しては，第 5 版でも inborn error of immunity-associated lymphoid proliferations and lymphomas と名前を変更した上で，独立した疾患単位として残っている．名前の変更が行われたのは，International Union of Immunological Societies により "primary immunodeficiencies" が "inborn errors of immunity (IEI)" へ名称変更されたためである．さらに第 5 版では二次性免疫不全（secondary immunodeficiency）という表現も後天性免疫不全

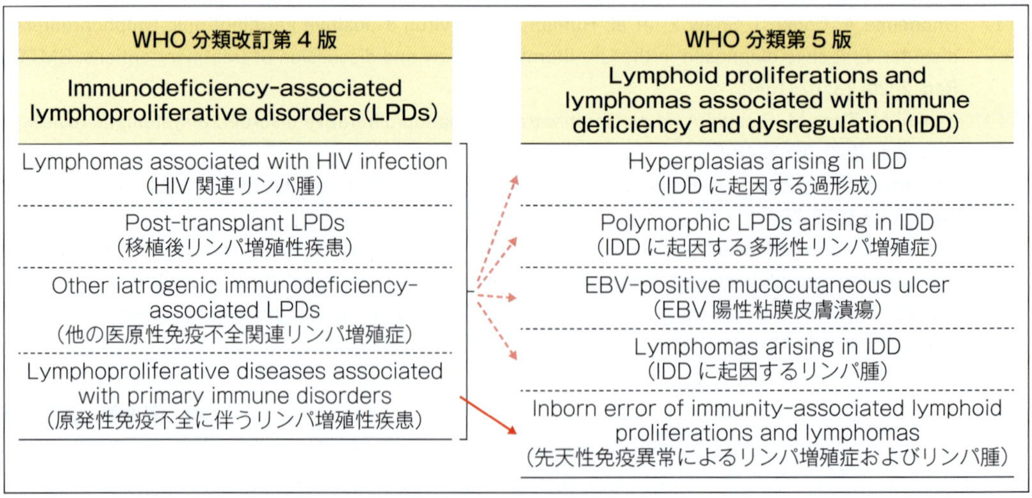

WHO 分類改訂第 4 版 Immunodeficiency-associated lymphoproliferative disorders(LPDs)	WHO 分類第 5 版 Lymphoid proliferations and lymphomas associated with immune deficiency and dysregulation(IDD)
Lymphomas associated with HIV infection （HIV 関連リンパ腫）	Hyperplasias arising in IDD （IDD に起因する過形成）
Post-transplant LPDs （移植後リンパ増殖性疾患）	Polymorphic LPDs arising in IDD （IDD に起因する多形性リンパ増殖症）
Other iatrogenic immunodeficiency-associated LPDs （他の医原性免疫不全関連リンパ増殖症）	EBV-positive mucocutaneous ulcer （EBV 陽性粘膜皮膚潰瘍）
	Lymphomas arising in IDD （IDD に起因するリンパ腫）
Lymphoproliferative diseases associated with primary immune disorders （原発性免疫不全に伴うリンパ増殖性疾患）	Inborn error of immunity-associated lymphoid proliferations and lymphomas （先天性免疫異常によるリンパ増殖症およびリンパ腫）

図 4-100 **WHO 分類第 5 版での大きな変更点**
WHO 分類改訂第 4 版では免疫不全をきたす要因別に疾患項目が分けられていたが，第 5 版では基本的に組織型に基づいて分類されることになった．

434

（acquired immune deficiency）へ変更されることとなった．

改訂第4版では後天性免疫不全をきたす状態として臓器移植後，ヒト免疫不全ウイルス（HIV）感染，自己免疫疾患に対する免疫抑制薬使用が主として挙げられていた．第5版ではこれらに加えて，固形がんや血液腫瘍に対する多剤併用化学療法に起因するIDDなども acquired IDD に含まれることとなった．IDD 関連リンパ増殖症およびリンパ腫（IDD-LPD）では言うまでもなくIDD がその発生に関わっていると考えられており，共通する発生メカニズムとしてT細胞の免疫監視機構能の低下が挙げられる．結果として，異常なリンパ球増生を抑制することができなくなり，LPD 発生へつながる．特に Epstein-Barr ウイルス（EBV）陽性症例では，EBV に特異的な細胞傷害性T細胞の機能低下が EBV 陽性 LPD の発生要因になっていると考えられている．

最終的に，第5版では IDD-LPD は，①hyperplasias arising in IDD，②polymorphic LPD arising in IDD，③EBV-positive mucocutaneous ulcer（EBVMCU），④lymphomas arising in IDD，⑤inborn error of immunity-associated lymphoid proliferations and lymphomas（IEI-LPD）の5型に大きく分類された．本項では①から⑤までを順に詳述する．

免疫不全 / 免疫調節障害に起因する過形成
Hyperplasias arising in immune deficiency/dysregulation

■定義
免疫不全 / 免疫調節障害に起因する過形成〔hyperplasias arising in immune deficiency/dysregulation（IDD）〕は，IDD を背景に発生する過形成病変であり，さまざまな組織像を呈する．非クローン性のリンパ球や形質細胞の増殖性疾患であり，既存の組織構築が破壊されておらず保たれているものと定義されている．EBV やカポジ肉腫関連ヘルペスウイルス / ヒトヘルペスウイルス8型（KSHV/HHV8）が本疾患の発生に関わっていることが多いが，すべてではない．

■疫学
本疾患の発生頻度は不明である．

■浸潤部位
過形成病変の局在は背景にどのような IDD を有するかにより違いがある．例えば，臓器移植後患者では扁桃に発生することが多く，リンパ節の発生頻度は低い．HIV 患者では全身リンパ節腫脹を呈することが一般的である[3]．

■臨床像
本疾患の大部分は無治療で自然退縮するが，HIV 患者では治療による免疫力回復，免疫抑制薬使用患者では減量あるいは治療中断といった処置が必要になることもある[3,4]．

■形態像
多彩な組織像を呈するが，頻度が高いものは濾胞過形成（follicular hyperplasia: FH），伝染性単核症様過形成（infectious mononucleosis-like hyperplasia: IMH），形質細胞過形成（plasmacytic hyperplasia: PCH）である[3,4]．FH の病変内では胚中心形成を伴う拡大したリン

4章 ◆ B細胞性リンパ増殖症およびリンパ腫

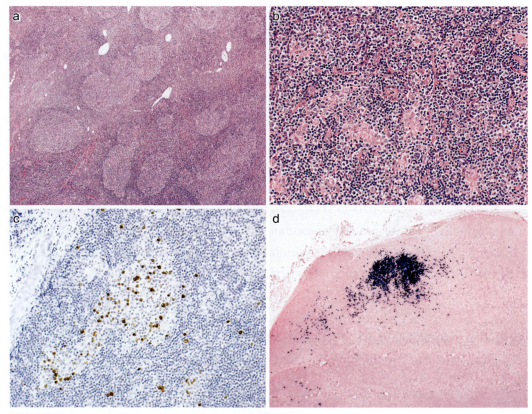

図 4-101 IDDに起因するEBV関連リンパ濾胞過形成
a）リンパ節の基本構造が保たれており，拡張した胚中心形成を伴うリンパ濾胞の増生を認める．b）濾胞間ではさまざまな程度で形質細胞，免疫芽球，血管の増生を認め，類上皮反応を伴っていることもある．c）EBER-ISH．1つもしくは少数の胚中心部分にEBV陽性細胞が局在し，濾胞間では散在性にEBV陽性細胞を認める．d）EBER-ISH．胚中心にEBV陽性細胞が密集するようにして分布することもある．

パ濾胞の増生を認める．胚中心はしばしばfloridと形容される高度の拡大を示す 図4-101a ．濾胞間領域の拡大は軽度か伴わないことが多い．本邦で遭遇することの多いメトトレキサート（MTX）使用中患者，高齢者に発生するFHでは濾胞間の軽度拡大，傍皮質領域の拡大を認めることが多く，同部分ではさまざまな程度で形質細胞，免疫芽球，血管の増生を認める 図4-101b ．また類上皮反応，壊死を伴っていることもある．IMHでは傍皮質領域の高度な拡大を認め，小型リンパ球，形質細胞や組織球を背景に免疫芽球様の大型細胞の出現を多数伴う．PCHでは濾胞間において形質細胞の著明な増生を認める．IMH，PCHのいずれも濾胞過形成像を通常認める．

■ **免疫表現型**

免疫組織学的には，過形成性の濾胞は胚中心がCD10⁺，BCL2⁻，BCL6⁺となる反応性パターンを呈する．EBER-ISHでEBV陽性細胞の分布や多寡はさまざまではあるが，典型例では1つもしくは少数の胚中心部分にEBV陽性細胞が局在し，濾胞間では散在性にEBV陽性細胞を認める 図4-101c ．症例によっては胚中心にEBV陽性細胞が密集するようにして分布していることもある 図4-101d ．

3節 ■ 成熟 B 細胞腫瘍

■染色体・遺伝子

これまでに有意な染色体・遺伝子異常所見の報告はない．診断困難例において IgH 鎖や T 細胞受容体（TCR）β 鎖遺伝子の再構成がないことの確認はリンパ腫を除外する一助となりうる．

■診断基準

必須項目：

- IDD が確定または強く疑われる状況
- 構造的消失の欠如
- 異型のないリンパ球および / または形質細胞の不均質な増生
- 次の 3 つの特徴のいずれか：①過形成のほとんどで組織中の EBV/EBER の検出，②多中心性 Castleman 病における KSHV/HHV8 の検出，③ IDD に関連するその他の特定の特徴（例：ALPS における DNT 細胞の増殖）

免疫不全 / 免疫調節障害に起因する多型性リンパ増殖症
Polymorphic lymphoproliferative disorders arising in immune deficiency/dysregulation

■定義

免疫不全 / 免疫調節障害に起因する多型性リンパ増殖症〔polymorphic lymphoproliferative disorders（LPD）arising in IDD〕は，多様な炎症細胞浸潤を背景に，小型リンパ球，形質細胞，免疫芽球などあらゆる成熟段階の B 細胞がさまざまな程度に浸潤し，かつ既存の組織構築が失われている LPD である．大型の B 細胞をしばしば認め，Hodgkin/Reed-Sternberg（HRS）様細胞が出現することもある．EBV が発生に関わっている．Polymorphic LPD（P-LPD）はリンパ腫の診断基準を満たさないもの，つまり LPD ではあるがリンパ腫とまでは言い切れない病変であり，後述する EBVMCU とともに LPDs of varied malignant potential と位置づけられている．

■疫学

P-LPD は上記でも述べたようにいろいろな免疫不全状態の患者に発生するが，欧米からの報告では臓器移植後患者での発生が最も多い[3]．造血幹細胞移植を含む臓器移植のレシピエントに発生した LPD の 20 ～ 80% を P-LPD が占めており，小児の移植後 LPD では最も頻度が高い組織型である．また移植後早期（1年以内）に発生することが多い．自己免疫疾患患者に発生する LPD のうち P-LPD は 15 ～ 30% を占め，発生時期は治療を開始して数カ月で発生するものから 10年以上経過してから発生するものまでさまざまである．HIV 患者に発生する P-LPD は比較的稀であり HIV 関連 LPD 全体の 5% 未満である．HIV に感染してから時間が経過してから発生することが多く，高度の免疫不全状態に陥った HIV 患者に発生する．

■浸潤部位

P-LPD は主にリンパ節に発生するが，扁桃，肺，消化管，肝臓そして中枢神経といった節外臓器にもしばしば発生する．

4章 ◆ B細胞性リンパ増殖症およびリンパ腫

■臨床像

P-LPD の臨床経過はさまざまであり，臨床的対応は患者背景にある免疫不全の種類により異なってくる．そのため治療選択にも幅があり，免疫抑制薬の減量や中止，抗ウイルス療法，リツキシマブ単剤療法，リツキシマブ併用化学療法などが選択肢に挙げられるが，治療強度を徐々に上げていく方法が最も効果が高いとされている．移植後患者や自己免疫疾患で免疫抑制薬を使用中の患者に発生する P-LPD では，免疫抑制薬の減量や中止により免疫不全状態を解消することで，病変退縮を認めることがある．特に MTX-LPD では大半の症例で MTX 中止による病変退縮が期待できる．HIV 患者では抗レトロウイルス（ART）療法を導入することで病変の縮小や消失がみられることもある．免疫抑制薬の減量や中止，ART 療法に反応しない場合，リツキシマブ単剤療法やリツキシマブ併用化学療法が必要となる．

■形態像

P-LPD の形態的スペクトラムは広く，典型的には T 細胞や組織球といった炎症細胞とともに，B 細胞が種々の程度で浸潤する．浸潤する B 細胞は多彩であり，小型リンパ球，plasmacytoid cell，形質細胞，形質芽細胞そして免疫芽球などあらゆる成熟段階のものが増殖する 図4-102a ．浸潤する免疫芽球の多寡や細胞形態はさまざまであり，奇怪な核を有するものや HRS 様細胞の浸潤を認めることもある 図4-102b ．大型 B 細胞のシート状増殖像はみられない．しばしば壊死を伴う．

■免疫表現型

免疫染色では小型 B 細胞成分は，形質細胞への分化を示す細胞の割合に応じて，CD20，CD79a，CD19，CD22 といった B 細胞表面マーカーや PAX5，OCT2，BOB1 といった B 細胞転写因子の発現をさまざまな程度で発現している 図4-102c ．留意すべき点として挙げられるのは，大型 B 細胞が CD20 に部分的にしか陽性を示さないことや陰性であることがしばしばあることである．大型 B 細胞や HRS 様細胞は B 細胞マーカーや CD30 を種々の程度で発現している．MUM1 は多くの症例で大型 B 細胞や HRS 様細胞の陽性を示し，CD15 陽性を示す症例も稀ながらある．EBER-ISH を行うと，EBV 陽性細胞を小型および大型 B 細胞成分の両方で種々の割合で認める 図4-102d ．また，P-LPD は EBV の潜伏感染パターンⅡ型（LMP1$^+$/EBNA2$^-$）もしくはⅢ型（LMP1$^+$/EBNA2$^+$）を示すが，免疫不全をきたす要因によって頻度が異なる．移植後患者に発生する P-LPD はⅢ型が多く，MTX 関連 P-LPD ではⅡ型が大部分を占める．

■染色体・遺伝子

IGH 遺伝子再構成は移植後 P-LPD のほとんどすべての症例で認め，MTX 関連 P-LPD では 50 ～ 70％の症例でみられる[5,6]．TCR 遺伝子再構成がみられることがあるが，これは混在する反応性 T 細胞の minor clone を反映しているものと考えられる．P-LPD の 15 ～ 30％でさまざまな染色体異常が検出される．

■診断基準

必須項目：

- IDD が確定または強くに疑われる状況
- 構造の消失

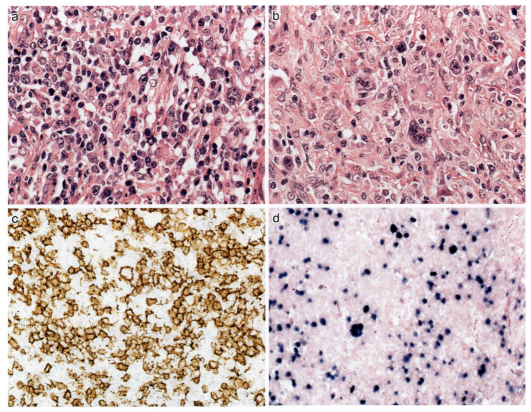

図 4-102 IDD に起因する多形性リンパ増殖症
　　a）浸潤する B 細胞は多彩であり，小型リンパ球，plasmacytoid cell，形質細胞，形質芽細胞そして免疫芽球などあらゆる成熟段階のものが増殖する．b）豊富な反応性要素の中に，HRS 様細胞を含む大型免疫芽球を散在性に認める．c）CD20．B 細胞マーカーをさまざまな程度で発現している．d）EBER-ISH．EBV 陽性細胞を小型および大型 B 細胞成分の両方で種々の割合で認める．

- さまざまな B 細胞分化段階を伴う多形性浸潤
- CD20（さまざま），CD30（さまざま），および PAX5 陽性の異型大細胞
- 組織で実証された EBV 陽性（血液中の EBV ウイルス量測定だけでは診断には不十分）

望ましい項目：
- 過形成の除外を裏付ける IG 遺伝子再構成

EBV 陽性粘膜皮膚潰瘍
EBV-positive mucocutaneous ulcer

■定義

　EBV 陽性粘膜皮膚潰瘍（EBV-positive mucocutaneous ulcer: EBVMCU）は EBV 陽性を示す大型異型 B 細胞や HRS 様細胞を含む多様な炎症細胞浸潤からなる LPD 病変である．EBVMCU は IDD 患者の粘膜部位や皮膚に発生する潰瘍形成を伴う限局性病変と定義されてい

4章 ◆ B細胞性リンパ増殖症およびリンパ腫

る.

疫学

EBVMCU の発生頻度に関して確固としたデータはない．先天性，後天性含めて多様な免疫不全/免疫調節障害（MTX），臓器移植後，HIV，化学療法後，加齢など〕に伴った発生が報告されているが，概して 70 歳以上の高齢者に多く発生する[3,7,8]．

浸潤部位

EBVMCU は皮膚および口腔，扁桃，口蓋，消化管といった粘膜部位に発生する．口腔粘膜領域の発生が最も多く約 7 割を占め，皮膚や消化管発生がそれに続く．所属リンパ節の反応性腫脹を認めることはあるが，リンパ節や全身臓器を侵すことはない．

臨床像

本疾患は粘膜部位や皮膚に有痛性の境界明瞭な潰瘍性病変として出現する．全身症状，リンパ節腫脹，肝脾腫，骨髄浸潤は認めない．同一領域内に複数病変を認めることはある．

大部分の EBVMCU 症例は自然消退もしくは免疫抑制薬の使用中止により病変退縮を認めるが，病変の進展を伴わない再発を時に認めることがある．

肉眼像，形態像

EBVMCU の診断を行う際には肉眼所見も重要である．肉眼的には境界明瞭な浅い潰瘍性病変であり，腫瘤形成を伴わない 図 4-103a ．

組織学的に，多くの症例は P-LPD と類似した所見を呈し，多様な細胞浸潤からなり小型～大型リンパ球，免疫芽球そして HRS 様細胞の浸潤がみられる 図 4-103b ．これらに加えて，形質細胞，組織球そして顆粒球も混在する．血管侵襲像，壊死をしばしば認める．一部の症例は monomorphic LPD と類似した組織像を呈し，中型および大型異型リンパ球がびまん性に増殖している．Ikeda らは，これらに加えて古典的 Hodgkin リンパ腫（classic Hodgkin lymphoma: CHL）に組織学的に類似した CHL-like subtype，MALT lymphoma に類似した MALT lymphoma-like subtype を提唱している[8]．

免疫表現型

免疫組織化学的にも EBVMCU は P-LPD と類似した所見を呈する．小型リンパ球は CD20 陽性，CD3 陽性を示すものが混在している．大型 B 細胞や HRS 様細胞は B 細胞マーカーや CD30 を種々の程度で発現しているが 図 4-103c ，CD15 陽性を示す症例は稀である．小型リンパ球から大型 B 細胞，HRS 様細胞までさまざまな大きさの B 細胞で EBV 陽性となる 図 4-103d ．

遺伝子

IgH 遺伝子再構成は EBVMCU の 50%程度に認め，EBV 陽性 B 細胞のクローナルな増殖に伴うものと考えられている[9]．P-LPD 同様，TCR 遺伝子再構成がみられることがあるが，これは混在する反応性 T 細胞の minor clone を反映しているものと考えられる．

鑑別診断

日常診療では P-LPD と EBVMCU の鑑別が問題となることが多い．組織学的には EBVMCU の多くは polymorphous type に分類され，形態所見および免疫組織化学的所見からは P-LPD と区別することはできない．しかしながら，定義上 EBVMCU は頭頸部の粘膜，消化管および皮膚

3節 ■ 成熟 B 細胞腫瘍

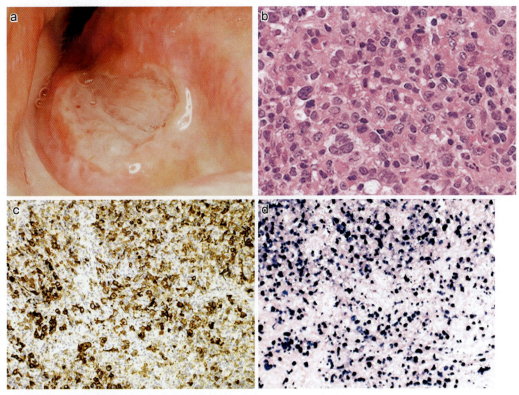

図 4-103　EBV 陽性粘膜皮膚潰瘍（EBVMCU）
a）肉眼的には境界明瞭な浅い潰瘍性病変である．b）多様な細胞浸潤からなり小型〜大型リンパ球，免疫芽球そして HRS 様細胞の浸潤がみられる．c) CD30．大型 B 細胞や HRS 様細胞は CD30 を種々の程度で発現している．d) EBER-ISH．小型リンパ球から大型 B 細胞，HRS 様細胞までさまざまな大きさの B 細胞で EBV 陽性となる．

といった粘膜部位に発生する境界明瞭な，限局性の潰瘍性病変である．したがって，両者の鑑別には肉眼像や病変分布などの臨床所見に基づいて判断する必要がある

■ 診断基準

必須項目：
- IDD が確定または強く疑われる状況
- 多形性を有するリンパ球浸潤を伴う粘膜または皮膚部位の境界明瞭な浅い潰瘍
- CD20（さまざま），CD30（さまざま），および PAX5 陽性の異型大型細胞
- 組織中の EBV 陽性（血液中の EBV ウイルス量測定だけでは診断には不十分）

望ましい項目：
- 病変の周辺部と基部にある帯状の CD3$^+$ T 細胞浸潤

4章 ◆ B 細胞性リンパ増殖症およびリンパ腫

免疫不全 / 免疫調節障害に起因するリンパ腫
Lymphomas arising in immune deficiency/dysregulation

■定義

免疫不全 / 免疫調節障害に起因するリンパ腫（lymphomas arising in IDD: IDD-lymphoma）は多種多様である．健常者に比べ EBV や KSHV/HHV8 陽性を示すリンパ腫が発生する頻度が高いが，すべてではない．

■浸潤部位

IDD-lymphoma は健常者に発生する同型のリンパ腫に比べ節外臓器に発生する頻度が概して高い．IDD-lymphoma の中には特徴的な節外性の病変分布を呈するものがあることが知られている．例えば，節外性辺縁帯リンパ腫（EMZL）は健常者に発生する EMZL と異なり，最も頻度が高い発生部位は皮膚および皮下軟部組織である．Sjögren 症候群患者に発生するリンパ腫は唾液腺に発生することが最も多い．HIV 関連リンパ腫の中では，中枢神経リンパ腫は大脳に多発病変をしばしば形成し，Burkitt リンパ腫（BL）は白血化しやすく，CHL は骨髄浸潤や肝臓浸潤といった非定型的な病変分布を呈する[10, 11]．

■臨床像

IDD-lymphoma の臨床像は多彩であり，各々に対応する健常者に発生するリンパ腫と類似した臨床像を呈することが多い．それと同時に，それぞれの IDD に特異的にみられる臨床像を呈することがある．また，どの組織像を呈するリンパ腫が発生するか，そしてリンパ腫発生までにどれ程の時間がかかるかというのは，患者の有する IDD の種類や免疫不全の程度に大きく依存する．例えば，実質臓器移植後の患者に発生するリンパ腫の 15% 程度は移植された臓器に発生する．この場合，ドナー由来のリンパ球が腫瘍化していることが多く，EBV 陽性で移植後早期（1年未満）にリンパ腫が発生する．ドナー由来のリンパ球が免疫抑制薬使用による患者の免疫寛容状態を背景に，急速に増殖すると考えられている．HIV 関連リンパ腫は診断時に進行期，高腫瘍量の bulky disease であることが多い．中枢神経リンパ腫やびまん性大細胞型 B 細胞リンパ腫（DLBCL）は感染期間が長い者や後天性免疫不全症候群（AIDS）を発症した患者に多くみられ，日和見感染を合併する頻度が高い．それに比べ，BL および CHL は免疫不全がより軽度の HIV 患者に発生する．

IDD-lymphomas の治療法は，患者の有する IDD の種類に大きく依存する．特筆すべきは，免疫不全状態を解消しうる患者ではそのための治療を行う．例えば HIV 患者では，補助的に ART 療法も行う．MTX 関連リンパ腫や移植後リンパ腫では，免疫抑制薬の使用中止や減量が治療の第1選択となることがあり，それで効果が得られない場合はリツキシマブ単剤で治療が行われることもある．免疫不全状態の解消のみで病変退縮を認める症例があり，特に MTX 関連リンパ腫では MTX 中止による病変退縮が他の IDD に比べ期待できる．病変退縮を認めなかった症例では各々の組織型に対応した治療が必要となる．

3節 ■ 成熟B細胞腫瘍

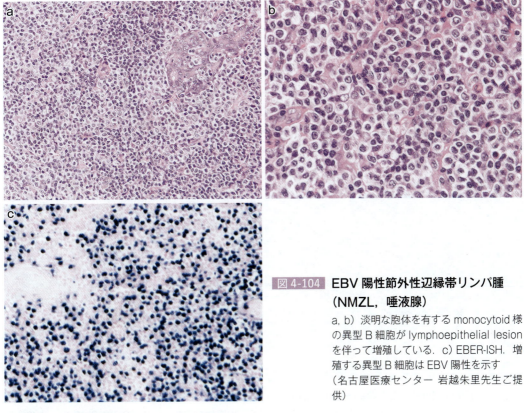

図 4-104 EBV 陽性節外性辺縁帯リンパ腫（NMZL，唾液腺）
a, b）淡明な胞体を有する monocytoid 様の異型 B 細胞が lymphoepithelial lesion を伴って増殖している．c）EBER-ISH．増殖する異型 B 細胞は EBV 陽性を示す
（名古屋医療センター　岩越朱里先生ご提供）

形態像，免疫表現型

　IDD-lymphoma は基本的には健常者に発生するリンパ腫と同様の組織所見，免疫組織化学的所見を呈する．したがって，IDD-lymphoma の診断は通常のリンパ腫の診断基準に則って行われる．しかしながら IDD-lymphoma 特有の組織学的特徴，免疫組織化学的特徴を示すことがある．以下ではその点について触れる．

- Small B-cell lymphomas: 頻度は高くないものの EMZL，節性辺縁帯リンパ腫（NMZL），リンパ形質細胞性リンパ腫（LPL）は種々の IDD 患者での発生が報告されている．EBV 陽性例 図 4-104 であれば IDD と腫瘍発生の因果関係は明らかであるが，陰性の場合は不明瞭である．IDD 患者に発生する NMZL は著明な形質細胞への分化を示すことが多い[10]．

- DLBCL: IDD に起因する DLBCL は組織学的には DLBCL-NOS もしくは EBV⁺ DLBCL-NOS と区別することはできない．EBV 陽性症例では大部分の症例では反応性要素を伴うが，P-LPD に比べ大型異型細胞，HRS 様細胞の占める割合が高い．したがって P-LPD との境界は明瞭ではなく，鑑別が最も問題となる．大型 B 細胞がシート状に増殖する像は DLBCL の診断を後押しする所見である．EBV⁺ DLBCL，CHL，P-LPD の境界は不明瞭であり，しばしば鑑別が問題となる．そのような症例では他科の医師と合議し，臨床所見を加味した上で最適な診断を行うことも推奨される．

- CHL: IDD に起因する CHL（IDD-CHL）は mixed cellularity もしくは nodular sclerosis subtype の組織像を通常呈する 図 4-105．ほぼすべての症例は EBV 陽性である．IDD-CHL

4章 ◆ B細胞性リンパ増殖症およびリンパ腫

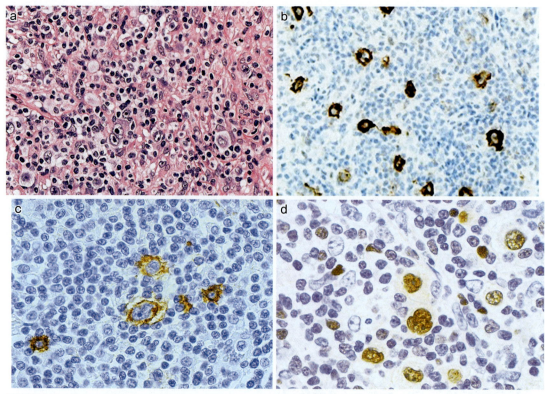

図 4-105　IDD に起因する古典的 Hodgkin リンパ腫（CHL）
a）HRS 細胞を認める．b）CD30．HRS 細胞は CD30 陽性を示す．c）CD20．d）Oct2．c, d）IDD-CHL では CD20 や PAX5 がより強く，均一に染まることが多く，CD79a, Oct2 や Bob1 を発現している頻度が高い．

の HRS 様細胞の免疫染色所見は通常 CHL と異なることがある．IDD-CHL では CD20 や PAX5 がより強く，均一に染まることが多く，CD79a, Oct2 や Bob1 を発現している頻度が高い[11, 12]．このような B 細胞マーカーの所見から IDD-lymphoma において EBV$^+$ DLBCL と CHL の間に明確な境界線は引くことはできず，両者は連続性を有していることが示唆される．また前述したように IDD に起因する P-LPD や EBVMCU でも HRS 様細胞が出現するため，CHL との鑑別が問題となることがある．

- T 細胞リンパ腫（TCL）：IDD に起因する TCL および NK/T cell lymphoma（NKTCL）は稀である．これまでに PTCL-NOS，未分化大細胞リンパ腫（ALCL），血管免疫芽球性 T 細胞リンパ腫（AITL），菌状息肉症，肝脾 T 細胞リンパ腫，節外性 NK/T 細胞リンパ腫，成人 T 細胞白血病/リンパ腫（ATLL）などの発生が報告されている[13]．MTX 関連 TCL ではこれまでの報告によると，AITL の頻度が最も高い[14]．

遺伝子

IDD 患者に発生する EBV$^+$ DLBCL の大部分は activated B cell（ABC-like）-type である．NF-κB 経路に関与する遺伝子変異の頻度は健常者に発生する DLBCL に比べ低いものの，IDD 患者に発生する EBV$^+$ DLBCL では恒常的に NF-κB 経路が活性化している．これは遺伝子変異の代

わりに，EBV 蛋白である LMP1 および LMP2A が NFκB 経路の活性化に強く関与しているからである．移植後患者の発生する EBV⁺ DLBCL の 24％では CD274（*PDL1*），PDCD1LG2（*PD-L2*）および *JAK2* を含む 9p24.1 領域の gain/amplification が検出されている．また MTX 関連 CHL の大部分，そして MTX 関連 DLBCL の一部では腫瘍細胞における PD-L1 発現を認める．これら 9p24.1 異常や PD-L1 発現は DLBCL および CHL の免疫逃避機構に寄与していると考えられる．IDD 患者に発生する EBV⁻ DLBCL では *TP53* 変異をしばしば認めるが，概して健常者に発生する DLBCL と遺伝子的には類似しており，また germinal center B-cell（GCB）-like type であることが多い．

■診断基準

必須項目：

- IDD が確認されているか，または強く疑われる状況である
- 免疫能正常患者の対応するリンパ腫の診断基準を満たしている

望ましい項目：

- 組織中の EBV（EBER）および / または KSHV/HHV8（潜伏関連核抗原「LANA」）の検出（血液中の EBV ウイルス量の測定だけでは診断には不十分）
- 困難な症例では分子生物学的にクローン B 細胞または T 細胞集団の証明

先天性免疫異常によるリンパ増殖症およびリンパ腫
Inborn error of immunity-associated lymphoid proliferations and lymphomas

■定義

　先天性免疫異常によるリンパ増殖症およびリンパ腫（inborn error of immunity-associated lymphoid proliferations and lymphomas: IEILPD）を背景に発生する腫瘤形成性，もしくは浸潤増殖性の LPD であり，多くは B 細胞性で T 細胞性は稀である．

■疫学

　IEI 関連リンパ腫の多くは combined immunodeficiencies（57％）の患者に発生し，B-cell deficiencies（29％）および innate immune deficiency（14％）の順に多い．

　Combined immunodeficiency with predisposition to malignancy に分類される IEI の中では，ataxia telangiectasis（AT）患者の 20％，そして Nijmegen breakage syndrome（NBS）患者の 70％は 20 歳になるまでにリンパ腫もしくは T 細胞性白血病を発症する．Predominantly antibody deficiency を有する患者では，4～28％においてリンパ腫が発生し，若年～40 歳で多い．Common variable immunodeficiency（CVID）患者では肉芽腫様病変を生検標本で認めることがある（～10％）．EBV susceptibility and B lymphoproliferation を伴う免疫調節障害を有する患者では小児期もしくは若年成人期にリンパ腫を発症し，例えば CD27/CD70 deficiency の 43％でリンパ腫が発生する．Autoimmune lymphoproliferative syndrome（ALPS）で *FAS* の片アレル変異を有する患者では，～12％に LPD が発生し，広い年齢分布を示す．

4章 ◆ B 細胞性リンパ増殖症およびリンパ腫

■浸潤部位

発生部位は基礎疾患である IEI によって傾向が異なるが，消化管，皮膚，肺，中枢神経，骨髄といった節外臓器に発生することが多いという特徴がある．

■臨床像

原疾患ごとの臨床的特徴は代表的なものを表にまとめた 表 4-15 [15, 16]．IEI-LPD は免疫不全，T 細胞の減少や機能低下の程度が重要な予後因子であり，一般的にアグレッシブである．IEI 患者に発生するリンパ腫は乳幼児期および 20 歳代にピークを認め，発生時に stage Ⅲ もしくはⅣであることが多い．X 連鎖リンパ増殖症候群(XLP)および家族性血球貪食性リンパ組織症(familial HLH)の患者では EBV 陽性 LPD に関連した HLH が発生するリスクが高い 図 4-106 [17]．

■形態像

IEI-LPD は，その背景にある IEI に伴う IDD が多様であることもあいまって非常にヘテロな組織像を呈する．基本的には他の IDD-LPD 同様，組織学的には hyperplasias，EBVMCU，P-LPD，lymphomas の 4 亜型に分けられる．いずれの亜型も他の IDD に発生するものと組織学的に類似するが，CVID 患者で発生する hyperplasia ではマントル帯を欠くような"Ill-defined"と形容されるリンパ濾胞の増生や形質細胞の減少といった特徴的な像を認める．ALPS 患者でみられる hyperplasia の典型像は形質細胞増加を伴う T-zone hyperplasia である．Granulomatous/CD8$^+$ T cell rich lesion は CVID の節外病変で一般的に認める所見であるが，その他の IEI でもみられる形態所見である．

Lymphomas に関しては DLBCL，CHL，BL，MZL が総じて頻度の高い組織型であるが，遅発性 IEI では濾胞性リンパ腫を認めることもある [18]．

■遺伝子

IGH 遺伝子および TCR 遺伝子のクローナリティ検索をする際は，限定的な B および T 細胞の増生を誤ってモノクローナルと判断する可能性があるため，注意を要する．IEI の診断を下す際には，生殖細胞系列変異を検索することが推奨される．

■診断基準

必須項目：
- EBV$^+$ B 細胞 LPD の診断基準は，免疫不全 / 免疫調節障害により生じる多形性リンパ増殖症の項に記載されているものと同じ
- リンパ腫の診断基準は散発性に生じるリンパ腫の診断基準と同じ
- EBV の状態を評価し，免疫不全の背景（IEI）について言及する必要がある
- 肉芽腫性および / または CD8$^+$ T 細胞に富む病変の診断には，感染性病因または T 細胞 / 組織球豊富 B 細胞リンパ腫や T 細胞リンパ腫などの潜在性悪性腫瘍を除外する必要がある

望ましい項目：
- 基礎となる IEI の生殖細胞遺伝子検査を含む分子分類

3節 ■ 成熟B細胞腫瘍

表4-15 主な先天性免疫異常と各々の臨床的特徴および関連するリンパ増殖性疾患

先天性免疫異常のサブタイプ	臨床的特徴	発生しやすいリンパ増殖性疾患
Predominantly antibody deficiencies		
Common variable immunodeficiency (CVID)	感染症, 自己免疫, リンパ腫および胃癌の素因	EBV+ or −DLBCL >EBV+ CHL>EMZL>T-LGLL; cutaneous and other extranodal CD8+ T cell-rich lymphoid or lymphohistiocytic infiltrates
Activated phosphatidylinositol-3-OH kinase δ syndrome (APDS)	リンパ節腫脹, 肝脾腫, 粘膜における結節性リンパ組織過形成, ヘルペスウイルス感染 (EBV, CMV, HSV)	DLBCL>CHL>EMZL>others; majority of DLBCLs and CHLs are EBV+
HyperIgM syndrome	細菌性感染, リンパ節腫脹, 形質細胞増加症	DLBCL, CHL, EMZL
Agammaglobulinemia	重症細菌性感染	Lymphoma uncommon; rare cutaneous granulomatous CD8+ T cell lymphoproliferative disorder
Combined immunodeficiencies		
Syndromic combined immunodeficiencies with predisposition to malignancy (AT, NBS)	感染症, 形成異常, 放射線過敏症	AT: DLBCL, BL, CHL, TLBL, rarely T-PLL NBS: DLBCL> TLBL> PTCL>others
Severe combined immunodeficiencies (SCID)	易感染性, 一部は放射線過敏	Lymphoma rarely reported: usually EBV+ DLBCL
Wiskott-Aldrich syndrome	感染症, 自己免疫, 血小板減少	DLBCL>BL>CHL>other, often EBV+
Immune dysregulation		
Familial hemophagocytic lymphohistiocytosis (HLH) syndromes	血球貪食性リンパ組織球症, 肝脾腫, Chediak-東症候群: 低色素沈着, 血小板および好中球機能不全	Predominance of HLH; lymphoma rare
Autoimmune lymphoproliferative syndrome (ALPS)	脾腫, リンパ節腫脹, 自己免疫, リンパ増殖	CHL, NLPHL, DLBCL, others
EBV susceptibility. B lymphoproliferation, e.g. XLP, ITK deficiency, CD70 deficiency, CD27 deficiency, XMEN	血球貪食性リンパ組織球症を伴う重症EBV初感染; 慢性活動性EBV感染症(CAEBV)	XLP: BL, ITK deficiency: EBV+ CHL, polymorphic or Hodgkin-like LPD often involving lung, CD70 and CD27 deficiency, EBV+ CHL>EBV+ DLBCL. XMEN: EBV+ DLBCL, CHL, BL

AT: ataxia-telangiectasia. BL: Burkitt lymphoma, CAEBV: chronic active EBV, CHL: classic Hodgkin lymphoma, DLBCL: diffuse large B cell lymphoma. EMZL: extranodal marginal zone lymphoma. HLH: hemophagocytic lymphohistiocytosis. IEI: inborn error of immunity. NBS: Nijmegen breakage syndrome. NLPHL: nodular lymphocyte predominance Hodgkin lymphoma. TLBL: T-lymphoblastic lymphoma. T-LGLL: T-cell large granular lymphocyte leukemia. T-PLL: T-cell prolymphocytic leukemia; XLP: X-linked lymphoproliferative syndrome. XMEN: X-linked immunodeficiency with magnesium defect, EBV infection and neoplasia

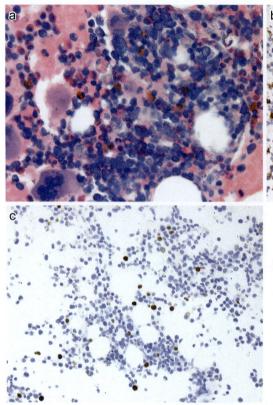
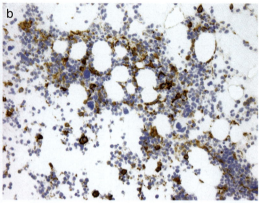

図 4-106 X連鎖リンパ増殖症候群患者に発生したEBV関連血球貪食性リンパ組織症（骨髄）
a) ASD-Giemsa. b) CD163. a, b) マクロファージが増加し，血球貪食像がみられる. c) EBER-ISH. EBV陽性B細胞を散在性に認める
（名古屋第一赤十字病院　吉川佳苗先生ご提供）

● 文献

1) Natkunam Y, Gratzinger D, Chadburn A, et al. Immunodeficiency-associated lymphoproliferative disorders: time for reappraisal? Blood. 2018; 132: 1871-8.
2) Natkunam Y, Gratzinger D, de Jong D, et al. Immunodeficiency and dysregulation: report of the 2015 workshop of the Society for Hematopathology/European Association for Haematopathology. Am J Clin Pathol. 2017; 147: 124-8.
3) Natkunam Y, Goodlad JR, Chadburn A, et al. EBV-positive B-cell proliferations of varied malignant potential: 2015 SH/EAHP workshop report-part 1. Am J Clin Pathol. 2017; 147: 129-52.
4) Dojcinov SD, Venkataraman G, Pittaluga S, et al. Age-related EBV-associated lymphoproliferative disorders in the Western population: a spectrum of reactive lymphoid hyperplasia and lymphoma. Blood. 2011; 117: 4726-35.
5) Yamakawa N, Fujimoto M, Kawabata D, et al. A clinical, pathological, and genetic characterization of methotrexate-associated lymphoproliferative disorders. J Rheumatol. 2014; 41: 293-9.
6) Ichikawa A, Arakawa F, Kiyasu J, et al. Methotrexate/iatrogenic lymphoproliferative disorders in rheumatoid arthritis: histology, Epstein-Barr virus, and clonality are important predictors of disease progression and regression. Eur J Haematol. 2013; 91: 20-8.
7) Satou A, Banno S, Hanamura I, et al. EBV-positive mucocutaneous ulcer arising in rheumatoid arthritis patients treated with methotrexate: single center series of nine cases. Pathol Int. 2019; 69: 21-8.
8) Ikeda T, Gion Y, Sakamoto M, et al. Clinicopathological analysis of 34 Japanese patients with EBV-positive mucocutaneous ulcer. Mod Pathol. 2020; 33: 2437-48.
9) Dojcinov SD, Venkataraman G, Raffeld M, et al. EBV positive mucocutaneous ulcer--a study of 26 cases associated with various sources of immunosuppression. Am J Surg Pathol. 2010; 34: 405-17.

3節 ■ 成熟 B 細胞腫瘍

10) de Jong D, Roemer MG, Chan JK, et al. B-cell and classical Hodgkin lymphomas associated with immuno-deficiency: 2015 SH/EAHP workshop report-part 2. Am J Clin Pathol. 2017; 147: 153-70.

11) Gratzinger D, de Jong D, Jaffe ES, et al. T- and NK-cell lymphomas and systemic lymphoproliferative disorders and the immunodeficiency setting: 2015 SH/EAHP workshop report-part 4. Am J Clin Pathol. 2017; 147: 188-203.

12) Kohno K, Suzuki Y, Elsayed AA, et al. Immunohistochemical assessment of the diagnostic utility of PD-L1 (clone SP142) for methotrexate-associated lymphoproliferative disorders with an emphasis of neoplastic PD-L1 (clone SP142)-positive classic Hodgkin lymphoma type. Am J Clin Pathol. 2020; 153: 571-82.

13) Satou A, Tsuzuki T, Nakamura S. Other iatrogenic immunodeficiency-associated lymphoproliferative disorders with a T-or NK-cell phenotype. J Clin Exp Hematop. 2019; 59: 56-63.

14) Satou A, Tabata T, Miyoshi H, et al. Methotrexate-associated lymphoproliferative disorders of T-cell phenotype: clinicopathological analysis of 28 cases. Mod Pathol. 2019; 32: 1135-46.

15) Gratzinger D, Jaffe ES, Chadburn A, et al. Primary/congenital immunodeficiency: 2015 SH/EAHP workshop report-part 5. Am J Clin Pathol. 2017; 147: 204-16.

16) Tangye SG, Al-Herz W, Bousfiha A, et al. Human inborn errors of immunity: 2019 update on the classification from the international union of immunological societies expert committee. J Clin Immunol. 2020; 40: 24-64.

17) Seidel MG, Kindle G, Gathmann B, et al. The European Society for Immunodeficiencies (ESID) registry working definitions for the clinical diagnosis of inborn errors of immunity. J Allergy Clin Immunol Pract. 2019; 7: 1763-70.

18) Riaz IB, Faridi W, Patnaik MM, et al. A systematic review on predisposition to lymphoid (B and T cell) neoplasias in patients with primary immunodeficiencies and immune dysregulatory disorders (inborn errors of immunity). Front Immunol. 2019; 10: 777.

〈佐藤　啓〉

4章 ◆ B細胞性リンパ増殖症およびリンパ腫

4節 ホジキンリンパ腫
Hodgkin lymphoma

はじめに

　Hodgkinリンパ腫（Hodgkin lymphoma: HL）は，1832年，英国の病理医Thomas Hodgkinが「脾臓とリンパ節を侵す疾患」として7例の病理解剖を報告したことに端を発し，半世紀以上後に，米国のDorothy Reed医師およびオーストリアのCarl Sternberg医師が，後にHodgkin/Reed-Sternberg（HRS）細胞と呼称される大型細胞が本疾患の特徴であることを組織学的に報告した．当時は，悪性の経過をたどるも，結核のような感染症と推測されたが，多くの研究者がこのHRS細胞起源の解明に力を注ぎ，1990年代に高感度PCRの開発が進み本疾患は腫瘍性病変であることが証明され，現在では，classic HL（CHL）のHRS細胞および結節性リンパ球優位型Hodgkinリンパ腫（NLPHL）のLP細胞はいずれも濾胞胚中心B細胞を起源とし，HLはそのクローナルな増殖であると認識されている．

　腫瘍細胞の形態や免疫形質発現の違いを含め臨床病理学的相違から，NLPHLがCHLとは区別されるようになり，WHO分類第3版以後，HLは二分された．その後の研究ではNLPHLは病因，組織像，臨床的背景などさまざまな点においてHLよりlarge B-cell lymphomaの一員と理解されるようになってきた．そのことを踏まえて，WHO分類第5版においてはNLPHLの名称変更について論議されたが，臨床研究や治験実施計画などが進行している臨床現場での混乱は避けるべきであるとして，名称変更は次版に委ねられ，第5版ではCHLを含めてHLは成熟B細胞腫瘍（mature B-cell neoplasms）に包括されるにとどまった．

　一方，B細胞発現プログラムの異常を示すHRS細胞と微小環境におけるさまざまな免疫細胞とのクロストークの存在が明らかとなり，独特の免疫微小環境との共生という疾患本態の理解が進み，なかでも腫瘍細胞の生存や増殖におけるPD-L1/2およびPD-1を介した免疫逃避機構の重要性の解明は治療方針に新たな展開をもたらしている．

　HLの理解が進む中で，遺伝子発現解析研究によってCHLと原発性縦隔大細胞型B細胞リンパ腫（PMLBCL）との近似性が認識され，WHO分類第4版ではunclassifiable with overlapping features between DLBCL and CHLなる概念が提唱された．その解明に向けて，多くの臨床病理学的および分子遺伝学的研究がなされ，その成果をもとに，第5版においてはmediastinal gray zone lymphoma（MGZL）として再定義されることとなった．しかしながら，CHLおよびPMLBCLは同一スペクトラム上にある疾患であり，MGZLはその中の1つと理解され，いまだその定義は恣意的であり曖昧なもので，新たな事実，証拠が認識されれば，その概念や病理組織学的な定義も変更される可能性のある疾患概念である．なお，本邦ではHLの発生頻度は欧米諸国に比較して低く，MGZLの症例を経験することも少ないのが現状であり，我々のHLやMGZLに対する理解の多くは欧米の研究に委ねられていることにも留意が必要である．

〈田丸淳一〉

4節 ■ ホジキンリンパ腫

古典的ホジキンリンパ腫
Classic Hodgkin lymphoma

■定義

　古典的ホジキンリンパ腫（classic Hodgkin lymphoma: CHL）は豊富な免疫細胞による微小環境を背景に絶対数の少ない胚中心B細胞由来の腫瘍細胞の増生である．腫瘍細胞は単核のHodgkin（H）細胞と2核以上の多核のReed-Sternberg（RS）細胞で，B細胞発現プログラムの異常を示す．病理組織学的に結節硬化型（nodular sclerosis: NS），混合細胞型（mixed cellularity: MC），リンパ球豊富型（lymphocyte-rich: LR），リンパ球減少型（lymphocyte-depletion: LD）の4つの亜型に分類される．

■臨床

　主にリンパ節を侵し，特に横隔膜上リンパ節に好発し，無痛性連続性リンパ節腫脹を呈する．早期CHL患者の70％以上が頸部または鎖骨上リンパ節の腫大を示し，60％以上が縦隔に病変を認める．腹部-骨盤リンパ節および/または脾臓など横隔膜下のみに病変を認める症例は5％未満であるが，高病期ではこれらの部位に病変を認めることが多い．NSおよびMCでは，それぞれ縦隔および横隔膜下に病変を認めることが多い．病期ステージIVでの節外病変は，肺（21％），骨（15％），肝（10％），骨髄（9％）などにみる（German Hodgkin Study Group Database）[1]が，原発性節外病変は稀である．

　罹患リンパ節領域のアルコール誘発痛は稀だが特徴的な症状である．検査所見では，貧血，好中球増加を伴う白血球増加，リンパ球減少，C反応性蛋白上昇がよくみられる．

■疫学

　発症には環境因子が関与しており，社会経済指数の高いグループほど発生率が高い[2]．米国のSEER（Surveillance, Epidemiology and End Results）のデータベースでは，10万人年あたり2.63人の発生率が報告されている[3]．NSを除いて，男性のほうが女性よりわずかにリスクが高い．罹患率は年齢によって異なり，小児では稀な疾患であり，米国では25～35歳の若年成人で年間4例/10万人前後に最初のピークを示し，60歳から2番目のピークを示す．SEERデータベースの後方視的解析では，LR，MC，LD，NS，さらに分類不能（UC）のCHLが，それぞれ5.8％，18.9％，1.5％，58.1％，15.7％を占めていた[4]．欧米に比較して本邦での発生率は低く，全リンパ腫の5％前後であるが，亜型頻度や年齢分布などの特徴は似ている[5]．

■病因・病態

　CHLの発症とEpstein-Barrウイルス（EBV）との関連性は高く，青年期の伝染性単核球症後にCHLを発症するリスクは2.55倍に上昇し，それは感染直後に最も顕著で，20年後まで上昇し続ける[6]．若年者では，EBVの一次感染は，通常5～10年後のEBV陽性CHLの高発生率と関連している[7]．発展途上国では，EBV感染は通常早く，小児期に発症したCHLはEBV陽性であることが多い．一方，社会経済指数の高い国では，EBV感染は遅く，成人期早期に発症のピークを迎えることは少なく，若年者のピークを除けば，EBV陽性CHLの発生率は年齢とともに増

451

加する．ほとんどの成人が EBV を保有しているため，免疫系が徐々に低下すること（免疫老化）がこの現象を説明していると考えられている．EBV 陽性 CHL のリスク増加は EBV 抗原ペプチドを提示できない HLA-A*01 と強く関連しているが，抗 EBV 免疫応答を誘導することができる HLA-A*02 はリスク減少と関連する [8]．EBV 陰性例は陽性例とは異なる年齢分布を示し，中年期にピークを迎え，高齢期には徐々に減少する．なお，EBV 陽性例の多い亜型は MC，LD で，NS では EBV 陰性例が多い．

ゲノムワイド関連解析により，免疫系に関連するさまざまな遺伝子座の変異も同定され [9]，CHL の家族性クラスターや一卵性双生児における遺伝的感受性の高い一致率が示されている [10]．

HRS 細胞は，高感度 PCR の開発により single cell での解析が応用され，腫瘍細胞の IGH 遺伝子の単クローン性再構成，および，その IGV 遺伝子における体細胞突然変異（somatic mutation: SM）の証明によって抗原刺激を受けた B 細胞由来であることが解明された．さらに，再構成 IGV 遺伝子に ongoing SM はみられず，NLPHL で証明される intraclonal diversity は認められないが，crippled mutation の存在や同一症例に発生した濾胞性リンパ腫とのクローンの同一性などより，胚中心 B 細胞がその起源として考えられている [11]．

HRS 細胞の生存・増殖においては，NF-κB や JAK/STAT などのシグナル伝達経路の恒常的な活性化の重要性が認識されており，染色体 aneuploidy や hypertetraploidy のほか，2p13（REL），9p24.1［CD274(PDL1)，PDCD1LG2(PDL2)，JAK2］，17q21(MAP3K14) などの過剰（gain）や 6q23-q24(TNFAIP3) の喪失（loss）などさまざまな染色体不均衡も知られている．さらに，免疫逃避を制御する因子である MHC class I 構成要素の *β2 microglobulin* や *MHC class II transactivator* 遺伝子の不活性化変異なども知られている [12, 13]．また，MAPK/ERK，AP1，PI3K/AKT，NOTCH1 なども CHL の病態に関与している [14]．

CHL では，HRS 細胞がさまざまなサイトカイン（IL5, IL7, IL13 など），ケモカイン（CCL17/TARC，CCL5 など），成長因子（M-CSF，FGF-2）を放出して，周囲に呼び寄せられた免疫細胞による微小環境と共生している [15]．また，HRS 細胞の PD-L1/2 発現は HRS 細胞の免疫逃避を促進しており [14]，現在，微小環境における PD-1 との相互作用を阻害する治療が利用されている．

■肉眼像

病変リンパ節の肉眼像は，NS では結節性病変がうかがえるが，MC，LR では特異的像はみられず均質，一様であることが多い 図 4-107a, b ．病変が脾臓に及ぶと病変結節が散在し，その像は斑岩脾と称される．

■病理組織

免疫細胞による微小環境を背景に HRS 細胞の増生像を認める 図 4-108a ．病変内に HRS 細胞は 0.1 ～ 10% ほどの割合で認められ，さまざまな形態を示すが，特徴的 HRS 細胞はしばしば周囲の成熟小リンパ球の核よりも大きな好酸性核小体を有し，その周囲には明庭（halo）をみる大きな核をもつ 図 4-108a inset ．陰窩 / 凹窩(lacunar)細胞は NS に特徴的である 図 4-108b ．また，pyknotic な核を有するミイラ化（mummified）細胞もしばしばみられる 図 4-108b inset ．

HRS 細胞による微小環境を構成する細胞はさまざまであり，亜型によっても異なる．リンパ球は T 細胞が多く，好酸球，組織球，好中球および形質細胞の数はさまざまである．組織球の関与

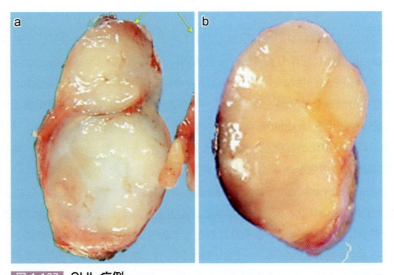

図 4-107 **CHL 症例**
a)結節硬化型（NS），b)混合細胞型（MC）．

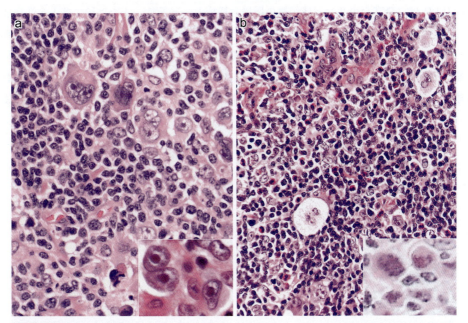

図 4-108 **CHL 症例**
a) MC: リンパ球，組織球などの炎症性背景に大型の HRS 細胞の増生．Inset: 明庭を伴う明瞭な核小体を有する単核の Hodgkin 細胞および 2 核の Reed-Sternberg 細胞．
b) NS: リンパ球，形質細胞，組織球，好酸球などの炎症性背景に lacunar 細胞が散見される．Inset: ミイラ化細胞．

もさまざまで，類上皮細胞や肉芽種の形成もみることがある．

なお，近年では針生検検体が増えてきているが，不十分な情報しか得られず，CHL の診断および亜型診断を難しくしている．

組織亜型

CHL は CHLNS, CHLMC, CHLLR, CHLLD の 4 つの組織学的亜型に分類される.

CHLNS は, 線維性に肥厚した被膜から実質内に及ぶ線維化（band-like fibrosis）が線維性隔壁を形成して病変を結節性にとり囲む像によって特徴づけられる 図4-109a . 腫瘍細胞は典型的な HRS 細胞の形態も示すが, 固定時のアーチファクトとして, 細胞質が縮こまり, 腫瘍細胞が陰窩/凹窩に存在する lacunar 細胞が特徴的である 図4-108b . 微小環境は, 好酸球, 組織球, 小リンパ球, 時に好中球からなり, 巣状壊死をみることもある. また, リンパ濾胞が残存し, その周囲に腫瘍細胞の増生をみることもある 図4-109b . 多数の腫瘍細胞がシート状に増生する合胞体型 (syncytial variant) では 図4-110a , 好中球浸潤や壊死がよくみられる 図4-110b .

CHLMC では本来のリンパ節構造は消失し, 小リンパ球, 組織球, 好酸球, 形質細胞からなる微小環境を背景に HRS 細胞がびまん性に散在しており 図4-108a , 他の亜型と比較して, 二核または多核の RS 細胞が比較的多い. EBV 陽性例では, 類上皮組織球や肉芽腫がみられることが多い. NS でみられるような線維性隔壁および被膜の線維性肥厚はみられず, 線維化が認められる場合, 細網状である.

CHLLR は, 豊富な小リンパ球が微小環境を構成し, 結節性, または稀にびまん性病変を呈する 図4-111a . 結節はマントル帯 B リンパ球で構成され, その中に偏在する胚中心は萎縮性で小さいか退縮していることがある. 腫瘍細胞はマントル帯に相当する結節内にみられ 図4-111b, c , HRS 細胞とともに LP 細胞または lacunar 細胞と類似した細胞もみられる. 好酸球および/または好中球は結節にはみられず, みるとしても濾胞間に少数である. びまん性の

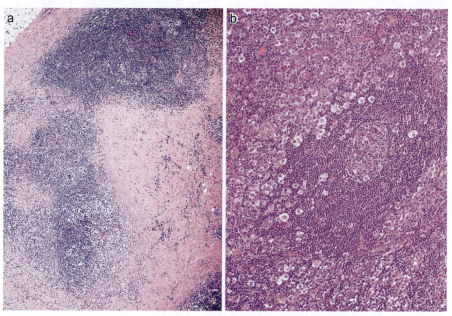

図4-109 **CHLNS 症例**
a) 肥厚した線維性被膜からリンパ節実質内に線維化を生じ結節性病変を形成. b) 残存するリンパ節二次濾胞周囲へ lacunar 細胞の増生.

4節 ■ ホジキンリンパ腫

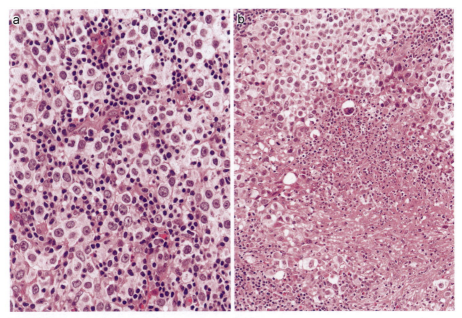

図 4-110 CHLNS syncytial variant 症例
a）lacunar 細胞がシート状あるいは合胞状に増生している．b）しばしば好中球を伴った壊死をみる．

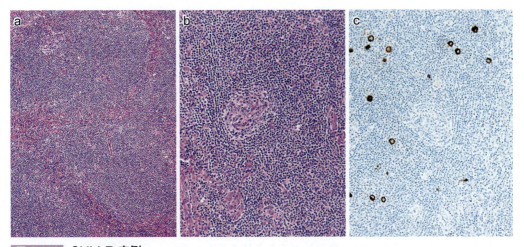

図 4-111 CHLLR 症例
a) 結節性病変がみられる．b) 結節性病変には偏在性そして萎縮性胚中心を伴っている．c) CD15陽性の HRS 細胞は萎縮性胚中心をとり囲むマントル帯内に増生している．

症例では，T 細胞主体の小リンパ球に，組織球が混在し類上皮細胞の形態を伴うこともある．
　CHLLD は稀な亜型で，EBV が高率に証明される．その特徴は，HRS 細胞が優勢で，背景リンパ球が少ないことであり，好酸球や形質細胞も少ない．びまん性の増殖パターンを呈し，NS でみられるような band-like fibrosis は存在しない．HRS 細胞がシート状に増生する像と，びまん性の線維化と豊富な組織球を伴う像の 2 つのパターンが認められている 図 4-112a, b ．

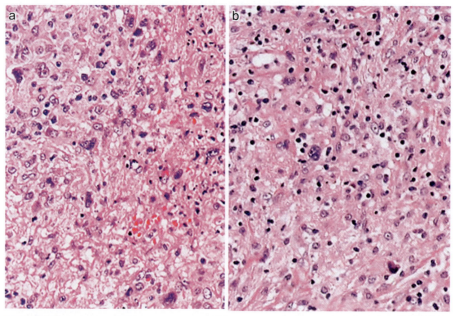

図 4-112 CHLLD 症例
a）背景の炎症細胞は少なく，腫瘍細胞が豊富で肉腫様像を呈している．b）背景に組織球が目立ち，リンパ球は少数．

■免疫形質

　HRS 細胞の代表的マーカーは CD30，CD15 であり，細胞膜や Golgi 野に発現をみるが，CD15 は細胞質に顆粒状の発現をみることもある 図 4-113a, b inset ．CD30 の発現はほとんどすべての症例でみられるが，CD15 は 70〜80％ 程度である．また，CD30 と異なり，CD15 発現は HRS 細胞のごく一部にしかみられないこともある．

　HRS 細胞は B 細胞由来であるが，B 細胞発現プログラムは抑制されており，CD20 の発現は数 10％ 程度の症例で認められ，個々の腫瘍細胞の発現強度にばらつきがあり，少数の腫瘍細胞に限られることが多い．CD19，CD79a 発現症例はより少ない．ほとんどの症例で OCT2，BOB1，PU1，BCL6 などの B 細胞転写因子の発現は低下しているが，PAX5 は症例の 95％ 以上で陽性像が確認され，周囲の反応性 B リンパ球よりもその発現が弱いのが特徴である 図 4-114a ．なお，OCT2，BOB1 どちらか一方の発現をみることはあるも，通常，両方が発現する症例はないが 図 4-114b, c ，LR では例外が認められている．免疫グロブリン軽鎖，重鎖は陰性である（時に κ，λ ともに細胞質に染色されている像をみるが，組織細胞外マトリックス中の遊離蛋白からの吸収に関連しているようである）．転写因子 MUM1 は強く発現するが，CD138 は陰性である．多くの症例で HRS 細胞の免疫逃避を反映し PD-L1 の発現がみられる 図 4-114d [16]．なお，ほとんどの HRS 細胞は増殖関連核蛋白（MIB1，PCNA）を発現している．GATA3 の核発現は 80％ の症例で，STAT6YE361 の核発現も 80％ の症例でみられ，難解症例の鑑別に有用と思われる．一方，稀ではあるが T 細胞抗原や細胞傷害性分子の aberrant な発現もみられる．

　しばしば EBER-ISH にて EBV が証明され 図 4-114e ，LMP1，EBNA1 を発現し，EBNA2

4節 ■ ホジキンリンパ腫

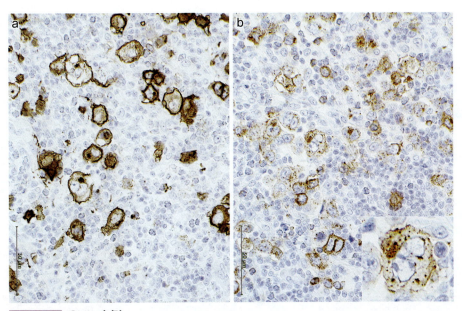

図4-113 CHL症例
a) HRS細胞の細胞膜, Golgi野にCD30陽性. b) HRS細胞の細胞膜やGolgi野にCD15陽性, inset: 細胞質顆粒状陽性像.

の発現は認められず, EBV latency II型を示す.

微小環境を構成するリンパ球はT細胞, B細胞が種々の割合で認められ, HRS細胞をとり囲むロゼットを形成するのは通常CD4陽性T細胞である 図4-114f .

次項「結節性リンパ球優位型ホジキンリンパ腫（NLPHL）」の表4-16も参照されたい.

■ 鑑別診断

鑑別の対象となるのは, CD30を発現する大型のHRS細胞に似た細胞を伴う反応性, 感染性あるいは腫瘍性疾患と幅広く, CHLの診断は鑑別診断が重要である.

B細胞性腫瘍としては, T細胞/組織球豊富大細胞型B細胞リンパ腫（THRLBCL）, EBV陽性びまん性大細胞型B細胞リンパ腫（EBV⁺DLBCL）, 原発性縦隔大細胞型B細胞リンパ腫（PMLBCL）, および縦隔グレイゾーンリンパ腫（MGZL）などが挙げられ, THRLBCL, EBV⁺DLBCLやPMLBCLではCD30発現HRS類似細胞のB細胞発現プログラムの抑制のないことが診断には重要である. MGZLの診断基準は普遍的でなく, その診断自体が難しいが, B細胞発現プログラムの保持された腫瘍細胞がシート状に増殖する像はCHLよりMGZLを考える.

T細胞性腫瘍としては,「節性TFH細胞リンパ腫, 血管免疫芽球型」,「末梢T細胞リンパ腫, 非特定型」,「Hodgkin様成人T細胞白血病/リンパ腫」,「未分化大細胞リンパ腫（ALCL）」, などが挙げられる. 前三者では大型のHRS類似細胞は通常B細胞であり, B細胞発現プログラムは保持されている. ALCLでは腫瘍細胞がHRS細胞と類似することがあるが, PAX5陰性である.

CHLLRはNLPHLと混同されやすい. 過去には, 当初NLPHLと診断された症例の約30%が, 後にCHLLRであることが判明した[17]. HLの診断には免疫染色検索は必須であり, 腫瘍細

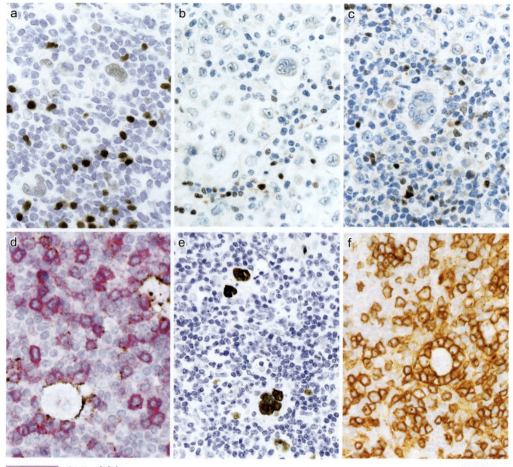

図 4-114 CHL 症例
a) HRS 細胞は PAX5 陽性（背景の B リンパ球に比較してその発現は弱い）．b) OCT2 陰性．c) BOB1 陰性．d) PD-L1（茶）および PD-1（赤）の二重染色．HRS 細胞の細胞膜に PD-L1 陽性であり，その周囲に PD-1 陽性 TFH 細胞を認める．e) EBER-ISH 陽性 HRS 細胞．f) HRS 細胞は CD4 陽性 T 細胞にロゼット形成されている．

胞に典型的な免疫表現型を確認することが重要である．

診断基準

必須項目：

- リンパ節または原発性縦隔病変
- 小リンパ球，好酸球，組織球，形質細胞，好中球などで構成される反応性微小環境内の HRS 細胞の認識
- HRS 細胞の免疫表現型：$CD30^+$，$PAX5^+$（弱〜中程度），$CD20^-$/弱/不均一

望ましい項目：

- HRS 細胞の免疫表現型：$CD15^+$，$CD45^-$，OCT2 および/あるいは BOB1 の発現低下
- 約 40% の症例は EBV 陽性
- 可能であれば組織学的サブタイプの決定

4節 ■ ホジキンリンパ腫

- ● 適切な検査による CHL 類似疾患の除外

■予後

80% 以上の症例は放射線療法と最新の多剤併用化学療法で治癒可能である．個々の治療は，Ann Arbor 病期，縦隔 bulky mass の有無，節外局在，B 症状の有無，国際予後スコア 20 に基づいて行われる．さらに，治療に対する反応を中間期の FDG-PET 検査で評価し，治療の強化や削減を検討している．再発または難治性の CHL に対しては，多剤併用化学療法に続いて大量化学療法と自家幹細胞移植，免疫チェックポイント阻害薬，CD30 抗体薬物複合体であるブレンツキシマブ ベドチンが許容される選択肢であると考えられている [18].

遺伝子プロファイリング解析にて，微小環境におけるマクロファージは予後不良因子として，一方豊富な B 細胞は予後良好因子として報告されている．また，循環腫瘍細胞 DNA や腫瘍由来ケモカイン CCL17/TARC の検出に基づく血漿中の治療反応モニタリングは，近い将来 PET スキャンを補完するものになるかもしれない [19].

●文献

1) Ollila TA, Reagan JL, Olszewski AJ. Clinical features and survival of patients with T-cell/histiocyte-rich large B-cell lymphoma: analysis of the National Cancer Data Base. Leuk Lymphoma. 2019; 60: 3426-33.

2) Ferlay J, Colombet M, Soerjomataram I, et al. Estimating the global cancer incidence and mortality in 2018: GLOBOCAN sources and methods. Int J Cancer. 2019; 144: 1941-53.

3) Shenoy P, Maggioncalda A, Malik N, et al. Incidence patterns and outcomes for hodgkin lymphoma patients in the United States. Adv Hematol. 2011: 2011: 725219.

4) Ebied A, Huan VT, Makram OM, et al. The role of primary lymph node sites in survival and mortality prediction in Hodgkin lymphoma: a SEER population-based retrospective study. Cancer Med. 2018; 7: 953-65.

5) 田丸淳一．わが国のホジキンリンパ腫の特徴と他疾患との鑑別ポイント．血液内科．2012; 64: 227-32.

6) Hjalgrim H, Askling J, Sørensen P, et al. Risk of Hodgkin's disease and other cancers after infectious mononucleosis. J Natl Cancer Inst. 2000; 92: 1522-8.

7) Hjalgrim H, Askling J, Rostgaard K, et al. Characteristics of Hodgkin's lymphoma after infectious mononucleosis. N Engl J Med. 2003; 349: 1324-32.

8) Niens M, Jarrett RF, Hepkema B, et al. HLA-A*02 is associated with a reduced risk and HLA-A*01 with an increased risk of developing EBV+ Hodgkin lymphoma. Blood. 2007; 110: 3310-5.

9) Sud A, Thomsen H, Orlando G, et al. Genome-wide association study implicates immune dysfunction in the development of Hodgkin lymphoma. Blood. 2018; 132: 2040-52.

10) Clemmensen SB, Harris JR, Mengel-From J, et al. Familial risk and heritability of hematologic malignancies in the Nordic Twin Study of Cancer. Cancers (Basel). 2021; 13: 3023.

11) Marafioti T, Hummel M, Foss HD, et al. Hodgkin and reed-sternberg cells represent an expansion of a single clone originating from a germinal center B-cell with functional immunoglobulin gene rearrangements but defective immunoglobulin transcription. Blood. 2000; 95: 1443-50.

12) Reichel J, Chadburn A, Rubinstein PG, et al. Flow sorting and exome sequencing reveal the oncogenome of primary Hodgkin and Reed-Sternberg cells. Blood. 2015; 125: 1061-72.

13) Steidl C, Shah SP, Woolcock BW, et al. MHC class II transactivator CIITA is a recurrent gene fusion partner in lymphoid cancers. Nature. 2011; 471: 377-81.

14) Roemer MGM, Advani RH, Ligon AH, et al. PD-L1 and PD-L2 genetic alterations define classical Hodgkin lymphoma and predict outcome. J Clin Oncol. 2016; 34: 2690-7.

15) Liu Y, Sattarzadeh A, Diepstra A, et al. The microenvironment in classical Hodgkin lymphoma: an actively shaped and essential tumor component. Semin Cancer Biol. 2014: 24: 15-22.

16) Volaric A, Bacchi CE, Gru AA. PD-1 and PD-L1 immunohistochemistry as a diagnostic tool for classic

4章 ◆ B細胞性リンパ増殖症およびリンパ腫

Hodgkin lymphoma in small-volume biopsies. Am J Surg Pathol. 2020; 44: 1353-66.
17) Anagnostopoulos I, Hansmann ML, Franssila K, et al. European Task Force on Lymphoma project on lymphocyte predominance Hodgkin disease: histologic and immunohistologic analysis of submitted cases reveals 2 types of Hodgkin disease with a nodular growth pattern and abundant lymphocytes. Blood. 2000; 96: 1889-99.
18) Momotow J, Borchmann S, Eichenauer DA, et al. Hodgkin lymphoma-review on pathogenesis, diagnosis, current and future treatment approaches for adult patients. J Clin Med. 2021; 10: 1125.
19) Cirillo M, Borchmann S. An update on disease biomarkers for Hodgkin lymphoma. Expert Rev Hematol. 2020; 13: 481-8.

〈田丸淳一〉

結節性リンパ球優位型ホジキンリンパ腫
Nodular lymphocyte predominant Hodgkin lymphoma

■定義

結節性リンパ球優位型ホジキンリンパ腫（nodular lymphocyte predominant Hodgkin lymphoma: NLPHL）は，マントル帯B細胞および濾胞樹状細胞（FDC）から構成される結節内に，胚中心B細胞由来の多分葉核を有する大型腫瘍細胞（LP細胞）が散在する像を典型とする腫瘍である．背景の微小環境を構成するB細胞の多寡，結節病変形態の相違や不明瞭化などによって6つの組織学的増殖パターンが認識されている．

■疫学・臨床

米国のSEER（Surveillance, Epidemiology and End Results）のデータベースでは，発症率は10万人年あたり0.11人である．しかし，発症率は世界的に異なり，白人と比較してアフリカ系アメリカ人の罹患率は高く，本邦を含めてアジア人の罹患率は低い[1]．男性優位（男女比 2.5〜3：1）であり，小児期から80歳以上まで幅広い年齢分布を示すが，ほとんどの患者は30〜60歳で診断される．

初診時に無痛性の限局性リンパ節腫脹を呈し，時には数年間存在することもある．進行病期例もみられるが病期の低い例が多い[2]．

■病因・病態

LP細胞は胚中心B細胞由来であり，その再構成免疫グロブリン(IG)遺伝子にongoing somatic mutationによるintraclonal diversityが認められる[3]．BCL6転座あるいは増幅がそれぞれ46〜48%および27%に認められる．

Hermansky-Pudlak症候群2型や自己免疫性リンパ増殖症候群（ALPS）などの原発性免疫不全症候群との関連性が知られている[4,5]．稀な家族性症例では，NPAT遺伝子変異またはTET2ハプロ不全と関連する遺伝的素因が指摘されている[6,7]．また，IgD陽性のNLPHLは，HLAハプロタイプ HLA-DRB1*04とHLA-DRB1*07をもつ個体で優先的に発症し，Moraxella由来抗原とスーパー抗原による相加的刺激が腫瘍発症の重要な因子である[8]．

病態形成には LP 細胞におけるゲノム変化と，微小環境との免疫学的相互作用が綿密に関与しており，LP 細胞とロゼット形成する PD1 陽性 T 細胞との免疫学的シナプスを介した密接な相互作用が観察されている[9]．

■ 肉眼像

腫大したリンパ節の割面は grey-tan で結節性である 図 4-115a ．

■ 病理組織

本来のリンパ節構造は結節性病変の増生により消失し 図 4-116a ，びまん性領域を伴うこともある．LP 細胞は 1 個以上の核小体を伴う多分葉核と淡い細胞質を有する大型の細胞（ポップコーン様形態）で 図 4-116b ，その数は病変の 1〜5％程度であるが，稀に結節内の LP 細胞が数を増して集簇する像をみる．

免疫細胞による微小環境には，非腫瘍性の成熟 B リンパ球や T リンパ球を認め，T リンパ球はしばしば明るい細胞質や open chromatin を伴った活性化した形態を示す．また，類上皮細胞を含む組織球もみられ，肉芽腫を形成し，結節周囲に集まることもある 図 4-116a ．線維性硬化は診断時には稀であるが，しばしば再発時にみられる．好酸球や好中球は通常はみられない[10]．病変リンパ節の辺縁に濾胞過形成 図 4-115b, c や胚中心進展性異形成（PTGC）をみることがある．

■ 免疫形質

LP 細胞は B 細胞関連マーカー（CD20，CD79a，OCT2，BOB1，PU-1，J-chain）を発現している．ただし，CD19 は陰性であることが多く，CD20 陰性症例の報告もある．BCL6，LMO2，HGAL などの胚中心 B 細胞マーカーは陽性であるが，CD10 は陰性である．小児例や後述するパターン C における LP 細胞にしばしば IgD 発現を認める 図 4-117c [11]．CD30，CD15，EBV は通常陰性であるが，ごく稀に陽性である．

LP 細胞では J-chain や MEF2B の発現を認め[12]，核内 STAT6 は陰性であり[13]，これらは NLPHL と CHL の鑑別に有用である 表 4-16 ．

背景の小型成熟 B 細胞はマントル帯表現型（IgD 陽性，胚中心マーカー陰性）を示し，背景に CD21，CD23 陽性の FDC メッシュワークを認める．T 濾胞ヘルパー（TFH）細胞も豊富で，典型的には LP 細胞をとり囲むロゼットを形成する 図 4-116c ．

フローサイトメトリーでは T 細胞の活性化を示す $CD4^+$/CD8dim の T 細胞がしばしば検出される[14]．

■ 形態学的パターン

図 4-118 のように，組織像は免疫微小環境の相違によって 6 つの増殖パターンが認められている[10]．症例の 75％が典型的な B 細胞豊富なパターン A 図 4-118a, b, c およびB 図 4-118d, e, f を示し，25％がパターン C 図 4-118g, h, i ，D 図 4-118j, k, l inset ，E 図 4-118m, n, o および F 図 4-118p, q, r からなる．なお，これらの増殖パターンはしばしば混在してみられる．増殖パターンを認識するには CD20 の免疫染色が有用である[10]．びまん性に増殖する T 細胞/組織球豊富大細胞型 B 細胞リンパ腫（THRLBCL）様像が主体であるパターン E では，*de novo* THRLBCL と鑑別に少なくとも 1 個の明確な NLPHL 結節の確認が必要である 図 4-118o ．

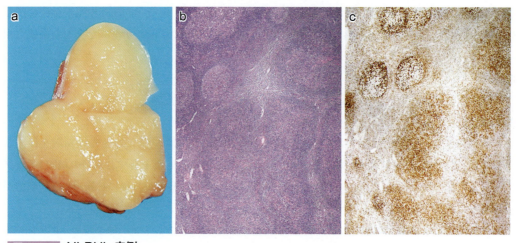

図 4-115 **NLPHL 症例**
a) 摘出リンパ節割面像では，結節性病変の存在が認められる．b) HE 標本において結節性に増生する病変がみられ，左上には反応性濾胞を伴う．c) PD-1 免疫染色よって，病変と反応性濾胞は区別される．

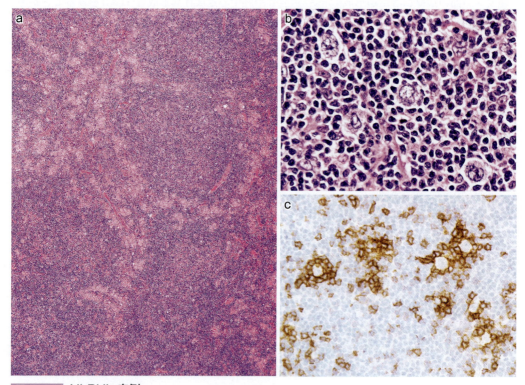

図 4-116 **NLPHL 症例**
a) 結節性病変周囲には類上皮細胞の集塊がとり囲む像がみられる．b) 病変内には小型リンパ球を背景に大型の多分葉核を有する腫瘍細胞(LP 細胞)がみられる．c) LP 細胞は PD-1 陽性 T follicular helper (TFH) 細胞でロゼット形成されている．

4節 ■ ホジキンリンパ腫

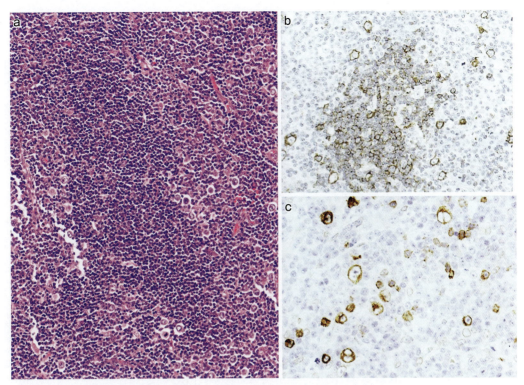

図 4-117 IgD 陽性 NLPHL 症例
a) 中央に小型リンパ球の集簇がみられ, その周囲に大型腫瘍細胞（LP 細胞）がみられる（パターン C）. b) LP 細胞は CD20 陽性である. c) LP 細胞は細胞質 IgD 陽性である.

表 4-16 NLPHL と CHL の腫瘍細胞およびロゼット形成細胞の特徴

NLPHL (Popcorn/LP cell)	antibodies	CHL (HRS/lacunar cell)
＋	LCA (2B11＋PD7/26)	－
＋	CD20 (L26)	－/＋ (30〜40%前後)
－(/＋)	CD30 (Ki-1, BerH2)	＋ (ほぼ100%)
－(/＋)	CD15 (LeuM1)	＋ (70〜80%)
－(/＋)	EBER-ISH/LMP (CS. 1-4)	＋ (50%前後)
＋	PAX-5 (DAK-Pax5)	＋ (>95〜98%)
＋/＋	OCT.2/BOB.1 (poly)	－/－, ＋/－, －/＋
－	STAT6[YE361]	＋ (nuclear, >80%)
variously＋	MUM1 (MUM1P)	＋ (ほぼ100%)
variously＋	PD-L1 (SP124)	＋/－
＋	J chain (3B3)	－
＋	MEF2B (poly)	－
－	GATA3 (L50-823)	＋ (nuclear, ≒80%)
T follicular helper cells; PD-1(NAT105), CD57(NK-1), etc.	rosetting cells	CD4(1F6, 4β12)⁺T cells

4章 ◆ B細胞性リンパ増殖症およびリンパ腫

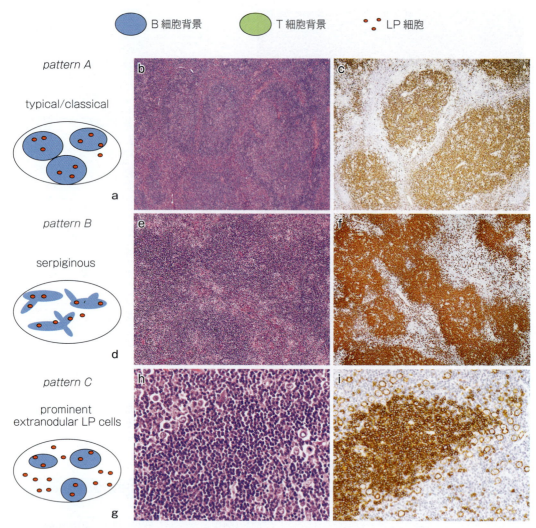

図 4-118 NLPHLの6つの組織学的増殖パターンの図およびそれぞれのHE像とCD20免疫染色像

(lはCD57免疫染色で, insetにCD20免疫染色). a, b, c) パターンA. 典型的な結節性病変を形成し, この結節はCD20陽性B細胞で構成され, その中にLP細胞が増生. d, e, f) パターンB. B細胞の集簇が蛇行性で, LP細胞はその中に増生. g, h, i) パターンC. B細胞の集簇する結節の外にLP細胞の増生が目立つ. j, k, l) パターンD. 結節性病変はB細胞は少なくTFH細胞で構成されている. Inset: LP細胞はCD20陽性で, 背景にはB細胞がほとんどみられない. m, n, o) パターンE. T細胞/組織球豊富大細胞型B細胞リンパ腫に似たびまん性病変が主体で, 一部にLP細胞を伴ったB細胞からなる結節, すなわちNLPHLの結節病変が認められる. p, q, r) パターンF. B細胞豊富なびまん性病変にLP細胞の増生がみられる.
(Fan Z, et al. Am J Pathol. 2003; 27: 1346-56[10] より改変)

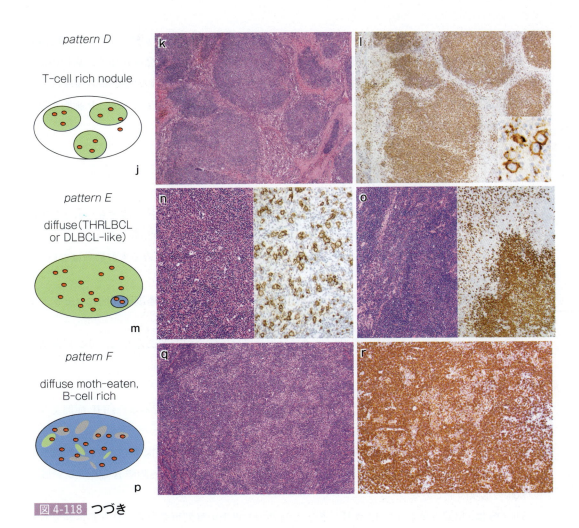

図 4-118 つづき

　リンパ節の一部に腫瘍成分である結節性病変をみる症例を"NLPHL *in situ*"とする考えもあるが，さらなる確認研究が必要であろう．

■形質転換

　典型的には，結節構造，濾胞樹状細胞のメッシュワーク，および非腫瘍性 B 細胞が消失し，T 細胞および組織球が増加し，腫瘍性大型 B 細胞の割合が増し，NLPHL の増殖パターンを伴わずに，大型 B 細胞が散在または融合性にシート状に増生している場合に考慮すべきである．コア生検や少量の組織サンプルでは，パターン E を広範囲に含む NLPHL と THRLBCL の区別が困難である．結節性増殖パターンを呈するも，微小環境において TFH 細胞が増加し，FDC メッシュワークが欠如している稀な症例は，進行性の臨床経過をとり，NLPHL と THRLBCL が一連の疾患であることをうかがわせる[15]．

■鑑別診断

　古典的 Hodgkin リンパ腫（CHL），リンパ球豊富型とパターン A との鑑別では，後者の LP 細胞に CD30，CD15 発現は認められず 表 4-16 ，結節性病変に萎縮性胚中心構造は通常みられな

い．THRLBCL とパターンEは一連の疾患である可能性がうかがえ鑑別が難しいが，THRLBCL
は中高年発症が多く，病期の高い症例が多いが，NLPHL では若年成人発症が多く，病期の低い
症例が多いという臨床的特徴の相違がみられ，病理組織学的には的確な病変部の採取による
NLPHL 結節の有無で鑑別される．NLPHL との共存が知られている PTGC には LP 細胞類似大
型細胞をみることに留意が必要であろう．

■診断基準

必須項目：

- 結節性病変（少なくとも局所性に存在）
- LP 腫瘍細胞：多分葉核，水疱状クロマチン，および一般的に小さな核小体をもつ大きな細胞
- 免疫表現型：いくつかの B 細胞抗原に対して均一に陽性（通常は CD20 陽性）
- 免疫微小環境：多数の小型リンパ球，組織球，および濾胞樹状細胞をみるも好酸球はない

望ましい項目：

- 特徴的な免疫形質（CD20，OCT2，BCL6）を示す LP 細胞および腫瘍細胞周囲にロゼットを
  形成する背景の TFH 細胞（PD-1 陽性）
- 6 つの増殖パターン（A ～ F）の判定はコア針生検では困難な場合があるため，リンパ節切除
  が望ましい

■予後・治療

10 年全生存率（OS）は 90% 以上，無増悪生存率（PFS）は 75% 以上である．CHL 症例よりも
再発の頻度が高い．

形態学的パターン C ～ F，男性，血清アルブミン低値などは再発の危険因子であり，横隔膜下浸
潤と脾臓浸潤，および初診時に検出されたクローン性 IG 再構成は，大細胞型 B 細胞リンパ腫へ
の転化の危険因子である[16, 17]．

5 年 OS は，早期再発よりも 12 カ月（または 24 カ月）以上の晩期再発患者のほうが良好である
と報告されている（65.4% vs 94.9%）．

治療方法は，切除，免疫療法，化学療法，放射線療法など多岐にわたる．どの治療法を選択す
るかは，患者の年齢と病期によって大きく異なる．限局期の小児に対しては，切除後の経過観察
が可能である．限局期の成人に対しては，統一された治療方針はなく，放射線療法または化学療
法が用いられる．進行期の患者には全身療法が必要である．なお，リツキシマブ単剤療法では，
再発率は高いが OS は良好である[18]．

●文献

1) Shenoy P, Maggioncalda A, Malik N, et al. Incidence patterns and outcomes for Hodgkin lymphoma pa-
   tients in the United States. Adv Hematol. 2011: 2011: 725219.
2) Shivarov V, Ivanova M. Nodular lymphocyte predominant Hodgkin lymphoma in USA between 2000 and
   2014: an updated analysis based on the SEER data. Br J Haematol. 2018; 182: 727-30.
3) Braeuninger A, Küppers R, Strickler JG, et al. Hodgkin and Reed-Sternberg cells in lymphocyte predom-
   inant Hodgkin disease represent clonal populations of germinal center-derived tumor B cells. Proc Natl
   Acad Sci USA. 1997; 94: 9337-42.
4) van den Berg A, Maggio E, Diepstra A, et al. Germline FAS gene mutation in a case of ALPS and NLP
   Hodgkin lymphoma. Blood. 2002; 99: 1492-4.

5) Lorenzi L, Tabellini G, Vermi W, et al. Occurrence of nodular lymphocyte-predominant hodgkin lymphoma in hermansky-pudlak type 2 syndrome is associated to natural killer and natural killer T cell defects. PLoS One. 2013; 8: e80131.

6) Saarinen S, Aavikko M, Aittomäki K, et al. Exome sequencing reveals germline NPAT mutation as a candidate risk factor for Hodgkin lymphoma. Blood. 2011; 118: 493-8.

7) Kaasinen E, Kuismin O, Rajamäki K, et al. Impact of constitutional TET2 haploinsufficiency on molecular and clinical phenotype in humans. Nat Commun. 2019; 10: 1252.

8) Thurner L, Hartmann S, Fadle N, et al. Lymphocyte predominant cells detect Moraxella catarrhalis-derived antigens in nodular lymphocyte-predominant Hodgkin lymphoma. Nat Commun. 2020; 11: 2465.

9) Bein J, Thurner L, Hansmann M-L, et al. Lymphocyte predominant cells of nodular lymphocyte predominant Hodgkin lymphoma interact with rosetting T cells in an immunological synapse. Am J Hematol. 2020; 95: 1495-502.

10) Fan Z, Natkunam Y, Bair E, et al. Characterization of variant patterns of nodular lymphocyte predominant Hodgkin lymphoma with immunohistologic and clinical correlation. Am J Surg Pathol. 2003; 27: 1346-56.

11) Prakash S, Fountaine T, Raffeld M, et al. IgD positive L&H cells identify a unique subset of nodular lymphocyte predominant Hodgkin lymphoma. Am J Surg Pathol. 2006; 30: 585-92.

12) Moore EM, Swerdlow SH, Gibson SE. J chain and myocyte enhancer factor 2B are useful in differentiating classical Hodgkin lymphoma from nodular lymphocyte predominant Hodgkin lymphoma and primary mediastinal large B-cell lymphoma. Hum Pathol. 2017: 68: 47-53.

13) Van Slambrouck C, Huh J, Suh C, et al. Diagnostic utility of STAT6YE361 expression in classical Hodgkin lymphoma and related entities. Mod Pathol. 2020; 33: 834-45.

14) Rahemtullah A, Reichard KK, Preffer FI, et al. A double-positive CD4+CD8+ T-cell population is commonly found in nodular lymphocyte predominant Hodgkin lymphoma. Am J Clin Pathol. 2006; 126: 805-14.

15) Treetipsatit J, Metcalf RA, Warnke RA, et al. Large B-cell lymphoma with T-cell-rich background and nodules lacking follicular dendritic cell meshworks: description of an insufficiently recognized variant. Hum Pathol. 2015; 46: 74-83.

16) Hartmann S, Eichenauer DA, Plütschow A, et al. The prognostic impact of variant histology in nodular lymphocyte-predominant Hodgkin lymphoma: a report from the German Hodgkin Study Group (GHSG). Blood. 2013; 122: 4246-52.

17) Hartmann S, Plütschow A, Mottok A, et al. The time to relapse correlates with the histopathological growth pattern in nodular lymphocyte predominant Hodgkin lymphoma. Am J Hematol. 2019; 94: 1208-13.

18) Advani RH, Horning SJ, Hoppe RT, et al. Mature results of a phase II study of rituximab therapy for nodular lymphocyte-predominant Hodgkin lymphoma. J Clin Oncol. 2014; 32: 912-8.

〈田丸淳一〉

4章 ◆ B細胞性リンパ増殖症およびリンパ腫

5節 形質細胞腫瘍および他のパラプロテイン異常症
Plasma cell neoplasms and other diseases with paraproteins

はじめに

WHO分類第5版における形質細胞腫瘍の分類では，第4版と比較していくつかの新たな疾患概念が記載されたことと，M蛋白の単クローン性増殖とM蛋白の特徴的な沈着による病態の構造的な修正がなされた 表4-17 ．新たに加わった疾患は，腎障害を伴う単クローン性ガンマグロブリン血症（MGRS），寒冷凝集素症（CAD），AESOP症候群であり，TEMPI症候群が暫定的分類から正式な病型として記載された．

CADは，B細胞腫瘍の診断を満たさないクローン性B細胞の増殖を背景として産生される単クローン性寒冷凝集素によって引き起こされる自己免疫性溶血性貧血である．稀な疾患で年間罹患率は100万人に1～1.8人とされている．

MGRSは，悪性とは判断できないB細胞あるいは形質細胞の増殖により産生されたM蛋白により腎障害が生じた状態である．意義不明の単クローン性ガンマグロブリン血症（MGUS）に合併する腎障害の中で，M蛋白が強く腎障害に関与する疾患群をMGRSと総称し，MGUSの1.5％の頻度とされている．

TEMPI症候群は，毛細血管拡張（telangiectasias），エリスロポエチン値上昇，赤血球増多，単クローン性ガンマグロブリン血症，腎周囲の液体貯留，肺内シャントを特徴とする．骨髄所見は特徴的ではなく，赤芽球過形成と少数のクローン性形質細胞が認められることがある．WHO分類第4版では暫定病型であったが，今回の改訂で正式に採用された．

AESOP症候群は，リンパ節腫大と皮膚形質細胞増殖症を特徴とする稀な疾患で，皮膚生検ではムチンにより周囲を囲まれた皮膚血管のびまん性の過形成が認められ，リンパ節生検では時にCastleman病様の所見を呈するとされる．

今回の改訂では，MGUSから形質細胞骨髄腫/多発性骨髄腫への進展リスクがアップデートされた．リスク因子として，①血清遊離軽鎖（FLC）比率の異常，②IgAあるいはIgM型MGUS，③血清M蛋白量1.5 g/dL以上，の3つのリスク因子すべてを有する場合は，20年後の多発性骨髄腫への進行リスクが約50～60％と高いのに対し，リスク因子が全くない場合は5％とされた．MGUSから形質細胞骨髄腫/多発性骨髄腫の進展に関する新たな遺伝子異常（欠失，増幅，変異など）も明らかにされてきているが，よく知られている1番染色体長腕の増幅（1q gain）はしばしば早期に出現し，さらに1番染色体の転座やさらなる増幅の出現が病態に関与することなどが例示されている．国際骨髄腫作業部会（International Myeloma Working Group: IMWG）による臨床病期分類はWHO分類第5版においても引き続き採用されており，次世代の高感度フローサイトメトリー，次世代シークエンサーやPET-CTを用いた微小残存病変（minimal residual disease: MRD）の評価が予後決定や層別化に重要であることについても触れられている．

形質細胞腫瘍の分類は，WHO分類第5版においても遺伝子や染色体異常を主体とする疾患分

5節 ■ 形質細胞腫瘍および他のパラプロテイン異常症

表 4-17 形質細胞腫瘍および他のパラプロテイン異常症：WHO 分類第 5 版と第 4 版の比較

WHO分類第5版	WHO分類第4版
単クローン性ガンマグロブリン血症 Monoclonal gammopathies	
1. 寒冷凝集素症 Cold agglutinin disease（CAD）	記載なし
2. 意義不明のIgM型単クローン性ガンマグロブリン血症 IgM monoclonal gammopathy of undetermined significance（IgM MGUS）	第5版と同一名称
3. 意義不明の非IgM型単クローン性ガンマグロブリン血症 Non-IgM monoclonal gammopathy of undetermined significance（non-IgM MGUS）	第5版と同一名称
4. 腎障害を伴う単クローン性ガンマグロブリン血症 Monoclonal gammopathy of renal significance（MGRS）	記載なし
単クローン性免疫グロブリン沈着症 Diseases with monoclonal immunoglobulin deposition	
1. 免疫グロブリン関連ALアミロイドーシス Immunoglobulin-related amyloidosis（AL）	原発性アミロイドーシス Primary amyloidosis
2. 単クローン性免疫グロブリン沈着症 Monoclonal immunoglobulin deposition disease	軽鎖/重鎖沈着症 Light chain and heavy chain deposition diseases
重鎖病 Heavy chain disease	
1. μ重鎖病 Mu heavy chain disease	第5版と同一名称
2. γ重鎖病 Gamma heavy chain disease	第5版と同一名称
3. α重鎖病 Alpha heavy chain disease	第5版と同一名称
形質細胞腫瘍 Plasma cell neoplasms	
1. 形質細胞腫 Plasmacytoma	第5版と同一名称
2. 形質細胞骨髄腫/多発性骨髄腫 Plasma cell myeloma/multiple myeloma	第5版と同一名称
3. 腫瘍随伴症候群を伴う形質細胞腫瘍 Plasma cell neoplasms with associated paraneoplastic syndrome POEMS症候群 POEMS syndrome TEMPI 症候群 TEMPI syndrome AESOP症候群 AESOP syndrome	POEMS症候群は第5版と同一名称 TEMPI症候群は暫定的病型として記載 AESOP症候群は記載なし

類には至っていないが，今後の分子病態研究の進展が，どのように疾患分類に反映されるかが注目される．

〈木崎昌弘〉

4章 ◆ B細胞性リンパ増殖症およびリンパ腫

単クローン性ガンマグロブリン血症
Monoclonal gammopathies

寒冷凝集素症
Cold agglutinin disease

■定義

　寒冷凝集素症（cold agglutinin disease: CAD）は，冷式抗体（0〜4℃の至適温度で赤血球を凝集させる自己抗体）による自己免疫性溶血性貧血（auto immune hemolytic anemia: AIHA）の一型であり，溶血性貧血と末梢循環障害をきたす疾患である．感染（マイコプラズマ，Epstein-Barr ウイルス，サイトメガロウイルス）や悪性リンパ腫〔リンパ形質細胞性リンパ腫（LPL），辺縁帯リンパ腫（MZL）などが否定され，背景に B 細胞リンパ腫の基準を満たさないクローン性の B 細胞増殖を特徴とする．

■浸潤部位

　クローン性の B 細胞増殖は骨髄内でみられ，リンパ節病変は稀である[1]．脾腫はあっても軽度である．

■臨床像

　CAD の臨床像の特徴は，補体を介した溶血と 5 量体の IgM である寒冷凝集素が赤血球凝集を起こすことによって生じる末梢循環障害である．溶血の機序は，補体 C5b を介して膜侵襲複合体（membrane attack complex: MAC）を形成する血管内溶血と，補体 C3b を介して肝臓の Kupffer 細胞による血管外溶血の2つの様式を認めるが[2]，CAD における溶血の主体は血管外溶血である 図4-119 ．四肢末端の低温環境下では，5量体の IgM である寒冷凝集素が赤血球凝集を起こすことによって末梢循環障害をきたす．末梢循環障害として最も多いものは，網状皮斑と先端チアノーゼ（指趾，踵，鼻尖，耳介など）である．CAD では単クローン性の IgM 上昇が 90％以上で認められるが，その 90％以上の軽鎖は κ 型である[3]．

■疫学

　CAD の年間の発症率は 100 万人あたり 1〜1.8 人と推定されており，非常に稀な疾患である．寒冷地では有病率が 4 倍高く，診断時の年齢中央値が 60 歳代後半であり女性でわずかに頻度が多い[3]．

■病因

　CAD では免疫グロブリン重鎖および軽鎖遺伝子の遺伝子再構成が認められ，全例に免疫グロブリン（IG）遺伝子の体細胞変異を認める．IGHV 遺伝子の重鎖再構成の 80％は 14 番染色体長腕の IGHV 4〜34 遺伝子に存在している．また，軽鎖再構成の 59％は IGKV 3〜20 に存在している．IGHV CDR2 遺伝子の N- グリコシル化部位の変異は高頻度にみられ，I 抗原の特異的結合を増加させることで重篤な貧血を引き起こす[4]．染色体レベルでは 3 番染色体の付加が 90％ 以上の頻度で認められ，しばしば 12 番染色体や 18 番染色体の増幅も同時に認められる．なお，これ

470

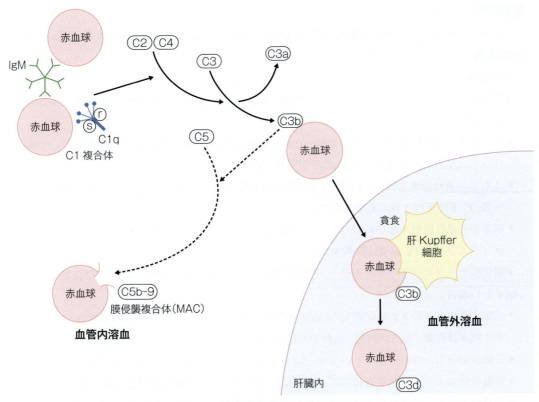

図 4-119 **CADにおける血管内溶血と血管外溶血**
C1複合体はC2とC4と活性化することでC3転換酵素を産生し，C3をC3aとC3bに分解する．C3bは赤血球表面に結合しオプソニン化することで赤血球を肝臓においてKupffer細胞によって貪食し血管外溶血をきたす．また，C3bはC4bC2a複合体と結合することによりC5転換酵素を産生し，C5をC5aとC5bに分解する．C5bは赤血球表面に結合したままでC6，C7，C8，およびC9と結合し膜侵襲複合体（membrane attack complex: MAC）が形成され，血管内溶血をきたす．

らの染色体異常は MZL で認められるものと類似している．遺伝子変異としては，70%の症例で *KMT2D* 変異，30%の症例で *CARD11* 変異が認められる．なお，CAD では LPL に高頻度に認められる *MYD88* L265P 変異は認められない[5]．

■病理所見

骨髄塗抹標本では，赤血球の凝集と増生を認める以外に大きな特徴はみられない．骨髄生検では，小リンパ球が結節状となり，成熟した形質細胞（骨髄細胞の5%未満）がリンパ球の凝集塊をとり囲み，散在性に存在する．リンパ形質細胞の形態，肥満細胞の増加，骨髄線維症はみられない[1]．

■免疫マーカー

リンパ系細胞は，B細胞マーカー（CD19, CD20, PAX5, CD79a, CD22 および CD79b）と，IgM，κ型を発現している．CD5は40%の症例で陽性を示す．BCL6，MUM1，CD23，cyclin D1は陰性である．

4章 ◆ B細胞性リンパ増殖症およびリンパ腫

■鑑別診断

臨床的に明らかなリンパ系腫瘍，特に LPL に合併する二次性 CAD を鑑別する必要がある.

■診断基準

必須項目:

- 間接ビリルビン上昇，ハプトグロビン低値，LD 上昇，（しばしば）網状赤血球数上昇で評価される慢性溶血
- 単一特異的な直接抗グロブリン試験（direct antiglobulin test: DAT）で C3d に対して強陽性（DAT は通常 IgG に対して陰性だが弱陽性となる場合もある）
- 4℃での寒冷凝集素価＞64（採取する標本は血漿・血清が細胞・血餅から分離されるまで 37 〜 38℃下で管理される必要がある）
- 明らかな悪性腫瘍や感染症がない（悪性腫瘍検索は必要に応じて画像検索を行い，最近のマイコプラズマや EBV 感染は除外する）
- 電気泳動・フローサイトメトリー・骨髄生検により評価されるクローン性 B 細胞増殖

望ましい項目:

- 血漿・血清中の単クローン性 IgM-κ型の発現（稀に IgG または λ型を認める場合があり，採取する標本は血漿・血清が細胞・血餅から分離されるまで 37 〜 38℃下で管理される必要がある）
- 骨髄穿刺吸引のフローサイトメトリーにて B 細胞の κ/λ ＞ 3.5(稀に＜ 0.9) となる
- 骨髄生検による病理学検査にて CAD に認められるリンパ増殖性疾患を確認する
- 骨髄検査において *MYD88* L265P 変異が認められない

■予後

CAD の生存期間は，年齢を一致させた集団と比較して同等か若干低下する程度である．CAD は他の低悪性度リンパ腫や，アグレッシブリンパ腫への進展は 5%未満である．CAD では溶血性貧血や末梢循環障害に伴う症状が主体であり，QOL の低下が問題となることが多い．治療の基本は寒冷曝露の回避と保温であるが，重症化した際には副腎皮質ステロイドや免疫抑制薬に不応であり，治療に難渋する場合が多い．補体活性化経路のうち古典的経路の上流に位置する補体 C1s に対するモノクローナル抗体であるスチムリマブは，CAD の貧血と疲労度を改善すると報告されている[6]．なお，末梢循環障害は IgM である寒冷凝集素が赤血球凝集を起こすことによる症状であり，補体の活性化を必要としないためスチムリマブでは末梢循環障害は改善しない点に注意が必要である．

●文献

1) Randen U, Trøen G, Tierens A, et al. Primary cold agglutinin-associated lymphoproliferative disease: a B-cell lymphoma of the bone marrow distinct from lymphoplasmacytic lymphoma. Haematologica. 2014; 99: 497-504.

2) Berentsen S. New insights in the pathogenesis and therapy of cold agglutinin-mediated autoimmune hemolytic anemia. Front Immunol. 2020; 11: 1-13.

3) Berentsen S, Ulvestad E, Langholm R, et al. Primary chronic cold agglutinin disease: a population based clinical study of 86 patients. Haematologica. 2006; 91: 460–6.

4) Małecka A, Trøen G, Tierens A, et al. Immunoglobulin heavy and light chain gene features are correlated with primary cold agglutinin disease onset and activity. Haematologica. 2016; 101: e361-4.

5) Randen U, Trøen G, Tierens A, et al. Primary cold agglutinin-associated lymphoproliferative disease: a B-cell lymphoma of the bone marrow distinct from lymphoplasmacytic lymphoma. Haematologica. 2014; 99: 497-504.
6) Röth A, Barcellini W, D'Sa S, et al. Sutimlimab in cold agglutinin disease. N Engl J Med. 2021; 384: 1323-34.

〈髙橋康之，木崎昌弘〉

意義不明の IgM 型単クローン性ガンマグロブリン血症
IgM monoclonal gammopathy of undetermined significance

■定義

意義不明の IgM 型単クローン性ガンマグロブリン血症（IgM monoclonal gammopathy of undetermined significance: IgM MGUS）は国際骨髄腫作業部会（IMWG）によって，①血清中 IgM 型 M 蛋白＜3 g/dL，②骨髄中形質細胞浸潤＜10%，③貧血，全身症状，過粘稠度症候群，リンパ節腫大，肝脾腫とそれ以外の臓器障害などを呈さないことと定義されている．すなわち，臓器障害を伴わない M 蛋白血症と定義される．

■浸潤部位

形質細胞の増生が骨髄内で認められる．

■臨床像

IgM MGUS では通常，臨床症状を呈することはなく，採血などの精査を契機に偶然診断されることが多い．IgM MGUS では，リンパ形質細胞性リンパ腫（LPL）に移行することが多いが，IgM 型多発性骨髄腫，慢性リンパ性白血病（CLL）や悪性リンパ腫に移行する場合もある．また，非常に稀ではあるが，AL アミロイドーシスや末梢神経障害を特徴とし，IgM 型の単クローン性ガンマグロブリン血症を呈し，ジシアロシル基を有する糖脂質に対する自己抗体が陽性となる CANOMAD（chronic ataxic neuropathy, ophthalmoplegia, IgM paraprotein, cold agglutinins, and disialosyl antibodies），慢性蕁麻疹を特徴とする稀な障害である Schnitzler 症候群をきたす場合もある[1]．

■疫学

IgM MGUS は MGUS のうちの約 20% を占めており，50歳以上の推定有病率は約 0.6% であると報告されている[2]．年齢調整の発症率は男性でやや高く，人種では白人より黒人のほうが高い．一親等の血縁者では MGUS 発症のリスクが高い[3]．

■病理所見

骨髄病理では免疫染色にてクローン性の成熟形質細胞が 10% 未満であることが特徴である．腫瘍細胞は，リンパ形質細胞あるいは形質細胞への分化を示し，典型的な表面マーカーは CLL やマントル細胞リンパ腫などのリンパ増殖性腫瘍を除外するに十分な IgM^+, $CD5^{+/-}$, $CD10^-$, $CD19^+$, $CD20^+$, $CD23^-$ が典型的である．

4章 ◆ B細胞性リンパ増殖症およびリンパ腫

■染色体・遺伝子

LPL の 90% 以上で認められる *MYD88* L265P 変異が MGUS の段階でみられる場合がある.

■診断基準

必須項目:

- 血清中 IgM 型 M 蛋白＜3 g/dL

- 骨髄中形質細胞浸潤＜10%

- 貧血, 全身症状, 過粘稠度症候群, リンパ節腫大, 肝脾腫とそれ以外の臓器障害などを呈さない

■予後

IgM MGUS は 1 年に 1.5% の頻度で LPL や他の関連疾患へと進展する[4].

● 文献 --

1) Rajkumar SV, Dimopoulos MA, Palumbo A, et al. International Myeloma Working Group updated criteria for the diagnosis of multiple myeloma. Lancet Oncol. 2014; 15: e538-48.
2) Kyle RA, Therneau TM, Rajkumar SV, et al. Prevalence of monoclonal gammopathy of undetermined significance. Engl J Med. 2006; 354: 1362-9.
3) Landgren O, Kristinsson SK , Goldin LR, et al. Risk of plasma cell and lymphoproliferative disorders among 14621 first-degree relatives of 4458 patients with monoclonal gammopathy of undetermined significance in Sweden. Blood. 2009. 23; 114: 791-5.
4) Kyle RA, Larson DR, Therneau TM, et al. Long-term follow-up of monoclonal gammopathy of undetermined significance. N Engl J Med. 2018; 378: 241-9.

〈髙橋康之, 木崎昌弘〉

意義不明の非 IgM 型単クローン性ガンマグロブリン血症
Non-IgM monoclonal gammopathy of undetermined significance

■定義

意義不明の非 IgM 型単クローン性ガンマグロブリン血症 (non-IgM monoclonal gammopathy of undetermined significance: non-IgM MGUS) は国際骨髄腫作業部会 (IMWG) によって, ①血清中非 IgM 型 M 蛋白 (主に IgG と IgA であり, IgE, IgD および軽鎖のみは稀)＜3 g/dL, ②クローナルな骨髄中形質細胞 ＜10%, ③臓器障害 (CARB: culcium, anemia, renal insuffciency, bone lesion 症状またはアミロイドーシス) を認めないと定義されている.

軽鎖 MGUS は異常な血清遊離軽鎖 (FLC) 比 (＜0.26 あるいは＞1.65) を示し, 軽鎖のみが増加し, 免疫固定法により重鎖を認めず, 形質細胞の増殖に伴う臓器障害を認めないことを特徴とする稀な亜型である.

■浸潤部位

形質細胞の増加が骨髄内のみで認められる.

■臨床像

non-IgM MGUS では通常, 多発性骨髄腫関連の症状を呈することはないため, たまたま採血

5節 ■ 形質細胞腫瘍および他のパラプロテイン異常症

などの検査を行った際に診断されることが多い．non-IgM MGUS は多発性骨髄腫の前がん段階であり，1年に1%の頻度で多発性骨髄腫へと進展する．non-IgM MGUS では頻度は低いものの，増殖性糸球体腎炎，粘液水腫性苔癬，壊死性黄色肉芽腫，強膜水腫，壊疽性膿皮症などを合併することがある．なお，末梢神経障害は稀である．

疫学

non-IgM MGUS は MGUS のうちの約80%を占めており，50歳以上の推定有病率は約3%であると報告されており，年齢とともに増加する[1]．年齢調整の発症率は男性でやや高く，人種では白人より黒人のほうが高い．一親等の血縁者では MGUS 発症のリスクが高い[2]．

病因

発症の原因は明らかでないが，発症の危険因子として，自己免疫疾患（皮膚筋炎，強皮症，自己免疫性溶血性貧血など），感染症（髄膜炎，敗血症，帯状疱疹，ポリオなど），炎症性疾患（糸球体腎炎，ネフローゼ症候群，変形性関節症など），免疫不全状態（HIV や臓器移植），肥満，喫煙，農薬等への曝露，家族歴が報告されている[3]．

病態

MGUS においては，慢性的な抗原刺激によって形質細胞が細胞分裂する際に，まず最初に染色体異常が生じる．最初に生じる染色体異常は，14番染色体長腕（14q32）上に存在する免疫グロブリン重鎖（IGH）転座と奇数番染色体の増幅を特色とする高二倍体化の2つの異常によって発症すると考えられている．IGH 転座では 14q32 と 11q13（CCND1），4p16.3（FGFR3 および NSD2），6p21（CCND3），16q23（MAF），20q11（MAFB）が転座をきたす．高二倍体化では 3・5・7・9・11・15・19・21番染色体のトリソミーが多い．これらに加えて，セカンドヒットや腫瘍微小環境の変化によって MGUS から多発性骨髄腫へと進展すると考えられている．

病理所見

骨髄病理では免疫染色あるいはフローサイトメトリーにてクローン性の成熟形質細胞が10%未満（骨髄中の全有核細胞に対しての割合）であることが特徴である．この腫瘍細胞は，通常 CD38陽性，CD138陽性，CD19陰性を示す．

染色体・遺伝子

FISH 法にて染色体転座として t(11;14)，t(4;14)，t(14;16) と高二倍体化染色体として，7・9・11・15・19番染色体のトリソミーがみられる．

診断基準

必須項目：

- 血清中非 IgM 型 M 蛋白＜3 g/dL
- 全有核細胞に対するクローナルな骨髄中形質細胞＜10%
- 臓器障害（CARB 症状またはアミロイドーシス）を認めない

予後

non-IgM MGUS は1年に1%の頻度で多発性骨髄腫へと進展する．多発性骨髄腫に進展するリスク因子として，血清 M 蛋白 1.5g/dL 以上，IgA あるいは non-IgM MGUS および FLC 比異常（正常値：0.26〜1.65）の3つの因子が挙げられ，リスク因子を有さない場合の症候性多発性骨

4章 ◆ B 細胞性リンパ増殖症およびリンパ腫

髄腫への 20 年進展率は 5%であるのに対し，リスク因子をすべて有する場合の症候性多発性骨髄腫への 20 年進展率は 50 ～ 60%である [4].

●文献 --

1) Kyle RA, Therneau TM, Rajkumar SV, et al. Prevalence of monoclonal gammopathy of undetermined significance. N Engl J Med. 2006; 354: 1362-9.
2) Landgren O, Kristinsson SY, Goldin LR, et al. Risk of plasma cell and lymphoproliferative disorders among 14621 first-degree relatives of 4458 patients with monoclonal gammopathy of undetermined significance in Sweden. Blood. 2009; 114: 791-5.
3) Kaur J, Valisekka SS, Hameed M, et al. Monoclonal gammopathy of undetermined significance: a comprehensive review. Clin Lymphoma Myeloma Leuk. 2023; 23: e195-212.
4) Rajkumar SV, Kyle RA, Therneau TM, et al. Serum free light chain ratio is an independent risk factor for progression in monoclonal gammopathy of undetermined significance. Blood. 2005; 106 :812-7.

〈髙橋康之，木崎昌弘〉

腎障害を伴う単クローン性ガンマグロブリン血症
Monoclonal gammopathy of renal significance

■定義

腎障害を伴う単クローン性ガンマグロブリン血症（monoclonal gammopathy of renal significance: MGRS）は，WHO 分類第 5 版で新たな疾患概念として定義された．MGRS は，治療適応にならない範疇の形質細胞またはB細胞増殖に伴う単クローン性ガンマグロブリン上昇によって腎機能障害をきたす病態である．この腎機能障害は形質細胞腫瘍における cast nephropathy に続発する．

■浸潤部位

腎障害をきたすことが特徴である．B細胞や形質細胞の増加が骨髄もしくはリンパ節に認められる．

■臨床像

MGRS の臨床像は幅広く，蛋白尿，血尿，急性または慢性腎不全，高血圧，低補体血症などが組み合わさって認められる．顕微鏡的血尿と高血圧がみられることが多いが，免疫グロブリン関連アミロイドーシスでは低血圧がみられる．障害部位よって蛋白尿や腎障害の程度は異なる．免疫グロブリン関連アミロイドーシス，単クローン性免疫グロブリン沈着症（MIDD），クリオグロブリン血症では，腎機能障害のほかにうっ血性心不全，自律神経障害，末梢神経障害，肝不全，皮膚障害，紫斑病などの腎障害以外の症状を呈することも多い [1].男性のほうが 60 ～ 75%と頻度が高い．

■疫学

MGRS は，MGUS や悪性リンパ腫の診断基準を満たさないクローン性 B 細胞増殖症の一亜型である．MGRS の正確な有病率は不明であるが.MGUS 患者の約 1.5%程度であると報告されて

いる[2]．診断時の年齢中央値は約60歳であるが，10歳代後半から20歳代前半で発症する場合もある．

■病因

MGRSでは単クローン性免疫グロブリンが沈着，血管閉塞，補体の活性化によって腎機能障害をきたす．形質細胞腫瘍によるMGRSでは，免疫グロブリン関連のアミロイドーシス，MIDD，軽鎖近位尿細管症（light chain proximal tubulopathy: LCPT），結晶蓄積性組織球症（crystal-storing histiocytosis: CSH），C3腎症，血栓性微小血管障害（thrombotic microangiopathy: TMA）によるものが多い．一方，B細胞性クローンによるMGRSでは，単クローン性免疫グロブリン上昇に伴うクリオグロブリン血症に続発することが多い．単クローン性免疫グロブリン沈着を伴った増殖性腎炎（proliferative glomerulonephritis with monoclonal immunoglobulin deposits: PGNMID）では，形質細胞腫瘍が約50%を占め，残りの50%はB細胞性クローンに伴うものであり，そのうちの1/3でCD20とCD38が共発現している 図4-120 [1]．

■病理所見

IgM/non-IgM MGUSの病理所見の項を参照．

■染色体・遺伝子

IgM/non-IgM MGUSの染色体・遺伝子の項を参照．

■診断基準

必須項目：
- 腎生検にて単クローナル性免疫グロブリンによる損傷を有する
- 蛋白尿＞1g/日であり，その大部分がアルブミン尿である
- 急性または亜急性進行性の腎障害

望ましい項目：
- 溶骨性病変がない
- 髄外の形質細胞腫形成がない
- 骨病変に起因する高カルシウム血症がない
- ヘモグロビン10g/dL未満の貧血を認めない
- 骨髄形質細胞＜60%
- Involved/uninvolved FLC（遊離軽鎖比）＜100
- 過粘稠度症候群なし
- Bulkyリンパ節腫脹を認めない
- 血小板減少症なし（100×10^9/L未満）

■予後

MGRSでは基礎疾患となる形質細胞腫瘍やB細胞性クローンに対する治療を行うことで腎機能維持や腎臓移植後の再発を予防することが治療の目的となる[3]．至適治療を示すランダム化比較試験はないが，ボルテゾミブベースの治療を行われることが多い．また，CD20陽性のB細胞性クローンに対してリツキシマブが使用される[4]．

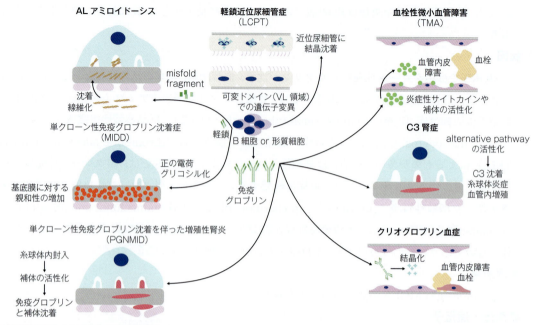

図 4-120　MGRS の病態機序

免疫グロブリン関連のアミロイドーシスでは，線維状に異常構造をきたした軽鎖（LC）は腎実質に沈着する．軽鎖近位尿細管症（LCPT）では，LC の可変ドメインにおける遺伝子変異により，蛋白分解が阻害されることで近位尿細管に結晶沈着をきたす．血栓性微小血管障害（TMA）では，免疫グロブリンによって補体が活性化され血管内皮障害をきたす．C3 腎症では，補体の副経路が活性化されることで糸球体内の炎症や血管内増殖をきたす．結晶蓄積性組織球症（CSH）では，免疫グロブリンが小細動脈，毛細血管，糸球体中で結晶化する．単クローン性免疫グロブリン沈着を伴った増殖性腎炎（PGNMID）では，免疫グロブリンが糸球体に沈着することで補体活性化をきたし，糸球体内の炎症を引き起こす．単クローン性免疫グロブリン沈着症（MIDD）では，免疫グロブリンが正電荷，グリコシル化などをきたす．
(Leung N, et al. N Engl J Med. 2021; 384: 1931-41[1])より改変)

● 文献

1) Leung N, Bridoux F, Nasr SH. Monoclonal gammopathy of renal significance. N Engl J Med. 2021; 384: 1931-41.
2) Steiner N, Göbel G, Suchecki P, et al. Monoclonal gammopathy of renal significance (MGRS) increases the risk for progression to multiple myeloma: an observational study of 2935 MGUS patients. Oncotarget. 2017; 9: 2344-56.
3) Fermand JP, Bridoux F, Kyle RA, et al. How I treat monoclonal gammopathy of renal significance (MGRS). Blood. 2013; 122: 3583-90.
4) Amaador K, Peeters H, Minnema MC, et al. Monoclonal gammopathy of renal significance (MGRS) histopathologic classification, diagnostic workup, and therapeutic options. Neth J Med. 2019; 77: 243-54.

〈髙橋康之，木崎昌弘〉

5節 ■ 形質細胞腫瘍および他のパラプロテイン異常症

単クローン性免疫グロブリン沈着症
Diseases with monoclonal immunoglobuin deposition

免疫グロブリン関連アミロイドーシス
Immunoglobulin-related amyloidosis

■定義

　免疫グロブリン関連アミロイドーシス（immunoglobulin-related amyloidosis: AL amyloidosis）は，クローン性の異常な形質細胞もしくはB細胞によって産生された免疫グロブリン軽鎖を前駆蛋白として，アミロイド線維が全身臓器に沈着し，臓器障害を呈する疾患である[1,2]．

　本稿では原発性 AL アミロイドーシス（primary immunoglobulin light chain amyloidosis）について記載する．

■疫学

　AL アミロイドーシスの発生率は年間 10 万人あたり 1 人であり，これは多発性骨髄腫の 1/6 の頻度となる．野生型トランスサイレチンによる心アミロイドーシスは高齢者に多く，心不全患者の 1.1％に認められる．

■病態生理

　AL アミロイドーシスは不安定な免疫グロブリン軽鎖が細胞外環境と相互作用し，プロテアーゼによる切断や，グリコサミノグリカン，血清アミロイド P，コラーゲンなどのマトリックス成分への結合を経て凝集が促進される[2]．また，軽鎖と障害臓器との相互作用なども AL アミロイドーシスの発症にかかわっている．沈着したアミロイドは補体を介してマクロファージによって処理される．その正確な体内制御は不明であるが，アミロイド線維や線維複合体に対する抗体によってアミロイドの処理が促進される可能性がある．

■病理所見

　HE 染色でアミロイドは好塩基性を示し，均質で無構造な形で沈着する．アミロイドの沈着は心臓，肝臓，腎臓，皮膚，消化管，神経など複数の臓器に認められる 図4-121 ．アミロイドはコンゴレッド（または類似のチオフラビン）染色で橙赤色に染まり，偏光顕微鏡下で緑色（アップルグリーン）の複屈折を示すことが必要である．またアミロイド前駆蛋白に対しての抗体パネルを用いた免疫染色でアミロイドの病型を決定する．電子顕微鏡では直径 7 ～ 15mm の枝分かれのない細線維構造が特徴であり，AL アミロイドーシスと，非アミロイド性の免疫グロブリン沈着症との区別が可能である．生検標本中のアミロイドを質量分析することは，アミロイドタイプを決定する最も効果的な方法であり，感度・特異度ともにほぼ 100％である．

　AL アミロイドーシスにおける異常形質細胞の免疫表現型は形質細胞性骨髄腫と類似しており，50％の症例で CD56 および / または cyclin D1 の異常発現を示し，多くの症例で軽鎖制限をもつ[1] 図4-122 図4-123 ．異常形質細胞の 80％以上で血清遊離軽鎖（FLC）はλ鎖を発現している[3]．この異常形質細胞の割合は 10％未満がほとんどであり，形質細胞性骨髄腫の診断基準

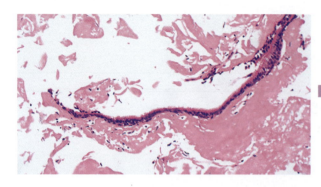

図 4-121 肺アミロイドーシスの病理組織
HE 染色 200 倍. HE 染色でアミロイドは好塩基性を示し, 均質で無構造な形で沈着しているのが確認される.
(日本赤十字社医療センター 國定浩大先生のご厚意による)

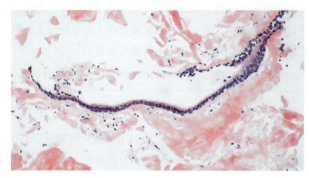

図 4-122 肺アミロイドーシスの病理組織
コンゴレッド染色 200 倍. アミロイドはコンゴレッド染色で橙赤色に染まるのが確認される.
(日本赤十字社医療センター 國定浩大先生のご厚意による)

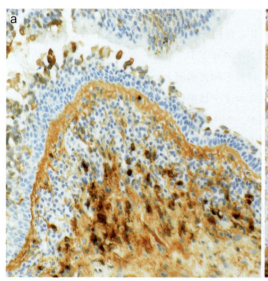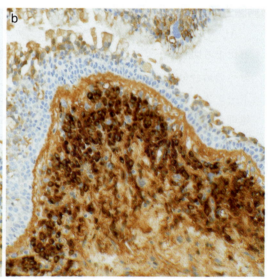

図 4-123 喉頭アミロイドーシスの病理組織
免疫染色で a が κ 染色像, b が λ 染色像. λ 優位の染色陽性所見を認める.
(日本赤十字社医療センター 國定浩大先生のご厚意による)

を満たすものは二次性 AL アミロイドーシスとして区別される. またマルチパラメーターフローサイトメトリーによって, 骨髄中のクローナリティを有する異常形質細胞も高感度で検出が可能である.

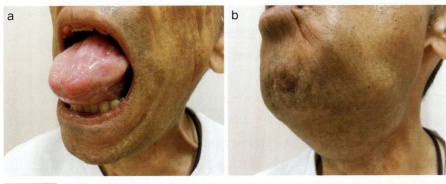

図 4-124 巨舌
舌が肥大化する（a）のとともに顎の部位も巨舌により増大する（b）のが観察される．
（日本赤十字社医療センター 塚田信弘先生のご厚意による）

■臨床所見

　血液または尿中に M 蛋白を有する患者では，全身倦怠感，体重減少，浮腫，呼吸困難などの臨床症状がみられた場合，AL アミロイドーシスを鑑別疾患として考慮する必要がある．臨床症状としては，全身倦怠感，体重減少，浮腫，呼吸困難など，非特異的である．またアミロイドが沈着する臓器は心臓，腎臓，肝臓，消化器，末梢神経，舌などにみられ，沈着する臓器によって出現する症状が異なる[4]．心臓に沈着した場合には，収縮機能が保たれた心不全（heart failure with preserved ejection fraction: HFpEF）や不整脈，腎臓の場合にはネフローゼ症候群，神経の場合には末梢神経障害（四肢の末梢優位で温痛覚障害が顕著）など臓器特異的な症状も呈する．その他，巨舌 図 4-124 や手根管症候群などを呈したり，また眼周囲に皮下出血をきたし，アライグマの眼サインと呼ばれる特徴的な症状を呈することもある．特に心臓にアミロイドが沈着する場合には生命予後に大きく影響する．

■診断基準

必須項目：
- 臓器のアミロイド蛋白の沈着を証明する（証明方法は病理所見で記載の通り）
- 生検部位としては，障害臓器の他に腹壁脂肪吸引による脂肪組織からの生検でもアミロイド蛋白の沈着を高頻度に認めることが知られており，あわせて推奨される[5]
（肝生検は出血のリスクがあるために避けるほうが望ましい）
- 血清もしくは尿中のモノクローナル蛋白を免疫固定法で証明する．近年ではFLCの測定は免疫固定法によるM蛋白よりも感度が高く，98%の症例で検出可能とされており，推奨される[6]
- 基礎疾患としての多発性骨髄腫，悪性リンパ腫などを除外する必要がある．臨床所見とあわせて，これらの組織学的証明を行ったのちに確定診断となる

望ましい項目：
- 心臓アミロイドーシスに関しては，心臓超音波検査で心室中隔肥厚やapical sparingなどの特徴的な所見が得られるためにスクリーニングとして非常に有用である
- 心臓 MRI で左室心内膜下のびまん性の造影遅延や，T1 mapping における native T1 遅延の所

見や，^{99m}Tc-ピロリン酸シンチグラフィにおいてATTRアミロイドーシスで陽性であるのに対し，ALアミロイドーシスでは陰性となることも診断の一助となる
- 遺伝性アミロイドーシスに関連する遺伝子変異の確認

■ 予後

予後において，心臓病変はALアミロイドーシスにおける生存の最も重要な因子である．予後予測のための病期分類には，N末端プロナトリウム利尿ペプチド（NT-proBNP）および心筋トロポニンT（cTnT）に加えて，FLCの差を組み合わせたMayo2012病期分類が頻用されている．この分類によれば，FLCの差（dFLC）が≧18 mg/dL，NT-proBNP≧1,800 pg/mL，cTnT≧0.025 ng/mLを各々1点として0〜3点で病期をⅠ〜Ⅳ期に分類すると，Ⅰ期94.1カ月，Ⅱ期40.3カ月，Ⅲ期14カ月，Ⅳ期5.8カ月だった[7] 図4-125．しかし，下記の項に記すように抗CD38抗体であるダラツムマブの登場でその予後は劇的に改善しており，それについては後述する．

■ 治療

ALアミロイドーシスの治療は大量化学療法併用自家末梢血幹細胞移植（自家移植）が可能な患者は自家移植を行うことでその予後が改善されることが報告されている[8]．近年，抗CD38抗体であるダラツムマブの登場でその治療成績は改善された．ボルテゾミブ，シクロフォスファミド，デキサメタゾン（VCD）療法とVCD療法にダラツムマブを加えたDVCD療法のphase 3試験では，cardiac response, renal responseがそれぞれ41.5%，53%，hematologic responseにおいても完全奏効が53.3%といずれもDVCD療法で良好な結果だった[9]．このphase 3試験ではMayo Clinic/European staging system分類によるcardiac stage ⅢBは除外されていたが，そのような予後不良とされる患者を対象にしてもダラツムマブにより治療成績が改善されたことが報告された[10]．

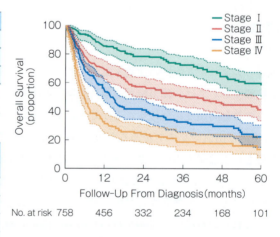

図4-125 **Mayo2012 病期分類**
NT-proBNP，cTnT，dFLCを組み合わせて病期を分けることで予後予測が可能となる．
（右図はKumar S, et al. J Clin Oncol. 2012; 30: 989-95[7] より改変）

5節 ■ 形質細胞腫瘍および他のパラプロテイン異常症

●文献

1) Hayman SR, Bailey RJ, Jalal SM, et al. Translocations involving the immunoglobulin heavy-chain locus are possible early genetic events in patients with primary systemic amyloidosis. Blood. 2001; 98: 2266-8.

2) Merlini G, Seldin DC, Gertz MA. Amyloidosis: pathogenesis and new therapeutic options. J Clin Oncol. 2011; 29: 1924-33.

3) Palladini G, Russo P, Bosoni T, et al. Identification of amyloidogenic light chains requires the combination of serum-free light chain assay with immunofixation of serum and urine. Clin Chem. 2009; 55: 499-504.

4) Palladini G, Merlini G. How I treat AL amyloidosis. Blood. 2022; 139: 2918-30.

5) Miyazaki K, Kawai S, Suzuki K. Abdominal subcutaneous fat pad aspiration and bone marrow examination for the diagnosis of AL amyloidosis: the reliability of immunohistochemistry. Int J Hematol. 2015; 102: 289-95.

6) Katzmann JA, Kyle RA, Benson J, et al. Screening panels for detection of monoclonal gammopathies. Clin Chem. 2009; 55: 1517-22.

7) Kumar S, Dispenzieri A, Lacy MQ, et al. Revised prognostic staging system for light chain amyloidosis incorporating cardiac biomarkers and serum free light chain measurements. J Clin Oncol. 2012; 30: 989-95.

8) Sanchorawala V, Boccadoro M, Gertz M, et al. Guidelines for high dose chemotherapy and stem cell transplantation for systemic AL amyloidosis: EHA-ISA working group guidelines. Amyloid. 2022; 29: 1-7.

9) Kastritis E, Palladini G, Minnema MC, et al. Daratumumab-based treatment for immunoglobulin light-chain amyloidosis. N Engl J Med. 2021; 385: 46-58.

10) Chakraborty R, Rosenbaum C, Kaur G, et al. First report of outcomes in patients with stage IIIb AL amyloidosis treated with Dara-VCD front-line therapy. Br J Haematol. 2023; 201: 913-6.

〈菊池　拓，石田禎夫〉

単クローン性免疫グロブリン沈着症
Monoclonal immunoglobulin deposition disease

■定義

　単クローン性免疫グロブリン沈着症（monoclonal immunoglobulin deposition disease: MIDD）は，形質細胞腫瘍もしくは稀に B 細胞腫瘍から産生される非アミロイド性のモノクローナル免疫グロブリンが組織に沈着する疾患である．

■浸潤部位

　腎臓への沈着がほぼすべての症例に認められる．その他，心臓，肝臓，肺，消化管，自律神経，末梢神経，皮膚への沈着も報告されている．

■臨床像

　MIDD には軽鎖沈着症，重鎖沈着症，軽鎖重鎖沈着症の 3 病型があり，軽鎖沈着症が最も多く，80％程度を占め，その次に重鎖沈着症，軽鎖重鎖沈着症と続く．最も検出されるモノクローナル免疫グロブリンは IgG 型で，次いで軽鎖，IgA，IgM 型となっている．組織への免疫グロブリンの沈着は血液中の M 蛋白によって異なる．軽鎖沈着症の患者では，血液中に M 蛋白が検出されても，組織に沈着するのは M 蛋白の軽鎖のみである．重鎖沈着症の場合，血液中にモノクローナルな軽鎖が存在しても，組織に沈着するのは重鎖のみである．障害臓器によって，臨床像は異な

4章 ◆ B細胞性リンパ増殖症およびリンパ腫

る．腎障害の程度によって異なるが，蛋白尿はネフローゼ症候群の基準を満たす範囲となることがほとんどである．急性腎障害ならびに急性腎不全は軽鎖の cast nephropathy を有する場合に生じる．心臓に沈着する場合には，拡張型心不全ならびに心房性また心室性の不整脈を呈する．心エコー検査ではしばしば，心室中隔の肥厚が認められる．血液検査ではトロポニン T，BNP，NT-proBNP の高値を認め，心アミロイドーシスと同様の所見を呈する．肝臓に沈着した場合には肝腫大，肝機能異常，門脈圧亢進症，肝不全を呈する．肺に沈着した場合には咳嗽，呼吸不全などを呈することが一般的である．肺嚢胞性疾患として発症し，気腫的変化や閉塞性肺疾患を引き起こすこともある．

疫学

診断時の年齢中央値は 50 歳代半ば〜 60 歳代半ばである．男性が 60% とやや多い．背景疾患としては形質細胞腫瘍が 95% 以上を占める．MIDD の背景疾患として，多発性骨髄腫が 20 〜 30% を占め，意義不明の単クローン性ガンマグロブリン血症（MGUS）の中でも M 蛋白が腎機能障害に大きく関与する腎障害を伴う単クローン性ガンマグロブリン血症（MGRS）が 65 〜 75% を占める．多発性骨髄腫の症例では，軽鎖沈着は円柱腎症を合併することもある．B 細胞腫瘍でも合併することはあるが，その多くはリンパ形質細胞性リンパ腫，慢性リンパ性白血病である．

病因

MIDD の発症には免疫グロブリンの特性が組織沈着や臓器障害に関与していると考えられる．軽鎖沈着症で Vκ4 ファミリーの単クローン性軽鎖の過剰発現が認められる[1]．重鎖沈着症では，免疫グロブリンの重鎖の CH1 領域の欠損が発症に必要である[2]．この欠損により重鎖と軽鎖が結合できず，重鎖は単クローン性に増加するだけでなく，重鎖単体として血中に遊離し，臓器に沈着する．しかしこの異常は AH アミロイドーシス（immunoglobulin heavy chain amyloidosis）や重鎖病でも認められる．免疫グロブリンの疎水性を増強させる体細胞変異は病因に寄与しているが，疾患を予測する単一の変異は同定されていない．

形態像

M 蛋白の沈着は，主に腎臓の基底膜，血管壁，腎臓の間質に認められる．その他の臓器では心臓であれば内膜および外膜，肝細胞，肺の結節状の血管周囲にみられる．この沈着は HE 染色で好塩基性を示し，PAS 染色，鍍銀染色で陽性を示し，コンゴレッド染色で陰性となる．腎臓における MIDD では，2/3 の症例で光顕所見で結節性糸球体硬化症の所見を呈する．免疫染色で糸球体の基底膜，血管，尿細管に沿って，びまん性の線状沈着を認める．またメサンギウム領域の拡大も認める．特徴的な超微細構造の所見は，尿細管基底膜や糸球体に点状，顆粒状に電子密度の高い物質が点状，顆粒状に沈着していることである[3-5]　図 4-126 〜 図 4-130 ．

染色体・遺伝子

MIDD に特異的な診断的染色体・遺伝子異常は同定されていないが，軽鎖の可変領域において，18 カ所の変異が認められ，これらの変異が組織沈着に関連する可能性が示された[6]．形質細胞腫瘍では t(11;14) が患者の約 50% で同定される．

診断基準

必須項目：

- 組織のM蛋白の沈着を示す。特に腎臓の場合には免疫組織化学と電子顕微鏡で確認するべきである
- 軽鎖の円柱腎症を合併している症例ではM蛋白の沈着は免疫組織化学のみで示されることがある
- 他の臓器での診断に関しては，電子顕微鏡が通常使用されないために，免疫組織化学での診断を行う

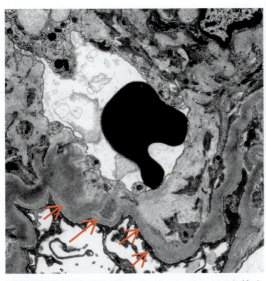

図 4-126 基底膜に沿った powdery な沈着を認める（矢印）
（日本赤十字社医療センター腎臓内科 衣笠哲史先生，浦手進吾先生のご厚意による）

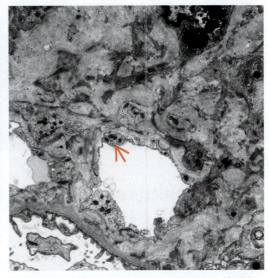

図 4-127 内皮下の deposit を認める（矢印）
（日本赤十字社医療センター腎臓内科 衣笠哲史先生，浦手進吾先生のご厚意による）

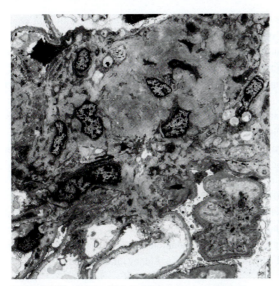

図 4-128 メサンギウム領域の拡大を認める
（日本赤十字社医療センター腎臓内科 衣笠哲史先生，浦手進吾先生のご厚意による）

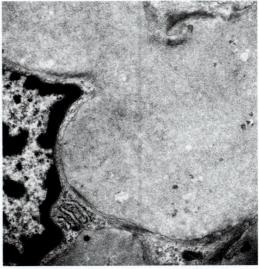

図 4-129 全体的に deposit を認める
（日本赤十字社医療センター腎臓内科 衣笠哲史先生，浦手進吾先生のご厚意による）

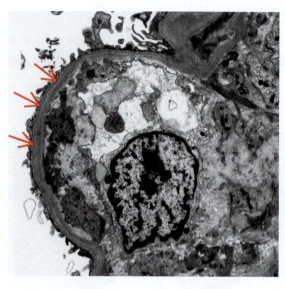

図 4-130 基底膜の肥厚と細かな粒子の高電子物質密度の線上の沈着を認める(矢印)
(日本赤十字社医療センター腎臓内科 衣笠哲史先生, 浦手進吾先生のご厚意による)

- 軽鎖の円柱腎症のほかに, AL アミロイドーシスや軽鎖が軽鎖近位尿細管症(LCPT)も同一腎臓内に合併していることがある

予後および予後因子

全体の中央生存期間は 5 年以上だが, 背景疾患, 診断時の腎機能, 心臓の病変の有無, 治療の種類, および治療への反応によってさまざまである[7]. そのために MIDD としての予後因子は存在しないが, 治療によって M 蛋白が十分減少し, 腎機能の改善が得られた患者では良好な予後が得られる[6,8].

●文献

1) Khamlichi AA, Rocca A, Touchard G, et al. Role of light chain variable region in myeloma with light chain deposition disease: evidence from an experimental model. Blood. 1995; 86: 3655-9.
2) Bridoux F, Javaugue V, Bender S, et al. Unravelling the immunopathological mechanisms of heavy chain deposition disease with implications for clinical management. Kidney Int. 2017; 91: 423-34.
3) Wang Q, Jiang F, Xu G. The pathogenesis of renal injury and treatment in light chain deposition disease. J Transl Med. 2019; 17: 387.
4) Bridoux F, Javaugue V, Nasr SH, et al. Proliferative glomerulonephritis with monoclonal immunoglobulin deposits: a nephrologist perspective. Nephrol Dial Transplant. 2021; 36: 208-15.
5) Motwani SS, Herlitz L, Monga D, et al. Paraprotein-related kidney disease: glomerular diseases associated with paraproteinemias. Clin J Am Soc Nephrol. 2016; 11: 2260-72.
6) Joly F, Cohen C, Javaugue V, et al. Randall-type monoclonal immunoglobulin deposition disease: novel insights from a nationwide cohort study. Blood. 2019; 133: 576-87.
7) Pozzi C, D'Amico M, Fogazzi GB, et al. Light chain deposition disease with renal involvement: clinical characteristics and prognostic factors. Am J Kidney Dis. 2003; 42: 1154-63.
8) Cohen C, Royer B, Javaugue V, et al. Bortezomib produces high hematological response rates with prolonged renal survival in monoclonal immunoglobulin deposition disease. Kidney Int. 2015; 88: 1135-43.

〈菊池 拓, 石田禎夫〉

5節 ■ 形質細胞腫瘍および他のパラプロテイン異常症

重鎖病
Heavy chain diseases

はじめに

　重鎖病（heavy chain diseases: HCD）は稀な B 細胞腫瘍で，正常グロブリンの構成蛋白である軽鎖を伴わない短縮した単クローン性免疫グロブリン重鎖の産生を特徴とする．産生される重鎖により 3 つのタイプ（α 重鎖病，γ 重鎖病，μ 重鎖病）に分類される．重鎖遺伝子の変異は体細胞変異の間に獲得されると考えられ，遺伝子の欠失，挿入，点突然変異を伴う．結果として，可変領域（variable heavy chain: VH）ドメインの一部と最初の定常領域（constant heavy chain: CH1）ドメインが欠損する．CH1 ドメインは軽鎖と重鎖に結合する部位を有するため，正常な免疫グロブリンを形成できない．さまざまなサイズの蛋白が産生されるため，血清蛋白電気泳動では検出されないこともあり，検出には免疫固定法が必要となる．α 重鎖病は 3 つの HCD のうち最も多く，粘膜関連リンパ組織（MALT）リンパ腫の一亜型と考えられる．消化管の吸収障害として現れることが多く若年者に多い．γ 重鎖病はリンパ形質細胞性リンパ腫や脾辺縁帯リンパ腫あるいは MALT リンパ腫に類似した形態的特徴を有する．μ 重鎖病は稀で，慢性リンパ性白血病（CLL）/ 小リンパ球性リンパ腫（SLL）にみられる．これらの患者ではしばしば意義不明の単クローン性ガンマグロブリン血症（MGUS）として診断されていることがあるため，血清・尿免疫固定法によるスクリーニングにより診断されなかった HCD を同定できる可能性がある [1]．HCD は 1 つの疾患単位であり，その診断には免疫電気泳動法や免疫固定法による遊離型重鎖の存在を示す必要がある．

μ 重鎖病
Mu heavy chain disease

　μ 重鎖病（mu heavy chain disease）は IgM の μ 鎖の一部欠損した異常 μ 重鎖蛋白を産生する B 細胞性リンパ増殖性疾患で，1970 年に Forte らにより，CLL 患者で初めて報告された [2]．

■定義
　μ 重鎖病は肝脾，リンパ節，骨髄に空胞を有する形質細胞の増殖を特徴とし，血清中に軽鎖を欠く μ 重鎖を認める全身性 B 細胞腫瘍である．

■臨床像
　肝・脾腫大が多くの症例で認められる．アミロイドーシスあるいは全身性エリテマトーデスといった基礎疾患を伴う場合には，それらの症状が認められる．通常は貧血を伴いリンパ球増多を認める．溶骨性病変を伴うことがある．

■疫学
　HCD の中で最も稀であり，60 歳代の男性に多い．

■病因
　不明である．

■病態
　軽鎖の結合部位を欠如した異常μ重鎖を産生するB細胞がクローナルに増殖する．高度の体細胞変異を伴うクローナルな免疫グロブリン再構成を認める．特定の遺伝子変異はない．

■組織像
　病変部位には特徴的な空胞を伴う形質細胞 図 4-131 [3,4] やCLL/SLLの細胞類似の成熟クロマチンを伴う小型円形のリンパ球浸潤を認める．免疫染色では細胞質がIgM染色陽性で，通常，軽鎖染色は陰性であるが，一部陽性を示す．

■免疫表現型
　CD19，CD20，CD38，IgMが陽性を示す．

■診断・診断基準
　通常の血清蛋白電気泳動法ではM spikeの検出は半数程度のみで可能であるため，血清および尿の免疫電気泳動法あるいは免疫固定法を行う必要がある．これらの検査で結合軽鎖のない抗μ抗体反応を検出し，骨髄や病変部位における小型円形リンパ球や空胞を伴う形質細胞などの存在を確認する．他のHCDと異なり，尿にBence Jones蛋白を半数以上に認める．
　なお，WHO分類第5版による診断基準は以下の通りである．

必須項目：
- IgM陽性の小型円形リンパ球および空胞化した形質細胞が骨髄または組織にみられる
- 血清中の遊離κ軽鎖または尿中のκBence Jones蛋白の増加

望ましい項目：
- 血清免疫固定法または他の方法により結合軽鎖のない抗μ抗体反応が検出される

■病期分類
　基礎疾患のリンパ系腫瘍のmodified Lugano分類に従う．

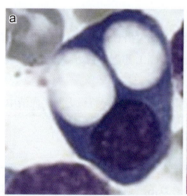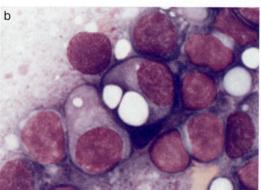

図 4-131　μ重鎖病（骨髄像）
a）空胞を伴う形質細胞，b）小型リンパ球および空胞を伴う形質細胞のびまん性増殖
〔a: Courtois L, et al. Blood. 2017; 130: 558[3] より，b: Baloda V, et al. Diagn Pathol. 2022; 17: 63[4] より引用〕

5節 ■ 形質細胞腫瘍および他のパラプロテイン異常症

■予後および治療

　生存期間は中央値で2年（1カ月～11年）である．診断の遅れは生存期間短縮につながる．緩徐進行症例では経過観察が推奨され，活動性あるいは症候性リンパ腫ではCLL/SLLに準じた治療が行われる．

γ重鎖病
Gamma heavy chain disease

　γ重鎖病（gamma heavy chain disease）は異常γ重鎖蛋白を産生するB細胞性の非Hodgkinリンパ腫で，1963年のFranklinらによる最初の報告[5,6]以来，100例を超える症例が報告されている．

■定義

　γ重鎖病はリンパ節，骨髄，節外に生じ，さまざまな形態像を示すB細胞性のリンパ形質細胞性腫瘍である．すべての症例で結合軽鎖を伴わない異常γ重鎖としてのM蛋白が産生される．

■疫学

　60～70歳代に多く全体の3/4を占める．女性に多い．

■病因

　自己免疫性疾患を伴うことが多いが，明らかな病因は不明である．

■臨床像

　半数の症例に発熱，体重減少，倦怠感，リンパ節腫脹を認める．肝脾腫は多くない．一部の患者では自己免疫性疾患の経過中にγ重鎖病を発症する．自己免疫あるいは浸潤臓器に基づく症状が出現する．

■形態学および組織化学的所見

　リンパ節では，小型リンパ球，形質細胞様リンパ球，形質細胞，免疫芽球や組織球の濾胞間浸潤やびまん性浸潤を認め，リンパ形質細胞性リンパ腫や辺縁帯リンパ腫に類似の像を示す．

■免疫表現型

　リンパ球はCD19，CD20，PAX5，CD79aが陽性を示す．CD5，CD10，CD23は陰性である．形質細胞様あるいは形質細胞はCD19，CD79a，CD38，CD138，MUM1が陽性である．軽鎖染色は陰性であり，IgG陽性である．

■診断・診断基準

　血清あるいは尿免疫固定法で軽鎖を伴わないγ鎖の単クローンバンドを認める 図4-132 [7]．ほとんどのγ重鎖蛋白は短縮したγ重鎖のダイマーであり，γ重鎖の長さは正常の50～75%程度である．そのため，蛋白電気泳動法ではβ分画にM蛋白を認める．組織生検で，IgGのみ染色される異型リンパ形質細胞の増殖を認め，クローナルな免疫グロブリン再構成を認める．特異的な遺伝子異常の報告はない．

　なお，WHO分類第5版による診断基準は以下の通りである．

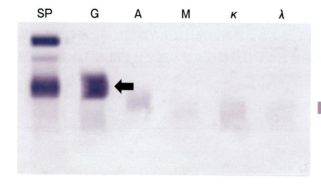

図 4-132 γ重鎖病：免疫固定法
単クローン性のIgGバンドを認める（矢印）．κおよびλ軽鎖バンドは認めない．
(Naglare V, et al. Blood. 2019; 133: 1382[7] より引用)

必須項目：
- 血清または尿の免疫固定法で，関連する軽鎖を伴わないガンマ単クローンバンドを示すこと（自己免疫疾患の唯一の症候であろう）

望ましい項目：
- 穿刺吸引細胞診（FNA）または組織生検で，通常は軽鎖を伴わないIgGを発現する異型リンパ形質細胞増殖を検出する

■鑑別診断

好酸球浸潤や血管増生を伴う場合には，Hodgkinリンパ腫や末梢性T細胞リンパ腫との鑑別を要する．びまん性大細胞リンパ腫への進展も起きうる．

■予後および治療

生存期間は1～20年と症例によりさまざまである．全身に進展している場合や骨髄浸潤例では，全身化学療法が必要となる．限局性病変の場合には，外科的切除や放射線治療が効果的である．CD20陽性の場合にはリツキシマブが推奨される．ベンダムスチン，レナリドミド，ボルテゾミブなどの新規薬剤により長期奏効が期待できる[8,9]．

α重鎖病
Alpha heavy chain disease

α重鎖病（alpha heavy chain disease）はHCDの中で最も頻度の多い疾患で，地中海型リンパ腫や immunoproliferative small intestine disease（IPSID）とも呼ばれる．本症は1968年 Seligmanらによって最初の報告がなされた[10]．

■定義

α重鎖病は軽鎖を欠如したα重鎖を分泌する稀な疾患で，消化管に生じる節外性辺縁帯リンパ腫の一亜型である．

■浸潤部位

十二指腸が最も多く63％に，次いで空腸17％，回腸8％に認められる．稀に胃，大腸，腸間膜リンパ節，気道，甲状腺に認めることがある．内視鏡検査では広範囲の小腸に微細顆粒状の小隆

起からなるびまん性病変を示す[11].

臨床像

消化管病変による吸収障害による下痢，腹痛，体重減少などを認める．進行すると腸管の機械的閉塞症状や肝脾腫・腹水などを伴う．

疫学

α重鎖病は，HCDの中で最も多い．経済状況や衛生状態不良の地域（地中海，北アフリカ，中東）に住んでいる若年男性に多い．抗菌薬治療へのアクセス改善に伴い疾患は減少傾向にある．

病因

局所の液性・細胞性免疫の低下により *Campylobacter Jejuni* のクリアランスが低下し，細菌由来の毒素による体細胞変異やDNA二重鎖切断により消化管粘膜関連のIgA産生リンパ形質細胞がクローナルに増殖すると考えられている．

形態学的所見

消化管では粘膜下固有層に形質細胞やリンパ形質細胞の著しい浸潤があり，時に粘膜筋層まで拡がり，陰窩の消失や絨毛の萎縮を伴う．

免疫表現型

リンパ球はCD19，CD20，PAX5，CD79aが陽性で，CD5，CD10は陰性である．形質細胞はCD138，CD79a，MUM1が陽性で，CD20，PAX5は陰性である．両細胞は軽鎖を伴わない単クローン性のIgAを発現する．

診断・診断基準

生検では，軽鎖を欠如したIgA陽性形質細胞への著しい分化傾向を示す節外性辺縁帯リンパ腫像を呈する．また，免疫固定法により軽鎖を伴わないIgA重鎖の存在を示す．分子遺伝学的には免疫グロブリン再構成を証明する．疾患特異的な遺伝子異常はない．

なお，WHO分類第5版による診断基準は以下の通りである．

必須項目：

• 軽鎖を伴わないIgAを発現する広範な形質細胞分化を伴う節外性粘膜関連リンパ組織型辺縁帯リンパ腫（EMZL）の特徴が組織生検で検出される

望ましい項目：

• 血清免疫固定法により結合軽鎖のない抗α抗体反応が検出される

治療

診断時の状態により異なる．感染症がある場合にはアンピシリンやメトロニダゾール，テトラサイクリンによる6カ月間の経験的抗菌薬治療を試みる．33～71%で奏効するが，多くが再発する．奏効を認めない場合や1年以内に寛解しない場合には，アントラサイクリンベースの化学療法を行う．進行期にはリツキシマブやCHOP療法などの化学療法が有効である[12].

予後

小腸粘膜病変から始まり，進行に伴い局所の腫瘤形成や腸間膜リンパ節への進展が認められる．栄養障害や小腸の閉塞や穿孔などの合併により致命的となることがある．化学療法を行った患者の5年生存率は67%である[13].

4章 ◆ B細胞性リンパ増殖症およびリンパ腫

●文献 --

1) Witzig TE, Wahner-Roedler DL. Heavy chain disease. Curr Treat Options Oncol. 2002; 3: 247-54.

2) Forte FA, Prelli F, Yount WJ, et al. Heavy chain disease of the $\mu(\gamma M)$ type: report of the first case. Blood. 1970; 36: 137-44.

3) Courtois L, Sujomert P. Morphologic features of μ-heavy-chain disease. Blood 2017; 130: 558.

4) Baloda V, Wheeler SE, Murray DL, et al. Mu heavy chain disease with MYD88L265P mutation: an unusual manifestation of lymphoplasmacytic lymphoma. Diagn Pathol. 2022; 17: 63.

5) Franklin EC, Meltzer M, Guggenheim F, et al. An usual microgammaglobulin in the serum and urine of patient. Fed Proc. 1963; 22: 264.

6) Franklin EC, Lowenstein J, Bigelow B, et al. Heavy chain disease. A new disorder of serum γ-globulins. Report of the first case. Am J Med. 1964; 37: 332-50.

7) Nagrale V, Richard L. γ heavy chain disease. Blood. 2019; 133: 1382.

8) Mittal N, Zhu B, Gaitonde S, et al. A unique description of stage IV extranodal marginal zone lymophoma (EMZL) in an adolescent associated with gamma heavy chain disease. Pediatr Blood Cancer. 2015; 62: 905-8.

9) Shibata S, Fukunaga A. Gamma heavy chain disease complicated by pulmonary, hypertension, which was successfully treated with lenalidomide. BMJ Case Rep. 2020; 13: e236162.

10) Selinmann M, Danon F, Hurez D, et al. Alpha chain disease : a new immunoglobulin abnormality. Science. 1968; 162: 1396-7.

11) Al-Saleem T, Al-Mondhiry H. Immunoproliferative small intestinal disease (IPSID): a model for mature B-cell neoplasms. Blood. 2005; 105: 2274-80.

12) Bianchi G, Sohani AR. Heavy chain disease of the small bowel. Curr Gastroenterol Rep. 2018; 20: 3.

13) Bianchi G, Anderson KC, Harris NL, et al. The heavy chain diseases : clinical and pathologic features. Oncology (Williston Park). 2014; 28: 45-53.

〈伊藤薫樹〉

5節 ■ 形質細胞腫瘍および他のパラプロテイン異常症

形質細胞腫瘍
Plasma cell neoplasms

はじめに

　形質細胞腫瘍（plasma cell neoplasms）は，基本的にはクラススイッチを終えた最終分化段階のB細胞由来の腫瘍性増殖疾患と考えられており（一部はpro-B細胞由来とされる），通常はM蛋白と呼ばれる単クローン性の免疫グロブリンを産生する．臨床病態の多様性に伴う病型分類が定義されており，形質細胞腫（plasmacytoma），形質細胞性骨髄腫/多発性骨髄腫（plasma cell myeloma/multiple myeloma: PCM/MM）に含まれる数種の亜病型，ならびに，POEMS症候群，TEMPI症候群，AESOP症候群を含む「関連する傍腫瘍症候群を伴う形質細胞腫瘍」に大別される 表4-18 ．

表4-18 **形質細胞腫瘍の分類**

形質細胞腫 Plasmacytoma
骨の孤立性形質細胞腫 Solitary plasmacytoma of bone
髄外性形質細胞腫 Extramedullary plasmacytoma
形質細胞性骨髄腫/多発性骨髄腫 Plasma cell myeloma/multiple myeloma
形質細胞性骨髄腫/多発性骨髄腫 Plasma cell myeloma/multiple myeloma
臨床的亜病型
くすぶり型（無症候性）骨髄腫 Smouldering (asymptomatic) myeloma
非分泌型骨髄腫 Non-secretary myeloma
形質細胞白血病 Plasma cell leukemia
関連する傍腫瘍症候群を伴う形質細胞腫瘍
Plasma cell neoplasms with associated paraneoplastic syndrome
POEMS症候群
TEMPI症候群
AESOP症候群

形質細胞腫
Plasmacytoma

定義

　形質細胞腫（plasmacytoma）は，クローン性（腫瘍性）形質細胞によりなる孤立性腫瘍であり，かつ，後述するPCM/MMの定義に該当せず，局所障害以外にはPCM/MM関連の臓器障害を認めない病態を表す．骨形質細胞腫と髄外性形質細胞腫に大別され，さらに形質細胞腫が多発する場合には多発性形質細胞腫（multiple solitary plasmacytoma）と呼ぶ．

4章 ◆ B 細胞性リンパ増殖症およびリンパ腫

①孤立性骨形質細胞腫（solitary plasmacytoma of bone: SPB）

■定義

　　SPB は，モノクローナルな腫瘍性形質細胞が限局性の腫瘤を骨に 1 カ所に形成するもので，PCM/MM の臨床的特徴を呈さないものである．

■診断基準

　　国際骨髄腫作業部会（IMWG）の診断基準では，クローン性の形質細胞による腫瘍性病変を有し，かつ，骨髄にはモノクローナルな形質細胞を全く認めないものが孤立性形質細胞腫，一方，骨髄にモノクローナルな形質細胞を認めるものの 10%未満にとどまり，PCM/MM の診断基準を満たさないものが微小骨髄浸潤を伴う孤立性形質細胞腫と定義されている．また，孤立性の骨形質細胞腫病変を複数以上有する場合は多発性骨形質細胞腫とする 表 4-19 [1]．これらの鑑別のため，腫瘍部位の生検による病理組織学的診断に加え，骨髄検査と全身 CT，PET-CT，MRI，血液・生化学検査などによる系統的な検討を要する．

■疫学

　　形質細胞性腫瘍の 1 〜 4%程度を占め，米国では年間 10 万人あたり 0.45 人とされる．55 〜 65 歳での発症が多く，男性患者が女性の 1.5 〜 2 倍程度多い．

表 4-19 形質細胞腫の分類と IMWG 診断基準

病型	診断基準
孤立性形質細胞腫（骨の/軟部組織の） Solitary plasmacytoma of bone/of soft tissue	① 生検にてクローナルな形質細胞からなる骨あるいは軟部組織の形質細胞腫の存在 ② 骨髄中にクローナルな形質細胞を認めない ③ 孤立性形質細胞腫病変以外には骨X線，椎体および骨盤MRI（またはCT）で異常を認めない ④ 臓器障害（CRAB）を認めない ①〜④のすべてを満たす
微小骨髄浸潤を有する孤立性形質細胞腫（骨の/軟部組織の） Solitary plasmacytoma with minimal marrow involvement of bone/of soft tissue	① 生検にてクローナルな形質細胞からなる骨あるいは軟部組織の形質細胞腫の存在 ② 骨髄中のクローナルな形質細胞＜10% ③ 孤立性形質細胞腫病変以外には骨X線，椎体および骨盤MRI（またはCT）で異常を認めない ④ 臓器障害（CRAB）を認めない ①〜④のすべてを満たす
多発性形質細胞腫 Multiple solitary plasmacytoma	① 血清または尿中にM蛋白を検出しないか，検出しても微量である ② クローナルな形質細胞による2カ所以上の形質細胞腫または骨破壊を認める ③ 正常骨髄 ④ 形質細胞腫病変以外の骨所見に異常を認めない ⑤ 臓器障害（CRAB）を認めない ①〜⑤のすべてを満たす

（Rajkumar SV, et al. Lancet Oncol, 2014; 15: e538-48[1] より作成）

■形態学および組織化学的所見

肉眼的にはゼラチン状の血液成分に富む軟腫瘤を形成する．病理組織学的には異常形質細胞がシート状に増殖し 図4-133，骨ならびに骨髄構造を破壊する．腫瘍細胞は成熟型細胞から未分化な形態のものまで症例ごとにさまざまであり，時にDutcher小体を伴う．

■染色体および遺伝子，免疫マーカー

後述するPCM/MMと同様である．病理組織標本における免疫組織化学染色，腫瘍細胞のフローサイトメトリーでの軽鎖制限などによるモノクロナリティの検討が診断に有用である 図4-133．

■浸潤部位

造血のさかんな胸腰椎など脊椎，肋骨，頭蓋骨，骨盤，鎖骨，その他，上腕骨や大腿骨などの長管骨に多い．

■臨床像

腫瘍部位に一致した溶骨性病変を認め，疼痛，腫脹，骨折，脊髄圧迫症状などを伴う 図4-134．約半数の症例でM蛋白を認め，頻度はIgG型，IgA型，軽鎖型の順に多い．また，約半数で血清遊離軽鎖異常を認める．通常，正常な免疫グロブリンの抑制（immunoparesis）を認めないほか，骨髄腫関連臓器症状を伴わない．

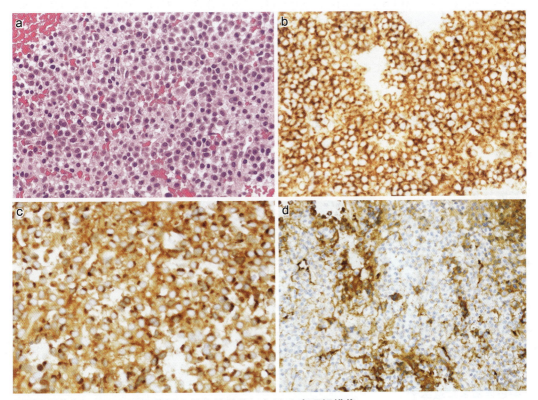

図4-133 孤立性骨形質細胞腫の針生検検体における病理組織像
a）ヘマトキシリン・エオジン染色，b-d）免疫組織化学染色．
CD38（b），免疫グロブリンκ鎖（c）は陽性である一方，免疫グロブリンλ鎖（d）は陰性．

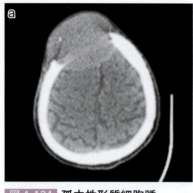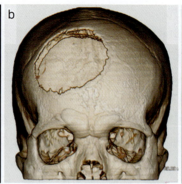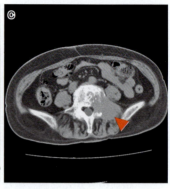

図 4-134 孤立性形質細胞腫
a, b) 頭蓋骨に生じた孤立性形質細胞腫の骨打ち抜き像を伴う単純 CT 像（a）と頭蓋骨の 3D-CT 像（b）.
c) 腰椎左側に生じ, 骨外へと進展した孤立性形質細胞腫の CT 像.

■予後および予後因子

放射線療法や外科的切除などの局所療法が主であり, 多くで治療効果は良好である. 一方, 局所療法が困難な病変部位である場合や, 微小骨髄浸潤を伴う孤立性形質細胞腫の場合, あるいは, 局所療法後の再発や治療抵抗性などでは, PCM/MM に準じた化学療法も考慮される. 診断後 5 年の無増悪生存率（PFS）, 全生存率（OS）は, それぞれ 38 ～ 44%, 70% とされ, 5 年で約半数が PCM/MM へ病型移行するが, 最終的に疾患特異的生存率は約 50% でプラトーに至る. 5 cm 以上の病変, より未分化な腫瘍細胞形態, 高齢, 放射線治療後 1 年経過時点での M 蛋白の残存などは, 再発高リスク因子である. 微小骨髄浸潤の存在は PCM/MM への進展の高リスク因子である.

②髄外性形質細胞腫（extramedullary plasmacytoma: EMP）

■定義

EMP は, 骨以外から発生した局在性の形質細胞性腫瘍のことである.

■診断基準

腫瘍部位の生検により形質細胞腫であることが証明され, かつ, 系統的検査によって PCM/MM の診断基準を満たさないと示されたものを称する 表 4-19 [1].

■疫学

全形質細胞性腫の 20 ～ 30% 程度を占め, 米国では年間 10 万人あたり 0.09 人とされる. 55 ～ 65 歳での発症が多く, 女性に比し男性患者が 2 ～ 3 倍多い.

■形態学および組織化学的所見

成熟型の異常形質細胞がシート状に増殖することが多い. PCM/MM と異なり, CCND1 や CD56 の発現は稀である.

■染色体および遺伝子

PCM/MM と同様の異常を認めるが, それぞれの異常の頻度については十分な知見が蓄積されていないほか, 染色体異常については予後への影響は否定的である.

5節 ■ 形質細胞腫瘍および他のパラプロテイン異常症

■ 免疫学的表現型

PCM/MM と類似するが，CD19 や CD45 がしばしば高発現である点，多くで Cyclin D1 が陰性である点，CD56 の発現頻度が低い点などが異なる．また，若年者において免疫不全が関与し，IgA を発現，リンパ節病変や節外腫瘤を形成するサブタイプがある．一般に Epstein-Barr ウイルス（EBV）は陰性であるが，稀に EBV 陽性病変を，鼻腔のほか消化管や頭頸部に生じることがある．

■ 浸潤部位

抗原刺激の多い領域に好発する傾向にあり，鼻腔，副鼻腔，咽喉頭領域などの上気道に多い．その他，リンパ節，肺，消化管，婦人科泌尿器科領域，骨格筋，皮膚などにも生じる 図 4-135 ．

■ 臨床像

病変による閉塞・圧迫症状や出血を生じることがある．20%程度の症例で少量の M 蛋白を認め，IgG 型，次いで IgA 型が多い．

■ 鑑別診断

形質細胞への分化傾向を伴う B 細胞性リンパ腫（辺縁帯リンパ腫など）や形質芽細胞性リンパ腫が鑑別対象となる．

■ 予後および予後因子

放射線療法（40 ～ 45Gy 程度）や外科的切除などの局所療法が主である．5 ～ 20%で局所再発を認める．EMP では SPB と比較すると PFS，OS，疾患特異的生存率ともに良好であり，5 年 PFS は 70 ～ 93%，疾患特異的生存率は約 80%でプラトーになるとする報告がある．

4章 ◆ B細胞性リンパ増殖症およびリンパ腫

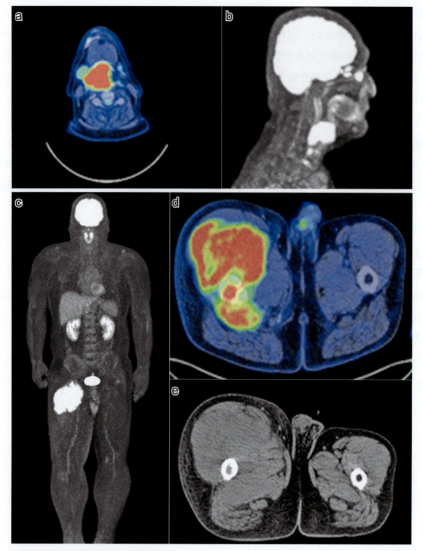

図 4-135 髄外性形質細胞腫
a, b）喉頭領域に発症した髄外性形質細胞腫の症例におけるFDG-PET/CT画像の横断面像（a）と矢状面像（b）.
c-e）左大腿筋に生じた髄外性形質細胞腫を生じた症例のFDG-PET/CT画像の冠状面像（c），横断像（d）と，単純CT像（e）.

5節 ■ 形質細胞腫瘍および他のパラプロテイン異常症

形質細胞骨髄腫 / 多発性骨髄腫
Plasma cell myeloma/multiple myeloma

■定義

　　形質細胞骨髄腫 / 多発性骨髄腫（plasma cell myeloma/multiple myeloma: PCM/MM）は，骨髄を主座として全身性・多巣性に腫瘍性（クローン性）の異常形質細胞が増殖し，腫瘤や腫瘍細胞が産生するM蛋白，ならびにさまざまな生理活性物質に起因する関連臓器症状を伴うものを称する．なお，診断時点で明確な関連臓器症状がない場合にも，2年以内の症状出現が予想される血液，骨髄，画像所見などの高リスクバイオマーカーを伴うものも PCM/MM に含める [1].

■診断基準

　　PCM/MM，ならびに亜型であるくすぶり型（無症候性）骨髄腫，非分泌型骨髄腫，形質細胞白血病が IMWG によって定義されている．各病型の診断基準を 表 4-20 に示す [1].

表 4-20 形質細胞骨髄腫 / 多発性骨髄腫と亜型の IMWG 診断基準

病型	診断基準
くすぶり型（無症候性）多発性骨髄腫 Smouldering (Asymptomatic) multiple myeloma	① 血清中M蛋白（IgGまたはIgA型）≧3 g/dLまたは尿中M蛋白≧500 mg/24時間 ② クローナルな骨髄中形質細胞が10%以上で60%未満 ③ Myeloma defining events（MDE）*またはアミロイドーシスを認めない ①または②に加えて③を満たす
（症候性）多発性骨髄腫 （分泌型/非分泌型） (Symptomatic) multiple myeloma (secretary/non-secretary)	① クローナルな骨髄中形質細胞≧10%または生検にて診断された骨性または軟部組織の形質細胞腫を認める ② MDE*の1つ以上，またはバイオマーカー**の1つ以上を満たす ①と②の両者を満たす ①の骨髄中形質細胞が10%未満の場合は，2カ所以上の骨病変を認めることが必要
形質細胞白血病 Plasma cell leukemia	① 末梢血中形質細胞>2,000/μL ② 白血球分画中形質細胞比率≧20% ①と②の両者を満たす
*Myeloma-defining events（MDE）	形質細胞腫瘍に起因する下記の臓器障害（end organ damage） • 高カルシウム血症：血清Ca>11 mg/dLまたは正常上限値よりも1 mg/dLを超えて増加 • 腎不全：CrCl<40 mL/minまたは血清Cr>2.0 mg/dL • 貧血：ヘモグロビン値<10 g/dLまたは正常下限値よりも2 g/dLを超えて低下 • 骨病変：1つ以上の病変を骨X線，CTまたはPET-CT検査で認める
**Myeloma-defining biomarkers	下記のバイオマーカーの1つ以上を有する： • 骨髄中のクローナルな形質細胞≧60% • involved/uninvolved FLC（血清遊離軽鎖）比≧100 • MRIで2カ所以上の5 mm以上の巣状骨病変あり

（Rajkumar SV, et al. Lancet Oncol, 2014; 15: e538-48 [1] より作成）

■疫学

全悪性腫瘍の約 1 ～ 1.8%，全造血器腫瘍の約 10% を占め，全世界的に発症率，死亡率ともに増加傾向にある．本邦での 2019 年における推定罹患率は 10 万人あたり 6.0 人（男性 6.6 人，女性 5.5 人），診断時の年齢中央値は 67 歳であった．また，2020 年における推定死亡率は，人口 10 万人あたり男性は 3.6 人，女性は 3.3 人であった．一親等以内に PCM/MM 患者がいる場合の発症リスクは約 2 ～ 4 倍上昇するとされる．

■浸潤部位

全身に腫瘍細胞の多巣性・びまん性浸潤を伴う骨髄病変を形成し，しばしば溶骨性病変や局所腫瘤を形成する．髄外腫瘤の形成，腫瘍細胞のびまん性臓器浸潤や末梢血への出現を認めることもあり，これらの頻度は再発・再燃時など疾患進行に伴い上昇する．

■臨床像

97% の症例で血中・尿中に M 蛋白を同定可能であり 図 4-136 ，IgG 型，IgA 型，軽鎖型（Bence Jones）型はそれぞれ約 50%，20%，20% である．IgD 型，IgE 型，IgM 型，バイクローナル型は稀である．非分泌型は 1 ～ 3% である．

症候性 PCM/MM では，骨髄腫関連症状（myeloma-defining events: MDEs）である高カルシウム血症，貧血，骨病変，腎機能障害（CRAB 症状と総称される）のうち 1 つ以上を呈する．初診時に 1 カ所以上の溶骨性骨病変，骨粗鬆症，骨折を含めた溶骨性変化は約 70% の患者に認められるほか 図 4-137 ，Hb 10 g/dL 未満の貧血は約半数，血清クレアチニン値 2 mg/dL 以上の腎障害を約 20 ～ 30%，高カルシウム血症を約 10% に認める．

腎機能障害は，モノクローナル軽鎖による腎尿細管障害，糸球体への軽鎖沈着症やアミロイドーシス 図 4-138 ，薬剤性，クリオグロブリン血症など多様な原因が単独で，あるいは複合的に関与する．貧血は骨髄腫細胞の骨髄浸潤，ならびに骨髄腫細胞が分泌する MIP-1 α による赤芽球分化障害によるほか，腎性貧血の影響を受けることもある．骨痛や高カルシウム血症は溶骨性病変，骨粗鬆症による．その他，正常グロブリンの産生抑制による液性免疫不全(immunoparesis)，ならびに細胞性免疫不全のため易感染状態であるほか，脊髄圧迫症状や末梢神経障害，続発性 AL アミロイドーシス 図 4-138 による各種の臓器障害症状を呈しうる．過粘稠症候群は出血傾向や凝固異常（M 蛋白が凝固因子と結合），頭痛やめまい，精神神経症状，眼圧変化や視力障害など多彩な症状に関与し，末梢血では赤血球連銭形成が観察される．こうした症状は症例ごとに多様，かつ不均一である．これらに加え，IMWG は 2 年以内に上記の CRAB 症状を呈する可能性が高い myeloma-defining biomarkers を規定している 表 4-20 ．

■肉眼所見

画像上，骨打ち抜き像を示す部位は，ゼラチン状の血液成分に富む軟腫瘤に置換されている．

5節 ■ 形質細胞腫瘍および他のパラプロテイン異常症

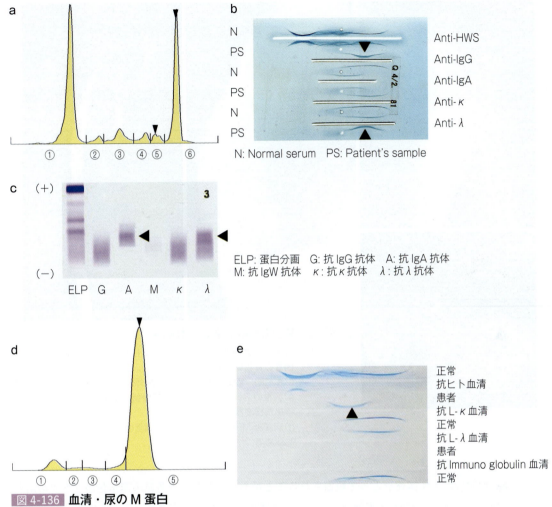

図 4-136 血清・尿の M 蛋白
a-c) 血清 M 蛋白の蛋白電気泳動（a），免疫電気泳動（b），免疫固定法（c）による同定．
d, e) 尿中 Bence Jones 蛋白の蛋白電気泳動（d），免疫電気泳動による同定（e）．
いずれも矢頭が M 蛋白．

■ 細胞形態および病理所見

骨髄有核細胞中の異常形質細胞割合は，軽微な増加から 90％に至るものまで多様である．これらは髄内で多様な増殖形式をとり，限局結節性，小塊性から，進行に従いびまん性浸潤へと変化する．骨髄塗抹標本では，腫瘍細胞は成熟型から中間型，未熟型，形質芽球型，未分化型，多型性を呈するものまでさまざまな型が混在する 図 4-139a ．成熟型は楕円〜卵円形であり，車軸状を呈するクロマチンを有する偏在核と，グロブリンを多量に含む粗面小胞体に富む豊富な好塩基性細胞質，ならびに Golgi 体領域である核周明庭を有する．核小体は目立たない 図 4-139b ．芽球〜未熟型では，クロマチンが粗で，核小体の明瞭な大型核が目立ち，核／細胞質比が＞50％と高いことが多い 図 4-139c ．また，成熟型と未熟型の中間的形態を呈する場合も多い 図 4-139d, e ．これらの骨髄腫細胞では，時に粗面小胞体内に濃縮，あるいは結晶化したグロブリン成分がさま

4章 ◆ B細胞性リンパ増殖症およびリンパ腫

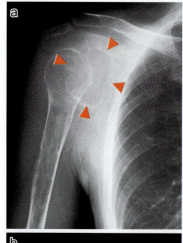
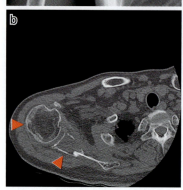
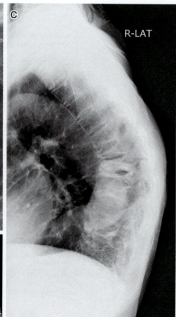
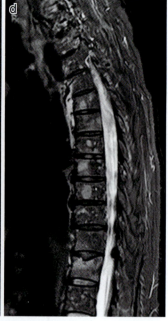

図 4-137 **PCM/MM における骨病変**
a) 右肩甲骨の溶骨性病変による骨打ち抜き像（矢頭）と右上腕骨の骨粗鬆所見．
b) a と同一症例の右肩甲骨，上腕骨頭の溶骨性病変（矢頭）．
c) 胸椎の溶骨性病変による圧迫骨折，楔状，魚椎様変形による亀背様変形．
d) 胸腰椎 MRI．脂肪抑制 T2 強調画像では多数の高信号病変を認める．

ざまな形態の封入体構造をとって観察されることがある．なかでも多数の薄水色のブドウの房状構造を有する細胞を Grape 細胞 図 4-139e ，好酸性で均質な免疫グロブリン含有封入体である Russell 小体を有する Mott 細胞（Molura 細胞）図 4-139d, f ，核内偽封入体を Dutcher 小体，朱～橙色のグリコーゲンが豊富な IgA により細胞質が炎のようにみえる細胞を火炎（flame）細胞 図 4-139g, h ，多数の線維状封入体を有するものを Gaucher 細胞と呼ぶ．骨髄腫細胞は巣状，あるいは限局性で斑状の増殖様式をとるため，時として採取した骨髄穿刺検体中に診断や観察に十分な腫瘍細胞が含まれないことがある．こうした点では骨髄生検による検体採取が好ましい場合があり，骨髄穿刺検体よりも腫瘍細胞割合が高くなる傾向にある．

■免疫学的表現型

骨髄穿刺検体で得た検体ではフローサイトメトリーを活用し，一方，骨髄生検検体などによるトレフィン検体では免疫組織化学染色によって，骨髄腫細胞の免疫学的表現型を検討する．一般に骨髄腫細胞は CD38 や CD138，SLAMF ファミリー蛋白である CD229（SLAMF3），CD319（SLAMF7）が強発現を呈する．また，CD56 は 65～80％の症例において陽性であるほか，CD20，CD28 をはじめ，CD33，CD117 などの異所性発現を伴うこともある．一方，ほとんどで CD19 は陰性であり，約 3/4 の症例で CD45 が低～無発現である[2]．クローン性の判定には細胞質軽鎖の

5節 ■ 形質細胞腫瘍および他のパラプロテイン異常症

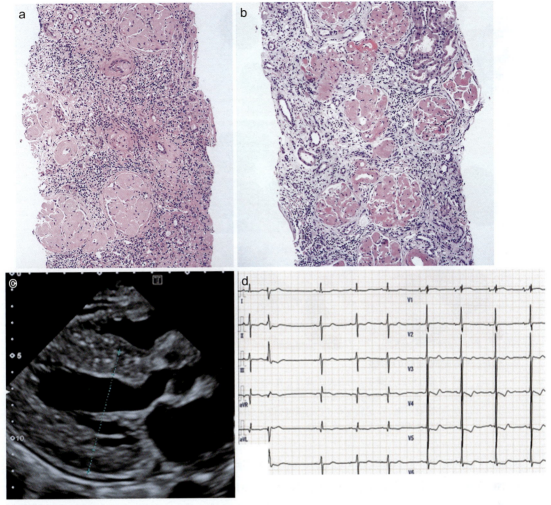

図 4-138 続発性アミロイドーシス
a, b) 腎臓アミロイドーシスの HE 染色像 (a) とコンゴレッド染色像 (b). 糸球体を中心にアミロイド沈着を認める.
c, d) 心アミロイドーシスの超音波検査画像では心室壁, 心室中隔の肥厚とコメットサインを認め (c), 心電図では T 波の平坦化, 二相性 T 波を認める (d).

軽鎖制限の確認が有用である 図 4-140 .

染色体および遺伝子

　腫瘍化を司る初期の分子腫瘍学的イベントとしては, 染色体異常のうち, 数的異常, 特に奇数染色体 (3・5・7・9・11・15・19・21 番染色体) のトリソミーが重複する高 2 倍体異常と, 免疫グロブリン重鎖 (IGH) 遺伝子の再構成を伴う染色体転座による構造異常が重要である. 前者は約半数の症例で認められる一方, 後者ではほとんどが染色体数＜48, もしくは＞75 の非高 2 倍体であり, 染色体 14q32 に座する IGH 遺伝子の再構成を伴う IGH 型転座によって転座パートナー遺伝子が脱制御する. 代表的な反復性 IGH 型転座である t(4;14)(p16.3;q32), t(11;14)(q23;q32), t(14;16)(q32;q23) の頻度は各々 2〜9％, 15〜25％, 1〜5％程度であり, それぞれによって

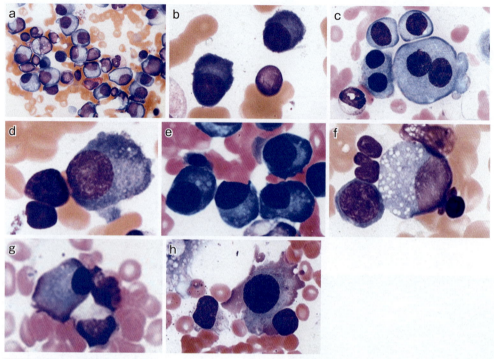

図 4-139 骨髄腫細胞の形態
a）多様な形態を呈する分化度の異なる異常形質細胞が異なる比率で混在する．b）成熟型骨髄腫細胞．濃縮した偏在核と核周明庭を認める．c）未熟型骨髄腫細胞．核小体が明瞭な核を有し，N/C 比が高い．2 核を有する骨髄腫細胞も認める．d）中間型骨髄腫細胞．e) grape 細胞．d, f) Mott 細胞．g, h) flame 細胞．

NSD2（MMSET）と FGFR3，CCND1，MAF の発現が誘導される．その他，低頻度（1〜3%以下）ながら CCND3（6p21），CCND2（12p13），MAFA（16q23），MAFB（20q11）の脱制御を誘導する染色体異常も関与が知られている．稀に免疫グロブリン軽鎖（IGL）遺伝子の再構成を含む転座もある．これらは直接的あるいは間接的に CCND1，CCND2，CCND3 の過剰発現を誘導し，初期クローンの増殖アドバンテージ獲得に関与するほか，予後や治療感受性とも関連する．なお，数的異常と構造異常の両者が共存する症例も 10%程度存在する．さらに骨髄腫細胞は高度の染色体不安定性を有するため，経過とともに 1q21 染色体の増幅（約 40%）や 17p 欠失（約 10%），1p 欠失（約 20%），13q 欠失や－13（約 50%），MYC 関連転座（約 40%）などさまざまな二次性染色体異常を獲得し，クローン性進化を遂げながら悪性度，治療抵抗性が高度化する 表 4-21．なお，骨髄腫細胞は細胞分裂周期が緩慢で分裂（M）期細胞が少ないため，一般的な G 分染法などによる染色体分析が可能な症例は約 1/3 にとどまる．このため，染色体分析は間期核 FISH が必須であり，なかでも t(4;14)(p16.3;q32) は構造的理由により G 分染法では観察不可能であることから，FISH での検討が不可欠である[3,4] 図 4-141．FISH の際には CD138 選択細胞での実施が望ましいが，執筆時点では本邦における保険診療での日常的実用には難がある．

遺伝子異常は，高度に複雑かつ多様で，症例間，ならびに 1 人の患者においてもサブクローン間での不均一性も高度であり，最も高頻度な KRAS や NRAS 異常でも 40%程度の症例で認める

5節 ■ 形質細胞腫瘍および他のパラプロテイン異常症

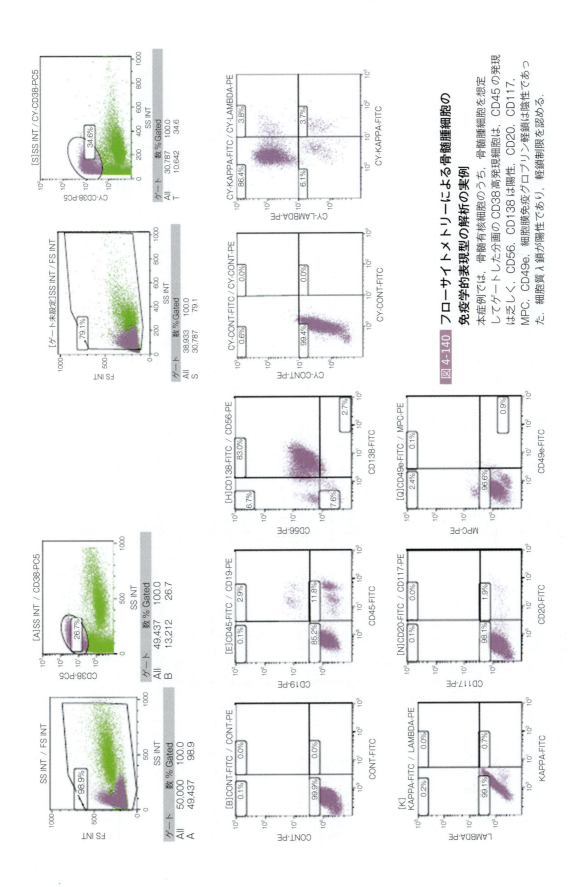

図 4-140 フローサイトメトリーによる骨髄腫細胞の免疫学的表現型の解析の実例

本症例では、骨髄有核細胞のうち、骨髄腫細胞を想定してゲートした分画のCD38高発現細胞は、CD45の発現は乏しく、CD56、CD138は陽性、CD20、CD117、MPC、CD49e、細胞膜免疫グロブリン軽鎖は陰性であった。細胞質λ鎖が陽性であり、軽鎖制限を認める。

表4-21 PCM/MMにおける代表的染色体異常と臨床的特徴

	染色体異常	関連遺伝子異常	頻度(%)	臨床的特徴
発症に関わるIGH転座	t(11;14)(q13;q32)	IGH/CCND1	16	・標準リスクとされるが、新規治療薬による予後改善は顕著でない ・t(11;14)はBCL2阻害薬に高感受性
	t(6;14)(p21;q32)	IGH/CCND3	3	
	t(12;14)(p13;q32)	IGH/CCND2	<1	
	t(4;14)(p16;q32)	IGH/NSD2 (75%でIGH/FGFR3)	15	・予後不良 ・プロテアソーム阻害薬を含む治療で予後改善
	t(14;16)(q32;q23)	IGH/c-MAF	5	・予後不良
	t(14;20)(q32;q11)	IGH/MAFB	2	
	t(8;14)(q24;q32)	IGH/MAFA	<1	
高2倍体(染色体数48〜75)	+3,+5,+9,+11,+15,+21など	Various	50	
13番染色体長腕欠失	-13,13番染色体長腕欠失	RB, DIS3, NBEAなどの欠失 miRNA-15a,-16の欠失	50	・しばしば、t(4;14)、t(14;16)と共存
二次性IGH転座	t(8;14)(q24;q32)	IGH/MYC	5〜15	
	t(6;14)(p25;q32)	IGH/MUM1 (IRF4)	5〜20	
	t(1;14)(q21;q32)	IGH/IRTA2	<1	
その他の二次染色体異常	1番染色体長腕増多	CKS1B, PDZK1, BCL9, IRTA1, IRTA2	40	・4コピー以上の増加で予後不良
	1番染色体短腕欠失	CDKN2C, FAM46C	20	・予後不良
	8q24遺伝子異常	MYC, PVT1異常	40〜50	・予後不良
	17番染色体短腕欠失	TP53の欠失・変異, miR-192, miR-199, miR-215などの欠失	10	・予後不良 ・イキサゾミブ、ポマリストによる治療で予後改善の可能性

5節 ■ 形質細胞腫瘍および他のパラプロテイン異常症

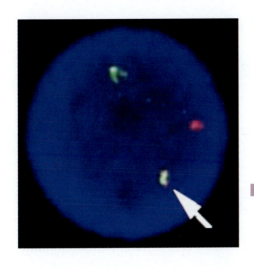

図 4-141 間期核 Double Color Fluorescence in situ hybridization
t(4;14)(p16.3;q32)による NSD2(MMSET)（緑）と IGH（赤）の融合シグナル（黄色，矢印）の検出．

程度である．RAS/MAPK 経路や NF-κB 経路の恒常的活性化をもたらすドライバー遺伝子異常が反復性に認められ，前者に関与するものとして KRAS，NRAS，FGFR3，BRAF の遺伝子異常が，後者に関与するものとしては TRAF3，TRAF2，BIRC2，BIRC3，CYLD，MAP3K14 の遺伝子異常などが比較的高頻度である．その他，TP53 や ATM など DNA 修復関連遺伝子，MYC 増幅などを認める．こうした多様で複雑，不均一，かつ疾患特異的な変異シグネチャーを有する遺伝子異常の獲得には，AID や APOBEC の過剰活性化による遺伝子不安定性の関与が想定されている[3,4]．

■ 病因および疾患形成過程

発症には遺伝素因と環境要因の複合的関与が想定されている．前者としては，一親等以内の血縁者における形質細胞性腫瘍患者の存在は PCM/MM の発症リスクが高まることや，B 細胞や形質細胞の分化や機能，細胞周期，遺伝子不安定性，クロマチン再構成，オートファジーなどに関わるさまざまな遺伝子多型の関与が知られており，これらの存在によって PCM 発症確率が 17% に上ることが報告されている[5]．一方，持続的な抗原刺激は抗原特異的 B 細胞や形質細胞のクローン性増殖・形質転換の素地となる．これらの影響下に初期クローンが骨髄間質細胞による支持のもとで増殖し，さらに多段階に付加的染色体異常・遺伝子異常を獲得しながら免疫学的腫瘍監視機構から回避したクローンが増殖アドバンテージを獲得し，PCM/MM の成立に至ると考えられている．

■ 予後および予後因子

日本血液学会が 2016 ～ 2018 年に実施した前向き観察研究である JSH-MM-15 では，登録された 1,899 症例における 3 年全生存率（OS）は 70.0%，生存中央期間は 69.3 カ月であり，初回治療における自家末梢血幹細胞移植併用大量化学療法実施症例の予後が良好（3 年 OS：90.3%）であった．一方，フレイル，髄外腫瘍，予後不良染色体異常の存在，改訂国際ステージングシステム（Revised-International Staging System：R-ISS）での進行期は，予後不良と関連した[6]．

従来，PCM/MM の予後予測には ISS，R-ISS，IMWG の基準などが汎用されてきたが 表 4-22 ，2022 年，1 万人以上の症例の検討に基づき，ISS による病期，予後不良染色体異常と

4章 ◆ B細胞性リンパ増殖症およびリンパ腫

表 4-22 国際ステージングシステム（ISS），改訂 ISS（R-ISS），ならびに国際骨髄腫作業部会（IMWG）によるステージング

	低リスク	中間リスク	高リスク
ISS	Stage Ⅰ: 血清β2ミクログロブリン<3.5mg/L，かつアルブミン>3.5g/dL	Stage Ⅱ: Stage Ⅰでも Ⅲ でもないもの	Stage Ⅲ: 血清β2ミクログロブリン >5.5mg/L
R-ISS	Stage Ⅰ: ISS Stage Ⅰ のうち，del(17p13)，t(4;14)，t(14;16) を有さないもの	Stage Ⅱ: Stage Ⅰでも Ⅲ でもないもの	Stage Ⅲ: ISS Stage Ⅲ のうち，LDH高値，もしくはdel(17p13)，t(4;14)，t(14;16) のいずれかを有するもの
IMWG	ISS Stage Ⅰ もしくは Ⅱ のうち年齢55歳未満で，t(4;14)，del(17p13)，1q21+を有さないもの	低リスク，高リスクのいずれでもないもの	ISS Stage Ⅱ もしくは Ⅲ のうち，t(4;14) か，del(17p13) を有するもの

表 4-23 R2-ISS

	R2-ISS リスク分類	合計点	OS中央値（月）	PFS中央値（月）
Ⅰ	Low	0	未達	68
Ⅱ	Low-Intermediate	0.5～1	109.2	45.5
Ⅲ	Intermediate-High	1.5～2.5	68.5	30.2
Ⅳ	High	3～5	37.9	19.9

下記①～⑤の項目で点数を合計
① ISS Ⅱ+1点，Ⅲ+1.5点
② LDH基準値上限よりも高値　+1点
③ del(17p)　+1点
④ t(4;14)　+1点
⑤ 1q+　+0.5点

しての t(4;14)，17p 欠失，1q 増幅，ならびに血清 LDH を予後因子とした R2-ISS が提唱され，自家移植の有無，免疫調節薬やプロテアソーム阻害薬など治療薬にかかわらず OS の指標となりうることが示されている 表 4-23 [7]．ただし，このコホートでは初期治療に抗 CD38 モノクローナル抗体が用いられていないことに留意を要する．なお，R-ISS で予後不良因子とされた t(14;16)(q32;q23) は R2-ISS では予後因子から除外されたが，元より低頻度である同染色体異常を有する症例ではしばしば 1q 増幅など他の付加的予後不良染色体異常が共存することから，同転座は単独での予後への影響が本当にないのか，あるいは交絡による統計学的バイアスの可能性がないのかは，今後も検討を要する [8]．17p 欠失については，腫瘍細胞のうち 55 ～ 60% 以上がこれを有する場合に有意に予後不良と関連するほか，1p32 欠失は高度予後不良を示唆する [9]．t(4;14)(p16;q32) を有する PCM/MM の予後はプロテアソーム阻害薬により改善している一方，従来，標準リスクとされてきた t(11;14)(q13;q32) を有する PCM/MM の予後は新規骨髄腫治療薬時代において改善が乏しく，高感受性とされる BCL2 阻害薬の効果が期待される．TP53遺伝子の両アリル変異（欠失，点突然変異を含む）は高度の予後不良因子であり，17p 欠失を呈することが多い．その他，FDG-PET/CT で同定された髄外腫瘍，末梢血中への骨髄腫細胞の出現も予後不良因子である．近年，多くの臨床研究において，治療後の次世代シーケンサー，もしくは次世代フローサイトメトリーを用いた検討による微小 / 測定可能残存病変（minimal/measurable residual disease: MRD）の陰性化症例，なかでも継続的に陰性状態が継続する症例の PFS，OS がともに有意に良好であることが示され，日常診療でも予後予測パラメーターの 1 つとして活用されている．

5節 ■ 形質細胞腫瘍および他のパラプロテイン異常症

関連する傍腫瘍症候群を伴う形質細胞腫瘍
Plasma cell neoplasms with associated paraneoplastic syndrome

■定義

　関連する傍腫瘍症候群を伴う形質細胞腫瘍（plasma cell neoplasms with associated paraneoplastic syndrome）は形質細胞性腫瘍に関連する特徴的な症候を呈する稀な傍腫瘍症候群の一群であり，POEMS 症候群，TEMPI 症候群，AESOP 症候群を含む.

①POEMS 症候群

■定義

　形質細胞単クローン性増殖のもと，多発性神経炎（polyneuropathy），臓器腫大（organomegaly），内分泌異常（endocrinopathy），M 蛋白（monoclonal gammopathy），皮膚症状（skin changes）を呈する症候群であるが，すべて症候を有するとは限らず，　表 4-24 　に示す診断基準項目のうち，2 つの必須大基準に加え，その他の大基準 1 つと小基準 1 つを満たすものを称する.

■疫学

　本邦での発症頻度は 10 万人あたり 0.3 人，発症年齢中央値は 50 歳程度，男女比 1.5 倍程度とされる.

■病態

　病態形成機序は明確ではないが，形質細胞，あるいは血小板由来と想定される血管内皮増殖因子（VEGF）が血清中で異常高値となり，病勢とも相関する（VEGF の由来は確定していない）.その他，IL-1β や TNF-α，IL-6 などの炎症性サイトカインが病態形成に関与すると想定されて

表 4-24 　POEMS 症候群の診断基準

	項目
大基準	必須項目 　1. 多神経炎（脱髄性） 　2. 単クローン性形質細胞増加（ほぼ常にl型M蛋白） 少なくとも1つが必要 　3. Castleman病 　4. 骨硬化性病変 　5. 血清VEGF上昇（1000 pg/mL以上）
小基準	6. 臓器腫大（脾腫，肝腫大，リンパ節腫大） 　7. 体液貯留（浮腫，胸水，腹水） 　8. 内分泌異常（副腎，甲状腺，下垂体，性腺，副甲状腺，膵臓機能）* 　9. 皮膚異常 　10. 乳頭浮腫 　11. 血小板増多，多血症 *ただし，甲状腺機能異常，膵臓機能異常については有病率が高いため単独の 　異常では小基準の 1 項目として採用しない.

JCOPY 498-22552

509

いる.

IGH 転座や 13q 欠失など染色体異常の種類は他の形質細胞性腫瘍と同様であるが，頻度は異なる．モノソミー 13 は 38% に観察されたとの報告がある一方，高 2 倍体や IGH 型転座の頻度は低い．分子遺伝学的には，*KLHL6*, *LTB*, *EHD1*, *EML4*, *HEPHL1*, *HIPK2*, *PCDH10* などのバリアントの関与が報告されている．M 蛋白は，多くが重鎖は IgA，ほぼ全例で軽鎖はλであるほか，IGLV 遺伝子は IGLV1-44, IGLV1-40, IGLJ3*02 などの特定のタイプとの関連が示され，病態形成との関連が推測されるが，機能的意義は未解明である[10]．

■臨床像

約半数の患者は，末梢神経障害による手や足先のしびれ感や脱力で発症し，神経症状の進行につれ，皮膚症状や手足の浮腫が現れる．また，ほとんどの症例で骨硬化性病変が観察され，骨盤，胸腰椎，肋骨に多いほか 図4-142a，時に肩甲骨，鎖骨，胸骨，頭蓋骨，長管骨にも認められる．骨硬化性病変の病変数はさまざまであるが，孤立性が約半数とされる．臓器腫大，リンパ節腫大が高頻度であるほか，皮膚症状としては色素沈着，血管腫，爪のばち状変化，発赤などを認めうる．その他，乳頭浮腫，低ゴナドトロピン性性腺機能低下症，女性化乳房，体液貯留 図4-142b，四肢のチアノーゼ，体重減少，肺高血圧，血栓症，下痢，低ビタミン B_{12} などが生じうる．約 15% において KSHV/HHV8（カポジ肉腫関連ヘルペスウイルス／ヒトヘルペスウイルス 8 型）陰性 Castleman 病が合併する．

■組織病理像および免疫学的表現型

骨髄にクローン性形質細胞を認めることがしばしばであるが，その比率は骨髄有核細胞の 5% 以下であることが多く，免疫学的表現型は PCM/MM と類似する．約 1/3 の症例では孤立性形質細胞腫の様式をとる．骨硬化性病変部位では骨層板の硬化や骨梁の線維化を伴う異常形質細胞の浸潤を認める．また，B 細胞と T 細胞が混在する反応性リンパ球の集簇を形質細胞がとり囲む像や，巨核球の増生・集塊を認めることがある．リンパ節病変は典型的な形質細胞型 Castleman 病に一致する組織像をとる．

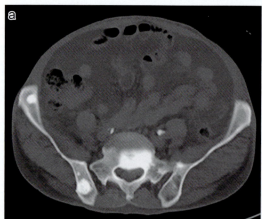 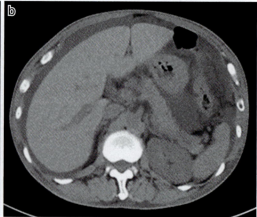

図 4-142　POEMS 症候群の臨床症状
POEMS 症候群の症例に観察された仙骨，腸骨の骨硬化像（a）と腹水（b）．

5節 ■ 形質細胞腫瘍および他のパラプロテイン異常症

■予後

有効な治療法が行われない場合の生命予後は不良である．局所性の形質細胞性腫瘍に対して放射線治療が実施可能な場合には4年OS 97%，4年無再発生存率は52%とされる．びまん性病変を有する場合，PCM/MMと同様に治療されてきたほか，自己末梢血幹細胞移植を伴う大量化学療法の予後は比較的良好であるが，移植後5年以上経過すると一定の頻度で再発が認められる．本邦ではサリドマイド療法が承認され，予後の改善が期待される[11]．

②TEMPI症候群

■定義

形質細胞性腫瘍を基盤として，診断基準における大項目にあたる毛細血管拡張症（telangiectasia），赤血球増加症（elevated erythropoietin and erythrocytosis），M蛋白，小項目に挙げられる腎周囲の体液貯留（perinephric fluid），肺内シャント（intrapulmonary shunting），その他，静脈血栓症を合併する症候群であり，診断には大基準項目すべてに加え，小基準項目のうち少なくとも1つの確認を要する 表4-25 ．

■疫学

40～50歳代での発症であり，男女比は同等と考えられるが，極めて稀であり詳細は明確でない．

■臨床像

多血は高頻度であり，エリスロポエチンの上昇を伴う．血管拡張症は顔面，胸背部，腕，手に顕著である．これらは肺内シャント，低酸素血症，腎周囲の体液貯留などの症状に先行する．M蛋白は多くがIgG κ型である．VEGF上昇は認めない．

■組織病理像および免疫学的表現型

骨髄中にクローン性形質細胞を少数（5%以下）で認め，多くはIgG κ型を示すが，他の型のこともある．赤芽球と巨核球の過形成を認める．クローン性形質細胞の免疫学的表現型はPCM/MMと同様であり，軽鎖制限，CD138発現を認める．

■予後および予後因子

稀少であり，明らかでない．

表4-25 TEMPI症候群の診断基準

	項目
大基準	・毛細血管拡張症 ・エリスロポエチン上昇と赤血球増加症 ・単クローン性ガンマグロブリン（IgG κ型）
小基準	・腎周囲の体液貯留 ・肺内シャント

③AESOP 症候群

■定義および診断基準

　孤立性形質細胞腫を有しつつ，緩徐発育性の赤，茶～紫色で血管の目立つ皮疹を胸郭に伴う．皮疹の形態はさまざまであるが周辺は落屑を有し，小型の隣接病変を有することもある．片側性，あるいは両側性の多神経炎やリンパ節腫脹を後に生じる．

■組織病理像

　皮疹部位には，びまん性の血管過形成を真皮内に認める．皮下組織は一般には含まれない．

■予後および予後因子

　稀少であり，明らかでない．

●文献

1) Rajkumar SV, Dimopoulos MA, Palumbo A, et al. International Myeloma Working Group updated criteria for the diagnosis of multiple myeloma. Lancet Oncol. 2014; 15: e538-48.
2) Lebel E, Nachmias B, Pick M, et al. Understanding the bioactivity and prognostic implication of commonly used surface antigens in multiple myeloma. J Clin Med. 2022; 11: 1809.
3) Neuse CJ, Lomas OC, Schliemann C, et al. Genome instability in multiple myeloma. Leukemia. 2020; 34: 2887-97.
4) Hultcrantz M, Yellapantula V, Rustad EH. Genomic profiling of multiple myeloma: new insights and modern technologies. Best Pract Res Clin Haematol. 2020; 33: 101153.
5) Clay-Gilmour AI, Hildebrandt MAT, Brown EE, et al. Coinherited genetics of multiple myeloma and its precursor, monoclonal gammopathy of undetermined significance. Blood Adv. 2020; 4: 2789-97.
6) Shibayama H, Itagaki M, Handa H, et al. Primary analysis of prospective cohort study of Japanese patients with plasma cell neoplasms in novel drug era (2016-2021). Int H Hematol. 2024; 119: 707-21.
7) D'Agostino M, Cairns DA, Lahuerta JJ, et al. Second revision of the International Staging System (R2-ISS) for overall survival in multiple myeloma: a European Myeloma Network (EMN) report within the HARMO-NY project. J Clin Oncol. 2022; 40: 3406-18.
8) Mina R, Joseph NS, Gay F, et al. Clinical features and survival of multiple myeloma patients harboring t(14;16) in the era of novel agents. Blood Cancer J. 2020; 10: 40.
9) Schavgoulidze A, Talbot A, Perrot A, et al. Biallelic deletion of 1p32 defines ultra-high-risk myeloma, but monoallelic del(1p32) remains a strong prognostic factor. Blood. 2023; 141: 1308-15.
10) Bender S, Javaugue V, Saintamand A, et al. Immunoglobulin variable domain high-throughput sequencing reveals specific novel mutational patterns in POEMS syndrome. Blood. 2020; 135: 1750-8.
11) Misawa S, Sato Y, Katayama K, et al. Safety and efficacy of thalidomide in patients with POEMS syndrome: a multicentre, randomised, double-blind, placebo-controlled trial. Lancet Neurol. 2016; 15: 1129-37.

〈黒田純也〉

5章 T細胞性およびNK細胞性リンパ増殖症およびリンパ腫

T-cell and NK-cell lymphoid proliferations and lymphomas

はじめに

T細胞やNK細胞を起源とするリンパ増殖性疾患および悪性リンパ腫は，非クローン性増殖からアグレッシブな悪性リンパ腫まで多岐にわたり，WHO分類第5版に収められた疾患単位の数は36種類に及ぶ．これらの疾患は，血液，骨髄，リンパ節，および腸管，肝臓，脾臓，皮膚などの節外部位など，さまざまな解剖学的部位に発症する．これらの疾患は，主に発症部位（原発性皮膚，腸管，肝臓，脾臓）に基づいて分類されているが，疾患によっては，細胞起源または形態学的および免疫表現型の特徴をもとにグループ化されたT細胞サブセット（結節性TFH細胞リンパ腫など）に基づいて定義されている．未分化大細胞リンパ腫（ALCL）では，その特徴的な病理組織形態とCD30の発現をもとに定義され，さらにALK陽性型とALK陰性型に分類される．

ALK陰性ALCLは，特にDUSP22を含む融合遺伝子やTP63を含む融合遺伝子など，異なる遺伝学的サブタイプからなる多様な疾患群であると認識されている．

その他，感染症や炎症に対する異常な免疫応答などの原因により，成熟T細胞や前駆T細胞の非クローン性増殖の亢進により腫瘍性病態を模倣される病態と理解される疾患群もある．具体的には，主に腸管に発症するクローナルなT細胞またはNK細胞のリンパ増殖を示す疾患として，indolent T-cell lymphoma of the gastrointestinal tract および indolent NK-cell lymphoproliferative disorder of gastrointestinal tract がある．これらのリンパ増殖性疾患は，enteropathy-associated T-cell lymphoma や extranodal NK/T-cell lymphoma といった，アグレッシブな臨床経過をたどる悪性リンパ腫とは区別する必要がある．

■免疫系におけるT細胞とNK細胞

T細胞とNK細胞は免疫システムにおいて重要な役割を果たしている．T細胞は病原体由来の抗原を認識するが，この抗原は通常，体内細胞の表面に提示される．NK細胞，NK様T細胞，$\gamma\delta$ T細胞は，自然免疫系の迅速な反応が必要とされる粘膜や皮膚の防御において重要な役割を果たしている．従来の$\alpha\beta$ CD4$^+$およびCD8$^+$ T細胞について，自然免疫応答と適応免疫応答の橋渡しとして機能していることが最近の研究でわかってきた．T細胞受容体（TCR）の多様性が限定された mucosa-associated invariant T-cells（MAIT）のような，これまで知られていなかったT細胞サブセットが同定されている．

■T細胞とNK細胞の分化と機能

T細胞の分化は高度に制御されたプロセスであり，骨髄内の造血幹細胞に由来し，その後，胸腺皮質で抗原特異的T細胞へと成熟する．胸腺は出生時より発達し，T細胞の産生率は思春期前に最大となる．成人におけるT細胞の産生は思春期よりも低下し，いったんT細胞のレパトアが

確立されると，末梢リンパ器官における成熟T細胞の分裂によって末梢T細胞のプールが維持されることになる．

皮質胸腺細胞は，TdT，BCL6，CD99，CD1a，CD3，CD5，CD7を発現する未熟な表現型を示す．それらは，CD4とCD8についてダブルネガティブ（CD4$^-$CD8$^-$）であり，ダブルポジティブ（CD4$^+$CD8$^+$）T細胞を経てCD4$^+$またはCD8$^+$T細胞に分化する．前駆T細胞由来の腫瘍は，early T-precursor lymphoblastic leukemia / lymphomaを除いて，皮質胸腺細胞と類似した免疫表現型を有する．腫瘍化に関連して表面マーカーの消失や異常発現が起こることがある．

髄質胸腺内のT細胞は，脾臓やリンパ節を含む末梢リンパ器官内の成熟T細胞と同様の表現型をもっている．T細胞には，発現するTCRに基づき，$\alpha\beta$-T細胞と$\gamma\delta$-T細胞の2つのタイプが知られている．TCRの$\alpha\beta$鎖と$\gamma\delta$鎖はそれぞれ可変領域と定常領域から構成されている．これらは共に，γ鎖，δ鎖，ε鎖を含むCD3複合体と結合している．$\alpha\beta$-T細胞と$\gamma\delta$-T細胞は胸腺におけるT細胞発生の初期に分岐する．TCRを構成する遺伝子は抗原受容体可変領域をコードする再配列されたV遺伝子を生成するV・D・J遺伝子セグメントから組み立てられ発現する．TCRのα鎖とβ鎖（あるいはα鎖とγ鎖）の両方の遺伝子再配列が成功すると（productive rearrangement），次の発生段階に進むためのシグナルとなる蛋白質産物が発現する．注目すべきは，$\alpha\beta$-T細胞はTRBとTRA遺伝子の生産的再配列に先行して，TRDとTRG遺伝子の再配列を示すことである．生産的な再配列を起こさない細胞は$in\ situ$アポトーシスによって死滅する．

末梢リンパ系臓器では，T細胞とNK細胞が自然免疫反応と適応免疫反応に関与している．$\gamma\delta$-T細胞は正常T細胞の5%未満であり，解剖学的分布は限られており，主に赤脾髄，腸管上皮，一部の粘膜部位と皮膚にみられる．一方，リンパ節内において$\gamma\delta$-T細胞は稀である．

NK細胞はTCR遺伝子を細胞質に再配列せず，CD2，CD7，CD8を発現するが，細胞表面にCD3を発現しない．NK細胞はCD16，CD56，可変CD57，細胞質細胞傷害性顆粒を発現する．NK細胞のクローナリティの解析はkiller-cell immunoglobulin-like receptor（KIR）に対する抗体を用いて評価される．

適応免疫系におけるT細胞とNK細胞は，非常に多様である．T細胞サブセットは，特殊な機能と，表面抗原，サイトカイン，転写因子の発現の違いによって特徴づけられる．ナイーブT細胞，エフェクターT細胞（制御性T細胞，細胞傷害性T細胞），メモリーT細胞など，数多くのサブセットが知られており，オミックス解析により，新たなサブセットが認識されつつある．

転写因子とサイトカイン発現プロファイルは，T細胞の機能分類に利用できる．$TBX21$はTh1と細胞傷害性T細胞分化の制御因子である．Th1細胞は他のT細胞やマクロファージを機能的に支援し，$TBX21$を発現し，IL-2やIFNgを分泌する．Th2細胞は抗体産生においてB細胞をサポートし，$GATA3$を発現してIL-4，IL-5，IL-6，IL-10を分泌する．GATA3はCD8$^+$系よりもCD4$^+$系を促進し，Th1またはTh17細胞分化よりもTh2細胞分化を促進する．制御性T細胞におけるFoxp3は，腫瘍細胞に対する免疫反応を抑制し，組織における炎症反応を制限するという機能を有する．Th17細胞はエフェクター機能を担い，IL-17，RORgtを発現し，免疫介在性炎症性疾患に関与する．T濾胞ヘルパー（TFH）細胞は胚中心内でB細胞の成熟を助ける役割を果たし，BCL6，CD10，PD1，CXCL13，CXCR5を発現する．CXCL13は濾胞樹状細胞の増殖を誘

導し，胚中心への B 細胞と T 細胞の移動を促進する.

従来版において angioimmunoblastic T-cell lymphoma, follicular T-cell lymphoma, peripheral T-cell lymphoma with TFH phenotype と呼ばれていた疾患は nodal T-follicular helper cell lymphoma として統合された. これら疾患単位は WHO 分類第5版よりそれぞれ TFHL angioimmunoblastic（nTFHL-AI），nTFHL follicular（nTFHL-F），nTFHL not otherwise specified（nTFHL-NOS）と改名された. nTFHL-AI では，造血幹細胞の初期に *TET2* および *DNMT3A* 変異を含むクローン性造血を背景に腫瘍性 TFH 細胞集団に *RHOA* および *IDH2* 変異が認められる.

■ T 細胞および NK 細胞新生物の分類における個体発生の影響

自然免疫系に由来する疾患として，aggressive NK-cell leukaemia, systemic EBV-positive T-cell lymphoma of childhood, hepatosplenic gamma delta lymphoma, gamma delta T-cell lymphomas, 皮膚や粘膜部位から発生する gamma delta T-cell lymphoma などがある. 遺伝子発現プロファイリング研究により，主要な T 細胞サブセットにおける蛋白質の発現に基づいて，特定不能の末梢性 T 細胞リンパ腫（PTCL-NOS）のサブタイプが定義されている. しかしながら，臨床病理学的背景および予後への影響に関する知見が不十分であるため，現段階でこれらを正式な「サブタイプ」とすることは現状としてはできない.

■ T 細胞および NK 細胞リンパ球増殖とリンパ腫の遺伝学

次世代シーケンサーを含む技術の進歩により，多くの T 細胞リンパ腫や NK 細胞リンパ腫のサブタイプの遺伝的基盤に関する理解が深まった. 病態の理解が進むことにとどまらず，診断や予後予測，および治療標的の同定に寄与するものと考える.

NPM::ALK 融合遺伝子は，1995年に ALK 陽性 ALCL における優勢な遺伝子変化として同定されたが，*DUSP22, TP63, ROS1, TYK2* を含む転座は，ALK 陰性 ALCL における病態への関与や予後因子としての役割が明らかになってきている.

成熟 T 細胞性リンパ腫では遺伝子の点突然変異，インデル，コピー数変化がしばしば認められる. T 細胞リンパ腫は，JAK/STAT，PI3K/AKT および NF-κB を含む TCR の下流の経路の構成的活性化につながる異常がみられることも多い. エピジェネティック制御因子の変異の結果，DNA メチル化とヒストンの翻訳後修飾機構に変化が生じることについても注目されている. クロマチンやヒストンを制御する遺伝子は，腫瘍形成に関与するだけでなく，T 細胞の分化にも重要である可能性がある. 例えば，H3K36 のメチル化を担うリジン・メチル化酵素である *SETD2* の変異は，γδ-T 細胞の T 細胞リンパ腫で高率に認められる. *DUSP22* 遺伝子再構成を有する ALCL は，ドーナツ細胞，シート状の増殖パターン，および多形細胞数の減少を有する腫瘍性細胞によって特徴づけられる. Hodgkin 様の形態をもつ ALCL では *ERBB4* の発現の異常が認められ，*JAK2* 転座を有する ALCL では多くの未分化細胞が認められる. *STAT3* 変異は CD16 発現を伴う CD8$^+$ T 細胞性大顆粒リンパ球性白血病（T-LGL）に高頻度に認められ，好中球減少症や全生存率の低下と関連している.

以上まとめると，T 細胞および NK 細胞リンパ増殖性疾患および悪性リンパ腫について，WHO

分類第5版は，前版までに使用されていた疾患単位を現在進行形で改良したものであると言える．ゲノミクス，オミックス技術の発展により，未来のWHO分類がさらなる進化を遂げることは想像に難くない．

〈佐々木裕哉，坂田（柳元）麻実子〉

1節 | T 細胞優位の腫瘍様病変
Tumour-like lesions with T-cell predominance

菊池・藤本病
Kikuchi-Fujimoto disease

■定義
　リンパ節腫脹がみられ，リンパ節の皮質領域に免疫芽球，組織球の浸潤がみられ，核破砕産物やアポトーシスの組織像を伴う[1].

■疫学
　発生頻度は不明であるが，若年者（中央値：23 〜 30歳）にみられ，女性が男性の約2倍を占める．本邦をはじめアジアを中心に多いが，世界中でみられる．

■臨床像
　日本で特徴的にみられる疾患の1つで，感冒様の症状で始まり，38℃以上の発熱を伴うことが多く，頸部リンパ節の腫大をみる．ほとんどの症例は頸部リンパ節腫大で発症するが，少数例は全身の表在リンパ節の腫大をみる．また，薬疹様の皮疹を約20% の症例に認める．多くは2カ月程度に治療と関係なく治癒するが，数カ月から数年後に再発をみる症例が少数みられる．

　赤沈の亢進がみられたり，白血球減少（4,000/μL 以下），特に顆粒球の減少が目立っている．また，血中に1 〜 2% の異型性を有するリンパ球の出現をみることがある．また，LDH の上昇も比較的多くの症例でみられ，特に壊死病変が高度な症例に多い[2].　稀に汎血球減少とともに血球貪食症候群を示す．致死的な経過をみたとの報告は数例あるが，特に治療を施さなくても2カ月程度で治癒する．

■形態学的所見
　リンパ節は腫大しても径2 cm 未満で，周囲との癒着はみられない．リンパ節の組織像は多様であるが，リンパ節においては一般的に傍皮質，時には皮質に局在性巣状ないしいくつかの病巣が融合しやや広範に広がる病変である 図5-1 ．病変部の主体は大型化ないし芽球化したリンパ球および組織球で，壊死に乏しい．大型リンパ球は細胞質がやや広く，核が少し偏在し，核には軽度のくびれがみられ核網は繊細で小型の核小体を認める．この細胞は形質細胞様単球と言われる細胞で，免疫組織学的にも組織球のマーカーが出現し一致する[3].　多くで，病変の中央に壊死が目立ち，大型リンパ球や組織球に nuclear debris と呼ばれる核崩壊産物がみられる 図5-2a ．また，多くの核崩壊産物を貪食する組織球が出現することがあり，一部の組織球では赤血球貪食がみられることもある．また，アポトーシスの像が目立つ 図5-2b ．病変部には，好中球，好酸球はみられないが，時に少数の形質細胞を認める．同様に，形質細胞様単球，リンパ球，組織球を認める病変は，皮膚や骨髄においても認められており，この疾患が単にリンパ節病変ではなく，全身疾患であることが考えられる．

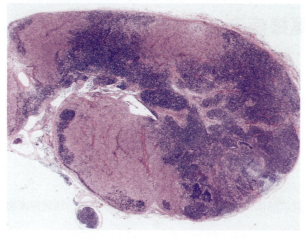

図 5-1 菊池・藤本病の組織像
リンパ節において傍皮質，皮質に局在性巣状ないしいくつかの病巣が融合しやや広範に広がる病変がみられる．

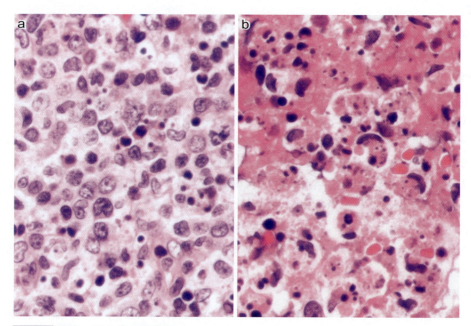

図 5-2 菊池・藤本病の組織像
病変部の主体は大型化ないし芽球化したリンパ球および組織球で，大型リンパ球は細胞質がやや広く，核が少し偏在し，核には軽度のくびれがみられ核網は繊細で小型の核小体を認める．この細胞は形質細胞様単球と言われる細胞で，免疫組織学的にも組織球のマーカーが発現し一致する．Nuclear debris と呼ばれる核崩壊産物がみられ (a)，核崩壊産物を貪食する組織球の発現がある．また，濃縮変性した核とそれを取り巻く好酸性の細胞質を認めるいわゆるアポトーシスの像が目立つ (b)．

■免疫表現型

　リゾチーム，CD68 陽性である組織球とともに，CD4 陽性細胞と CD8 陽性細胞が大型化細胞の大多数を占める．また，これらの組織球は CD123，MPO 陽性のものがみられる．B 細胞および NK 細胞はほとんど認められない．大型の CD4 陽性細胞の一部は CD3 および CD45RO 陽性であるが，陰性のものが含まれており，これらの細胞は Ki-M1p 陽性を示すことにより，いわゆる形

質細胞様単球と考えられている．CD8陽性細胞は CD3 陽性であり，細胞傷害性マーカー TIA1 陽性であり，細胞傷害性 T 細胞と考えられている．本病変での増殖細胞，アポトーシスの主体はCD8陽性細胞である[4]．

■原因

本症の原因は不明であるが，既知のウイルスやトキソプラズマに対しての血清抗体価は一般に低いが，稀にトキソプラズマに対して高いこともある．Epstein-Barr ウイルスの関与，最近では，ヒトヘルペスウイルス 6 型との関連も指摘されていたが，直接的な原因はまだ不明である[5]．

■診断基準

必須項目：

- リンパ節腫脹
- 組織球，プラズマサイトイド樹状細胞，免疫芽球の増殖を伴う傍皮質の核崩壊像
- 顆粒球はなく形質細胞はわずか
- 菊池・藤本病類似疾患の除外，特に，関連する感染症，リンパ腫，自己免疫疾患は可能な限り除外する必要がある

望ましい項目：

- 三日月状の核と貪食された破片をもつ組織球

■予後および予後因子

多くの症例は自然治癒する．

● 文献 --

1) WHO Classification of Tumours Editorial Board. Haematolymphoid tumours [Internet]. Lyon (France): International Agency for Research on Cancer; 2024. (WHO classification of tumours series, 5th ed.; vol. 11). Available from: https://tumourclassification.iarc.who.int/chapters/63.
2) 菊池昌弘. 特異な組織像を呈するリンパ節炎について. 日血会誌. 1972; 35: 379-80.
3) Kikuchi M, Takeshita M, Eimoto T, et al. Histicytic necrotizing lymphadenitis: clinicopathologic, immunologic and HLA typing study. In: Hanaoka M, et al. editors. Lymphoid malignancy, immunology and cytogenetics. Field & Wood; 1990. p.251-7.
4) Ohshima K, Kikuchi M, Sumiyoshi Y, et al. Proliferating cells in histiocytic necrotizing lymphadenitis. Virchows Archiv B cell Pathol Incl Mol Pathol. 1991; 61: 97-100.
5) Hollingsworth HC, Peiper SC, Weiss LM, et al. An investigation of the viral pathogenesis of Kikuchi-Fujimoto's disease. Lack of evidence for Epstein-Barr virus or human herpes type 6 as the causative agent. Arch Pathol Lab Med. 1994; 118: 134-40.

〈川口佳乃，大島孝一〉

自己免疫性リンパ増殖症候群
Autoimmune lymphoproliferative syndrome

■定義

自己免疫性リンパ増殖症候群（autoimmune lymphoproliferative syndrome: ALPS）は，先天

性または後天性の免疫調節異常を引き起こす病態で，リンパ節腫大，肝脾腫，自己免疫性血球減少症などがみられ，リンパ腫発症リスクの増加を特徴とする．

FAS 遺伝子の変異による ALPS（ALPS-FAS）は，FAS が仲介するアポトーシス経路（FAS 経路）における胚細胞系列または体細胞変異を認め，CD4/CD8 double negative αβ-T cells（DNT）が増加する[1]．

■疫学

患者数は，全世界で 400 例程度，本邦では 20 例程度と推定されている．海外からの報告では，ALPS-FAS の発症年齢は平均 2.7 歳，50 歳までの生存率は〜85% とされている[2]．

■病理所見

リンパ節では，組織学的に濾胞間過形成のパターンを示すことが多い．濾胞間では，異型性の乏しい小型〜中型のリンパ球や形質細胞，血管の増生などを認めることが多い．形質細胞の増生が目立つ場合は，多中心性 Castleman 病に類似した像を示すこともある[3] 図 5-3 図 5-4 ．時に progressive transformation of germinal centers（PTGC）を伴う濾胞過形成のパターンも認められる．また，ALPS 患者のおよそ 1/4 のリンパ節病変において Rosai-Dorfman disease（RDD）に類似した像を示すとの報告がある[4]．

濾胞間では，CD3$^+$，CD4$^-$，CD8$^-$，CD45RA$^+$，CD45RO$^-$，CD57$^+$ の DNT が増生する．DNT は perforin や TIA-1 などの細胞傷害性分子が陽性で，Ki-67 の陽性率も高い[3]．なお，脾臓や骨髄においても同様の DNT が増生することが知られている[3]．

■染色体・遺伝子

ALPS は FAS 経路内の遺伝子である FAS，FASLG，CASP8，FADD，CASP10 の胚細胞系列もしくは体細胞の変異によって発症する[5]．FAS 経路の変異によって，リンパ球のアポトーシス不全を引き起こすことが知られている[6,7]．

ALPS は，染色体あるいは遺伝子異常のパターンによって以下のタイプに分類されている．

- ALPS-FAS: 胚細胞系列のホモ接合性〔常染色体劣（潜）性〕あるいはヘテロ接合性〔常染色体

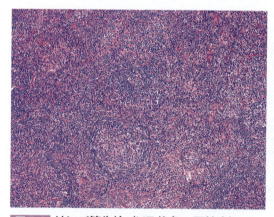

図 5-3 リンパ節生検（HE 染色，弱拡大）
濾胞間過形成のパターンを示し，濾胞間では血管の増生が目立っている．

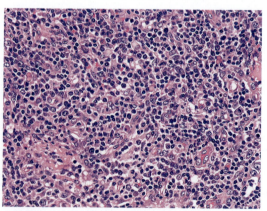

図 5-4 リンパ節生検（HE 染色，強拡大）
濾胞間では，成熟型形質細胞の増生が目立ち，小型から中型のリンパ球が混在している．

優（顕）性〕の *FAS* 変異を示すもの.

- ALPS-sFAS: 体細胞性の *FAS* 変異を示すもの.
- ALPS-other specified FAS pathway germline mutation: *FASLG, CASP10, CASP8, FADD* の胚細胞系列変異を示すもの.
- ALPS-U: 未知の変異を示すもの.

臨床像

多くの患者に，リンパ節腫大や肝脾腫，自己免疫性血球減少症が認められる[7]．リンパ腫を発症するリスクがあり，主として B 細胞リンパ腫の発症例が多い．脾臓摘出後では重度の敗血症を起こすリスクがある[1]．ALPS-FAS は通常，幼児期に発症するが，ALPS-sFAS は幅広い年齢層で発症する.

鑑別診断

リンパ節の病理において，特に多中心性 Castleman 病との鑑別が問題となる．ヒトヘルペスウイルス 8 型（HHV8）関連であれば HHV8 感染の有無が重要である．特発性多中心性 Castleman 病は，特発性形質細胞性リンパ節症（IPL），非特定型（NOS）および TAFRO の 3 つのサブタイプが存在し，特に血管増生の目立つ IPL-NOS や TAFRO との鑑別が重要である．TAFRO は臨床基準が存在するため，それを参考に鑑別を進めることが可能である．一方，NOS は明確な診断基準が存在しないため，鑑別が困難な症例も存在すると考えられる．いずれの場合においてもフローサイトメトリーで DNT の有無を確認することが重要な鑑別の手がかりとなる．なお，ALPS の診断は病理所見のみでは不可能であり，遺伝子検査も含めたトータルアプローチが必要となる.

診断基準

必須項目：

- 良性で非感染性のリンパ節腫脹および / または脾腫が 6 カ月以上あり，末梢血フローサイトメトリーでリンパ球数が正常または増加している
- $\alpha\beta$ DNT 細胞が総数の 1.5% 以上または CD3[+]リンパ球の 2.5% 以上である
- *FAS, FASLG, CASP8, FADD,* または *CASP10* 変異が検出されている

望ましい項目：

- 典型的なリンパ節所見も認められる場合は，推定診断をすることができる．ただし，リンパ節の $\alpha\beta$ DNT 細胞が拡大しても末梢血のフローサイトメトリーの代わりとはならない
- 血漿ビタミン B_{12}，血清 FASL，および IL-10 が上昇している
- 多クローン性高ガンマグロブリン血症を伴う自己免疫性血球減少症がある
- 家族歴が一致していれば，ALPS 診断を裏付けることができる

●文献

1) WHO Classification of Tumours Editorial Board. Haematolymphoid tumours [Internet]. Lyon (France) : International Agency for Research on Cancer; 2024. (WHO classification of tumours series, 5th ed.; vol. 11). Available from: https://tumourclassification.iarc.who.int/chapters/63.
2) https://www.shouman.jp/disease/details/10_04_033/
3) Lim MS, Straus SE, Dale JK, et al. Pathological findings in human autoimmune lymphoproliferative syn-

5章 ◆ T細胞性およびNK細胞性リンパ増殖症およびリンパ腫

drome. Am J Pathol. 1998; 153: 1541-50.

4) Price S, Shaw PA, Seitz A, et al. Natural history of autoimmune lymphoproliferative syndrome associated with FAS gene mutations. Blood. 2014; 123: 1989-99.

5) Oliveira JB, Bleesing JJ, Dianzani U, et al. Revised diagnostic criteria and classification for the autoimmune lymphoproliferative syndrome（ALPS）: report from the 2009 NIH International Workshop. Blood. 2010; 166: e35-40.

6) Fisher GH, Rosenberg FJ, Straus SE, et al. Dominant interfering Fas gene mutations impair apoptosis in a human autoimmune lymphoproliferative syndrome. Cell. 1995; 81: 935-46.

7) Sneller MC, Wang J, Dale JK, et al. Clincal, immunologic, and genetic features of an autoimmune lymphoproliferative syndrome associated with abnormal lymphocyte apoptosis. Blood. 1997; 89: 1341-8.

〈佐藤康晴〉

低悪性度 T リンパ芽球増殖症
Indolent T-lymphoblastic proliferation

■定義

低悪性度 T リンパ芽球増殖症（indolent T-lymphoblastic proliferation: IT-LBP）は，胸腺外での非クローン性 T リンパ芽球の増殖を指す．1999年に Velankar らが症例報告し[1]，2013年に Ohgami らによって疾患概念が提唱された[2]．IT-LBP は孤立性もしくは Castleman 病など他の疾患に付随する場合がある．

■疫学

多くは 40 〜 50 歳代であるが，小児での報告もある[3]．男性よりも女性にやや多い．

■浸潤部位

骨髄病変は伴わない．リンパ節病変が約半数を占め，好発部位は下顎・鎖骨上・後腹膜リンパ節や気管・消化管のリンパ組織とされる．また，Castleman 病，重症筋無力症，肝細胞がん，濾胞樹状細胞肉腫，血管免疫芽球性 T 細胞リンパ腫，腺房細胞がんなどとの関連性が示唆されている．

■臨床像

一般的に緩徐な進行を示し，臨床像は関連疾患の特徴によって異なる．孤立性のリンパ節腫脹や腫瘤を認め，年単位の緩徐な経過や自然退縮することもある．びまん性のリンパ節腫脹を示す症例も報告されている[4]．濾胞樹状細胞肉腫では，腫瘍随伴性自己免疫多臓器症候群を伴う例で IT-LBP 合併例が報告されている[5]．

■病因

IT-LBP の病因は不明である．仮説として，胸腺から放出され，胸腺外部位の微小環境にホーミングした T リンパ芽球に由来する説や，組織での IL-6 や IL-7 などのサイトカイン環境の変化が，少数の TdT 陽性 T 細胞を刺激し，IT-LBP が発症する説などがある．

■形態像

リンパ節の全体の構造は保たれている．T リンパ芽球は濾胞内と傍皮質域にクラスター状ある

いはかなり密にシート状に増殖している．リンパ芽球のサイズは小型～中型であり，異形成を伴わず，核小体は目立たない．Castleman 病に伴う場合は，芽球は濾胞内領域に存在する．上皮性悪性腫瘍に伴う場合には悪性上皮細胞間に点在する．

■免疫表現型

ほぼ全例で CD3 および TdT 陽性，多くは CD4 陽性かつ CD8 陽性を示すが，CD4 陰性かつ CD8 陰性も散見される[6]．CD2，CD5，CD7 などの他の T 細胞マーカーは症例によってさまざまである．CD34 陰性であり，B 細胞マーカーの発現は認めない．T 細胞リンパ芽球性白血病（T-ALL）の多くは LMO2 陽性だが，IT-LBP は LMO2 陰性である．Ki-67 labeling index は 40 ～ 90％と高値，CD33 はほとんど陰性である．異所性胸腺上皮細胞とは対照的に，サイトケラチンは陰性である．

■診断基準

必須項目：

- 臨床的に低悪性度病変
- 前駆 T 細胞腫瘍に関連する疾患の証明なし
- 異型または組織破壊のない TdT 陽性 T 細胞の集簇
- 発達上正常な前駆胸腺細胞の免疫表現型でほとんどの場合（ただし常にではない）皮質型（CD4$^+$/CD8$^+$）
- 単クローン性 TCR 遺伝子の再構成なし

望ましい項目：

- 骨髄への浸潤なし

■予後

緩徐な進行のため，特別な治療は要さない．不要な侵襲的治療を避けるために，T-ALL との鑑別が重要である．

●文献

1) Velankar MM, Nathwani BN, Schlutz MJ, et al. Indolent T-lymphoblastic proliferation: report of a case with a 16-year course without cytotoxic therapy. Am J Surg Pathol. 1999; 23: 977-81.
2) Ohgami RS, Zhao S, Ohgami JK, et al. TdT+ T-lymphoblastic populations are increased in Castleman disease, in Castleman disease in association with follicular dendritic cell tumors, and in angioimmunoblastic T-cell lymphoma. Am J Surg Pathol. 2012; 36: 1619-28.
3) Kansal R, Nathwani BN, Yiakoumis X, et al. Exuberant cortical thymocyte proliferation mimicking T-lymphoblastic lymphoma within recurrent large inguinal lymph node masses of localized Castleman disease. Hum Pathol. 2015; 46: 1057-61.
4) Ohgami RS, Sendamarai AK, Atwater SK, et al. Indolent T-lymphoblastic proliferation with disseminated multimodal involvement and partial CD33 expression. Am J Surg Pathol. 2014; 38: 1298-304.
5) Walters M, Pittelkow MR, Hasserjian RP, et al. Follicular dendritic cell sarcoma with indolent T-lymphoblastic proliferation is associated with paraneoplastic autoimmune multiorgan syndrome. Am J Surg Pathol. 2018; 42: 1647-52.
6) Fromm JR, Edlefsen KL, Cherian S, et al. Flow cytometric features of incidental indolent T lymphoblastic proliferations. Cytometry B Clin Cytom. 2020; 98: 282-7.

〈中川　諒，福原規子，一迫　玲〉

5章 ◆ T 細胞性および NK 細胞性リンパ増殖症およびリンパ腫

2節 前駆 T 細胞腫瘍
Precursor T-cell neoplasms

T リンパ芽球性白血病 / リンパ腫
T-lymphoblastic leukaemia/lymphoma

T リンパ芽球性白血病 / リンパ腫，非特定型
T-lymphoblastic leukaemia/lymphoma, NOS

■定義

　T リンパ芽球性白血病 / リンパ腫（T-lymphoblastic leukemia/lymphoma: T-ALL/LBL）は，T 細胞系前駆細胞由来の造血器悪性腫瘍である．一般的に，骨髄や末梢血に腫瘍細胞の広範な浸潤を認める場合には，白血病の診断が適切であり，腫瘍性病変が主体で末梢血や骨髄への浸潤がないかほとんど認められない場合に限り，リンパ腫と診断している．腫瘍性病変と骨髄浸潤の双方が広範な場合には，便宜的に骨髄中のリンパ芽球浸潤 25% 以上であれば白血病と定義されることが多い．WHO 分類では両者を一括した範疇で取り扱うことや，T-LBL の場合も T-ALL に準じた治療方針となるため，現在では厳密に鑑別する必要はないだろうと考えられる．

■疫学

　T-ALL は小児では ALL の約 15%，成人では ALL の約 25% を占める．幼児期よりも AYA（adolescent young adult）世代に多く，男性に多い[1]．T リンパ芽球性リンパ腫全体では，T 細胞性が 85 ～ 90% を占める．

■浸潤部位

　T-ALL/LBL は縦隔（胸腺）の浸潤をきたすことが多く，時に巨大縦隔腫瘍を契機に診断される．縦隔やリンパ節病変以外には，皮膚，肝臓，脾臓，中枢神経系，精巣などの節外病変を認めることもある．

■臨床像

　T-ALL は白血球増加に加えて，前縦隔（胸腺）に浸潤する腫瘍やリンパ節腫脹，肝脾腫を合併する．T-LBL は前縦隔病変を認め，しばしば急速に増大して巨大腫瘍を形成し，胸水や心嚢液貯留を合併することがある[2]．

■病因

　T-ALL/LBL の病因として，NOTCH1 シグナルに関わる遺伝子（*NOTCH1*，*FBXW7*）の変異，T 細胞受容体遺伝子再構成に関わる遺伝子異常，エピジェネティック制御因子（*EZH2*，*SUZ12*，*EED*），クロマチン修飾因子（*PHF6*，*KDM6A*，*USP7*）の変異が多く報告されている．その他の遺伝子異常では，PI3K-AKT（*PI3K*，*PTEN*），JAK-STAT（*IL7R*，*JAK1*，*JAK3*，*STAT5B*），RAS-MAPK（*HRAS*，*KRAS*，*PTPN11*），細胞周期抑制遺伝子（*CDKN2A*，

CDKN2B, *CDKN1B*, *RB1*, *CCND2*, *CCND3*, *CTCF*, *MYB*）が報告されている[3,4]．

■形態像

B細胞リンパ芽球性白血病/リンパ腫（B-ALL/LBL）と似た細胞形態を示す 図5-5（4章2節「B細胞性リンパ芽球性白血病/リンパ腫」の図4-13も参照）．腫瘍細胞は正常リンパ球と比べてやや大きく，狭小な好塩基性の胞体を有し，典型例では核クロマチンが繊細でびまん性に分布し，さまざまな程度に核の切れ込みを有し，monomorphicな細胞像を呈する．細胞の核分裂像が多数認められ，starry-sky appearanceを呈することがある．

■免疫表現型

前駆細胞としての性質を反映し，TdTが陽性である．T細胞性のマーカーではcCD3，CD7が陽性となり，腫瘍起源となるT細胞の分化段階に応じpro-T（cCD3$^+$，CD7$^+$），pre-T（cCD3$^+$，CD7$^+$，CD2$^+$），cortical-T（cCD3$^+$，CD7$^+$，CD2$^+$，CD1a$^+$，CD4$^+$，CD8$^+$，sCD3$^{+/-}$），medullary T（cCD3$^+$，sCD3$^+$，CD7$^+$，CD1a$^+$，CD2$^+$，CD4$^+$，CD8$^+$）が陽性となる．CD5

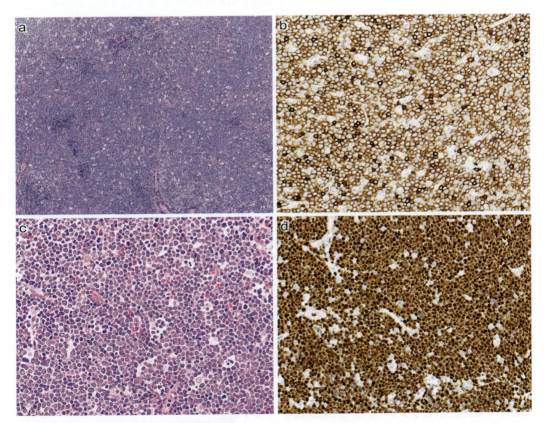

図5-5　T-ALL/LBL-NOSの顕微鏡写真

a）HE標本．Starry-sky appearanceに似た弱拡像を呈している．
b）CD5の免疫組織化学．腫瘍細胞はほとんどがCD5弱陽性であり，点在している少数の小リンパ球は通常強度でCD5$^+$のため腫瘍細胞と区別される．
c）HE標本の強拡大像．類円形の腫瘍細胞はN/C比大であり，核クロマチンは繊細でびまん性に分布している．
d）TdTの免疫組織化学．腫瘍細胞はTdT$^+$（ほぼ均一な抗原発現）である．

5章 ◆ T 細胞性および NK 細胞性リンパ増殖症およびリンパ腫

は通常正熟 T 細胞よりも発現が弱い 図 5-5b ．細胞質内での発現（cCD3，cTCRβ）は，厳密にはフローサイトメトリーで陰性，免疫組織化学で陽性をもって判定される．いずれにしても各段階に完全に合致した発現様式になるとは限らず，CD4 と CD8 は約半数で CD1a とともに発現し，CD10 は約 40% で陽性，CD79a は約 10% で陽性，CD19 の発現も時折みられる [5]．

■ 診断基準

必須項目：

- 異常な免疫表現型をもつ T 系統の造血前駆細胞（主に表面および / または細胞質 CD3 の発現によって定義される）の存在
- ETP-ALL の診断基準を満たしていない

望ましい項目：

- 末梢血または骨髄中の異常な T 前駆細胞または芽球の割合が 20% を超えるか，髄外部位が侵されている．ただし骨髄性腫瘍と異なり，T-ALL/LBL の診断には血液または骨髄中の芽球数が一定数必要ではない．実際には芽球が 20% 未満の場合は慎重に診断を行う必要がある．

■ 予後

T-ALL/LBL の長期治療奏効は，小児・AYA 世代では 85%，成人では 60% である [2,6]．成人 T-ALL の予後は，*BCR::ABL* 融合遺伝子陽性 B-ALL を含む B-ALL 全体集団よりは良好である．最も重要な予後因子は，地固め療法後の微小残存病変とされ，再発時の転帰は不良である．

●文献

1) Guru Murthy GS, Pondaiah SK, Abedin S, et al. Incidence and survival of T-cell acute lymphoblastic leukemia in the United States. Leuk Lymphoma. 2019; 60: 1171-8.
2) Dunsmore KP, Winter SS, Devidas M, et al. Children's Oncology Group AALL0434: a phase III randomized clinical trial testing nelarabine in newly diagnosed T-cell acute lymphoblastic leukemia. J Clin Oncol. 2020; 38: 3282-93.
3) Cordo' V, van der Zwet JCG, Canté-Barrett K, et al. T-cell acute lymphoblastic leukemia: a roadmap to targeted therapies. Blood Cancer Discov. 2020; 2: 19-31.
4) Inaba H, Mullighan CG. Pediatric acute lymphoblastic leukemia. Haematologica. 2020; 105: 2524-39.
5) Patel JL, Smith LM, Anderson J, et al. The immunophenotype of T-lymphoblastic lymphoma in children and adolescents: a Children's Oncology Group report. Br J Haematol. 2012; 159: 454-61.
6) Möricke A, Zimmermann M, Valsecchi MG, et al. Dexamethasone vs prednisone in induction treatment of pediatric ALL: results of the randomized trial AIEOP-BFM ALL 2000. Blood. 2016; 127: 2101-12.

〈中川　諒，福原規子，一迫　玲〉

初期 T 細胞前駆リンパ芽球性白血病 / リンパ腫
Early T-precursor lymphoblastic leukaemia/lymphoma

■ 定義

T-LBL の一亜型として 2009 年に St. Jude 小児病院から報告されたのを契機に [1]，T 細胞と骨髄球系細胞に共通の前駆細胞を起源とする初期 T 細胞前駆リンパ芽球性白血病 / リンパ腫（early

T precursor lymphoblastic leukemia/lymphoma: ETP-ALL/LBL）が提唱された。

■疫学

ETP-ALL は小児 T-ALL のうち 12 ～ 17%，成人では若年成人を中心に 22 ～ 40% と報告されている。

■浸潤部位

主に骨髄浸潤を認め，しばしばリンパ節病変や肝脾腫を伴う。10 ～ 40% に縦隔病変や約 2 割に中枢神経浸潤をきたすことがある。

■臨床像

ETP-ALL では，それ以外の T-ALL と比較して白血球数が低い傾向がある。

■病因

ETP-ALL の分子学的解析では，造血幹細胞や骨髄系前駆細胞に近い発現プロファイルを呈する。全ゲノム解析では，AML に類似した変異プロファイルを有し，サイトカイン受容体や RAS シグナル（*FLT3, NRAS, KRAS, IL7R, JAK3, JAK1, SH2B3, BRAF*），造血細胞の分化（*GATA3, ETV6, RUNX1, IKZF1*）やヒストン修飾（*EZH2, EED, SUZ12, SETD2, EP300*）を制御する遺伝子に変異が生じていることが特徴である[2-4]。胚細胞系列の *RUNX1* 変異が ETP-ALL に濃縮されると報告されている[5]。

■形態像

形態学的には他の ALL と違いを認めない。腫瘍細胞は小型～中型で，均一なクロマチン構造をとり，軽度～中程度の好塩基球性の細胞質を有する。

■免疫表現型

ETP-ALL/LBL は，①cCD3 陽性，②CD1a 陰性および CD8 陰性，③CD5 は陰性もしくは弱陽性（陽性芽球割合が 75% 未満），④骨髄球系（CD11b，CD13，CD33，CD65，CD117）や幹細胞系（CD34，HLA-DR）のいずれか 1 つ以上が陽性であると定義されている[6,7]。CD7 は陽性であり，幹細胞や骨髄系マーカー発現と組み合わせることで，フローサイトメトリーによる微小残存病変評価に役立つ。

免疫表現型で ETP-ALL/LBL を定義すると，遺伝子発現プロファイルと比較して，ETP-ALL 診断例数がやや過小評価される可能性が示唆されている[8]。この原因として CD5 発現の評価が難しい点が指摘されており，CD4 陰性[9]やスコアリングシステム[10,11]などが提案されている。

■診断基準

必須項目：

● 形態によるリンパ芽球性白血病 / リンパ腫の特徴
● 芽球は，以下の特徴をもつ早期 T 前駆細胞免疫表現型を発現している必要がある：cCD3 陽性，CD1a および CD8 の発現なし（陽性芽球が 5% 未満），CD5 の発現なし，または弱い（陽性芽球が 75% 未満），1 つ以上の骨髄（CD11b，CD13，CD33，CD65，KIT［CD117］）および / または幹細胞（CD34，HLA-DR）マーカーの発現（陽性芽球が 25% 以上），および MPO 陰性（陽性芽球が 3% 未満）

5章 ◆ T細胞性およびNK細胞性リンパ増殖症およびリンパ腫

■予後

当初，ETP-ALL は小児，成人ともに他の T-ALL と比べて予後不良とされていたが，その後の大規模研究では他の T-ALL と比べて長期予後は同等であると報告されている[12, 13]．ETP-ALL では導入療法後の MRD 陽性割合が高いが，MRD 陽性例に対する治療強化や，第1寛解期での同種造血幹細胞移植の割合増加などが予後に寄与していると考察される．

●文献

1) Coustan-Smith E, Mullighan CG, Onciu M, et al. Early T-cell precursor leukaemia: a subtype of very high-risk acute lymphoblastic leukaemia. Lancet. 2009; 10: 147-56.

2) Zhang J, Ding L, Holmfeldt L, et al. The genetic basis of early T-cell precursor acute lymphoblastic leukaemia. Nature. 2012; 481: 157-63.

3) Neumann M, Heesch S, Schlee C, et al. Whole-exome sequencing in adult ETP-ALL reveals a high rate of DNMT3A mutations. Blood. 2013; 121: 4749-52.

4) Neumann M, Coskun E, Fransecky L, et al. FLT3 mutations in early T-cell precursor ALL characterize a stem cell like leukemia and imply the clinical use of tyrosine kinase inhibitors. PLoS One. 2013; 8: e53190.

5) Li Y, Yang W, Devidas M, et al. Germline RUNX1 variation and predisposition to childhood acute lymphoblastic leukemia. J Clin Invest. 2021; 131: e147898.

6) Coustan-Smith E, Mullighan CG, Onciu M, et al. Early T-cell precursor leukaemia: a subtype of very high-risk acute lymphoblastic leukaemia. Lancet Oncol. 2009; 10: 147-56.

7) Jain N, Lamb AV, O'Brien S, et al. Early T-cell precursor acute lymphoblastic leukemia/lymphoma（ETP-ALL/LBL）in adolescents and adults: a high-risk subtype. Blood. 2016; 127: 1863-9.

8) Zuurbier L, Gutierrez A, Mullighan CG, et al. Immature MEF2C-dysregulated T-cell leukemia patients have an early T-cell precursor acute lymphoblastic leukemia gene signature and typically have non-rearranged T-cell receptors. Haematologica. 2014; 99: 94-102.

9) Genescà E, Morgades M, Montesinos P, et al. Unique 8linic-biological, genetic and prognostic features of adult early T-cell precursor acute lymphoblastic leukemia. Haematologica. 2020; 105: e294-7.

10) Inukai T, Kiyokawa N, Campana D, et al. Clinical significance of early T-cell precursor acute lymphoblastic leukaemia: results of the Tokyo Children's Cancer Study Group Study L99-15. Br J Haematol. 2012; 156: 358-65.

11) Khogeer H, Rahman H, Jain N, et al. Early T precursor acute lymphoblastic leukaemia/lymphoma shows differential immunophenotypic characteristics including frequent CD33 expression and in vitro response to targeted CD33 therapy. Br J Haematol. 2019; 186: 538-48.

12) Patrick K, Wade R, Goulden N, et al. Outcome for children and young people with Early T-cell precursor acute lymphoblastic leukaemia treated on a contemporary protocol, UKALL 2003. Br J Haematol. 2014; 166: 421-4.

13) Bond J, Graux C, Lhermitte L, et al. Early response-based therapy stratification improves survival in adult early thymic precursor acute lymphoblastic leukemia: a group for research on adult acute lymphoblastic leukemia study. J Clin Oncol. 2017; 35: 2683-91.

〈中川　諒，福原規子，一迫　玲〉

3節 ■ 成熟 T 細胞および NK 細胞腫瘍

3節 成熟 T 細胞および NK 細胞腫瘍
Mature T-cell and NK-cell neoplasms

成熟 T 細胞および NK 細胞白血病
Mature T-cell and NK-cell leukaemias

はじめに

　成熟 T 細胞および NK 細胞白血病には，6病型がリストアップされている 表5-1 ．いずれも WHO 分類改訂第4版から存在する病型であるが，この中では NK-LGLL のみ前版の chronic lymphoproliferative disorder of NK cells（CLPD-NK）から変更となっている．T 細胞性の病型と NK 細胞性の病型が混在する形になっているが，前半の3病型が indolent な臨床経過をとるのに対し，後半の3病型はアグレッシブな経過をたどる．それぞれの中で，T → NK の順序に並べられている．

　近年の網羅的遺伝子解析の結果により，それぞれの病型で多くの遺伝子異常が判明してきている．代表的な異常を 表5-2 に示すが，詳細は各項目を参照されたい．

表5-1 **成熟 T 細胞および NK 細胞白血病の病型**

略称	正式名称	WHO分類改訂第4版の名称
T-PLL	T-prolymphocytic leukaemia	
T-LGLL	T-large granular lymphocytic leukaemia	
NK-LGLL	NK-large granular lymphocytic leukaemia	Chronic lymphoproliferative disorder of NK cells
ATLL	Adult T-cell leukaemia/lymphoma	
SS	Sézary syndrome	
ANKL	Aggressive NK-cell leukaemia	

表5-2 **成熟 T 細胞および NK 細胞白血病における遺伝子異常**

病型	代表的な遺伝子異常
T-PLL	*TCL1A::TCRA*　*MTCP1::TCRA*
T-LGLL	*STAT3*変異　*STAT5B*変異
ATLL	*CTLA4::CD28*　*ICOS::CD28*　*REL* C末端短縮
	CD274（PD-L1） 3'末端非翻訳領域（UTL）欠失
ANKL	*TET2*変異　*CREBBP*変異　*KMT2D*変異　*DDX3X*変異
	CD274（PD-L1） 3'末端非翻訳領域（UTL）欠失

〈鈴木律朗〉

5章 ◆ T 細胞性および NK 細胞性リンパ増殖症およびリンパ腫

T 細胞性前リンパ球性白血病
T-prolymphocytic leukaemia

■ 定義

T 細胞性前リンパ球性白血病（T-prolymphocytic leukaemia: T-PLL）は，成熟 T 細胞の血液 / 骨髄中でのクローン性増殖である[1]．当初，T-cell type と同様に B-cell type も併記されたが，ここでは T-PLL のみ扱う．疾患名に「前リンパ球性」とあるように，多くの例で増殖している細胞は中型で明瞭な核小体を有する前リンパ球であるが，約 20% の症例では慢性リンパ球性白血病様の小型リンパ球である[2]．後者を small cell variant と呼ぶことがある．

■ 病変部位・臨床像

定義上，末梢血および骨髄病変は必須である．当初，75% が白血球 10 万 /μL 以上と報告されたが[3]，疾患の認識に伴いより早期に診断される例が増えている．本邦例の報告でも白血球数が多い例は存在するが，10 万 /μL 以上は 8% である[4-6]．日欧の差というよりは，早期診断例が増えているためと考えられる．貧血・血小板減少を呈する例も当初報告では多いとされるが，近年の報告では必ずしも多くはない．70% 以上の症例が脾腫を伴い，そのうち半数以上が巨脾である[3]．全体の半数がリンパ節病変を有し，約 40% は肝腫大を伴う．皮膚病変は 25% 程度と少なく，胸腹水を呈する例は 15% 程度，中枢神経病変は 10% 未満である．約 30% の例は無症候性とされるが，近年の報告では割合はさらに増えていると考えられる．

■ 疫学

欧米では T-PLL は，慢性リンパ性白血病（CLL）を含む慢性成熟リンパ球の白血病の約 2% とされるが[3]，本邦では 12% と報告されている[7]．この理由は，本邦で T-PLL が多いためではなく，CLL の頻度が少ない結果，相対的な割合が増加するためと考えられる．発症年齢中央値は 60 歳代で，やや男性優位である[3-7]．

■ 病因

欧米では T-PLL の 74% に染色体異常 t(14;14)(q11;q32) もしくは inv(14)(q11q32) が存在すると報告されている[8]．これらの結果，染色体 14q32.13 に存在する *TCL1A* 遺伝子が 14q11.2 の T 細胞受容体α/δ（TRA/TRD 遺伝子）によって活性化されることが腫瘍化の原因とされている．事実，Western blotting で TCL1 蛋白が 77% に発現すると報告されている[9]．本邦からの報告では，これらの異常は 30 〜 50% 台とやや少ない[5,10]．これとは別に，5% 程度の例では t(X;14)(q28;q11) 転座による *MTCP1* 遺伝子の活性化が病因とされている[11]．

毛細血管拡張性運動失調症（AT）は，小脳性失調症・錐体外路症状といった神経症状や毛細血管拡張症を呈する常染色体性劣(潜)性の遺伝性疾患である．*ATM* 遺伝子の変異が AT の原因とされるが[12]，この変異によって DNA 修復異常をきたす結果，染色体変異や二次性腫瘍発症が高率となり，欧米では T-PLL の発症頻度の上昇が指摘されている[13,14]．この場合でも，前記の染色体 14q32 異常が高率で認められることから，*ATM* 遺伝子変異が直接 T-PLL 発症に関わるわけではないとされている．

■ 形態像

白血病細胞は多くの例で（約75%）前リンパ球様の形態像を呈する 図5-6 ．前リンパ球は赤血球の2倍以上の大型細胞で，細胞質は広く顆粒を有さずやや塩基好性で，核は粗荒な核網と明瞭な核小体を有し円形〜類円形である[15]．約25%の例ではCLLのような小リンパ球の形態をとり，small cell variantと呼ばれる 図5-7 [2]．

■ 免疫マーカー

T-PLLの表面マーカーは，$CD2^+ CD3^+ CD5^+ CD7^+$で，TdTおよびCD3は陰性である．CD4/CD8に関してはCD4陽性型が多く，$CD4^+ CD8^-$が40〜60%，$CD4^+ CD8^+$が25〜40%を占め，$CD4^- CD8^+$は15%以下である[9]．$CD4^+ CD8^+$とdouble positiveになるのは成熟T細胞腫瘍では珍しく，T-PLLのみである．CD52はT-PLLでは常に高発現しており，アレムツズマブの治療標的になる[3,9]．

■ 鑑別診断

T-PLLと鑑別を要するのは，他の成熟T細胞白血病である成人T細胞白血病（ATL），Sézary症候群，T細胞性顆粒大リンパ球性白血病（T-LGLL）や，白血化T細胞性リンパ腫である．

■ 診断基準

末梢血中で$5,000/\mu L$以上のT細胞性の前リンパ球が存在する場合に診断する[16]．T細胞受容体遺伝子の再構成によるクローン性の証明や，*TCL1A*遺伝子および*MTCP1*遺伝子転座が補助診断となる．

■ 治療

T-PLLに対して現在最も効果が期待できるのは，CD52抗体製剤であるアレムツズマブである[17]．最近の報告では，全奏効率91%，完全奏効率81%とされている．細胞傷害性抗がん剤レジメンとしては，フルダラビン，ミトキサントロン，シクロフォスファミドを用いるFMC療法が

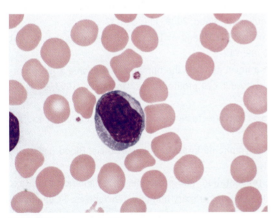

図5-6 T-PLL 細胞
白血病細胞は赤血球2個分以上の大型細胞で，細胞質は広く好塩基性に富む．核内には明瞭な核小体を有し，核網は繊細〜やや粗荒である．

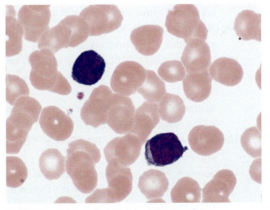

図5-7 T-PLL, small cell variant
白血病細胞は赤血球と同程度の大きさの小リンパ球である．細胞質は狭く，好塩基性である．本症例では核に切れ込みを有するが，必ずしも全例で認めるわけではない．核網は粗荒で核小体は認めない．

報告されている[18]．しかしながら，こうした抗体製剤や化学療法のみで疾患を治癒に導くことは難しく，治療で奏効が得られた若年例では同種造血幹細胞移植を検討すべきである[19, 20]．

■予後

ほとんどの T-PLL は急激な経過をたどり予後不良であるが[3, 16]，20 〜 30% の例では緩慢な経過である[21]．全体の 50% 生存期間は約 2 年である．

■予後因子

T-PLL の予後因子は，高齢（65 歳以上），胸腹水貯留，肝病変，中枢神経浸潤，巨大腫瘍，リンパ球数超高値，染色体複雑核型，TCL1A 高発現，骨髄抑制，臓器不全などが挙げられる[22]．

●文献

1) Catovsky D, Galetto J, Okos A, et al. Prolymphocytic leukaemia of B and T cell type. Lancet. 1973; 2: 232-4.
2) Matutes E, Garcia Talavera J, O'Brien M, et al. The morphological spectrum of T-prolymphocytic leukaemia. Br J Haematol. 1986; 64: 111-24.
3) Matutes E, Brito-Babapulle V, Swansbury J, et al. Clinical and laboratory features of 78 cases of T-prolymphocytic leukemia. Blood. 1991; 78: 3269-74.
4) Kameoka J, Takahashi N, Noji H, et al. T-cell prolymphocytic leukemia in Japan: is it a variant? Int J Hematol. 2012; 95: 660-7.
5) Yokohama A, Saitoh A, Nakahashi H, et al. TCL1A gene involvement in T-cell prolymphocytic leukemia in Japanese patients. Int J Hematol. 2012; 95: 77-85.
6) Kawamoto K, Miyoshi H, Yanagida E, et al. Comparison of clinicopathological characteristics between T-cell prolymphocytic leukemia and peripheral T-cell lymphoma, not otherwise specified. Eur J Haematol. 2017; 98: 459-66.
7) Tamura K, Sawada H, Izumi Y, et al. Chronic lymphocytic leukemia（CLL）is rare, but the proportion of T-CLL is high in Japan. Eur J Haematol. 2001; 67: 152-7.
8) Brito-Babapulle V, Catovsky D. Inversions and tandem translocations involving chromosome 14q11 and 14q32 in T-prolymphocytic leukemia and T-cell leukemias in patients with ataxia telangiectasia. Cancer Genet Cytogenet. 1991; 55: 1-9.
9) Herling M, Patel KA, Teitell MA, et al. High TCL1 expression and intact T-cell receptor signaling define a hyperproliferative subset of T-cell prolymphocytic leukemia. Blood. 2008; 111: 328-37.
10) Takizawa J, Suzuki R, Kuroda H, et al. Expression of the TCL1 gene at 14q32 in B-cell malignancies but not in adult T-cell leukemia. Jpn J Cancer Res. 1998; 89: 712-8.
11) Stern MH, Soulier J, Rosenzwajg M, et al. MTCP-1: a novel gene on the human chromosome Xq28 translocated to the T cell receptor alpha/delta locus in mature T cell proliferations. Oncogene. 1993; 8: 2475-83.
12) Savitsky K, Bar-Shira A, Gilad S, et al. A single ataxia telangiectasia gene with a product similar to PI-3 kinase. Science. 1995; 268: 1749-53.
13) Taylor AM, Metcalfe JA, Thick J, et al. Leukemia and lymphoma in ataxia telangiectasia. Blood. 1996; 87: 423-38.
14) Suarez F, Mahlaoui N, Canioni D, et al. Incidence, presentation, and prognosis of malignancies in ataxia-telangiectasia: a report from the French national registry of primary immune deficiencies. J Clin Oncol. 2015; 33: 202-8.
15) Herling M, Khoury JD, Washington LT, et al. A systematic approach to diagnosis of mature T-cell leukemias reveals heterogeneity among WHO categories. Blood. 2004; 104: 328-35.
16) Staber PB, Herling M, Bellido M, et al. Consensus criteria for diagnosis, staging, and treatment response assessment of T-cell prolymphocytic leukemia. Blood. 2019; 134: 1132-43.
17) Dearden CE, Khot A, Else M, et al. Alemtuzumab therapy in T-cell prolymphocytic leukemia: comparing

efficacy in a series treated intravenously and a study piloting the subcutaneous route. Blood. 2011; 118: 5799-802.

18) Hopfinger G, Busch R, Pflug N, et al. Sequential chemoimmunotherapy of fludarabine, mitoxantrone, and cyclophosphamide induction followed by alemtuzumab consolidation is effective in T-cell prolymphocytic leukemia. Cancer. 2013; 119: 2258-67.

19) Wiktor-Jedrzejczak W, Dearden C, de Wreede L, et al. Hematopoietic stem cell transplantation in T-prolymphocytic leukemia: a retrospective study from the European Group for Blood and Marrow Transplantation and the Royal Marsden Consortium. Leukemia. 2012; 26: 972-6.

20) Yamasaki S, Nitta H, Kondo E, et al. Effect of allogeneic hematopoietic cell transplantation for patients with T-prolymphocytic leukemia: a retrospective study from the Adult Lymphoma Working Group of the Japan Society for hematopoietic cell transplantation. Ann Hematol. 2019; 98: 2213-20.

21) Garand R, Goasguen J, Brizard A, et al. Indolent course as a relatively frequent presentation in T-prolymphocytic leukaemia. Groupe Français d'Hématologie Cellulaire. Br J Haematol. 1998; 103: 488-94.

22) Jain P, Aoki E, Keating M, et al. Characteristics, outcomes, prognostic factors and treatment of patients with T-cell prolymphocytic leukemia（T-PLL）. Ann Oncol. 2017; 28: 1554-9.

〈鈴木律朗〉

T 細胞性顆粒大リンパ球性白血病
T-large granular lymphocytic leukaemia

■定義

T 細胞性顆粒大リンパ球性白血病（T-large granular lymphocytic leukaemia: T-LGLL）は，細胞傷害性顆粒を有する大型リンパ球の白血病である．末梢血中で顆粒大リンパ球（LGL）絶対数 2,000/μL 以上，もしくは 50% 以上の持続的な LGL の増加が認められる場合に診断する[1]．

■病変部位

末梢血・骨髄・脾臓が基本的な病変部位である．肝浸潤（肝腫大）は時に認められるが，リンパ節病変やその他の臓器浸潤は極めて稀である[2]．こうした部位に腫瘤形成病変を認めた場合は，診断の再考を要する．

■臨床像

約 1/3 の T-LGLL は無症候性である[3,4]．約 80% の例では，好中球 1,500/μL 未満の好中球減少症を認め，20 〜 25% では 500/μL 未満の高度好中球減少症となる[1]．貧血は高頻度に認められしばしば輸血依存性となるが，少数例では完全な赤芽球癆となる例もある[5]．血小板減少や出血傾向を呈する例は少ない．

■併存症

T-LGLL は自己免疫疾患を伴うことが多い．約 20% は関節リウマチを伴うほか，全身性エリテマトーデスや Sjögren 症候群の合併が多く報告されている[6]．ポリクローナルな高ガンマグロブリン血症や，抗核抗体陽性のような免疫賦活を示す検査データ異常も多く報告されている．T-LGLL の 25% で単クローン性 B リンパ球増多症（MBL）を合併していたという報告もあるほか，5% 程度の例では血液腫瘍，殊に B 細胞リンパ腫を併存していた[7]．

533

■疫学

T-LGLL は，欧米では全リンパ系腫瘍の 5% 未満と稀な病型であるが，アジアでは 5～6% とやや頻度が高い[8,9]．SEER データベースによる年齢調整発症率は，10万人あたり 0.03 である．発症年齢の中央値は 60 歳で，多くは 45～75 歳の間である．男女差はない．

ヒト T リンパ球好性ウイルス 1 型（HTLV-1）および 2 型（HTLV-2）感染との関連が指摘されたこともあるが[10]，現在ではこれは完全に否定されている[11]．

■病因

T-LGLL に特徴的な染色体異常はないが，*STAT3* 遺伝子および *STAT5B* 遺伝子の変異を特異的に認める[12,13]．いずれの変異も C 末端に近い SH2 ドメインに集中しており，これらにより JAK-STAT 経路が活性化している．その他に，*KMT2D*，*FAS*，*PIK3R1* などの遺伝子変異が報告されているが，これらの変異の意義はまだ明らかでない[14]．

■形態像　図 5-8

末梢血における白血病細胞は，小型の顆粒リンパ球の形態をとる[15]．LGL の名称がついているが，白血病細胞が大型リンパ球であることは少ない．形態が正常の顆粒リンパ球に近いため，骨髄検査による白血病細胞の同定は困難である．骨髄検査の目的は，血球減少の原因をきたす骨髄異形成症候群の除外など他疾患の否定が主な目的である．

■免疫マーカー

T-LGLL の 90% 以上は CD8$^+$ T 細胞受容体（TCR）αβ$^+$ の表面マーカーを発現し，ほかに成熟エフェクターメモリー T 細胞マーカーである CD2$^+$ CD3$^+$ CD7$^+$ CD45RA$^+$ CD57$^+$ の表現型を有する．約 5% が CD8$^+$ TCR γδ$^+$ であり[16]，CD4$^+$ となるのは約 2% である[17]．CD5 はしばしば陰性となり，NK 細胞マーカーである CD16 や CD56 が陽性になることがあるが，その意義は不明である[18]．キラー細胞免疫グロブリン様受容体（KIR）である CD94，CD158a，CD158b，CD158e，CD161 もしばしば陽性となる．免疫染色で，細胞傷害性分子である TIA-1 や granzyme B，granzyme M も高率に陽性となる．

■鑑別診断

T-LGLL と鑑別を要するのは，反応性の CD8$^+$ T 細胞増多症のほか，NK 細胞性顆粒大リンパ

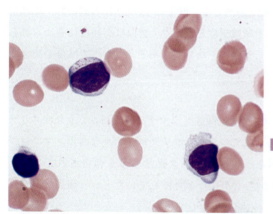

図 5-8　**T-LGLL 細胞**
白血病細胞は小リンパ球程度の小型細胞で，細胞質にはアズール顆粒を有する．LGL という名称は，厳密に言うと似つかわしくない．核網は粗荒で，核小体は認められない．

球性白血病（NK-LGLL），T 細胞性前リンパ球性白血病（T-PLL），成人 T 細胞白血病（ATL），Sézary 症候群といった T 細胞性白血病，白血化 T 細胞リンパ腫である．T 細胞受容体遺伝子の再構成や，*STAT3, STAT5B* 遺伝子の変異解析がしばしば鑑別に有効である．

■診断基準

明確な診断基準はない．末梢血中の細胞傷害性 T 細胞は 2,000/μL を超えることが多いが，少ない場合もある．T 細胞受容体遺伝子の再構成は，単クローン性のことが多いが，オリゴクローン性パターンになることもある．$CD8^+$T 細胞が優位で，CD5/CD7 の低発現や CD16 の共発現が診断の補助になることがある．

■治療および予後

腫瘍性を示すことは少なく，疾患そのものの治療は必要ないことが多い．しかしながら，随伴症状に対する治療が必要になることがあり，その多くは赤芽球癆などの輸血依存性貧血である．シクロスポリンが第1選択であるが，ステロイド，シクロフォスファミド，メトトレキサートなどが選択肢となる[18]．好中球減少，赤芽球癆の合併，*STAT3*遺伝子変異が予後不良因子である．急速進行性の T 細胞リンパ腫に進展したとする報告があるが[19]，これはそもそもの診断が T-LGLL でなかった可能性も考えられる．

●文献

1) Lamy T, Loughran TP Jr. Clinical features of large granular lymphocyte leukemia. Semin Hematol. 2003; 40: 185-95.
2) Osuji N, Matutes E, Catovsky D, et al. Histopathology of the spleen in T-cell large granular lymphocyte leukemia and T-cell prolymphocytic leukemia: a comparative review. Am J Surg Pathol. 2005; 29: 935-41.
3) Dhodapkar MV, Li CY, Lust JA, et al. Clinical spectrum of clonal proliferations of T-large granular lymphocytes: a T-cell clonopathy of undetermined significance? Blood. 1994; 84: 1620-7.
4) Bareau B, Rey J, Hamidou M, et al. Analysis of a French cohort of patients with large granular lymphocyte leukemia: a report on 229 cases. Haematologica. 2010; 95: 1534-41.
5) Handgretinger R, Geiselhart A, Moris A, et al. Pure red-cell aplasia associated with clonal expansion of granular lymphocytes expressing killer-cell inhibitory receptors. N Engl J Med. 1999; 340: 278-84.
6) Friedman J, Schattner A, Shvidel L, et al. Characterization of T-cell large granular lymphocyte leukemia associated with Sjögren's syndrome-an important but under-recognized association. Semin Arthritis Rheum. 2006; 35: 306-11.
7) Goyal T, Thakral B, Wang SA, et al. T-cell large granular lymphocytic leukemia and coexisting B-cell lymphomas: a study from the Bone Marrow Pathology Group. Am J Clin Pathol. 2018; 149: 164-71.
8) Kwong YL, Au WY, Leung AY, et al. T-cell large granular lymphocyte leukemia: an Asian perspective. Ann Hematol. 2010; 89: 331-9.
9) Shah MV, Hook CC, Call TG, et al. A population-based study of large granular lymphocyte leukemia. Blood Cancer J. 2016; 6: e455.
10) Loughran TP Jr, Coyle T, Sherman MP, et al. Detection of human T-cell leukemia/lymphoma virus, type II, in a patient with large granular lymphocyte leukemia. Blood. 1992; 80: 1116-9.
11) Pawson R, Schulz TF, Matutes E, et al. The human T-cell lymphotropic viruses types I/II are not involved in T prolymphocytic leukemia and large granular lymphocytic leukemia. Leukemia. 1997; 11: 1305-11.
12) Koskela HL, Eldfors S, Ellonen P, et al. Somatic STAT3 mutations in large granular lymphocytic leukemia. N Engl J Med. 2012; 366: 1905-13.
13) Rajala HL, Eldfors S, Kuusanmäki H, et al. Discovery of somatic STAT5b mutations in large granular lymphocytic leukemia. Blood. 2013; 121: 4541-50.
14) Cheon H, Xing JC, Moosic KB, et al. Genomic landscape of TCR$\alpha\beta$ and TCR$\gamma\delta$ T-large granular lympho-

5章 ◆ T 細胞性および NK 細胞性リンパ増殖症およびリンパ腫

cyte leukemia. Blood. 2022; 139: 3058-72.
15) Sandberg Y, Almeida J, Gonzalez M, et al. TCRgammadelta+ large granular lymphocyte leukemias reflect the spectrum of normal antigen-selected TCRgammadelta+ T-cells. Leukemia. 2006; 20: 505-13.
16) Lima M, Almeida J, Dos Anjos Teixeira M, et al. TCRalphabeta+/CD4+ large granular lymphocytosis: a new clonal T-cell lymphoproliferative disorder. Am J Pathol. 2003; 163: 763-71.
17) Yabe M, Medeiros LJ, Wang SA, et al. Distinguishing between hepatosplenic T-cell lymphoma and γδ T-cell large granular lymphocytic leukemia: a clinicopathologic, immunophenotypic, and molecular analysis. Am J Surg Pathol. 2017; 41: 82-93.
18) Lamy T, Loughran TP Jr. How I treat LGL leukemia. Blood. 2011; 117: 2764-74.
19) Matutes E, Wotherspoon AC, Parker NE, et al. Transformation of T-cell large granular lymphocyte leukaemia into a high-grade large T-cell lymphoma. Br J Haematol. 2001; 115: 801-6.

〈鈴木律朗〉

NK 細胞性顆粒大リンパ球性白血病
NK-large granular lymphocytic leukaemia

■定義

　NK 細胞性顆粒大リンパ球性白血病（NK-large granular lymphocytic leukaemia: NK-LGLL）は，末梢血中で NK 細胞が絶対数 2,000/μL 以上に増加し，他に NK 細胞増加の誘因となる原因が存在しない場合に診断する[1]．臨床経過は基本的に緩徐である．WHO 分類第 4 版までは，慢性 NK 細胞リンパ増殖性疾患（chronic lymphoproliferative disorder of NK-cell: CLPD-NK）と呼ばれており白血病という位置づけではなかった．

■病変部位

　末梢血と骨髄が基本的な病変部位である．肝脾腫やリンパ節腫大は通常きたさない．

■臨床像

　ほとんどの患者は無症状であるが，一部の患者では好中球や貧血を示す．こうした血球減少は，経過中に進行してくる場合もある．一部の NK-LGLL は，自己免疫疾患や固形腫瘍，他の血液腫瘍に伴って発症する[2]．これらの併存頻度は，T 細胞性顆粒大リンパ球性白血病（T-LGLL）ほど高くはない．

■疫学

　NK-LGLL は主に成人に発症する疾患で，発症時年齢中央値は 60 歳，性差はない．アグレッシブ NK 細胞性白血病のように，発症の人種差や地域差はない．

■病因

　不明である．サイトメガロウイルス感染などのウイルス刺激で NK-LGLL が発症するという報告もあるが[3]，それですべて説明できるわけではない．*STAT3* 遺伝子の SH2 ドメインの変異を約 30% に認める[4]．ケモカイン *CCL22* 遺伝子変異を約 20% に認めるが，これは T-LGLL では認められない変異である[5]．また，*STAT5B* 遺伝子の変異は稀である．

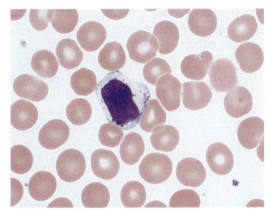

図 5-9 **NK-LGLL 細胞**
NK-LGLL で増加している細胞は，正常の LGL と類似の形態の大型リンパ球で，赤血球 2 個分以上の大きさを示す．細胞質は広く淡明で，多数のアズール顆粒を有する．核網は繊細で，核小体は明らかでない．

■形態像 図5-9
末梢血における白血病細胞は顆粒大リンパ球（LGL）の形態を示し，T-LGLL とは異なる．

■免疫マーカー
NK-LGLL の表面マーカーは sCD3⁻ cyCD3⁺ CD16⁺ で，CD56 も通常陽性である．その他の NK 細胞マーカーである CD2, CD7 も陽性で，一部は CD8 陽性である．免疫染色では，細胞傷害性分子である TIA-1 や granzyme B, granzyme M も陽性となる．

■鑑別診断
T-LGLL と鑑別を要するのは他の成熟 T 細胞白血病であるが，特に T-LGLL である．アグレッシブ NK 細胞性白血病との鑑別は，臨床経過のほか T-LGLL は Epstein-Barr ウイルス陰性である点が挙げられる．

■診断基準
末梢血中で NK 細胞 2,000/μL 以上が 6 カ月以上持続する場合に診断する．増加しているリンパ球が NK 細胞であることは，フローサイトメトリーで sCD3⁻ CD16⁺ であることにより判断する．細胞表面へのキラー細胞免疫グロブリン様受容体（KIR）の発現や，*STAT3* 遺伝子変異が補助診断となる．

■治療および予後
臨床経過は極めて緩徐で，半数以上が治療を要しない．一部の症例では自然消退する．赤芽球癆などの血球減少がある場合は，T-LGLL と同様の対応が必要になる．血球減少の存在や，主にウイルス感染症を繰り返す例では予後不良である．

●文献
1) Poullot E, Zambello R, Leblanc F, et al. Chronic natural killer lymphoproliferative disorders: characteristics of an international cohort of 70 patients. Ann Oncol. 2014; 25: 2030-5.
2) Dong N, Castillo Tokumori F, Isenalumhe L, et al. Large granular lymphocytic leukemia - a retrospective study of 319 cases. Am J Hematol. 2021; 96: 772-80.
3) Béziat V, Liu LL, Malmberg JA, et al. NK cell responses to cytomegalovirus infection lead to stable imprints in the human KIR repertoire and involve activating KIRs. Blood. 2013; 121: 2678-88.
4) Jerez A, Clemente MJ, Makishima H, et al. STAT3 mutations unify the pathogenesis of chronic lymphopro-

liferative disorders of NK cells and T-cell large granular lymphocyte leukemia. Blood. 2012; 120: 3048-57.
5) Baer C, Kimura S, Rana MS, et al. CCL22 mutations drive natural killer cell lymphoproliferative disease by deregulating microenvironmental crosstalk. Nat Genet. 2022; 54: 637-48.

〈鈴木律朗〉

成人 T 細胞白血病 / リンパ腫
Adult T-cell leukaemia/lymphoma

■定義

　成人 T 細胞白血病 / リンパ腫（adult T-cell leukemia/lymphoma: ATLL）は，ヒト T 細胞白血病ウイルス 1 型（HTLV-1）が感染した T 細胞が腫瘍化する病態である．HTLV-1 は世界でも本邦において感染者が多いため，本邦の病理医は必ず認識しておかなければならない疾患である．九州，沖縄以外の地域は感染者が相対的に低いため，診断時に HTLV-1 の抗体検査を受けていない場合がある．末梢性 T 細胞リンパ腫，特に CD4 陽性であったり白血化を伴っている場合は，ATLL の可能性を常に念頭においておく必要がある．

■疫学

　ATLL の好発地域はその原因である HTLV-1 の感染率と密接に関連している．特に西南日本，カリブ海諸国，アフリカ，中東，南米，パプアニューギニアで頻度が高い．HTLV-1 の主な感染経路は，授乳，性交渉，輸血の 3 つである．母乳栄養によって生後早期に HTLV-1 に感染した人が，長い潜伏期の後に ATLL を発症することが代表的であるが，それでも生涯発症率は 3 〜 5% 程度である[1-3]．一方，輸血や性交渉による HTLV-1 感染後の ATLL 発症は，HTLV-1 関連脊髄症（HAM）/ 熱帯性痙性対麻痺（TSP）[4]とは対照的に非常に稀である．

　発症年齢の中央値は地域によって異なる．ジャマイカでは 43 歳，アメリカでは 47 歳，ラテンアメリカでは 57 歳が中央値である[5-7]．日本における最近の疫学調査によると，ATLL の現在の年齢中央値は 68 歳で，1980 年代に報告された年齢より 10 歳高い[1,8]．

■浸潤部位

　末梢血，骨髄，リンパ節，皮膚，脾臓，肝臓，消化管，骨，肺，中枢神経系など，非常に広範な臓器が侵されうる．

■臨床像

　ATLL の臨床像と経過は非常に多様である．臓器病変のパターン，LDH/ カルシウム値，白血病細胞の割合の程度によって定義される，急性型，リンパ腫型，慢性型，くすぶり型の 4 つの臨床病型が提唱されている[9]．急性型は他の 3 つの亜型を除外することで診断される 表 5-3 ．慢性型 ATLL は，LDH 値または BUN 値が正常上限を超えるか，アルブミン値が正常下限を下回るかに基づいて，さらに予後良好型と予後不良型に分けられる[9]．ATLL の急性型，リンパ腫型，および予後不良の慢性型は，高悪性度 ATLL として一般に化学療法が必要な群として扱われ，予後良好の慢性型とくすぶり型症例は，低悪性度 ATLL として扱われる[10]．低悪性度 ATLL 患者

3節 ■ 成熟 T 細胞および NK 細胞腫瘍

表5-3 ATLL の臨床分類

	くすぶり型	慢性型	リンパ腫型	急性型
リンパ球数	<4,000/μL	≧4,000/μL	<4,000/μL	
異常リンパ球数	≧5%	＋	≦1%	＋
LDH	≦1.5N	≦2N		
補正Ca（mg/dL）	<11.0	<11.0		
腫瘍病変				
リンパ節	なし		あり	
皮膚	あってもよい			
肺	あってもよい			
肝臓	なし			
脾臓	なし			
中枢神経	なし	なし		
骨	なし	なし		
胸水	なし	なし		
腹水	なし	なし		
消化管	なし	なし		

N: 正常値上限

(Shimoyama M. Br J Haematol. 1991; 79: 428-37[16]) より改変)

の約半数は，5年以内に高悪性度 ATLL に転化する．

ATLL の患者は，全身のリンパ節腫脹，皮膚病変，肝脾腫をはじめ，さまざまな臓器，特に中枢神経系，消化管，骨，肺への浸潤による多様な臨床症状を示す[11]．また多くの患者は免疫不全を伴い，ニューモシスチス，カンジダ属，サイトメガロウイルス，糞線虫[12] による日和見感染を頻繁に起こす．後述のくすぶり型，慢性型の患者の中には，症状や徴候を伴わずに末梢血中の腫瘍細胞増加のみを示すものもある．

ATLL 患者の約半数は皮膚病変を呈し，その一部は菌状息肉症や Sézary 症候群と臨床的に区別できない[13]．皮膚病変は，patch（6.7%），plaque（26.9%），multipapular（19.3%），nodulotumoral（38.7%），erythrodermic（4.2%），purpuric（4.2%）の6種の肉眼的分類が提唱されている[13]．その中でも nodulotumoral 型は後述のリンパ腫型 ATLL に匹敵する予後不良な経過を示す[14]．

血液検査ではしばしば，花細胞と言われる異常リンパ球を伴う白血球増加，血清 LDH および可溶性インターロイキン -2受容体値の上昇，高カルシウム血症，腫瘍随伴性好中球 / 好酸球増加症が認められる．高カルシウム血症，および皮膚や消化管への浸潤は，他のリンパ腫や白血病に対して ATLL に比較的特異性の高い特徴である．

■形態像

浸潤臓器により多様性があるが，最も一般的な浸潤臓器であるリンパ節では，通常びまん性または傍皮質性の浸潤パターンを示す 図5-10a ．腫瘍細胞は小型～大型までサイズ，形態ともに多様であり，多型性（pleomorphic）と表現される 図5-10b [15]．また，10% 程度の症例はanaplastic large cell lymphoma に類似して，腫瘍の類洞浸潤や馬蹄形の核を示す hallmark cell

が認められる（anaplastic variant），図5-11a 図5-11b [16]．また古典型Hodgkinリンパ腫に類似した像を示すことがあるが，これはHodgkin Reed-Sternberg（HRS）様細胞自体にHTLV-1が感染している状態と，HRS細胞自体はしばしばEpstein-Barrウイルスが感染するB細胞で，その周囲にHTLV-1感染を伴う比較的小型の腫瘍細胞が増殖するパターンがある 図5-12c 図5-12d [17, 18]．

皮膚では，血管周囲の真皮浸潤とともに，Pautrier様の微小膿瘍を伴う表皮浸潤を示すことが多い．皮膚病変を有する患者の中には，皮下脂肪に進展した腫瘍結節を有するものもある [15]．一方，慢性型およびくすぶり型の主病変は末梢血のリンパ球増加であり，増加しているリンパ球は一般に小さく，異型性は少ない [16, 19]．

■ 免疫表現型

免疫組織化学的には，腫瘍細胞はいくつかの汎T細胞抗原（CD2，CD3，CD5）を発現するが，しばしば発現強度の低下を観察することがある 図5-10c．CD7は通常陰性である．ほとんどの症例はCD4$^+$CD8$^-$であるが，CD4$^-$CD8$^+$，二重陽性，二重陰性の症例もある [20]．CD25はほとんどの症例で発現している．腫瘍細胞はしばしばCCR4を発現し，細胞の一部は制御性T細胞のマスター転写因子であるFOXP3[21-23]を発現する 図5-10d．未分化大細胞型リンパ腫に類似する形態像の場合，通常CD30が強陽性になる 図5-11c が，ALKや細胞傷害性分子では陰性で

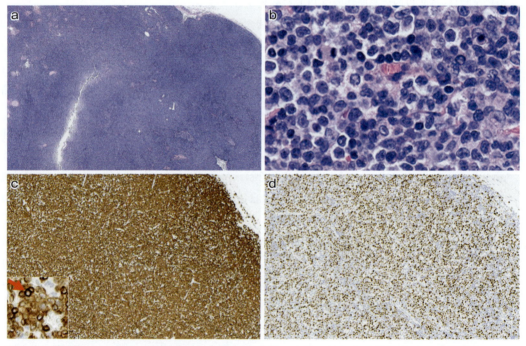

図5-10 典型的なATLLの組織像

a) リンパ節ではびまん性に腫瘍細胞が増殖している．b) 強拡大では，中型のリンパ球様細胞の増殖を認める．各腫瘍細胞は形態的に異なる，（「多型性（pleomorphic）」といわれる）．c) 腫瘍細胞はCD3陽性だが，強陽性の正常T細胞（矢印）に比べて発現が減弱していることがわかる（inset）．d) 腫瘍細胞は制御性T細胞のマーカーであるFOXP3陽性．

ある 図5-11d．

フローサイトメトリーによる評価は，病勢進行の評価に有用である．免疫組織化学で述べた免疫表現型プロファイルに加えて，CD26，CD7，CCR7，CD127，CADM1 の発現パターンは，悪性度を予測することができる．特に，CD7 の発現低下，CCR7 と CADM1 の発現上昇は，低悪性度 ATLL と比較して高悪性度 ATLL でより頻繁に観察される[24,25]．

■染色体・遺伝子

HTLV-1 ゲノムは，Tax と HBZ（HTLV-1 B-zip 蛋白質）という 2 つの重要な蛋白質をコードしており，HTLV-1 の持続性，発現，病態を制御している．Tax は転写活性化因子であり，ウイルス複製を促進し，主に NF-κB と AP-1 経路を介して T 細胞増殖に関与する細胞経路を活性化する．HBZ はまた，細胞増殖を促進し，アポトーシスを阻害し，細胞表面に TIGIT と CCR4 の発現を誘導し，感染細胞の増殖と遊走に関与する[26]．これらのウイルス関連蛋白質の発現は，ウイルス特異的細胞傷害性 T リンパ球（CTL）による免疫反応を惹起し，CTL 反応の質は宿主体内におけるウイルス量（proviral load: PVL）の重要な決定因子である．HBZ に対する *in situ* hybridization はウイルスの証明となり，しばしば診断に有用である 図5-12a 図5-12b．

ATLL を発症する段階になると，T 細胞受容体（TCR）再構成で示される優勢クローンは単一か少数である．*PLCG1*，*PRKCB*，*CARD11* の活性化変異，*CTLA4::CD28* および *ICOS::CD28*

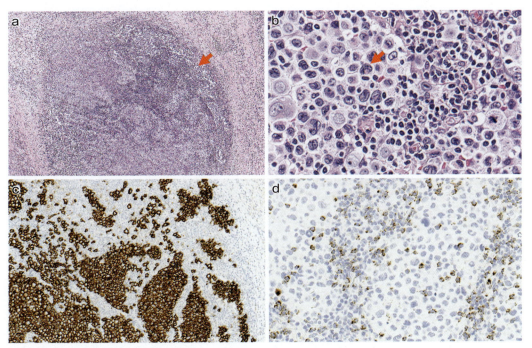

図5-11 **Anaplastic variant**
a）腫瘍細胞の浸潤によりリンパ節構造が破壊されている．腫瘍細胞がリンパ洞に浸潤していることが確認される（矢印）．b）強拡大では大型の異型細胞が増殖している．矢印で示されるように，馬蹄形の核を有し，未分化大細胞型リンパ腫に特徴的とされる hallmark cell も認められる．c）腫瘍細胞は CD30 に強陽性．d）細胞傷害性マーカーである granzyme B は腫瘍細胞には陰性．

の転座，*REL* の C 末端切断変化[27, 28]を含む，TCR/NF-κB シグナル伝達における機能獲得型遺伝子異常が代表的である．その他の遺伝子異常には，転写因子（*CIC-ATXN1*複合体の変化や*IKZF2*の遺伝子内欠失を含む），転写共調節因子（*TBL1XR1* の変化），ケモカイン受容体（*CCR4*と *CCR7*の C 末端切断変異），エピジェネティック制御因子（*ARID2* と *EP300* の変化），腫瘍抑制因子（*TP53* と *CDKN2A* の変化）が含まれる[27-30]．免疫回避に関しては，HLA-A，HLA-B の異常をはじめ，ATLL 症例の 1/4 が PD-L1 の 3'-非翻訳領域を破壊する構造変異を有し，その過剰発現につながっていることが特筆される[31]．多くの ATLL 症例は，H3K27 トリメチル化や CpG アイランド DNA ハイパーメチル化などの抑制的エピジェネティック変化の広範な蓄積を示す[28,32]．遺伝子異常の頻度とパターンは，臨床的亜型によって異なる．一般に急性型，リンパ腫型の高悪性度型でより多くの遺伝子変化がみられるが，*STAT3* 変異に関してはくすぶり型，慢性型の低悪性度型でより頻度が高い[33]．

■ 細胞起源

T 細胞．特に制御性 T 細胞との関連が指摘されている[22]．

■ 診断基準

必須項目：
- HTLV-1 キャリアに発生した成熟 T 細胞リンパ腫である

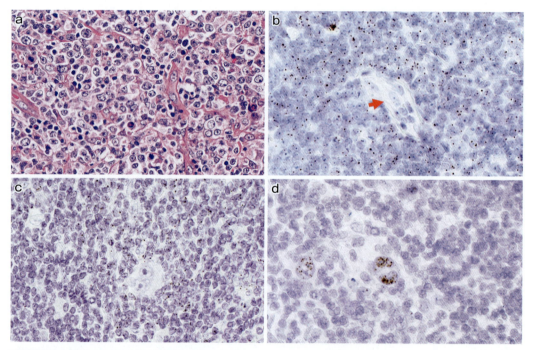

図 5-12 HBZ *in-situ* hybridization
異型細胞がびまん性に増殖している（a）が，それらの腫瘍細胞は HBZ 陽性である（b）．b の矢印で示される血管内皮は陰性であり，染色の信頼性を担保している．c, d）Hodgkin リンパ腫様の形態像を示す ATLL．HE 所見はいずれも Hodgkin リンパ腫様であるが，HTLV-1 感染細胞が周囲のリンパ球様細胞か（c），HRS 様細胞か（d）で異なる．

望ましい項目：
- 末梢血における核の切れ込みや分葉を伴う異型細胞（花細胞を含む）の証明
- 腫瘍細胞における HTLV-1 のクローナルな組み込みの証明

予後および予後因子

予後は臨床病型との相関が高い．2000 年代に日本で診断された ATLL 患者の生存期間中央値は，急性型，リンパ腫型，慢性型，くすぶり型でそれぞれ 8.3 カ月，10.6 カ月，31.5 カ月，55.0 カ月と報告されている[9]．

●文献

1) Kondo T, Kono H, Miyamoto N, et al. Age- and sex-specific cumulative rate and risk of ATLL for HTLV-I carriers. Int J Cancer. 1989; 43: 1061-4.
2) Iwanaga M, Watanabe T, Yamaguchi K. Adult T-cell leukemia: a review of epidemiological evidence. Front Microbiol. 2012; 3: 322.
3) Kaplan JE, Osame M, Kubota H, et al. The risk of development of HTLV-I-associated myelopathy/tropical spastic paraparesis among persons infected with HTLV-I. J Acquir Immune Defic Syndr(1988). 1990; 3: 1096-101.
4) Wilks R, Hanchard B, Morgan O, et al. Patterns of HTLV-I infection among family members of patients with adult T-cell leukemia/lymphoma and HTLV-I associated myelopathy/tropical spastic paraparesis. Int J Cancer. 1996; 65: 272-3.
5) Hanchard B. Adult T-cell leukemia/lymphoma in Jamaica: 1986-1995. J Acquir Immune Defic Syndr Hum Retrovirol. 1996; 13 Suppl 1: S20-5.
6) Phillips AA, Shapira I, Willim RD, et al. A critical analysis of prognostic factors in North American patients with human T-cell lymphotropic virus type-1-associated adult T-cell leukemia/lymphoma: a multicenter clinicopathologic experience and new prognostic score. Cancer. 2010; 116: 3438-46.
7) Malpica L, Enriquez DJ, Castro DA, et al. Real-world data on adult T-cell leukemia/lymphoma in Latin America: a study from the Grupo de Estudio Latinoamericano de Linfoproliferativos. JCO Glob Oncol. 2021; 7: 1151-66.
8) Ito S, Iwanaga M, Nosaka K, et al. Epidemiology of adult T-cell leukemia-lymphoma in Japan: an updated analysis, 2012-2013. Cancer Sci. 2021; 112: 4346-54.
9) Katsuya H, Ishitsuka K, Utsunomiya A, et al. Treatment and survival among 1594 patients with ATL. Blood. 2015; 126: 2570-7.
10) Tsukasaki K, Hermine O, Bazarbachi A, et al. Definition, prognostic factors, treatment, and response criteria of adult T-cell leukemia-lymphoma: a proposal from an international consensus meeting. J Clin Oncol. 2009; 27: 453-9.
11) Teshima T, Akashi K, Shibuya T, et al. Central nervous system involvement in adult T-cell leukemia/lymphoma. Cancer. 1990; 65: 327-32.
12) Suzumiya J, Marutsuka K, Nabeshima K, et al. Autopsy findings in 47 cases of adult T-cell leukemia/lymphoma in Miyazaki prefecture, Japan. Leuk Lymphoma. 1993; 11: 281-6.
13) Sawada Y, Hino R, Hama K, et al. Type of skin eruption is an independent prognostic indicator for adult T-cell leukemia/lymphoma. Blood. 2011; 117: 3961-7.
14) Tsukasaki K, Imaizumi Y, Tokura Y, et al. Meeting report on the possible proposal of an extranodal primary cutaneous variant in the lymphoma type of adult T-cell leukemia-lymphoma. J Dermatol. 2014; 41: 26-8.
15) Ohshima K. Pathological features of diseases associated with human T-cell leukemia virus type I. Cancer Sci. 2007; 98: 772-8.
16) Shimoyama M. Diagnostic criteria and classification of clinical subtypes of adult T-cell leukaemia-lymphoma. A report from the Lymphoma Study Group (1984-87). Br J Haematol. 1991; 79: 428-37.
17) Ohshima K, Suzumiya J, Kato A, et al. Clonal HTLV-I-infected CD4+ T-lymphocytes and non-clonal non-

HTLV-I-infected giant cells in incipient ATLL with Hodgkin-like histologic features. Int J Cancer. 1997; 72: 592-8.

18) Karube K, Takatori M, Sakihama S, et al. Clinicopathological features of adult T-cell leukemia/lymphoma with HTLV-1-infected Hodgkin and Reed-Sternberg-like cells. Blood Adv. 2021; 5: 198-206.

19) Jaffe ES, Blattner WA, Blayney DW, et al. The pathologic spectrum of adult T-cell leukemia/lymphoma in the United States. Human T-cell leukemia/lymphoma virus-associated lymphoid malignancies. Am J Surg Pathol. 1984; 8: 263-75.

20) Tamaki T, Karube K, Sakihama S, et al. A comprehensive study of the immunophenotype and its clinico-pathologic significance in adult T-cell leukemia/lymphoma. Mod Pathol. 2023; 36: 100169.

21) Takeshita M, Akamatsu M, Ohshima K, et al. CD30(Ki-1) expression in adult T-cell leukaemia/lymphoma is associated with distinctive immunohistological and clinical characteristics. Histopathology. 1995; 26: 539-46.

22) Karube K, Ohshima K, Tsuchiya T, et al. Expression of FoxP3, a key molecule in CD4CD25 regulatory T cells, in adult T-cell leukaemia/lymphoma cells. Br J Haematol. 2004; 126: 81-4.

23) Roncador G, Garcia JF, Garcia JF, et al. FOXP3, a selective marker for a subset of adult T-cell leukaemia/ lymphoma. Leukemia. 2005; 19: 2247-53.

24) Kagdi HH, Demontis MA, Fields PA, et al. Risk stratification of adult T-cell leukemia/lymphoma using im-munophenotyping. Cancer Med. 2017; 6: 298-309.

25) Kobayashi S, Nakano K, Watanabe E, et al. CADM1 expression and stepwise downregulation of CD7 are closely associated with clonal expansion of HTLV-I-infected cells in adult T-cell leukemia/lymphoma. Clin Cancer Res. 2014; 20: 2851-61.

26) Bangham CRM, Matsuoka M. Human T-cell leukaemia virus type 1: parasitism and pathogenesis. Philos Trans R Soc Lond B Biol Sci. 2017; 372: 20160272.

27) Kogure Y, Kameda T, Koya J, et al. Whole-genome landscape of adult T-cell leukemia/lymphoma. Blood. 2022; 139: 967-82.

28) Kataoka K, Nagata Y, Kitanaka A, et al. Integrated molecular analysis of adult T cell leukemia/lymphoma. Nat Genet. 2015; 47: 1304-15.

29) Nakagawa M, Schmitz R, Xiao W, et al. Gain-of-function CCR4 mutations in adult T cell leukemia/lympho-ma. J Exp Med. 2014; 211: 2497-505.

30) Shah UA, Chung EY, Giricz O, et al. North American ATLL has a distinct mutational and transcriptional profile and responds to epigenetic therapies. Blood. 2018; 132: 1507-18.

31) Kataoka K, Shiraishi Y, Takeda Y, et al. Aberrant PD-L1 expression through 3'-UTR disruption in multiple cancers. Nature. 2016; 534: 402-6.

32) Yamagishi M, Nakano K, Miyake A, et al. Polycomb-mediated loss of miR-31 activates NIK-dependent NF-kappaB pathway in adult T cell leukemia and other cancers. Cancer Cell. 2012; 21: 121-35.

33) Kataoka K, Iwanaga M, Yasunaga JI, et al. Prognostic relevance of integrated genetic profiling in adult T-cell leukemia/lymphoma. Blood. 2018; 131: 215-25.

〈加留部謙之輔〉

セザリー症候群
Sézary syndrome

■定義

　セザリー症候群（Sézary syndrome）は，紅皮症，全身リンパ節腫脹，末梢血に脳回状の核を
もつ Sézary 細胞と呼ばれる腫瘍細胞を認める T 細胞性の腫瘍である[1]．①末梢血で Sézary 細胞

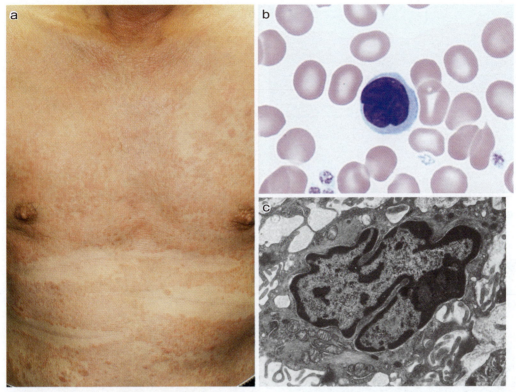

図5-13 Sézary症候群の形態像
肉眼では，全身に，紅皮症がみられ，しわに一致した部分には，皮疹がみられない（a）．末梢血，Sézary細胞，N/C比はやや高く，クロマチンは粗荒で核形不整がみられる．クロマチン網状よりリンパ系が考えられる．核形不整は核内のしわ状形成としてうかがえる（b）．電子顕微鏡では，核に，多数の不規則な陥入がみられ，細胞質の性状はほぼ成熟リンパ球のそれに相当する（c）．また，細胞質内にはグリコーゲン顆粒が散在している．

が1,000/μL以上，②CD4陽性T細胞の増加によりCD4/CD8比が10以上，③T細胞マーカーの一部の欠如（特にCD7，CD26），を1つ以上満たす必要がある．

■疫学

10万人あたり0.36人，皮膚T細胞リンパ腫の2〜3%とされ，男性に多く，特に60歳以上が主体である[2]．

■臨床像

紅皮症，全身リンパ節腫脹，末梢血の腫瘍細胞を認め，終末期にはあらゆる臓器浸潤がみられる．紅皮症を主体とし，浮腫，脱毛，苔癬化，爪の変形，掌蹠の過角化をしばしば伴う．

■形態像

紅皮症がみられ，皮膚の組織像は菌状息肉症に類似するが，菌状息肉症よりも細胞浸潤が単調で，表皮内浸潤は弱く欠如するものもみられ，非特異的な皮疹と鑑別困難な組織像が1/3の症例でみられる 図5-13．菌状息肉症と同様に浸潤細胞は，いろいろな大きさの多形性を示す細胞からなり，典型的には異型リンパ球は核濃染があり，脳回状と呼ばれる核不整が著しく，大小不同

5章 ◆ T細胞性およびNK細胞性リンパ増殖症およびリンパ腫

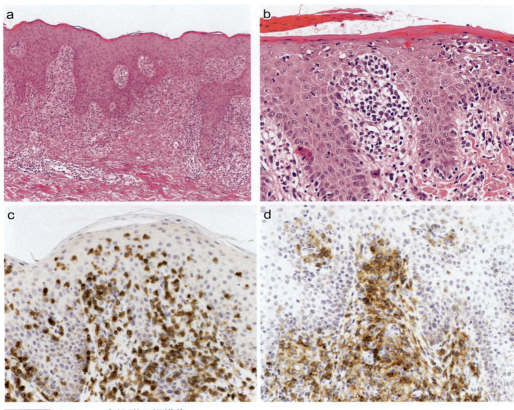

図 5-14 Sézary 症候群の組織像
真皮上層への腫瘍細胞浸潤を認め，軽度血管拡張を伴う．症例によっては，Pautrier 微小膿瘍を形成する（a）．リンパ腫細胞は，中型で，いろいろな大きさの多形性を示す細胞からなる（b）．免疫染色で，Tリンパ球マーカーのCD3陽性（c），CD4陽性（d）である．

も強い cerebriform cell と呼ばれるものがみられるとされるが，菌状息肉症より異型が目立たないことが多く，小型〜中型のリンパ腫細胞で核濃染があり，核小体は小さく複数個認め，核周がやや不規則であることが多い．リンパ球浸潤，好酸球などの炎症細胞の浸潤を種々の程度で伴う 図5-14 ．リンパ節ではリンパ節構造を破壊しながら Sézary 細胞の浸潤がみられ，骨髄浸潤がみられることもある．Sézary 細胞の典型的なものは大型（〜19μm）で，深い切れ込みを有する核をもつ．小型（7μm〜）の例もあるが，同様に深い切れ込みを有する核を有する 図5-13 ．菌状息肉症でみられる mycosis cell と本質的には同一である．

■免疫学的表現型

Sézary 細胞は，T細胞の性格をもち，$CD2^+$，$CD3^+$，$CD5^+$，T細胞受容体（TCR）$αβ^+$ であり，大多数のものはヘルパー型の $CD4^+$，$CD8^-$ をとる．$CD8^+$ のものは稀である[3] 図5-14 ．その他に cutaneous lymphocyte antigen（CLA），CCR4，CCR7 などが陽性である[4]．CD7，CD26 などは陰性のことが多い．遺伝子解析では，TCR 遺伝子βおよびγ鎖の再構成を認める．

■染色体，遺伝子異常

病型特異的な染色体異常は知られていないが，comparative genomic hybridization（CGH）で

は，1p，6q，10q，17p，19 の欠損が報告されている[5]．PLS3, DNM3, TWIST1, EPHA4 の発現の上昇，STAT4 の発現低下が言われている[6]．また，JAK/STAT 経路の遺伝子異常による STAT3 の活性化が言われている[7]．*PLCG1*，*CARD11*，*CD28*，*RLTPR* の遺伝子変異による機能更新も言われている[8]．

■細胞起源

末梢を循環するセントラルメモリー T 細胞（$CD27^+$ $CD45RA^-$ $CD45RO^+$）と考えられている．菌状息肉腫は皮膚のメモリー T 細胞と考えられている．

■診断基準

必須項目：

- 体表面積の 80% を超える紅皮症
- 単クローン性 TCR 遺伝子再構成によって定義される腫瘍性 T 細胞集団による血液浸潤の証拠
- Sézary 細胞数 $\geq 1,000/\mu L$，または CD4：CD8 比が 10 を超える $CD4^+$ T 細胞集団の増殖，または異常な表現型を伴う $CD4^+$ T 細胞集団の増殖（$CD4^+/CD7^-$ T 細胞 $\geq 40\%$ または $CD4^+/CD26^-$ T 細胞 $\geq 30\%$）．

■予後および予後因子

予後は不良で 5 年生存率は 10 ～ 20% である．死因の多くは日和見感染で，予後因子はリンパ節，末梢血の病変である[5, 9, 10]．

●文献

1) WHO Classification of Tumours Editorial Board. Haematolymphoid tumours [Internet]. Lyon（France）: International Agency for Research on Cancer; 2024.（WHO classification of tumours series, 5th ed.; vol. 11）. Available from: https://tumourclassification.iarc.who.int/chapters/63.

2) Willemze R, Jaffe ES, Burg G, et al. WHO-EORTC classification for cutaneous lymphomas. Blood. 2005; 105: 3768-85.

3) Ralfkiaer E. Immunohistological markers for the diagnosis of cutaneous lymphomas. Semin Diagn Pathol. 1991; 8: 62-72.

4) Fierro MT, Comessatti A, Quaglino P, et al. Expression pattern of chemokine receptors and chemokine release in inflammatory erythroderma and Sézary syndrome. Dermatology. 2006; 213: 284-92.

5) Mao X, Lillington DM, Czepulkowski B, et al. Molecular cytogenetic characterization of Sézary syndrome. Genes Chromosomes Cancer. 2003; 36: 250-60.

6) Hahtola S, Tuomela S, Elo L, et al. Th1 response and cytotoxicity genes are down-regulated in cutaneous T-cell lymphoma. Clin Cancer Res. 2006; 12: 4812-21.

7) Choi J, Goh G, Walradt T, et al. Genomic landscape of cutaneous T cell lymphoma. Nat Genet. 2015; 47: 1011-9.

8) Park J, Daniels J, Wartewig T, et al. Integrated genomic analyses of cutaneous T-cell lymphomas reveal the molecular bases for disease heterogeneity. Blood. 2021; 138: 1225-36.

9) Klemke CD, Mansmann U, Poenitz N, et al. Prognostic factors and prediction of prognosis by the CTCL Severity Index in mycosis fungoides and Sézary syndrome. Br J Dermatol. 2005; 153: 118-24.

10) Vonderheid EC, Pena J, Nowell P. Sézary cell counts in erythrodermic cutaneous T-cell lymphoma: implications for prognosis and staging. Leuk Lymphoma. 2006; 47: 1841-56.

〈今本鉄平，大島孝一〉

アグレッシブNK細胞白血病
Aggressive NK-cell leukaemia

■定義

アグレッシブNK細胞白血病（aggressive NK-cell leukaemia: ANKL）は，腫瘍化したNK細胞が全身性に増殖する疾患で，急激な経過をたどる．Epstein-Barrウイルス（EBV）が多くの例で腫瘍化に関与している．

■病変部位

末梢血と骨髄には腫瘍細胞が常に存在する．肝脾腫が高頻度であるが，それ以外にもいかなる臓器にも浸潤をきたす[1]．

■臨床像

多くの患者で，発熱・消耗などの臨床症状を呈する．骨髄では白血病細胞が存在するほか，血球貪食症候群を高率に合併する[1,2]．末梢血中の白血病細胞は多い場合から少ない場合までさまざまで，約1/3では20%未満である[2]．肝脾腫は高頻度で，しばしば肝障害や黄疸を伴い，初期には肝炎と判断される場合もある．リンパ節腫大を伴う場合も少なからずあるが，皮膚や鼻腔病変は少ない．重症例では，播種性血管内凝固症候群（DIC）や多臓器不全（MOF）を合併する[3,4]．

■疫学

ANKLは東アジアで多いといった人種差を有する[1,5,6]．中高年での発症が多く，年齢中央値は40歳で，発症の男女差はない．若年例では，慢性活動性EBV関連疾患後にANKLに進展することがある[7]．例外的には，NK細胞性顆粒大リンパ球性白血病（NK-LGLL）からANKLの進展例も報告されている[8,9]．

■病因

約90%の例で白血病細胞内にEBVが存在することから，EBVが発症に関与していると考えられている．しかしながら，EBVの感染率と比べて，発症が圧倒的に少ないため，それ以外の未知の要素が関与していると考えられる．染色体異常は，del(6)(q21q25)，i(7)(q10)，del(11q)が多く認められる[1,10]．アレイCGHを用いた遺伝子解析では，節外性NK/T細胞リンパ腫とは異なる異常パターンが指摘されており，ANKLでは7p，17pの欠失および1qの増幅が報告されている[11]．ゲノムワイド解析では，*PD-L1/PD-L2*遺伝子の制御異常のほか，*TP53*遺伝子変異が約30%に認められている[12]．

■形態像 図5-15

末梢血中の腫瘍細胞は，正常の顆粒大リンパ球（LGL）に類似するものから，大型で異型性が強く細胞質が好塩基性で核網や核小体が明瞭なものまでさまざまである[5]．前者をタイプ1，後者をタイプ3，その中間型をタイプ2として区別する方法もあるが，各タイプ間で臨床像に違いはない．骨髄ではこうした白血病細胞の増成に加え，血球貪食症候群を高頻度に認める．

■免疫マーカー 図5-16

ANKLの白血病細胞は，典型的にはCD2$^+$ sCD3$^-$ cyCD3e$^+$ CD5$^-$ CD7$^+$ CD16$^+$ CD56$^+$で，細

胞傷害性分子である TIA1, granzyme B, perforin も陽性となる[1,6]. CD8 や CD11b も一部の例で陽性となるが，CD57 は通常陰性である．EBV は，EBER-ISH 陽性という形で 85〜90％に認める．T 細胞受容体（TCR）の発現や，TCR 遺伝子の再構成は認めない．

■ 鑑別診断

ANKL と鑑別を要するのは，節外性 NK/T 細胞リンパ腫（ENKTL）の白血化，NK-LGLL，T 細胞性顆粒大リンパ球性白血病（T-LGLL）および肝脾 T 細胞リンパ腫，血管内 NK/T 細胞リンパ腫（IVNKTCL）が挙げられる．いずれも腫瘍細胞がアズール顆粒を有しているが，病像や臨床経過が異なる．ENKTL 以外の腫瘍は EBV 陰性である．また疾患の定義上，鼻腔病変がある場合は ANKL でなく ENKTL と診断する．

■ 血管内 NK/T 細胞リンパ腫

IVNKTCL は，WHO 分類第 5 版の他のセクションでとり上げられていないのでここで記載す

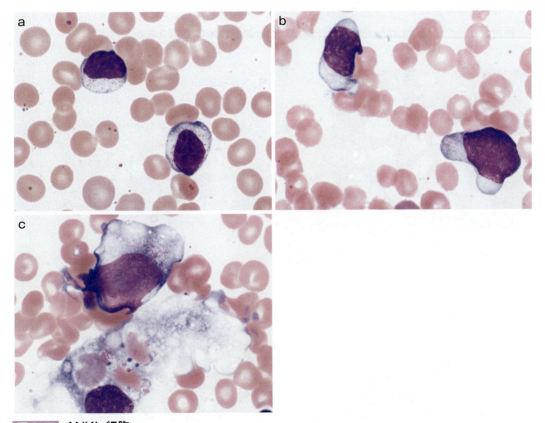

図 5-15　ANKL 細胞
白血病細胞は基本的に LGL の形態を示す．
a) タイプ 1 ANKL 細胞：正常 LGL と類似の大リンパ球で，細胞質は広く淡明，多数のアズール顆粒を有する．細胞質も核も，円形〜類円形である．
b) タイプ 2 ANKL 細胞：やや異型性が強くなり，細胞質はやや好塩基性となる．細胞質，核とも辺縁が不整形になり，偽足様の細突起を認めることもある．核網は繊細で，核小体が明瞭になる．
c) タイプ 3 ANKL 細胞：白血病細胞はかなり大型になり，異型性が強くなる．細胞質の染色性はさまざまであるが，好塩基性が強いことが多い．明瞭な核小体を有し，芽球様にみえることもある．

るが，ANKL の暫定的なサブタイプという位置づけになる[13-15]．IVLNKTCL は，ENKTL のように腫瘍を形成することはなく，皮膚や中枢神経病変が多い．EBV はほぼ全例陽性で[16]，*DDX3X* 遺伝子や *ARID1A* 遺伝子といったエピジェネティック調節因子の変異が知られている[17]．

■ 診断基準

　確立された診断基準はないが，急激に全身状態が悪化する経過をたどる血液腫瘍で，しばしば発熱を伴う場合に ANKL を疑う．全身のどこかでリンパ系細胞の増殖を認め，それが NK 細胞の免疫形質を有し，TCR の発現は認めず，TCR 遺伝子の再構成も認めない．EBER-ISH は約 90% に陽性で，しばしば血球貪食症候群を伴う．

■ 治療および予後

　ほとんどの例は急激な経過をたどり，進行性に全身状態は悪化し DIC や MOF，血球貪食症候群を発症する．50% 生存期間は 2 カ月ほどで[1,2]，診断後直ちに治療開始が必要である．アントラサイクリンを含む通常のリンパ腫治療は効果が乏しく，SMILE 療法などの L アスパラギナーゼを含む化学療法のほうが有効である．全身状態が悪い場合には，L アスパラギナーゼ単剤治療も検討する[18,19]．長期生存のためには，同種造血幹細胞移植が必要である[20,21]．

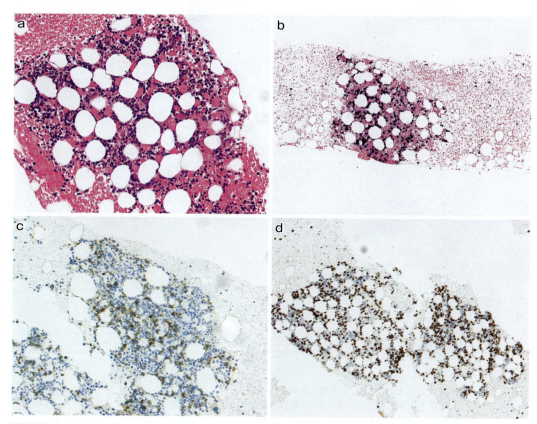

図 5-16 骨髄生検像
　a) HE 染色では核型不正な中型細胞が骨髄中に集簇して浸潤している像を認める．
　b) これらの細胞は EBER-ISH 陽性である．
　c) 白血病細胞は CD56 が陽性で，d) cyCD3e 陽性である．

●文献

1) Suzuki R, Suzumiya J, Nakamura S, et al. Aggressive natural killer-cell leukemia revisited: large granular lymphocyte leukemia of cytotoxic NK cells. Leukemia. 2004; 18: 763-70.

2) Ishida F, Ko YH, Kim WS, et al. Aggressive natural killer cell leukemia: therapeutic potential of L-asparaginase and allogeneic hematopoietic stem cell transplantation. Cancer Sci. 2012; 103: 1079-83.

3) Okuda T, Sakamoto S, Deguchi T, et al. Hemophagocytic syndrome associated with aggressive natural killer cell leukemia. Am J Hematol. 1991; 38: 321-3.

4) Mori N, Yamashita Y, Tsuzuki T, et al. Lymphomatous features of aggressive NK cell leukaemia/lymphoma with massive necrosis, haemophagocytosis and EB virus infection. Histopathology. 2000; 37: 363-71.

5) Song SY, Kim WS, Ko YH, et al. Aggressive natural killer cell leukemia: clinical features and treatment outcome. Haematologica. 2002; 87: 1343-5.

6) Li C, Tian Y, Wang J, et al. Abnormal immunophenotype provides a key diagnostic marker: a report of 29 cases of de novo aggressive natural killer cell leukemia. Transl Res. 2014; 163: 565-77.

7) Kimura H, Ito Y, Kawabe S, et al. EBV-associated T/NK-cell lymphoproliferative diseases in nonimmunocompromised hosts: prospective analysis of 108 cases. Blood. 2012; 119: 673-86.

8) Ohno T, Kanoh T, Arita Y, et al. Fulminant clonal expansion of large granular lymphocytes. Characterization of their morphology, phenotype, genotype, and function. Cancer. 1988; 62: 1918-27.

9) Ohno Y, Amakawa R, Fukuhara S, et al. Acute transformation of chronic large granular lymphocyte leukemia associated with additional chromosome abnormality. Cancer. 1989; 64: 63-7.

10) Ryder J, Wang X, Bao L, et al. Aggressive natural killer cell leukemia: report of a Chinese series and review of the literature. Int J Hematol. 2007; 85: 18-25.

11) Nakashima Y, Tagawa H, Suzuki R, et al. Genome-wide array-based comparative genomic hybridization of natural killer cell lymphoma/leukemia: different genomic alteration patterns of aggressive NK-cell leukemia and extranodal NK/T-cell lymphoma, nasal type. Genes Chromosomes Cancer. 2005; 44: 247-55.

12) Dufva O, Kankainen M, Kelkka T, et al. Aggressive natural killer-cell leukemia mutational landscape and drug profiling highlight JAK-STAT signaling as therapeutic target. Nat Commun. 2018; 9: 1567.

13) Kuo TT, Chen MJ, Kuo MC. Cutaneous intravascular NK-cell lymphoma: report of a rare variant associated with Epstein-Barr virus. Am J Surg Pathol. 2006; 30: 1197-201.

14) Cerroni L, Massone C, Kutzner H, et al. Intravascular large T-cell or NK-cell lymphoma: a rare variant of intravascular large cell lymphoma with frequent cytotoxic phenotype and association with Epstein-Barr virus infection. Am J Surg Pathol. 2008; 32: 891-8.

15) Zanelli M, Parente P, Sanguedolce F, et al. Intravascular NK/T-cell lymphoma: What we know about this diagnostically challenging, aggressive disease. Cancers (Basel). 2022; 14: 5458.

16) Bi Y, Huo Z, Liang Z, et al. Intravascular NK-cell lymphoma: a case report and review of the literature. Diagn Pathol. 2015; 10: 84.

17) Fujikura K, Yamashita D, Yoshida M, et al. Cytogenetic complexity and heterogeneity in intravascular lymphoma. J Clin Pathol. 2021; 74: 244-50.

18) Suzuki R. Treatment of advanced extranodal NK/T cell lymphoma, nasal-type and aggressive NK-cell leukemia. Int J Hematol. 2010; 92: 697-701.

19) Takahashi H, Sakai R, Hattori Y, et al. Successful disease control with L-asparaginase monotherapy for aggressive natural killer cell leukemia with severe hepatic failure. Leuk Lymphoma. 2013; 54: 662-4.

20) Hamadani M, Kanate AS, DiGilio A, et al. Allogeneic hematopoietic cell transplantation for aggressive NK cell leukemia. A Center for International Blood and Marrow Transplant Research analysis. Biol Blood Marrow Transplant. 2017; 23: 853-6.

21) Fujimoto A, Ishida F, Izutsu K, et al. Allogeneic stem cell transplantation for patients with aggressive NK-cell leukemia. Bone Marrow Transplant. 2021; 56: 347-56.

〈鈴木律朗〉

5章 ◆ T 細胞性および NK 細胞性リンパ増殖症およびリンパ腫

原発性皮膚 T 細胞リンパ増殖症およびリンパ腫
Primary cutaneous T-cell lymphoid proliferations and lymphomas

はじめに

　B 細胞リンパ腫が大部分を占める節性のリンパ腫と異なり，皮膚においては皮膚 T 細胞リンパ腫（CTCL）が大部分を占める．多様で特徴的な臨床像（発生部位，病変の形状：丘疹，斑状，結節，紅皮症，潰瘍，単発性あるいは多発性など），および病理組織像（腫瘍細胞の大きさや形態，随伴する多彩な反応性細胞浸潤，表皮向性の有無，真皮内あるいは皮下浸潤，血管中心性増殖など）を示す．

　原発性皮膚リンパ腫は，皮膚に初発し，原則的に診断時に皮膚外病変を伴わない．多くの場合長期間にわたる病勢進行後も皮膚に限局する傾向にあり，皮膚外へ進展する場合も通常進行期に起こる．

　CTCL のさまざまな病型は，病理学的特徴が重複するものが多く，その診断においては臨床像の確認が不可欠である [1,2]．CTCL の予後と治療戦略は病型ごとに大きく異なる [3]．さらに，病理組織学的，表現型，および遺伝子の変化が他の節外 T 細胞リンパ腫と同様であっても，それらの診断的，予後的および治療的な意義は著しく異なる可能性がある [4]．

　菌状息肉症は CTCL 全体の 50% 以上を占め，世界的に最も一般的な CTCL である．長い経過中に紅斑期，扁平浸潤期，腫瘤期，さらには内臓浸潤期へと連続的な進展を臨床的な特徴とし，診断には必ず臨床経過の確認を要する．病理学的には，ほとんどの症例で過分葉核を有する小〜中型の成熟 T 細胞が浸潤し，表皮向性を示す．原発性皮膚 CD30 陽性リンパ増殖性疾患（CD30[+] LPD）は，2 番目に多い CTCL であり，リンパ腫様丘疹症から原発性皮膚未分化大細胞リンパ腫（PCALCL）に至る疾患スペクトラムを示す．PCALCL は ALK の発現を欠き，予後が良好である点で全身性未分化大細胞リンパ腫とは生物学的に異なる．また CD30[+] リンパ増殖異常症は多彩な病型を含み，他の CTCL と病理組織像や免疫染色所見が重複するため，確定診断を行うためには，その臨床像を考慮することがやはり必須である．このことは予後のよい CD30[+] リンパ増殖異常症の過剰治療を避ける上で非常に重要である．

　その他の CTCL は稀であり，それぞれの病型は全 CTCL の 1% 未満である [1]．このグループには，皮下脂肪織炎様 T 細胞リンパ腫，原発性皮膚 CD8 陽性アグレッシブ表皮向性細胞傷害性 T 細胞リンパ腫，原発性皮膚 γδT 細胞リンパ腫，原発性皮膚 CD4 陽性小型 / 中型 T 細胞リンパ増殖異常症，および原発性皮膚 CD8 陽性 T 細胞リンパ増殖異常症が含まれる．WHO 分類改訂第 4 版では，これらのリンパ腫は「皮膚末梢 T 細胞リンパ腫，稀な亜型」の下にまとめられていたが，第 5 版では独立した疾患として列挙されている．原発性皮膚末梢 T 細胞リンパ腫，非特定型（primary cutaneous peripheral T-cell lymphoma, NOS）」は，他の特異的に定義された原発性皮膚 T 細胞リンパ腫の基準を満たさない症例であり，除外診断である．

● 文献
1) 　Willemze R, Cerroni L, Kempf W, et al. The 2018 update of the WHO-EORTC classification for primary cu-

taneous lymphomas. Blood. 2019; 133: 1703-14.
2) Kempf W, Mitteldorf C. Cutaneous T-cell lymphomas-an update 2021. Hematol Oncol. 2021; 39 Suppl 1: 46-51.
3) Cocks M, Porcu P, Wick MR, et al. Recent advances in cutaneous T-cell lymphoma: diagnostic and prognostic considerations. Surg Pathol Clin. 2019; 12: 783-803.
4) Quaglino P, Fava P, Pileri A, et al. Phenotypical markers, molecular mutations, and immune microenvironment as targets for new treatments in patients with mycosis fungoides and/or Sézary syndrome. J Invest Dermatol. 2021; 141: 484-95.

〈今井 裕〉

原発性皮膚 CD4 陽性小型 / 中型 T 細胞リンパ増殖異常症
Primary cutaneous CD4-positive small or medium T-cell lymphoproliferative disorder

■定義

原発性皮膚 CD4 陽性小型 / 中型 T 細胞リンパ増殖異常症（primary cutaneous CD4-positive small or medium T-cell lymphoproliferative disorder）は，孤立性の皮膚病変を形成し，小型ないし中型で多形を示す CD4 陽性 T 細胞が増生するリンパ増殖性病変で，菌状息肉症に典型的なプラークの形成は認めない．

■疫学

欧米からの報告では菌状息肉症に次いで多く，皮膚 T 細胞リンパ腫の 6 ～ 7.5% を占める[1,2]．わが国における頻度は不明である．

■浸潤部位

約半数が頭頸部領域に発生し，体幹や四肢にも認められる．

■臨床像

無症候性の赤みを帯びた孤立性結節であることが多く，潰瘍形成や疼痛は伴わず，ゆっくりと増大する．患者の大部分は男性である[1]．多発病変は極めて稀であるため，そのような場合には全身性 T 細胞リンパ腫の皮膚浸潤を除外すべきである．

■形態像 図 5-17

2 種類の形態的なパターンが知られている[3]．多いのは真皮内で結節性あるいはびまん性の増生を示し，時に皮下へも浸潤するタイプである．もう 1 つのタイプは真皮表層の帯状浸潤や付属器周囲への分布をみるものであり，菌状息肉症に類似する．いずれのタイプも表皮向性を示すことはあるが限局性であり，表皮向性が目立つ場合には菌状息肉症を考慮すべきである．大型細胞が混在することもあるが 40% を超えない[3]．毛包の破壊を伴う付属器浸潤が認められる[4]．

■免疫表現型

免疫染色では CD3$^+$，CD4$^+$，CD5$^+$，CD8$^-$，CD30$^-$ を示す[3,5]．細胞傷害性因子の発現は認められない．多数の B 細胞浸潤がみられ，時には免疫芽細胞が混在する[5]．CD4$^+$ T 細胞は PD1 や ICOS，CXCL13，BCL6 などの TFH 細胞マーカーを発現するが，CD10 は発現しない[3]．Ki-67

5章 ◆ T細胞性およびNK細胞性リンパ増殖症およびリンパ腫

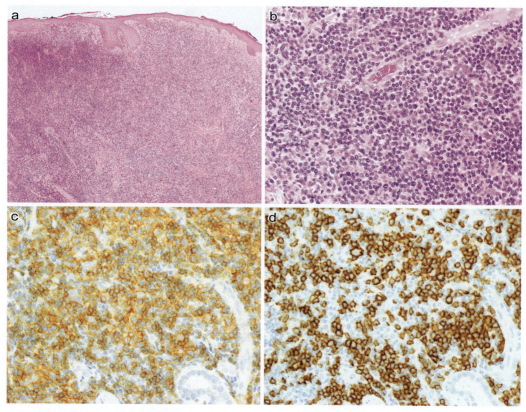

図 5-17 原発性皮膚 CD4 陽性小型 / 中型 T 細胞リンパ増殖異常症
a）真皮全層性に腫瘍細胞がびまん性に浸潤している．
b）腫瘍細胞は小型ないし中型で単調．
c）CD4 染色．腫瘍細胞は CD4 陽性を示す．
d）CD20 染色．腫瘍組織中に B 細胞が多数浸潤しており，B 細胞リンパ腫との鑑別を要する．

labeling index は低いことが多いが（〜 25%），稀に 40% に達することもある[6]．

■染色体・遺伝子

T 細胞受容体遺伝子の再構成が認められる．B 細胞クローンが共存することもある．

■細胞起源

TFH 細胞と B 細胞の両方の動員を誘導する抗原刺激に対する生体反応の可能性がある[7]．

■診断基準

必須項目：
- 無症候性の孤立性皮膚病変
- 2 つの構造パターン（結節性および / またはびまん性 vs 帯状）
- B 細胞成分と混合した CD4 陽性小型または中型多形性 T 細胞が優位
- TFH 細胞表現型：非定型細胞による強い PD1 発現[+/−] ICOS，BCL6，CXCL13 発現，ただし CD10 は陰性

望ましい項目：

- 病変の局在: 頭頸部＞体幹＞四肢
- 付属器向性
- リンパ濾胞の欠如
- 散在する反応性細胞: CD8 陽性 T 細胞，CD30 陽性細胞，形質細胞，好酸球，組織球

■予後および予後因子

　予後は良好で，局所のステロイド治療，あるいは局所切除や放射線照射で治癒する．局所再発や遠隔再発は稀であり，二次性リンパ腫の長期的リスクはない[8]．しばしば生検後の自然退縮が認められる[3]．

●文献

1) Dobos G, de Masson A, Ram-Wolff C, et al. Epidemiological changes in cutaneous lymphomas: an analysis of 8593 patients from the French Cutaneous Lymphoma Registry. Br J Dermatol. 2021; 184: 1059-67.
2) Willemze R, Cerroni L, Kempf W, et al. The 2018 update of the WHO-EORTC classification for primary cutaneous lymphomas. Blood. 2019; 133: 1703-14.
3) Beltzung F, Ortonne N, Pelletier L, et al. Primary cutaneous CD4+ small/medium T-cell lymphoproliferative disorders: a clinical, pathologic, and molecular study of 60 cases presenting with a single lesion: a multicenter study of the French cutaneous lymphoma study group. Am J Surg Pathol. 2020; 44: 862-72.
4) González YCP, Velasco MDML, Recuero JLD, et al. Adnexotropism as a histopathological clue for the diagnosis of primary cutaneous CD4＋ small/medium-sized T-cell lymphoproliferative disorder. Am J Dermatopathol. 2020; 42: 383-4.
5) Bakr F, Wain EM, Wong S, et al. Prominent blasts in primary cutaneous CD4+ small/medium T-cell lymphoproliferative disorder. A reconsideration of diagnostic criteria. Am J Dermatopathol. 2021; 43: e190-6.
6) Takei I, Kawai K, Nakajima M, et al. Primary cutaneous CD4＋ small/medium T-cell lymphoproliferative disorder with high Ki-67 proliferation index. J Dermatol. 2021; 48: e212-4.
7) Bakr F, Wain EM, Barlow R, et al. primary cutaneous CD4+ small/medium T-cell lymphoproliferative disorder or primary cutaneous marginal zone B-cell lymphoma? Two distinct entities with overlapping histopathological features. Am J Dermatopathol. 2021; 43: e204-12.
8) Besch-Stokes JG, Costello CM, Severson KJ, et al. Primary cutaneous CD4+ small/medium T-cell lymphoproliferative disorder: diagnosis and management. J Am Acad Dermatol. 2022; 86: 1167-9.

〈今井　裕〉

原発性皮膚末端性 CD8 陽性 T 細胞リンパ増殖異常症
Primary cutaneous acral CD8-positive lymphoproliferative disorder

■定義

　原発性皮膚末端性 CD8 陽性 T 細胞リンパ増殖異常症（primary cutaneous acral CD8-positive lymphoproliferative disorder）は，CD8 陽性で細胞傷害性因子陽性を示す中型腫瘍細胞が増殖する T 細胞性腫瘍で，真皮に病変を形成し，表皮向性を示さない．耳介や鼻などの体表の先端部位に発生する．

■疫学

　非常に稀な腫瘍であり，原発性皮膚リンパ腫全体の 1% 未満である[1]．成人男性に多い[2]．小児

5章 ◆ T細胞性およびNK細胞性リンパ増殖症およびリンパ腫

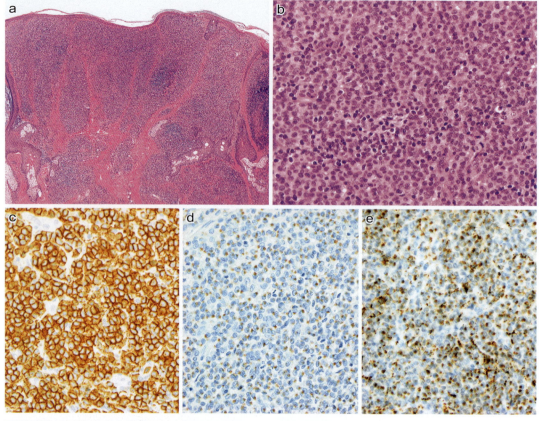

図 5-18 原発性皮膚末端性CD8陽性T細胞リンパ増殖異常症
a) 真皮全層性に腫瘍細胞がびまん性に浸潤している.
b) 腫瘍細胞は小型ないし中型で単調.
c) CD8染色. 腫瘍細胞はCD8陽性を示す.
d) TIA1染色. TIA1などの細胞傷害性分子が陽性を示す.
e) CD68染色（PGM1）. 腫瘍細胞のGolgi野に陽性像を認める.

例は報告されていない.

■浸潤部位
耳介が最も多く, 他に鼻, 手足といった体表の末端部位に好発する[2]. 稀に眼瞼, 体幹, 生殖器, 下肢などに発生した症例が報告されている.

■臨床像
赤みを伴った単発の丘疹ないし結節を形成し, 数週から数カ月をかけてゆっくりと増大する. 稀に, 多発性または両側性病変を形成する.

■形態像 図5-18
真皮内で核型の不整な中型腫瘍細胞がびまん性単調, 密に増生する. 腫瘍細胞は核型の不整や切れ込みを伴う. 形質細胞や組織球, 多核白血球の浸潤はほとんど認められない. 稀に血管周囲のパターンが観察される. 通常表皮向性は示さず, Grenz zoneが形成されるが, ごくわずかな表皮向性や毛包向性がみられることがある.

■免疫表現型

　免疫染色では $CD3^+$，$CD4^-$，$CD8^+$，$CD30^-$，$CD56^-$，$CD99^+$ を示し，1つ以上の汎 T 細胞マーカー（CD2，CD5，CD7）の消失または減弱が多くの症例で認められる[3]．細胞傷害性表現型を示し，TIA1 の発現を伴うが，granzyme B および perforin は通常陰性である．特徴的なのは CD68 が Golgi 野にドット状陽性を示すことである[4]．濾胞ヘルパー T 細胞マーカーは常に陰性である．MIB1 標識率は一般的に低い（10% 未満）が，高い増殖能を示す症例も報告されている[5]．

■染色体・遺伝子

　ほぼすべての症例で T 細胞受容体（TCR）遺伝子の再構成を認める．

■細胞起源

　皮膚 CD8 陽性 T 細胞に由来する．

■診断基準

必須項目：

- 異型性を有する小型～中型の CD8 陽性細胞傷害性 T 細胞の増生
- 主に真皮の非表皮向性浸潤
- 典型的な臨床所見で末端部位の孤立性結節が最も一般的
- 診断時に皮膚外病変は認めない

望ましい項目：

- 特徴的な CD68 の腫瘍細胞 Golgi 野にドット様発現
- TCR 遺伝子のモノクローナル再構成
- 免疫不全がなく，EBV は常に陰性

■予後および予後因子

　予後は良好で，外科的切除または局所放射線治療で治癒する[6]．

●文献

1) Willemze R, Cerroni L, Kempf W, et al. The 2018 update of the WHO-EORTC classification for primary cutaneous lymphomas. Blood. 2019; 133: 1703-14.

2) Kluk J, Kai A, Koch D, et al. Indolent CD8-positive lymphoid proliferation of acral sites: three further cases of a rare entity and an update on a unique patient. J Cutan Pathol. 2016; 43: 125-36.

3) Virmani P, Jawed S, Myskowski PL, et al. Long-term follow-up and management of small and medium-sized CD4+ T cell lymphoma and CD8+ lymphoid proliferations of acral sites: a multicenter experience. Int J Dermatol. 2016; 55: 1248-54.

4) Wobser M, Roth S, Reinartz T, et al. CD68 expression is a discriminative feature of indolent cutaneous CD8-positive lymphoid proliferation and distinguishes this lymphoma subtype from other CD8-positive cutaneous lymphomas. Br J Dermatol. 2015; 172: 1573-80.

5) Swick BL, Baum CL, Venkat AP, et al. Indolent CD8+ lymphoid proliferation of the ear: report of two cases and review of the literature. J Cutan Pathol. 2011; 38: 209-15.

6) Kempf W, Petrella T, Willemze R, et al. Clinical, histopathological and prognostic features of primary cutaneous acral CD8+ T-cell lymphoma and other dermal CD8+ cutaneous lymphoproliferations: results of an EORTC Cutaneous Lymphoma Group workshop. Br J Dermatol. 2022; 186: 887-97.

〈今井　裕〉

5章 ◆ T細胞性およびNK細胞性リンパ増殖症およびリンパ腫

菌状息肉腫
Mycosis fungoides

■定義

　菌状息肉症（mycosis fungoides: MF）は皮膚，特に真皮乳頭層浸潤にあるクローナルな小型〜中型の成熟T細胞よりなる皮膚のT細胞リンパ腫である．紅斑期，扁平浸潤期から，腫瘤期へと進展する古典型か，パジェット様細網症（Pagetoid reticulosis），毛嚢粘液症を伴う菌状息肉症（MF associated follicular mucinosis）や肉芽腫様弛緩皮膚（granulomatous slack skin）の亜型がある[1]．

■疫学

　MFは，皮膚のT細胞リンパ腫の50%を占めるが，非Hodgkinリンパ腫の0.5%以下，発生頻度は10万人あたり0.29〜0.58とされている．成人，高年齢層に多く，男女比は2：1とされている．ヒスパニック，黒人より白人に多く，稀ではあるが，小児や若年成人の報告もある[1-3]．

■臨床像

　大多数は成人で，高年齢層で，病悩期間は非常に長く，経過も数年〜数十年とゆっくりである．典型的な古典型の場合，紅斑期，扁平浸潤期から，腫瘤期へと進展する．さらには全身臓器へと浸潤する[4]．

■形態像

　各病期を 表5-4 に示す．浸潤細胞は，いろいろな大きさの多形性を示す細胞からなり，異型リンパ球は核濃染があり，大型のものは，脳回様と呼ばれ，核不整が著しく，大小不同も強い．中型のリンパ腫細胞でも，クロマチンはやや粗剛，核小体は小さく複数個認める． 表5-5 にリンパ節浸潤のグレードを示す[5]．

- 紅斑期：紅斑期では，小型あるいは中型の異型リンパ球の表皮内浸潤，Pautrier微小膿瘍，乳頭層を主体とする帯状のリンパ球浸潤がみられる．軽度の異型を示す大型の細胞が少数混在するが，核分裂像は稀である．また，組織球，好酸球，形質細胞を伴うことがある．さらに紅斑期でも初期の場合は非特異的な皮膚病変のみを示すこともあり，この時は，真皮上層の小血管

表5-4 菌状息肉腫，Sézary症候群の病期

ステージⅠ	皮膚に病変は限局し，紅斑もしくは丘疹で10%以下（ステージⅠA）か10%以上（ステージⅡB）で，リンパ節，節外病変はない
ステージⅡ	皮膚の病変は紅斑，丘疹もしくは扁平浸潤でN1かN2のリンパ節病変を伴う（ステージⅡA）か皮膚に1個かそれ以上の腫瘤（1cm以上）を伴う（ステージⅡB）
ステージⅢ	皮膚の病変は紅皮症で全身の89%以上，リンパ節病変はないか初期のN1〜N2で末梢血には異常リンパ球はないか少数である（Sézary細胞は末消血リンパ球の5%以下）（ステージⅢA）か，5%より多い（ステージⅢB）
ステージⅣ	末梢血には異常リンパ球が多数である（Sézary細胞は1,000/mL以上）（ステージⅣA1）もしくは明らかなリンパ節浸潤（N3）（ステージⅣA2）か内臓浸潤（M1）（ステージⅣB）を伴う

＊N1〜3は 表5-5 を参照．

558

3節 ■ 成熟T細胞およびNK細胞腫瘍

表 5-5 菌状息肉腫のリンパ節浸潤のグレード

	組織像
N1（LN0-2） No involvement	皮膚性リンパ節症でcerebriform lymphocytesが散在性に存在するかもしれないが，集簇はみられない．LN0: 異型リンパ球はみられない．LN1: 時として異型リンパ球が単独でみられる．LN2: 異型リンパ球の集簇（3～6個）がみられる．
N2（LN3） Early involvement	リンパ節構造は保たれ，傍皮質領域の一部に異型なcerebriform lymphocytesが集簇性にみられる（LN3）．
N3（LN4） Massive involvement	リンパ節構造は一部もしくはすべてなくなり，びまん性に異型リンパ球の浸潤を認める（LN4）．

N1～N3: EORTC分類，LN0～LN4: NCI分類

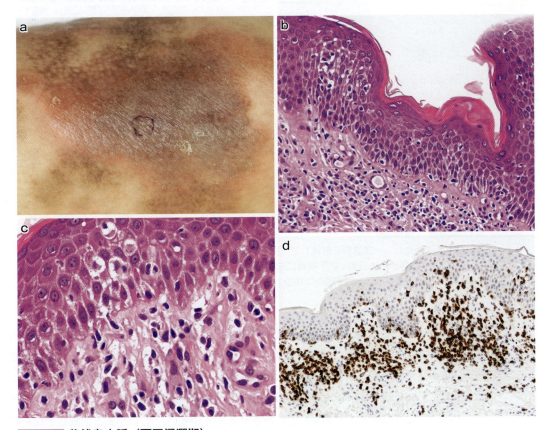

図 5-19 菌状息肉腫（扁平浸潤期）
肉眼で，色素沈着，扁平な浸潤性の皮疹がみられる（a）．組織像では，リンパ球の表皮内浸潤が軽度にみられ（b），腫瘍細胞は，中型で細胞異型も軽度である（c）．免疫染色でCD3陽性である（d）．

周囲のリンパ球浸潤のみで，表皮内浸潤を示すことは稀である．この時期のリンパ節は腫大していたとしても，組織学的には，異型リンパ球をみつけることは不可能で，反応性の皮膚病性リンパ節症であることがほとんどである．

- 扁平浸潤期 図 5-19：扁平浸潤期では，リンパ球の表皮内浸潤が著明になり，多数のPautrier微小膿瘍がみられる．表皮下にも異型リンパ球の浸潤が著しく帯状浸潤の形をとる．異型リン

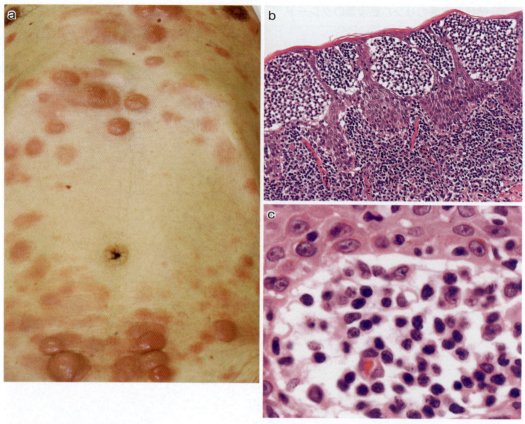

図 5-20 菌状息肉腫（腫瘤期）
局面が扁平に隆起し，一部腫瘤を形成して，扁平浸潤期と腫瘤期の局面が混在している（a）．多数の Pautrier 微小膿瘍が認められ，皮下組織にまで及び，びまん性の腫瘍細胞の浸潤がみられる（b）．Pautrier 微小膿瘍を形成し，浸潤細胞は中型および大型で，核不整が著しく，大小不同も強い（c）．

パ球は核濃染があり，脳回様と呼ばれる核不整が著しく，大小不同も強い．中型および大型の異型リンパ球の混在も多くなり，核分裂像も多く，腫瘍性の診断は比較的容易である．炎症細胞浸潤を伴うこともある．この時期のリンパ節でも，病理組織学的にはリンパ腫と診断できないことが多く，紅斑期のリンパ節と同様，反応性の皮膚病性リンパ節症もしくは非特異的な反応性リンパ節炎（皮膚病性リンパ節症）と診断されることが多い．リンパ節の T 細胞領域が拡大し，その中に異型リンパ球の浸潤巣が認められることがある．また，浸潤細胞が多いと，遺伝子解析により，リンパ節材料より，T 細胞受容体（TCR）遺伝子の再構成がみつかる．また，この再構成は皮膚と同様のものである．

- 腫瘤期 図 5-20：腫瘤期では，一般的に表皮向性がさらに強く，多数の Pautrier 微小膿瘍が認められる．表皮向性が認められなくなる場合もある．表皮下浸潤は帯状リンパ球浸潤というよりは皮下組織にまで及ぶ．浸潤細胞の大多数は中型および大型の異型リンパ球で占められ，表皮に近い部分では核小体の大きな大型細胞や多核巨細胞が出現することがある．
- 内臓浸潤期：内臓浸潤期などの進行期の病変では表皮向性が認められなくなることもある．ま

3節 ■ 成熟T細胞およびNK細胞腫瘍

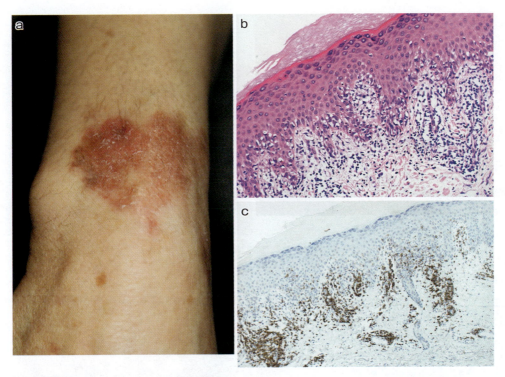

図 5-21 ■ 菌状息肉腫, Paget 様細網症
肉眼では, やや盛り上がりをみる局面がみられ (a), 組織像では, 表皮に網目状の腫瘍細胞浸潤が認められる (b). 腫瘍細胞は CD3 陽性であり, 表皮内の腫瘍細胞も陽性である (c).

た, リンパ球浸潤は皮膚では真皮, 皮下組織のみならず筋組織に及ぶこともある. 浸潤細胞は, 小型, 中型および大型の異型細胞が混在した型や, 中型および大型異型細胞を中心としたものまで多岐にわたる.

リンパ節病変では, 多くは皮膚病性リンパ節症を示す. 初期の MF の浸潤は診断が困難で, フローサイトメトリーや TCR 遺伝子の再構成の検索も必要となる. その後は, T 細胞領域の拡大が顕著になり, リンパ節の基本構造は消失し, びまん性に皮膚と同様の異型リンパ球の増殖が認められ, リンパ腫の診断も病理組織学的にも容易になる[6].

組織学的な形質転換は大型細胞が 25% 以上占めることと定義され, 主として腫瘍期以降にみられ, 大型細胞の一部は CD30 陽性となる.

類縁疾患

MF の古典型以外に臨床的に他の型が報告されているが, 組織的には, MF と類似している. Paget 様細網症 図 5-21, 毛包向性 MF (毛嚢粘液症を伴う MF), 肉芽腫様弛緩皮膚 (granulomatous slack skin) がある 図 5-22 [4].

- Paget 様細網症: 肉眼は, 乾癬様, Bowen 様, Paget 病様で, 角化性紅色局面を伴い, 組織像は, 表皮内に特に下層に病変がみられ, halo を伴う異型リンパ球浸潤がみられる. また Paget 病様の胞巣を伴う.

5章 ◆ T細胞性およびNK細胞性リンパ増殖症およびリンパ腫

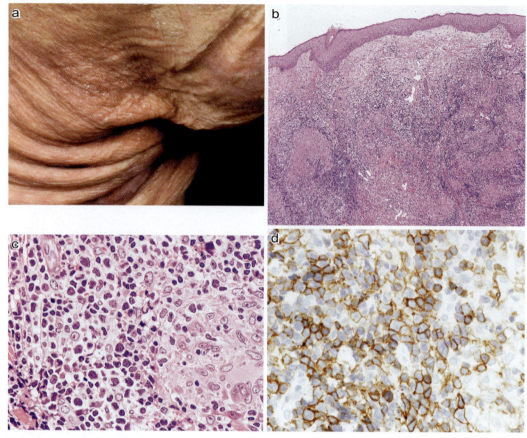

図 5-22 肉芽腫様弛緩皮膚
肉眼では，下肢の皺壁に沿って弛緩性の腫瘤がみられる（a）．組織像では，皮下に病変がみられ（b），類上皮細胞を伴い，中型〜大型のリンパ腫細胞の増生がみられる(c)．腫瘍細胞はCD3陽性である(d)．

- 毛包向性 MF：肉眼は，表皮向性は少なく，丘疹が主体で，毛包に浸潤を認める．MFと同様，腫瘤，さらに皮膚外病変となることもある．組織像は，表皮への浸潤は乏しく，毛包周囲に小型，中型リンパ球浸潤が主体で，ムチン沈着が 50〜70% でみられる．
- 肉芽腫様弛緩皮膚：肉眼は，表面萎縮性で懸垂性の弛緩皮膚を認める．組織像は，真皮全層に病変がみられ，小型，中型リンパ球浸潤が主体で，時に脳回様細胞，多核巨細胞を伴う肉芽腫を伴う．

■ 免疫表現型

腫瘍細胞は，T細胞の表現型をもち，$CD2^+$，$CD3^+$，$CD5^+$，$CD45RO^+$ TCR $\alpha\beta$ であり，大多数（95%以上）はヘルパー型の $CD4^+$，$CD8^-$ をとる．一部にサプレッサー型の $CD4^-$，$CD8^+$ のものもみられる．また，ごく稀に $CD4^+$，$CD8^+$ のものも存在する[2]．その他に接着分子であるLFA1, ICAM1, CD44, VLA4 などが陽性である[7]．皮膚のホーミングに関するCLA (cutaneous lymphocyte antigen) がほとんどの症例で陽性となる[8]．CCR4 も陽性になり，PD1 も陽性になるが他の TFH (follicular helper T) 細胞のマーカーは稀である．CD15, CD30, CD74 が陽性

になることがあるが，MF の腫瘍細胞が大細胞型リンパ腫に形質転換したときによくみられる．また，CD7，CD25，CD45RA などは陰性のことが多い．

■染色体，遺伝子

遺伝子解析では，TCR 遺伝子βおよびγ鎖の再構成を認める．STAT3 の活性化，CDKN2A（p16INK4a）の不活性化が言われていて，病期の進行に関係しているとされている[9]．

メチル化関連のシグナルがみられることがあり，例えば DNMT3A の遺伝子に変異や欠損がある[10]．

■細胞起源

皮膚にホーミングする CD4 細胞に由来する．

■診断基準

ステージ I〜II（表 5-4）MF の必須項目：
- 持続性および / または進行性の斑点およびプラークの存在（特に日光から保護された部位）
- 主に表皮に高染色性で高回旋状の（脳回状）核をもつ小型〜中型の異型 T 細胞の存在

ステージ III〜IV（表 5-4）MF の必須項目：
- MF に特徴的な組織学的特徴を伴う同時発生または先行する斑点およびプラークの証拠

望ましい項目：
- 汎 T 細胞抗原の消失
- 診断困難な症例では皮膚生検で単クローン性 TCR 遺伝子の再構成が示される

■予後および予後因子

病変が限局している場合，予後を左右することはないが，病期が進展すると予後は不良で，特に腫瘤期，皮膚外への進展があると予後は悪く，60 歳以上，乳酸脱水素酵素（LDH）の上昇は予後不良因子となる[11, 12]．毛包への浸潤は予後不良とされ，組織学的進展は大型細胞が 25% の時を言い，進展の兆しと考えられている[13]．

●文献

1) WHO Classification of Tumours Editorial Board. Haematolymphoid tumours [Internet]. Lyon (France): International Agency for Research on Cancer; 2024. (WHO classification of tumours series, 5th ed.; vol. 11). Available from: https://tumourclassification.iarc.who.int/chapters/63.
2) Kim YH, Hoppe RT. Mycosis fungoides and the Sézary syndrome. Semin Oncol. 1999; 26: 276-89.
3) Willemze R, Jaffe ES, Burg G, et al. WHO-EORTC classification for cutaneous lymphomas. Blood. 2005; 105: 3768-85.
4) Willemze R, Kerl H, Sterry W, et al. EORTO classification for primary cutaneous lymphomas: a proposal from the European Organization for Research and Treatment of Cancer. Blood. 1997; 90: 354-71.
5) Colby TV, Burke JS, Hoppe RT. Lymph node biopsy in mycosis fungoides. Cancer. 1981; 47: 351-9.
6) Warnke RA, Weiss LM, Chan JKC, et al. Tumors of the lymph nodes and spleen. In: Atlas of tumor pathology, 3rd ed. AFIP; 1994; 245-58.
7) Ralfkiaer E. Immunohistological markers for the diagnosis of cutaneous lymphomas. Semin Diagn Pathol. 1991; 8: 62-72.
8) Vermeer MH, Geelen FA, Kummer JA, et al. Expression of cytotoxic proteins by neoplastic T cells in mycosis fungoides increases with progression from plaque stage to tumor stage disease. Am J Pathol. 1999; 154: 1203-10.
9) Scarisbrick JJ, Woolford AJ, Russell-Jones R, et al. Loss of heterozygosity on 10q and microsatellite insta-

bility in advanced stages of primary cutaneous T-cell lymphoma and possible association with homozygous deletion of PTEN. Blood. 2000; 95: 2937-42.

10) Phyo ZH, Shanbhag S, Rozati S. Update on biology of cutaneous T-cell lymphoma. Front Oncol. 2020; 10: 765.

11) van Doorn R, Van Haselen CW, Voorst Vader PC, et al. Mycosis fungoides: disease evolution and prognosis of 309 Dutch patients. Arch Dermatol. 2000; 136: 504-10,

12) Diamandidou E, Colome M, Fayad L, et al. Prognostic factor analysis in mycosis fungoides/Sézary syndrome. J Am Acad Dermatol. 1999; 40(6 Pt 1) : 914-24.

13) Cerroni L, Rieger E, Hodl S, et al. Clinicopathologic and immunologic features associated with transformation of mycosis fungoides to large-cell lymphoma. Am J Surg Pathol. 1992; 16: 543-52.

〈武藤礼治，大島孝一〉

原発性皮膚 CD30 陽性 T 細胞リンパ増殖異常症：リンパ腫様丘疹症
Primary cutaneous CD30-positive T-cell lymphoproliferative disorders: Lymphomatoid papulosis

■定義

原発性皮膚 CD30 陽性 T 細胞リンパ増殖異常症（primary cutaneous CD30-positive T-cell lymphoproliferative disorders）はリンパ腫様丘疹症（lymphomatoid papulosis: LyP）と原発性皮膚未分化大細胞型リンパ腫（primary cutaneous anaplastic large cell lymphoma: C-ALCL）を含む疾患概念である．両者の鑑別には，臨床像と経過が非常に重要である．症例によっては，どちらの診断名にしたほうがよいかわかりにくいことがあり，ボーダーラインケース（borderline cases）と呼ばれる．

LyP は組織学的にはリンパ腫としての悪性像を示すが，臨床的には慢性的に丘疹，結節が再発と自然消退を繰り返す疾患として 1968 年に記載された[1]．

■疫学

日本皮膚悪性腫瘍学会の疫学調査によると，本邦における年間新規発症は 15 ～ 20 例であるが，診断が確定していない症例も多いと思われる[2]．診断時年齢の中央値は 50 ～ 60 歳であるが，小児例の報告もある．欧米での発症時年齢は 35 ～ 45 歳ともう少し若い[3]．男女比は欧米では男性に多いが，日本では報告年によって異なる．

■浸潤部位

LyP は四肢や体幹に病変を生じ，稀に粘膜にも生じる．リンパ節や内臓に病変が生じることはない．

■臨床像

四肢や体幹に左右対称性に分布する長径 2 cm 程度までの丘疹，結節を生じる．時に潰瘍を形成または痂皮化し，自然消退することを繰り返し，新旧の皮疹が混在する．個疹の出現から消退までは 3 週～ 3 カ月である．菌状息肉症（MF）など他のリンパ腫に合併することが知られているが，MF に合併した場合に大細胞転化（large cell transformation）との区別は明確ではない．

形態像

極めて多彩な組織像を呈する．組織学的にいくつかのサブタイプが提唱されており，CD30 陽性の大型異型細胞が小型の反応性リンパ球や好中球とともに浸潤する type A 図 5-23a，小型の核にくびれをもつ細胞が表皮向性を示して MF と類似の組織を示す type B，大型異型細胞がシート状に浸潤して病理組織像だけでは C-ALCL と区別がつかない type C，腫瘍細胞の表皮向性が極めて強く，原発性皮膚 CD8 陽性急速進行性表皮向性細胞傷害性 T 細胞リンパ腫と類似の組織を示す type D 図 5-23b，腫瘍細胞の血管侵襲を伴う type E に分類される．また，表皮内では小型～中型，真皮では中型～大型の細胞を呈し，染色体 6p25.3 の *DUSP22* 遺伝子の転座を有する亜型も提唱されている[4]．この中では type A が最も多い．組織像だけでは LyP の診断をつけるのは困難であり，また組織学的サブタイプは治療や予後には関係がない．1 人の患者でも複数の type の組織像を同時に，あるいは経時的に呈することがある．

免疫表現型

組織学的サブタイプの A～C は CD4 陽性，D, E では CD8 陽性となることが多い．CD30 は type C ではびまん性に陽性で，type B では陰性のこともある．TIA-1 や CD56 などを発現することもある．

染色体・遺伝子

多くの症例で T 細胞受容体（TCR）遺伝子再構成が陽性であり，T 細胞のクローナルな増殖であることが証明される．前額部に好発し，表皮内と真皮内で細胞の大きさが異なる特殊な亜型以外は *DUSP22* 遺伝子の転座は認めない．

細胞起源

皮膚に浸潤する活性化 T 細胞に由来する．

診断基準

必須項目：
- CD30 および T 細胞マーカーの発現を伴う，主に中型の異型リンパ球の浸潤，およびさまざまな炎症背景

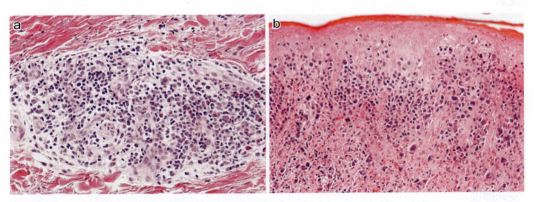

図 5-23 リンパ腫様丘疹症の組織像（HE 染色）
a）真皮内血管周囲に小型リンパ球に混じって大型異型細胞を認める（type A）．
b）中型～大型の異型リンパ球が表皮内に密に浸潤している（type D）．

5章 ◆ T細胞性およびNK細胞性リンパ増殖症およびリンパ腫

- 臨床所見は増悪と退縮を繰り返す丘疹結節性皮膚病変
- 数週間から数カ月以内に自然消退
- 臨床病理学的相関により他のリンパ腫が除外される

望ましい項目：

- TCR遺伝子のモノクローナル再構成の検出は，特定の症例（特にtype A）で役立つ場合がある

■予後および予後因子

LyP自体が生命予後に影響することはないが，合併するリンパ腫が命に関わることはあり，注意深いフォローが必要である．

●文献

1) Macaulay WL. Lymphomatoid papulosis. A continuing self-healing eruption, clinically benign--histologically malignant. Arch Dermatol. 1968; 97: 23-30.
2) 日本皮膚悪性腫瘍学会．皮膚がん予後統計報告．http://www.skincancer.jp/report-skincancer_prognosis.html
3) Sauder MB, O'Malley JT, LeBoeuf NR. CD30[+] lymphoproliferative disorders of the skin. Hematol Oncol Clin North Am. 2017; 31: 317-34.
4) Karai LJ, Kadin ME, Hsi ED, et al. Chromosomal rearrangements of 6p25.3 define a new subtype of lymphomatoid papulosis. Am J Surg Pathol. 2013; 37: 1173-81.

〈菅谷　誠〉

原発性皮膚CD30陽性T細胞リンパ増殖異常症：原発性皮膚未分化大細胞型リンパ腫

Primary cutaneous CD30-positive T-cell lymphoproliferative disorder: Primary cutaneous anaplastic large cell lymphoma

■定義

原発性皮膚未分化大細胞型リンパ腫は，腫瘍細胞がHodgkinリンパ腫類似の組織学的形態をとることが特徴で，腫瘍細胞の75%以上がCD30陽性になる．菌状息肉症の経過中にCD30陽性の腫瘍細胞が浸潤する病変が発生した場合はこの診断にはならず，大細胞転化（large cell transformation）と診断する．また節性未分化大細胞型リンパ腫の皮膚浸潤とも区別する必要がある．

■疫学

皮膚T細胞リンパ腫の中では菌状息肉症に次いで多い．日本皮膚悪性腫瘍学会の疫学調査によると，本邦における年間新規発症は30〜50例で，原発性皮膚T/NK細胞リンパ腫の10%前後である[1]．診断時年齢の中央値は65歳前後である．男女比は欧米，日本ともに男性に多い．

■浸潤部位

皮膚のどこにでも生じうる．稀に粘膜にも生じる．進行するとリンパ節や内臓病変を生じることがある．リンパ節病変が生じた場合，もともと節性未分化大細胞型リンパ腫の皮膚浸潤だった

可能性を考慮する必要がある．

■臨床像

単発性ないし多発性の紅色の結節，腫瘤，浸潤局面，皮下結節を呈し，しばしば潰瘍化を伴う 図5-24a ．多発する場合であっても，リンパ腫様丘疹症のように，左右対称性に分布することは少ない．自然消退傾向を示すことがあり，新生消退を繰り返す症例もある．

■形態像

大型異型細胞が真皮上層から皮下脂肪織にかけてシート状に浸潤する 図5-24b ．表皮向性はないか，あっても軽度であることが多い．異型細胞は，大型の核を有し，細胞質が豊富であり，時に2核の鏡面像を示す Reed-Sternberg 細胞に似た細胞が混じる．好中球や好酸球などの炎症細胞の浸潤をしばしば伴う．病変部の表皮肥厚が顕著なことがあり，有棘細胞がんと誤診されることもある．著明な好中球浸潤を伴う場合（neutrophil-rich variant）では腫瘍細胞が炎症細胞の中にまばらに存在しており，診断が困難である．

■免疫表現型

腫瘍細胞の75％以上がCD30陽性となる．多くはCD4陽性であるが，CD8陽性例やCD4, CD8 ともに陽性あるいは陰性の症例報告もある．CD2, CD5, CD3などの汎T細胞マーカーがしばしば陰性になる．perforin, grazyme B や TIA（T-cell intracellular antigen）-1 といった細胞傷害性分子を発現することが多い．多くの症例ではEMA（epithelial membrane antigen）やALK（anaplasitc lymphoma kinase）は陰性である[2]．

■染色体・遺伝子

T細胞受容体遺伝子再構成が陽性であり，T細胞のクローナルな増殖であることが証明される．C-ALCLでは *ALK* 遺伝子の転座は通常認めないが，これまでに稀ではあるが陽性例の報告はある．節性未分化大細胞型リンパ腫でも *ALK* 遺伝子転座を認めない症例があるため，ALK陰性だからC-ALCLと結論することはできない．また染色体6p25.3の *DUSP22* 遺伝子の転座が20〜30％の症例で報告されている[3,4]．

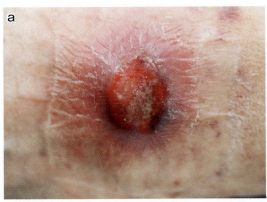 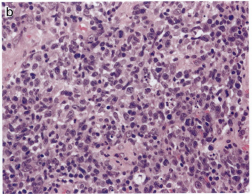

図5-24 **原発性皮膚未分化大細胞型リンパ腫**
a）臨床像．表面に潰瘍を伴う単発の腫瘤を認める．
b）病理像．異型な核をもつ大型の腫瘍細胞が増殖している．好中球も散見される．

■細胞起源

LyP，C-ALCL ともに皮膚に浸潤する活性化 T 細胞に由来する．好酸球の浸潤が多く認められ，サイトカインプロファイルからも Th2 に属すると考えられている[5]．好酸球の遊走に重要な eotaxin，その受容体の CCR3 の両方を発現している[6]．

■診断基準

必須項目：

- リンパ腫病変が皮膚および / または粘膜に限定されている
- 腫瘍細胞が未分化，多形性，または免疫芽球性の形態を呈している
- 腫瘍細胞の 75% 以上で CD30 発現
- 菌状息肉腫の臨床歴または証拠がない（CD30 陽性大細胞形質転換を伴う菌状息肉腫は除外）
- 病変の増悪と退縮の履歴がない（リンパ腫様丘疹症は除外）

■予後および予後因子

全般的には予後良好で，5 年生存率は 90% と報告されている[7]．孤発型，限局型よりも多発型のほうが予後が悪く，特に下肢に多発する症例では予後不良であることが知られている[4,8]．また自然消退や生検後に消退した C-ALCL の症例は，顔面，頸部などの上半身に生じているものが多い．皮疹の部位だけでなく，皮疹の消退傾向や治療への反応も考慮して治療方針を決定していく必要がある．

●文献

1) 日本皮膚悪性腫瘍学会. 皮膚がん予後統計報告. http://www.skincancer.jp/report-skincancer_prognosis.html
2) Norimatsu Y, Akatsuka T, Matsuoka A, et al. Detection of TRAF1-ALK fusion in skin lesions of systemic ALK+ anaplastic large cell lymphoma initially involving the skin and the draining lymph node. J Dermatol. 2024; 51: 120-4.
3) Feldman AL, Dogan A, Smith DI, et al. Discovery of recurrent t(6;7)(p25.3;q32.3) translocations in ALK-negative anaplastic large cell lymphomas by massively parallel genomic sequencing. Blood. 2011; 117: 915-9.
4) Miyagaki T, Inoue N, Kamijo H, et al. Prognostic factors for primary cutaneous anaplastic large-cell lymphoma: a multicentre retrospective study from Japan. Br J Dermatol. 2023; 189: 612-20.
5) Yagi H, Tokura Y, Furukawa F, et al. Th2 cytokine mRNA expression in primary cutaneous CD30-positive lymphoproliferative disorders: successful treatment with recombinant interferon-gamma. J Invest Dermatol. 1996; 107: 827-32.
6) Miyagaki T, Sugaya M, Murakami T, et al. CCL11-CCR3 interactions promote survival of anaplastic large cell lymphoma cells via ERK1/2 activation. Cancer Res. 2011; 71: 2056-65.
7) Willemze R, Jaffe ES, Burg G, et al. WHO-EORTC classification for cutaneous lymphomas. Blood. 2005; 105: 3768-85.
8) Benner MF, Willemze R. Applicability and prognostic value of the new TNM classification system in 135 patients with primary cutaneous anaplastic large cell lymphoma. Arch Dermatol. 2009; 145: 1399-404.

〈菅谷　誠〉

皮下脂肪織炎様T細胞リンパ腫
Subcutaneous panniculitis-like T-cell lymphoma

■定義
　皮下脂肪織炎様T細胞リンパ腫 (subcutaneous panniculitis-like T-cell lymphoma: SPTCL) は細胞傷害性T細胞リンパ腫で，皮下脂肪織を侵す．中型が主体ではあるが，いろいろな大きさの多形性を示す細胞からなり，壊死が強く，細胞貪食像を頻回に伴う．また，組織球混在や細胞崩壊像をみることも多い[1]．従来の組織球性細胞貪食蜂窩織炎 (histiocytic cytophagic panniculitis) が含まれる[2]．末期には血球貪食症候群をしばしば生じ電撃的な経過を示す[3,4]．

■疫学
　非常に稀で，非Hodgkinリンパ腫の1%以下だが[3]，正確な頻度は明らかではなく，米国では，10万人あたり0.015人との報告もみられるが，アジアでのほうが多いとされる．若干，女性に多く（男女比は1：2〜3），20%の症例は20歳以下で，年齢中央値は35歳，20%の症例は自己免疫性疾患，一般的には全身性エリテマトーデス（SLE）に関連している[3,5]．

■臨床像
　若干，女性に多く，2歳の報告もあるが多くは若年成人である．多くは，皮下の多発性結節で発症し，特に上下肢に発生することが多い．皮下脂肪織炎，蜂窩織炎，結節性紅斑と誤診されることが多い．全身症状として，発熱，肝脾腫，初診時より2，3割の症例に血球貪食症候群を伴う．そのため汎血球減少がみられる．

■形態像
　皮下組織浸潤が著明で，しばしば軽い真皮浸潤を伴い，多発性皮下結節を生じる 図5-25 ．多くは四肢，体幹を侵す．結節は5 mmぐらいの小さなものから数cmに及ぶ大結節まである．大結節は容易に壊死に陥り，潰瘍がみられる．リンパ節や他の臓器への転移は稀で，組織像は，皮下をリンパ腫細胞がびまん性に増殖し，通常は表皮，真皮層には浸潤はなく，真皮と皮下組織の

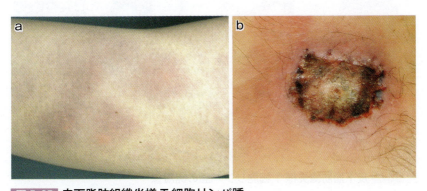

図5-25 **皮下脂肪組織炎様T細胞リンパ腫**
肉眼では，皮下硬結として認識されるが，発赤もみられる（a）．また潰瘍を伴うこともある（b）．

境界は保たれている．浸潤細胞は，いろいろな大きさの多形性を示す細胞からなり，小型の類卵円形の核をもつものから，濃いクロマチンをもつ大型の形質転換した細胞まで，症例によってさまざまである．一般的には，淡明な細胞質をもつ中等大の細胞で，濃いクロマチンはやや粗剛，核小体は小さく数個認める．また，核周は不規則なことが多い．小細胞が多い際には反応性と誤りやすい．脂肪壊死のための反応性組織球混在や細胞崩壊像やアポトーシスをみることも多く，また，これらを組織球が貪食する像もみられる．時に血管浸潤や壊死もみられる．リンパ腫細胞は脂肪細胞をとり囲むように配列しており（rimming），この組織像は診断価値が高いとされている[3]．通常，皮下組織に限局しており，真皮は保たれている 図5-26 図5-27 ．この所見は皮膚および皮下組織に浸潤する他のリンパ腫との鑑別に有用である．鑑別となる原発性皮膚γδT細胞リンパ腫（primary cutaneous gamma delta T-cell lymphoma）の症例では真皮と表皮の両方に浸潤しうる．T細胞受容体（TCR）γδを発現するものは，WHO分類第5版では，原発性皮膚γδT細胞リンパ腫と診断される．

免疫表現型

リンパ腫細胞は，通常，$CD3^+$，$CD4^-$，$CD5^+$，$CD8^+$を示し，細胞傷害性分子に関連するgranzyme B，perforin，TIA1も多くが陽性であり，このため，細胞傷害活性も高く，組織傷害も強いと考えられている 図5-28 ．TCRαβ陽性であり，γδは陰性である．原発性皮膚γδT細胞リンパ腫の症例はしばしばCD4・CD8ともに陰性で，CD56陽性である[3,6]．Epstein-Barrウイルス（EBV）は陰性である．

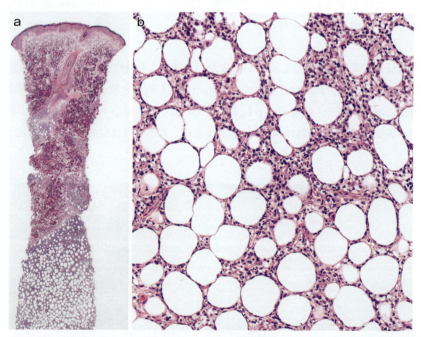

図5-26 皮下脂肪織炎様T細胞リンパ腫の組織像
表皮と真皮に浸潤はみられず，皮下の脂肪組織内に著明なリンパ腫細胞浸潤が観察される（a）．脂肪組織内の脂肪細胞の周囲に，著明なリンパ腫細胞浸潤が観察される（b）．

3節 ■ 成熟 T 細胞および NK 細胞腫瘍

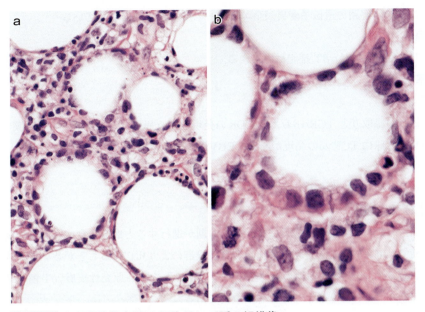

図 5-27 皮下脂肪織炎様 T 細胞リンパ腫の組織像
腫瘍細胞は，個々の脂肪細胞をとり囲むように浸潤している（rimming）(a)．浸潤細胞は，いろいろな大きさの多形性を示す細胞からなり，核周は不規則である．脂肪壊死のための反応性組織球混在や細胞崩壊像やアポトーシスをみる(b)．

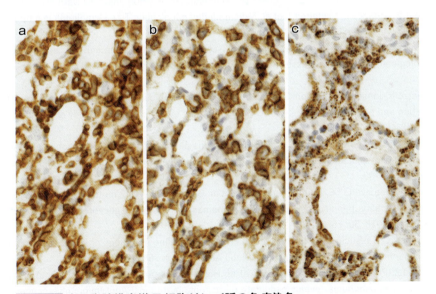

図 5-28 皮下脂肪織炎様 T 細胞リンパ腫の免疫染色
免疫染色では，リンパ腫細胞は CD3 陽性であり，個々の脂肪細胞をとり囲む形で観察される (a)．CD8 も陽性で (b)，細胞質に顆粒状の細胞傷害分子 TIA1 の陽性所見が観察される (c)．

■ 染色体，遺伝子

HAVCR2（*TIM3*）遺伝子の変異が，25〜85% 報告されている[7,8]．PI3K/AKT/mTOR，JAK-

5章 ◆ T細胞性およびNK細胞性リンパ増殖症およびリンパ腫

STATシグナル経路の遺伝子変異が全エキソーム解析から報告されている[9,10].

■細胞起源

成熟した細胞傷害性$\alpha\beta$T細胞に由来する.

■診断基準

必須項目：

- 脂肪細胞の縁取りとTCR$\alpha\beta$およびCD8の発現を伴う異型リンパ球からなる小葉状皮下浸潤
- 異型リンパ球にTCR$\gamma\delta$の発現がなく，EBV/EBERがない

望ましい項目：

- 単クローン性TCR遺伝子の再構成の証明

■予後および予後因子

5年生存率は80%で予後は悪くはないが，病期が進行すると血球貪食症候群の頻度は増し，予後は不良で，電撃的な経過を示し，血球貪食症候群により死亡することが多い．肝脾腫はみられることがあるが，リンパ節や他の臓器への転移は稀である[2-4]．原発性皮膚$\gamma\delta$T細胞リンパ腫は予後不良であり，これらと鑑別することは重要である.

●文献

1) WHO Classification of Tumours Editorial Board. Haematolymphoid tumours [Internet]. Lyon (France): International Agency for Research on Cancer; 2024. (WHO classification of tumours series, 5th ed.; vol. 11). Available from: https://tumourclassification.iarc.who.int/chapters/63.

2) Wang CY, Su WP, Kurtin PJ. Subcutaneous panniculitic T-cell lymphoma. Int J Dermatol. 1996; 35: 1-8.

3) Kurmar S, Krenacs L, Medeiros J, et al. Subcutaneous panniculitic T-cell lymphoma is a tumor of cytotoxic T lymphocytes. Hum Pathol. 1998; 29: 397-403.

4) Gonzalez CL, Medeiros LJ, Braziel RM, et al. T-cell lymphoma involving subcutaneous tissues. A clinico-pathologic entity commonly associated with hemophagocytic syndrome. Am J Surg Pathol. 1991; 15: 17-27.

5) Willemze R, Jansen PM, Cerroni L, et al. Subcutaneous panniculitis-like T-cell lymphoma: definition, classification and prognostic factors. An EORTC Cutaneous Lymphoma Group study of 83 cases. Blood. 2007; 111: 838-45.

6) Salhany KE, Macon WR, Choi JK, et al. Subcutaneous panniculitis-like T-cell lymphoma: clinicopathologic, immunophenotypic, and genotypic analysis of alpha/beta and gamma/delta subtypes. Am J Surg Pathol. 1998; 22: 881-93.

7) Gayden T, Sepulveda FE, Khuong-Quang DA, et al. Germline HAVCR2 mutations altering TIM-3 characterize subcutaneous panniculitis-like T cell lymphomas with hemophagocytic lymphohistiocytic syndrome. Nat Genet. 2018; 50: 1650-7.

8) Polprasert C, Takeuchi Y, Kakiuchi N, et al. Frequent germline mutations of HAVCR2 in sporadic subcutaneous panniculitis-like T-cell lymphoma. Blood Adv. 2019; 3: 588-95.

9) Fernandez-Pol S, Costa HA, Steiner DF, et al. High-throughput sequencing of subcutaneous panniculitis-like T-cell lymphoma reveals candidate pathogenic mutations. Appl Immunohistochem Mol Morphol. 2019; 27: 740-8.

10) Li Z, Lu L, Zhou Z, et al. Recurrent mutations in epigenetic modifiers and the PI3K/AKT/mTOR pathway in subcutaneous panniculitis-like T-cell lymphoma. Br J Haematol. 2018; 81: 406-10.

〈中別府聖一郎，大島孝一〉

原発性皮膚γδT 細胞リンパ腫
Primary cutaneous gamma-delta T-cell lymphoma

■定義

原発性皮膚γδT 細胞リンパ腫（primary cutaneous gamma-delta T-cell lymphoma）は，Vδ1 または Vδ2 サブセットの成熟活性化γδT 細胞の腫瘍で，皮膚および皮下組織内に発生する．

■疫学

米国の SEER に基づく報告では原発性皮膚リンパ腫の 1% 未満を占める稀なリンパ腫で，成人に発症し，年齢中央値は 63 歳，男性優位である[1]．わが国における頻度は不明である．

■浸潤部位

単発性または全身性の皮膚および皮下病変を形成し，時に粘膜病変を伴う[2]．好発部位はない．

■臨床像

臨床像や経過は多彩である．菌状息肉症に類似した斑状病変や丘疹，深在性の結節を形成し，時に潰瘍を伴う．同一患者に複数のパターンが存在することもある[2]．血球貪食症候群をしばしば合併するが，リンパ節や骨髄への浸潤は稀である[3]．B 症状を伴うことが多い．

■形態像 図 5-29

腫瘍細胞は小さいものから大きいものまで症例によりさまざまで，クロマチンの増量した不正形核を有する．表皮向性を示すものや真皮にびまん性に浸潤するもの，皮下脂肪組織に浸潤するもの，あるいはそれらの組み合わせを示し，同一患者においても生検部位により異なることがある．表皮向性の強いものでは表皮内水疱の形成や表皮細胞の壊死，真皮乳頭の強い浮腫がみられる．真皮では血管中心性増殖や血管の破壊，皮下への進展は腫瘍細胞による脂肪細胞の縁取りを認める．

■免疫表現型

腫瘍細胞は，T 細胞受容体の染色では TCRγ$^+$，TCRδ$^+$，TCRβ$^-$である．T 細胞マーカーでは CD3$^+$，CD2$^+$，CD7$^{+/-}$，CD5$^-$を示し，granzyme B，perforin，TIA1 のうち少なくとも 1 つの細胞傷害性蛋白質を発現する[4]．ほとんどの症例は CD4，CD8 ともに陰性であるが，CD8 陽性が認められることもある．CD56 の発現はほぼ半数の症例で認められる[5]．稀に CD30 の発現がみられる．Epstein-Barr ウイルス（EBV）は陰性である．

■染色体・遺伝子

T 細胞受容体（TCR）遺伝子γ鎖およびδ鎖の再構成を認め，細胞表面に発現している．β鎖は再構成していることもあれば欠失していることもあるが，通常発現はみられない．また JAK/STAT 経路，MAPK 経路，MYC，およびクロマチン修飾経路に異常がみられる[6]．

■細胞起源

自然免疫応答に関与する細胞傷害性γδ型 T 細胞．表皮および真皮浸潤の強い症例では Vδ1 細胞，皮下脂肪組織浸潤の強い症例では Vδ2 細胞との報告がある[6]．

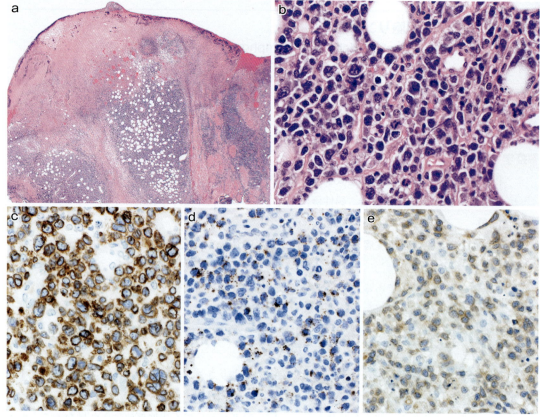

図 5-29 原発性皮膚γδT 細胞リンパ腫
a) 真皮〜皮下脂肪組織にかけ腫瘍がびまん性に浸潤している.
b) 異型の強い腫瘍細胞.
c) CD3 染色. 腫瘍細胞は CD3 陽性を示す.
d) Granzyme B 染色. Granzyme B などの細胞傷害性分子が陽性を示す.
e) TCRδ染色. 腫瘍細胞は TCRδ や TCRγ が陽性を示す.
（山梨大学 大石直輝博士提供）

■診断基準

必須項目：

- 皮膚または皮下組織における $CD3^+$, $TCRγδ^+$ T 細胞のモノクローナル増殖
- リンパ腫様丘疹症および / または古典的な菌状息肉腫などの他のリンパ腫の除外
- EBV 陰性

望ましい項目：

- $CD4^-/CD8^-$ または $CD4^-/CD8^+$ 表現型
- 少なくとも 1 つの細胞傷害性マーカー（TIA1, granzyme B, perforin）の発現
- 診断時に皮膚外疾患がない（ただし，疾患の経過中に発症する可能性がある）

■予後および予後因子

侵攻性で生存期間中央値は 2 年未満である．皮下脂肪組織浸潤，血球貪食症候群，深部臓器浸

潤，および感染症が予後不良因子である[2,6]．化学療法に対する反応は不良である．

●文献

1) Cai ZR, Chen ML, Weinstock MA, et al. Incidence trends of primary cutaneous T-cell lymphoma in the US from 2000 to 2018: a SEER population data analysis. JAMA Oncol. 2022; 8: 1690-2.
2) Guitart J, Weisenburger DD, Subtil A, et al. Cutaneous γδ T-cell lymphomas: a spectrum of presentations with overlap with other cytotoxic lymphomas. Am J Surg Pathol. 2012; 36: 1656-65.
3) Agbay R, Torres-Cabala C, Patel K, et al. Immunophenotypic shifts in primary cutaneous γδ T-cell lymphoma suggest antigenic modulation: a study of sequential biopsy specimens. Am J Surg Pathol. 2017; 41: 431-45.
4) Kamijo H, Miyagaki T, Norimatsu Y, et al. Primary cutaneous γδ T-cell lymphoma with unusual immunophenotype: a case report and review of published work. J Dermatol. 2020; 47: 300-5.
5) Willemze R, Jansen PM, Cerroni L, et al. Subcutaneous panniculitis-like T-cell lymphoma: definition, classification, and prognostic factors: an EORTC Cutaneous Lymphoma Group Study of 83 cases. Blood. 2008; 111: 838-45.
6) Daniels J, Doukas PG, Martinez-Escala ME, et al. Cellular origins and genetic landscape of cutaneous gamma delta T cell lymphomas. Nat Commun. 2020; 11: 1806.

〈今井　裕〉

原発性皮膚 CD8 陽性アグレッシブ表皮向性細胞傷害性 T 細胞リンパ腫
Primary cutaneous CD8-positive aggressive epidermotropic cytotoxic T-cell lymphoma

■定義

原発性皮膚 CD8 陽性アグレッシブ表皮向性細胞傷害性 T 細胞リンパ腫（primary cutaneous CD8-positive aggressive epidermotropic cytotoxic T-cell lymphoma）は，通常 CD8 陽性で細胞傷害性分子を発現し，表皮壊死，高い増殖能，アグレッシブな臨床経過を特徴とする原発性皮膚 T 細胞リンパ腫である．

■疫学

稀な腫瘍で，皮膚 T 細胞リンパ腫全体の 1% 未満である．成人男性に好発する[1]．

■浸潤部位

全身性あるいは限局性の皮膚病変を形成する．口腔粘膜が侵されることもある[1]．

■臨床像

単発性あるいは多発性に丘疹や結節，あるいは腫瘤を形成し，びらんや潰瘍を伴う．一部の患者ではこれらの病変に先行して，慢性的な境界の不明瞭な斑が生じる．進行すると実質臓器へ浸潤するが，リンパ節浸潤は少ない[1]．

■形態像 図 5-30

表皮および付属器への Pagetoid 進展が特徴である．表皮の表皮細胞間浮腫（海綿状態）を伴い，水疱形成や表皮壊死をきたす．腫瘍浸潤は真皮全体に及ぶこともあるが，表皮直下に帯状浸潤することが多い．腫瘍細胞は小型のものから大型のものまで症例により異なり，細胞質に乏し

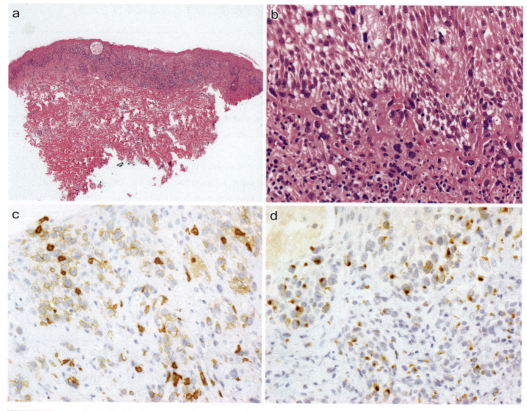

図 5-30 原発性皮膚 CD8 陽性アグレッシブ表皮向性細胞傷害性 T 細胞リンパ腫
- a) 真皮および表皮内に腫瘍細胞が浸潤し，表皮内水疱や海綿状変化がみられる．
- b) 大型で核の多形性を示す大型腫瘍細胞が，表皮内や真皮内に浸潤している．
- c) CD8 染色．腫瘍細胞は CD8 陽性を示す．
- d) Granzyme B 染色．Granzyme B などの細胞傷害性分子が陽性を示す．

く核形不整を示す．

免疫表現型

通常 CD8 陽性であるが，CD8⁻/CD4⁻の場合がある．T 細胞マーカーでは CD2⁻，CD3⁺，CD5⁻，CD4⁻，細胞傷害性因子では granzyme B⁺，perforin⁺，TIA1⁺を示す．T 細胞受容体（TCR）の染色では，βF1⁺，TCRγδ⁻，TCRδ⁻である．また pSTAT3⁺，pSTAT5⁺を示す．EBV は陰性である．

染色体・遺伝子

TCR 遺伝子の再構成が認められる．細胞周期，クロマチン制御，JAK/STAT 経路の異常が認められ，複雑なゲノム再構成や *JAK2* 遺伝子の融合が含まれる[2]．

細胞起源

細胞傷害性αβ型 T 細胞に由来する．

診断基準

必須項目：

- 多形性細胞傷害性 TCRαβ 発現 T リンパ球からなる表皮向性および付属器向性の皮膚びまん性浸潤
- 自然治癒しない潰瘍性またはびらん性のプラークおよび腫瘍

望ましい項目：
- JAK2 経路遺伝子の活性化変異または融合の証明

■予後および予後因子

予後不良で生存期間中央値は 12 カ月である．腫瘍細胞が小細胞型か大細胞型か，病変の分布が限局性かびまん性かにおいても予後に違いはない[1]．

●文献

1) Guitart J, Martinez-Escala ME, Subtil A, et al. Primary cutaneous aggressive epidermotropic cytotoxic T-cell lymphomas: reappraisal of a provisional entity in the 2016 WHO classification of cutaneous lymphomas. Mod Pathol. 2017; 30: 761-72.
2) Bastidas-Torres AN, Cats D, Out-Luiting JJ, et al. Deregulation of JAK2 signaling underlies primary cutaneous CD8 + aggressive epidermotropic cytotoxic T-cell lymphoma. Haematologica. 2022; 107: 702-14.

〈今井　裕〉

原発性皮膚末梢性 T 細胞リンパ腫，非特定型
Primary cutaneous peripheral T-cell lymphoma, NOS

■定義

原発性皮膚末梢性 T 細胞リンパ腫，非特定型〔primary cutaneous peripheral T-cell lymphoma, NOS（PCPTCL-NOS）〕は，他の特異的に定義された原発性皮膚 T 細胞リンパ腫の基準を満たさない，特徴づけが不十分なグループである．除外診断として行われる．

■疫学

極めて稀であり，多くの報告では 60 歳以上の成人に発症する．小児年齢での発症も報告されている．男性に好発する[1-3]．

■浸潤部位

播種性皮膚病変は体幹および四肢に好発し，孤立性腫瘍は四肢および頭頸部の皮膚に好発する[2,3]．

■臨床像

ほとんどの患者は，播種性の斑，丘疹または腫瘍を呈し潰瘍を伴うことがある．約 1/3 は孤立性病変を呈する[2,3]．診断時には皮膚に限局しているが，経過中に全身病変が発現することが多い．

■形態像

除外診断であるため，明確で特徴的な組織病理学的特徴はない．報告では，中型〜大型腫瘍細胞がびまん性あるいは結節性の真皮浸潤，皮下脂肪組織浸潤，軽度かつ局所的な表皮向性を認める[1-3]．

■免疫表現型

腫瘍細胞は CD2 および CD3 陽性を示し，多くの報告では CD4$^+$/CD8$^-$，細胞傷害性因子はほとんどが陰性である [1-3]．EBV は陰性である．T 濾胞ヘルパー（TFH）細胞の表現型を有する原発性皮膚 T 細胞リンパ腫が少数報告されている [4,5]．2 つ以上の TFH マーカーの発現する腫瘍で皮膚原発が証明されれば TFH 表現型を有する PCPTCL-NOS に分類される．

■染色体・遺伝子

特徴的なものはない．7q, 8q, 17q 染色体の染色体異常と 9p21 染色体の染色体欠損が報告されている [6]．

■細胞起源

皮膚 T 細胞に由来する．

■診断基準

必須項目：

- 異型 T リンパ球のびまん性または結節性の真皮浸潤
- 診断時にリンパ腫の皮膚外浸潤なし
- 除外診断：他の皮膚 T 細胞リンパ腫の診断基準を満たさない

望ましい項目：

- 特定の症例において他の特定の病態を除外するための分子検査

■予後および予後因子

予後は不良である [2,7]．孤立性病変では予後が良好との報告がある [2]．B 症状，多巣性病変，全身病変は予後不良因子である [7]．

●文献

1) Bekkenk MW, Vermeer MH, Jansen PM, et al. Peripheral T-cell lymphomas unspecified presenting in the skin: analysis of prognostic factors in a group of 82 patients. Blood. 2003; 102: 2213-9.

2) Pileri A, Agostinelli C, Fuligni F, et al. Primary cutaneous peripheral T-cell lymphoma not otherwise specified a rare and aggressive lymphoma. J Eur Acad Dermatol Venereol. 2018; 32: e373-6.

3) Kempf W, Mitteldorf C, Battistella M, et al. Primary cutaneous peripheral T-cell lymphoma, not otherwise specified: results of a multicentre European Organization for Research and Treatment of Cancer (EORTC) cutaneous lymphoma taskforce study on the clinico-pathological and prognostic features. J Eur Acad Dermatol Venereol. 2021; 35: 658-68.

4) Battistella M, Beylot-Barry M, Bachelez H, et al. Primary cutaneous follicular helper T-cell lymphoma: a new subtype of cutaneous T-cell lymphoma reported in a series of 5 cases. Arch Dermatol. 2012; 148: 832-9.

5) Santonja C, Soto C, Manso R, et al. Primary cutaneous follicular helper T-cell lymphoma. J Cutan Pathol. 2016; 43: 164-70.

6) Van Kester MS, Tensen CP, Vermeer MH, et al. Cutaneous anaplastic large cell lymphoma and peripheral T-cell lymphoma NOS show distinct chromosomal alterations and differential expression of chemokine receptors and apoptosis regulators. J Invest Dermatol. 2010; 130: 563-75.

7) Tolkachjov SN, Weenig RH, Comfere NI. Cutaneous peripheral T-cell lymphoma, not otherwise specified: a single-center prognostic analysis. J Am Acad Dermatol. 2016; 75: 992-9.

〈今井　裕〉

3節 ■ 成熟 T 細胞および NK 細胞腫瘍

腸 T 細胞および NK 細胞リンパ増殖症およびリンパ腫
Intestinal T-cell and NK-cell lymphoid proliferations and lymphomas

はじめに

この項目には低悪性度胃腸管 T 細胞リンパ腫，低悪性度胃腸管 NK 細胞リンパ増殖症，腸症関連 T 細胞リンパ腫，単形性上皮向性腸 T 細胞リンパ腫，腸 T 細胞リンパ腫非特定型の 5 つが含まれる 表5-6 （比較のため表には節外性 NK/T 細胞リンパ腫についても記す）．

単形性上皮向性腸 T 細胞リンパ腫（monomorphic epitheliotropic intestinal T-cell lymphoma: MEITL）は WHO 分類改訂第 4 版で腸症関連 T 細胞リンパ腫（enteropathy-associated T-cell lymphoma: EATL）とは疫学的，病因論的，病態的，免疫形質的，遺伝子学的な観点から異なる病型であることが明らかにされ，別の疾患単位となった．MEITL と EATL の末梢性 T 細胞リンパ腫に占める割合はアジアで 2%，北米で 6%，欧州で 9% である．アジアでは EATL よりも MEITL がはるかに多く，欧州では逆，北米ではほぼ同数で，明らかな地域差がある．

腸 T 細胞リンパ腫非特定型（intestinal T-cell lymphoma, NOS）は多様なグループであり，いわゆるゴミ箱診断として用いられる．Epstein-Barr ウイルス（EBV）陽性を示すものは節外性 NK/T 細胞リンパ腫に分類する．

低悪性度胃腸管 T 細胞リンパ腫（indolent T-cell lymphoma of the gastrointestinal tract: iTCL-GI）は WHO 分類改訂第 4 版では lymphoma ではなく lymphoproliferative disorder とされていたが，腫瘍様の性格を有することから名称が変更された．ただし，その名の通り indolent な経過を示す．

低悪性度胃腸管 NK 細胞リンパ増殖症（indolent NK-cell lymphoproliferative disorder of the gastrointestinal tract: iNK-LPD）は WHO 分類第 5 版の新しい病型であるが，以前よりリンパ腫様胃症（lymphomatoid gastropathy）あるいは NK 細胞性胃腸症（NK-cell enteropathy）として報告されてきた．反応性病変と考えられていたが，遺伝子異常が解析され腫瘍と認識されるようになった．ただし，何年も進行することなく経過し，また自然消退しうることから，lymphoma ではなく lymphoproliferative disorder となっている．

● 文献 --

1) WHO Classification of Tumours Editorial Board. Haematolymphoid tumours [Internet]. Lyon (France): International Agency for Research on Cancer; 2024 [cited 2024 Aug16]. (WHO classification of tumours series, 5th ed.; vol. 11). Available from: https://tumourclassification.iarc.who.int/chapters/63.

〈冨田さくら，中村直哉〉

表5-6 腸T細胞およびNK細胞リンパ増殖症およびリンパ腫の比較

	iTCL-GI	iNK-LPD	EATL	MEITL	ITCL-NOS	ENKTL
臨床像	下痢, 腹痛, 嘔吐, 消化不良	無症状または非特異的消化器症状	腹痛, 下痢, 体重減少, 消化管穿孔・閉塞	腹痛, 消化管出血, 体重減少, 消化管穿孔・閉塞	腸管発生はEATLやMEITLに類似, 胃発生例は腹痛と吐血	腹痛, 消化管出血, 発熱, 消化管穿孔
celiac diseaseとの関連	−	−	+	−	−	−
予後	緩徐, 慢性, 再発あり	自然退縮するが新規病変の発生あり	急速進行性	急速進行性	EATLとMEITLよりはよい	急速進行性
浸潤部位	小腸, 結腸	胃, 小腸, 大腸	小腸	小腸	小腸, 結腸	小腸, 大腸
腸管壁浸潤パターン	粘膜～粘膜下層	粘膜内	びまん性	びまん性	粘膜内あるいはびまん性	びまん性
リンパ球形態	小型, 異型は目立たない	中型, 淡明な胞体, 核周囲好酸性顆粒	中～大型, 多形性あり, 背景の炎症細胞浸出あり	小～中型, 比較的均一	中～大型, 多形性あり	小～大型
Epitheliotropism	−あるいは限局的	−あるいはごくわずか	+	+	−	−
壊死	−	−	+/−	−	+/−	+
EBVとの関連	−	−	−	−	−	+
由来	T細胞 (CD4>CD8)	NK細胞 (cyCD3+, sCD3−)	T細胞 (CD4−/CD8−)	T細胞 (CD8+)	T細胞 (CD4+または CD4−/CD8−)	NK細胞またはT細胞
TCR発現	αβ+	−	−	γδまたはαβ+	αβ−	−
TCR rearrangement	クローナル	−	クローナル	クローナル	クローナルまたはポリクローナル	−
主な遺伝子異常	JAK2::STAT3融合, JAK-STAT経路遺伝子変異, エピジェネティック修飾遺伝子変異	JAK3変異	9q34増幅, 16q12欠失, JAK-STAT経路遺伝子変異 (JAK1, STAT3)	9q34増幅, 16q12欠失, JAK-STAT経路遺伝子変異(JAK3, STAT5B), SETD2変異	JAK-STAT経路遺伝子変異, MAPK経路遺伝子変異	6q21-25欠失, JAK-STAT経路遺伝子変異, エピジェネティック制御遺伝子変異 (BCOR, MLL2, ARID1A), がん抑制遺伝子変異 (TP53, MGA), RNAヘリカーゼ (DDX3X)

iTCL-GI: indolent T-cell lymphoma of the gastrointestinal tract, iNK-LPD: indolent NK-cell lymphoproliferative disorder of the gastrointestinal tract, EATL: enteropathy-associated T-cell lymphoma, MEITL: monomorphic epitheliotropic intestinal T-cell lymphoma, NOS, ENKTL: extranodal NK/T-cell lymphoma, cyCD3: cytoplasmic CD3, sCD3: surface CD3

低悪性度胃腸管 T 細胞リンパ腫
Indolent T-cell lymphoma of the gastrointestinal tract

■ **定義**

低悪性度胃腸管 T 細胞リンパ腫（indolent T-cell lymphoma of the gastrointestinal tract: iTCL-GI）は，消化管粘膜固有層内に成熟型小型リンパ球の増殖を呈し，顕著な上皮向性（epitheliotropism）を欠く T 細胞性リンパ腫である．腸管 T 細胞リンパ腫の一亜型として WHO 分類改訂第 4 版では低悪性度胃腸管 T 細胞リンパ増殖性疾患とされ[1,2]，第 5 版にて低悪性度胃腸管 T 細胞リンパ腫（iTCL-GI）と改められた．

■ **臨床・疫学**

成人男性に多く，青少年の発生は稀[3]．多くは小腸および大腸に発生するが[1,2,4,5]，消化管どの部位も侵される[6]．

■ **病因・病態**

全例で T 細胞受容体遺伝子（TCR）のクローナル再構成が認められる[1,2]．遺伝子の変異や構造変化が知られているが，JAK-STAT 経路遺伝子の変異やエピジェネティック修飾遺伝子（*TET2*，*KMT2D* など）の変異は，CD4⁺，CD4⁺/CD8⁺，CD4⁻/CD8⁻例に認められ，CD4⁺例ではしばしば *STAT3/JAK2* 融合が，CD8⁺例では *IL2* 遺伝子の 3' 非翻訳領域に関与する構造変化が示されている[4,5]．炎症性腸疾患にみられる臨床症状を呈するが，炎症性腸疾患との関連性は不明である．

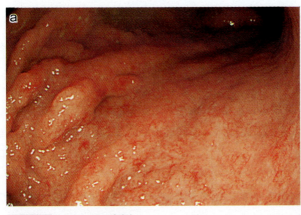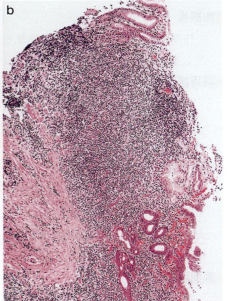

図 5-31　iTCL-GI 症例

a）内視鏡所見．粘膜雛壁の肥厚がみられる．
（菅野雅人，石井源一郎．インドレント胃腸管 T 細胞リンパ増殖症．In：木崎昌弘，田丸淳一，編著．WHO 分類改訂第 4 版による白血病・リンパ系腫瘍の病態学．中外医学社；2019．p.421 より引用）
b）生検検体．粘膜固有層にリンパ球のびまん性増生をみ，陰窩腺管は減少している．

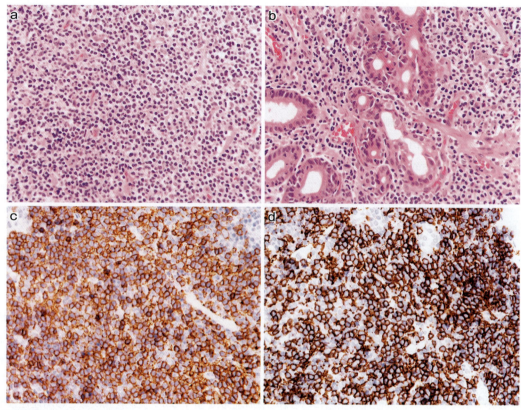

図 5-32 iTCL-GI 症例
a) 異型性の乏しい小型リンパ球のびまん性増生. b) 増生する小型リンパ球の上皮への浸潤を欠いた非破壊性病変. c) 増生細胞はびまん性に CD3 陽性. d) 本例は CD8 陽性.

■肉眼像

内視鏡所見としては，粘膜は肥厚し，雛壁が目立つ 図 5-31a . 多発するポリープ様小隆起を生じることもある．

■病理組織像

粘膜固有層に異型性の乏しい小型リンパ球のびまん性増殖をみる 図 5-31b 図 5-32a . 通常，上皮への浸潤はみられず非破壊性病変である 図 5-32b . 粘膜筋板や粘膜下層に浸潤することもある．

■免疫形質 図 5-32c, d

すべての症例で CD3 陽性であり，T 細胞受容体 α/β の発現を認める．CD8 陽性例は TIA1 発現を認めるが，granzyme B の発現は稀である[1,2,4,5]．CD5 または CD7 の発現減少・消失を示すこともある．腫瘍細胞の増殖率は低い (Ki-67 labeling index ＜ 10％)．EBER-ISH や CD56 は通常陰性である．

■鑑別診断

単形性上皮向性腸 T 細胞リンパ腫が CD8 陽性症例において鑑別になる．上皮向性が乏しく，CD56 陰性，Ki-67 labeling index 低率は iTCL-GI を考える．なお，末梢性あるいは皮膚 T 細胞

リンパ腫の浸潤病変は除外すべきである.

　臨床的には炎症性腸疾患との鑑別が必要なことがあり，生検での病理組織学的および TCR の
クローナルな再構成の確認が有用であろう.

■診断基準

必須項目：

- 胃腸管の粘膜および粘膜下層に限定された非上皮向性で非破壊性の小型成熟リンパ球浸潤
- T 細胞マーカー（$CD4^+$，$CD8^+$，$CD4^+/CD8^+$，または $CD4^-/CD8^-$），$TCR\alpha\beta$ の発現
- Ki-67 labeling index ＜ 10%

望ましい項目：

- TCR 遺伝子再構成（または体細胞変異）の検出が炎症性疾患との区別に役立つ

■臨床予後

　しばしば多発性に消化管病変をきたすことが知られており，慢性的な経過をたどり，再発を繰り
返す．化学療法に対する反応は乏しく，一般的にはステロイド療法などでの保存的管理が行われ
る．病変が消化管以外に及んだり侵攻性に転化したりする症例の報告もある [7].

●文献

1) Perry AM, Warnke RA, Hu Q, et al. Indolent T-cell lymphoproliferative disease of the gastrointestinal tract. Blood. 2013; 122: 3599-606.
2) Jaffe ES, Bhagat G, Chott A, et al. Indolent T-cell lymphoproliferative disorder of the gastrointestinal tract. In: Swerdlow SH, et al, editors. World Health Organization Classification of Tumours. Lyon: IARC Press; 2017. p. 379-80.
3) Matnani R, Ganapathi KA, Lewis SK, et al. Indolent T- and NK-cell lymphoproliferative disorders of the gastrointestinal tract: a review and update. Hematol Oncol. 2017; 35: 3-16.
4) Sharma A, Oishi N, Boddicker RL, et al. Recurrent STAT3-JAK2 fusions in indolent T-cell lymphoproliferative disorder of the gastrointestinal tract. Blood. 2018; 131: 2262-6.
5) Soderquist CR, Patel N, Murty VV, et al. Genetic and phenotypic characterization of indolent T-cell lymphoproliferative disorders of the gastrointestinal tract. Haematologica. 2020; 105: 1895-906.
6) Egawa N, Fukayama M, Kawaguchi K, et al. Relapsing oral and colonic ulcers with monoclonal T-cell infiltration. A low grade mucosal T-lymphoproliferative disease of the digestive tract. Cancer. 1995; 75: 1728-33.
7) Perry AM, Bailey NG, Bonnett M, et al. Disease progression in a patient with indolent T-cell lymphoproliferative disease of the gastrointestinal tract. Int J Surg Pathol. 2019; 27: 102-7.

〈田丸淳一〉

低悪性度胃腸管 NK 細胞リンパ増殖症
Indolent NK-cell lymphoproliferative disorder of the gastrointestinal tract

■定義

　低悪性度胃腸管 NK 細胞リンパ増殖症（indolent NK-cell lymphoproliferative disorder of the gastrointestinal tract: iNK-LPD）は，緩徐進行性で主に消化管を侵す EBV 陰性 NK 細胞の増殖

である．2006年に胃，小腸，大腸にNK細胞の増殖を示す症例が認められ[1]，これまでにlymphomatoid gastropathy[2]，NK-cell enteropathyとして報告され[3]，今回初めて疾患亜型として認識された．

■臨床

中高齢者に発症し，性差はない．主に胃に発症するが，小腸・大腸にもみられ，胆嚢や腟にも同様の病変が知られている．臨床症状は乏しく，内視鏡検査で出血と浮腫（blood-blister-like lesion）あるいは潰瘍性病変を伴う単一あるいは複数の隆起性病変が認められる．

■病因・病態

JAK3/STAT5経路の活性化が示唆されている[4]．クローン性TCR遺伝子再構成はない[3]．胃の症例では *Helicobacter pylori* の関与が指摘されている[2]．

■病理組織

腫瘍細胞は比較的広く明るい，ないしは淡好酸性細胞質に中型～大型の不整な核を有し，粘膜内をびまん性に増生する．傍核の細胞質内に好酸性顆粒（paranuclear eosinophilic cytoplasmic granules）をみることが多い 図5-33a, b inset ．上皮内浸潤をみることもある．壊死をみることもあるが血管中心性/血管破壊性増殖はみられない．

■免疫形質

腫瘍細胞は，CD56陽性 図5-34a ，CD3細胞質陽性 図5-34b inset ．CD2, CD7, TIA-1, granzyme Bを発現．CD5, CD4, CD8, TCRα/β, γ/δは陰性．Ki-67 labeling indexは低率である．

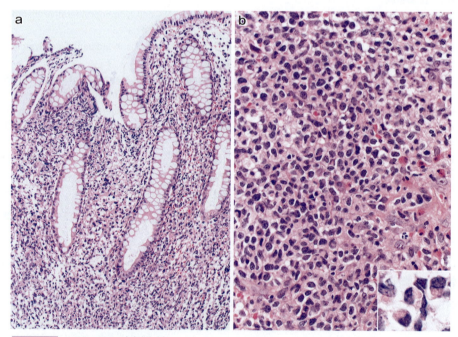

図5-33 iNK-LPD症例生検
a) 粘膜固有層内に腫瘍細胞のびまん性増殖をみる．b) 中型～大型の核形不整な腫瘍細胞のびまん性増殖で，明るい細胞質を有する腫瘍細胞が目立つが，好酸性細胞質もみられる．細胞質内に好酸性顆粒を有する細胞もみられる（inset）．

3節 ■ 成熟T細胞およびNK細胞腫瘍

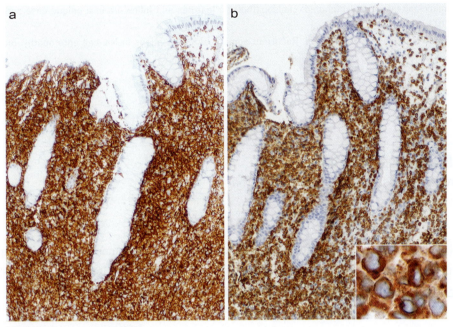

図 5-34 iNK-LPD 症例
a) 腫瘍細胞は CD56 陽性．b) 腫瘍細胞は CD3 陽性．CD3 細胞質陽性（inset）．

EBER-ISH 陰性．

■鑑別診断
EBV 陽性の節外性 NK/T 細胞リンパ腫や，骨髄，末梢血を侵す NK 細胞大型顆粒リンパ球性白血病との鑑別が重要である．

■診断基準
必須項目：
- NK 細胞免疫表現型を有する異型的な小型リンパ球の浸潤．消化管の粘膜表層に限定され，リンパ節を含む他の解剖学的部位に表われることは稀
- EBV 陰性

望ましい項目：
- TCR 遺伝子のクローナル再構成がない

■予後
通常は数カ月以内に自然消退する．より侵攻性の病変への進展の報告はないが，病変の持続や新たな病変をみることがある[2-4]．

● 文献
1) Vega F, Chang C-C, Schwartz MR, et al. Atypical NK-cell proliferation of the gastrointestinal tract in a patient with antigliadin antibodies but not celiac disease. Am J Surg Pathol. 2006; 30: 539-44.
2) Takeuchi K, Yokoyama M, Ishizawa S, et al. Lymphomatoid gastropathy: a distinct clinicopathologic entity of self-limited pseudomalignant NK-cell proliferation. Blood. 2010; 116: 5631-7.
3) Mansoor A, Pittaluga S, Beck PL, et al. NK-cell enteropathy: a benign NK-cell lymphoproliferative disease

mimicking intestinal lymphoma: clinicopathologic features and follow-up in a unique case series. Blood. 2011; 117: 1447-52.

4) Xiao W, Gupta GK, Yao J, et al. Recurrent somatic JAK3 mutations in NK-cell enteropathy. Blood. 2019; 134: 986-91.

〈田丸淳一〉

腸症関連 T 細胞リンパ腫
Enteropathy-associated T-cell lymphoma

■定義

腸症関連 T 細胞リンパ腫(enteropathy-associated T-cell lymphoma: EATL)は，intraepithelial lymphocytes（IELs）を由来とする高悪性度の腸管原発 T 細胞リンパ腫である．腫瘍細胞は種々の程度に多形性を示し，通常はセリアック病（celiac disease）患者に発生する．

■疫学

末梢性 T 細胞リンパ腫の 5% 未満で，欧米諸国では腸管原発 T 細胞リンパ腫の 2/3 を占める[1]．アジアでは極めて稀である．60 〜 70 歳代（年齢中央値: 61 歳）で起こり，やや男性優位である[1]．全例でセリアック病の基礎疾患を認める．それゆえ，セリアック病の有病率が高い地域でより頻度が高く，欧州で人口 10 万人あたり 0.05 〜 0.14 例，米国で 0.016 例である[2]．

■浸潤部位

90% は小腸に発生し最も多いのは空腸だが，回腸や胃，結腸にも生じる．32 〜 54% で多発性の病変を認める．消化管外への浸潤で多いのは腹部リンパ節で，骨髄，肺，肝などにも浸潤することがある．診断時に 43 〜 70% の症例が進行期である（Lugano stage Ⅱ 2 〜Ⅳ）[1]．

■臨床像

腹痛，吸収障害による下痢，体重減少が最も一般的な症状である．約半数で小腸破裂あるいは閉塞による急性腹症を呈する．多くは成人発症のセリアック病の既往があるが，EATL の診断時に初めてセリアック病の診断がつくことも稀ではない．EATL 診断前のセリアック病症状持続期間は数週間〜数年と幅広いが，多くは 3 カ月未満である．約半数の症例でグルテンフリー食による治療に抵抗性の前駆状態があり，refractory celiac disease（RCD）と呼ばれる．RCD 患者は通常，食思不振，高度の低栄養状態，低アルブミン血症を呈する．体重減少を除く B 症状は EATL の 1/3 でみられ，かなりの割合に貧血，LDH の上昇，高カルシウム血症を認める．血球貪食症候群合併は 16 〜 40% と報告されている[3]．

■形態像

腸管壁全層でびまん性に増生し，上皮内侵潤像（epitheliotropism）が顕著である．血管侵襲像や血管破壊像もみられる．リンパ腫細胞は中型〜大型で多形性がある．時に免疫芽球様の形態を呈することや，bizzare な核や多核巨細胞からなる anaplastic morphology を呈することもある．背景に組織球，好酸球，小型リンパ球，形質細胞などの炎症細胞が目立ち，腫瘍細胞が不明

瞭なことがある．リンパ腫に近接した粘膜はセリアック病に相当する変化を種々の程度に示し，絨毛の萎縮，陰窩の過形成，リンパ上皮様病変に類似の像（intraepithelial lymphocytosis）がみられ，これらの変化は上部空腸でより顕著で，遠位側では目立たない．

■免疫表現型

一般的な免疫形質は $CD3^+$，$CD5^-$，$CD7^+$，$CD4^-$，$CD8^-$，$CD56^-$，$CD103^+$で，CD2 の発現はさまざまである．細胞傷害性因子（TIA1, granzyme B, perforin）が通常陽性である．T 細胞受容体（TCR）は多くは陰性を示す．EATL の約 25% は $CD8^+$で，稀に TCRγδ 陽性の症例もある[3]．大型の細胞や anaplastic morphology を示す場合はしばしば $CD30^+$で，時折 EMA^+だが，ALK は陰性である．Ki-67 labeling index は通常＞ 50% である．EBER は陰性．

■前駆病変

セリアック病と EATL では同一の HLA-DQ2 ハプロタイプを有し，HLA-DQ2 homozygosity と加齢は EATL 発生の危険因子とされる．

成人セリアック病患者の約 0.3 ～ 1% が厳格なグルテンフリー食による治療に抵抗性を示し，RCD と判断される．フローサイトメトリーは IELs の免疫形質の評価に最も適しており，異常な免疫形質を示すリンパ球を 20% 以上認めるかどうかで RCD1 と RCD2 の 2 つに分類する．

● RCD1： IELs の多くは TCRαβ 型で，正常の T 細胞と同様に surface CD3 と CD8 陽性を示す．TRB または TRG 遺伝子再構成の解析では通常ポリクローナルな分画を認める．RCD1 の病因は不明で，これまでに遺伝学的異常はみつかっていない．組織像は通常のセリアック病と同様である．症状は RCD2 よりも軽く，臨床経過は一般に良好で（5 年生存率： 80 ～ 96%）[4]，EATL 発症リスクは低い．

● RCD2： IELs は異常な免疫形質を呈し，cytoplasmic CD3 と NK 細胞マーカー（特に NKp46/NCR1）陽性，surface CD3，CD8，TCR 陰性を示す．$CD8^+$/surface $CD3^+$または TCR^+の症例もある．この免疫形質と分子的なプロファイルから，小腸上皮内に存在する innate lymphoid cell（ILC）が由来であることが示唆されている．クローナルな TCRβ または TCRα 遺伝子再構成が多くの症例で確認されるが，症例の 25% は TCR 遺伝子再構成を欠き，多くの症例で EATL とオーバーラップした体細胞遺伝子変異がある[5]．高度の絨毛萎縮を認め，潰瘍がみられることもある．リンパ球の異型は目立たない．RCD2 の組織学的基準は 100 上皮細胞毎に $NKp46^+$ IELs が 25 個以上存在することと報告されている．このような状況は IELs 由来の低悪性度リンパ腫あるいは "EATL *in situ*" と考えられ，5 年生存率は 44 ～ 58% で，5 年以内に EATL に進行する確率は 30 ～ 52% と高い[4]．

■染色体・遺伝子

ほとんどすべての症例でクローナルな TCRβ あるいは TCRα 遺伝子再構成を認め，先行する RCD2 があれば，同様の結果である．RCD2 からの段階的な発生のほか，*de novo* に生じることもある．JAK1-STAT3 シグナル伝達経路に関わる遺伝子の変異は RCD2 の 80%，EATL の 90% にみられ，これらの遺伝子学的類似性は RCD2 と EATL で共通の発症機序を有することを示唆する．エピジェネティックな調節遺伝子（*TET2, KMT2D*）や *DDX3X*，NK-κB 経路の遺伝子（*TNFAIP3/A20, TNIP3*），DNA 修復遺伝子（*POT1, TP53*），免疫逃避遺伝子（*CD58, FAS,*

B2M）も RCD2 と EATL で高頻度に変異を認める.

RCD2 を基盤として発生した EATL と *de novo* に発生した EATL では突然変異スペクトルのオーバーラップがあるが，*TNFAIP3/A20*変異は前者のみで確認される. EATL と monomorphic epitheliotropic intestinal T-cell lymphoma（MEITL）の遺伝子学的特徴にも類似性はあるが，いくつか違いがある. EATL では *JAK1* と *STAT3* の変異が特徴的なのに対し，MEITL では *JAK3, STAT5B, SETD2* の変異が特徴的である.

JAK1 と *STAT3* の変異は高い増殖能を有する IELs を作り出し，*TNFAIP3/A20* の機能喪失型変異は NF-κB 経路を活性化し，CD4$^+$T 細胞により放出される TNF による活性化・生存シグナルに対してクローナル IELs を感作する可能性がある. 慢性的な炎症は DNA 損傷を引き起こし，EATL へと発展させる.

Comparative genomic hybridization 解析では多くの染色体異常を認め，9q31.3-qter の gain や 16q12.1 の deletion が 80% 以上の症例でみられ，1q と 5q34-q35.2 の gain もよくみられる[4]. ただし，これらの異常は EATL に特異的ではなく，MEITL を含むほかの腸 T 細胞リンパ腫にも存在する.

■細胞起源

小腸の IELs は EATL の normal counterpart とされている. EATL は TCRαβ型 IELs 由来と考えられているが，近年の研究で複数の IEL 分画から発生することが示唆されている[3].

■診断基準

必須項目：

- 大部分が消化管に局在するリンパ腫
- 多形性の中型〜大型のリンパ球の増生
- 炎症性背景は多様で好酸球や組織球が多く含まれることが多い
- 非侵襲性腸粘膜はセリアック病の特徴（絨毛萎縮，陰窩過形成，上皮内リンパ球増多）を示す
- T 細胞系統であり，CD4$^-$/CD8$^-$表現型および細胞傷害性マーカー（TIA1, granzyme B, perforin）の発現を伴うことが多い

望ましい項目：

- CD30 陽性（主に大細胞または未分化形態の場合）
- 問題のある症例では，*JAK1* および / または *STAT3* SH2 ドメインホットスポット変異の存在が EATL と MEITL の区別に役立つ

■予後および予後因子

再発率が高く，RCD2 から生じた場合栄養状態も悪いため，予後は非常に悪い. 全生存期間中央値は 10 カ月未満である. *De novo* に生じた EATL は RCD2 を基盤として生じた EATL よりも予後がよい（5年生存期間は前者が 50%，後者は 0 〜 8%）[3]. 最新の化学療法レジメンや自家造血幹細胞移植により生存期間が延長し，CD30 をターゲットとした治療は CD30$^+$ EATL に効果がある.

予後因子はよくわかっていない. 近年，EATL prognostic index（EPI）が紹介され，International Prognostic Index（IPI）や他の T 細胞リンパ腫の予後予測モデル（prognostic index for peripheral T-cell lymphoma: PIT）よりも優れていることが報告された[6].

●文献

1) Delabie J, Holte H, Vose JM, et al. Enteropathy-associated T-cell lymphoma: clinical and histological findings from the international peripheral T-cell lymphoma project. Blood. 2011; 118: 148-55.
2) Sharaiha RZ, Lebwohl B, Reimers L, et al. Increasing incidence of enteropathy-associated T-cell lymphoma in the United States, 1973-2008. Cancer. 2012; 118: 3786-92.
3) Malamut G, Chandesris O, Verkarre V, et al. Enteropathy associated T cell lymphoma in celiac disease: a large retrospective study. Dig Liver Dis. 2013; 45: 377-84.
4) Malamut G, Afchain P, Verkarre V, et al. Presentation and long-term follow-up of refractory celiac disease: comparison of type I with type II. Gastroenterology. 2009; 136: 81-90.
5) Tack GJ, van Wanrooij RL, Langerak AW, et al. Origin and immunophenotype of aberrant IEL in RCDII patients. Mol Immunol. 2012; 50: 262-70.
6) de Baaij LR, Berkhof J, van de Water JM, et al. A new and validated clinical prognostic model (EPI) for enteropathy-associated T-cell lymphoma. Clin Cancer Res. 2015; 21: 3013-9.

〈冨田さくら，中村直哉〉

単形性上皮向性腸管 T 細胞リンパ腫
Monomorphic epitheliotropic intestinal T-cell lymphoma

■定義
　単形性上皮向性腸管 T 細胞リンパ腫（monomorphic epitheliotropic intestinal T-cell lymphoma: MEITL）は，腺管上皮内 T 細胞を由来とする腸管原発高悪性度 T 細胞リンパ腫で，monomorphic な細胞形態と上皮内へ浸潤する像が特徴的であり，セリアック病との関連はない.

■疫学
　全世界的にみられる．成人に発生し，年齢中央値は 54 〜 67 歳で，男性優位である（男：女＝ 2：1）[1,2].

■浸潤部位
　ほとんどの症例は小腸に生じるが 図 5-35 ，結腸，十二指腸，胃に生じることもあり，20 〜 35% は消化管に多発する．腸間膜リンパ節のほか，肺，肝，脳，皮膚へ浸潤することがある[2].

■臨床像
　ほとんどの症例は腹痛，消化管出血，閉塞あるいは穿孔，下痢，体重減少を呈する.

■形態像 図 5-36 図 5-37
　小型〜中型，時に大型の類円形核を有し，クロマチンは散在性で，中等量の淡明な胞体を有するリンパ腫細胞が単調に増生する．Starry-sky appearance を呈することや，多形性が目立つこともある[3]．壊死と炎症性背景は一般的でない．腫瘍の辺縁部（peripheral zone）では絨毛の変形とリンパ腫細胞の上皮内侵潤像（epitheliotropism）を認める 図 5-38 .
　腫瘍から離れた領域の粘膜の構造は正常で，異型のない小型リンパ球（intraepithelial

5章 ◆ T細胞性およびNK細胞性リンパ増殖症およびリンパ腫

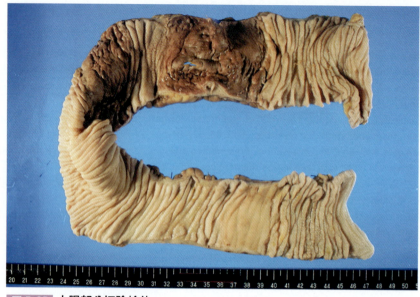

図 5-35 **小腸部分切除検体**
潰瘍形成性の病変が多発し，一部は穿孔を伴う．

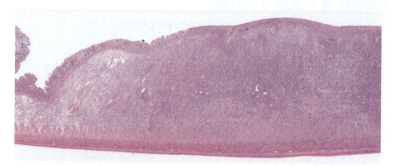

図 5-36 **小腸部分切除標本**
腫瘍細胞が全層性に浸潤している．

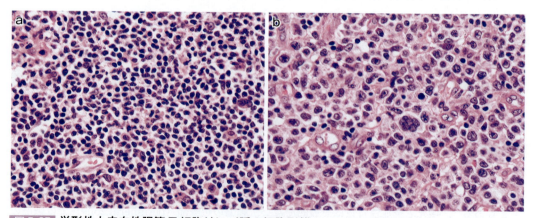

図 5-37 **単形性上皮向性腸管 T 細胞リンパ腫の細胞形態**
a) 小型～中型の単調な腫瘍細胞がびまん性に増生する．
b) 多形性の目立つ症例．不整形核を有する大型の腫瘍細胞で，多核の細胞もみられる．

lymphocytes: IELs)の増生がみられ,セリアック病あるいはリンパ球性大腸炎に類似の像を呈することがある[1].

免疫表現型 図5-38 図5-39

最も定型的な免疫形質のプロファイルはCD2$^+$, CD3$^+$, CD4$^-$, CD5$^-$, CD7$^+$, CD8$^+$, CD56$^+$だが,CD8とCD56はそれぞれ10〜20%と5%の症例で陰性である[2].47%はTCRγ陽性,35%はTCRβ陽性で,TCRの発現を欠く症例もある[1,4,5].TIA1はほとんどの症例で陽性で,granzyme Bやperforinの発現はさまざまである.CD103とCD8a homodimerを高頻度に発現

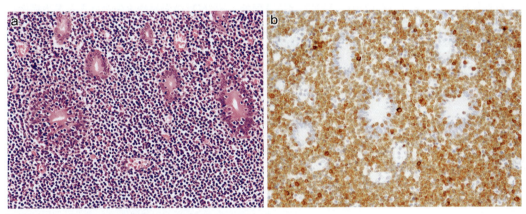

図5-38 上皮内への浸潤像(epitheliotropism)
　a) 腫瘍細胞が陰窩上皮内へ浸潤している.
　b) 腫瘍細胞はCD3陽性.

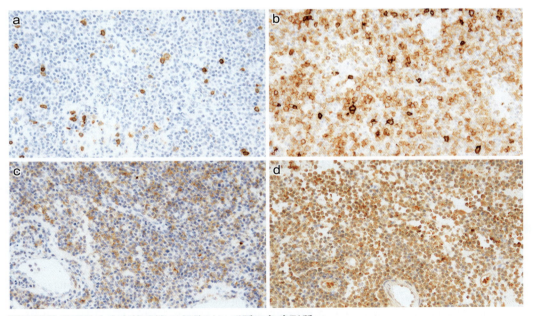

図5-39 単形性上皮向性腸管T細胞リンパ腫の免疫形質
　a) CD5陰性.b) CD8陽性.c) CD56陽性.d) TIA1陽性.

5章 ◆ T 細胞性および NK 細胞性リンパ増殖症およびリンパ腫

するとされる[5]．CD30 の発現は非常に稀である．MATK の核内発現と Syk（spleen tyrosine kinase）の胞体内発現をみる．CD20 の異常発現が 20% の症例で報告されている[5]．EBER は陰性である．

腫瘍から離れた領域の IELs は通常 CD3，CD8，TIA1陽性，CD56 は陽性あるいは陰性で，本腫瘍の由来細胞とされる．

■染色体・遺伝子

TCR の発現を欠く症例を含め，クローナルな TCR 遺伝子再構成を認める．9q34.3-qter の gain と 16q12.1 の loss のほか，1q32.2-q41 と 5q34-q35.5 の gain などの報告がある[6]．高頻度に変異がみられる遺伝子は *STAT5B，JAK3，GNAI2* で，*SETD2* の変異や欠失をほとんどの症例に認める．SETD2 はヒストン H3 の 36 番目のリジン残基（H3K36）のトリメチル化に働く転写調節因子であり，メチル化ヒストン H3（H3K36me3）の免疫組織化学で *SETD2* 機能喪失型変異の有無を確認することができる[4]．miRNA プロファイリングでは JAK-STAT 経路，MAPK 経路，PI3K-AKT 経路における過剰発現がみられる．

■細胞起源

腺管上皮内 T 細胞を由来とする．

■診断基準

必須項目：

- 大部分が消化管に局在するリンパ腫
- 比較的単調な中型または（時折）大型のリンパ腫細胞による密な浸潤
- 典型的には壊死や炎症性背景を欠く
- 上皮向性は一般的
- 病変のない粘膜にはセリアック病の組織学的証拠はない
- T 系統が証明され，細胞傷害性マーカーが発現し，多くの場合 CD5⁻，CD4⁻，CD8⁺，CD56⁺
- EBV 陰性

望ましい項目：

- 診断が問題となる症例では，*JAK3* および / または *STAT5* 変異および / または SETD2 不活性化の証明が MEITL と EATL の鑑別に役立つ

■予後および予後因子

予後は悪い．全生存期間中央値は 7 カ月，1年生存率は 36 〜 57%，3年生存率は 13 〜 26% である[2,5]．予後不良の理由としては腸管の穿孔，局所再発率の高さと他領域への浸潤，CHOP-like 療法に対する治療抵抗性が挙げられる．

●文献

1) Chan JK, Chan AC, Cheuk W, et al. Type II enteropathy-associated T-cell lymphoma: a distinct aggressive lymphoma with frequent γδ T-cell receptor expression. Am J Surg Pathol. 2011, 35: 1557-69.

2) Yi JH, Lee GW, Do YR, et al. Multicenter retrospective analysis of the clinicopathologic features of monomorphic epitheliotropic intestinal T-cell lymphoma. Ann Hematol. 2019, 98: 2541-50.

3) Tomita S, Kikuti YY, Carreras J, et al. Genomic and immunohistochemical profiles of enteropathy-associated T-cell lymphoma in Japan. Mod Pathol. 2015, 28: 1286-96.

4) Tomita S, Kikuti YY, Carreras J, et al. Monomorphic epitheliotropic intestinal T-cell lymphoma in Asia frequently shows SETD2 alterations. Cancers (Basel). 2020; 12: 3539.

5) Tan SY, Chuang SS, Tang T, et al. Type II EATL (epitheliotropic intestinal T-cell lymphoma): a neoplasm of intra-epithelial T-cells with predominant CD8αα phenotype. Leukemia. 2013; 27: 1688-96.

6) Tomita S, Kikuti YY, Carreras J, et al. Monomorphic epitheliotropic intestinal T-cell lymphoma with T-cell receptor (TCR) of silent phenotype shows rearrangement of TCRβ or TCRγ gene. Pathol Int. 2019; 69: 117-8.

〈冨田さくら，中村直哉〉

腸 T 細胞リンパ腫，非特定型
Intestinal T-cell lymphoma, NOS

■定義

腸 T 細胞リンパ腫，非特定型（intestinal T-cell lymphoma, NOS: ITCL-NOS）は，消化管原発高悪性度 T 細胞リンパ腫で，他の entity の臨床病理学的特徴を欠くものがここに分類される．生検などで十分な材料がない場合に安易に用いるべきではない．

■疫学

米国と欧州では腸管原発 T/NK 細胞リンパ腫の大部分を腸症関連 T 細胞リンパ腫（EATL）と単形性上皮向性腸管 T 細胞リンパ腫（MEITL）が占めるため，ITCL-NOS の頻度は低いと推定される．一方，アジアにおける ITCL-NOS の頻度は 18 ～ 63% である[1]．発症年齢は MEITL や EATL と同等かやや低く（15 ～ 78歳，中央値: 49歳），男性優位である（男：女＝ 2：1）[1]．

■浸潤部位

消化管内に単発性あるいは多発性に浸潤する病変としてみられ，結腸と小腸が好発部位である．領域リンパ節や消化管外への浸潤もみられる．

■臨床像

症状は腫瘍の発生部位や浸潤の広がり範囲によって異なる．腸管発生例では EATL や MEITL の症状に類似するが，吸収障害はあまりない．胃発生例では上腹部痛と吐血が一般的である．約 50% の症例は病期Ⅲ / Ⅳである[1]．

■形態像

粘膜内，あるいは全層性に浸潤し，通常は潰瘍を伴う．腫瘍細胞の大きさは中型～大型までさまざまで，たいてい多形性がある．上皮内へ浸潤する像は目立たない．

■免疫表現型

腫瘍細胞は CD3 陽性で，通常は CD4+ あるいは CD4− /CD8− である．ほとんどの症例で TCR αβ を発現するが，TCR の発現を欠くこともある[1,2]．一部の症例は TCRγδ型 T 細胞由来あるいは粘膜内 innate lymphoid cell 由来の可能性がある[3]．細胞傷害性因子である TIA1 は高頻度に陽性で，granzyme B と CD30 の発現はさまざまである．CD56 は陰性．Ki-67 の陽性率は高い傾向にある．Epstein-Barr ウイルス（EBV）陽性を示すものは節外性 NK/T 細胞リンパ腫に分類

5章 ◆ T 細胞性および NK 細胞性リンパ増殖症およびリンパ腫

する.

■染色体・遺伝子

ITCL-NOS は多様なものが含まれるグループであり，十分な遺伝子学的解析はなされていないが，JAK-STAT 経路や MAPK 経路の遺伝子変異が報告されている[2].

■診断基準

必須項目：

- 大部分が消化管に局在するリンパ腫
- 中型〜大型のリンパ腫細胞の増生
- T 細胞系統の証明
- 特定の原発性消化管 T 細胞および NK 細胞リンパ腫 / リンパ増殖性疾患の除外

■予後および予後因子

予後不良だが，EATL と MEITL よりはよい（全生存期間中央値：35 カ月，5 年生存率：23%）[1]．進行期の症例や大型細胞の形態を示す例では 5 年生存率は低い[4]．

●文献

1) Kim EK, Jang M, Yang WI, et al. Primary gastrointestinal T/NK cell lymphoma. Cancers (Basel). 2021; 13: 2679.
2) Hang JF, Yuan CT, Chang KC, et al. Targeted next-generation sequencing reveals a wide morphologic and immunophenotypic spectrum of monomorphic epitheliotropic intestinal T-cell lymphoma. Am J Surg Pathol. 2022; 46: 1207-18.
3) Hue SS, Ng SB, Wang S, et al. Cellular origins and pathogenesis of gastrointestinal NK- and T-cell lymphoproliferative disorders. Cancers (Basel). 2022; 14: 2483.
4) Kim SJ, Choi CW, Mun YC, et al. Multicenter retrospective analysis of 581 patients with primary intestinal non-hodgkin lymphoma from the Consortium for Improving Survival of Lymphoma (CISL). BMC Cancer. 2011; 11: 321.

〈冨田さくら，中村直哉〉

3節 ■ 成熟T細胞およびNK細胞腫瘍

肝脾T細胞リンパ腫
Hepatosplenic T-cell lymphoma

肝脾T細胞リンパ腫
Hepatosplenic T-cell lymphoma

■定義
　肝脾T細胞リンパ腫（hepatosplenic T-cell lymphoma）は，肝，脾，骨髄を主座とする細胞傷害性T細胞の増殖からなる高悪性度T細胞リンパ腫である．

■疫学
　末梢性T細胞リンパ腫の1.4〜2%と稀である[1]．青年期から若年成人に多いとされていたが，最近の報告で半数は60歳以上とされる[1]．γδ型の症例は男性優位で，αβ型は女性優位で発症年齢が高い傾向にある[2]．

■浸潤部位
　肝，脾，骨髄に浸潤する．リンパ節は通常侵されない．診断時に白血化していることは多くないが，経過中に白血化することがある．

■臨床像
　肝脾腫とB症状を呈する．皮膚浸潤することが稀にあり，特に再発時にみられる．血球減少，β_2ミクログロブリンとLDHの上昇を認める．ほとんどの患者は進行期を呈する．

■形態像　図5-40
　脾では赤脾髄の脾索と脾洞に浸潤する．肝，骨髄でも類洞内への浸潤をみる．骨髄は軽度〜中等度の造血障害を示すことがあるが，臨床的意義は低い．血球貪食像をみることがある．腫瘍細胞は小型〜中型で不整形の核を有し，クロマチン濃染性で核小体は目立たず，淡明な胞体をもつ．

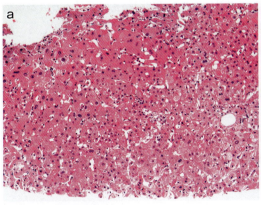 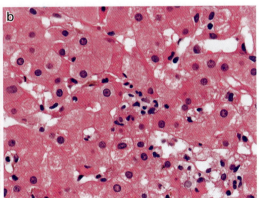

図5-40　**肝生検標本**
　a）弱拡大．類洞内にリンパ球が目立つ．
　b）強拡大．不整形核を有する小型〜中型の腫瘍細胞を認める．

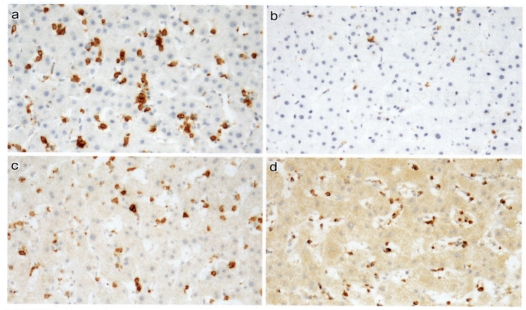

図 5-41 肝脾 T 細胞リンパ腫
a) CD3陽性. b) CD5陰性. c) CD7陽性. d) TIA1陽性.

細胞診のギムザ染色では胞体内顆粒を認めるが，病理組織標本上は認識できない．時に芽球様，あるいは異型が強く多形性を呈することがある．

■免疫表現型　図 5-41

細胞傷害性 T 細胞由来で，通常 CD2, CD3, CD7，細胞傷害性因子(TIA1, perforin, granzyme M, granzyme B) 陽性で，CD4, CD5, CD8 陰性である．約 75% の症例が TCRγδ陽性，20% 以下の症例が TCRαβ陽性で，5% は TCR の発現を欠く．ほとんどは Vδ1 陽性である．NK 細胞のマーカーである CD16, CD56 もしばしば陽性となる．EBER 陰性である．

■染色体・遺伝子

約 20% は免疫抑制状態や自己免疫性疾患のある患者に発生し，移植後あるいはクローン病に対する免疫抑制薬（アザチオプリン）と TNFα阻害薬（インフリキシマブ）加療後に生じる．慢性的な抗原刺激や免疫監視機能の低下が腫瘍発生に関わっている可能性がある．

腫瘍発生の初期に isochromosome 7q を生じると考えられ，7p22.1-p14.1 の欠失と 7q22.11-q31.1 の増幅は CHN2, ABCB1, RUNDC3B, PPP1R9A の過剰発現に関与する[3]．JAK-STAT 経路の遺伝子や，SETD2 などのクロマチンエピジェネティック制御遺伝子の変異もみられる[4]．遺伝子発現プロファイリングはαβ型とγδ型で類似しており，NK 細胞マーカー，FOS, VAV3, SYK, S1PR5（sphingosine-1-phosphatase receptor 5）の過剰発現を示す[5]．

■診断基準

必須項目：
- 肝，脾，骨髄の類洞病変を伴う節外疾患の特徴的なパターン
- 細胞質内顆粒のない小型〜中型のリンパ腫細胞

- 細胞傷害性 T 細胞系統の証明

望ましい項目：

- 特徴的な免疫表現型：CD4^{-}，CD5$^{-/+}$，CD8$^{-/+}$，CD56$^{+/-}$
- 同腕染色体 7q，トリソミー 8

予後および予後因子

　生存期間中央値は 2 年未満と予後不良で，$\alpha\beta$ 型はより悪い可能性が示唆されている[2]．治療強度の高いレジメンを用いた化学療法や同種幹細胞移植により，生存期間の長期化が報告されている[4]．

●文献

1) Foss FM, Horwitz SM, Civallero M, et al. Incidence and outcomes of rare T cell lymphomas from the T Cell Project: hepatosplenic, enteropathy associated and peripheral gamma delta T cell lymphomas. Am J Hematol. 2020; 95: 151-5.

2) Yabe M, Medeiros LJ, Tang G, et al. prognostic factors of hepatosplenic T-cell lymphoma clinicopathologic study of 28 cases. Am J Surg Pathol. 2016; 40: 676-88.

3) Finalet Ferreiro J, Rouhigharabaei L, Urbankova H, et al. Integrative genomic and transcriptomic analysis identified candidate genes implicated in the pathogenesis of hepatosplenic T-cell lymphoma. PLoS One. 2014; 9: e102977.

4) Yabe M, Miranda RN, Medeiros LJ. Hepatosplenic T-cell lymphoma: a review of clinicopathologic features, pathogenesis, and prognostic factors. Hum Pathol. 2018; 74: 5-16.

5) Travert M, Huang Y, de Leval L, et al. Molecular features of hepatosplenic T-cell lymphoma unravels potential novel therapeutic targets. Blood. 2012; 119: 5795-806.

〈冨田さくら，中村直哉〉

5章 ◆ T 細胞性および NK 細胞性リンパ増殖症およびリンパ腫

未分化大細胞リンパ腫
Anaplastic large cell lymphoma

はじめに

　未分化大細胞リンパ腫（anaplastic large cell lymphoma: ALCL）は，成熟 T 細胞リンパ腫の一群である．形態学および免疫表現型は共通しているが，臨床的，病理学的，遺伝子的に不均一である．ALK 陽性（ALK⁺）および ALK 陰性（ALK⁻）ALCL はともに、豊富な細胞質と馬蹄形および腎形の核を有する大型の腫瘍性リンパ球よりなり CD30 が一様に強く発現する[1]．ALK⁺ALCL は，2008 年の WHO 分類第 4 版で独立した病型とされた．ALK⁺ALCL，ALK⁻ALCL，および原発性皮膚 ALCL（C-ALCL）にはそれぞれ異なる臨床的・病因的特徴がある．ALK⁻ALCL は，WHO 分類第 4 版では暫定的な病型とされていたが，2017 年の改訂第 4 版では独立した病型として認められた．ALK⁻ALCL は不均一な病型であるが，最近のゲノム解析によって分類が明確化しつつある．まず 6p25 番染色体上の *DUSP22-IRF4* 遺伝子座の再構成をもつ群，および 3q28 番染色体上の *TP63* 遺伝子座の再構成をもつ群が知られるようになったが，ALK⁻ALCL の正式なサブタイプとするには，まだ生物学的および予後的な重要性に関するデータが不十分である．乳房インプラント関連 ALCL は，ALCL ファミリーの中の新たな病型として認識されている．表面がざらざらしたインプラントにのみ発症し，典型的には非浸潤性であり，低ステージの病期においては化学療法や放射線療法を必要とせず一般に良好な転帰を示す．

●文献 --

1) Stein H, Foss HD, Dürkop H, et al. CD30(+) anaplastic large cell lymphoma: a review of its histopathologic, genetic, and clinical features. Blood. 2000; 96: 3681-95.

〈竹内賢吾〉

ALK 陽性未分化大細胞リンパ腫
ALK-positive anaplastic large cell lymphoma

■定義

　ALK 陽性未分化大細胞リンパ腫（ALK-positive anaplastic large cell lymphoma: ALK⁺ALCL）は，*ALK* 遺伝子再構成による ALK 蛋白の異常発現をみる CD30 陽性の成熟 T 細胞リンパ腫である．

■疫学

　成人の非 Hodgkin リンパ腫の約 3％，および小児・若年者リンパ腫の 10 ～ 15％ を占める．男女比は 3：1，年齢中央値は 30 歳である．

■局在

リンパ節は 90％，節外浸潤は 60％にみられ，その他，皮膚（26％），骨（14％），軟部組織（15％），肺（14％）などである．骨髄浸潤は，HE 染色のみを用いた場合，約 10〜14％であるが，免疫組織化学染色を使用した場合は 30％にまで上がる．

■臨床的特徴

70％は進行期（ステージⅢ〜Ⅳ）であり，75％に B 症状，特に高熱がみられる．

■組織像

細胞形態は多様である 図 5-42 図 5-43 ．全例に，偏在する馬蹄形ないし腎臓形の核を有する細胞がみられ，多くの場合，核の近くに好酸性の領域をみる．これらは hallmark cell と呼ばれる 図 5-42 ．

いくつかの形態学的パターンが知られる．

Monomorphic pattern は 60％を占める．腫瘍細胞は豊富な細胞質を有し，淡明であったり，好塩基性であったり，または好酸性であったりする．Reed-Sternberg 細胞に似た像となることもある．クロマチンは繊細で，好塩基性の小さな核小体を複数もつ．好酸球性の封入体のような核小体がみられることはほぼない．腫瘍細胞が洞内で増生し転移性腫瘍に類似することもある．

Lymphohistiocytic pattern（10％）では，多数の反応性組織球が混在しているため腫瘍細胞が確認しづらく，反応性病変としてしまう誤診につながる 図 5-44 図 5-45 ．

Small-cell pattern（5〜10％）では，不整な核を有する小型〜中型腫瘍細胞が優位を占める．Fried-egg cell と呼ばれる淡明な細胞質と中心性の核を有する細胞が優位な例もある．印環細胞も稀にみられる．末梢性 T 細胞リンパ腫，非特定型と誤診されることが多い 図 5-46 図 5-47 ．

Classic Hodgkin-like pattern（3％）は，結節性硬化型古典的 Hodgkin リンパ腫に類似する形態を示す．

15％の症例において，1 つのリンパ節生検中に複数の形態学的パターンがみられ，composite パターンと呼ばれる．

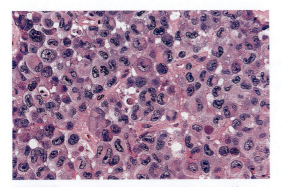

図 5-42　ALK 陽性未分化大細胞リンパ腫（対物 40×）
馬蹄形ないし腎臓形の核と広い胞体を有する hallmark cell や花冠様細胞が接着性を呈し増生している．

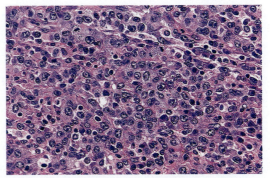

図 5-43　ALK 陽性未分化大細胞リンパ腫（対物 40×）
比較的 monomorphic な例．

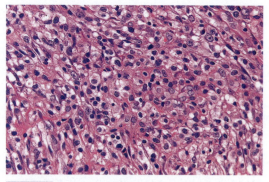

図 5-44　Lymphohistiocytic pattern（対物 40×）
反応性リンパ球や組織球が多く腫瘍細胞の同定が困難である．

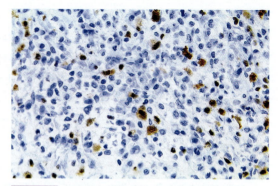

図 5-45　Lymphohistiocytic pattern（図 5-44 の例，対物 40×）
ALK 免疫染色．

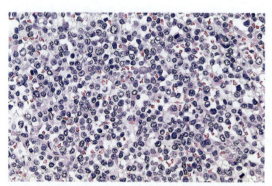

図 5-46　Small-cell pattern（対物 40×）
小型～中型細胞優位である．

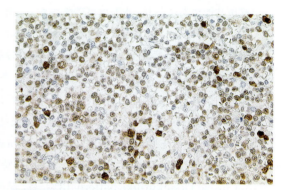

図 5-47　Small-cell pattern（図 5-46 の例，対物 10×）
ALK 免疫染色．

■免疫表現型

　細胞膜および Golgi 野に CD30 が陽性となる．大型細胞に最強度の陽性所見がみられ，小型腫瘍細胞は弱陽性または陰性のこともある．t(2;5)(p23;q35)（*NPM1::ALK*）転座を有するほとんどの例で，大型細胞における ALK は細胞質と核の両方に染色される．Small-cell pattern では，ALK 陽性所見は，通常，腫瘍細胞の核に限局する 図 5-47 ．バリアント型転座例，すなわち *NPM1* 以外のパートナーとの *ALK* 融合をみる例では，ALK 染色は，通常，核には陽性とならない 図 5-48 ．

　みかけ上いわゆる null 細胞表現型を呈することがあるが，遺伝子レベルでは T 細胞系統の証拠が示される．CD3 は，75％以上の例で陰性，CD2，CD5 および CD4 のほうが有用であり 70％ で陽性となる．細胞傷害性抗原である TIA1，granzyme B や perforin も陽性となる．BCL2 は陰性で，small RNA（EBER）および LMP1 については常に陰性である．

■鑑別診断

　免疫芽球ないし形質芽球様の特徴を呈し ALK を発現する稀なびまん性大細胞型 B 細胞リンパ

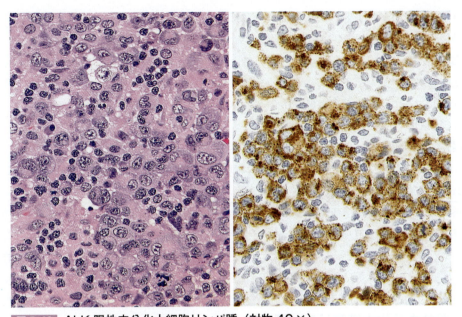

図 5-48　ALK 陽性未分化大細胞リンパ腫（対物 40×）
バリアント型転座の 1 例（CTCL-ALK）．ALK 免疫染色パターンは，小胞体の構成蛋白であるクラスリン分子の局在を反映し細胞質に顆粒状となる（右）．

腫が洞内増殖パターンを呈する場合，一見 ALK$^+$ ALCL に類似する．

横紋筋肉腫，炎症性筋線維芽細胞腫，および神経腫瘍などの非造血器腫瘍の一部は，ALK 陽性となるが，ALCL とは形態学的に区別され，CD30 陰性である．ALK$^+$ histiocytosis は，ALCL 細胞と形態学的に異なる CD30 陰性で CD68 陽性の大型組織球の増殖を特徴とする．

■想定される正常対応細胞

活性化成熟細胞傷害性 T 細胞由来とみられる．

■遺伝子プロファイル

- 抗原受容体遺伝子：約 90％ は，T 細胞抗原を発現するかどうかにかかわらず T 細胞受容体（TCR）遺伝子のクローン性再構成を呈する．
- 細胞遺伝学的異常およびがん遺伝子：2 番染色体の *ALK* 遺伝子と 5 番染色体の *NPM1* 遺伝子との間の相互転座 t(2;5)(p23;q35) が最も高頻度に起こる転座である．ALK 染色の細胞内分布は転座パートナーによって異なる．t(2;5) 例は，細胞質，核，および核小体にも ALK 染色陽性所見を呈する．核の染色は，野生型 NPM1 と NPM1::ALK とのヘテロ二量体の形成によって，NPM1::ALK 融合蛋白が核へと移行することによる．NPM1::ALK ホモ二量体は，ALK 蛋白質の造腫瘍能獲得の原因となる．転座によって惹起される ALK 触媒ドメインの活性化により，RAS-ERK，JAK-STAT，および PIK-AKT 経路を含む複数のシグナル伝達カスケードの活性化が惹起される．

■診断基準

必須項目：
- hallmark 細胞とともに分葉状の核と明瞭な核小体をもつ大型多形細胞の完全または部分的な

リンパ節浸潤またはリンパ節外組織への浸潤

- 腫瘍細胞は CD30 および ALK 蛋白質の均一で強い発現
- EBV 陰性

望ましい項目：

- T 細胞マーカーおよび細胞傷害性マーカーの発現（ただし，頻繁に消失する）
- TCR 遺伝子のクローナル再編成

■予後および予測因子

NPM1::ALK 陽性例とバリアント型 ALK 転座例との間に臨床的差異はなかった．ALK^+ ALCL の長期生存率は 80％に達し，ALK^- ALCL より全体的によい．

再発しても大抵は化学療法感受性である．同種骨髄移植は難治性の場合に有効でありうる．ALK は，ALK^+ ALCL 細胞の増殖および生存に必須であるため，特異的な治療標的となる．

〈竹内賢吾〉

ALK 陰性未分化大細胞リンパ腫
ALK-negative anaplastic large cell lymphoma

■定義

ALK 陰性未分化大細胞リンパ腫（ALK-negative anaplastic large cell lymphoma: ALK^- ALCL）は，CD30 陽性の多形性に富む腫瘍細胞からなり，ALK 発現または *ALK* 遺伝子再構成を伴わない成熟 T 細胞リンパ腫と定義される．

■病学

ALK^- ALCL は成熟 T 細胞腫瘍の 5.5 ～ 15％を占め，ほとんどは中年の成人（中央値年齢：54 歳）で，男性優位（男女比：1.6）である．

■浸潤部位

節性病変として発生し，節外組織（軟部組織，縦隔，骨髄，肝臓，脾臓，消化管など）に浸潤する．

■臨床像

ほとんどは B 症状を伴う進行病期（ステージⅢおよびⅣ）で発症する．

■形態像

腫瘍細胞のびまん性の増殖によりリンパ節構造は消失することが多いが，リンパ節構造が残存する場合には，リンパ洞や濾胞間領域で増殖が認められる．腫瘍細胞は ALK 陽性 ALCL と同様に腎臓形，馬蹄形核といった hallmark cell がびまん性に増殖する．花冠様，ドーナツ型核や多核の細胞もみられる 図 5-49 ．上皮細胞様に結合性をもって増殖することがある．*DUSP22* 再構成を伴う ALCL では，他の ALK^- ALCL よりもドーナツ型の腫瘍細胞が目立ち，多型に欠く特徴がある．

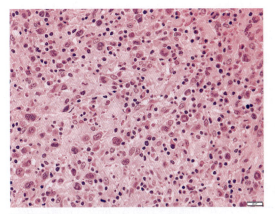

図 5-49 リンパ節生検（HE 染色）
腎形, 馬蹄形核をもつ hallmark cell や花冠様, ドーナツ型核をもつ腫瘍細胞を認める.

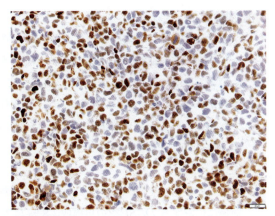

図 5-50 LEF1 の免疫染色
ALK⁻ALCL における代表的な LEF1 陽性像を示す.

免疫表現型

　腫瘍細胞の細胞膜および Golgi 野で CD30 の強い発現がみられる. 腫瘍細胞のほぼすべてに CD30 が強発現でなければならず, 他の末梢型 T 細胞リンパ腫 (PTCL) と区別するのに重要な所見である. 抗 CD30-ブレンツキシマブ ベドチンで治療された場合には CD30 の発現が消失することがある. 汎 T 細胞マーカーは CD2, CD3, CD5, および CD7 は 50% 未満で発現する. CD4 は 70% 程度で発現し, CD8 の発現は少ない. IRF4 (MUM1) が通常陽性となるが, EMA の陽性率は 50% 未満である. 免疫逃避マーカーである PD-L1, TGF-β, IL10 が高頻度に発現する. Epstein-Barr ウイルス (EBV) は陰性であり, 陽性の場合には Hodgkin リンパ腫 (HL) の可能性を考える. 通常細胞傷害分子 (CM) である TIA-1, granzyme B, perforin の発現がみられるが, *DUSP22*再構成を有する症例は, CM 発現も欠くことが多い. *DUSP22*再構成を有する症例では LEF1 の発現がみられる 図 5-50 . CM 発現の欠如と LEF1 発現は *DUSP22* 再構成のサロゲートマーカーと考えられている[1]. 一方, *TP63* 再構成の症例では p63 のびまん性陽性像を認めるが, 遺伝子増幅による p63 の発現がみられる症例もあり, p63 の発現は *TP63*再構成のサロゲートマーカーとはならない.

診断基準

必須項目:
- hallmark 細胞とともに分葉状の核と明瞭な核小体を持つ大型多形細胞の完全または部分的なリンパ節浸潤またはリンパ節外組織への浸潤
- 腫瘍細胞は CD30 の均一で強い発現
- ALK 蛋白質の発現および *ALK* 再構成の欠如
- EBV 陰性

望ましい項目:
- T 細胞マーカーおよび細胞傷害性マーカーの発現 (ただし, 頻繁に喪失する)
- TCR 遺伝子のクローナル再編成

■鑑別診断

リンパ腫を含めた CD30 陽性のその他の腫瘍〔HL，DLBCL（未分化バリアント），胎児性がん，原発性縦隔大細胞型 B 細胞リンパ腫，骨髄性肉腫など〕が鑑別に挙げられ，cytokeratin，PAX5，CD15 の免疫染色が有用である[2]．ごく稀に ALK⁻ALCL では cytokeratin や PAX5 の発現を伴うことがあり，上記疾患との鑑別が困難な場合がある．原発性皮膚 ALCL，乳房インプラント関連 ALCL とは腫瘍部位で鑑別するが，それらが腫瘍近傍のリンパ節に浸潤した場合には，全身性 ALK⁻ALCL との鑑別は難しい．

■染色体・遺伝子

多くの症例で TCR 遺伝子のクローン性再構成が認められる．ALK⁻ALCL の約 30% に 6p25.3 領域に位置する *DUSP22* の再構成，8% に 3q28 の *TP63* の再構成を認める．6p25.3 領域に *IRF4* 遺伝子が含まれるが，IRF4 の発現の変化はない．*DUSP22* 再構成症例では *MSC* 遺伝子変異（E116K）を伴うことがあり，CD30-IRF4-MYC の経路が活性化する[3]．*DUSP22* 再構成症例では JAK-STAT 系の活性化は通常みられない．*DUSP22*，*TP63* 再構成以外に *JAK1*，*STAT3* の遺伝子変異や *ROS1*，*TYK2* の遺伝子再構成が報告されている[4]．

■細胞起源

不明．

■予後および予後因子

ALK⁻ALCL の予後は ALK 陽性 ALCL よりも悪く，PTCL，非特定型（PTCL-NOS）よりも良好である．CD56 陽性症例は予後が悪い[5]．従来の化学療法による 5 年生存率は約 50% と治療効果は不十分であり，標準治療は未だ確立されておらず，臨床試験への参加が推奨されている．*DUSP22* 再構成では予後良好とされていたが，最近では予後不良の症例も報告されている[6,7]．*TP63* 再構成を有する症例は予後不良とされている．

●文献

1) Feldman AL, Oishi N, Ketterling RP, et al. Immunohistochemical approach to genetic subtyping of anaplastic large cell lymphoma. Am J Surg Pathol. 2022; 46: 1490-9.

2) Sergio Pina-Oviedo, Carlos Ortiz-Hidalgo, Adrian Alejandro Carballo-Zarate, et al. ALK-negative anaplastic large cell lymphoma: current concepts and molecular pathogenesis of a heterogeneous group of large T-cell lymphomas. Cancers (Basel). 2021; 13: 4667.

3) Luchtel RA, Zimmermann MT, Hu G, et al. Recurrent MSC E116K mutations in ALK-negative anaplastic large cell lymphoma. Blood. 2019; 133: 2776-89.

4) Crescenzo R, Abate F, Lasorsa E, et al. Convergent mutations and kinase fusions lead to oncogenic STAT3 activation in anaplastic large cell lymphoma. Cancer Cell. 2015; 27: 516-32.

5) Suzuki R, Kagami Y, Takeuchi K, et al. Prognostic significance of CD56 expression for ALK-positive and ALK-negative anaplastic large-cell lymphoma of T/null cell phenotype. Blood. 2000; 96: 2993-3000.

6) Magaki S, Satyadev R, Chen Z, et al. Central nervous system ALK-negative anaplastic large cell lymphoma with IRF4/DUSP22. Brain Tumor Pathol. 2022; 39: 25-34.

7) Sibon D, Bisig B, Bonnet C, et al. ALK-negative anaplastic large cell lymphoma with DUSP22 rearrangement has distinctive disease characteristics with better progression-free survival: a LYSA study. Haematologica. 2023; 108: 1590-603.

〈山下高久〉

乳房インプラント関連未分化大細胞リンパ腫
Breast implant-associated anaplastic large cell lymphoma

■定義

乳房インプラント関連未分化大細胞リンパ腫（breast implant-associated anaplastic large cell lymphoma: BIA-ALCL）は，乳房再建術または乳房増大（豊胸）術で挿入された乳房インプラントの周囲に発生する CD30 陽性成熟 T 細胞リンパ腫である．通常は腫瘍細胞が線維性被膜の中に限局する．

■疫学

稀な疾患であり，発生頻度は乳房インプラントを挿入された患者の 3,000 〜 30,000 人に 1 人と推定されている[1]．乳房インプラントは表面が平滑なスムースタイプと凹凸処理がされたテクスチャードタイプに分類されるが，BIA-ALCL のほとんどがテクスチャードタイプのインプラントを挿入された患者に発生している[1]．このほか，遺伝性乳がん卵巣がん症候群の原因遺伝子 *BRCA1* や *BRCA2* の胚細胞系列変異も BIA-ALCL 発症の危険因子である可能性がある[2]．

■浸潤部位

ほとんどの BIA-ALCL は，インプラント周囲腔もしくはインプラント周囲に生じた線維性被膜の内面に限局する．進行した症例では，周囲の乳腺実質や軟部組織に浸潤し，腫瘤を形成する[3]．また，腋窩や鎖骨上窩などの領域リンパ節に進展することもある．

稀ながら，臀部など乳房以外の部分にインプラントが挿入された患者でも同様の症例が報告されている．

■臨床像

インプラントの挿入・留置から発症までの中央期間は 9 年である[1]．ほとんどの患者では，インプラント周囲の液体貯留（遅発性漿液腫 late seroma）として発症する．B 症状は通常みられない．両側発生が約 5% の患者にみられる．腫瘤形成は 10 〜 30% の患者にみられる．リンパ節腫大は最大で 20% の患者にみられ，腋窩または鎖骨上窩リンパ節の腫大が多い．リンパ節腫大が初発症状で精査され，のちに乳房病変が発見されることがある．したがって，腋窩リンパ節腫大をきたした CD30 陽性リンパ腫を診断する際には，乳房インプラントの挿入歴を確認する必要がある．

■肉眼所見

BIA-ALCL の多くは遅発性漿液腫として発症し，インプラントと漿液を内包する線維性被膜が一括切除されることが多い．このような capsulectomy 検体で漿液が十分に存在する場合，細胞診検体を作製するとともに，フローサイトメトリーで表面マーカーを解析するとよい[3]．肉眼的に腫瘤形成がない場合には，漿液内の浮遊物やインプラントに付着したフィブリン様物質をサンプリングした上で，被膜の各所から多数切片を作製する[3]．

■病理所見

BIA-ALCL の細胞学的所見は他の ALCL に類似する．すなわち，類円形，時に腎臓様，勾玉

様の形態を示す腫大核、比較的豊かな細胞質を有する大型の腫瘍細胞が出現する 図5-51a . 漿液腫として発症した場合，フィブリンや壊死物質の中で少数の腫瘍細胞がまばらに分布することが多い．また，多数の好酸球が混在し，腫瘍細胞が目立たないこともある．時間経過とともに，腫瘍細胞は被膜の膠原線維内，さらには被膜外へと浸潤し，腫瘤を形成する．

BIA-ALCL の腫瘍細胞の免疫学的形質は，ALK 陰性 ALCL と基本的に同じである．腫瘍細胞は CD30 をびまん性に高発現し，免疫組織化学では細胞膜・Golgi 体に陽性所見がみられる 図5-51b ．T 細胞リンパ腫であるものの，汎 T 細胞マーカーである CD3，CD5，CD7 の発現は減弱・消失していることが多い．一方，CD4，CD43 の発現は保たれていることが多く，細胞傷害性分子である TIA1, granzyme B, perforin も陽性である．BIA-ALCL は *ALK* 融合遺伝子陰性であり，ALK 蛋白に対する免疫組織化学は陰性である．約20％の症例では，αβ型もしくはγδ型のT細胞受容体（TCR）の発現が見出される．腫瘍細胞は Epstein-Barr ウイルス（EBV）陰性で，EBER-ISH は陰性を示す．BIA-ALCL の腫瘍細胞は低酸素応答経路に関連した遺伝子群が高発現しており，このうち膜結合型炭酸脱水酵素である carbonic anhydrase 9（CA9）の高発現を免疫組織化学で確認できる[4]．

■ 染色体・遺伝子

大多数の症例で，PCR 法もしくはサザンブロット法により TCR 遺伝子のモノクローナルな再構成が確認される．

分子生物学的に，BIA-ALCL は JAK/STAT 経路の活性化を特徴とする[5]．これには *STAT3*，*JAK1*，*JAK3* の機能獲得型変異，融合遺伝子 *STAT3::JAK2* のほか，同経路の抑制因子である *SOCS3*，*SOCS1*，*PTPN1* の機能喪失型変異が関与している[6,7]．このほか，*TP53* やクロマチン修飾因子である *KMT2C*，*KMT2D*，*CHD2*，*CREBBP* などの変異が生じている[6]．

染色体異常として，他の ALCL 病型で認められる *ALK*（2p23），*DUSP22/IRF4*（6p25.1），*TP63*（3q28）を介する染色体再構成は BIA-ALCL では一貫して陰性である[5]．一方，20q13.13

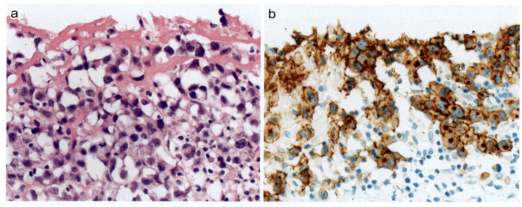

図5-51 乳房インプラント関連未分化大細胞リンパ腫
　a）HE 染色．フィブリン様物質の中に大型，多形な腫瘍細胞が増殖している．
　b）CD30 に対する免疫染色．腫瘍細胞は CD30 強陽性を示す．細胞膜および Golgi 体に陽性所見がみられる．

領域の欠失が BIA-ALCL の 66% に生じており，他の ALCL 病型と比べて高頻度かつ特徴的であることが報告されている [8].

■予後

ほとんどの患者の予後は良好である．外科的切除が治療の基本で，液体貯留のみで発症した BIA-ALCL 患者の場合，被膜を含めたインプラントの一括切除による 5 年生存率はほぼ 100% である [9]．被膜を越えた病変がある患者の 5 年生存率は 83.7%，リンパ節に進展した病変がある患者の 5 年生存率は 75% と報告されている [10]．切除不能な病変がある場合，リンパ節や遠隔臓器に進展している場合は，全身（免疫）化学療法が適応となる．

■診断基準

必須項目：
- 乳房インプラントの存在（インプラント挿入部と連続性のある病変の存在）
- CD30 陽性を示す大型・多形なリンパ球の増殖
- 1 つ以上の T 細胞抗原の発現かつ／または TCR 遺伝子のクローナルな再構成

望ましい項目：
- インプラント周囲に形成された被膜の内腔面に腫瘍細胞が存在すること

■鑑別診断

全身性 ALCL および原発性皮膚 ALCL とは，インプラント挿入部と病変との連続性，全身における病変の分布を確認して鑑別する必要がある．腫瘍細胞が ALK 陽性を示す場合，全身性 ALK 陽性 ALCL の蓋然性が高い．このほか，乳房インプラントに関連した EBV 陽性のびまん性大細胞型 B 細胞リンパ腫も報告されているが [11]，CD20，CD79a，PAX5 などの B 細胞マーカーの発現によって BIA-ALCL とは区別される．

●文献

1) Quesada AE, Medeiros LJ, Clemens MW, et al. Breast implant-associated anaplastic large cell lymphoma: a review. Mod Pathol. 2019; 32: 166-88.
2) de Boer M, Hauptmann M, Hijmering NJ, et al. Increased prevalence of BRCA1/2 mutations in women with macrotextured breast implants and anaplastic large cell lymphoma of the breast. Blood. 2020; 136: 1368-72.
3) Jaffe ES, Ashar BS, Clemens MW, et al. Best practices guideline for the pathologic diagnosis of breast implant-associated anaplastic large-cell lymphoma. J Clin Oncol. 2020; 38: 1102-11.
4) Oishi N, Hundal T, Phillips JL, et al. Molecular profiling reveals a hypoxia signature in breast implant-associated anaplastic large cell lymphoma. Haematologica. 2020; 106: 1714-24.
5) Oishi N, Brody GS, Ketterling RP, et al. Genetic subtyping of breast implant-associated anaplastic large cell lymphoma. Blood. 2018; 132: 544-7.
6) Laurent C, Nicolae A, Laurent C, et al. Gene alterations in epigenetic modifiers and JAK-STAT signaling are frequent in breast implant-associated ALCL. Blood. 2020; 135: 360-70.
7) Quesada AE, Zhang Y, Ptashkin R, et al. Next generation sequencing of breast implant-associated anaplastic large cell lymphomas reveals a novel STAT3-JAK2 fusion among other activating genetic alterations within the JAK-STAT pathway. Breast J. 2021; 27: 314-21.
8) Los-de Vries GT, de Boer M, van Dijk E, et al. Chromosome 20 loss is characteristic of breast implant-associated anaplastic large cell lymphoma. Blood. 2020; 136: 2927-32.
9) Clemens MW, Medeiros LJ, Butler CE, et al. Complete surgical excision is essential for the management

5 章 ◆ T 細胞性および NK 細胞性リンパ増殖症およびリンパ腫

of patients with breast implant-associated anaplastic large-cell lymphoma. J Clin Oncol. 2016; 34: 160-8.

10) Ferrufino-Schmidt MC, Medeiros LJ, Liu H, et al. Clinicopathologic features and prognostic impact of lymph node involvement in patients with breast implant-associated anaplastic large cell lymphoma. Am J Surg Pathol. 2018; 42: 293-305.

11) Medeiros LJ, Marques-Piubelli ML, Sangiorgio VFI, et al. Epstein-Barr-virus-positive large B-cell lymphoma associated with breast implants: an analysis of eight patients suggesting a possible pathogenetic relationship. Mod Pathol. 2021; 34: 2154-67.

〈大石直輝〉

節性 T 濾胞ヘルパー細胞リンパ腫
Nodal T-follicular helper cell lymphoma

はじめに

節性 T 濾胞ヘルパー細胞リンパ腫〔nodal T-follicular helper cell lymphoma: nTFHL〕は二次濾胞の胚中心に存在する TFH 細胞の特性をもつ末梢性 T 細胞リンパ腫（PTCL）である[1,2]. nTFHL は 3 つの亜型に分類され，血管免疫芽球型（angioimmunoblastic type: nTFHL-AI），濾胞型（follicular type: nTFHL-F），非特定型（not otherwise specified: nTFHL-NOS）が含まれる[2]. いずれも TFH の特性をもつことから，腫瘍細胞の特性を反映する形で，遺伝子異常および臨床病理学的特徴にオーバーラップが生じる. 腫瘍性 T 細胞は TFH のマーカーである PD1, ICOS, CXCL13, CD10, BCL6 を発現しており，本疾患の診断には CD4 および TFH マーカー2 つ以上陽性という基準が用いられる[2].

nTFHL に含まれる症例は WHO 分類第 4 版では AITL と PTCL-NOS に分類されており，改訂第 4 版では TFH 由来の PTCL が初めて AITL, nodal PTCL with TFH phenotype, follicular T-cell lymphoma という形で分類され，第 5 版において，それぞれ nTFHL-AI, nTFHL-F, nTFHL-NOS と名称変更が行われている[1,2].

節性 T 濾胞ヘルパー細胞リンパ腫，血管免疫芽球型
Nodal T follicular helper cell lymphoma, angioimmunoblastic type

■定義

節性 T 濾胞ヘルパー細胞リンパ腫，血管免疫芽球型（nodal TFH cell lymphoma, angioimmunoblastic type: nTFHL-AI）は，TFH の表現型をもつ成熟 T 細胞の腫瘍であり，多彩な炎症細胞浸潤，高内皮細静脈（high endothelial venule: HEV）の樹枝状増生，濾胞樹状細胞（follicular dendritic cell: FDC）の濾胞外進展を伴う腫瘍である[2].

■疫学

nTFHL-AI は中高年に発症し，発症年齢中央値は 60 〜 70 歳代と報告があり，男女比は 1.2：1 でありわずかに男性の頻度が高い[2]. 本邦のリンパ腫の 4 〜 5％を占める[3].

■病理形態像 　図 5-52 　図 5-53

nTFHL-AI では小型〜中型で軽度の核異型を伴う腫瘍性 T 細胞の増殖が確認される. 病変には反応性リンパ球，免疫芽球，形質細胞，組織球など多彩な炎症細胞浸潤が観察され，HEV の樹枝状増生を認める. また，これらの病変の背景には FDC meshwork の増生が確認される. 種々の割合で B 細胞の免疫芽球が増殖し，時に非常に多数の増殖が確認されることがある. また，Epstein-Barr ウイルス（EBV）感染リンパ球も出現することがあり，上記免疫芽球に EBV 感染が観察されることもあれば，形態異常を伴わない中型リンパ球 EBV 感染が確認されることもある.

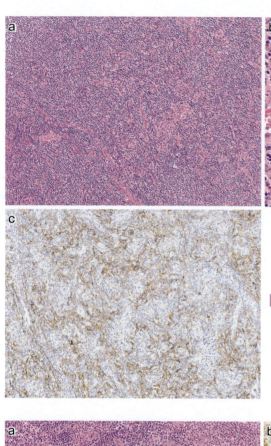
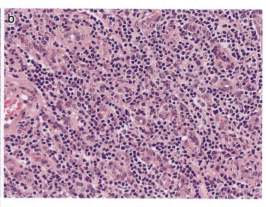

図 5-52 パターン2, 3のnTFHL-AI

多彩な炎症細胞浸潤, HEVの増生, FDC meshworkの濾胞外進展が確認される. 形質細胞, 組織球, リンパ球などの多彩な炎症細胞浸潤 (a: HE染色), HEVの増生 (b: HE染色), FDC meshworkの濾胞外進展 (c: FDCの免疫染色) を示す.

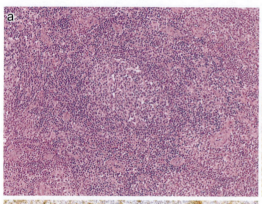
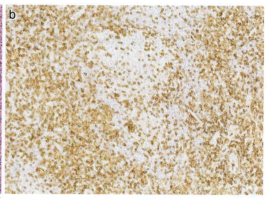
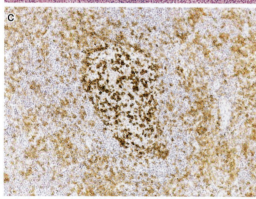

図 5-53 パターン1のnTFHL-AI

非腫瘍性のリンパ濾胞の外側にリンパ濾胞をとり囲むようにCD3, PD-1陽性の腫瘍性T細胞が確認される. HE染色 (a), CD3の免疫染色 (b), PD-1の免疫染色 (c) を示す.

3節 ■ 成熟 T 細胞および NK 細胞腫瘍

上述のように，nTFHL-AI では多彩な炎症細胞浸潤を伴うため，形質細胞腫を想起させるほど形質細胞が著明に増殖する症例や，免疫芽球などの大型 B 細胞の増殖を伴いびまん性大細胞型 B 細胞リンパ腫との鑑別を要する症例，Hodgkin/Reed Sternberg（HRS）様細胞の出現により Hodgkin リンパ腫との鑑別を要する症例もみられる．

nTFHL-AI は病変の進展により 3 つのパターンに分類される[2]．下記パターン 1 ～ 3 は同一のリンパ節内に併存することや，生検部位や時期によって変化することがある．

- パターン 1： リンパ節構造は保たれ，リンパ濾胞が反応性過形成を呈する．形態所見では腫瘍性 T 細胞は目立たないことが多いが，免疫染色を行うことで濾胞周囲に腫瘍性 T 細胞が確認される．
- パターン 2： リンパ節構造の大部分が消失し，一部に残存濾胞が確認される．腫瘍性 T 細胞が濾胞周囲に著明に浸潤する像が確認される．
- パターン 3： 病変の広がりによりリンパ節の基本構造は消失する．

免疫表面形質

腫瘍性 T 細胞は CD2，CD3，CD5 に陽性であり，種々の程度で CD7 の発現低下を認める．また，CD3 の発現が低下する症例も時に確認される．TFH の特徴を示す PTCL という定義のとおり，ほぼ全例で腫瘍性 T 細胞に CD4 が陽性となり，TFH のマーカーとされる CD10，PD1，ICOS，BCL6，CXCL13 が種々の割合で陽性となる．なお，*RHOA* p.G17V をもつ症例は TFH マーカーの陽性率が高くなる．これらの TFH マーカーのうち PD1 と ICOS は感度が高く，CD10 と CXCL13 の特異度が高い．

FDC meshwork の濾胞外増生の同定を行うために CD21，CD23 あるいは FDC の免疫染色を行う必要があり，典型的なパターン 3 の nTFHL-AI の症例では HEV をとり囲む FDC meshwork の増生が確認される．一方，パターン 1 およびパターン 2 の一部の症例では FDC meshwork の濾胞外進展が確認されないこともある．

CD20 の免疫染色によって B 細胞の免疫芽球が確認される．EBV の EBER-ISH を行うことで EBER 陽性の中型リンパあるいは免疫芽球，HRS 細胞が半数以上の症例で確認される．

nTFHL-AI の一部の症例で確認される HRS 様細胞は CD30 に陽性となることが多く，種々の割合で CD15 や EBER-ISH に陽性となる[2]．

染色体・遺伝子

nTFHL-AI の症例では，約 70% の症例で *RHOA* p.G17V を認め，*IDH2* 変異を伴うことが多い．また，*TET2* 変異および *DNMT3A* 変異も認められる．なお，nTFHL-AI の症例は腫瘍細胞の割合が低いことによりこれらの変異が同定できないこともしばしば確認される．これらの他に，T 細胞受容体（TCR）に関連する遺伝子異常が報告されており，TCR シグナル伝達の下流にある *VAV1*，*PLCG1*，および *FYN* の変異が含まれる．

なお，nTFHL-AI の症例ではしばしば免疫グロブリン遺伝子再構成のモノクローナリティが確認されるが，反応性に増殖した B 細胞に起因するものであると考えられている[2]．

細胞起源

上述のとおり，nTFHL-AI の特徴を有する PTCL であるため細胞起源は TFH 細胞として矛盾

611

5章 ◆ T 細胞性および NK 細胞性リンパ増殖症およびリンパ腫

しない．しかしながら，*TET2* および *DNMT3A* の変異は幹細胞の段階で生じていることがわかっており，厳密な"細胞起源"は幹細胞とすべきなのかもしれない[2]．

病態生理

nTFHL-AI の発生は造血幹細胞の初期の段階で *TET2* および *DNMT3A* などの体細胞遺伝子変異が段階的に生じることに起因すると考えられている．*TET2* および *DNMT3A* の遺伝子変異によって DNA メチル化が制御されず，その影響を受けた造血幹細胞およびその子孫，B 細胞，T 細胞に異常が生じる．異常な遺伝子発現は，幹細胞のクローン性造血および TFH 細胞の分化を促進し，さらなる遺伝子変化が引き起こされると考えられている．また，nTFHL-AI では *IDH2* 変異が特異的にみられ，p.R172 の変異が確認される．*IDH2* 遺伝子異常はプロモーター領域のハイパーメチレーションと *TFH* 遺伝子の発現増強を通して nTFHL-AI の発症に関わっていると考えられる[2]．

浸潤部位

全身のリンパ節腫脹を伴うことが多く，半数以上の病変で骨髄浸潤が確認される[2]．

臨床像

B 症状を含む全身症状を伴う症例が多い．肝脾腫，皮疹，胸腹水，関節炎を伴うことがある．血液検査にて，自己免疫性溶血性貧血，血小板減少，リウマチ因子，抗平滑筋抗体を認める症例もある．多クローン性の高γグロブリン血症がしばしば確認されるが，低γグロブリン血症を伴うこともある[2]．

診断基準[2]

典型例（パターン 2 ～ 3）および腫瘍細胞が豊富な nTFHL-AI

必須項目：

- 節性病変
- CD4 陽性（時に陰性）CD8 陰性の異型を伴うリンパ球
- FDC の濾胞外進展および HEV の過形成（腫瘍細胞が豊富な症例では軽度）

望ましい項目：

- PD-1 強陽性を含む 2 種以上の TFH マーカー発現
- TCR 遺伝子再構成のモノクローナリティかつ / または 遺伝子異常（*RHOA* p.G17V または *IDH2* p.R172）
- EBV 陽性 B 細胞

リンパ節に部分浸潤している症例（パターン 1 ～ 2）

必須項目：

- 節性病変
- CD4 陽性（時に陰性）CD8 陰性を示し，PD-1 強陽性を含む 2 種以上の TFH マーカー発現に伴う異型を伴うリンパ球の濾胞周囲での増生
- TCR 遺伝子再構成のモノクローナリティかつ / または 遺伝子異常（*RHOA* p.G17V または *IDH2* p.R172）
- 検体サンプリングが不十分で診断基準を満たさない場合には再生検が望まれる．

3節 ■ 成熟 T 細胞および NK 細胞腫瘍

■鑑別診断

膠原病や薬剤性による反応性リンパ節腫脹との鑑別が時に困難なことがある．異型を伴う腫瘍性 T 細胞の存在や TCR のモノクローナリティを検索することにより鑑別可能なことがあるが，臨床所見をあわせて総合的な判断が必要になる症例もしばしばみられる．

Hodgkin リンパ腫と HRS 様細胞を伴う nTFHL-AI との鑑別もしばしば問題となるが，増殖する T 細胞の形態異常や免疫形質の異常（CD3 や CD7 の減弱など）を検討することにより鑑別可能となることが多い[2]．

■予後

一般的に予後不良で 3 年生存率は約 50％であるが，時に長期生存者も確認される[2]．

節性 T 濾胞ヘルパー細胞リンパ腫，濾胞型
Nodal T follicular helper cell lymphoma, follicular type

■定義

節性 T 濾胞ヘルパー細胞リンパ腫，濾胞型〔nodal T follicular helper (TFH) cell lymphoma, follicular type: nTFHL-F〕は，TFH の特徴をもつ節性の PTCL であり，濾胞性の増殖パターンを示し，HEV の増生や FDC の濾胞外進展を欠く症例と定義づけられる[2]．

■疫学

nTFHL-F は稀な疾患であり，まとまった報告はされていないが末梢性 T 細胞リンパ腫の 1％以下と考えられている．60 歳代に発生し，やや男性に多い[2]．

■病理形態像 図5-54

nTFHL-F は一般的に中型の腫瘍性 T 細胞の結節性/濾胞性増殖を示す．腫瘍細胞は時に淡明な胞体および軽度の核異型をもち，比較的均一な増殖形態を呈する．nTFHL-F の腫瘍細胞の増殖形態は濾胞性リンパ腫に類似した FL 様パターンと progressive transformation of germinal center（PTGC）に類似した PTGC 様パターンの 2 種類に大別される．FL 様パターンでは，腫瘍性 T 細胞が結節状構造を形成する．PTGC 様パターンでは，結節構造 PTGC を想起させる「虫食い状」の形態を示し，腫瘍性 T 細胞の小集塊がマントル帯の非腫瘍性リンパ球に囲まれている．PTGC 様パターンでは HRS 様細胞が確認されることがある．また，いずれも B 細胞の免疫芽球が散見されることがあり，上記の 2 つのパターンが共存する症例もみられる．

一般的に純粋な nTFHL-F は稀であり，nTFHL-F として分類されるほとんどの症例は，nTFHL-AI と組織学的に重複している．さらに，nTFHL-F は通常の nTFHL-AI として再発することがあり，その逆も起こりうる[2]．

■免疫表面形質

nTFHL-F の腫瘍性 T 細胞は TFH の特徴をもつという点で免疫表面形質は nTFHL-AI に類似している．CD2，CD3 および CD5 を含む T 細胞マーカーに陽性を示し，CD7 陰性や CD3 の発現低下を伴う症例がみられることがある．大部分の症例は CD4 陽性あり，PD1（CD279），ICOS，

613

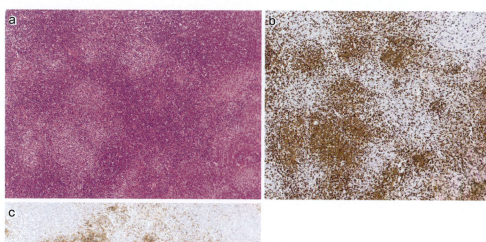
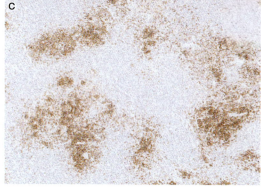

図5-54 **nTFHL-F**
FL様パターンとPTGC様パターンに大別される．FL様パターンでは腫瘍性T細胞の結節状構造を呈する．HE染色（a），CD3（b），PD1（c）の免疫染色を示す．

BCL6，CXCL13，CD10といったTFHマーカーに種々の程度で発現を示す．FDC meshworkの局在確認のためにCD21，CD23，FDCの免疫染色により結節状構造に一致したFDC meshworkが確認される．EBER-ISHを行うことで陽性細胞が散見されることがある．

PTGC様パターンではIgD陽性のマントル帯B細胞によって結節内の腫瘍性T細胞の集簇巣が囲まれている．PTGC様パターンにみられるHRS様細胞は，通常CD30陽性であり，CD15，EBER-ISHにしばしば陽性となる[2]．

■染色体・遺伝子
nTFHL-AIと同様に*RHOA* p.G17Vを示す症例が一部に認められる．また，t(5;9)(q33;q22)/*ITK::SYK*報告例もある[2]．

■細胞起源
nTFHL-AIのように研究が進んでいないので不明な点が多いが，TFHが腫瘍の起源と考えられている[2]．

■病態生理
nTFHL-AIと同様の遺伝異常が報告されているが，nTFHL-Fは稀少であるため未解明な部分がまだ多い．t(5;9)(q33;q22)/*ITK::SYK*が一部の症例で確認され，腫瘍進展に関連していると考えられる[2]．

■浸潤部位
大部分の症例において全身のリンパ節腫脹が確認され，皮膚，肝臓，脾臓，骨髄への浸潤も種々

3節 ■ 成熟 T 細胞および NK 細胞腫瘍

の割合で確認される[2].

■臨床像

ほとんどの症例が診断時には進行期であり，皮疹，多クローン性の高γグロブリン血症などの免疫異常の症状が一部の症例で確認される[2].

■診断基準[2]

必須項目：

• 濾胞型の増殖パターン

• FDC の濾胞外進展を欠く

• CD4陽性（時に陰性），CD8陰性を示し，PD-1強陽性を含む2種以上の TFH マーカー発現を示す異型を伴うリンパ球

望ましい項目：

• 多彩な炎症細胞浸潤および HEV の過形成を欠く

• TCR 遺伝子再構成のモノクローナリティ

■鑑別診断

nTFHL-F の症例の中で HRS 様細胞が出現する症例においては Hodgkin リンパ腫との鑑別が時に問題となる．nTFHL-AI と Hodgkin リンパ腫との鑑別と同様に増殖する T 細胞の形態異常および免疫形質の異常の有無を仔細に検討することで鑑別が可能となることが多い[2].

■予後

稀少疾患ということでまだコンセンサスは得られていないが，nTFHL-F の2年生存率は50〜60％と報告されている[2].

節性 T 濾胞ヘルパー細胞リンパ腫，非特定型
Nodal T follicular helper cell lymphoma, NOS

■定義

節性 T 濾胞ヘルパー細胞リンパ腫，非特定型（nodal TFH cell lymphoma, NOS: nTFHL-NOS）は，CD4 と少なくとも2つの TFH マーカーの発現を示す節性の PTCL であり，nTFHL-AI および nTFHL-F の組織病理学的基準を満たさない疾患群である[2].

■疫学

比較的新しい疾患概念であるため，まだ正確な発生率などは定まっていない[2].

■病理形態像 図 5-55

nTFHL-NOS では中型〜大型の腫瘍性 T 細胞のびまん性の浸潤が確認される．nTFHL-AI の所見と一部オーバーラップする部分もみられるが，定義上，多彩な炎症細胞浸潤，HEV の樹枝状増生，FDC の濾胞外進展は一般的にみられない．一部の症例では T 細胞領域である濾胞間に腫瘍細胞が増殖するパターンが確認される[2].

■免疫表面形質

nTFHL-NOS の腫瘍性 T 細胞は CD4 陽性であり，TFH マーカーである PD1（CD279），ICOS，BCL6，CXCL13，CD10 が少なくとも 2 つ以上陽性となる．PD1 の強度が重要であり，中等度から強陽性の場合に特異度が高い[2]．

■染色体・遺伝子

nTFHL-AI と同様の変異が検出されることが多い．*RHOA* p.G17V は nTFHL-NOS の半数以

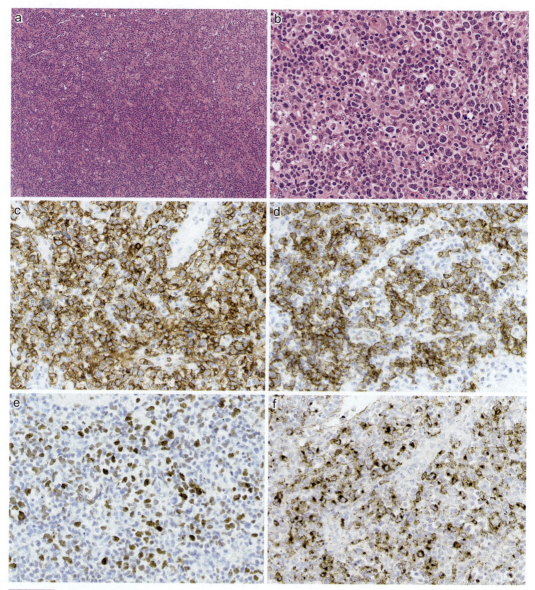

図 5-55 **nTFHL-NOS**
中型〜大型の腫瘍性 T 細胞の増殖からなる．nTFHL-AI，nTFHL-F の診断基準を満たさず，TFH マーカー陽性の PTCL が本疾患に分類される．HE 染色（a：弱拡大，b：強拡大），CD4（c），PD1（d），Bcl6（e），CXCL13（f）の免疫染色を示す．

上の症例に検出される[2].

細胞起源

nTFHL-F と同様に不明な点が多いが，TFH が腫瘍の起源と考えられている[2].

病態生理

nTFHL-NOS は新しい疾患概念であり未解明な部分がまだ多いが，nTFHL-AI に類似した病態の存在が示唆される[2].

浸潤部位

nTFHL-AI や nTFHL-F と同様に全身のリンパ節腫脹が確認され，節外への浸潤も時に確認される[2].

臨床像

nTFHL-AI と同様に自己免疫関連の徴候（自己免疫性溶血性貧血，多クローン性多クローナル高γグロブリン血症）が確認される症例もみられる[2].

診断基準[2]

必須項目：

- 節性の病変であり，リンパ節構造を破壊する増殖形態あるいは T-zone patten を呈する．形態的に異型を伴う かつ / または 異常な免疫形質を示す異型 T 細胞が CD4 陽性，CD8 陰性を示す．PD-1 強陽性を含む少なくとも 2 種以上の TFH マーカーに陽性となる．
- FDC の濾胞外過形成，濾胞周囲の増殖形態，濾胞状増殖形態を欠く．

望ましい項目：

- TCR 遺伝子再構成のモノクローナリティかつ / または 遺伝子異常（*RHOA* p.G17V）

鑑別診断

nTFHL-AI との鑑別が問題になることがあるが，多彩な炎症細胞浸潤，HEV の樹枝状増生の有無，FDC meshwork の濾胞外進展の有無を評価することにより鑑別可能となる．PTCL-NOS との鑑別については上述の定義，診断基準に従って CD4 および TFH マーカーを検討することにより鑑別される[2].

予後

nTFHL-NOS は新しい疾患概念であり予後についてコンセンサスは得られていないが，nTFHL-AI と類似した臨床経過をたどると考えられている[2].

● 文献 --

1) Swerdlow SH, Campo E, Harris NL, et al, eds. WHO classification of tumours of haematopoietic and lymphoid tissues, revised 4th ed. IARC Press: 2017.

2) WHO Classification of Tumours Editorial Board. Haematolymphoid tumours [Internet]. Lyon (France): International Agency for Research on Cancer; 2024 [cited 2024 Apr 30]. (WHO classification of tumours series, 5th ed.; vol. 11). Available from: https://tumourclassification.iarc.who.int/chapters/63.

3) Muto R, Miyoshi H, Sato K, et al. Epidemiology and secular trends of malignant lymphoma in Japan: Analysis of 9426 cases according to the World Health Organization classification. Cancer Med. 2018; 7: 5843-58.

〈三好寛明〉

5章 ◆ T 細胞性および NK 細胞性リンパ増殖症およびリンパ腫

他の末梢性 T 細胞リンパ腫
Other peripheral T-cell lymphomas

末梢性 T 細胞リンパ腫，非特定型
Peripheral T-cell lymphoma, NOS

■定義

末梢性 T 細胞リンパ腫，非特定型（peripheral T-cell lymphoma, NOS: PTCL-NOS）は節性および節外性末梢性 T 細胞リンパ腫で，他の病型に該当しない heterogeneous なものである．WHO 分類第 4 版では T 濾胞ヘルパー細胞形質を伴うリンパ腫がこの病型から除外されたが，WHO 分類第 5 版においては，これに加えて腫瘍細胞に Epstein-Barr ウイルス（EBV）感染を伴う EBV-positive nodal T-cell and NK-cell lymphoma が除外された．

■疫学

PTCL-NOS は T 細胞リンパ腫の約 35% を占める最も頻度の高い T 細胞リンパ腫であり，中高年男性に好発する．

■病因

不明である．背景の B 細胞に EBV 感染を認めることもあるが，腫瘍形成に関わる病原体などの特定には至っていない．

■浸潤部位

基本的に進行期であり，リンパ節および節外（骨髄，肝臓，脾臓，皮膚，消化管など）に病変形成がみられる．

■臨床像

B 症状を伴う全身リンパ節腫脹が特徴的であり，サイトカイン産生に伴う好酸球増多，皮疹，血球貪食などの腫瘍随伴症候群を伴うことがある．

■形態像

Heterogenous な疾患群であるがゆえに極めて多彩な組織像を呈する．腫瘍細胞は多くは中型〜大型のリンパ腫細胞により構成されるが 図 5-56 ，小型主体の場合もある 図 5-57 ．

Hodgkin/Reed Sternberg（HRS）様の細胞や淡明細胞が出現することもある．腫瘍細胞からのサイトカイン産生を反映して背景にはリンパ球，好酸球，形質細胞，EBV 陽性の B 細胞などの炎症性背景を伴うことが多い．後述する PTCL-TBX21 の表現型を有する群で炎症性背景が多いとされている[1]．組織球が類上皮細胞肉芽腫の小集塊を形成する場合もあり，特徴的な組織像のため WHO 分類第 4 版に続いて lymphoepithelioid variant（Lennert lymphoma）として扱われている 図 5-58 図 5-59 ．

■免疫表現型

汎 T 細胞性マーカーである，CD2，CD3，CD5，CD7 が陽性であるが，CD5，CD7 が陰性あるいは発現低下する場合が多い．CD4 あるいは CD8 のいずれかが陽性になることが多いが，両

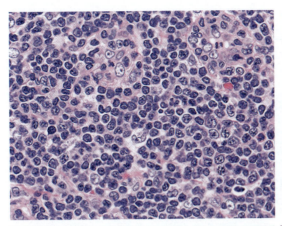

図 5-56 末梢性T細胞リンパ腫，非特定型の症例
中型～大型のリンパ腫細胞が増殖する像がみられる（対物×40）．

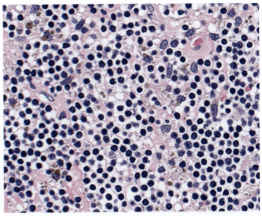

図 5-57 末梢性T細胞リンパ腫，非特定型の症例
背景に多数のヘモジデリン沈着を伴い小型主体のリンパ腫細胞が増殖する（対物×40）．

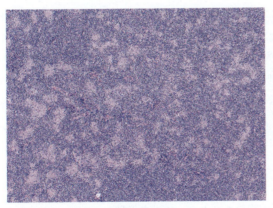

図 5-58 Lennert lymphoma
数個～10個程度の類上皮細胞からなる類上皮肉芽腫が小結節を形成する像がみられる（対物×4）．

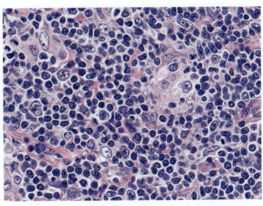

図 5-59 Lennert lymphoma
類上皮細胞肉芽腫辺縁や内部に中型～大型のリンパ腫細胞が増殖する像がみられる（対物×40）．

者ともに陽性あるいは陰性となる例もみられる．T細胞受容体（TCR）の表現型はα/β型が大部分を占めるが稀にγ/δ型あるいはいずれも陰性（TCR-silent）の場合もある．細胞傷害性マーカー陽性例が20～35％の症例でみられる．WHO分類第4版より導入されたT濾胞ヘルパー細胞起源節性リンパ腫との鑑別で重要となるTFHマーカー（BCL6, PD1, CXCL13, ICOS, CXCR5など）については，1つまでの陽性所見であればPTCL-NOSとしてよいが，2つもしくはそれ以上のびまん性陽性例に関してはT濾胞ヘルパー細胞起源節性リンパ腫とすべきである．稀にB細胞マーカー（多くはCD20）が異常発現する場合がある．近年の遺伝子発現プロファイリング，遺伝子変異解析の研究において，PTCL-NOSは分子生物学的，臨床病理学的相違点からPTCL-TBX21（Th1細胞起源）とPTCL-GATA3（Th2細胞起源）の分子亜型に分けられることが知られており，TBX21, CXCR3, GATA3, CCR4の免疫染色を用いた分類法が提唱されて

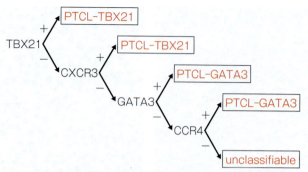

図 5-60 TBX21, CXCR3, GATA3, CCR4 の免疫組織化学による PTCL-NOS の分子亜型分類

いる 図 5-60 [1,2].

■染色体・遺伝子

　TCR 遺伝子がほとんどの例でクローン性に再構成している．*CDK6*，*CARD11* などの遺伝子が位置する 7q，8q の増幅がみられる．また，がん抑制遺伝子として知られる *TP63* の転座や *CDKN2A*，*PTEN*，*TP53* の遺伝子変異や欠失が確認されている[3]．特に *CDKN2A* と *PTEN* がともに欠失している例が PTCL-NOS の約 20％程度で確認されており特徴的な遺伝子異常とされている．他に *PLGC1*，*CD28*，*VAV1* の遺伝子異常もみられる[4,5]．また，T 濾胞ヘルパー細胞起源節性リンパ腫で高頻度に確認されている *RHOA* G17V，*IDH2* R172 の遺伝子変異は PTCL-NOS では基本的には陰性である．

■診断基準

必須項目：
- 形態学的および免疫表現型の異常のある T 細胞のモノクローナルな増殖
- TFH マーカーは陰性あるいはあっても陽性は 1 つまで
- EBER-1 ISH では腫瘍細胞は陰性（背景の B 細胞のみに少数陽性）
- ALK 陽性未分化大細胞リンパ腫，ALK 陰性未分化大細胞リンパ腫，成人 T 細胞白血病/リンパ腫，節性・節外性 T/NK 細胞リンパ腫を除外する

望ましい項目：
- TCR のクローナルな遺伝子再構成
- PTCL-TBX21，PTCL-GATA3 の免疫組織化学による分類

■細胞起源

　活性型成熟 T 細胞に由来する．

■予後および予後因子

　一般的に治療反応性が乏しく，5 年生存率は 20〜32％とされている．IPI 高リスク群，PTCL-GATA3 分子亜型，細胞傷害性分子陽性，CD30 陽性，がん抑制遺伝子の異常がある群などが予後不良とされている．

●文献

1) Amador C, Bouska A, Wright G, et al. Gene expression signatures for the accurate diagnosis of peripheral T-cell lymphoma entities in the routine clinical practice. J Clin Oncol. 2022; 40: 4261-75.

2) Amador C, Greiner TC, Heavican TB, et al. Reproducing the molecular subclassification of peripheral T-cell lymphoma-NOS by immunohistochemistry. Blood. 2019; 134: 2159-70.

3) Iqbal J, Amador C, McKeithan TW, et al. Molecular and genomic landscape of peripheral T-cell lymphoma. Cancer Treat and Res. 2019; 176: 31-68.

4) Rohr J, Guo S, Huo J, et al. Recurrent activating mutations of CD28 in peripheral T-cell lymphomas. Leukemia. 2016; 30: 1062-70.

5) Fukumoto K, Sakata-Yanagimoto M, Fujisawa M, et al. VAV1 mutations contribute to development of T-cell neoplasms in mice. Blood. 2020; 136: 3018-32.

〈髙田尚良〉

5章 ◆ T細胞性およびNK細胞性リンパ増殖症およびリンパ腫

EBV陽性T細胞およびNK細胞リンパ腫
EBV-positive T-cell and NK-cell lymphomas

EBV陽性節性T細胞リンパ腫
EBV-positive nodal T-cell and NK-cell lymphoma

■定義

　EBV陽性節性T細胞リンパ腫（EBV-positive nodal T-cell and NK-cell lymphoma: EVB[+] nPTCL）は腫瘍細胞にEpstein-Barrウイルス（EBV）が感染している節性の末梢性T細胞リンパ腫である．リンパ節が病変の主座であり，鼻腔浸潤のない症例が該当する．その点，節外臓器に病変の主座がある節外性NK/T細胞リンパ腫（ENKTL）とは病変の分布が異なる．

■疫学

　EBV[+] nPTCLは，大部分の症例が東アジアから報告されてきた稀な疾患だが，近年は，欧米からの報告もある[1-3]．今までの報告数は100例程度にとどまる．中高年者に好発（発症年齢中央値は61～64歳）するものの，若年での発症も報告されている．男性優位である（男：女＝1.5～3.8：1）[3]．

■浸潤部位

　リンパ節腫脹がみられ，病変の主座である．鼻腔への腫瘍の浸潤はみられない．リンパ節以外の臓器浸潤に関しては，肝臓，骨髄以外への浸潤は稀である．大部分の症例が診断時に臨床病期Ⅲ/Ⅳに相当する．

■臨床像

　大部分の症例が診断時に臨床病期Ⅲ/Ⅳに相当する．通常B症状を伴い，血小板減少も半数程度の症例でみられる．

■形態像

　中～大型リンパ球系細胞のびまん性増殖からなる．典型例では，びまん性大細胞型B細胞リンパ腫でみられるような胚中心芽細胞（centroblast）に類似した大型リンパ球系細胞の増殖からなる 図5-61a ．ENKTLで典型的にみられる多形性の目立つ核や地図状壊死，血管破壊性浸潤を示す症例は少ない[1]．

■免疫表現型

　CD3などのT細胞マーカーが陽性である．腫瘍細胞の核はEBER-ISHで陽性となる．TIA1，granzyme B，perforinなどの細胞傷害性分子もいずれかが陽性である．ENKTLとは異なり，通常CD8が陽性となるが，CD56陽性例は少ない[1] 図5-61b～d ．CD4，CD5は陰性のことが多い．

■染色体・遺伝子

　*TET2*変異が64％の症例にみられ，その他*PIK3CD*，*DDX3X*や*STAT3*変異などが報告されている[4]．特に*TET2*変異が高頻度にみられる点がENKTLと異なる．

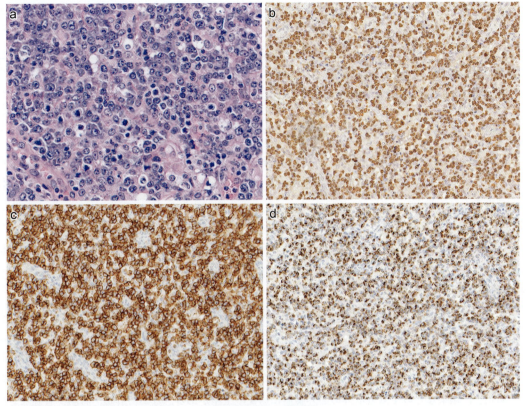

図 5-61 EBV 陽性節性 T 細胞リンパ腫の典型的な組織像
腫瘍は胚中心芽球様大型リンパ球系細胞のびまん性増殖からなる（a）．腫瘍細胞は EBER-ISH（b），CD8（c），TIA-1（d）陽性である．

■細胞起源

8割以上の症例で，T 細胞受容体（TCR）蛋白陽性もしくは TCR 遺伝子のクローナルな再構成がみられ，すなわち T 細胞由来と考えられる．この点，他の末梢性 T 細胞リンパ腫と同程度である[5]．

■診断基準

必須項目：
- 腫瘍は主にリンパ節内に局在するが，限られた節外部位に病変が及ぶことがある（鼻の関与はない）
- 細胞傷害性 T 細胞または NK 細胞リンパ腫
- 腫瘍細胞の大半に EBER が存在する
- 免疫不全または調節障害に関連する T 細胞および NK 細胞リンパ増殖性疾患，ENKTL，小児の全身性 EBV 陽性リンパ増殖性疾患，およびリンパ節の進行または二次的関与を伴うアグレッシブ NK 細胞白血病が除外される

■予後および予後因子

全生存期間中央値は2.5〜8カ月と ENKTL や末梢性 T 細胞リンパ腫，非特定型（PTCL-NOS）

5章 ◆ T細胞性およびNK細胞性リンパ増殖症およびリンパ腫

と比べても予後不良である[1,2].

節外性NK/T細胞リンパ腫
Extranodal NK/T-cell lymphoma

■定義

節外性NK/T細胞リンパ腫（Extranodal NK/T-cell lymphoma: ENKTL）は節外臓器に病変の主座があるNKもしくはT細胞性の腫瘍である．腫瘍細胞はEBVとともに細胞傷害性分子陽性である．

■疫学

ENKTLは主に東アジア，中南米に多くみられる．発症年齢中央値が35〜58歳で，男性優位である．

■浸潤部位

リンパ節外臓器に病変の主座がある．原発部位に基づいて鼻・上気道原発（nasal subtype）と上気道以外原発〔non-nasal（extranasal）subtype〕の2つの亜型に分けられる[6,7]．Nasal subtypeは全体の約80%を占め，鼻腔・副鼻腔，上・中咽頭，Waldeyer咽頭輪など上気道浸潤を示す症例が含まれる．所属リンパ節浸潤も時にみられる．Non-nasal subtypeでは皮膚・軟部，消化管，精巣などの上気道以外の節外臓器に病変の主座がある．なお，肝臓，脾臓，骨髄などに浸潤する全身性のnon-nasal subtypeのENKTLと，aggressive NK-cell leukaemia（アグレッシブNK細胞白血病）との異同鑑別はしばしば困難である．また上気道以外に病変の主座があるようにみえても，PET-CTなどの画像検索などにて上気道病変がみつかった場合はnasal subtypeとして扱われるべきとされている．

■臨床像

Nasal subtypeでは鼻閉，出血を伴う．眼窩への浸潤は視覚障害をもたらす．硬口蓋の穿孔は鼻腔と口腔を交通させ，摂食と発音障害をきたす．通常B症状がみられる．Non-nasal subtypeでは，臨床的には全身性のnasal subtypeのENKTLと類似している．また各臓器浸潤に伴う症状がみられる．例えば，消化管に腫瘍の主座がある場合は時に消化管穿孔を呈する．

■形態像

病変において，腫瘍細胞がびまん性に浸潤増殖しており，血管破壊像，地図状壊死がみられることが多い 図5-62a ．粘膜・皮膚における病変では，しばしば潰瘍形成がみられる．小型リンパ球，形質細胞，組織球，好酸球などの反応性炎症細胞浸潤を伴う[8]．腫瘍細胞の細胞形態は多彩である．小型，中型から大型リンパ球系細胞からなるもの，さらに退形成を示すものまで幅広くみられる．通常はこれらの細胞が混在し，大小不同，核形不整が目立つことが多い．典型例では，細長く伸びた不整形核，すなわちキュウリ様核を有する腫瘍細胞も散見される[9,10]．

■免疫表現型

ほとんどの腫瘍細胞がEBER-ISH陽性である 図5-62b ．またTIA1, granzyme B, perforin

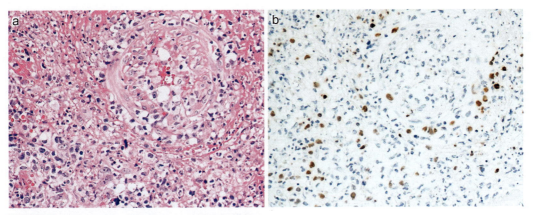

図 5-62 節外性 NK/T 細胞リンパ腫の組織像
腫瘍は多形性の目立つ，中型～大型リンパ球系細胞からなる．血管破壊像や地図状壊死も伴う（a）．
腫瘍細胞は EBER-ISH 陽性である（b）．

などの細胞傷害性分子が陽性である．通常 CD2，細胞質内 CD3ε（通常のホルマリン固定パラフィン包埋切片における CD3 免疫染色），CD56 陽性である．大部分の症例で CD4，CD5，CD8，またフローサイトメトリーなどによる表面 CD3 が陰性である[9,10]．CD56 については約 20％で陰性である．半数程度の症例で CD30 が主に大型腫瘍細胞に陽性となる．EBV 関連蛋白について，LMP1 陽性，EBNA2 陰性，すなわち latency type II のことが多い．

■染色体・遺伝子

STAT3, STAT5B, JAK3 など JAK-STAT シグナル経路の遺伝子，BCOR, ARID1A, EP300 などエピジェネティック関連遺伝子，TP53, MGA などがん抑制遺伝子，DDX3X（RNA ヘリカーゼ）などにおける変異が報告されている[11,12]．

■細胞起源

T 細胞受容体（TCR）蛋白陰性かつ TCR 遺伝子のクローナルな再構成が陰性の症例，すなわち NK 細胞由来と考えられる症例が多い．しかし T 細胞起源と考えられる症例も一部でみられる[3,9,10]．なお個々の ENKTL 症例において NK 細胞もしくは T 細胞由来かを特定することは，予後との関連性がはっきりしないため，日常的な診療においては必要性に乏しいと考えられる[1,13]．

■診断基準

必須項目：
- さまざまな形態のリンパ腫細胞による節外組織病変
- NK 細胞または細胞傷害性 T 細胞表現型
- 腫瘍細胞の大部分が EBER 陽性

望ましい項目：
- 血管中心性増殖および壊死

■予後および予後因子

全生存期間中央値は 26～76 カ月である．Non-nasal subtype は nasal subtype より予後不良

5章 ◆ T細胞性および NK 細胞性リンパ増殖症およびリンパ腫

である．

●文献 --

1) Kato S, Asano N, Miyata-Takata T, et al. T-cell receptor (TCR) phenotype of nodal epstein-barr virus (EBV)-positive cytotoxic T-cell lymphoma (CTL): A Clinicopathologic Study of 39 Cases. Am J Surg Pathol. 2015; 39: 462-71.

2) Ng S-B, Chung T-H, Kato S, et al. Epstein-Barr virus-associated primary nodal T/NK-cell lymphoma shows a distinct molecular signature and copy number changes. Haematologica. 2018; 103: 278-87.

3) Kato S, Yamashita D, Nakamura S. Nodal EBV+ cytotoxic T-cell lymphoma: a literature review based on the 2017 WHO classification. J Clin Exp Hematop. 2020; 60: 30-6.

4) Wai CMM, Chen S, Phyu T, et al. Immune pathway upregulation and lower genomic instability distinguish EBV-positive nodal T/NK-cell lymphoma from ENKTL and PTCL-NOS. Haematologica. 2022; 107: 1864-79.

5) Miyata-Takata T, Takata K, Yamanouchi S, et al. Detection of T-cell receptor gamma gene rearrangement in paraffin-embedded T or natural killer/T-cell lymphoma samples using the BIOMED-2 protocol. Leuk Lymphoma. 2014; 55: 2161-4.

6) Au W-Y, Weisenburger DD, Intragumtornchai T, et al. Clinical differences between nasal and extranasal natural killer/T-cell lymphoma: a study of 136 cases from the International Peripheral T-Cell Lymphoma Project. Blood. 2009; 113: 3931-7.

7) Kim SJ, Yoon DH, Jaccard A, et al. A prognostic index for natural killer cell lymphoma after non-anthracycline-based treatment: a multicentre, retrospective analysis. Lancet Oncol. 2016; 17: 389-400.

8) Hasserjian RP, Harris NL. NK-Cell lymphomas and leukemias: a spectrum of tumors with variable manifestations and immunophenotype. Am J Clin Pathol. 2007; 127: 860-8.

9) Pongpruttipan T, Sukpanichnant S, Assanasen T, et al. Extranodal NK/T-cell lymphoma, nasal type, includes cases of natural killer cell and $\alpha\beta$, $\gamma\delta$, and $\alpha\beta/\gamma\delta$ T-cell origin: a comprehensive clinicopathologic and phenotypic study. Am J Surg Pathol. 2012; 36: 481-99.

10) Li S, Feng X, Li T, et al. Extranodal NK/T-cell lymphoma, nasal type: a report of 73 cases at MD anderson cancer center. Am J Surg Pathol. 2013; 37: 14-23.

11) Jiang L, Gu Z-H, Yan Z-X, et al. Exome sequencing identifies somatic mutations of DDX3X in natural killer/T-cell lymphoma. Nat Genet. 2015; 47: 1061-6.

12) Dobashi A, Tsuyama N, Asaka R, et al. Frequent BCOR aberrations in extranodal NK/T-cell lymphoma, nasal type. Genes Chromosomes Cancer. 2016; 55: 460-71.

13) Hong M, Lee T, Young Kang S, et al. Nasal-type NK/T-cell lymphomas are more frequently T rather than NK lineage based on T-cell receptor gene, RNA, and protein studies: lineage does not predict clinical behavior. Mod Pathol. 2016; 29: 430-43.

〈加藤省一〉

3節 ■ 成熟T細胞およびNK細胞腫瘍

小児EBV陽性T細胞およびNK細胞リンパ増殖症およびリンパ腫
EBV-positive T-cell and NK-cell lymphoid proliferations and lymphomas of childhood

はじめに

　小児年齢層における Epstein-Barr ウイルス（EBV）関連リンパ増殖性疾患は，T細胞および NK細胞のEBV感染を特徴とする稀な疾患群であり，小児の全身性EBV陽性T細胞リンパ腫と慢性活動性EBV感染症（CAEBV）の2つの主要なグループに分類される．どちらも，アジア人，中南米，メキシコのネイティブアメリカンで頻度が高いとされている．小児の全身性EBV陽性T細胞リンパ腫は，非常に劇症の臨床経過をたどり，通常は血球貪食性リンパ組織球症（haemophagocytic lymphohistiocytosis: HLH）に関連する．CAEBVは，種痘様水疱症様リンパ増殖異常症や重症蚊刺アレルギーなどの緩慢で限局性から，発熱，肝脾腫，リンパ節腫脹を特徴とするより全身性疾患まで，皮膚症状の有無にかかわらず，幅広い臨床症状を示す．さらに，これらの疾患には重複があり，正確な診断には臨床的特徴との相関が重要となる．それぞれの診断基準を 表 5-7 ，表 5-8 に示す[1]．

　CAEBVは，持続的な伝染性単核症様症状（発熱，リンパ節腫脹，肝脾腫）を典型的な特徴とし，末梢血や病変部の組織にEBVが検出される疾患である．重篤な合併症として，消化管潰瘍，冠動脈瘤，間質性肺炎，血管炎，神経障害（中枢・末梢），ぶどう膜炎などの報告がある．一部の

表 5-7　EBV関連血球貪食性リンパ組織球症（EBV-HLH）の診断基準

1. EBV DNAが末梢血中に増加している
2. 以下の8項目のうち，初診時5つ以上，再燃・再発時3つ以上を満たす
   1) 発熱≧38.5℃
   2) 脾腫
   3) 血球減少（末梢血の少なくとも2系統に以下の異常あり）：
      ヘモグロビン＜9.0 g/dL，血小板＜100,000/μL，好中球＜1,000/μL
   4) 高トリグリセリド血症（空腹時≧265 mg/dL）または低フィブリノーゲン血症（≦150 mg/dL）
   5) NK細胞活性低値または欠損
   6) 血清フェリチン≧500 ng/mL
   7) 可溶性IL-2受容体≧2,400 U/mL
   8) 骨髄，脾臓，またはリンパ節に血球貪食像あり，悪性所見なし

以上の1と2のいずれも満たす

診断に有用な所見：
(a) 髄液の細胞増加（単核球）および/または髄液蛋白増加
(b) 肝で慢性持続性肝炎に類似した組織像

診断を示唆する他の所見：
　髄膜刺激症状，リンパ節腫大，黄疸，浮腫，皮疹，肝酵素上昇，低蛋白・低Na血症，VLDL値上昇，HDL値低下
発症時に上記の基準をすべて満たすわけではなく，経過とともにいくつかを満たすことが少なくない．基準を満たさない場合は注意深く観察し，基準を満たした（同時期に症状・所見が揃った）時点で診断する．

〔厚生労働省難治性疾患政策研究事業「慢性活動性EBウイルス感染症とその類縁疾患に対する診療ガイドライン作成と患者レジストリの構築」研究班（班長：木村宏）．2015より改変〕

5章 ◆ T細胞性および NK 細胞性リンパ増殖症およびリンパ腫

表5-8	慢性活動性 EBV 感染症 (CAEBV) 診断基準

1）伝染性単核症様症状が3カ月以上持続（連続的または断続的）

2）末梢血または病変組織におけるEBVゲノム量の増加

3）T細胞あるいはNK細胞にEBV感染を認める

4）既知の疾患とは異なること

以上の4項目をみたすこと

PCR法を用い，末梢血単核球分画における定量では，$10^{2.5}$（＝316）コピー /μg DNA以上が1つの目安となる．定性の場合，健常人でも陽性となる場合があるので用いない．組織診断には in situ hybridization法などによるEBER検出を用いる．

T/NKリンパ腫，白血病，血球貪食リンパ組織球症などの除外が必要だが，CAEBVの経過中，これらの疾患が出現することがあり，この場合，基礎疾患としてのCAEBVの診断は変更されない．

〔厚生労働省難治性疾患政策研究事業「慢性活動性EBウイルス感染症とその類縁疾患に対する診療ガイドライン作成と患者レジストリの構築」研究班（班長: 木村宏）．2015より改変〕

　患者では種痘様水疱症や蚊刺過敏症（hypersensitivity to mosquito bite）という皮膚症状を合併する．EBV は T 細胞や NK 細胞に感染し，この感染細胞がクローナリティをもって増殖し，免疫による排除から逃れ，臓器に浸潤して，多彩な臨床症状を惹起すると考えられる．そのため，CAEBV は単なる感染症ではなく，リンパ増殖性疾患と位置づけられている[2]．

●文献 --

1) 日本小児感染症学会，監修．慢性活動性 EB ウイルス病とその類縁疾患の診療ガイドライン 2023．診断と治療社；2023.

2) Cohen JI, Kimura H, Nakamura S, et al. Epstein-Barr virus-associated lymphoproliferative disease in non-immunocompromised hosts: a status report and summary of an international meeting. Ann Oncol. 2009; 20: 1472-82.

〈大島孝一〉

重症蚊刺アレルギー
Severe mosquito bite allergy

定義

　重症蚊刺アレルギー（severe mosquito bite allergy）は，EBV 感染 NK 細胞の増殖が本態である．発熱，紅斑，水疱，潰瘍，壊死，瘢痕など皮膚病変を伴い，末梢血に NK 細胞の増殖あり，血球貪食症候群の合併や，アグレッシブ NK 細胞白血病，節外性 NK/T 細胞リンパ腫，鼻型への移行も知られている[1-3]．

疫学

　多くは日本からの報告で，その後，中国，台湾，韓国からの報告がみられる．極めて稀で，本邦でも 20 例 / 年程度の発症と推測されている．小児・若年成人で，年齢中央値は 6.7 歳（範囲：0 〜 18 歳）で，性差はない[1-3]．

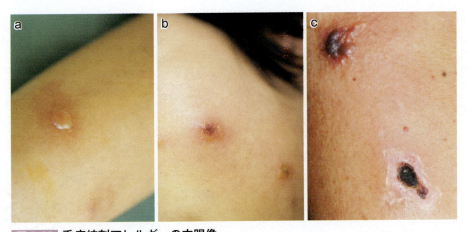

図 5-63 重症蚊刺アレルギーの肉眼像
蚊刺によって水疱がみられる（a）．その後，水疱が消失し，紅斑性の扁平隆起（b）や痂皮化したものもみられる（c）．

■臨床像

　蚊刺局所には，数時間～数日で手掌大から一肢全体に及ぶ広範囲な発赤腫脹を生じ，刺口は水疱形成，硬結，壊死，潰瘍へと進展し，2～3週間で瘢痕を残して治癒する 図 5-63 ．血中 IgE 高値で EBV DNA 量は高く，末梢血の NK 細胞増加，リンパ節腫大，肝脾腫，血尿，蛋白尿をみることがある．蚊に刺されなければ日常生活に支障はないが，蚊刺のたびに繰り返し症状が出現する．種痘様水疱症を合併したり，慢性活動性 EBV 感染症の部分症状として現れることもある．血球貪食症候群の合併や，アグレッシブ NK 細胞白血病，節外性 NK/T 細胞リンパ腫，鼻型への移行も知られている[1-3]．

■形態像

　形態学的には，表皮は壊死に陥り，潰瘍化し，水疱もみられることがある．浮腫を伴い真皮上層から皮下組織にかけて小型，中型の異型のほとんどないリンパ球の浸潤を密にみる 図 5-64 ．不整な核と分裂像を有する多型性の中等度から大型のリンパ球様細胞の報告もある．血管中心性や浸潤性の像もみられ，組織球，好酸球を伴うこともあり，種痘様水疱症様リンパ増殖異常症と類似する[1-3]．

■免疫表現型

　NK 細胞型（surface CD3 陰性，cytoplasmic CD3 陽性，CD16 陽性，CD56 陽性）の免疫染色を示す（cytoplasmic CD3 陽性なので，ホルマリン材料では CD3 陽性である）．EBER-ISH 陽性の細胞が多数みられる 図 5-64 ．EBV LMP1 も陽性のことが多い．CD30 陽性のことがあり，細胞傷害性顆粒に関連する TIA-1，perforin，granzyme B も多くが陽性で，CD4，CD8 陽性の反応性 T 細胞を伴う[1-3]．

■染色体，遺伝子

　特定の染色体異常はなく，TCR 遺伝子の再構成はない．EBV TCR 検索では，多くはモノクローナルである．*DDX3X* の遺伝子変異があるものが報告されている[4]．

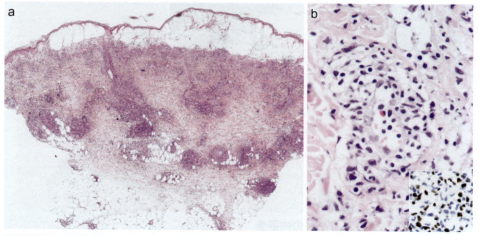

図 5-64 重症蚊刺アレルギーの組織像
表皮に水疱がみられ，真皮の上層，中層に血管周囲に細胞浸潤がみられる（a）．浸潤細胞は中型が主体で，異型がみられる（b）．EBER-ISH 陽性である（窓枠）．

■細胞起源

成熟 NK 細胞に由来する．

■診断基準

必須項目：
- 蚊に刺された後に高熱と重度の皮膚症状が現れる
- 刺された部位の生検で NK 細胞または（稀に）T 細胞表現型のリンパ浸潤がみられる
- EBER 陽性

望ましい項目：
- 循環 EBV DNA 量が高い
- NK 細胞由来の場合は T 細胞受容体蛋白質の発現および/または単クローン性 TCR 遺伝子の再構成がない

■予後および予後因子

多くは，長い経過をたどり，予後は不良で，中央値 12 年（範囲：2〜17 年）で，血球貪食症候群や，アグレッシブ NK 細胞白血病に移行する[1-3,5]．

● 文献

1) WHO Classification of Tumours Editorial Board. Haematolymphoid tumours [Internet]. Lyon (France): International Agency for Research on Cancer; 2024. (WHO classification of tumours series, 5th ed.; vol. 11). Available from: https://tumourclassification.iarc.who.int/chapters/63.
2) Kimura H, Ito Y, Kawabe S, et al. EBV-associated T/NK-cell lymphoproliferative diseases in nonimmunocompromised hosts: prospective analysis of 108 cases. Blood. 2012; 119: 673-86.
3) Kimura H, Hoshino Y, Kanegane H, et al. Clinical and virologic characteristics of chronic active Epstein-Barr virus infection. Blood. 2001; 98: 280-6.
4) Okuno Y, Murata T, Sato Y, et al. Defective Epstein-Barr virus in chronic active infection and haematological malignancy. Nat Microbiol. 2019; 4: 404-13.
5) Tokura Y, Ishihara S, Tagawa S, et al. Hypersensitivity to mosquito bites as the primary clinical manifesta-

tion of a juvenile type of Epstein-Barr virus-associated natural killer cell leukemia/lymphoma. J Am Acad Dermatol. 2001; 45: 569-78.

〈大島孝一〉

種痘様水疱症様リンパ増殖異常症
Hydroa vacciniforme lymphoproliferative disorders

■定義

種痘様水疱症様リンパ増殖異常症（hydroa vacciniforme lymphoproliferative disorders）は，EBV 感染 T 細胞（稀に NK 細胞）の増殖が本態である．種痘様水疱症（hydroa vacciniforme: HV）とは，日光曝露部位の皮膚に限局し，水疱性丘疹が出現するもので，近年 EBV との関連が明らかになった．種痘様水疱症の多くは自然寛解すると考えられているが，一部に全身に播種する重症型があり，リンパ腫に進展する症例もみられる．古典的 HV，重症型 HV，HV 様リンパ腫とスペクトラムを形成している[1]．本疾患群には，しばしば蚊刺過敏症が合併することがある．また，種痘様水疱症様症状は慢性活動性 EBV 感染症の部分症状としても認められることがあることに留意すべきである．

■疫学

アジア，特に日本，中国，台湾からの報告が多く，中南米の原住民からの報告もあるが少ない．小児・若年成人で，年齢中央値は 8 歳（範囲：1 〜 15 歳）で，若干，男が多い[1-3]．

■臨床像

頬，鼻，耳介，下口唇，手背など日光曝露された皮膚に，2 〜 5 mm 大の散在性の丘疹や水疱が生じ，中心部は表皮壊死がみられる 図5-65 ．この皮疹は日光曝露によって生じるが，人工的な紫外線照射では皮疹は誘発されない．一部の症例では，発熱や肝脾腫，リンパ節腫脹を伴い全身症状を示すものがある．良性の経過をとり，自然寛解するものや進行しない症例がある反面，重症化する症例もみられ EBV 関連 T/NK 細胞リンパ腫や血球貪食症候群を合併する症例もみられる．末梢血には少数ながら EBV 感染 T 細胞が認められる．一部の症例は，蚊刺過敏症ともオーバーラップする[1-4]．

■形態像 図5-66

形態学的には，表皮は壊死に陥り，潰瘍化し，真皮上層から皮下組織にかけて小型，中型の異型のほとんどないリンパ球および組織球の浸潤を密にみる．不整な核と分裂像を有する多型性の中等度から大型のリンパ球様細胞の報告もある．血管中心性や浸潤性の像をしばしばみる[1-3]．

■免疫表現型 図5-67

T 細胞型の免疫染色を示すものが多い．稀だが NK 細胞型のものもある．T 細胞のリンパ球亜集団はさまざまで，CD8$^+$ T 細胞，CD4$^+$ T 細胞，γδ T 細胞の報告もある．EBER-ISH 陽性の細胞が多数みられる．細胞傷害性顆粒に関連する TIA-1，perforin，granzyme B も多くが陽性である[1-3]．

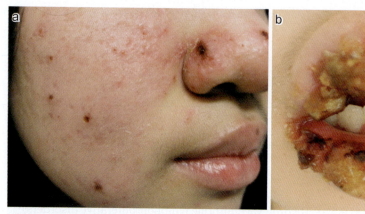

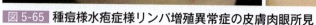

図 5-65 種痘様水疱症様リンパ増殖異常症の皮膚肉眼所見
皮膚の肉眼所見：種痘様水疱症（a），顔面の日光曝露部位に 2〜5mm 大の散在性の丘疹や水疱が生じ，中心部は表皮壊死がみられる．種痘様水疱症類似リンパ腫（b），口唇に潰瘍を伴う腫瘤性病変がみられる．

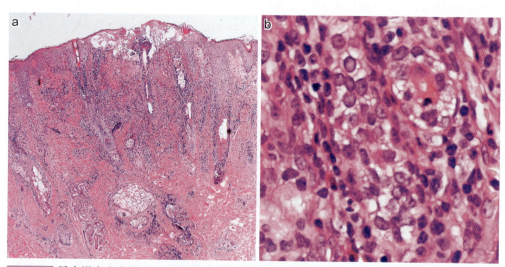

図 5-66 種痘様水疱症様リンパ増殖異常症の組織像
浮腫，水疱形成がみられる．真皮上層から皮下組織にかけて細胞浸潤を密にみる（a）．拡大すると，中型，小型のリンパ球が増生している．異型は軽度である（b）．

■ **染色体，遺伝子**

EBV の terminal repeat を用いたサザンブロット法でも細胞のクローナリティを証明できる．特異的な遺伝子異常は報告されていない．

■ **細胞起源**

細胞傷害性 T 細胞もしくは NK 細胞，γδ T 細胞が何らかの役割を担っていると考えられている．

■ **診断基準**

必須項目：

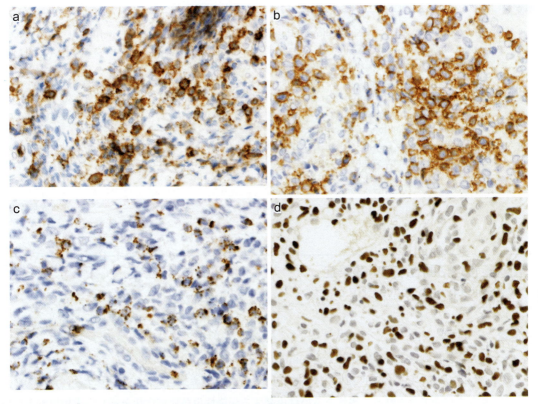

図 5-67 種痘様水疱症様リンパ増殖異常症の免疫表現型
　　　　小型，中型の異型のほとんどないリンパ球は CD3 陽性（a），CD4 陽性（b），TIA1 陽性（c），EBER 陽性（d）である．

- 光線過敏症の有無にかかわらず，痘瘡様瘢痕を伴って治癒する水疱性丘疹
- 血管周囲および付属器周囲の細胞傷害性 T 細胞または NK 細胞の異型リンパ浸潤
- EBER-ISH 陽性
- 古典的 HV-LPD
- 持続的な全身症状（発熱，リンパ節腫脹，肝脾腫，肝炎，または血球貪食症候群）または NK 細胞リンパ球増多症がない
- 全身性 HV-LPD
- 上記の全身症状，NK 細胞リンパ球増加症，または皮膚外疾患の兆候の少なくとも 1 つ

予後および予後因子

　予後はさまざまである．10〜15年の長い経過をたどるものもあれば，発症後急激に進行し不幸な転帰に至るものもある．全身症状を伴うものは予後が悪い．クローナリティが認められる患者の予後が悪いという意見がある一方，診断時モノクローナルであっても自然寛解するものもあり，クローナリティの存在が予後とどれだけ相関があるか定かではない．本症の治療方針・標準的治療は確立していない．造血幹細胞移植は有効であるがその適応，移植方法，前処置は定まっていない[1-4]．

5章 ◆ T 細胞性および NK 細胞性リンパ増殖症およびリンパ腫

● 文献

1) WHO Classification of Tumours Editorial Board. Haematolymphoid tumours [Internet]. Lyon (France): International Agency for Research on Cancer; 2024. (WHO classification of tumours series, 5th ed.; vol. 11). Available from: https://tumourclassification.iarc.who.int/chapters/63.

2) Cho KH, Lee SH, Kim CW, et al. Epstein-Barr virus-associated lymphoproliferative lesions presenting as a hydroa vacciniforme-like eruption: an analysis of six cases. Br J Dermatol. 2004; 151: 372-80.

3) Iwatsuki K, Satoh M, Yamamoto T, et al. Pathogenic link between hydroa vacciniforme and Epstein-Barr virus-associated hematologic disorders. Arch Dermatol. 2006; 142: 587-95.

4) Miyake T, Yamamoto T, Hirai Y, et al. Survival rates and prognostic factors of Epstein–Barr virus-associated hydroa vacciniforme and hypersensitivity to mosquito bites. Br J Dermatol. 2015; 172: 56-63.

〈大島孝一〉

全身性慢性活動性 EBV 感染症
Systemic chronic active EBV disease

■定義

全身性慢性活動性 EBV 感染症（systemic chronic active EBV disease: CAEBV）は，EBV の感染した T 細胞もしくは NK 細胞の増殖疾患で，ポリクロナール，オリゴクロナール，モノクローナルなものまで含まれる．遷延あるいは再発する伝染性単核症様症状を示し，末梢血および病変組織に高レベルの EBV が検出される．小児，若年成人にみられることが多く，発熱，慢性肝炎，肝脾腫，リンパ節腫脹などさまざまな全身症状がみられる[1-3]．本邦の診断基準をはじめに項目で示す[4]．本邦では慢性活動性 EBV 感染症（chronic active EBV infection）の疾患名が用いられていたが，今回の WHO 分類改訂では，病態を考慮し慢性活動性 EBV ウイルス病（chronic active EBV disease）に変更されている．

厚生労働省研究班により定められた慢性活動性 EBV 感染症診断基準に基づき診断する[4]．以下の 4 項目を満たすことが求められる．

1) 伝染性単核症様症状が 3 カ月以上持続（連続的または断続的）
2) 末梢血または病変組織における EBV ゲノム量の増加
3) T 細胞あるいは NK 細胞に EBV 感染を認める
4) 既知の疾患とは異なること[5]

■疫学

稀な疾患であり，本邦では年間数十例程度発症していると推測されている．アジア，特に日本，韓国，中国，台湾からの報告が多く，中南米の原住民からの報告もある．小児・若年成人が多いが成人 / 高齢者の発症の報告もみられ，男女差はみられない[1-3]．

■臨床像

持続的な伝染性単核症様症状（発熱，リンパ節腫脹，肝脾腫）を典型的な特徴とし（50%），末梢血や病変部の組織に EBV が検出される疾患である．消化管潰瘍を含む症状（6%），血管炎，

3節 ■ 成熟T細胞およびNK細胞腫瘍

神経障害（中枢・末梢），ぶどう膜炎（5%），冠動脈瘤などの多彩な報告がある．また，一部の患者では種痘様水疱症や蚊刺過敏症という皮膚症状（26%）を合併する．汎血球減少もみられる．重篤な合併症として，血球貪食症候群（24%），冠動脈瘤（9%），肝不全（15%），間質性肺炎（5%），中枢浸潤（7%），消化管穿孔（11%），心筋炎（4%）がある．EBVはT細胞やNK細胞に感染し，この感染細胞がクローナリティをもって増殖し，免疫による排除から逃れ，臓器に浸潤して，多彩な臨床症状を惹起すると考えられる．アグレッシブNK細胞白血病，節外性NK/T細胞リンパ腫，鼻型に進行する症例もみられる[1-3]．

形態像　図5-68

病変臓器は，リンパ節，節外臓器と多岐にわたり，腫瘤形成，潰瘍形成，水疱形成など肉眼像も多岐にわたり一定ではない，また組織像もリンパ球浸潤を主体とする非特異的な反応性病変や，明らかに悪性リンパ腫を思わせる異型リンパ球の増生を示すものまで幅がある．また特定のリンパ球の単クローン性増殖が確認できるもの，できないものがみられる．腫瘍に近い病変のときは，アグレッシブNK細胞白血病，節外性NK/T細胞リンパ腫，鼻型；末梢性T細胞リンパ腫，非特定型；肝脾T細胞リンパ腫；皮下脂肪織炎様T細胞リンパ腫と組織学的には鑑別が困難

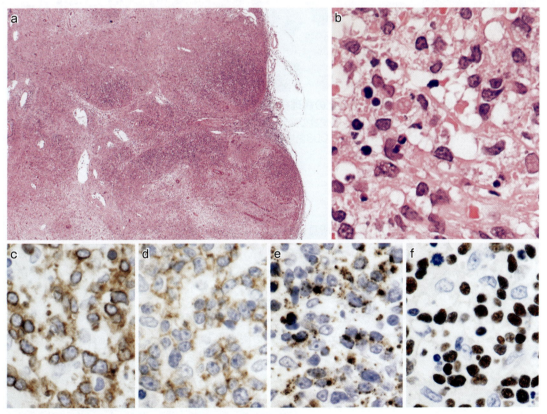

図5-68 全身性慢性活動性EBV感染症の病理組織像

小児全身性EBV陽性T細胞リンパ腫と臨床的に診断された症例．リンパ濾胞の消失，壊死がみられ（a），拡大すると組織球の増生と若干異型を伴うリンパ球がみられる（b）．これらのリンパ球はCD3陽性（c），CD8陽性（d），granzyme B陽性（e），EBER陽性（f）である．

5章 ◆ T細胞性およびNK細胞性リンパ増殖症およびリンパ腫

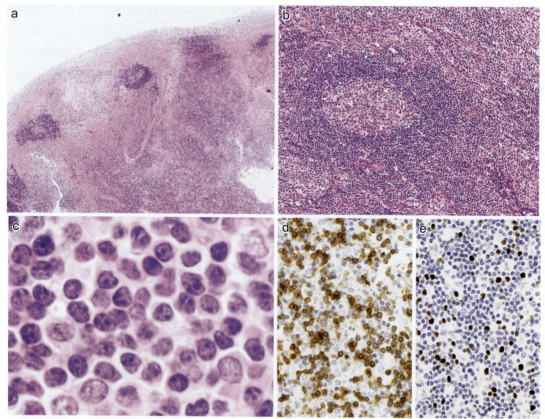

図 5-69 全身性慢性活動性 EBV 感染症の病理組織像
反応性に近い状態の所見の症例．傍皮質の拡大（a）リンパ濾胞の腫大（b）がみられ，濾胞間のリンパ球には異型はほとんどみられない（c）．CD3陽性細胞が主体で（d），EBER陽性のEBV感染細胞が多数みられる（e）．

である[1,4,6]．

a) リンパ節：反応性に近い状態の所見としては，①リンパ濾胞の腫大，②傍皮質の拡大，③血管の増生，時として④洞組織球症，稀に⑤壊死，核破砕物を伴う小肉芽腫の形成などが特徴であるが疾患特異的なものはない．腫瘍性に近い場合は，多型の異型の強いリンパ球が出現し，びまん多型のリンパ腫の像をとる 図5-69 ．

b) 肝：①門脈域のみならず類洞内も含むびまん性の炎症細胞浸潤，②慢性の肝障害が持続しているわりには線維化が目立たない，③肝細胞の淡明化と腫大，④脂肪変性（時に巣状になる），などの所見が参考になる．鑑別としてはB・C型肝炎，Wilson病などが挙げられる．類上皮肉芽腫の形成は他の臓器に比して目立たない．基本的に浸潤しているリンパ球の異型は目立たず，リンパ球の異型が強い場合は，リンパ腫と診断されることがある 図5-70 ．

c) 脾：肝脾腫はCAEBVにおいてはほぼ全例に認められる随伴症状であるにもかかわらず，組織学的には脾では肝よりもさらに非特異的で，うっ血程度しか所見がない場合がある．また，白脾髄の萎縮がみられる場合がある．このような場合でもEBER-ISHではEBV感染細胞が

3節 ■ 成熟 T 細胞および NK 細胞腫瘍

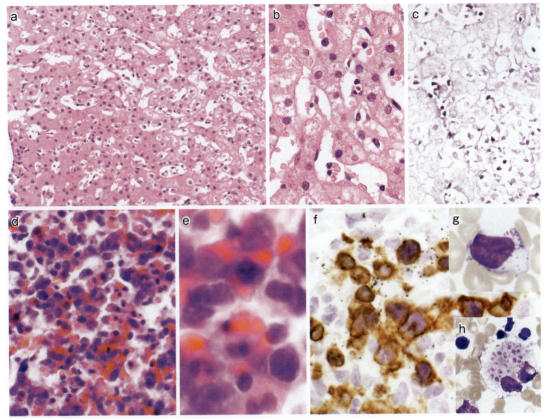

図 5-70 全身性慢性活動性 EBV 感染症の肝臓および骨髄の病理組織像
肝臓の病理組織像：類洞内に軽度のリンパ球浸潤のみみられた症例（a, b, c），類洞のみで肝細胞には変化はなく（a），拡大しても，類洞のリンパ球は少数で異型はみられない（b），しかしながら，EBER 陽性である（c）．
骨髄の病理組織像：貪食症候群を伴う症例，過形成髄で（d），拡大すると組織球の増加と若干大型の異型を伴うリンパ球がみられる（e）．CD3（茶色）と EBER（紫）の二重染色を行うと CD3 陽性細胞に EBV が感染していることが確認できる（f）．末梢血の塗抹標本には，顆粒大リンパ球がみられる（g）．また骨髄の塗抹標本では，貪食マクロファージがみられる（h）．

多数認められる．

d) 骨髄：正常造血は比較的保たれているが，リンパ球と組織球の増加および軽度の血球貪食像が特徴である．浸潤するリンパ球に異型は目立たないが，EBER-ISH は陽性である．一部の症例ではリンパ球に異型があり，リンパ腫の浸潤と診断される症例もみられる 図 5-70 ．

■ 免疫表現型

免疫染色では，反応性病変に近い組織の場合，T 細胞，特に CD8 陽性の細胞や，CD56 陽性の NK 細胞が増加することが多いが，特異的なものはない．リンパ腫に近い症例では，T 細胞系の免疫染色を示すものと NK 細胞系のものがある．T 細胞系の場合，CD2$^+$，CD3$^+$（surface CD3$^+$ cytoplasmic CD3$^+$），CD4$^{+/-}$，CD8$^{+/-}$ を示し 図 5-69 図 5-70 ，細胞傷害性顆粒に関連する TIA-1，perforin，granzyme B も多くが陽性である．CD4 型が CD8 型よりやや多い．多くの症例は TCRαβ 型であるが，TCRγδ 型があるとされており CD56$^+$（稀に陽性）のことがある．NK

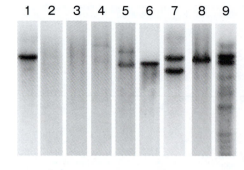

図 5-71 TおよびNK細胞型慢性活動性EBV感染症・全身型のEBV-TCR解析
1: positive control, 2〜9: cases．バンドが確認できないものから，オリゴクローナルバンド，モノクローナルバンドのものまでさまざまである．

細胞系の場合，NK細胞のマーカーCD56＋，CD16＋/－，CD57＋/－，cCD3＋（sCD3－）でT細胞系のマーカーはCD2を除いてCD4，CD8，CD5などは陰性であることが多い．NK細胞はCD3εを細胞質内にもつため，cCD3（cytoplasmic CD3，ホルマリン固定材料でのCD3染色）陽性である．ちなみに，sCD3（surface CD3，凍結・フローサイトでのCD3［Leu4などの抗体］）染色は陰性である．T細胞型（59％），NK細胞型（41％）とややT細胞型が多いが，両方の型をとるものが4％みられている．T細胞であれNK細胞であれ，細胞傷害性顆粒に関連するTIA-1，perforin，granzyme Bも多くが陽性である[1-4,6] 図5-69 図5-70 ．EBウイルス関連RNAであるEBER-ISHは陽性である 図5-69 図5-70 ．

■ 染色体，遺伝子

EBV TCR 検索では，モノクローナル（84％），オリゴクローナル（11％），ポリクローナル（5％）が報告されているが 図5-71 ，全体像の把握には至っていない．特異的な遺伝子異常の報告はないが，少数例で染色体異常（6qの欠損など）が報告されている[1,5,6]．*DDX3X* 遺伝子変異があるものが報告されている[7]．

■ 細胞起源

CD4陽性T細胞，NK細胞，細胞傷害性CD8陽性T細胞，稀にγδT細胞に由来する[1,5,6]．

■ 診断基準

必須項目：
- 伝染性単核球症のような症状が3カ月以上持続すること
- 末梢血中のEBV DNAの増加，またはT細胞またはNK細胞におけるEBV感染の証拠を伴う罹患臓器のEBER陽性細胞の存在
- 既知の免疫不全，悪性腫瘍，または自己免疫疾患の除外

■ 予後および予後因子

経過はさまざまで亜急性に数カ月から数年の経過をたどる例もある．診断時の臨床的な重症度には，一定の評価基準がないが，8歳以上，肝障害は予後不良因子で，T細胞型，NK細胞型の5年生存率はそれぞれ59％，87％である．また，クローナリティの有無も予後に相関がない．合併症として，血球貪食症候群，凝固障害，消化管潰瘍・出血・穿孔，冠動脈瘤，心筋炎，中枢神経系浸潤，間質性肺炎，敗血症などがある．消化管出血・穿孔や心合併症は予後不良因子である．全身症状が軽度な症例は，冠動脈病変などの重篤な合併症の有無を検索し，末梢血中のEBV DNA量の推移や，感染細胞の同定・評価を行いながら，慎重に経過を観察し，治療介入の時期

を判断する．一部の症例は自然寛解に至る可能性がある．一方，全身症状が顕著な症例や，主要臓器の合併症を有する症例などには，化学療法の導入や，造血幹細胞移植を考慮する[1,5,6]．

●文献

1) WHO Classification of Tumours Editorial Board. Haematolymphoid tumours [Internet]. Lyon (France): International Agency for Research on Cancer; 2024. (WHO classification of tumours series, 5th ed.; vol. 11). Available from: https://tumourclassification.iarc.who.int/chapters/63.
2) Kimura H, Ito Y, Kawabe S, et al. EBV-associated T/NK-cell lymphoproliferative diseases in nonimmuno-compromised hosts: prospective analysis of 108 cases. Blood. 2012; 119: 673-86.
3) Kimura H, Hoshino Y, Kanegane H, et al. Clinical and virologic characteristics of chronic active Epstein-Barr virus infection. Blood. 2001; 98: 280-6.
4) Ohshima K, Kimura H, Yoshino T et al; CAEBV Study Group. Proposed categorization of pathological states of EBV-associated T/natural killer-cell lymphoproliferative disorder (LPD) in children and young adults: overlap with chronic active EBV infection and infantile fulminant EBV T-LPD. Pathol Int. 2008; 58: 209-17.
5) 日本小児感染症学会，監修．慢性活動性 EB ウイルス感染症とその類縁疾患の診療ガイドライン 2023．診断と治療社；2023.
6) Ohshima K, Suzumiya J, Sugihara M, et al. Clinicopathological study of severe chronic active Epstein-Barr virus infection that developed in association with lymphoproliferative disorder and/or hemophagocytic syndrome. Pathol Int. 1998; 48: 934-43.
7) Okuno Y, Murata T, Sato Y, et al. Defective Epstein-Barr virus in chronic active infection and haematological malignancy. Nat Microbiol. 2019; 4: 404-13.

〈大島孝一〉

小児全身性 EBV 陽性 T 細胞リンパ腫
Systemic EBV-positive T-cell lymphoma of childhood

■定義

小児全身性 EBV 陽性 T 細胞リンパ腫（systemic EBV-positive T-cell lymphoma of childhood: SEBVTCL）は，EBV が感染した細胞傷害性 T 細胞のクローナルな増殖からなるリンパ腫で，免疫異常をきたす背景疾患がみられない immune competent 小児や若年成人に発症する．しばしば血球貪食性リンパ組織球症（HLH），全身症状をきたす多臓器病変を認め，急速に致死的経過をたどる[1]．

■疫学

アジア，中南米地域での症例が多い[2,3]．多くは小児・若年成人に発症し，稀に成人にもみられる[4]．性差はない[3,4]．

■部位

全身の複数部位にみられる．最も多い罹患臓器は，脾臓，肝臓で，他に骨髄，リンパ節，皮膚，肺などに認められる[2,4-6]．

■臨床像

生来健康で免疫異常をきたす背景疾患のない患者に，EBV 感染後，発熱，倦怠感，時に上気道

症状が出現する[2]．週単位で多くの患者に肝脾腫がみられ肝不全をきたす．リンパ節腫脹や皮疹を伴うこともあり，また HLH，敗血症（sepsis），播種性血管内凝固症候群（DIC）や多臓器不全を合併する[2,5]．全身性慢性活動性 EBV 感染症（CAEBV）から発症する症例もある[2,5]．各種検査値からは，汎血球減少，肝機能異常，血清フェリチン値上昇，凝固異常や EBV ゲノム量の増加がみられる[2,5]．EBV 関連抗体については，VCA-IgM 抗体価が陰性もしくは低値，VCA-IgG 抗体価が高値を示す[5]．

■形態像

罹患臓器にリンパ球の浸潤がみられる．浸潤するリンパ球は，小型サイズで異型の乏しいものから大型サイズで異型のあるものまで，その形態に幅があるが，多くの症例では，小型サイズで著しい異型がみられない[2,6]．肝臓では，門脈域，類洞内や小葉内にリンパ球が浸潤する[2,5] 図 5-72a, b ．脾臓では，脾洞にリンパ球が浸潤し，赤脾髄は拡大し白脾髄が不明瞭になる[2,6]．洞内に血球貪食像をみることがある[2,5,6]．リンパ節では，さまざまな程度で構築の乱れがみられるが，中型〜大型サイズのリンパ球の浸潤により濾胞間領域が拡大していることが多い[2,5,6]．また洞内に赤血球貪食を伴うマクロファージの増加をみることがある[2]．骨髄では，リンパ球浸潤はわずかであることが多いが，局所的に浸潤の目立つことがある[4-6]．組織球の増加と血球貪食像をみることが多い[4,5]．

■免疫表現型

腫瘍性リンパ球は，CD3 陽性，CD8 陽性 図 5-72c ，CD56 陰性，TIA-1 陽性で，CD5，CD7 発現の異常消失がみられる[2,4-6]．EBV の初感染から発症する多くの症例は，CD8 陽性だが CAEBV から発症する症例では，通常 CD4 陽性である[2,5]．また，少ないが CD4，CD8 が共陽性あるいは共陰性を示す症例がある[2,6]．EBER-ISH では，浸潤する多数のリンパ球に陽性シグナルがみられ[2,4]，CD3 陽性 T 細胞に EBV 感染が確認できる 図 5-72d ．

■染色体・遺伝子

TCR 遺伝子のクローナルな再構成を認める[2,4,5]．染色体異常は，全例みられるわけではなく，特異的なものも知られていないが，みられる場合は，本疾患が強く支持される[5,7,8]．遺伝子発現プロファイルは，節外性 NK/T 細胞リンパ腫と類似しているが，SEBVTCL では，造血幹細胞により類似した遺伝子発現パターンがみられ，両者の臨床像の違いを反映している[9]．

■診断基準

必須項目：

- 発熱および全身症状を伴う急性症状
- 異型 T 細胞の多臓器浸潤
- EBV 陽性
- 既知の免疫不全の除外

望ましい項目：

- 単クローン性 TCR 遺伝子再構成
- HLH の症状や肝脾腫が認められること

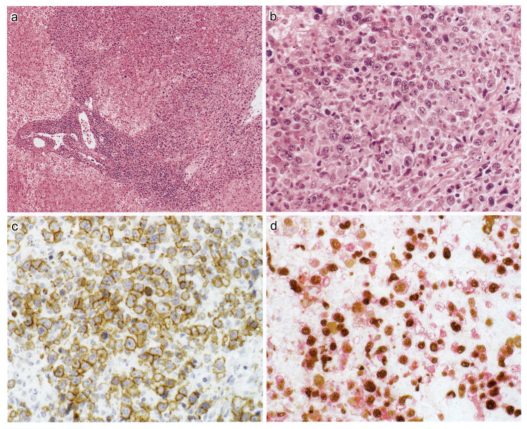

図 5-72 肝生検
a) HE 染色低倍率．肝の門脈域，類洞内，小葉内にリンパ球が浸潤している．
b) HE 染色高倍率．中型〜大型サイズで核異型を示すリンパ球が浸潤している．
c) CD8 免疫染色．浸潤するリンパ球は，CD8 陽性である．
d) CD3，EBER-ISH の二重染色では，CD3 陽性 T 細胞（赤）の核に EBV の陽性シグナル（茶色）が観察される．

予後および予後因子

多くは急速に多臓器不全，敗血症をきたし，致死的な経過をたどる[5]．エトポシドを含む HLH-type の化学療法や同種骨髄移植が試みられているが，効果は限定的である[4,5]．予後不良に関連する所見として，単形性の形態（monomorphic morphology）を示す組織像や cyclin E2 の高発現が報告されている[7,10]．

● 文献
1) Marcogliese AN, Sangueza JM, Ng SB, et al. Systemic EBV-positive T-cell lymphoma of childhood. WHO Classification of Tumours Editorial Board. Haematolymphoid tumours [Internet]. Lyon (France): International Agency for Research on Cancer; 2024 [cited 2024 Mar 1]. (WHO classification of tumours series, 5th ed.; vol. 11). Available from: https://tumourclassification.iarc.who.int/chapters/63.
2) Quintanilla-Martinez L, Kumar S, Fend F, et al. Fulminant EBV (+) T-cell lymphoproliferative disorder following acute/chronic EBV infection: a distinct clinicopathologic syndrome. Blood. 2000; 96: 443-51.
3) Suzuki K, Ohshima K, Karube K, et al. Clinicopathological states of Epstein-Barr virus-associated T/NK-

cell lymphoproliferative disorders (severe chronic active EBV infection) of children and young adults. Int J Oncol. 2004; 24: 1165-74.

4) Wang Z, Kimura S, Iwasaki H, et al. Clinicopathological findings of systemic Epstein-Barr virus-positive T-lymphoproliferative diseases in younger and older adults. Diagn Pathol. 2021; 16: 48.

5) Coffey AM, Lewis A, Marcogliese AN, et al. A clinicopathologic study of the spectrum of systemic forms of EBV-associated T-cell lymphoproliferative disorders of childhood: a single tertiary care pediatric institution experience in North America. Pediatr Blood Cancer. 2019; 66: e27798.

6) Chen Z, Wang M, Guan P, et al. Comparison of systemic EBV-positive T-cell and NK-cell lymphoproliferative diseases of childhood based on classification evolution: new classification, old problems. Am J Surg Pathol. 2020; 44: 1061-72.

7) Ng SB, Ohshima K, Selvarajan V, et al. Prognostic implication of morphology, cyclin E2 and proliferation in EBV-associated T/NK lymphoproliferative disease in non-immunocompromised hosts. Orphanet J Rare Dis. 2014; 9: 165.

8) Smith MC, Cohen DN, Greig B, et al. The ambiguous boundary between EBV-related hemophagocytic lymphohistiocytosis and systemic EBV-driven T cell lymphoproliferative disorder. Int J Clin Exp Pathol. 2014; 7: 5738-49.

9) Ng SB, Ohshima K, Selvarajan V, et al. Epstein-Barr virus-associated T/natural killer-cell lymphoproliferative disorder in children and young adults has similar molecular signature to extranodal nasal natural killer/T-cell lymphoma but shows distinctive stem cell-like phenotype. Leuk Lymphoma. 2015; 56: 2408-15.

10) Ohshima K, Kimura H, Yoshino T, et al. Proposed categorization of pathological states of EBV-associated T/natural killer-cell lymphoproliferative disorder (LPD) in children and young adults: overlap with chronic active EBV infection and infantile fulminant EBV T-LPD. Pathol Int. 2008; 58: 209-17.

〈岩淵英人〉

6章 リンパ組織の間質由来腫瘍

Stroma-derived neoplasms of lymphoid tissues

はじめに

　リンパ組織間質を構成する細胞として，細網細胞，樹状細胞，血管内皮が挙げられる．これらの細胞は支持組織としての役割に加えて，免疫応答に関わる特異な微小環境を形成している．WHO分類第5版では，リンパ組織間質由来腫瘍という項目が初めて設けられ，濾胞樹状細胞腫瘍，線維芽網状細胞腫瘍などはこの項目の中に分類されている．濾胞樹状細胞腫瘍，線維芽網状細胞腫瘍は，WHO分類第4版および改訂第4版では[1,2]，組織球性および樹状細胞腫瘍の中に分類されていたが，今回の改訂では，リンパ組織間質由来腫瘍の中に組み込まれるとともに，その臨床病理学的特徴から，EBV陽性の炎症性濾胞樹状細胞肉腫は，濾胞樹状細胞肉腫とは別の疾患として定義された．

　さらに脾臓特異的血管間質腫瘍が新たな項目として設けられた．脾臓は循環系に介在するリンパ装置で他のリンパ組織にはみられない構造と特殊な微小循環形態を有するとともに，血管内皮，特に赤脾髄静脈内皮には特異な免疫組織学的性状を認める．このような組織学的構造を背景にして littoral cell angioma[3]，過誤腫[4]，硬化性血管腫様結節性形質転換[5]は脾臓に特異な病変を形成してくる．

●文献

1) Swerdlow SH, Campo E, Harris NL, et al, editors. WHO classification of tumours of haematopoietic and lymphoid tissues 4th edition. France, Lyon: IARC; 2008.
2) Swerdlow SH, Campo E, Harris NL, et al, editors. WHO classification of tumours of haematopoietic and lymphoid tissues revised 4th edition. France, Lyon: IARC; 2017.
3) Falk S, Stutte HJ, Frizzera G. Littoral cell angioma: a novel splenic vascular lesion demonstrating histiocytic differentiation. Am J Surg Pathol. 1991; 15: 1023-33.
4) O'Malley DP, George T, Orazi A, et al. Benign and reactive conditions of lymph node and spleen. Washington: American Registry of Pathology; 2009. p. 523-52.
5) Martel M, Cheuk W, Lombardi L, et al. Sclerosing angiomatoid nodular transformation（SANT）: report of 25 cases of a distinctive benign splenic lesion. Am J Surg Pathol. 2004; 28: 1268-79.

〈佐藤　孝〉

6章 ◆ リンパ組織の間質由来腫瘍

1節 間質性樹状細胞腫瘍
Mesenchymal dendritic cell neoplasms

濾胞樹状細胞腫瘍
Follicular dendritic cell neoplasms

濾胞樹状細胞肉腫
Follicular dendritic cell sarcoma

■定義

　濾胞樹状細胞肉腫（follicular dendritic cell sarcoma: FDCS）は，濾胞樹状細胞（follicular dendritic cell: FDC）に類似する形質を示す悪性腫瘍である．FDC は間質由来細胞で，通常はリンパ濾胞胚中心に観察される．

■局在

　FDCS は半数以上が節外組織原発で，1/3 程度がリンパ節に生じる[1]．リンパ節と節外組織に及ぶこともある．節外病変としては腹腔（特に胃消化管および後腹膜）と上部気道が多いが，ほぼどのような部位にも発生しうる．リンパ節病変としては頸部と腹腔内のリンパ節が主体である．

■臨床病態

　ほとんどの症例は，緩徐に増大する無痛性腫瘤を形成する．腹腔内病変は腹痛を起こすことがある．稀に倦怠感，発熱，盗汗などの全身症状を呈する．硝子血管型 Castleman 病，腫瘍随伴性天疱瘡 / 腫瘍随伴自己免疫性多臓器症候群，重症筋無力症を含む自己免疫性疾患にも関連することがある．

■疫学

　稀な腫瘍である．幅広い年齢に発症しうる（中央年齢 50 歳）．性差はない．東アジアからの報告が多い．一部の症例は硝子血管型 Castleman 病に関連しており，FDC 増殖における hyperplasia-dysplasia-neoplasia モデルが予想されている[2,3]．

■病態

　染色体検査では複雑核型を示す．遺伝子検索では，40 ～ 60% に NF-κB 経路関連遺伝子の変異が，20 ～ 30% の症例に腫瘍抑制遺伝子の変異がみられる．一部の症例では免疫グロブリン再構成や *BRAF* V600E 変異が報告されている．

■肉眼所見

　FDCS は通常境界明瞭な腫瘤状あるいは結節状で，時に被膜を有する．腫瘍径はさまざまで，腹腔や縦隔の病変は大型になることがある．割面は充実性で，褐色調から灰白色調を呈する．大型の腫瘍では出血や壊死がみられうる．

■形態像

　紡錘形，類円形，類上皮様の腫瘍細胞が増殖し，渦巻き状，束状，シート状，結節状，花筵状などのパターンを呈する 図6-1a 図6-1b ．やや好酸性の細胞質を有し，細胞境界は不明瞭で 図6-1b ，合胞体様の所見を示す．やや長細い水疱状核，繊細な核膜，小型だが明瞭な核小体を有する．核間距離は不均一で分布には疎密がある．核内偽性封入体はよくみられる．良性のFDCに類似した二核細胞が混在することがあり，診断の一助となる．多核や多形核などの顕著な細胞異型を示す症例もある．

　典型例では腫瘍細胞間に小型リンパ球が軽度に浸潤する．腫瘍辺縁や血管周囲でのリンパ球集簇や，硝子化した血管の周囲に好中球や好酸球がみられることがある．時には，硝子様細胞質を有する類上皮細胞，明調細胞 図6-1c ，粘液腫様の間質，囊状変化，著明な線維血管性隔壁，Reed-Sternberg細胞様あるいは破骨細胞様の多核細胞なども観察される．ジグソーパズル様の分葉状パターンや血管周囲腔を形成して，胸腺上皮系腫瘍に酷似する組織像を呈した症例も報告

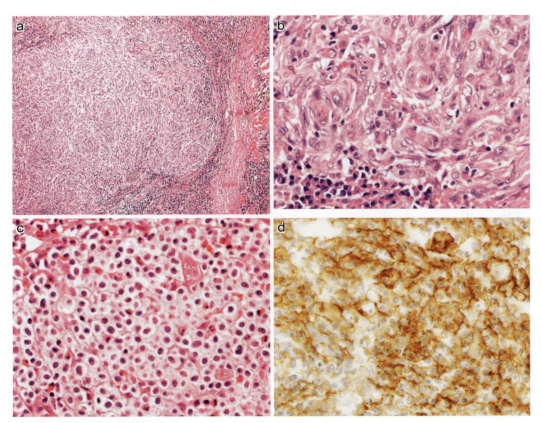

図6-1 濾胞樹状細胞肉腫
a）結節性の増殖パターンがみられる．渦巻き状や車軸状の増殖構造がみられる．
b）腫瘍細胞は紡錘形から円形で，好酸性の細胞質をもち，細胞境界が不明瞭である．少数のリンパ球の浸潤を伴う．
c）本例の腫瘍細胞は淡明な豊富な細胞質をもつ．
d）異型細胞は，CD21陽性である．
（久留米大学　大島孝一先生よりご提供）

されている.

免疫表現型

CD21，CD23，CD35，clusterin，CXCL13，podplanin（D2-40），SSTR2 などの FDC マーカーに陽性となる 図6-1d ．新規 FDC マーカーに FDC secreted protein（FDCSP）と serglycin（SRGN）がある[4]．CXCL13，CD21，clusterin は発現率が高く（80 ～ 90%）[4,5]，CXCL13，CD21，CD35，CD23 は特異度が高い[4]．通常 fascin，PD-L1，desmoplakin，EGFR，vimentin も陽性で，時に CD4，CD30，CD31，CD45，CD68，CD163，claudin4，EMA，lysozyme，S100，vimentin にも陽性となる．例外的に CD20，cytokeratin，TTF-1 に陽性となることもある．Ki-67陽性率はさまざま（5 ～ 70%）である[6]．

混在する小型リンパ球は，T 細胞，B 細胞，あるいは双方の混在からなる．半数程度の症例で緩徐な T リンパ芽球の増生がみられ，腫瘍随伴症状の発生に関連する[7]．

鑑別診断

FDCS はさまざまな組織形態を呈しうるため，未分化多型肉腫，髄膜腫，胸腺腫，胸腺癌，血管肉腫，未分化癌，リンパ上皮癌，消化管間質腫瘍（GIST）など，鑑別診断は多岐にわたる．診断には複数の免疫組織化学的マーカーを組み合わせたパネルが有用である．

診断基準

必須項目：

- 紡錘形～類円形の細胞が渦巻き状，束状，車軸状に増生する
- 腫瘍細胞の形態は合胞体様である
- 小型リンパ球の浸潤を伴う
- 免疫染色で2種類以上の FDC マーカーが陽性となる
- S100 やリンパ球特異的マーカーは陰性

予後

低～中間悪性度の腫瘍で，局所再発率は 28 ～ 40%，遠隔転移率は 25% 以上である．他のリンパ節への転移や，肺，肝，骨などへの血行性転移を起こしうる．初期病変に対する外科的切除は治癒の可能性があるが，長期の経過を経て再発や転移が起こりうる．再発リスクは，腫瘍径と組織像から，低リスク（腫瘍径 50mm 未満），中等度リスク（腫瘍径 50mm 以上，低グレード組織像），高リスク（腫瘍径 50mm 以上，高グレード組織像）に分類され，高リスクグループを除けば致死率は低い（0%，4%，45%）[8]．他の予後不良因子には，播種病変，広範壊死，多数の核分裂像（＞ 2 個 /mm^2），顕著な核多形性などが挙げられる．

●文献

1) Saygin C, Uzunaslan D, Ozguroglu M, et al. Dendritic cell sarcoma: a pooled analysis including 462 cases with presentation of our case series. Criti Revi Oncol Hematol. 2013; 88: 253-71.
2) Sun X, Chang KC, Abruzzo LV, et al. Epidermal growth factor receptor expression in follicular dendritic cells: a shared feature of follicular dendritic cell sarcoma and Castleman's disease. Hum Pathol. 2003; 34: 835-40.
3) Vermi W, Giurisato E, Lonardi S, et al. Ligand-dependent activation of EGFR in follicular dendritic cells sarcoma is sustained by local production of cognate ligands. Clin Cancer Res. 2013; 19: 5027-38.

4) Lorenzi L, Döring C, Rausch T, et al. Identification of novel follicular dendritic cell sarcoma markers, FDC-SP and SRGN, by whole transcriptome sequencing. Oncotarget. 2017; 8: 16463-72.

5) Grogg KL, Macon WR, Kurtin PJ, et al. A survey of clusterin and fascin expression in sarcomas and spindle cell neoplasms: strong clusterin immunostaining is highly specific for follicular dendritic cell tumor. Mod Pathol. 2005; 18: 260-6.

6) Facchetti F, Pileri SA, Lorenzi L, et al. Histiocytic and dendritic cell neoplasms: what have we learnt by studying 67 cases. Virchows Archiv. 2017; 471: 467-89.

7) Walters M, Pittelkow MR, Hasserjian RP, et al. Follicular dendritic cell sarcoma with indolent T-lymphoblastic proliferation is associated with paraneoplastic autoimmune multiorgan syndrome. Am J Surg Pathol. 2018; 42: 1647-52.

8) Li L, Shi YH, Guo ZJ, et al. Clinicopathological features and prognosis assessment of extranodal follicular dendritic cell sarcoma. World J Gastroenterol. 2010; 16: 2504-19.

〈榊原綾子，加留部謙之輔〉

EBV 陽性炎症性濾胞樹状細胞肉腫
EBV-positive inflammatory follicular dendritic cell sarcoma

■定義

Epstein-Barr ウイルス（EBV）陽性炎症性濾胞樹状細胞肉腫（follicular dendritic cell sarcoma: FDCS）は緩徐進行性の悪性腫瘍である．FDC の腫瘍性増殖，リンパ球や形質細胞の著明な浸潤，EBV との関連などで特徴づけられる．

■疫学

稀な腫瘍で，その大部分がアジア人症例である．若年から中年の成人に多く，女性に多い[1,2]．

■浸潤部位

ほとんどが肝か脾に発生する．しばしば境界明瞭で，肉様の褐色調を呈し，出血や壊死を伴う．稀に結腸，扁桃，気管，膵，腸間膜などに生じ，結腸や気管では有茎性や広基性のポリープ状で表面に潰瘍を形成することがある．

■臨床像

肝や脾に生じた場合は無症状で経過するか，腹部膨満，腹痛，倦怠感，体重減少，微熱などを訴えることがある．生化学的には貧血，CRP 上昇，低アルブミン血症，高ガンマグロブリン血症，CA125 上昇，時には末梢血好酸球増加を示す．結腸腫瘍では血便や便潜血陽性を示すことがある．気管腫瘍では閉塞症状を示しうる．稀に腫瘍随伴天疱瘡を発症する例がある．

■発症機序

FDC や線維芽細胞性樹状細胞に分化する間葉系細胞が EBV に感染して発症するものとみなされている[3]．遺伝子変異に特徴的なものは見出されていない．

■形態像

紡錘形から類円形の腫瘍細胞が散在し，あるいは疎な渦巻き状配列をなす 図 6-2a 図 6-2b ．リンパ球や形質細胞の浸潤が目立ち 図 6-2b 図 6-2c ，時には反応性リンパ濾胞が形成される．

稀に，腫瘍細胞が束状あるいは花筵状に増生する，細胞密度の高い領域が優勢となることもある．腫瘍細胞の細胞境界は不明瞭で，水疱状の核と小型だが明瞭な核小体を有する 図6-2c ．核異型の程度はさまざまで，Reed-Sternberg細胞に類似した腫瘍細胞がみられることもある．核分裂像は稀である．しばしば壊死や出血がみられ，組織球反応を伴う．血管壁にはフィブリン様物質が沈着することが多い．時には，類上皮肉芽腫，好酸球浸潤，黄色腫様細胞や単球様細胞の集簇なども観察される[2,4]．

■ 免疫表現型

腫瘍細胞はしばしばFDCマーカー（CD21，CD35，CD23，CXCL13，D2-40，CNA.42）に陽性となるが，染色性は広範なものからごく局所的なものまでさまざまである．FDCマーカーが陰性でSMA陽性の場合は，細網細胞様線維芽細胞に分化している可能性がある．EBV-LMP1は陽性のことが多い．背景のリンパ球にはB細胞とT細胞とが混在する．形質細胞は多クローン性で，豊富なIgG4陽性細胞が観察される例もある[5]．EBER-ISHは常に陽性 図6-2d である．

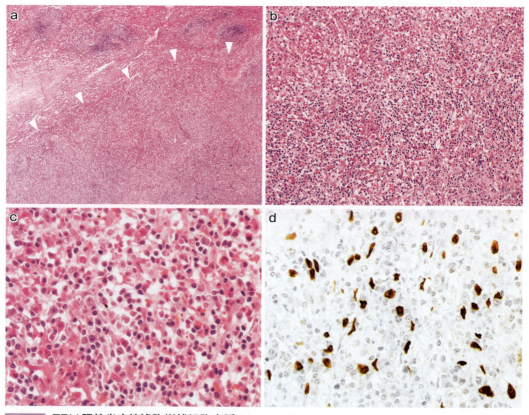

図6-2 EBV陽性炎症性濾胞樹状細胞肉腫
a）脾臓内の腫瘍（矢頭）．
b）比較的大型の細胞がびまん性に増殖している．多数のリンパ球や好酸球の浸潤を伴う．
c）腫瘍細胞は比較的大型で，豊富な淡明細胞質と小型核小体を有する．
d）腫瘍細胞はEBER-ISH陽性．
（久留米大学 大島孝一先生よりご提供）

鑑別診断

悪性リンパ腫，炎症性筋線維芽細胞性腫瘍，華飾性（florid）濾胞過形成，炎症性ポリープなどが挙げられる．リンパ球に異型がみられないこと，T細胞とB細胞が混在すること，形質細胞が多クローン性であることなどが，悪性リンパ腫との鑑別点となる．炎症性筋線維芽細胞性腫瘍では腫瘍性紡錘形細胞がアクチン陽性で，多くは*ALK*の転座を示し，EBVの関与を欠く．炎症性反応では紡錘形細胞に異型がみられず，FDCマーカーやEBVは陰性である．華飾性濾胞過形成や炎症性ポリープは明瞭な紡錘形細胞成分を有さず，通常EBV陰性である．

診断基準

必須項目：

- 紡錘形〜類円形異型細胞の増殖からなる
- 腫瘍細胞の細胞境界は不明瞭で，水疱状の核と明瞭な核小体を有する
- 豊富なリンパ球や形質細胞の浸潤を伴う
- FDCマーカーあるいは稀には線維芽細胞/筋系マーカーを発現する
- EBER-ISH陽性

予後予測

肝や脾を侵す腫瘍は，腹腔内再発を繰り返しつつも緩徐な経過をとる．稀に遠隔転移が起こる．大腸のポリープ状腫瘍は完全切除しやすく，非常に良好な予後を示す．

● 文献

1) Ge R, Liu C, Yin X, et al. Clinicopathologic characteristics of inflammatory pseudotumor-like follicular dendritic cell sarcoma. Int J Clin Experiment Pathol. 2014; 7: 2421-9.
2) Jiang XN, Zhang Y, Xue T, et al. New Clinicopathologic scenarios of EBV + inflammatory follicular dendritic cell sarcoma: report of 9 extrahepatosplenic cases. Am J Surg Pathol. 2021; 45: 765-72.
3) Van Baeten C, Van Dorpe J. Splenic Epstein-Barr virus-associated inflammatory pseudotumor. Arch Pathol Lab Med. 2017; 141: 722-7.
4) Li XQ, Cheuk W, Lam PW, et al. Inflammatory pseudotumor-like follicular dendritic cell tumor of liver and spleen: granulomatous and eosinophil-rich variants mimicking inflammatory or infective lesions. Am J Surg Pathol. 2014; 38: 646-53.
5) Choe JY, Go H, Jeon YK, et al. Inflammatory pseudotumor-like follicular dendritic cell sarcoma of the spleen: a report of six cases with increased IgG4-positive plasma cells. Pathol Int. 2013; 63: 245-51.

〈榊原綾子，加留部謙之輔〉

線維芽細胞性細網細胞腫瘍
Fibroblastic reticular cell tumour

定義

線維芽細胞性細網細胞腫瘍（fibroblastic reticular cell tumor: FRCT）は，間葉性線維芽細胞性細網細胞に由来すると考えられる腫瘍である．

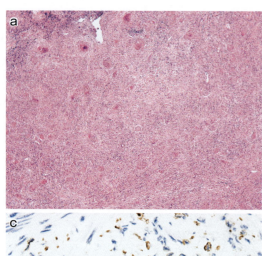
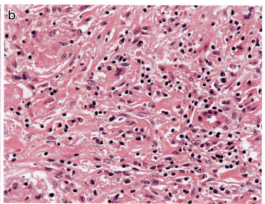
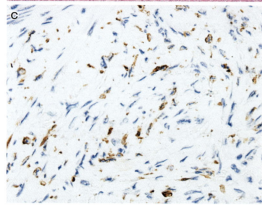

図 6-3 線維芽細胞性細網細胞腫瘍
a) リンパ節病変．間質線維増生を伴う．
b) 紡錘形細胞の増生からなり，小型リンパ球や好酸球の浸潤を伴う．
c) AE1/AE3免疫染色．本症例の腫瘍細胞は陽性である．
（久留米大学　大島孝一先生よりご提供）

■疫学

稀な腫瘍である．60歳代での発生が多い（13～80歳，中央値61歳）．性差はない．

■浸潤部位

リンパ節に孤発することが多く，他の節外領域（脾，軟部組織，肝，肺，腎，乳腺，副腎，骨など）にも生じうる．

■臨床像

境界明瞭な腫瘤を形成することが多い．腫瘍内に出血や壊死がみられることもある．

■形態像

紡錘形～類円形細胞の増生からなり，渦巻き状，束状，シート状，花筵状配列を示す 図6-3a 図6-3b ．腫瘍細胞が多形性を示すこともある．リンパ球や形質細胞の浸潤を伴う 図6-3b ．腫瘍細胞間の膠原線維が特徴的とされる．

電顕では筋線維芽細胞に類似した形態を呈する．

■免疫表現型

アクチン，デスミン，ビメンチンが種々の程度に陽性である．2/3程度の症例はサイトケラチン陽性を示し 図6-3c ，転移性がんとの鑑別を要する．L-カルデスモン，fascin，EMAなどもしばしば陽性となる．濾胞樹状細胞肉腫（FDCS）や指状嵌入樹状細胞肉腫（IDCS）のマーカーは発現しない．組織球マーカーであるCD68，lysozymeは稀に陽性になることが報告されている[1]．

■診断基準

必須項目：

紡錘形〜類円形細胞が渦巻き状，束状，シート状に配列する．小型リンパ球が散在する．免疫染色でサイトケラチン，アクチン，デスミンのうち1種以上が陽性で，細長い細胞突起が描出される．樹状細胞マーカー（CD21，CD23，CD35，CXCL13）やIDCマーカー（S100）は陰性.

■予後

限局性病変は進行例に比し予後良好だが[2]，播種病変による死亡の報告がある[3].

●文献

1) Schuerfeld K, Lazzi S, De Santi MM, et al. Cytokeratin-positive interstitial cell neoplasm: a case report and classification issues. Histopathology. 2003; 43: 491-4.

2) Saygin C, Uzunaslan D, Ozguroglu M, et al. Dendritic cell sarcoma: a pooled analysis including 462 cases with presentation of our case series. Crit Rev Oncol Hematol. 2013; 88: 253-71.

3) Kaji S, Hiruta N, Sasai D, et al. Cytokeratin-positive interstitial reticulum cell（CIRC）tumor in the lymph node: a case report of the transformation from the epithelioid cell type to the spindle cell type. Diagn Pathol. 2020; 15: 121.

〈榊原綾子，加留部謙之輔〉

2節 筋線維芽腫瘍
Myofibroblastic tumours

筋線維芽腫瘍
Myofibroblastic tumours

節内柵状筋線維芽腫
Intranodal palisaded myofibroblastoma

■ **定義**

　節内柵状筋線維芽腫（intranodal palisaded myofibroblastoma）は，リンパ節に生じる平滑筋 / 筋線維芽細胞性の間葉系腫瘍である．

■ **臨床・疫学**

　50 ～ 60 歳代に多く，男女比は 2：1 である[1,2]．主に鼠径リンパ節が侵されるが，稀に他のリンパ節にも発生．多くは単発で，無痛性である．

■ **病因・病態**

　外傷，変異原性因子の誘導，炎症などがβ-katenin 遺伝子（*CTNNB1*）の変異を誘発する可能性が示唆されており，*CTNNB1* エクソン 3 のコドン 32，33，34，37 における機能獲得型ミスセンス変異がβ-catenin による cyclin D1 の発現亢進そして細胞増殖を引き起こすと考えられている[3]．

■ **組織像**

　腫瘍結節は線維によって圧排されたリンパ節と隔てられ 図 6-4a ，軽度好酸性の細胞質を有し，しばしば細胞質内封入体をみ，核は細長く部分的には波打ち，核周囲空胞をみることも多い紡錘形細胞の増生で，部分的には線維腫様である 図 6-4b ．紡錘形細胞は柵状配列を呈し，高密度の膠原線維小体（hyalinized collagenous bodies）の介在を伴っている 図 6-4c [4]．

■ **免疫形質**

　腫瘍細胞は vimentin，smooth muscle actin（SMA），non-specific actin をびまん性に発現．Calponin，D2-40，factorXIIIa，β-catenin，cyclin D1 をさまざまな程度に発現する．Keratin，S100，濾胞樹状細胞マーカー，血管内皮細胞マーカー，KSHV/HHV8 は陰性である[3,5]．

■ **鑑別診断**

　組織像は Kaposi 肉腫との鑑別が必要であるが，免疫組織学的に鑑別可能である．

■ **診断基準**

　必須項目：

- アクチンを発現するリンパ節内良性紡錘形細胞増殖
- 高密度コラーゲン小体

　望ましい項目：

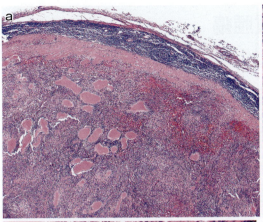
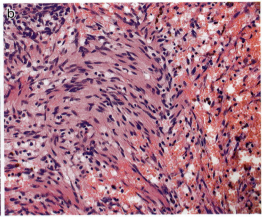
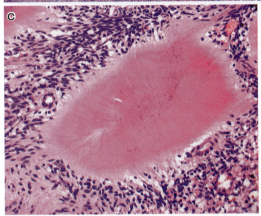

図 6-4 節内柵状筋線維芽腫症例

a) 病変は厚い線維性被膜様構造で，既存のリンパ節と隔てられている．
b) 好酸性の細胞質を有し，核は細長く部分的には波打ち，核周囲空胞を有する紡錘形細胞の増生．出血もみられる．
c) 中央に高密度の膠原線維小体（hyalinized collagenous bodies．当初は amianthoid fibres とも呼ばれていた）をみ，周囲には紡錘形細胞が棚状に増生．
〔掲載した顕微鏡写真は Prof. Dr. Ioannis Anagnostopoulos（Wuertzburg 大学病理学教室）のご厚意によるものである〕

- 核 β-catenin および / または cyclin D1 発現

■予後

術後の局所再発は約 6% である[1]．

● 文献

1) Nguyen T, Eltorky MA. Intranodal palisaded myofibroblastoma. Arch Pathol Lab Med. 2007; 131: 306-10.
2) Bhullar JS, Varshney N, Dubay L. Intranodal palisaded myofibroblastoma: a review of the literature. Int J Surg Pathol. 2013; 21: 337-41.
3) Laskin WB, Lasota JP, Fetsch JF, et al. Intranodal palisaded myofibroblastoma: another mesenchymal neoplasm with CTNNB1（β-catenin gene）mutations: clinicopathologic, immunohistochemical, and molecular genetic study of 18 cases. Am J Surg Pathol. 2015; 39: 197-205.
4) Weiss SW, Gnepp DR, Bratthauer GL. Palisaded myofibroblastoma. A benign mesenchymal tumor of lymph node. Am J Surg Pathol. 1989; 13: 341-6.
5) Sagar J, Vargiamidou A, Manikkapurath H. Intranodal palisaded myofibroblastoma originating from retroperitoneum: an unusual origin. BMC Clin Pathol. 2011; 11: 7.

〈田丸淳一〉

3節 脾臓特異的血管間質腫瘍
Spleen-specific vascular-stromal tumours

脾臓血管間質腫瘍
Splenic vascular-stromal tumours

リットラル細胞血管腫
Littoral cell angioma

■定義

リットラル細胞血管腫（littoral cell angioma）は脾臓特有の血管腫で，赤脾髄静脈洞内皮に由来する腫瘍と考えられている[1]．多くは良性であるが，稀に悪性（littoral cell angiosarcoma）の報告例もみられる[2]．

■疫学

稀な腫瘍であり，多くの症例は無症候性であり，検診や他の疾患を対象とした画像検査で偶然に発見されることが多い．どの年代でも発生するが，性差は認められない．

■臨床像

良性腫瘍であり，無症候性のことが多いが，発熱，腹痛，または脾腫，血小板減少症，貧血などの脾機能亢進症を認める場合もある．他の臓器の悪性腫瘍との同時発症例も報告されている[3]．

■形態像

単発あるいは多発性の境界明瞭な結節を形成する 図6-5 [1]．組織学的には，腫瘍部では大小の

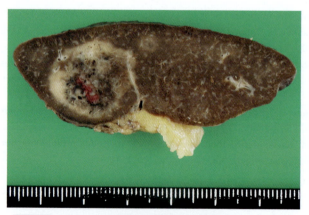

図6-5 リットラル細胞血管腫の肉眼像
単発性の境界明瞭な結節性病変を認める．
（久留米大学医学部病理学講座 木村芳三先生ご提供）

静脈洞の密な増生がみられ，辺縁部では被膜は認められず，非腫瘍性の静脈洞と連続するところもある 図6-6a ．増生する静脈洞内皮は周囲の非腫瘍性の静脈洞内皮と異なり，丈の高い細胞形態が特徴的で 図6-6b ，内腔に乳頭状に突出する部分もみられる[1,4]．内皮細胞核には大小不同を認めるものの，核異型は乏しく，核分裂像をみることは稀である．細胞質は淡好酸性で，血球貪食や泡沫化の所見を伴う場合がある．

■ 免疫表現型

正常の静脈洞内皮は免疫組織学的には，CD31 や factor Ⅷが陽性であるが，CD34 の発現はみられない．一方で，Tリンパ球マーカーの CD8 や，組織球系のマーカーを発現している．脾静脈洞被覆細胞血管腫でも同様の免疫形質が認められ，CD31 や factor Ⅷが陽性であるが，CD34 の発現はみられない 図6-7 [1,4]．CD163，CD68，lysozyme などの組織球系のマーカーの発現もみ

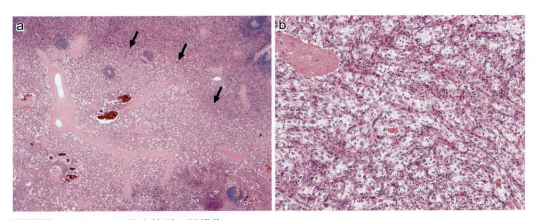

図6-6 リットラル細胞血管腫の組織像
　　a）弱拡大像，b）強拡大像．
　　弱拡大像では，腫瘍部（矢印）で大小の静脈洞の密な増生がみられる．辺縁部では，被膜は認められず，非腫瘍性の静脈洞と連続するところもある．強拡大像では，増生する静脈洞内皮は丈の高い細胞形態が特徴的である．

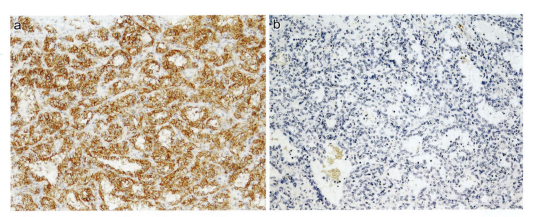

図6-7 リットラル細胞血管腫の免疫染色
　　a）CD31，b）CD34．
　　腫瘍部の静脈洞内皮は CD31 陽性に対し，CD34 は陰性である．

6章 ◆ リンパ組織の間質由来腫瘍

られる[1,4]．VEGFR2（vascular endothelial growth factor receptor 2）や langerin の発現も報告されている[3,5]．なお，正常の静脈洞内皮で特徴的な CD8 の発現は稀である[3]．

■染色体・遺伝子

染色体異常，遺伝子異常は明らかにされていない，

■細胞起源

赤脾髄静脈洞内皮

■診断基準

必須項目：

- 豊富な好酸性細胞質をもつ肥大した内皮細胞で覆われたさまざまな大きさの血管チャネルを含む，限局性の脾臓腫瘍（しばしば多発性）
- 内皮細胞および組織球両方の表現型の免疫組織化学的確認

■予後

診断確定のため摘脾術が行われるが，術後の再発は認められず，予後は良好である．

●文献

1) Falk S, Stutte HJ, Frizzera G. Littoral cell angioma : a novel splenic vascular lesion demonstrating histiocytic differentiation. Am J Surg Pathol. 1991; 15: 1023-33.
2) Kranzfelder M, Bauer M, Richter T, et al. Littoral cell angioma and angiosarcoma of the spleen: report of two cases in siblings and review of the literature. J Gastrointest Surg. 2012; 16: 863–7.
3) Peckova K, Michal M, Hadravsky L, et al. Littoral cell angioma of the spleen : a study of 25 cases with confirmation of frequent association with visceral malignancies. Histopathology. 2016; 69: 762-74.
4) Du J, Shen Q, Yin H, et al. Littoral cell angioma of the spleen : report of three cases and literature review. Int J Clin Exp Pathol. 2015; 8: 8516-20.
5) Selove W, Picarsic J, Swerdlow SH. Langerin staining identifies most littoral cell angiomas but not most other splenic angiomatous lesions. Hum Pathol. 2019; 83: 43-9.

〈佐藤　孝〉

脾過誤腫
Splenic hamartoma

■定義

脾過誤腫（splenic hamartoma）は，赤脾髄および白脾髄が発生過程で量的な異常ないしは構造上の異常を伴って増殖する組織奇形である[1]．Splenoma とも呼ばれる良性病変である．

■疫学

総人口の 0.13 〜 0.2% に発生し，あらゆる年代で認められるが，その中央値は 40 歳とされる[2]．性差は認められない．

■臨床像

多くの症例では，臨床症状に乏しく，他の原因による手術や剖検に際して偶然発見される場合が多い．腹部不快感や貧血，血小板減少症，汎血球減少症を示す症例や，脾破裂で発症する症例

も稀に認められる．

■形態像

通常単発性であるが多発例もみられる[3]．肉眼的には被膜を伴わない境界明瞭な結節性病変で，周囲の脾臓と同様の色調を呈する 図6-8．大きさは1～20cm とさまざまな大きさを示すが，平均 5cm 程度である．組織学的には脾臓の構成成分である，白脾髄，赤脾髄それぞれあるいは両者の混在する腫瘍様の病変で，組織成分により，赤脾髄型，濾胞型，両者が混在する混合型，結合組織が目立つ線維型に分けられる．赤脾髄型がそのほとんどを占めており，最近は赤脾髄のみの増殖性病変を示す場合が多い[1]．組織学的には，赤脾髄を構成する静脈洞と脾索からなるが，周囲の赤脾髄と比較して，静脈洞は小型化し複雑な分岐を示している 図6-9．また，脾索は拡大しており鍍銀染色では，細網線維が密になっている．診断にあたっては赤脾髄の量的異常を認めることが重要である．

■免疫学表現型

免疫染色では，病変内に認められる静脈洞内皮は CD8$^+$，CD31$^+$，CD34$^-$ で正常の静脈洞内皮と同じ性状を有している 図6-10 [4]．また CD8$^-$，CD31$^+$，CD34$^+$ の毛細血管も認められる．

■染色体・遺伝子

染色体異常，遺伝子異常は明らかにされていない．

■細胞起源

既存の脾臓構成細胞．

■診断基準

必須項目：
- 脾臓内の限局性結節

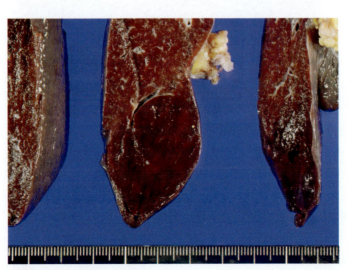

図6-8 脾過誤腫の肉眼像
被膜を伴わない境界明瞭な周囲の脾臓と同様の色調を呈する結節性病変を認める．
（旭川医科大学附属病院病理部 谷野美智枝先生ご提供）

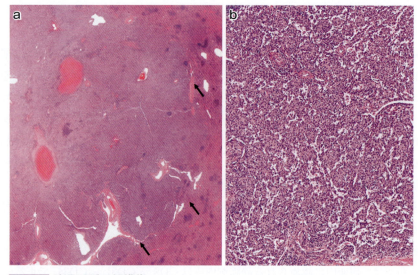

図 6-9 脾過誤腫の組織像
a) 弱拡大像, B) 強拡大像.
弱拡大像では, 赤脾髄の増生よりなる結節性病変を認める (矢印). 強拡大では, 静脈洞は小型化し複雑な分岐を示している.

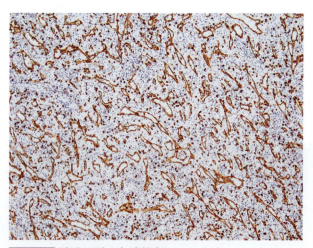

図 6-10 脾過誤腫の免疫染色
CD8 の免疫染色. 静脈洞内皮は CD8 陽性で正常の静脈洞内皮と同じ性状を有している.

- 無秩序な赤脾髄組織で構成され、白脾髄成分は含まれない

望ましい項目:
- 不規則な脾洞の存在を確認する CD8 免疫染色

予後

摘脾術後の再発は認められず, 予後は良好である.

●文献 --

1) O'Malley DP, George T, Orazi A, et al. Atlas of nontumor pathology, fascile 7. Benign and reactive conditions of lymph node and spleen. Washington: American Registry of Pathology; 2009. p. 523-7.
2) Falk S, Stutte HJ. Hamartoma of the spleen : a study of 20 biopsy cases. Histopathol. 1989; 14: 603-12.
3) 柳川直樹, 山際岩雄, 大内孝幸, 他. 偶然発見された脾過誤腫の1例. 日小外会誌. 2003; 39: 662-6.
4) Arber DA, Strickler JG, Chen YY, et al. Splenic vascular tumors : a histologic, immunophenotypic and virologic study. Am J Pathol. 1997; 21: 827-35.

〈佐藤　孝〉

脾硬化性血管腫様結節性形質転換
Sclerosing angiomatoid nodular transformation of spleen

■定義

　　硬化性血管腫様結節性形質転換(sclerosing angiomatoid nodular transformation: SANT)は, 線維硬化性間質を介在する複数の血管腫様結節で構成される脾臓の良性の限局性病変である.

　　脾臓の過誤腫の一亜型として分類されていたが, 過誤腫とは異なる独立した疾患単位として2004年Martelらにより提唱された良性疾患である[1].

■疫学

　　すべての年齢層で発生するが, 中年成人に好発する[2,3]. その発生率は不明である.

■臨床像

　　検診や他の疾患を対象とした検査を契機とし偶然発見される. 一部の症例では, 脾機能亢進症を認めることがある. 画像での確定診断は困難なことが多く, 悪性腫瘍との鑑別が問題となり摘脾術が行われる.

■形態像

　　脾臓には, 肉眼的に単発性の境界明瞭な充実性の腫瘤が形成されている. 腫瘤内には線維性結合組織で境された赤色調の小結節が多数認められangiomatoid様の像を示すのが特徴である 図6-11 [4]. 典型例では, spoke and wheel patternと形容される画像所見を呈する[5]. 組織学的には, 腫瘤は赤脾髄に存在し, 膠原線維に富んだ結合組織で囲まれた結節内には, スリット状ないし不整形の血管腔が認められる 図6-12 . 結合組織中には, リンパ球や形質細胞に加え多数の赤血球もみられる.

■免疫表現型

　　免疫組織学的には, CD8$^-$/CD31$^+$/CD34$^+$の毛細血管の増生に加えて, CD8$^+$/CD31$^+$/CD34$^-$の静脈洞性の血管が認められる 図6-13 [3,4,6]. CD8$^-$/CD31$^+$/CD34$^-$の血管もみられる[3,4,6]. 病理組織学的には, 過誤腫の一亜型であるcord capillary hemantiomaと重複する部分が多い. 特徴的な肉眼像, 膠原線維に富む結合組織の増生に加えて, CD34陽性毛細血管の増生やCD8陽性の静脈洞性血管の存在が診断のポイントとなる.

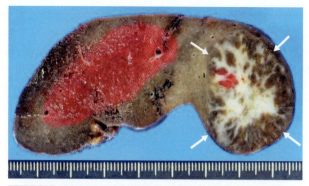

図 6-11 脾硬化性血管腫様結節性形質転換の肉眼像
単発性の境界明瞭な腫瘤（矢印）内には，線維性結合組織で境された赤色調の小結節が多数みられ，angiomatoid 様の像が認められる．
（東北労災病院外科 野村良平先生ご提供）

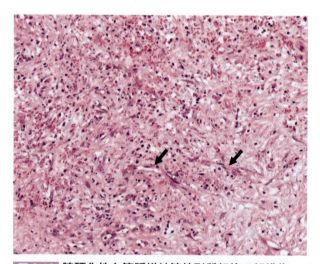

図 6-12 脾硬化性血管腫様結節性形質転換の組織像
HE 染色．腫瘤は赤脾髄に存在し，膠原線維に富んだ結合組織内に，スリット状（矢印）ないし不整形の血管腔がみられる．

■**染色体・遺伝子**

染色体・遺伝子異常は明らかにされていない．

■**細胞起源**

細胞起源は不明であるが，その成因については，非腫瘍性の間質増殖により赤脾髄が巻き込まれ病変が形成されると説明されている．また IgG4 関連疾患との関係を指摘した報告もみられる[7]．

■**診断基準**

必須項目：
- 脾臓の境界明瞭な病変
- 3種類の血管からなる複数の血管腫様結節と，その間に点在する線維硬化性間質

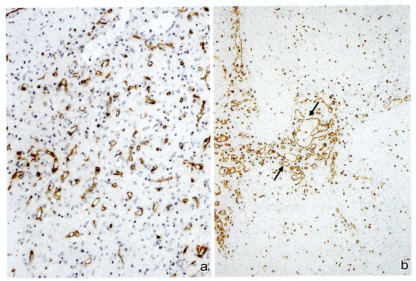

図 6-13 脾硬化性血管腫様結節性形質転換の免疫染色
a）CD34 の免疫染色．b）CD8 の免疫染色
CD34 陽性毛細血管の増生に加えて，CD8 陽性の静脈洞性血管（矢印）を認める．

■予後

摘脾術後の再発は認められず，予後は良好である．

●文献

1) Martel M, Cheuk W, Lombardi L et al. Sclerosing angiomatoid nodular transformation（SANT）: report of 25 cases of a distinctive benign splenic lesion. Am J Surg Pathol. 2004; 28: 1268-79.
2) Falk GA, Nooli NP, Morris-Stiff G, et al. Sclerosing angiomatoid nodular transformation（SANT）of the spleen: case report and review of the literature. Int J Surg Case Rep. 2012; 3: 492-500.
3) Wang H, Hu B, Chen W, et al. Clinicopathological features of sclerosing angiomatoid nodular transformation of the spleen. Pathol Res Prac. 2021; 224: 153490.
4) Nomura R, Tokumura H, Katayose Y, et el. Sclerosing angiomatoid nodular transformation of the spleen: lessons from a rare case and review of the literature. Int Med. 2019; 58: 1433-41.
5) Karaosmanoglu DA, Karcaaltincaba M, Akata D. CT and MRI findings of sclerosing angiomatoid nodular transformation of the spleen: spoke wheel pattern. Korean J Radiol. 2008; 9: S52–5.
6) Wang TB, Hu BG, Liu DW, et al. Sclerosing angiomatoid nodular transformation of the spleen: a case report and literature review. Oncol Lett. 2016; 12: 928-32.
7) Kuo TT, Chen TC, Lee L. Sclerosing angiomatoid nodular transformation of the spleen（SANT）: clinicopathologilal study of 10 cases with or without abdominal disseminated calcifying fibrous tumors, and the presence of a significant number of IgG4+ plasma cells. Pathol Int. 2009; 59: 844-50.

〈佐藤　孝〉

7章 遺伝性腫瘍症候群

Genetic tumour syndromes associated with haematolymphoid tumours

はじめに

さまざまな血液・リンパ系腫瘍には遺伝的素因が想定されている．これまでの疫学的研究によって，血液・リンパ系腫瘍患者の一親等および二親等近親者における造血器腫瘍の発生率の増加が報告されている．

一般的に，血液・リンパ系腫瘍に対する遺伝的素因は，すべてのがんに対する素因と同様に，症候群型と非症候群型に区別することができる．症候群型は，血液リンパ系以外の臓器に影響を及ぼす特異的な症状を特徴とし，先天奇形，先天異常または発達遅滞を伴うことがある．本章では，血液・リンパ系腫瘍のリスク上昇に関連する主な症候群である Fanconi 貧血，毛細血管拡張性運動失調性症候群，Bloom 症候群，RASopathies を概説する．症候群型の特徴を有する他の病型には，GATA2 欠損症，骨髄不全症候群およびテロメア機能障害などがある．これらの症候群に共通するのは単一遺伝子疾患であるが，Down 症候群などにみられるような先天性の染色体異常によっても，白血病のリスクの上昇と関連する場合がある[1]．

血液・リンパ系悪性腫瘍の遺伝的素因の非症候群型は，基本的に単一遺伝子疾患と多因子疾患に区別できる．単一遺伝子疾患のうち，リンパ腫と白血病は，それぞれ *TP53* 変異と *CHEK2* 変異に関連した Li Fraumeni 症候群と Li Fraumeni 様症候群のスペクトルの一部を形成している．また，先天性免疫異常症（IEI）の大部分は，主にリンパ系悪性腫瘍を誘発する単一遺伝子疾患である．対照的に，特に成熟リンパ系腫瘍では，単一遺伝的素因は稀であり，多遺伝的素因が主として想定される．このような多遺伝的素因に関連する遺伝子には，B 細胞や T 細胞の制御に重要な因子が含まれていることが多い．

血液・リンパ系腫瘍における胚細胞系列変異の検出は，本書で概説する診断分類のためだけでなく，治療，サーベイランス，遺伝カウンセリングにおいても重要である．いくつかの胚細胞系列変異は，治療に対する反応性や副作用と関連している．さらに *TP53* の胚細胞系列変異は放射線誘発二次性悪性腫瘍のリスクを増加させる．加えて，胚細胞系列変異保因者の一親等近親者は，同じ素因を有するリスクが高く（常染色体顕性遺伝性疾患では 50%），サーベイランスの恩恵を受ける可能性がある．したがって，臨床症状，家族歴，検査所見が胚細胞系列変異を示唆する可能性のあるすべての患者において，遺伝カウンセリングを検討し，胚細胞遺伝学的検査を開始することが望ましい．

●文献

1) Cioc AM, Wagner JE, MacMillan ML, et al. Diagnosis of myelodysplastic syndrome among a cohort of 119 patients with Fanconi anemia: morphologic and cytogenetic characteristics. Am J Clin Pathol. 2010; 133: 92-100.

〈滝田順子〉

ファンコニ貧血
Fanconi anaemia

■定義

Fanconi 貧血（FA）は，FA-BRCA DNA 修復経路の胚細胞系列変異により染色体切断および架橋剤に対する過敏症を引き起こす，臨床的および遺伝的に不均一な疾患である．特徴的な臨床症状として，主要臓器系の発育異常，早期発症の骨髄不全，内分泌異常，高度の発がん素因が挙げられる[1].

■疫学

FA は多くの場合，21 種類の *FANC* 遺伝子のホモ接合体または複合ヘテロ接合体の胚細胞系列変異に起因する常染色体潜性疾患である．例外として，X 連鎖性の相補性 B 群（FANCB）と常染色体顕性遺伝形式をとる相補性 R 群（RA051）がある．FA の推定保因者頻度は 100 ～ 200 人に 1 人であり，おおよその発生率は出生 13 万人に 1 人である[2].

■臨床的特徴

FA は，さまざまな身体的異常，進行性の骨髄不全〔FA-BMF（bone marrow failure）〕および発がんリスクの上昇を特徴とする．古典的な特徴には，親指の欠損・低形成，橈骨欠損，低身長，皮膚の色素沈着，特異な顔貌（三角顔，小頭症，小眼球症），腎臓の異常および生殖能力の低下が含まれるが，これらの特徴がなくても FA が除外されるわけではない．FA に関連する最も一般的な腫瘍は，骨髄異形成症候群（MDS），急性骨髄性白血病（AML），頭頸部の扁平上皮がんである．18 歳までに FA 患者の 10.6% が何らかのがんを発症すると報告されている．

最近提案された骨髄不全・骨髄腫瘍の分類では，以下の 5 つのカテゴリーに区別される[3].

(1) FA-BMF：細胞減少を伴うが正常な芽球率および正常な細胞遺伝学的所見．FA-BMF は軽度から重度まである．

(2) FA-AIP (aberration of indeterminate potential)：正常な芽球割合ではあるが，1q の重複などのクローン性異常があり，形質転換することなく長期間安定している．

(3) 芽球増加を伴わない FA-MDS〔FA-MDS-non-EB（excess blasts）〕：正常な芽球割合であり，形質転換と明確に関連するクローン異常（－7，7q⁻ と 3q⁺ の複合異常）を有する．

(4) 芽球増加を伴う FA-MDS（FA-MDS-EB）：骨髄における芽球割合が 5 ～ 20% 未満，または末梢血における芽球割合が 2 ～ 20% 未満（ただし，骨髄および末梢血における芽球割合は 20% 未満）．

7章 ◆ 遺伝性腫瘍症候群

（5）FA-AML：骨髄または末梢血における芽球割合の増加（20％以上）で定義される．

■病因

FA は，少なくとも 21 の異なる遺伝子の生殖細胞系列変異により発症する．FA は相補群 A 〜 W の 21 群に区別される（例えば，相補群 A は *FANCA* 遺伝子の両アレル胚細胞系列変異によって引き起こされる）．各サブグループの臨床的表現型は，ほぼ類似しているが，発がんリスクの違いなどいくつかの相違がある[4]．

FANC 遺伝子は，DNA 二本鎖切断の相同組換えと DNA 架橋の修復に関与する蛋白質をコードしている．FA の原因となる *FANC* 遺伝子の病的変異は，相同組換えと架橋修復に障害をもたらし，腫瘍形成を促進する増幅，欠失，転座などの染色体異常を引き起こす．

■診断

FA の診断には従来，末梢血検体から採取した白血球，あるいは皮膚生検から採取した線維芽細胞をジエポキシブタンやマイトマイシン C などの DNA 鎖間架橋を誘導する薬剤で処理した後，患者由来の培養液を用いて染色体切断解析を行う方法が用いられてきた．*FANC* 遺伝子の病原性変異体または欠失を評価するための DNA 解析は，原因遺伝子の異常を同定できる補完的な診断方法である．

■予後

FA-BMF 患者に対する造血細胞移植は，一致した血縁・非血縁ドナーを用いて非常に有効であり，半合致ドナーによる治療成績も著しく改善されている．現在の造血細胞移植の前処置レジメンでは，放射線を使用せず，二次がんや臓器毒性のリスクを下げるために低用量のアルキル化剤を採用している．FA-MDS-EB または FA-AML 患者の治療は依然として困難であり，転帰も不良である．

●文献

1) Rosenberg PS, Tamary H, Alter BP. How high are carrier frequencies of rare recessive syndromes? Contemporary estimates for Fanconi anemia in the United States and Israel. Am J Med Genet A. 2011; 155: 1877-83.
2) Iwafuchi H. The histopathology of bone marrow failure in children. Clin Exp Hematop. 2018; 58: 68-86.
3) Behrens YL, Göhring G, Bawadi R, et al. A novel classification of hematologic conditions in patients with Fanconi anemia. Haematologica. 2021; 106: 3000-3.
4) Dutzmann CM, Spix C, Popp I, et al. Cancer in children with Fanconi anemia and ataxia-telangiectasia-a nationwide register-based cohort study in Germany. J Clin Oncol. 2022; 40: 32-9.

〈滝田順子〉

ブルーム症候群
Bloom syndrome

■定義

Bloom 症候群は，常染色体潜性遺伝性疾患であり，周産期からみられる成長障害，日光過敏

症，特異的な顔貌，インスリン抵抗性耐糖能異常，免疫不全を特徴とし，骨髄性およびリンパ性腫瘍などのがんの発症リスクが顕著に高い．

疫学

本症候群は極めて稀である．特定の集団では頻度が高く，推定保因者頻度はアシュケナージ・ユダヤ人集団で 1/120 である．

臨床的特徴

成長障害，摂食障害，日光過敏性紅斑，免疫不全，糖尿病を呈する．また AML，急性リンパ性白血病（ALL），リンパ腫など含む造血器腫瘍やさまざまな固形腫瘍の若年発症のリスクが高い．AML の診断時の平均年齢は 18 歳（範囲：2 ～ 47 歳），ALL は 20 歳（範囲：5 ～ 40 歳）である．AML の発生率は ALL より高く，先行する MDS の治療に関連した二次性 AML の可能性がある．リンパ腫の診断時の平均年齢は 22 歳（範囲：4 ～ 49 歳）であり，B 細胞リンパ腫と T 細胞リンパ腫，稀に Hodgkin リンパ腫も生じる．

病因

BLM 遺伝子の機能喪失型変異により，RecQ ヘリカーゼをコードする BLM 蛋白質が欠損し，染色体の不安定化，過剰な相同組換え，姉妹染色分体交換の増加を引き起こす[1,2]．

BLM は，Fanconi 貧血コア複合体およびミスマッチ修復蛋白質 MLH1 とともに，蛋白質のマルチサブユニット複合体の構成要素である．BLM は 3'-5'DNA ヘリカーゼとして機能し，ゲノム安定性の維持に重要である．BLM は T 細胞や B 細胞の発生や免疫系の安定性において重要な役割を担っている[3]．患者では B 細胞と T 細胞の数は正常であるが，T 細胞の機能には重大な障害がある．細胞機能の著しい障害や，血清免疫グロブリンクラスの欠損があり，受動免疫系の障害につながっている．

診断

臨床症状と遺伝子診断を行う．*BLM* 遺伝子の両アレル変異を証明するための遺伝子解析が不可欠である．

予後

20 歳までに約 30％ の患者が何らかのがんを発症する．サーベイランスは重要であるものの，白血病に関しては早期発見の明確な利点はなく，定期的な血球計算によるモニタリングは推奨されない．リンパ腫に関連した臨床徴候や症状が観察されれば，速やかに評価を行う．放射線治療やアルキル化剤などの抗がん剤の使用は，二次がんのリスクがあるため，可能な限り避けるべきである．本症に併発した白血病やリンパ腫は治癒が可能であるため，治療関連死亡のリスクを減らすために，計画的に化学療法を漸減し，順次適応していくことが現在推奨されている[4,5]．

●文献

1) McDaniel LD, Schultz RA. Elevated sister chromatid exchange phenotype of Bloom syndrome cells is complemented by human chromosome 15. Proc Natl Acad Sci USA. 1992; 89: 7968-72.

2) Babbe H, Chester N, Leder P, et al. The Bloom's syndrome helicase is critical for development and function of the alphabeta T-cell lineage. Mol Cell Biol. 2007; 27: 1947-59.

3) Babbe H, McMenamin J, Hobeika E, et al. Genomic instability resulting from Blm-deficiency compromises development, maintenance, and function of the B cell lineage. J Immunol. 2009; 182: 347-60.

7章 ◆ 遺伝性腫瘍症候群

4) Cunniff C, Bassetti JA, Ellis NA. Bloom's syndrome: clinical spectrum, molecular pathogenesis, and cancer predisposition. Mol Syndromol. 2017; 8: 4-23.
5) Ababou M. Bloom syndrome and the underlying causes of genetic instability. Mol Genet Metab. 2021; 133: 35-48.

〈滝田順子〉

毛細血管拡張性運動失調性症候群
Ataxia-telangiectasia

■定義

　毛細血管拡張性運動失調性症候群（AT）は，ataxia-telangiectasia mutated（*ATM*）遺伝子の胚細胞系列変異によって引き起こされる稀な常染色体潜性遺伝性疾患である．進行性運動失調を伴う小脳変性症，眼と皮膚の毛細血管拡張症，免疫不全，気管支肺疾患およびリンパ系腫瘍が特徴的である[1]．

■疫学

　AT は稀であり，出生頻度は 1/10万〜1/4万と推定されている．北アフリカのユダヤ人は，この疾患はさらに低い頻度（1/30万）で報告されている．男女差はない．

■臨床的特徴

　AT は，免疫不全，神経障害，高発がんリスクなどの複数の症状を呈する．*ATM*遺伝子のホモ接合体を有する例の約10%が悪性腫瘍を発症し[2,3]，白血病およびリンパ腫に限ってみると70倍および250倍の発症リスクがある．リンパ腫の男女比は約1.4〜2：1である．小児期から白血病やリンパ腫を発症するが，一般的に急性リンパ芽球性白血病（ALL）においては発症時の年齢が高い（中央値：9歳），白血球数が多い，男性優位，縦隔腫瘤などの予後不良因子を高頻度に伴う．AT 患者は，若年成人に発生する T 細胞性 ALL（T-ALL）のリスクが非常に高く，非 AT 患者における T-ALL の診断年齢中央値が69歳であることとは対照的である[4]．若年 AT 患者にみられる悪性腫瘍の大部分は T 細胞系であり，B 細胞系は少数である．B 細胞リンパ腫は進行性であり，びまん性大細胞型 B 細胞リンパ腫および Burkitt リンパ腫（4章3節「先天性免疫異常によるリンパ増殖症およびリンパ腫」を参照）が含まれる．上皮性腫瘍を含む非造血器系腫瘍は，AT 患者に発生する全悪性腫瘍の 13〜22% を占め，診断年齢中央値が17歳である．骨髄性悪性腫瘍はほとんどみられない．神経学的症状としては，乳児期に発症する進行性運動失調を伴う小脳変性症や眼・皮膚毛細血管拡張症，眼球運動異常と構音障害などがある．他の特徴として，AT 患者は成長遅延，性腺機能低下，α-フェトプロテインの高値を示す．ほとんどの患者は副鼻腔感染症を発症する．

■病因

　AT は 11q22.3 に座位する *ATM*遺伝子の胚細胞系列変異により発症する[2,3]．病因となるナンセンス変異，フレームシフト変異，ミスセンス挿入欠失変異，構造変異が報告されている．複合

ヘテロ接合変異も観察されている．古典的な AT の表現型は，ATM 蛋白質の発現の消失や欠損をもたらす両アレルの機能喪失型変異体によって生じる．

*ATM*遺伝子はがん抑制遺伝子であり，ATM 蛋白質は，リン酸化イノシチド 3 キナーゼ（PI3K）関連蛋白質キナーゼ（PIKK）ファミリーに属する高分子量（350KDa）のセリン / スレオニンキナーゼであり，二本鎖 DNA 切断に関与している．ATM は TP53 や BRCA1 を含む重要な蛋白質の基質をリン酸化し，ゲノムの安定性，細胞周期チェックポイントシグナル，アポトーシスを制御する上で重要な役割を担っている．*ATM* の機能喪失変異は，DNA 修復の欠陥，染色体不安定性，G1 〜 S 期の細胞周期進行，細胞増殖，アポトーシスなどの複数の経路や生物学的プロセスの調節不全を引き起こし，がんの発生に寄与する．

診断

*ATM*遺伝子のホモ接合体または複合ヘテロ接合体変異の証明によってなされる[5]．

また，AT 患者では有糸分裂期において，2 つの TCR 遺伝子座（7p13，7q35，14q11）および / または IG 遺伝子座（特に 14q32 の IGH）が関与する染色体異常の頻度が増加している．クローン性 T 細胞集団と T-ALL は，それぞれ *TCL1A* と *MTCP1* に関与する t(14;14)(q11;q32)，inv(14)(q11q32)，t(X;14)(q28;q11) を示す．TCR 遺伝子（TCRAID，TCRG，TCRB）の単クローン性再配列は，T-ALL およびその他の T 細胞性腫瘍で検出される．B 細胞性腫瘍では単クローン性免疫グロブリン（IGH，IGK，IGL）遺伝子の再配列が認められる．なお，アルファフェトプロテイン高値は診断的ではないが，患者の 95% 以上で認められる．

予後および予測

AT は予後不良である．AT 患者の多くは進行性の肺疾患またはがんで死亡し，死亡時年齢の中央値は 25 歳である．非 Hodgkin リンパ腫（NHL）を有し，かつ AT を基礎疾患とする患者の生存率は，AT を有さない NHL に比べて治療関連死や再発の割合が多く低い．とはいえ，これらの患者ではリンパ腫の治癒が可能であるため，治療関連死亡のリスクを減らすために，化学療法を段階的に適応しながら前倒しで漸減することが現在推奨されている[6]．放射線療法は完全に省略すべきである．

●文献

1) Taylor AM, Metcalfe JA, Thick J, et al. Leukemia and lymphoma in ataxia telangiectasia. Blood. 1996; 87: 423-38.

2) Savitsky K, Bar-Shira A, Gilad S, et al. A single ataxia telangiectasia gene with a product similar to PI-3 kinase. Science. 1995; 268: 1749-53.

3) Li A, Swift M. Mutations at the ataxia-telangiectasia locus and clinical phenotypes of A-T patients. Am J Med Genet. 2000; 92: 170-7.

4) Crawford TO, Skolasky RL, Fernandez R, et al. Survival probability in ataxia telangiectasia. 2006; 91: 610-1.

5) Maguina M, Kang PB, Tsai AC, et al. Peripheral neuropathies associated with DNA repair disorders. Muscle Nerve. 2023; 67: 101-10.

6) Kuhn K, Lederman HM, McGrath-Morrow SA. Ataxia-telangiectasia clinical trial landscape and the obstacles to overcome. Expert Opin Investig Drugs. 2023; 32: 693-704.

〈滝田順子〉

7章 ◆ 遺伝性腫瘍症候群

RAS/MAPK 症候群
RASopathies

■定義

RAS/MAPK 症候群（RASopathies）は，RAS-mitogen-activating protein kinase（MAPK）経路に関与する遺伝子異常に起因する多彩な症状を呈する症候群である．

■疫学

RASopathies の累積発症率は 1/1000 程度であるが，特に軽症の場合，診断が見落とされる率が高いことから，それ以上である可能性が高い．1型神経線維腫症（NF1）と Noonan 症候群（NS）は 1/2500 の割合で発症すると推定されるが，Legius 症候群（LS）は報告例が約200人と極めて稀である．心臓・顔・皮膚症候群（cardio-facio-cutaneous: CFCS）は 1/20万と推定されている．Costello 症候群（CS）は約 1/30万である．

■臨床的特徴

それぞれの RASopathies は，明確な違いはあるものの時に重複する表現型を有する．発生率の高い順に，NF1, NS, 多発性黒子斑を伴う Noonan 症候群（NS-ML, 旧 LEOPARD 症候群），CS, CFCS, LS などがある．

NF1 は，カフェオレ斑，雀卵斑，骨格異常，学習障害，限局性，びまん性あるいは叢状の神経線維腫を伴う[1]．叢状神経線維腫の約10% は，悪性末梢神経鞘腫瘍（malignant peripheral nerve sheath tumor: MPNST）に進展する．注目すべきは，c.2970-2972delAAT 変異体による NF1 患者では，神経鞘腫はみられないことである．神経芽腫を認めない．毛様細胞性星細胞腫 / 視神経グリオーマは，患者の20% 以下において10代までに発生するが，しばしば自然退縮する．NF1 患者では，他の中枢神経系腫瘍，肉腫，消化管腫瘍，若年性骨髄単球性白血病（JMML），乳がんのリスクも高い．NF1 患者の約15% が NS の臨床的特徴を有する[2, 3]．

LS は，神経鞘腫がないことを除けば，臨床的に NF1 と区別がなく，多くの場合，がん発生のリスクは少ない．

NS は，特徴的な顔貌，先天性心疾患，低身長，凝固異常，神経発達障害，停留精巣，眼球，リンパ管，骨格の異常を伴う．NS を有する小児は，同年齢の小児に比べてがんのリスクが8倍（4%）増加すると考えられているが，発生率が低すぎるため，定期的なサーベイランスは必要ない．

胎児性横紋筋肉腫は稀であるが，*SOS1* の胚細胞系列変異を有する患者で観察されている．骨髄性腫瘍および JMML は，*PTPN11* および *CBL* 関連 NS で，より発生しやすい．コドン 61・71・72・76 における *PTPN11* の胚細胞系列変異は特に高いリスクをもたらす．リンパ芽球性白血病 / リンパ腫および急性骨髄性白血病（AML）は，*PTPN11* および *RAF1* 関連 NS の患者に多く，NS-ML 患者の93% を占める．

CS と CFCS は臨床的に NS と重複しており，頻度は稀である．CS のがん発生リスクは NS の3倍と最も高い．

7章 ◆ 遺伝性腫瘍症候群

■病因

RAS/RAF/MEK/ERK-MAPK 経路に関与する遺伝子の胚細胞系列変異によって生じる.

In vitro の解析では，顆粒球-マクロファージ循環形成細胞 (circulating granulocyte-macrophage colony-forming unit: CFU-GM) の前駆細胞の増加と MAPK 経路の過剰活性化が証明されており，骨髄系細胞増殖の遺伝学的素因を反映している. CD34陽性造血前駆細胞のアポトーシスパターンの異常は，さらに前駆細胞の生存率の上昇をもたらす. マウスモデルでは，約10% の $Nf1^{+/-}$ マウスが生後2年目に JMML 様の骨髄増殖性新腫瘍を発症する[4].

■病理組織学

骨髄穿刺生検では，しばしば骨髄球性過形成，稀に赤血球性過形成を伴う高細胞性骨髄が認められる. 顆粒球減少症は軽微であり，偽 Pelger-Huet 核異常や細胞質低顆粒球細胞を伴う. 時に巨核球減少を認めるが，異形成は最小限である. 単球はしばしば増加するが，末梢血よりは少ない. 芽球は増加するが，閾値の 20% 以下である. AML は芽球が 20% 以上の場合に診断される. 骨髄細網線維化がみられることもある.

■診断

RAS-MAPK 経路遺伝子の胚細胞系列変異の評価が必要である. または古典的な RASopathies を示唆する表現型によって診断される. RAS-MAPK 経路の体細胞変異は全がんの約16% に関与しているために，胚細胞系列細胞変異の評価には注意が必要である[5]. 本症が疑われた場合の遺伝子解析には *NF1*, *NRAS*, *KRAS*, *PTPN11* および *CBL* が含まれる. JMML の 85% の症例で上記の遺伝子解析が診断に役立つ. しかし，*BRAF*, *CBL*, *HRAS*, *KRAS*, *MEK1*, *MEK2*, *MRAS*, *NRAS*, *PPP1CB*, *PTPN11*, *RAF1*, *RASA2*, *RIT1*, *RRAS*, *SHOC2*, *SOS1*, *SOS2*, *SPRED* および *SPRY* を含む他の複数の遺伝子が関与している可能性もある.

■予後および予測

RASopathies が関与する JMML は，未治療の場合，生存率が悪く，33% の症例で進行性表現型に変化するリスクがある. *CBL* 変異体を有する NS の症例は，骨髄性腫瘍の自然寛解を示すことがある. RASopathies に関連した骨髄性腫瘍は悪性度が高く，依然として造血細胞移植が標準治療となっている.

●文献

1) Side L, Taylor B, Cayouette M, et al. Homozygous inactivation of the NF1 gene in bone marrow cells from children with neurofibromatosis type 1 and malignant myeloid disorders. N Engl J Med. 1997; 336: 1713-20.

2) Flotho C, Valcamonica S, Mach-Pascual S, et al. RAS mutations and clonality analysis in children with juvenile myelomonocytic leukemia (JMML). Leukemia. 1999; 13: 32-7.

3) Loh ML, Sakai DS, Flotho C, et al. Mutations in CBL occur frequently in juvenile myelomonocytic leukemia. Blood. 2009; 114: 1859-63.

4) Timeus F, Crescenzio N, Baldassarre G, et al. Functional evaluation of circulating hematopoietic progenitors in Noonan syndrome. Oncol Rep. 2013; 30: 553-9.

5) Gaipa G, Bugarin C, Cianci P, et al. Peripheral blood cells from children with RASopathies show enhanced spontaneous colonies growth in vitro and hyperactive RAS signaling. Blood Cancer J. 2015; 17: e324.

〈滝田順子〉

索 引

■あ行

悪性末梢神経鞘腫瘍	668
アグレッシブ NK 細胞白血病	548
アザシチジン	75
亜ヒ酸	118
アポトーシス	518, 571
アミロイド	479
α-IFN	63
α重鎖病	490
アレムツズマブ	531
アントラサイクリン	118, 119, 121
アンピシリン	491
意義不明の IgM 型単クローン性	
ガンマグロブリン血症	473
意義不明のクローン性血球減少症	12
意義不明の非 IgM 型単クローン性	
ガンマグロブリン血症	474
一過性骨髄増殖症	170
遺伝性骨髄不全症候群	86
イマチニブ	21, 63, 177, 179, 186
エピペン	63
エルドハイム・チェスター病	229, 237
エンペリポレーシス	223, 232

■か行

花冠様細胞	599, 603
芽球性形質細胞様樹状細胞腫瘍	211
核崩壊産物	518
家族性血小板異常症	168
過粘稠度症候群	304
カポジ肉腫関連ヘルペスウイルス /	
ヒトヘルペスウイルス 8 型	244, 395, 427
カルシニューリン阻害薬	62
肝脾 T 細胞リンパ腫	595
γ重鎖病	489
寒冷凝集素症	468, 470
菊池・藤本病	517
キャッスルマン病	252
急性巨核芽球性白血病	154, 171
急性好塩基球性白血病	146
急性骨髄性白血病	113, 158, 163, 166, 210, 215

急性骨髄単球性白血病	148
急性赤芽球性白血病	152
急性単球性白血病	150
急性転化期	16, 33
急性未分化白血病	190, 204
巨舌	481
菌状息肉症	545, 553, 558, 573
くすぶり型（無症候性）多発性骨髄腫	499
クラドリビン	229
クローン性造血	8, 164
クローン性マーカー	5
クロファラビン	229
軽鎖近位尿細管症	477
形質芽球性リンパ腫	398
形質細胞腫瘍	469, 493, 499
形質細胞白血病	499
血液湖	288, 297
血管内大細胞型 B 細胞リンパ腫	406
血球貪食症候群	548, 572, 573
血球貪食性リンパ組織球症	627, 639
結晶蓄積性組織球症	477
血清エリスロポエチン値	30
血清トリプターゼ値	27, 55, 56, 61, 175
血清ビタミン B12 値	175
血清遊離軽鎖	495
結節性リンパ球優位型ホジキンリンパ腫	364, 460
血栓性微小血管障害	477
ゲノムワイド関連解析	277
原発性 AL アミロイドーシス	479
原発性骨髄線維症	36
原発性縦隔（胸腺）大細胞型 B 細胞リンパ腫	
	409
原発性体腔液リンパ腫	391, 427
原発性皮膚辺縁帯リンパ腫	314
原発性皮膚濾胞中心リンパ腫	340, 405
高悪性度 B 細胞リンパ腫	356
高悪性度 B 細胞リンパ腫，非特定型	416
硬化性血管腫様結節性形質転換	659
膠原線維小体	653
好酸球増加症	26
紅斑期	558
骨硬化	39, 50, 510

索 引

骨髄異形成／骨髄増殖性腫瘍	95, 158, 163, 166
骨髄異形成／骨髄増殖性腫瘍，非特定型	110
骨髄異形成関連急性骨髄性白血病	133
骨髄異形成症候群	65, 153, 158, 163, 166
骨髄性腫瘍を伴う成熟形質細胞様樹状細胞増殖症	210
骨髄線維化	39, 50, 83
骨髄線維症	182
骨髄増殖性腫瘍	15, 36, 158, 166
骨髄増殖性腫瘍，非特定型	49
骨髄肉腫	158
古典的ホジキンリンパ腫	451
コビメチニブ	231
孤立性形質細胞腫	494
孤立性脾腫	291
混合表現型急性白血病	124, 190

■さ行

最小分化型急性骨髄性白血病	141
再生不良性貧血	79, 86
細胞起源	355
細胞傷害性治療後の骨髄性腫瘍	163
シクロスポリン	535
シクロフォスファミド	531, 535
自己免疫性リンパ増殖症候群	233, 519
指状嵌入樹状細胞肉腫	223
自然乾燥標本	277, 288, 293
シタラビン	119, 121, 170
肢端紅痛症	33
若年性黄色肉芽腫	227, 237
若年性骨髄単球性白血病	44
縦隔（胸腺）グレイゾーンリンパ腫	412
重鎖病	487
重症蚊刺アレルギー	628
十二指腸型濾胞性リンパ腫	324, 337
種痘様水疱症様リンパ増殖異常症	631
腫瘤期	560
（症候性）多発性骨髄腫（分泌型／非分泌型）	499
硝子血管	252
小児型濾胞性リンパ腫	324, 334
小児節性辺縁帯リンパ腫	318
小児全身性 EBV 陽性 T 細胞リンパ腫	639
上皮向性	581
上皮内浸潤像	586, 591
初期 T 細胞前駆リンパ芽球性白血病／リンパ腫	526
神経線維腫症 I 型	45

真性多血症	30
髄外性形質細胞腫	496
髄外造血	37
スチムリマブ	472
スニチニブ	184
スマッジ（smudge）細胞	277
成熟 T 細胞および NK 細胞白血病	529
成熟形質細胞様樹状細胞	100
成人 T 細胞白血病／リンパ腫	538
セザリー症候群	544
節外性 NK/T 細胞リンパ腫	624
節性 T 濾胞ヘルパー細胞リンパ腫	609
節性辺縁帯リンパ腫	316
セリアック病	586
線維化期	36
線維芽細胞性細網細胞腫瘍	649
全身性 EBV 陽性 T 細胞リンパ腫	627
全身性エリテマトーデス	569
全身性肥満細胞症	56
全身性慢性活動性 EBV 感染症	634, 640
前線維化期	36
先天性 CBL 症候群	46
先天性免疫異常によるリンパ増殖症および リンパ腫	445
全トランス型レチノイン酸	118
前リンパ球性増悪	282
続発性アミロイドーシス	503
組織球肉腫	238
ソラフェニブ	184

■た行

体液過剰関連大細胞型 B 細胞リンパ腫	395
大細胞転化	564, 566
体細胞突然変異	276
ダウン症候群関連骨髄性白血病	171
ダウン症候群に伴う骨髄増殖症	170
多血症後骨髄線維症	31
ダサチニブ	186
多中心性キャッスルマン病	521
多発性形質細胞腫	493, 494
ダラツムマブ	482
単クローン性 B 細胞リンパ球増加症	275
単クローン性免疫グロブリン沈着症	476, 483
単形性上皮向性腸管 T 細胞リンパ腫	589
単中心性キャッスルマン病	252
地中海型リンパ腫	490
遅発性漿液腫	605

索 引

中間型組織球症 221
腸 T 細胞リンパ腫，非特定型 593
腸症関連 T 細胞リンパ腫 586
チロシンキナーゼ阻害薬 16, 193
低悪性度 T リンパ芽球増殖症 522
低悪性度胃腸管 NK 細胞リンパ増殖症 583
低悪性度胃腸管 T 細胞リンパ腫 581
低芽球比率骨髄異形成症候群 76
低芽球比率小児骨髄異形成症候群 85
低形成性骨髄異形成症候群 79
テトラサイクリン 491
手袋風船徴候 337
伝染性単核症 634
特発性多中心性キャッスルマン病 256
トシリズマブ 257
ドライタップ 289

■な行

肉芽腫様弛緩皮膚 562
乳房インプラント関連未分化大細胞リンパ腫 605
ニロチニブ 186
粘膜関連リンパ組織 310

■は行

バーキットリンパ腫 416, 420
胚中心進展性異形成 246, 318
白赤芽球症 37
橋本病 310
播種性血管内凝固 116
白血病性非節性マントル細胞リンパ腫 347
パラプロテイン異常症 469
脾過誤腫 656
皮下脂肪織炎様 T 細胞リンパ腫 569
微小 / 測定可能残存病変 113
微小骨髄浸潤を有する孤立性形質細胞腫 494
脾静脈血栓症 50
ヒト T 細胞白血病ウイルス 1 型 538
ヒト免疫不全ウイルス 259, 430, 432
ヒドロキシウレア 32
脾びまん性赤脾髄小型 B 細胞リンパ腫 297
皮膚肥満細胞症 54
脾辺縁帯リンパ腫 292
肥満細胞症 53
肥満細胞肉腫 60
肥満細胞メディエーター遊離症候群 54, 60
びまん性大細胞型 B 細胞リンパ腫 243, 351

びまん性大細胞型 B 細胞リンパ腫，非特定型
355, 357
ファンコニ貧血 663
フィブリン関連大細胞型 B 細胞リンパ腫 393
不確定型樹状細胞腫瘍 221
節内柵状筋線維芽腫 652
ブリナツモマブ 266
ブルーム症候群 664
フルダラビン 531
ブレンツキシマブ ベドチン 459
分化型急性骨髄性白血病 144
ペミガチニブ 181
ベムラフェニブ 231
ベンダムスチン 490
扁平浸潤期 559
ボスチニブ 186
ポナチニブ 181, 186, 266
ボルテゾミブ 477, 490
本態性血小板血症 33
本態性血小板血症後骨髄線維症 35

■ま行

膜侵襲複合体 470
末梢性 T 細胞リンパ腫，非特定型 618
マラリア 423
慢性炎症関連びまん性大細胞型 B 細胞リンパ腫
390
慢性活動性 EBV 感染症 627
慢性好酸球性白血病 25
慢性好中球性白血病 22
慢性骨髄性白血病 16, 123, 179, 193
慢性骨髄単球性白血病 95, 151, 210
慢性リンパ性白血病 / 小リンパ球性リンパ腫 276
マントル細胞リンパ腫 255, 343
マントル帯限局型マントル細胞腫瘍 348
マントル帯パターン 344
ミエロペルオキシターゼ 143, 145, 148, 200
ミトキサントロン 531
未分化型急性骨髄性白血病 143
μ重鎖病 487
無治療寛解維持 21
メトトレキサート 264, 535
メトロニダゾール 491
免疫グロブリン遺伝子
314, 316, 317, 319, 335, 369,
378, 397, 399, 420, 470
免疫グロブリン関連アミロイドーシス 479

673

毛細血管拡張性運動失調性症候群　　　666

■や行

有毛細胞白血病　　　287
溶骨性病変　　　502

■ら行

ランゲルハンス細胞組織球症　　　217
ランゲルハンス細胞肉腫　　　217
リツキシマブ　　　260, 438, 466, 477, 490, 491
リットラル細胞血管腫　　　654
リヒター変異　　　274, 282
リンパ形質細胞性リンパ腫　　　304
リンパ腫様丘疹症　　　564
リンパ腫様肉芽腫症　　　381, 387
涙滴状赤血球　　　37
ルキソリチニブ　　　32, 183
レナリドミド　　　70, 75, 490
ロサイ・ドルフマン病　　　232
ロペグインターフェロンα-2b　　　32
濾胞限局型 B 細胞腫瘍　　　322
濾胞樹状細胞　　　253
濾胞樹状細胞肉腫　　　644, 647
濾胞性大細胞型 B 細胞リンパ腫　　　325
濾胞性リンパ腫　　　322, 324

■わ行

ワルデンストレームマクログロブリン血症　　　304

[A]

abnormal localization of immature precursors
（ALIP）　　　82
acute basophilic leukaemia（ABL）　　　146
acute erythroid leukaemia（AEL）　　　152
acute leukaemia of ambiguous lineage, NOS
（ALAL-NOS）　　　203
acute leukaemias of ambiguous lineage（ALAL）
　　　190
acute megakaryoblastic leukaemia（AMKL）
　　　154
acute monocytic leukaemia　　　150
acute myeloid leukaemia（AML）
　　　158, 163, 166, 210, 215, 113
acute myeloid leukaemia, myelodysplasia-
related（AML-MR）　　　133
acute myelomonocytic leukaemia　　　148

acute undifferentiated leukaemia（AUL）
　　　190, 204
adult T-cell leukemia/lymphoma（ATLL）　　　538
AESOP 症候群　　　468, 512
age-related clonal haematopoiesis（ARCH）　　　8
aggressive NK-cell leukaemia（ANKL）　　　548
aggressive variant　　　345, 347
ALK　　　228, 236, 373, 399, 600
ALK-negative anaplastic large cell lymphoma
（ALK⁻ALCL）　　　602
ALK-positive anaplastic large cell lymphoma
（ALK⁺ALCL）　　　598
ALK-positive histocytosis　　　235
alpha heavy chain disease　　　490
AMKL　　　171
anaplastic lymphoma kinase positive large
B-cell lymphoma（ALK⁺LBCL）　　　373
angiomatoid　　　660
ANKRD26　　　168
annexin A1　　　289, 293
aplastic anemia（AA）　　　79, 86
ARAF　　　231, 232
ASXCL1　　　205
ASXL1
　　　11, 23, 78, 102, 104, 111, 124, 127, 135, 164
ataxia-telangiectasia（ATM）　　　666
autoimmune lymphoproliferative syndrome
（ALPS）　　　233, 519
avapritinib　　　63

[B]

basic leucine zipper（bZIP）　　　131
B-cell acute lymphoblastic leukaemia/lymphoma
（B-ALL/LBL）　　　525
BCL11B　　　195
BCL2　　　243, 322, 323, 328, 338, 352, 379, 416, 422
BCL6　　　244, 293, 319, 340, 376, 379, 416, 553
BCOR　　　102, 124, 135, 205
BCR::ABL1
　　　15, 17, 104, 108, 111, 198, 200, 203, 265
Bence Jones 蛋白　　　488
Binet 分類　　　283
BIRC3::MALT1　　　312
blast phase（BP）　　　16, 33
blastic plasmacytoid dendritic cell neoplasm
（BPDCN）　　　211
BLIMP1　　　399

BLM	665
Bloom syndrome	664
B-lymphoblastic leukaemia/lymphoma	
（B-ALL/LBL）	261, 525
BOB1	413
BRAF	231, 239, 244
BRAF p.V600E	289
BRAF V600E	218, 231, 298
breast implant-associated anaplastic large cell	
lymphoma （BIA-ALCL）	605
BTK 阻害薬	280
Burkitt lymphoma （BL）	416, 420

[C]

C2TA	412
CALR	15, 34, 42, 51
CARD11	620
Castleman disease （CD）	252
CBFA2T3::GLIS2	136, 202
CBFA2T3::GLIS3	202
CBFB::MUH11	158
CBL	46, 102, 111, 239, 669
cCD3	200, 202, 527
CCND1	243, 348
CD4	236, 523, 546, 553, 565,
	587, 591, 611, 613, 616
CD5	283, 315, 527, 591
CD8	523, 527, 534, 546, 557, 565, 570, 587, 591
CD10	262, 283, 307, 315, 322, 340, 379, 422, 553
CD13	141, 143, 145, 147, 148, 200, 202, 527
CD19	262, 283, 300, 307, 397, 413
CD20	262, 283, 289, 300, 307, 387, 397,
	399, 407, 413, 422, 438, 440, 461
CD30	56, 61, 413, 438, 440, 456,
	565, 567, 600, 603, 606
CD56	202, 210, 591, 629
CD79a	262, 300, 387, 397, 407, 413
CD79B	402, 405, 407
CD117	141, 143, 145, 147, 148, 200, 202, 527
CD138	307, 399
CDK6	620
CDKN2A	239, 280, 620
CEBPA 胚細胞遺伝子異常	132
cell of origin （COO）	355, 362
centroblast	325, 336, 396, 405, 622
centrocyte	325

chronic active Epstein Barr virus infection	
（CAEBV）	627
chronic eosinophilic leukaemia （CEL）	25
chronic lymphocytic leukaemia/	
small lymphocytic lymphoma （CLL/SLL）	276
chronic myeloid leukaemia （CML）	
	16, 123, 179, 193
chronic myelomonocytic leukaemia （CMML）	
	95, 151, 210, 177
chronic neutrophilic leukaemia （CNL）	22
CIITA	412
classic follicular lymphoma （CFL）	325
classic Hodgkin lymphoma （CHL）	451
clonal cytopenias of undetermined significance	
（CCUS）	12
clonal haematopoiesis （CH）	8
clonal haematopoiesis of indeterminate potential	
（CHIP）	8
clusterin	646
cold agglutinin disease （CAD）	468, 470
core-binding factor （CBF）	119
CRBN::GABRB2	202
CREBBP	323, 338, 365
CRLF2	266
crystal-storing histiocytosis （CSH）	313, 477
CSF1R	231, 232
CSF3R	15, 22, 24
CTNNB1	652
cup like blast	130
cutaneous mastocytosis （CM）	54
CXCL13	553, 646, 651
CXCR4	305
cyclin D1	283, 293
C 型肝炎ウイルス	244

[D]

DA-EPOCH 療法	412
DDX3X	629, 638
DDX3X::MLLT10	202
diffuse follicular lymphoma	327
diffuse large B-cell lymphoma （DLBCL）	
	243, 351
diffuse large B-cell lymphoma, not other	
specified （DLBCL-NOS）	355, 357
disodium chromoglycate	62
disseminated intravascular coagulation （DIC）	
	116

675

DNMT3	129
DNMT3A	11, 23, 78, 102, 104, 164, 202, 611
duodenal follicular lymphoma	324, 337
DUSP2	365
DUSP22	567, 604
DUX4	271
Dynamic International Prognostic Scoring System (DIPSS)	42
Dynamic International Prognostic Scoring System-plus (DIPSS-plus)	43

[E]

early T precursor lymphoblastic leukemia/lymphoma (ETP-ALL/LBL)	526
EBER-ISH	624, 629, 631, 648
EBV DNA 量	629
EBV latency III	393
EBV TCR	638
EBV-positive diffuse large B-cell lymphoma (EBV⁺DLBCL)	386
EBV-positive inflammatory follicular dendritic cell sarcoma	647
EBV-positive mucocutaneous ulcer (EBV⁺MCU)	439
EBV-positive nodal T-cell and NK-cell lymphoma (EBV⁺nPTCL)	622
emperipolesis	223, 232
epitheliotropism	581, 586, 591
Epstein-Barr ウイルス (EBV)	244, 381, 386, 390, 393, 435, 437, 442, 451, 548, 622
Erdheim-Chester disease (ECD)	237, 229
essential thrombocythaemia (ET)	33
ETNK1	104
ETV6	168, 184, 200, 202, 212
ETV6::ABL1	187
ETV6::PDGFRB	177
ETV6::RUNX1	268, 269
EVI1	126
extramedullary plasmacytoma (EMP)	496
extranodal marginal zone lymphoma of mucosa-associated lymphoid tissue (EMZL)	310
extranodal NK/T-cell lymphoma (ENKTL)	624
EZH2	102, 135

[F]

factor XIIIa	227

Faggot 細胞	117
familial platelet disorder (FPD)	168
FANC	663
Fanconi anaemia	663
FAS	316, 520
FAS 経路	520
FDC meshwork	610
FGFR1	111, 179, 187
fibroblastic reticular cell tumor (FRCT)	649
FIP1L1::PDGFRA	174
flame 細胞	504
FL-International Prognostic Index (FLIPI)	329
florid follicular hyperplasia (FFH)	246
florid reactive lymphoid hyperplasia (FRLH)	248
FLT3	102, 117, 121, 129, 187, 200, 264
FLT3-ITD	122, 128
follicular dendritic cell sarcoma (FDCS)	644
follicular large B-cell lymphoma (FLBCL)	325
follicular lymphoma (FL)	322, 324
FUS::ERG	136
futibatinib	181

[G]

gamma heavy chain disease	489
GATA1	170, 171
GATA2	127
Gaucher 細胞	502
genome wide association study (GWAS)	277
GNAI2	592
granzyme B	587
grape 細胞	504

[H]

H1 阻害薬	62
H2 阻害薬	62
haemophagocytic lymphohistiocytosis (HLH)	627, 639
hairy cell leukaemia (HCL)	287
hallmark cell	541, 599, 603
Hans アルゴリズム	361
HAVCR2	571
HCL Japanese variant	291
heavy chain diseases (HCD)	487
Helicobacter pylori	310
Hepatitis C virus (HCV)	244

hepatosplenic T-cell lymphoma	595
high grade B-cell lymphoma (HGBL)	356
high grade morphology	368
high grade B-cell lymphoma with 11q aberrations (HGBL-11q)	379
high grade B-cell lymphoma, NOS (HGBL-NOS)	416
histiocytic sarcoma	238
HLA-DR	527
Hodgkin lymphoma (HL)	450, 615
Hodgkin 細胞	453
HOX	125, 128
HRS 様細胞	441
HTLV-1 感染細胞	542
human herpes virus type-8 (HHV8)	427
human immunodeficiency virus (HIV)	259, 426, 430, 432
human T-cell leukaemia virus type 1 (HTLV-1)	538
hyaline vascular (HV)	252
hyalinized collagenous bodies	653
hydroa vacciniforme lymphoproliferative disorders	631
hydroxyurea	63
hypereosinophilic syndrome (HES)	26
hyperplasias arising in immune deficiency/ dysregulation (IDD)	435

[I]

ICOS	553
ID3	420
IDH1	102
IDH1/2	124, 129
IDH2	102, 611
idiopathic cytopenias of unknown significance (ICUS)	12
idiopathic HES	26
idiopathic multicentric Castleman disease (iMCD)	256
IgG4-related disease (IgG4-RD)	249, 258
IGH::BCL2	323, 338
IGH-MYC	359
IGHV	276
IGHV1-8	347
IKZF3	264
IL3	270
IL7R	202

iMCD-IPL	251
immunoblast	396, 405
immunoglobulin-related amyloidosis	479
immunoproliferative small intestine disease (IPSID)	490
in situ mantle cell neoplasm (ISMCN)	348
indeterminate dendritic cell tumour	221
indolent B-lymphoblastic proliferation	248
indolent NK-cell lymphoproliferative disorder of the gastrointestinal tract (iNK-LPD)	583
indolent T-cell lymphoma of the gastrointestinal tract (iTCL-GI)	581
indolent T-lymphoblastic proliferation (IT-LBP)	522
infectious mononucleosis (IM)	248
inherited bone marrow failure syndrome (IBMFS)	86
in situ follicular neoplasia	324
in situ follicular B-cell neoplasm	322
interdigitaing dendritic cell sarcoma	223
intermediate cell histiocytosis	221
International Myeloma Working Group (IMWG)	494, 497, 508
International Prognostic Index (IPI)	284
International Staging System (ISS)	508
International Working Group for Myelofibrosis Research and Treatment (IPSS)	42
intestinal T-cell lymphoma, NOS (ITCL-NOS)	593
intranodal palisaded myofibroblastoma	652
intravascular large B-cell lymphoma (IVLBCL)	406
inv(16)	158
inv(16)(p13.1q22)	119
IRF4	376, 604

[J]

JAK	34
JAK/STAT 経路	606
JAK1	588, 606
JAK2	42, 51, 102, 187, 576
JAK2 p.V617F	108, 111
JAK2 V617F	15, 30, 33
JAK3	202, 592, 606
JAK3-STAT5 経路	584
JUNB	365
juvenile myelomonocytic leukaemia (JMML)	44

677

juvenile xanthogranuloma（JXG）　227, 237

［K］

Kaposi sarcoma-associated herpesvirus/human herpesvirus 8（KSHV/HHV8）
　　　　　244, 395, 399, 426, 435, 442
Kaposi 肉腫　652
KAT6A::CREBBP　136
Ki-67 labeling index　215
KIF5B::ALK　236
Kikuchi-Fujimoto disease　517
KIT　119, 120
KIT D816V　55, 61
KIT（CD117）　55, 56, 61
KLF2　293
KMT2A　124, 158, 198, 200, 203, 267
KMT2D　323, 338
KRAS　46, 102, 120, 129, 231, 232, 239, 264, 669

［L］

lacunar 細胞　455
LANA1　430, 433
Langerhans cell histiocytosis（LCH）　217
Langerhans cell sarcoma（LCS）　217
large cell transformation　564, 566
LEF1　283, 293
Lennert lymphoma　618
leukaemic non-nodal mantle cell lymphoma（leukaemic nnMCL）　347
light chain proximal tubulopathy（LCPT）　477
littoral cell angioma　654
LP 細胞　462
lymphomatoid granulomatosis（LyG）　381, 387
lymphomatoid papulosis（LyP）　564
lymphoplasmacytic lymphoma（LPL）　304
lysozyme　236
L アスパラギナーゼ　550

［M］

malignant peripheral nerve sheath tumor（MPNST）　668
mantle cell lymphoma（MCL）　255, 343
MAP2K1　218, 231, 239, 335
MAP3K1　231
MAPK21　232
MAPK 経路　207, 218, 224, 231, 239
marginal zone lymphoma（MZL）　309

mast cell sarcoma（MCS）　60
mastocytosis　53
mature T-cell and NK-cell leukaemias　529
MDS with increased blasts and fibrosis（MDS-f）　82
MDS1　126
mediastinal grey zone lymphoma（MGZL）　412
MEF2D　271
membrane attack complex（MAC）　470
midostaurin　63, 181, 184
minimal/measurable residual disease（MRD）　113
mixed phenotype acute leukaemia（MPAL）　124, 190
MNX1::ETV6　136
modified Lugano 分類　488
monoblonal immunoglobulin deposition disease（MIDD）　476
monoclonal B-cell lymphocytosis（MBL）　275
monoclonal gammopathy of renal significance（MGRS）　468, 476
monoclonal gammopathy of unknown significance（MGUS）　304
monoclonal immunoglobulin deposition disease（MIDD）　483
monomorphic epitheliotropic intestinal T-cell lymphoma（MEITL）　589
Mott 細胞　504
MPL　15, 34, 42, 51
mu heavy chain disease　487
mucosa-associated lymphoid tissue（MALT）　310
multiple solitary plasmacytoma　493, 494
MUM1　283, 399
MYC　243, 271, 280, 352, 379, 392, 395, 399, 416, 420
mycosis fungoides（MF）　558
MYD88　244, 275, 304, 402, 405, 407
MYD88 L265P　474
myelodysplastic neoplasms（MDS）　65, 153, 158, 163, 166
myelodysplastic/myeloproliferative neoplasm with neutrophilia（MDS/MPN-NOS）　110
myelodysplastic/myeloproliferative neoplasms（MDS/MPN）　95, 158, 163, 166
myeloid leukaemia of Down syndrome（ML-DS）　171

myeloid neoplasms associated with post cytotoxic therapy（MN-pCT） 163

myeloid proliferations associated with Down syndrome 170

myeloid sarcoma（MS） 158

myeloma-defining biomarkers 499

myeloma-defining events（MDE） 499

myeloperoxidase（MPO） 143, 145, 148, 200

myeloproliferative neoplasms（MPN） 15, 36, 158, 166

myeloproliferative neoplasm, NOS（MPN-NOS） 49

M 蛋白 483, 501

[N]

NF1 46, 102, 239, 669

NK 細胞 513

nodal marginal zone lymphoma（NMZL） 316

nodal T-follicular helper cell lymphoma（nTFHL） 609

nodular lymphocyte predominant Hodgkin lymphoma（NLPHL） 364, 460

Noonan 症候群関連骨髄増殖性疾患 46

NOTCH 202

NOTCH1 280

NOTCH2 293

NPM1 102, 158

NPM1::MLF1 136

NRAS 46, 102, 111, 117, 120, 127, 129, 231, 232, 239, 264, 669

NSD1 128

NUTM1 271

[O]

OCT2 413

[P]

paediatric-type follicular lymphoma（PTFL） 334

Pagetoid 進展 575

Paget 様細網症 561

panmyelosis 31

PAX5 262, 271, 300, 387, 407, 413, 438, 456

PAX5 P80R 271

PCM1 181

PD-1 553, 611, 613, 616

PDCD1LG2 412

PDGFRA 111, 187

PDGFRB 111, 187

pediatric nodal marginal zone lymphoma（PNMZL） 318

pediatric-type follicular lymphoma 324

perforin 587

peripheral T-cell lymphoma, NOS（PTCL-NOS） 618

p-ERK 218

PHF6 200, 202, 204

Philadelphia（Ph）染色体 17, 111

PI3K 経路 207

PICALM::MLLT10 200

PIK3CA 231

plasma cell leukemia 499

plasma cell myeloma/multiple myeloma（PCM/MM） 499

plasma cell neoplasms 493

plasmablastic lymphoma（PBL） 391, 398

plasmacytoma 493

pleomorphic 540

POEMS 症候群 255, 509

polycythemia vera（PV） 30

PPM1D 164

primary cutaneous follicle center lymphoma（PCFCL） 340, 405

primary cutaneous marginal zone lymphoma（PCMZL） 314

primary effusion lymphoma（PEL） 391, 427

primary immunoglobulin light chain amyloidosis 479

primary mediastinal large B-cell lymphoma（PMBL） 409

primary myelofibrosis（PMF） 36

progressive transformation of germinal centers（PTGC） 246, 318

prolymphocytic progression（proLP） 282

pseudosinus 290

PTEN 620

PTPN1 606

PTPN11 46, 127, 129, 202, 239, 264, 669

[R]

Rai 分類 283

RAS/MAPK 症候群 668

RAS/MAPK 経路 669

RASopathies 668

RAS 関連遺伝子	91
RAS 経路	46, 210
R-CHOP 療法	363, 374, 397, 491
Reed-Sternberg 細胞	453, 567
refractory celiac disease（RCD）	586
RHOA p.G17V	611, 614, 616
Richter transformation（RT）	274
Richter 形質転換／症候群	351
rimming	571
Rosai-Dorfman disease（RDD）	232
RUNX1	78, 102, 111, 124, 127, 168, 200, 202, 204, 210, 265
RUNX1::RUNX1T1	158

[S]

S100	218, 221, 224, 233, 651
sCD3	537
sclerosing angiomatoid nodular transformation（SANT）	659
SEM4B::BCL11A	202
SET::NUP214	202, 205
SETBP1	102, 104, 111
SETD2	592
severe mosquito bite allergy	628
Sézary syndrome	544
SF3B1	102, 108, 111, 127, 135
SGK1	365
Sjögren 症候群	310
small cell variant	531
smouldering（asymptomatic）multiple myeloma	499
SOCS1	365, 606
SOCS3	606
solitary plasmacytoma of bone（SPB）	494
somatic hypermutation（SHM）	276
SOX11	283, 293
splenic diffuse red pulp small B-cell lymphoma（SDRPL）	297
splenic hamartoma	656
splenic marginal zone lymphoma（SMZL）	292
splenoma	656
SRSF2	78, 102, 124, 127, 129, 135, 204
STAG2	129, 135
starry-sky appearance	336, 400, 421, 525
STAT3	588, 606
STAT3::JAK2	606
STAT5B	592

subcutaneous panniculitis-like T-cell lymphoma（SPTCL）	569
systemic chronic active EBV disease（CAEBV）	634, 640
systemic mastocytosis（SM）	56

[T]

TAFRO（thrombocytopenia, anasarca, fever, reticulin fibrosis, renal insufficiency, and organomegaly）	256
tagraxofusp	215
T-cell/histiocyte-rich large B-cell lymphoma（THRLBCL）	364
TCF3	420
TCF3::HLF	271
TCF3::PBX1	270
TCR	239, 353, 554, 557, 573, 576, 581, 582, 587, 592, 601, 604, 606, 611, 620, 623, 625, 640
TCR$\alpha\beta$	570
TCRγ	573
TCRδ	573
TdT	262, 370, 468, 511
TET2	11, 23, 78, 102, 104, 111, 129, 164, 611, 622
TFH 細胞	464
thrombotic microangiopathy（TMA）	477
TIA1	587
TIM3	571
tingible body macrophage	421
T-large granular lymphocytic leukaemia（T-LGLL）	533
T-lymphoblastic leukemia/lymphoma（T-ALL/LBL）	524
TNFAIP3	392
TNFRSF14	323, 335, 338
Touton 型巨細胞	227
TP53	111, 152, 164, 202, 239, 264, 280, 360, 392, 620
TP63	604, 620
T-prolymphocytic leukaemia（T-PLL）	530
transient abnormal myelopoiesi（TAM）	170
treatment free remission（TFR）	21

[U]

U2AF1	78, 102, 135
unicentric Castleman disease（UCD）	252

[W]

Waldenström macroglobulinemia（WM）	304
watch and wait	280, 347
WT1	117, 128, 200, 202

[Z]

ZNF384	195, 271
ZRSR2	102, 135

WHO 分類第 5 版による

白血病・リンパ系腫瘍の病態学　　Ⓒ

発　行　2024 年 12 月 25 日　　1 版 1 刷

編著者　　木崎昌弘

　　　　　田丸淳一

発行者　　株式会社　中外医学社

　　　　　代表取締役　青木　滋

　　　　　〒 162-0805　東京都新宿区矢来町 62

　　　　　電　話　　03-3268-2701（代）

　　　　　振替口座　　00190-1-98814 番

印刷・製本/横山印刷㈱　　　　　　　　　〈HI・AK〉
ISBN978-4-498-22552-7　　　　　　　　Printed in Japan

JCOPY　＜(社)出版者著作権管理機構 委託出版物＞

本書の無断複製は著作権法上での例外を除き禁じられています．
複製される場合は，そのつど事前に，(社)出版者著作権管理機構
（電話 03-5244-5088, FAX 03-5244-5089, e-mail: info@jcopy.
or.jp）の許諾を得てください．